本書由國家古籍整理出版規劃小組
資　助　出　版

鍼灸甲乙經校注（上冊）

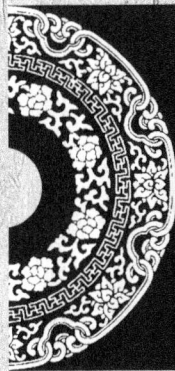

一九八一　國家中醫古籍整理出版規劃
中醫古籍整理叢書重刊

主編　張燦玾　徐國仟

編者　張燦玾　徐國仟　劉承才　田代華　張登部

　　　郭君雙　柳長華

審定　郭靄春　史常永　李克光　白永波　邵冠勇

人民衛生出版社

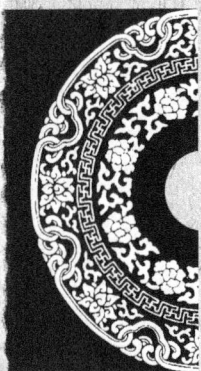

圖書在版編目（CIP）數據

鍼灸甲乙經校注. 上冊/張燦玾，徐國仟主編. —北京：人民衛生出版社，2014

（中醫古籍整理叢書重刊）

ISBN 978-7-117-18174-7

Ⅰ.①鍼… Ⅱ.①張…②徐… Ⅲ.①《鍼灸甲乙經》-注釋 Ⅳ.①R245

中國版本圖書館 CIP 數據核字(2013)第 237618 號

人衛社官網	www. pmph. com	出版物查詢，在綫購書
人衛醫學網	www. ipmph. com	醫學考試輔導，醫學數
		據庫服務，醫學教育資
		源，大衆健康資訊

鍼灸甲乙經校注

（上　冊）

主　　編：張燦玾　徐國仟

出版發行：人民衛生出版社（中繼綫 010-59780011）

地　　址：北京市朝陽區潘家園南裏 19 號

郵　　編：100021

E – mail：pmph @ pmph. com

購書熱綫：010-59787592　010-59787584　010-65264830

印　　刷：北京虎彩文化傳播有限公司

經　　銷：新華書店

開　　本：850×1168　1/32　印張：25

字　　數：626 千字

版　　次：2014 年 6 月第 1 版　2024 年 11 月第 1 版第 8 次印刷

標準書號：ISBN 978-7-117-18174-7/R・18175

定　　價：75.00 元

打擊盜版舉報電話：010-59787491　E-mail：WQ @ pmph. com

（凡屬印裝質量問題請與本社市場營銷中心聯繫退換）

《鍼灸甲乙經》是我國現存最早的一部鍼灸學專著,也是最早最多地收集和整理古代鍼灸資料的重要文獻。本書的内容主要取材於《素問》《靈樞》《明堂孔穴鍼灸治要》三書,這三部書是晉代以前在醫學基礎理論和鍼灸治療等方面帶有總結性的主要醫學著作,具有豐富的理論知識和實踐經驗。皇甫謐爲使鍼灸學的内容更加係統和切合實用,遂將上述三書中的有關内容進行編纂,取其精要,删其浮辭,釐定十二卷,從而奠定了鍼灸學的理論基礎,開拓了鍼灸學這一專門學科。

《鍼灸甲乙經》對後世鍼灸學的發展影響甚大,歷代醫家視爲"經典",整理研究者不乏其人,特別是近代曾有多種整理本問世,然而這些大多爲一家之言。本書是在國家中醫藥管理局組織下進行的科研項目之一,經過全國專家論証,作者歷經十年之久,在原有整理本的基礎上,廣開思路,深入探討,採古今衆家之長,結合自己的見解,整理研究了這部《鍼灸甲乙經》。内容設有提要(鍼對每一篇)、原文、校注與按語几項,故名曰《鍼灸甲乙經校注》。

本書資料豐富,校勘翔實,訓解得當,按語精辟,可謂集古今鍼灸研究之大成。其中對《甲乙經》的一些研究論點,經全國有關專家審定,代表了九十年代初研究的最新水平,故是一部臨床、教學、科研人員較好的參考讀物。

重刊説明

《中醫古籍整理叢書》是我社 1982 年爲落實中共中央和國務院關於加強古籍整理的指示精神，在衛生部、國家中醫藥管理局領導下，組織全國知名中醫專家和學者，歷經近 10 年時間編撰完成。這是一次新中國成立 60 年以來規模最大、水準最高、品質最好的中醫古籍整理，是中醫理論研究和中醫文獻研究成果的全面總結。本叢書出版後，《神農本草經輯注》獲得國家科技進步三等獎、國家中醫藥管理局科技進步一等獎，《黃帝内經素問校注》《黃帝内經素問語譯》《傷寒論校注》《傷寒論語譯》等分別獲得國家中醫藥管理局科技進步一等獎、二等獎和三等獎。

本次所選整理書目，涵蓋面廣，多爲歷代醫家所推崇，向被尊爲必讀經典著作。特別是在《中醫古籍整理出版規劃》中《黃帝内經素問校注》《傷寒論校注》等重點中醫古籍整理出版，集中反映了當代中醫文獻理論研究成果，具有較高的學術價值，在中醫學術發展的歷史長河中，將佔有重要的歷史地位。

30 年過去了，這些著作一直受到廣大讀者的歡迎，在中醫界產生了很大的影響。他們的著作多成於他們的垂暮之年，是他們畢生孜孜以求、嘔心瀝血研究所得，不僅反映了他們較高的中醫文獻水準，也體現了他們畢生所學和臨床經驗之精華。諸位先賢治學嚴謹，厚積薄發，引用文獻，豐富翔實，訓詁解難，校勘嚴謹，探微索奧，注釋精當，所述按語，彰顯大家功底，是不可多得的傳世之作。

中醫古籍浩如煙海，内容廣博，年代久遠，版本在漫長的歷史流傳中，散佚、缺殘、衍誤等爲古籍的研究整理帶來很大困難。《中醫古籍整理叢書》作爲國家項目，得到了衛生部和國家中醫藥管理局的大力支持，不僅爲組織工作的實施和科研經費的保障提供了有力支援，而且爲珍本、善本版本的調閲、複製、使用等創造了便利條件。因此，本叢書的版本價值和文獻價值隨着時間的推移日益凸顯。爲保持原書原貌，我們只作了版式調整，原繁體字竪排（校注本），現改爲繁體字横排，以適應讀者閱讀習慣。

由於原版書出版時間已久，圖書市場上今已很難見到，部分著作甚至已成爲中醫讀者的收藏珍品。爲便於讀者研習，我社決定精選部分具有較大影響力的名家名著，編爲《中醫古籍整理叢書重刊》出版，以饗讀者。

人民衛生出版社
二〇一三年三月

根據中共中央和國務院關於加強古籍整理的指示精神，以及衛生部一九八二年制定的《中醫古籍整理出版規劃》的要求，在衛生部和國家中醫藥管理局的領導下，我社在組織中醫專家、學者和研究人員在最佳版本基礎上整理古醫籍的同時，委托十一位著名中醫專家，用了七八年時間，對規劃內《黃帝內經素問》等十一部重點中醫古籍分工進行整理研究，最後編著成校註本十種、語譯本八種、輯校本一種，即《黃帝內經素問校註》、《黃帝內經素問語譯》、《靈樞經校註》、《靈樞經語譯》、《傷寒論校註》、《傷寒論語譯》、《金匱要略校註》、《金匱要略語譯》、《難經校註》、《難經語譯》、《脈經校註》、《脈經語譯》、《中藏經校註》、《中藏經語譯》、《黃帝內經太素校註》、《黃帝內經太素語譯》、《鍼灸甲乙經校註》、《諸病源候論校註》、《神農本草經輯校》等十九種著作。并列入衛生部與國家中醫藥管理局文獻研究方面的科研課題。

在整理研究過程中，從全國聘請與各部著作有關的中醫專家、學者參加了論證和審定。以期在保持原書原貌的基礎上，廣泛吸收中醫學理論研究和文史研究的新成果，使其成爲重點研究中醫古籍的專著，反映當代學術研究的最高水平。因此，本書的出版，具有較高的學術價值和應用價值。

　　然而,歷代中醫古籍的內容是極其廣博的,距今的年代是極其久遠的,有些內容雖然經過研究,但目前尚無定論或作出解釋,有待今後進一步深入探討。

人民衛生出版社
一九八九年二月

《鍼灸甲乙經》爲晉代皇甫謐據《素問》、《鍼經》及《明堂孔穴鍼灸治要》三書，刪其浮辭，除其重複，選其精要，使事類相從，撰集而成。全書今存本共十二卷，正文實有十一萬餘字。自問世之後，在國內外影響較大。故歷來不少醫家，都非常重視對該書的整理研究。本次整理，是由中華人民共和國衛生部（八三）衛中字第十三號文"關於落實《傷寒論》等六本經典著作整理任務的通知"，下達給山東中醫學院的中醫古籍整理研究重點項目之一。

本次整理是根據衛生部一九八三年第三十九號文附"關於十二種中醫古籍整理出版工作中若干具體問題的規定"、一九八四年七月十一日所發"關於十一種重點中醫古籍整理重新開題論証的通知"附"中醫古籍校注通則"及衛生部一九八六年第五十七號文附"關於十一種中醫重點古籍研究整理編寫體例的訂補意見"等文件精神與有關規定，結合本經實際情況及中醫專家的合理化建議，提出的設計方案進行校注。

校注内容包括提要、原文、校勘、注釋、按語等項。

一、提要

列於每篇篇首，含釋篇名及概言該篇主要内容，以提示篇文要領。凡一篇而分上、下或上、中、下者，其内容提要則分別加述。

二、原文

以底本爲基礎,經標點、校勘整理而成。

底本原有段落過長或過散者,據文義予以適當調整,使章節分明。

底本原有加冠書名條文若干條(他本同),與全書體例不一,是否本經舊文,尚難論定,今仍依其舊。

底本原有大字解文若干條,是否出於原作者之手,學術界看法不一,暫難論定,亦仍其舊。另有按文若干條及引用後世如"楊上善曰"等文,誤作大字正文者,據本經體例,改作小字注文,并出校說明。

底本原校,已參之別本或別書據改者,則並爲刪除,於校記中注明。

由於《甲乙經》正文與今存《素問》、《靈樞》及《太素》正文,本自同源,爲便於讀者互參,特將《素問》、《靈樞》及《太素》之見於本經者,標記篇名於篇題下。

底本原僅有分卷子目,不便查閱,今則合子目爲總目,並據正文增補篇目序號,置於卷前。

底本篇名,間有脫文誤字,今參之別本及目錄等,予以校正,並於題名下加按說明。

《甲乙經》稱謂,歷來不一,一本中前後亦不一,今以底本卷端所署爲據,定名爲《針灸甲乙經》。

三、校勘

底本:《醫統正脈全書》明五車樓刊本(簡稱醫統本)。

主校本:明藍格抄本(簡稱明抄本)、明正統刊本抄本(簡稱正抄本),以上二書均用日本《東洋醫學善本叢書》本;余氏校《醫統正脈全書》本引用明嘉靖年刊本校文(簡稱嘉靖本)。

　　參校本:《四庫全書》本(簡稱四庫本)、日本八尾勘兵衞本(簡稱八尾本)、存存軒本、行素草堂本等。

　　他校本:主要有《黃帝内經素問》(簡稱《素問》),明顧從德翻宋刻本;《靈樞經》(簡稱《靈樞》),明趙府居敬堂本;《黃帝内經太素》(簡稱)《太素》),日本仁和寺抄本,《黃帝内經明堂》(簡稱《明堂》)殘卷,日本永仁與永德抄本,以上二書均用日本《東洋醫學善本叢書》本;《難經集注》(簡稱《難經》),日本武村兵衞刊本;《脈經》,元廣勤書堂刊本;《備急千金要方》(簡稱《千金》),人民衞生出版社影印日本江戶醫學影印北宋本;《千金翼方》(簡稱《千金翼》),清翻刻元大德梅溪書院本;《外臺秘要》(簡稱《外臺》),人民衞生出版社影印經餘居本。另外,有別書引用《甲乙》及《明堂》文、古醫籍及鍼灸文獻等與本經有關者,亦列爲他校之書,詳見校注後記。

　　校勘方法:一本對校、他校、本校、理校之法合參而用。

　　凡底本字形筆劃小誤者,均予逕改,少數因字形極似而致誤者,如日曰、戌戍、已己巳等,亦予逕改。凡書刊匠體别字,字形筆劃有增、減者,如冰作氷;有筆劃斷、聯者,如庚作庚、乘作乗;有筆劃曲、直者,如念作念、宛作宛;有筆劃長、短者,如再作再,異作異;有筆劃易、代者,如參作叅、翹作翹;有字形橫、竪者,如魂作䰟、岸作岍、腰作䏮等均爲逕改。凡諸俗體字,均逕改作正體,如凶作凶、克作充、刔㓨刔作劫、徃作往、陰作陰、蚋蚋作蚋、睆肒作睆、龐作龐、腸作腸、決作決、減作減、沉作沈、歲作歲、暴作暴、數作數、關闗作關、劋劋作劋、緊作緊、發作發、窻作窗、揔揔作總、微作微、冲作沖、閇作閉、俻作備、晋作晉、廹作迫等。凡諸異體字及或字,則根據本經用字常例,選留其一,如疏、喉、脉、體、醫、偄、唇、默、澹、雞、留、於等字,别體不再使用。餘者有古今字、通假字等,均予保留,於首見時加以詳注。

　　底本中遺留之歷朝諱字,如:不與弗、中與内、盈與憑盛、堅與緊、匡作尫、菜作菜、昏作昏等，凡無碍文義或醫理，且已約定俗成者，不再回改，於首見時，出校詳明。再見處，必要時，則作簡要交待。凡缺筆之字，則予以補正。

凡底本之衍、脱、誤、倒處，信而有徵者，予以改正，並出校記。

凡疑有衍、脱、誤、倒或錯簡、尚無確証據改者，則出校存疑。

底本與校本間之虚詞，互有差異，足資語言方面之研究，亦爲出校，以供參考。

底本原注，仍按原樣保留，其衍、脱、誤、倒處，同時進行校勘，與經文統一編碼，排列序次。其間有誤作大字與正文相混者，則據文例，改作小字，並出校説明。

出校諸文，凡可斷或當斷者，則盡可能結合文理及醫理，據理以斷；有判斷較難者，亦或輔之以適當考証，以求其義；其暫難決斷者，則謹備異文，供讀者研究判定。亦或提出傾向性意見，如某本義長或義勝等，以資參考。

底本中小字注文及校文，正統抄本中盡無，不予出校，特爲説明。

凡引用别書出校者，均標引書名、篇名或篇次；若篇名難尋者，則加引卷次，如《脈經》卷六第一、《五行大義·論配藏府》等；凡篇題下已標引本篇所見《素問》、《靈樞》及《太素》之篇名者，則校記只舉書名，不再引篇名；如另舉别篇相校時，則兼出篇名。凡引用《太素》稱首篇者，皆卷文首殘及篇名脱失之篇也。若據校别書有多種版本者，均以校注後記或引用書目所列首列本爲主校本，若出餘本則標明版本。

凡《甲乙經》中原有校注或别書中原有校注，行文時概稱"原校"或"原注"。如本經卷一原校，《脈經》卷六原校等。

凡引用别書徵引《甲乙經》文相校時，則稱引"本經"，如《聖濟總録》卷一百九十二引本經等；校者自行文時，亦稱《甲乙經》

爲本經。

凡用本校或文例校稱此前、此後或此上、此下者,乃指本文句之上下句文,或本段本節之前後句文。若據別節或別篇文例相校時,則引出其文句。

校文與注文,不單列項,統一編碼。凡校、注並具者,一般爲先校後注。凡加校注之處,均於右角下標記方括號序號,校記或釋文按序次置於段尾或篇尾。

四、注釋

注釋内容,包括字、詞、句等。若三者兼而有之,其先後次序,則酌情而行,難爲定式。

經文注釋,既重文理,又重醫理。並注意醫理與文理的統一。

文義訓釋,一依歷代訓詁專著如《説文》、《爾雅》、《廣雅》、《方言》、《釋名》、《經典釋文》、宋以前韻書及經典傳注,如《詩經》毛注、《書經》孔傳、《三禮》鄭注與先秦諸子注等,宋以後工具書則酌情使用,避免以今義曲就古義。

醫理訓釋,往世舊作,不乏善注,多以楊上善、王冰及明、清諸名家如馬蒔、張介賓、張志聰等注爲主,擇善而從之。其或有義未盡處,疏而解之。個別注文,義雖未善,影響較大者,則略舒管見,聊爲辨析。

前人注疏,精義頗多,皆直接徵引,不復贅言。一者不攘前人之善,二者使是非有所歸。部分内容竊以爲欠妥或闕漏者,結合近代研究之成果,提出拙見,就正於讀者。

凡立一義,重在取証,使言有所本,理有所據。盡可能避免牽強附會或想當然也。

少數經文,難得信釋。凡諸家説解,歧義較大而難以論定者,則數説並存,供讀者自裁。間或提出傾向性意見,以資參考。確難爲解者,則存疑待考,不爲強釋。

經文之中，頗多本訓，皆源於古説，易切近本義，今則盡可能予以徵引。義尚晦者，再爲疏解。

經文取材，非出於一時一人之説而各爲其義，則各爲其解，不强求統一。

穴名之訓，釋名物者也，義尤難得，僅以經中引爲正名者，採諸前人或近人之説，間附己意。少數穴名，寓義難詳，所爲説解，姑爲引玉之磚。

凡注釋人身形體部位名稱，若無特殊標識難以詳明者，則採用現代解剖名詞加以説明。

凡引用文獻，盡可能取原始資料，並詳明書名及卷篇或出處，便於讀者查尋。若書名相同者，凡不出作者的，爲“參考引用書目”中的首列之書，餘者則並出作者。如《一切經音義》，凡不標作者的爲慧琳撰，另者則標玄應《一切經音義》。

凡引用諸家注文，爲便於讀者查閲，皆以書名稱引，如《素問》注、《太素》注、《素問吳註》注。若《素問》（指王冰次注本）、《太素》在同條中，已引用該文相校，復引其注時，則不出書名，只稱王冰注、楊上善注等。凡《素問》、《靈樞》後世注本與原篇次不同者，則兼出卷次、篇名或篇次，如《類經》卷八第二十注。凡多人注釋之書，則兼出人名，如《靈樞集註》張志聰注；惟《難經集註》中，有楊玄操、楊康侯二楊之注，且又皆稱“楊曰”，若要分別注出，實屬困難，故僅作“楊注”，不具名號。

凡僻字，則附以漢語拼音，並加同音字。若無同聲調字者，則另標聲調以別之。

凡訓釋字、詞，均於首見處詳釋，重見時則不再釋，有些因文義需要，或作簡要説明。

古今用字，亦有所別，凡底本原文及引諸古醫籍文，盡可能保留原字，現行文則採用今字。如“臟腑”，古用“藏府”，今用

"臟腑"等。

五、按語

凡校、注義有未盡者,可輔之以按,闡述作者管見,詳言之如:

語義隱晦,需進一步加以闡明者;

對某一問題需要進行深入思考或探討者;

某一學説和觀點歷來爭議較多,需進一步加以交待或提出個人見解者;

文義相互矛盾,難圓其説,需加以説明者;

内容繁複無緒,需加以概括歸納者。等等。

按語力求主題明確,立義有據,闡述詳盡。有按則加,無按則否。有話則長,無話則短。避免冗贅,以省泛文。

凡諸按語,或加於校、注中,或加於段尾與篇尾,均酌情而定。

六、明藍格抄本書末有宋熙寧二年四月二十三"進呈奉聖旨鏤版施行"高保衡、孫奇、林億等銜名及熙寧二年五月二日王安石、曾公亮、趙抃、富弼等銜名,增附於書後。

七、有關《鍼灸甲乙經》作者及成書年代、《甲乙經》的名稱及卷數、《甲乙經》版本源流及現存本情況、《甲乙經》主要内容及體例結構、對林億等新校正基本情況的解析、《甲乙經》的主要貢獻及對後世的影響、歷代整理研究《甲乙經》概況、本次整理的説明及工作概況等,别爲"校注後記"綴於書後。

八、校注中引用書名,概用簡稱,其全稱、著者、版本等,附書後"參考引用書目"中。

九、爲便於了解皇甫謐生平事續,特將《晉書·皇甫謐傳》附於書末。

本次《甲乙經》的整理研究,得到了上級機關的直接領導與支持,國家中醫藥管理局與山東省教委在經費方面給予了大力資助,人民衛生出版社具體指導,參加論証與評審的專家精心指導與熱情幫助,方得完成,謹此特表衷心謝忱。

由於我們水平有限,條件不足,此次整理,雖幾經易稿,但疏漏欠妥或錯誤之處在所難免,切望方家不吝賜教,予以指正。

張燦玾　撰

一九九三年十二月

臣聞通天地人曰儒,通天地不通人曰技。斯醫者[1],雖曰方技[2],其實儒者之事乎。班固序《藝文志》稱儒者[3],助人君,順陰陽,明教化。此亦通天地人之理也。又云,方技者,蓋[4]論病以及國,原診[5]以知政。非能通三才[6]之奧,安能及國之政哉。晉·皇甫謐博綜典籍百家之言,沈静寡欲[7],有高尚之志,得風痺,因而學醫,習覽經方[8],遂臻至妙[9]。取黄帝《素問》、《鍼經》、《明堂》三部之書,撰爲《鍼灸經》十二卷,歷古儒者之不能及也。或曰《素問》、《鍼經》、《明堂》三部之書,非黄帝書,似出於戰國[10]。曰:人生天地之間,八尺之軀,藏之堅脆,府之大小,穀之多少,脉之長短,血之清濁,十二經之血氣大數,皮膚包絡其外,可剖而視之乎?非大聖上智孰能知之[11]?戰國之人何與焉[12]。大哉!《黄帝内經》十八卷、《鍼經》三卷[13],最出遠古,皇甫士安能撰而集之。惜[14]簡編脱落者已多[15],是使文字錯亂,義理顛倒,世失其傳,學之者鮮矣。唐·甄權但脩《明堂圖》[16],孫思邈從而和之[17],其餘篇第亦不能盡言[18]之。國家詔儒臣校正醫書[19],令取《素問》、《九墟》、《靈樞》、《太素經》、《千金方》及《翼》、《外臺秘要》諸家善書校對[20],玉成繕寫,將備親覽。恭惟主上聖哲文明,光輝上下,孝慈仁德,蒙被羣庶,大頒[21]岐黄,遠及方外,使皇化兆於無窮,和氣浹而充塞。茲亦助人君[22],順陰陽,明教化之一端云。

國子博士臣高保衡、尚書屯田郎中臣孫奇、光禄卿直秘閣臣林億等上〔23〕。

〔1〕者 明抄本作「也」。

〔2〕方技 《漢書・藝文志》："方技者,皆生生之具,王官之一守也。"

〔3〕班固序《藝文志》稱儒者 藝,明抄本作"藝"。按藝與藝同。《集韻・祭韻》："埶,《説文》:種也。……一曰技能也。或作藝、藝。"此指《漢書・藝文志》儒家類叙。

〔4〕蓋 原脱,據明抄本、《漢書・藝文志》補。

〔5〕診 明抄本作"胗"。按胗爲診之假,詳見皇甫謐序。

〔6〕三才 謂天地人也。《易經・説卦》："立天之道,曰陰與陽;立地之道,曰柔與剛;立人之道,曰仁與義。兼三才而兩之,故易六畫而成卦。"

〔7〕欲 明抄本作"慾"。慾與欲通。《周禮・秋官・大行人》："通其慾。"陸德明釋文:"慾,本作欲。"

〔8〕經方 《漢書・藝文志》："經方者,本草石之寒温,量疾病之淺深,假藥味之滋,因氣感之宜,辯五苦六辛,致水火之齊,以通閉解結,反之於平。"

〔9〕遂臻至妙 明抄本作"遂至於妙"。

〔10〕或曰《素問》……非黄帝書,似出於戰國 關於《黄帝内經》的成書年代,當時曾有以爲非黄帝書,乃依託之作者。如邵雍云:"《素問》、《陰符》,七國時書也。"司馬光云:"謂《素問》爲黄帝之書,則恐未可。……此周漢之間,醫者依託以取重耳。"程顥云:"觀《素問》文字氣象,只是戰國時人作。"林氏等此論,當是指上述諸家而言。然林億等説,其崇古之義,不足爲信。

〔11〕人生天地之間,……孰能知之 按此文義本於《靈樞・經水》及《千金翼》卷二十六第一引甄權語。

〔12〕焉 明抄本作"言",疑誤。

〔13〕《鍼經》三卷 詳諸書著録,《鍼經》無三卷本。據前後文義,似當作"《明堂》三卷"。

〔14〕惜 明抄本無。

〔15〕多 此下明抄本有"矣"字。

〔16〕唐・甄權倠脩《明堂圖》 脩與修通,《易經・乾・文言》:"君子進德脩業。"集解作"修"。據《千金翼》卷二十六第一稱,唐高祖武德年

間,有甄權新撰《明堂》,至太宗貞觀(原誤作正觀,詳史無正觀年號)年間,復奉勅修《明堂》,並與承務郎司馬德逸、太醫令謝季卿、太常丞甄立言等,校定經圖。

〔17〕孫思邈從而和之　孫思邈《千金方》卷二十九第一云:"舊《明堂圖》,年代久遠,傳寫錯誤,不足指南,今一依甄權等新撰爲定云耳。"

〔18〕言　明抄本作"書"。

〔19〕書　此下明抄本有"等"字,疑衍。

〔20〕校對　此言校對,猶校讎也。讎,對也。《後漢書·鄧皇后紀》:"詣東觀讎校傳記。"李賢注:"讎,對也。"

〔21〕頌　明抄本作"頌",誤。

〔22〕人君　原作"人靈",據前文及《漢書·藝文志》改。

〔23〕上　據《素問》、《傷寒論》、《脈經》、《千金》、《外臺》諸書林億等序文例,似應作"謹上"。

　　夫醫道所興,其來久矣。上古神農,始嘗草木而知百藥[1]。黃帝咨訪岐伯、伯高、少俞之徒[2],内考五藏六府,外綜[3]經絡血氣色候,參之天地,驗之人物[4],本性命[5],窮神極變[6],而鍼道[7]生焉。其論至妙,雷公受業[8],傳之於後。伊尹以亞聖之才[9],撰用《神農本草》[10],以爲《湯液》[11]。中古名醫有俞跗[12]、醫緩、扁鵲[13],秦有醫和[14],漢有倉公[15],其論皆經理識本[16],非徒胗病[17]而已。漢有華佗、張仲景。華佗[18]奇方異治,施世者多,亦不能盡記其本末。若知直祭酒[19]劉季琰,病發於畏惡[20],治之而瘥。云後九年,季琰病應發,發當有感,仍本於畏惡,病動[21]必死,終如其言。仲景見侍中王仲宣[22],時年二十餘[23],謂曰:君有病,四十當眉落[24],眉落半年而死。令服五石湯可免[25],仲宣嫌其言忤[26],受湯勿[27]服。居三日,見[28]仲宣謂曰:服湯否?仲宣曰:已服。仲景曰:色候固非服湯之胗[29],君何輕命也!仲宣猶不信[30]。後二十年果眉落,後[31]一百八十七[32]日而死,終如其言。此二事雖扁鵲、倉公無以加也。華佗[33]性惡矜技[34],終以戮死。仲景論廣伊尹《湯液》爲十數卷[35],用之多驗,近代太醫令王叔和[36],撰次仲景遺論[37]甚精,皆可[38]施用。

　　〔1〕上古神農,始嘗草木而知百藥　《淮南子·修務訓》:"時多疾病毒傷之害,於是神農乃始教民播種五穀……嘗百草之滋味,水泉之甘苦,令民知所辟就,當此之時,一日而遇七十毒。"按此乃早期傳說神農嘗百草

事也。

〔2〕黃帝咨訪岐伯、伯高、少俞之徒　此事詳見《素問》、《靈樞》中。傳説岐伯、伯高、少俞,皆黃帝之臣,常與黃帝論醫藥事。咨訪者,訊謀廣問。《説文·口部》:"咨,謀事曰咨。"又言部:"訪,汎謀曰訪。"徐鍇繫傳:"此言汎謀,謂廣問於人也。"

〔3〕綜　總合整理也。

〔4〕參之天地,驗之人物　人與天地相參,是《内經》一重要學術思想。如《素問·氣交變大論》引《上經》曰:"夫道者,上知天文,下知地理,中知人事,可以長久。"義屬此焉。

〔5〕本性命　推究生命之道。本,推也。《管子·正世》:"本治亂之所生。"性命猶生命也。

〔6〕窮神極變　此言深究神與變之理。《説文·穴部》:"窮,極也。"上言窮,下言極,亦互文也。窮者,尋根究源之義。如《易經·説卦》:"窮理盡性,以至於命。"

〔7〕鍼道　此指鍼刺的基本理論與基本知識等。詳見本經卷五第四。

〔8〕雷公受業　傳説雷公亦黃帝臣,常得黃帝之傳受。詳見於《内經》有關篇中。此亦依託之事也。

〔9〕伊尹以亞聖之才　亞,正統本作"元"。此言伊尹之才,次於至聖。亞,次也。伊尹,商朝人,爲湯之臣。《史記·殷本紀》:"伊尹名阿衡……負鼎俎以滋味説湯,致於王道。或曰伊尹處士,湯使人聘迎之,五反然後肯往,從湯言素王及九主之事,湯舉任以國政。"

〔10〕《神農本草》　傳説神農所作,故此言伊尹得以撰而用之。

〔11〕以爲《湯液》　詳《漢書·藝文志》經方類有"《湯液經方》三十二卷",未言作者。此言伊尹作《湯液》,後文復言"仲景論廣伊尹《湯液》",是謐必有所本,後則失傳,今已難考。

〔12〕中古名醫有俞跗　詳《史記·扁鵲倉公列傳》:"臣聞上古之時,醫有俞跗。"又《漢書·藝文志》經方類有"泰始黃帝扁鵲俞拊方二十三卷"。拊與跗通。傳説俞跗亦黃帝臣。此列中古,疑有誤。

〔13〕醫緩、扁鵲　醫緩,秦國醫者,《左傳·成公十年》載其爲晉侯治病之事。扁鵲,事見《史記·扁鵲倉公列傳》。

〔14〕秦有醫和　醫和,秦國醫者,《左傳·昭公元年》載其爲晉侯治

病之事。按據《左傳》所記，醫緩、醫和入晉治病之事，前後相距僅四十年左右，而此文言醫緩爲中古，言醫和爲秦，與史實不合，疑有誤。

〔15〕漢有倉公　倉公，姓淳于，名意。齊國臨菑人，以其爲太倉長，故曰倉公。詳見《史記·扁鵲倉公列傳》。

〔16〕經理識本　此言順乎理而知其本也。經，順理。《周禮·考工記·輈人》："經而無絕。"鄭玄注："經，亦謂順理也。"《說文·言部》："識，知也。"

〔17〕胗病　即診病，胗爲診之假。《類説》卷五十引《孔子雜説》："胗不止脉也，視物亦可爲胗。"《契丹國志·耶律隆運傳》："召番漢名醫胗視。"

〔18〕華佗　原作"其他"，據上下文義改，佗與他通。如《千金方·序》作"華他"。

〔19〕祭酒　首席、長者也。漢代以博士之長稱祭酒。

〔20〕畏惡　畏恨嫉惡也。如《史記·淮陰侯列傳》："信知漢王畏惡其能。"

〔21〕病動　病動猶病發也。《後漢書·華佗傳》有"疾動時佗不在遂死"、"疾當發動"、"病發無藥而死"等語，是動即發也。

〔22〕仲景見侍中王仲宣　《太平御覽·方術部》引《何顒別傳》載此事，然所言年限，與下文有差。王仲宣，王粲也。《三國志·魏志》有傳，歸魏時，曾拜侍中，建安二十二年卒，年四十一。不曾記見仲景事。

〔23〕時年二十餘　餘，《醫經正本書》無。按《太平御覽》引《何顒別傳》云："王仲宣年十七，嘗遇仲景。"詳《三國志·魏志·王粲傳》，粲十七歲時尚在長安，後去荆州依劉表，時表住襄陽，仲景南陽人，二地相臨。故仲宣見仲景，或當此時，則二十歲左右較合。

〔24〕四十當眉落　《太平御覽》引《何顒別傳》云："後年三十當眉落。"詳《三國志·魏志·王粲傳》，粲卒於建安二十二年，年四十一。故此作四十，與其卒年基本相符。

〔25〕免　《醫經正本書》作"愈"。

〔26〕忤　《廣韻·暮韻》："忤，逆也。"此言逆其意也。

〔27〕勿　此前明抄本有"而"字。《醫經正本書》作"不"。

〔28〕見　此前《醫經正本書》有"仲景"二字，義勝。

〔29〕胗　此下明抄本有"也"字。

〔30〕信　原作"言",據嘉靖本、正重抄本《醫經正本書》改。

〔31〕後　《醫經正本書》無。

〔32〕七　《醫經正本書》無。按一百八十日,正合前云"半年"之數,
"七"字疑衍。

〔33〕佗　原作"陀",據明抄本及前文改。

〔34〕矜技　自負其技。矜,自負也。

〔35〕十數卷　原作"數十卷",據明抄本及《醫經正本書》改。十數
卷與《傷寒論·張仲景序》所謂"爲《傷寒雜病論》合十六卷"之義亦合。

〔36〕太醫令王叔和　王叔和,名熙,晉高平人,地處今山東省獨山湖
東。太醫令,爲供奉内庭之御醫。

〔37〕遺論　原作"選論"。按其時仲景書已散亂,叔和復爲撰次,故
當作"遺論",據正抄本、《傷寒論》林億等序及《醫經正本書》改。

〔38〕皆可　原作"指事",明抄本作"皆事",並誤,據正抄本、《傷寒
論》林億等序、及《醫經正本書》改。

按《七略》、藝文志[1]:《黄帝内經》十[2]八卷,今有《鍼經》
九卷,《素問》九卷,二九[3]十八卷,即《内經》也。亦有所忘[4]
失。其論遐遠[5],然稱述多而切事少[6],有不編次[7]。比按[8]
倉公傳,其學皆出于是[9]。《素問》論病精微,《九卷》原本經
脉[10],其義深奥,不易覺[11]也。又有《明堂孔穴鍼灸治要》[12],
皆黄帝岐伯遺事[13]也。三部同歸[14],文多重複[15],錯互非
一[16]。甘露中[17],吾病風加苦聾[18],百日方治[19],要[20]皆淺
近。乃撰集三部,使事類相從。删其浮辭[21],除其重複,論其精
要[22],至爲十二卷[23]。《易》曰:觀其所聚,而天地之情事[24]見
矣。況物理[25]乎。事類相從,聚之義也。夫受先人之體[26],有
八尺之軀,而不知醫事,此所謂遊魂[27]耳。若不精通於醫道,雖
有忠孝之心,仁慈之性,君父[28]危困,赤子塗地[29],無以濟之。
此固[30]聖賢所以精思極論[31],盡其理也。由此言之,焉可忽
乎[32]。其本論[33],其文有理,雖不切於近事[34],不甚删也。若
必精要,俟[35]其閒暇,當撰覈[36]。以爲教經[37]云耳。

〔1〕《七略》、藝文志　《漢書·藝文志》云:"成帝時,詔劉向校經傳
諸子詩賦。向條其篇目,撮其指意,録而奏之。會向卒,向子歆總羣書,而

奏其《七略》，故有輯略、六藝略、諸子略、詩賦略、兵書略、術數略、方技略。"是即《七略》。藝文志即《漢書·藝文志》。

〔2〕十　此前《醫經正本書》有"一"字。

〔3〕二九　正抄本作"共"。

〔4〕忘　正抄本與《醫經正本書》均作"亡"。按忘與亡通。《老子·三十三章》："死而不亡者壽。"馬王堆漢墓帛書甲本、乙本均作"忘"。

〔5〕遐遠　同義複詞，遐亦遠也。

〔6〕稱述多而切事少　此言其論述爲多，而直合於事者較少。述，説也。切，合也。

〔7〕有不編次　有，《醫經正本書》作"又"。按有與又通。此可見皇甫謐所見三書，已竄亂失編次矣。

〔8〕比按　比，及也。按，考也。

〔9〕是　原錯於下文"《九卷》"下，致令上下兩句，文俱不安，今移此。明抄本作"其"，非是。《醫經正本書》作"《素問》"，疑爲後人補。是，代詞，指此前言《内經》也。

〔10〕原本經脈　尋求經脈之本。原，尋求也。《漢書·薛宣傳》："原心定罪。"顏師古注："原謂尋其本也。"

〔11〕覺　《醫經正本書》作"覽"。按覺，知也，悟也。《説文·見部》："覺，悟也。"《廣雅·釋詁》："覺，智也。"王念係疏證："知與智通。智即今智字也。"若據此前文義，似不如"覽"字義勝。

〔12〕《明堂孔穴鍼灸治要》　古書目著錄者，未見此名，當是《黄帝明堂經》另名或別本。

〔13〕遺事　原作"選事"，義不安，據《醫經正本書》改。

〔14〕三部同歸　此言《素問》、《鍼經》、《明堂》三書，旨則一致。同歸，一致也。晉代袁宏《三國名臣序贊》："雖大旨同歸，所託或乖。"

〔15〕複　明抄本作"復"。按復與複通。下同。

〔16〕錯互非一　此言三部錯互爲文，非止一端。錯互，交錯相互也。如《書經·舜典》："濬哲文明，温恭允塞。"孔穎達正義："堯舜道同，德亦如一，史官錯互爲文，故與上篇相類。"

〔17〕甘露中　甘露年間也。甘露，三國魏高貴鄉公曹髦年號。

〔18〕吾病風加苦聾　詳《晉書·皇甫謐傳》自上疏亦云："小人無良，致災速禍，久嬰篤疾，軀半不仁，右脚偏小，十有九載。"是知謐病風痺有

年矣。

〔19〕百日方治　此言在百日内施治諸方。

〔20〕要　明抄本作“多”。

〔21〕删其浮辭　删除經文中某些虚飾浮泛之辭。浮辭與浮詞同。如《古文尚書》孔安國序：“芟夷煩亂，翦裁浮辭。”《後漢書·明帝紀》：“而間者章奏，頗多浮詞。”

〔22〕論其精要　選擇其精要。論，擇也。《國語·齊語》：“論比其材。”韋昭注：“論，擇也。”

〔23〕至爲十二卷　猶終成十二卷。至，終盡也。爲，成也。《廣雅·釋詁》：“爲，成也。”

〔24〕情事　情，明抄本作“精”。按精與情通。如《逸周書·官人》：“以觀其情。”《大戴禮記·文王官人》情作“精”。情事，情况事實也。如《莊子·天地》：“畢見其情事。”按情事，義固可通，然《易經·萃》事作“可”，故或爲可之誤。

〔25〕物理　事物的道理、規律。《周書·明帝紀》：“生而有死者，物理之必然。”

〔26〕體　明抄本作“遺體”。詳《禮記·祭義》：“曾子曰：身也者，父母之遺體也。”似作“遺體”爲是。然下文曰：“有八尺之軀。”則體與軀爲對文，義亦通，故一仍其舊。

〔27〕遊魂　此以喻離體之魂，遊散而無主。《易經·繫辭》：“精氣爲物，遊魂爲變。”王弼注：“遊魂，言其遊散也。”《傷寒論·張仲景序》：“蒙蒙昧昧，蠢若遊魂。”

〔28〕君父　君爲一國之主，父爲一家之長。此以喻尊長者也。

〔29〕赤子塗地　赤子，嬰兒，此以喻幼小者。《書經·康誥》：“如保赤子。”孔穎達正義：“子生赤色，故言赤子。”塗地，遭受殘害。《後漢書·申屠剛傳》：“令小人受塗地之禍。”

〔30〕固　明抄本作“亦”。

〔31〕極論　極力而論之。《論衡·須頌》：“恢國之篇，極論漢德非常。”

〔32〕乎　此下明抄本有“吾性愛之”四字。

〔33〕其本論　律之下句，似當作“其本有論”。

〔34〕近事　近前之用。事，使用也。《廣韻·志韻》：“事，使也。”

〔35〕俟 原作"後",據正抄本及正重抄本改。

〔36〕撰覈 撰與纂通。《一切經音義》卷七十二:"撰集,《三蒼》作纂。"覈與核通,核實也。《説文·覀部》:"覈,實也。考事而笮,邀遮其辭,得實曰覈。"段玉裁注:"此所謂咨於故實也,所謂實事求是也。"

〔37〕以爲教經 以作教習醫經之用也。

諸問，黃帝及雷公皆曰問。其對也，黃帝曰荅，岐伯之徒皆曰對。上章問及對已有名字者，則下章但言問言對，亦不更說名字也；若人異則重複更名字，此則其例也。諸言主之者，可灸可刺；其言刺之者，不可灸；言灸之者，不可刺，亦其例也。

晉玄晏先生皇甫謐士安集

朝散大夫守光禄直秘閣判登聞檢院上護軍臣林億

朝奉郎守尚書屯田郎中同校正

醫書上騎都尉賜緋魚袋臣孫奇

朝奉郎守國子博士同校正醫書上騎都尉賜

緋魚袋臣高保衡

明新安吳勉學校

目録（上册）

鍼灸甲乙經

鍼灸甲乙經

精神五藏第一（按："藏"下原有"論"字，據餘篇刪）

本篇自"黃帝問曰"至"蕩憚而不收"，見《靈樞·本神》、《太素》卷六首篇。自"怒則氣逆"至"故氣結"，見《素問·舉痛論》、《太素·九氣》。自"肝藏血"至"而謹調之"，見《靈樞·本神》、《太素》卷六首篇；其中"在氣爲語，在液爲淚"、"在氣爲噫，在液爲汗"、"在氣爲吞，在液为涎"、"在氣爲欬，在液爲涕"、"在氣爲欠，在液爲唾"等文，見《素問·宣明五氣》、《靈樞·九鍼論》、《太素·藏府氣液》；自"人臥血歸於肝"至"指受血而能攝"，見《素問·五藏生成》、《太素》卷十七首篇。自"肝氣悲哀動中則傷魂"至"死於季夏"，見《靈樞·本神》、《太素》卷六首篇；其中自《素問》曰：肝在聲爲呼"至"怒傷肝"、自《素問》曰：心在聲爲笑"至"喜傷心"、自"《素問》曰：脾在聲爲歌"至"思傷脾"、自《素問》曰：肺在聲爲哭"至"憂傷肺"、自《素問》曰：腎在聲爲呻"至"恐傷腎"，見《素問·陰陽應象大論》；又《九卷》及《素問》又曰："精氣并於肝則憂"、"精氣并於心則喜"、"精氣并於脾則饑"、"精氣并於肺則悲"、"精氣并於腎則恐"等文，見《素問·宣明五氣》、《靈樞·九鍼論》、《太素·藏府氣液》自"故恐懼而不改則傷精"至"鍼不可以治也"，見《靈樞·本神》、《太素》卷六首篇。

提要：本篇重在論述精神與五臟的關係，故以此名篇。其主要内容有：鍼刺之法必先本於神的重要意義；德、氣、生、精、神、魂、魄、心、意、志、思、智、慮等概念的含義；五臟神志的生理活動與外在表現及五臟神傷的病理變化與預後；九氣致病的病機與病候等。

黄帝[1]問曰：凡刺之法，必先本於神[2]。血脉營氣精神，此五藏之所藏也[3]。何謂德、氣、生、精、神、魂、魄、心、意、志、思、智、慮，請問其故。岐伯[4]對[5]曰：天之在我者德也[6]，地之在我者氣也[7]，德流氣薄而生者也[8]，故生之來謂之精[9]，兩精相搏謂之神[10]，隨神往來謂之魂[11]，並精出入謂之魄[12]，可以任物謂之心[13]，心有所憶謂之意[14]，意有所存謂之志[15]，因志存變謂之思[16]，因思遠慕謂之慮[17]，因慮處物謂之智[18]。故智者之養生[19]也，必順四時而適寒暑，和喜怒而安居處，節陰陽而調柔剛[20]。如是則邪僻不至[21]，長生久視[22]。

〔1〕黄帝　《史記·五帝本紀》："黄帝者，少典之子，姓公孫，名曰軒轅。生而神靈，弱而能言，幼而循齊，長而敦敏，成而聰明。軒轅之時，神農氏世衰，諸侯相侵伐，而神農氏弗能征，於是軒轅乃習用干戈，以征不享……而諸侯咸尊軒轅爲天子，代神農氏，是爲黄帝。"《漢書古今人表疏證》引梁玉繩曰："黄帝，始見《易·繫》、《魯語》上；軒轅，始見《大戴禮記》帝繫、五帝德。"按此皆古傳說之事。以醫經係假託之作，故具其名。

〔2〕凡刺之法，必先本於神　神者，五臟所藏之神氣也。以觀察神氣之變化，可測知臟腑虛實、氣血盛衰、精神存亡等情況，故鍼刺者，必先以神爲本。本篇末文所謂"故用鍼者，觀察病人之態，以知精神魂魄之存亡得失之意"，義屬乎此。又本經卷五言鍼道諸文，所論甚多，如所謂"粗守形，上守神"、"凡刺之真，必先治神"、"用鍼之要，無忘養神"等，與本論義亦同。

〔3〕也　此下明抄本、《靈樞》、《太素》均有"至其淫泆離藏則精失，魂魄飛揚，志意恍亂，智慮去身者，何因而然乎？天之罪與，人之過乎"一段三十五字，究係此本脫失，或別本係後人據《靈樞》抄補，今已難考，故一仍其舊。

〔4〕岐伯　《漢書古今人表疏證》引梁玉繩曰："岐伯，始見《黄帝内經·素問》、《靈樞》、《史》封禪書、司馬相如傳。亦曰天師，(《素問》)黄帝太醫，(相如傳集解)案《路史·國名紀六》以岐爲國名，則伯其爵也。"按此亦傳說之事。以醫經假託爲黄帝與岐伯君臣問答之論，故具此名。

〔5〕對　《靈樞略》同，《靈樞》作"荅"。對亦答也。《詩·大雅·桑

柔》："聽言則對。"鄭玄箋："對,答也。"《詩・小雅・雨無正》："聽言則答。"可証。荅與答古通。《五經文字・艸部》："荅,此荅本小豆之一名,對荅之荅本作畣,經典及人間行此荅已久,故不可改。"對、荅、答三字,經文諸書互用者多見,後不復釋。

〔6〕天之在我者德也 《太素》注："未形之分,挍與我身,謂之德者,天之道也。故《莊子》曰:未形之分,物得之以生,謂之德也。"《靈樞發微》注："天非無氣,而主之以理,故在我之德,天之德也。"又《管子・心術》云:"化育萬物謂之德。"《韓詩外傳》卷五云:"至精而妙乎天地之間者,德也。"《新書・道德説》云:"德之所以生陰陽天地人與萬物也。"是諸言德者,皆寓生義。故此言天所賦予人的是生發之氣。在,存也,至也,至猶及也。此可引伸爲賦予。

〔7〕地之在我者氣也 《太素》注："陰陽和氣,質成我身者,地之道也。"《靈樞發微》注："地非無德,而運之以氣,故在我之氣,地之氣也。"又《管子・內業》云:"凡人之生也,天出其精,地出其形,合此以爲人。"詳楊注言質,《管子》言形,則地之氣,乃指有形之物質。

〔8〕德流氣薄而生者也 者,原脱,據明抄本、正抄本、正重抄本、《靈樞》、《太素》、《靈樞略》補。《太素》注："德中之分流動,陰陽之氣和亭,遂使天道無形之分,動氣和亭,物得生也。"《類經》卷三第九注："人禀天地之氣以生……故《易》曰:天地之大德曰生。《寶命全形論》曰:人生於地,懸命於天。然則陽先陰後,陽施陰受,肇生之德本乎天,成形之氣本乎地。故天之在我者德也,地之在我者氣也。德流氣薄而生者,言理賦形全,而生成之道斯備矣。"此言天德下流,地氣上迫,天地合氣,物得以生。薄迫古通。《廣雅・釋詁》："薄,迫也。"《荀子・天論》："寒暑未薄而疾。"楊倞注："薄,迫也。"

〔9〕故生之來謂之精 《子華子・北宮意問》作"生之所自謂之精"。按今傳《子華子》,宋人已指出"其文不古",蓋後人依託之作也。如晁公武云:"觀其文辭,近世依託爲之者也。……殆元豐(按爲北宋神宗年號之一)以後舉子所爲耳。"陳振孫云:"考前世史志及諸家書目,並無此書,蓋假託也。……其文不古,然亦有可觀者,當出於近世能言之流,爲此以玩世爾。"該書載本篇諸文,多有與本經異者,疑係作者引用醫經,參以己意,有所竄改,似難爲憑。《太素》注："雄雌兩神相搏,共成一形,先我身生,故謂之精也。"《靈樞發微》注："然生之來者謂之精,《易》曰:男女媾精,萬物

化生。則吾人之精，雖見於有生之後，而實由有生之初之精爲之本也。"《類經》卷三第九注："陰陽二氣，各有其精。所謂精者，天之一地之六也。天以一生水，地以六成之，而爲五行之最先，故萬物初生，其來皆水。"按楊、馬兩注，似與下文"兩精相搏"之義複，張注亦未能切中。蓋本文"故"字，承接上文"德流氣薄而生者也"，生，當係泛指生機、生命之"生"，"來"者，原由也。是此文乃言生命或生機之原由者，爲天地之精氣。

〔10〕兩精相搏謂之神 搏，《子華子·北宫意問》作"薄"。搏與薄古通。《左傳·昭公十七年》："水火所以合也。"杜預注："水火合而相薄。"陸德明釋文："薄，本又作搏。"《類經》卷三第九注："兩精者，陰陽之精也，搏，交結也。……故人之生也，必合陰陽之氣，構父母之精。兩精相搏，形神乃成，所謂天地合氣，命之曰人。"按本卷第十二又云："兩神相搏，合而成形，常先身生，是謂精。"與本主語雖不同，義可互參。

〔11〕隨神往來謂之魂 來下《靈樞》、《太素》均有"者"字。神下《靈樞略》有"而"字。往來，《子華子·北宫意問》作"往反"。《太素》注："魂者，神之別靈也。故隨神往來，藏於肝，名曰魂。"按精神魂魄，義並相關，詳見下注。

〔12〕並精出入謂之魄 明抄本、《靈樞》、《太素》均作"並精而出入者謂之魄"。精下《靈樞略》有"而"字。《太素》注："魄亦神之別靈也，並精出此而入彼，謂爲魄也。"《靈樞發微》注："其所謂魂者屬陽，則隨神而往來。其所謂魄者屬陰，則並精而出入。正以精對神而言，則精爲陰而神爲陽，故魂屬神而魄屬陰也。"《類經》卷三第九注："神之與魂皆陽也。何謂魂隨神而往來？蓋神之爲德，如光明爽朗，聰慧靈通之類，皆是也。魂之爲言，如夢寐恍惚，變幻遊行之境，皆是也。神藏於心，故心靜則神清。魂隨乎神，故神昏則魂蕩。此則神魂之義，可想象而惧矣。精之與魄皆陰也。何謂魄並精而出入？蓋精之爲物，重濁有質，形體因之而成也。魄之爲用，能動能作，痛癢由之而覺也。精生於氣，故氣聚則精盈。魄並於精，故形强則魄壯。此則精魄之狀，亦可默會而知也。"按魂魄之義，除醫籍之外，經史諸子，亦多論及，義頗可參。《淮南子·說山訓》："魄問於魂曰。"高誘注："魄，人陰神也。魂，人陽神也。"《左傳·昭公元年》："人始生，化曰魄，既生魄，陽曰魂。"孔穎達正義："人稟五常以生，感陰陽以靈，有身體之質，名之曰形。有噓吸之動，謂之爲氣。形氣合而爲用，知力由此而强，故得成爲人也。……人之生也，始變化爲形，形之靈者，名之曰魄也。既

生魄矣，魄内自有陽氣，氣之神者，名曰魂也。魂魄神靈之名，本以形氣而有，形氣既殊，魂魄亦異。附形之靈爲魄，附氣之神爲魂也。附形之靈者，謂初生之時，耳目心識，手足運動，啼呼爲聲，此則魂之靈也。附氣之神者，謂精神性識，漸有所知，此則附氣之神也。”

〔13〕可以任物謂之心　明抄本、《靈樞》、《太素》、《靈樞略》均作“所以任物者謂之心”。正抄本、四庫本與本文同。按《太素》等於義較長。《子華子・北宮意問》任物作“格物”，疑係作者據《禮記・大學》“致知在格物”之文改經，然“致知在格物”與本文義自不同，故非是。《太素》注：“物，萬物也。心，神之用也。任知萬物，必有所以（按此下文殘）。”《靈樞發微》注：“心爲君主之官，神明出焉。天地之萬物，皆吾心之所任。”按馬注義尚未切，楊注“任知萬物”之義甚是。任知者，猶感知也，心之任物，在於感知。如《史記・樂書》云：“凡音之起，由人心生也。人心之動，物使之然也。感於物而動，故形於聲。”又《呂氏春秋・圓道》云：“人之有形體四枝，其能使之也，爲其感而必知也。”此雖明言心，然形體四肢之能使者，神也。心主神明，故感知者，亦神之任物也。又《荀子・天論》云：“耳目鼻口形能，各有接而不相能也，夫是之謂天官。心居中虛，以爲五官，夫是之謂天君。”此言耳目鼻口形體，雖皆接物者，亦心神主之之義。其所言接物，與《呂氏春秋》言感知，本經言任物，義可互參。

〔14〕心有所憶謂之意　《太素》注：“意，亦神之用也，任物之心，有所追憶，謂之意也。”《類經》卷三第九注：“憶，思憶也。謂一念之生，心有所嚮而未定者曰意。”按張注似未爲允。《釋名・釋言語》：“憶，意也，恒在意也。”是言憶者，心所任物，常在思念之中，有所追憶。意，猶思念也。《禮記・王制》：“意論輕重之序。”鄭玄注：“意，思念也。”《玉篇・心部》“意，思也。”

〔15〕意有所存謂之志　有，正抄本同，明抄本、《靈樞》、《太素》、《靈樞略》均作“之”，義並通。楊上善注：“意，亦神之用也。所憶之意有所專存，謂之志也。”《類經》卷三第九注：“意之所存，謂意已決而卓有所立者曰志。”又志，猶誌也，識也。《廣雅・釋詁二》：“志，識也。”王念孫疏證：“鄭注云：志，古文識。識，記也。”《集韻・志韻》：“識，記也。或作志。”《論語・學而》：“父在觀其志。”邢昺疏：“父在觀其志者，在心爲志。”存，猶在也。此言意之所存者，在而不忘也，故謂之志。

〔16〕因志存變謂之思　正抄本同，明抄本、《靈樞》、《太素》、《靈樞

略》志下均有"而"字。《子華子·北宮意問》作"志之所造謂之思。"楊上善注:"思,亦神之用也,專存之志,變轉異求,謂之思也。"《類經》卷三第九注:"因志而存變,謂意志雖定,而復有反覆計度者曰思。"按此當因志其常以察其變,故謂之思。思,忖度也,計量也。存,察也,與上文存在之義別。《爾雅·釋詁下》:"存,察也。"《玉篇·心部》:"忖,思也。"《說文新附·心部》:"忖,度也。"今言思考,意猶是也。又《說文·心部》:"思,容也。"段玉裁注:"谷部曰:容者,深通川也。引容畎澮距川。引申之,凡深通皆曰容。……謂之思者,以其能深通也。"合之本文,義亦通。

〔17〕因思遠慕謂之慮　正抄本同。明抄本、《靈樞》、《太素》、《靈樞略》思下均有"而"字。《子華子·北宮意問》作"思而有所顧慕謂之慮"。楊上善注:"慮,亦神之用也,變求之思,逆慕將來,謂之慮也。"《類經》卷三第九注:"深思遠慕,必生憂疑,故曰慮。"按張注義似順,然律之上文"存變"之"存",及下文"處物"之"處",則義猶未盡。楊注"逆慕"當是。慕亦思也。逆慕,預慕也。如《易·說卦》:"數往者順,知來者逆。"《論語·憲問》:"不逆詐。"邢昺疏:"不可逆料人之詐。"諸葛亮《後出師表》:"非臣之明所能逆覩也。"上言"逆",皆爲預義。慮,謀思、謀畫也。《說文·囟部》:"慮,謀思也。"段玉裁注:"言部曰:慮難曰謀,與此爲轉注。囗部曰:圖者,畫也,計難也。然則謀慮圖三篆義同。《左傳》曰:慮無他。《書》曰:無慮。皆謂計畫之纖細必周,有不周者,非慮也。"

〔18〕因慮處物謂之智　正抄本同。明抄本、《靈樞》、《太素》、《靈樞略》慮下均有"而"字。《子華子·北宮意問》作"慮而有所決擇謂之智"。楊上善注:"智,亦神之用也。因慮所知,處物是非,謂之智也。"按處,處置、辦理也。物,事也。《詩·大雅·蒸氏》:"有物有則。"毛亨傳:"物,事。"《周禮·地官·大司徒》:"以鄉三物教萬民。"鄭玄注:"物,猶事也。"又《國語·魯語》:"朝夕處事。"義同此。此言慮之既周,則處事必當,故謂之智。

〔19〕智者之養生　原作"智以養生",正抄本同。明抄本、《靈樞》、《太素》、《靈樞略》均作"智者之養生"。按智者,智與者結合成者字結構,稱代有智的人,義爲是。如《素問·陰陽應象大論》"智者察同",並同,故據改。上文渾言因慮處物之謂智,此則專指智者以智處養生之事。

〔20〕節陰陽而調柔剛　柔剛,原作"剛柔",《太素》、《靈樞略》均作"柔剛"。按此上下句文,皆句中有韻相押,"剛"與"陽"皆陽韻相押,若作

"剛柔"則失韻,故據爲乙正。楊上善注:"陰以致剛,陽以起柔,兩者有節,則剛柔得矣。"按陰陽剛柔之義,可參見本經卷六第六。

〔21〕邪僻不至 至,原作"生",《靈樞》、《太素》、《靈樞略》均作"至"。按至與下句視韻相押,若作"生",無韻矣。此涉下誤,故據改。楊上善注:"智者行和節養之道,則五藏神安,六府氣調,經脉用營,腠理密緻。如此疵癘元本不生,八正四邪無由得至。"邪僻,復語,邪也。《廣韻·昔韻》:"僻,邪僻也。"

〔22〕長生久視 視,活也。《呂氏春秋·重己》:"莫不欲長生久視。"高誘注:"視,活也。"久視,亦長生也。

按:本節論神之義,言之較詳。蓋神者,渾言之也。由於神志活動,其爲複雜,且有多級層次,故本文特析爲多義而詳述之。其所論,基本符合思維活動的一般規律。這在當時,實屬難能可貴。又本節內容,尚涉及形神關係問題,文中也作出了符合唯物思想的問答。如所謂"兩精相搏謂之神"等文,說明有精方有神,神寓於精,其形神之義甚明,且經文中尚有多處論及於此,文雖不同,理則一貫。然後世有的注家,義則有悖。如唐代注經大家楊上善云:"問曰:謂之神者,未知於此精中所生?未知先有今來? 答曰:案此《內經》但有神傷、神去與此神生之言。是知來者非曰始生也。及案釋教精合之時,有神氣來託,則知先有理不虛也。"這反映了在形神關係上,楊氏完全淪入客觀唯心之說,實乃憾事。類似如此重大學術論點之是與非,不可不辨而明之。

故怵惕[1]思慮者,則神傷,神傷則恐懼[2],流淫而不止[3]。因悲哀動中[4]者,則[5]竭絕而失生[6]喜樂者,神[7]憚散而不藏[8]。愁憂者,氣[9]閉塞而不行[10]。盛怒者,迷惑而不治[11]。恐懼者,蕩憚而不收[12]。《太素》不收作失守[13]。

〔1〕怵惕 《類經》卷三第九注:"怵,恐也。惕,驚也。"《說文·心部》:"怵,恐也。"《玉篇·心部》:"惕,懼也。"此言畏懼也。又如《書·囧命》:"怵惕惟厲。"孔安國傳:"言常悚懼惟危。"

〔2〕則神傷,神傷則恐懼 上"神傷"二字,《靈樞》互倒。《太素》無

此八字。詳本篇文例,疑涉後文"心怵惕思慮則傷神,神傷則恐懼自失"句,衍"則"下七字。

〔3〕流淫而不止　淫,《太素》作"溢"。"不止",原作"不正",據明抄本、《靈樞》改。《太素》作"不固",義勝。楊上善注:"怵惕思慮,多傷於心,神傷無守,所爲不固也。"《類經》卷三第九注:"流淫謂流泄淫溢,如下文所云:恐懼而不解則傷精,精時自下者是也。思慮而兼怵惕,則神傷而心怯,心怯則恐懼,恐懼則傷腎,腎傷則精不固,蓋以心腎不交,故不能收攝如此。"此言"流淫而不止",與本篇後文言"恐懼自失",文雖異,義則同,前後文可互証。二者皆由心傷及於腎,恐懼傷精也。故後文言"恐懼而不解則傷精,精傷則骨痠痿厥,精時自下"。即是本文最顯明的注釋。

〔4〕因悲哀動中　因,《太素》無。按因疑爲"固"之誤,連上句當作"不固"。此誤作因,遂下讀,然文義不屬。"悲哀動中",即本篇後文"肝悲哀動中則傷魂"之義。

〔5〕則　《靈樞》、《太素》、《素問·疏五過論》王冰注引均無,疑衍。

〔6〕竭絶而失生　《太素》注:"人之悲哀動中,傷於肝魂,淚竭筋絶,故生失也之。"《類經》卷三第九注:"悲則氣消,悲哀太甚則胞絡絶,故致失生。竭者絶之漸,絶則盡絶無餘矣。"按楊注雖言及於肝,然云"淚竭筋絶",疑非是。張注言"悲則氣消",義可從,然與"胞絡"無涉。此或言氣消太甚,肝失生氣。肝應春,主生氣也。

〔7〕神　《太素》、《素問·疏五過論》王冰注引均無,疑衍。

〔8〕憚散而不藏　憚,《太素》作"樿"。楊上善注:"喜樂志達氣散,傷於肺魄,故精不守藏也。樿,立安反,牽引也。"按楊釋"樿"義,難通。蕭延平按:"疑作撣,音彈,寒韻。《太玄經》撣繫其名,提持也。與本注音義爲近。再查日本鈔本,凡手旁多從木,如搏作榑之類,今樿字恐係撣字傳寫之誤。"《傷寒總病論·敍論》引正作"樿"。《廣雅·釋訓》:"撣援,牽引也。"可証《太素》原作"撣"。《集韻·寒韻》:"撣,持不堅也。"持不堅,鬆緩也,與憚義近。《類經》卷三第九注:"喜發於心,樂散於外,暴喜傷陽,故神氣憚散而不藏。憚,驚惕也。"張釋"憚"義,亦與喜樂之義不合。蓋憚,舒緩也。如嬗謾、儃僈、誕謾、憚漫等,義並同。《廣雅·釋詁》:"嬗謾……緩也。"王念孫注:"嬗謾,或作儃僈。賈子勸學篇:舜儃僈而加志,我儃僈而弗省。儃僈謂怠緩也。《淮南子·修務訓》作誕謾。並字異而義同。王襃洞簫賦云:其奏歡娛,則莫作憚漫衍凱,阿那腲腇。憚漫,亦舒緩

之意。"此言喜樂致氣舒緩散漫而不得斂藏也。

〔9〕氣 《太素》、《素問‧疏五過論》王冰注引均無，疑衍。

〔10〕閉塞而不行 《太素》注："愁憂氣結，傷於脾意，故閉塞不行也。"

〔11〕迷惑而不治 治，《太素》作"理"，爲避唐高宗李治諱改字。《類經》卷三第九注："怒則氣逆，甚者必亂，故致昏迷皇惑而不治。不治，亂也。"

〔12〕蕩憚而不收 不收，《素問‧疏五過論》王冰注引作"失守"，與原校《太素》同，是亦另有所本。然不收與失守，義並通。楊上善注："右腎命門藏精氣，恐懼驚蕩，則精氣無守而精自下，故曰不收。"《類經》卷三第九注："恐懼則神志驚散，故蕩憚而不收。"按楊注釋蕩憚非是，張注義亦欠安。蕩憚與前憚散義近，蕩憚，動散緩漫也。《左傳‧莊公四年》："余心蕩。"杜預注："蕩，動散也。"

〔13〕《太素》不收作失守 今本《太素》仍作"不收"。

《素問》曰：怒則氣逆，甚則嘔血[1]及食而氣逆[2]，故氣上[3]。喜則氣和志達，營衛[4]通利，故氣緩[5]。悲則心系急[6]，肺布葉舉[7]，兩焦不通[8]，營衛不散，熱氣在中，故氣消[9]。恐則精却[10]，却則上焦閉，閉則氣還，還則下焦脹[11]，故氣不行[12]。寒則腠理閉，營衛不行，故氣收[13]。熱則腠理開[14]，營衛通，汗大泄，故氣泄[15]。驚則心無所倚[16]，神無所歸[17]，慮無所定[18]，故氣亂[19]。勞則喘且[20]汗出，內外皆越[21]，故氣耗[22]。思則心有所存[23]，神有所止[24]，氣流[25]而不行，故氣結[26]。以上言九氣，其義小異大同[27]。

〔1〕甚則嘔血 《類經》卷十五第二十六注："怒，肝志也。怒動於肝，則氣逆於上，氣逼血升，故甚則嘔血。"

〔2〕食而氣逆 正抄本、《素問》均作"飧泄"。按此古傳本中異文，今無從考。

〔3〕故氣上 上下明抄本、《素問》均有"矣"字。此三字《太素》作"上也"，連上句，疑誤。

〔4〕營衛 營，《素問》作"榮"，營榮二字互通。《素問》作"榮"，《靈樞》則均作"營"，義同。衛下《太素》有"行"字，疑衍。

〔5〕緩　此下明抄本、《素問》均有"矣"字。《素問釋義》注："九氣皆以病言,緩當爲緩散不收之意。"

〔6〕悲則心系急　《素問經註節解》注："心有哀戚則悲,悲雖屬肺而原於心,故悲則心系急。"《太素·經脉連環》注："肺下懸心之系,名曰心系。"系,懸系、系連者也。《說文通訓定聲·履部》："系,懸也。……按垂統於上而連屬於下謂之系,猶聯綴也。"

〔7〕肺布葉舉　《素問》新校正引全元起云："悲則損於心,心系急則動於肺,肺氣繫諸經,逆故肺布而葉舉。"《素問發微》注："《靈樞·口問篇》云:悲哀愁憂則心動。肺與心皆在鬲上,唯心系急,故肺隨系急而上布,其肺葉皆舉。"肺布葉舉,肺葉上起而展開也。《小爾雅·廣言》："布,展也。"舉,起也。《國語·晉語五》："舉而從之。"韋昭注："舉,起也。"

〔8〕兩焦不通　《素問》作"而上焦不通"。正抄本、正重抄本均作"上焦不通"。《太素》注："中上兩焦在於心肺。"詳下句云:"營衞不散。"蓋營出於中焦,衞出於上焦,中上兩焦不通,故營衞不散也。

〔9〕消　此下明抄本、《素問》均有"矣"字。

〔10〕恐則精却　精,原作"神",明抄本、《素問》、《太素》均作"精"。按恐傷腎,腎藏精,故當以作"精"爲是,據改。《類經》卷十五第二十六注："恐懼傷腎則傷精,故致精却,却者,退也。"

〔11〕還則下焦服　《類經》卷十五第二十六注："精却則升降不交,故上焦閉,上焦閉則氣歸於下,病爲脹滿。"

〔12〕故氣不行　行下明抄本、《素問》均有"矣"字。《素問》新校正云："詳氣不行,當作氣下行也。"按前後文例,似當作"故氣下",與《素問》此文前"恐則氣下"之義相合,疑傳抄誤"下"爲"不",後又以文義不通,復增"行"字所致。

〔13〕寒則腠理閉,營衞不行,故氣收　原脱。明抄本、正抄本、正重抄本、《素問》、《太素》均有"寒則腠理閉,氣不行,故氣收矣"一段。《素問》新校正云："按《甲乙經》氣不行作營衞不行。"詳下文"熱則腠理開,營衞通",與"營衞不行"恰爲對文,於義爲是。今據明抄本、《素問》等補,另據新校正引本經改"氣不行"爲"營衞不行",並參之前後文例,去"矣"字。

〔14〕熱則腠理開　熱,《素問》作"炅"。按古當作"炅",宋人避太宗趙炅諱改作"熱"。炅亦熱也。《素問·舉痛論》："得炅則痛立止。"王冰注："炅,熱也。"《太素·邪客》楊上善注同。又馬王堆漢墓帛書《老子·

德經》甲本：“靚勝炅。”今《老子》四十五章作“静勝熱”。此言得熱氣則腠理開放。腠理，爲臟腑皮膚之紋理。《儀禮·鄉飲酒禮》：“皆右體進腠。”鄭玄注：“腠，理也。”《金匱》卷上第一：“腠者，三焦通會元真之處，爲血氣所注。理者，是皮膚藏府之文理也。”

〔15〕汗大泄，故氣泄　故氣泄，原脱，《太素》同，惟“汗大泄”作“故汗大洩”。明抄本、正抄本、《素問》均作“汗大泄，故氣泄矣”，今參之前後文例據補“故氣泄”三字。

〔16〕驚則心無所倚　《太素》作“憂則心無所寄”，楊上善注：“心，神之用，人之憂也。忘於衆事，雖有心情，無所任物，故曰無所寄。”《病源·九氣候》與《太素》文稍異，義則同。按倚與寄義均通。依，依附也。《老子·五十八章》：“禍兮福之所倚。”《廣雅·釋詁》：“寄，依也。”心無所倚與下文神無歸，義當互參。

〔17〕神無所歸　後文云：“心藏脉，脉舍神。”驚則脉氣亦亂，神無所歸宿矣。

〔18〕慮無所定　心不能任物者，思亦不能遠慕，慮不能處物，故無所定矣。

〔19〕亂　此下明抄本、《素問》均有“矣”字。

〔20〕且　正抄本、正重抄本、《素問》均作“息”，王冰注仍作“且”。《太素》作“喝”。且，亦或爲“息”之壞文。

〔21〕内外皆越　内外，《素問》、《病源·九氣候》互倒。《素問集註》張志聰注：“勞則腎氣傷而喘息於内，陽氣張而汗出於外，外内皆越。”越，散也。《左傳·昭公四年》：“風不越而殺。”杜預注：“越，散也。”

〔22〕耗　此下明抄本、《素問》均有“矣”字。

〔23〕心有所存　心上《太素》有“身”字，疑衍。存，原作“傷”，明抄本、《素問》、《太素》均作“存”。楊上善注：“專思一事，則心氣駐一物。”按証之下文“所止”“不行”之義，作“存”是，故據改。

〔24〕所止　明抄本、《素問》均作“所歸，正”，正字連下句，非是。

〔25〕流　明抄本、《素問》、《太素》均作“留”。按流、溜、留三字，古互通。如本卷第十三：“水下流於膀胱。”《靈樞·五癃津液別》作“留”，《太素·津液》作“溜”。此從留義。

〔26〕結　此下明抄本、《素問》、《太素》均有“矣”字。

〔27〕以上言九氣，其義小異大同　此十一字明抄本作正文大字。又

異誤作"同"。

肝藏血,血舍魂[1]。在氣爲語[2],在液爲淚[3]。肝氣虛則恐,實則怒[4]。《素問》曰[5]:人臥血歸於肝[6],肝受血而能視[7],足受血而能步,掌受血而能握[8],指受血而能攝[9]。

〔1〕肝藏血,血舍魂 《素問·宣明五氣》、《靈樞·九鍼論》均作:"肝藏魂。"按此言肝藏血,血舍魂者,以魂舍於肝藏之血中,非言凡血處皆爲魂舍,其與"肝藏魂"文雖異,義則同。後"心藏脉,脉舍神"等,義仿此。

〔2〕在氣爲語 《素問》作"肝爲語"。《靈樞》、《太素》均作"肝主語"。詳此文與《素問·陰陽應象大論》文義近,然彼篇無此内容,疑士安自補,或《甲乙》別有所本。後心、脾、肺、腎條同此例,不復出。王冰注:"象木枝條而形支別,語宜委曲,故出於肝。"馬蒔、吳崑、張介賓俱本於此。《素問集註》張志聰注:"肝氣欲達則爲語。《診要經終篇》曰:春刺冬分,邪氣著藏,病不愈,又且欲言語。"《素問直解》注:"語,多言也。"按王注"象木枝條"説,雖近乎迂,然義亦可從。蓋木欲泄其餘氣,則多發枝條,病欲舒其肝氣,恒多喋喋而語。是爲肝主語也。

〔3〕在液爲淚 《素問》作"肝爲淚"。《靈樞》作"肝主泣"。《太素》作"肝主淚"。詳此文與《素問·陰陽應象大論》文義近,然彼篇無此内容,或《甲乙》別有所本。後心、脾、肺、腎條同此例,不復出。泣亦淚。《廣雅·釋言》:"泣,淚也。"

〔4〕肝氣虛則恐,實則怒 《太素》注:"腎爲水藏,主於恐懼。肝爲木藏,主怒也。水以生木,故肝子虛者,腎母乘之,故肝虛恐也。"又本經卷六第三云:"血有餘則怒,不足則恐。"與此義同。

〔5〕《素問》曰 此文及以下三十字,明抄本在本段上文"肝藏血"前。

〔6〕人臥血歸於肝 《素問》王冰注:"肝藏血,心行之,人動則血運於諸經,人靜則血歸於肝藏,何者?肝主血海故也。"

〔7〕肝受血而能視 肝,《宣明論方·婦人門·總論》引《素問》作"目",律之此後諸文,於義爲順,然守真引文尚有"耳得血而能聽"、"藏得血而能液"等,顯非《素問》原文,故疑此"目"字,系守真自增。詳此不言目而言肝者,目爲肝之竅,亦互文見義也。受血者,得血也。《廣雅·釋詁三》:"受,得也。"

〔8〕握 此下明抄本有"音握"二小字音注。

〔9〕攝　《太素》作"捕"。攝,執持也。《國語·晉語四》:"乃能攝固。"韋昭注:"攝,持也。"《說文·手部》:"捕,取也。"是捕與攝並通。

心藏脉,脉舍神。在氣爲噫^[1],在液爲汗。心氣虛則悲,實則笑不休^[2]。噫音作嗳^[3]。

〔1〕噫　原作"吞",據《素問》、《靈樞》、《太素》改。楊上善注:"噫,乙戒反,飽滿出氣也。"楊注本於《說文》,《說文·口部》:"噫,飽出息也。"此飽食出氣之噫,與後出之"嗳"字音義並同。如《素問·診要經終論》云:"太陰終者,善噫善嘔。"《靈樞·口問》云:"寒氣客於胃,厥逆從下上散,復出於胃,故爲噫。"此所言噫,皆爲嗳意。心之爲噫,當讀意,歎聲也。《莊子·大宗師》:"許由曰:噫!"郭象注:"噫,歎聲也。"《論語·先進》:"噫!天喪予。"何晏集解:"包曰:噫,痛傷之聲。"又《論語·子張》:"噫!言游過矣。"何晏集解:"噫,心不平之聲也。"凡此皆傷於心而發之聲也。《素問·刺禁論》曰:"刺中心,一日死,其動爲噫。"《素問·痺論》曰:"心痺者,嗌乾善噫。"是皆噫出於心也。

〔2〕心氣虛則悲,實則笑不休　悲下原有"憂"字,據《靈樞》、《太素》删。楊上善注:"肝爲木藏,主悲哀也。心爲火藏,主於笑也。木以生火,故火子虛者,木母乘之,故心虛悲者也。"又本經卷六第三云:"神有餘則笑不休,不足則悲。"與此義同。

〔3〕噫音作嗳　原在後文脾"澀溲不利"下,因"噫"字改作心病,故將四字移此。

脾藏營,營舍意。在氣爲吞^[1],在液爲涎^[2]。脾氣虛則四肢不用,五藏不安^[3],實則腹脹,澀溲不利^[4]。

〔1〕吞　原作"噫",據《素問》、《靈樞》、《太素》改。《素問》王冰注:"象土包容,物歸於内,禽如皆受,故爲吞也。"馬蒔、吳崑、張介賓皆從此義。《素問集註》張志聰注:"脾氣病而不能灌溉於四藏,則津液反溢於脾竅之口,故爲吞嚥之證。"《素問識》:"簡按:據志註,吞即吞酸酢吞之謂。……高云:吞,舌本不和也。未知何據。"《素問考注》注:"案吞即涽假字。《說文》:涽,食已而復吐之,從水,君聲。是爲吐食之字,與含吞字相異,蓋以其音同借用之耳。"按舊注解如字,或作吞酸釋者,似未爲允,《素問考註》解,可從。

〔2〕涎　《素問》王冰注:"溢於唇口也。"《素問吳註》注:"涎出於口,脾之竅也。"《說文·次部》:"次,慕欲口液也。"《玉篇·次部》:"次,亦

作涎。"

〔3〕脾氣虛則四肢不用，五藏不安　肢，《太素》作"支"。按支、肢古今字，經文多混用。五藏不安，本經卷六第三無，且與心、肝、肺三臟體例不一，疑衍。楊上善注："脾主水穀，藏府之主，虛則陽府四支不用，陰藏不安。"

〔4〕實則腹脹，涇溲不利　《太素》無"腹"字，"涇"作"經"。楊上善注："實則脹滿及女子月經並大小便不利。"《素問·調經論》亦作"涇溲"。王冰注："涇，大便。溲，小便也。"按涇溲不利，楊、王之解均非。詳經、涇二字，始文爲"巠"，如金文大克鼎、毛公鼎之"經"字，均作"巠"。而經、涇二字，古文亦通。如馬王堆漢墓帛書《戰國縱橫家書》"經陽君"，今《戰國策·燕策十三》作"涇陽君"。是本文原當作"巠"，後人傳抄，遂有經、涇之異。《說文·巜部》："巠，水脈也，從川在一下。一，地也。"是巠之本義爲水脈也。《素問·脉要精微論》云："水泉不止者，是膀胱不藏也。"《太素·雜診》注："水泉，小便也。"可証巠爲小脉，亦小便也。故涇溲不利，即小便不利。

肺藏氣，氣舍魄。在氣爲欬[1]，在液爲涕[2]。肺氣虛則息利少氣[3]，實則喘喝胸憑《九墟》作盈。仰息[4]。

〔1〕欬　明抄本誤作"刻"，此下有"音凱，又音咳"五小字音注。

〔2〕涕　《太素》注："肺通於鼻，鼻中之液，謂之涕也。"按涕又爲目液，本經肝之液爲淚，淚爲目液，故涕爲鼻液也。

〔3〕肺氣虛則息利少氣　息利，原作"鼻息不利"，《靈樞》作"鼻塞不利"。《太素》、本經卷六第三、《太素·藏府氣液》均作"息利"。按鼻息不利或鼻塞不利，氣實也。此肺氣虛，故據改。息利少氣者，呼吸通利氣短少也。

〔4〕實則喘喝胸憑仰息　喝，此下明抄本有"音褐"二小字音注。憑，《靈樞》作"盈"，與原校同，疑係避漢惠帝劉盈諱改字。《太素》注："實則胸滿息難也。"《廣雅·釋詁》："憑，滿也。"又本經卷六第三云"氣有餘則喘欬上氣。"與此義同。

腎藏精，精舍志[1]。在氣爲欠[2]，在液爲唾[3]。腎氣虛則厥，實則脹，五藏不安[4]。必審察[5]五藏之病形，以知其氣之虛實，而謹[6]調之。

〔1〕志　原作"氣"，據《靈樞》、《太素》改。

〔2〕在氣爲欠　《素問》作"爲欠爲嚏"。《靈樞》、《太素》均曰"腎主欠"，義同本經。《說文·欠部》："欠，張口氣悟也。"段玉裁注："《通俗文》曰：張口運氣謂之欠欹……欠欹，古有此語，今俗曰呵欠。"按語與悟通。欠之義，詳見本經卷十二第一。

〔3〕唾　《素問》王冰注："生於牙齒也。"《素問吳註》注："唾出於廉泉二竅，二竅挾舌本，少陰腎脉循喉嚨，挾舌本，故唾爲腎液。"《黃庭内景經·雲宅章》云："舌下玄膺生死岸。"李一元注："舌主心生下有玄膺之竅，以生津液，而通乎膀胱。"《黃庭外景經·上部》："玄膺氣管受精府，急固子精以自持。"李一元注："蓋舌竅名玄膺，二出氣爲氣之管；二出液，液通膀胱與腎。受精之府相通，急固子精，在於自持。"此爲道家之說，與醫家義不盡相同。

〔4〕腎氣虛則厥，實則脹，五藏不安　本經卷六第三云："志有餘則腹脹飧泄，不足則厥。"無"五藏不安"四字。詳此四字與肝、心、肺三藏體例亦不一，疑衍。《靈樞集註》張志聰注："腎爲生氣之原，故虛則手足厥冷。腎者，胃之關也。故實則關門不利而爲脹矣。"

〔5〕察　《靈樞》無。

〔6〕而謹　《靈樞》作"謹而"。

　　肝[1]悲哀動中則傷魂，魂傷則狂妄，其精不守[2]，一本作不精，不敢正當人[3]。令人陰縮而筋攣[4]，兩脇肋骨不舉[5]。毛悴色夭，死于秋[6]。

　　《素問》曰：肝在聲爲呼[7]，在變動爲握[8]，在志爲怒，怒傷肝。《九卷》及《素問》又曰：精氣并於肝則憂[9]。

　　解曰[10]：肝虛則恐，實則怒。怒而不已，亦生憂矣。肝之與腎，脾之與肝[11]，互相成也。脾者土也，四藏皆受成焉。故恐發於肝而成於腎，憂[12]發於脾而成於肝。肝合膽，膽者中精之府[13]也。腎藏精，故恐同其怒，怒同其恐。一過其節則[14]二藏俱傷[15]。經言若錯，其歸一也[16]。

〔1〕肝　此下原有"氣"字，與後心、脾、肺、腎文不合，據《靈樞》、《太素》删。

〔2〕狂妄，其精不守　《靈樞》作"狂妄不精，不精則不正當人"。《太

素》作"狂妄不精,不敢正當人",楊上善注:"魂既傷已,肝腎亦傷,故狂及妄不精,不敢正當人。"《脈經》卷三第一同《太素》,校云:"不精,不敢正當人,一作其精不守。"《千金》卷十一第一同本經,校云:"一作狂妄不精,不敢正當人。"詳以上諸書載,古經早有不同傳文,今已難考。據狂妄及校文"不敢正當人"義,其精不守者,其神不守也。精,神也。《靈樞·平人絕穀》云:"神者,水穀之精氣也。"《文選·宋玉·神女賦》:"精交接以來往兮。"李善注:"精,神也。"

〔3〕一本作不精,不敢正當人 原作"一本作不精,不精則不正當"。明抄本作"本作不精,不敢正當中"。均有誤,據《太素》及《千金》卷十一第一校文改。

〔4〕令人陰縮而筋攣 令人陰三字,《太素》無,疑脱。楊上善注:"肝足厥陰脉環陰器,故魂傷肝傷宗筋縮也。肝又主諸筋,故攣也。"

〔5〕兩脇肋骨不舉 肋,《靈樞》、《太素》均無。不舉,《太素》作"舉"。《千金》卷十一第一亦作"舉",校云:"一作不舉。"今從本經。此言兩脇肋之骨,不能舉動也。《廣韻·魚韻》:"舉,動也。"

〔6〕毛悴色夭,死于秋 悴下明抄本有"音卒"二小字音注。《類經》卷三第九注:"毛悴者,皮毛憔悴也。下文準此。"又云:"肝色之夭者,青欲如蒼璧之澤,不欲如藍也。木衰畏金,故死於秋。"

〔7〕在聲爲呼 《素問》王冰注:"呼謂叫呼,亦謂之嘯。"《素問識》:"簡案王云:亦謂之嘯。蓋嘯,蹙口而出聲也。唐孫廣有嘯旨之書,恐與叫呼不同。"按丹波氏言嘯,其義一也。另亦有嘯呼之義。《楚辭·招魂》:"永嘯呼些。"王逸注:"故長嘯大呼以招君也。夫嘯者陰也,呼者陽也。陽主魂,陰主魄,故必嘯呼以感之也。"

〔8〕在變動爲握 《素問》王冰注:"握所以牽就也。"新校正引楊上善云:"握、憂、噦、欬、慄五者,改志而有名曰變動也。"按五臟之變動,肝爲握,心爲憂,脾爲噦,肺爲欬,腎爲慄。其中或言形,或言情,或言聲,所在非類,義難解,今存疑。

〔9〕精氣并於肝則憂 《太素》注:"精謂命門所藏精也,五藏之所生也。五藏有所不足,不足之藏虛而病也。五精有餘,所并之藏,亦實而病也。命門通名爲腎,肝之母也,母實并子,故爲憂也。"《素問》王冰注:"脾虛而肝氣并之則爲憂。"《素問發微》注:"此言五藏既虛,故精氣并之,則志不能禁也。……肝虛而餘藏精氣并之則善憂。《陰陽應象大論》曰怒,而

兹曰憂者,以肺氣得以乘之也。"《素問吳註》注:"五精,五藏之精氣也。并,合而入之也。五藏精氣各藏其藏則不病,若合而并於一藏,則邪氣實之,各顯其志。心則喜,肺則悲,肝則憂,脾則畏,腎則恐也。言由本藏之虛,故他藏乘其虛而并入之。"《類經》卷十五第二十五注:"并,聚也。精氣,五藏各有所藏也。"《素問直解》注:"藏虛而精氣并之也。精者陰精,氣者陽氣。"《素問識》:"簡按精氣,乃水穀之精氣,不必分陰陽矣。"按本文及此後諸臟之并,諸家說解不一。詳精氣,言水穀之精氣者,言其所由。言五臟之精氣者,言其所藏。似異而同。并,訓合訓聚固可,然不若偏斜相就之義勝。《周禮·冬官考工記·輿人》:"凡居材,大與小無并。"鄭玄注:"并,偏邪相就也。"邪同斜。偏斜者,不等也。此後《素問》云:"是謂五并,虛而相并者也。"凡言虛則有實,是亦不等,故偏斜相就也。至其發病,姑引諸注供參,並可參前文言神志諸病。

〔10〕解曰 此以下至"二藏俱傷"共八十七字,與後文心下"解曰"一段同體,該文《素問·調經論》新校正引謂"皇甫士安云",然綜觀全書,似此大段明言"解曰"之解文,唯此兩段而已,加之後文又有"楊上善云"等等,疑非士安自語,若係士安自解,豈一書之中,只此二者可解。奈瀕恒德云:"下文有引楊上善者,以知非士安之筆,然亦在林億之前。"是則此文,或已久矣,今一仍其舊。

〔11〕肝 原作"肺",詳下文不涉於肺,更無脾肺相關之論,是乃肝之誤,故改。

〔12〕憂 原作"愛",正抄本作"憂",小島尚真云:"據前文愛當作憂。"今據改。

〔13〕膽者中精之府 詳見本卷第三注。

〔14〕則 明抄本作"亦"。

〔15〕二藏俱傷 言肝之與腎或脾之與肝二臟俱傷也。

〔16〕經言若錯,其歸一也 原作大字。正抄本、正重抄本均無此八字。小島尚真云:"按經以下恐宋臣校語。"又本篇後文心"解曰"下"此經互言其義耳,非有錯也"十一字,與本文義同,然《素問·調經論》新校正引此解文時亦無此十一字,可知原非本經正文,故改作小字注文。

　　心怵惕思慮則傷神,神傷則恐懼自失[1]、破胭音窘。脫肉[2]。毛悴色夭,死於冬[3]。

　　《素問》曰:心在聲爲笑[4],在變動爲憂[5],在志爲喜,喜傷心。《九卷》及《素問》又曰:精氣并於心則喜[6]。

　或言心與肺脾二經有錯,何謂也?解曰:心虛則悲,悲則憂。心實則笑,笑則喜矣[7],心[8]之與肺,脾之與心,亦[9]互相成也。故喜發[10]於心而成於肺,思發於脾而成於心[11]。一過其節,則二藏俱傷[12]。此經互言其義耳,非有錯也[13]。又[14]楊上善云:心之憂在心變動,肺之憂在肺之志,是則肺主於秋,憂爲正也。心主於夏[15],變而生憂也[16]。

　〔1〕恐懼自失　此言神傷而及於腎,恐能傷腎,故腎精自失,即失精也。

　〔2〕破䐃脱肉　《玉篇·肉部》:"䐃,腹中䐃脂也。"《廣韻·寒韻》:"䐃,腸中脂也。"《素問·玉機真藏論》"脱肉破䐃"王冰注:"䐃者,肉之標,脾主肉。……䐃謂肘膝後肉如塊者。"《類經》卷六第二十七注:"䐃,劬允切,筋肉結聚之處也。"按䐃本指腹中或腸中脂,此引申爲大塊肌肉隆起處。王注言肘膝後者,特舉其顯者而言。此言䐃肉損壞脱失也。《廣雅·釋詁一》:"破,壞也。"

　〔3〕毛悴色夭,死於冬　《類經》卷三第九注:"色夭者,心之色赤欲如白裹朱,不欲如赭也。火衰畏水,故死於冬。"

　〔4〕在聲爲笑　笑,明抄本作"咲"。《集韻·笑韻》:"笑,古作咲。"《漢書·外戚傳下·許皇后》:"旅人先咲後號咷。"顏師古注:"咲,古笑字也。"按心之志爲喜,故在聲爲笑也。

　〔5〕在變動爲憂　詳見下文引楊上善注及本篇後文"脾愁憂不解則傷意"引《太素》注。

　〔6〕精氣并於心則喜　《太素》注:"心爲火也,精爲水也。水剋於火,遂壞爲喜。"

　〔7〕矣　原脱,據明抄本、《素問·調經論》新校正引補。

　〔8〕心　此前《素問·調經論》新校正引有"夫"字。

　〔9〕亦　《素問·調經論》新校正引無。

　〔10〕發　原作"變",《素問·調經論》引作"發"。按喜爲心志,不當言變。此與下文"思發於脾"義同,故據改。

　〔11〕思發於脾而成於心　義指思慮傷心之神。

　〔12〕解曰:心虛則悲……則二藏俱傷　《素問·調經論》新校正引本

文謂"皇甫士安云"。按此與前肝"解曰"文同體。詳見前注。

〔13〕此經互言其義耳，非有錯也　原作大字。正抄本、正重抄本及
《素問·調經論》新校正引均無此十一字，可知此十一字原非本經正文，今
改作小字注文。

〔14〕又　明抄本無。

〔15〕夏　原作"憂"。按此與上文"肺主於秋"義同，故作"憂"非是。
今據《素問》陰陽應象大論及調經論新校正引改。

〔16〕又楊上善云……變而生憂也　此三十八字原作大字。詳此或
係楊氏對《素問·陰陽應象大論》"在變動爲憂"之解文。今此《太素》已
缺，故無所考。上善，唐人，其語豈得爲士安引用，故其爲後人增無疑。觀
其起語用"又"字，或與上文"此經互言其義耳，非有錯也"，同出一人手筆。
今並改作小字注文。

　　脾愁憂不解則傷意[1]，意傷則悶亂[2]，四肢不舉[3]，毛悴
色夭，死于春[4]。

　　《素問》曰：脾在聲爲歌[5]，在變動爲噦[6]，在志爲思，思
傷脾。《九卷》及《素問》又曰：精氣并於脾則畏[7]。

〔1〕脾愁憂不解則傷意　愁下明抄本有"一作忘"三字校文。憂下
《靈樞》、《太素》均有"而"字。楊上善注："問曰：脾主愁憂。又云精氣并
於肝則憂，即肝爲憂也。《素問》云心在變動爲憂，即心爲憂也。肺在志爲
憂，即肺爲憂也。其義何也？答曰：脾爲四藏之本，意主愁憂。故心在變動
爲憂，即意之憂也。或在肺志爲憂，亦意之憂也。若在腎志爲憂，亦是意
之憂也。故愁憂所在，皆屬脾也。"

〔2〕意傷則悶亂　悶，《靈樞》、《太素》均作"悗"。按悶、悗經文多混
用，義同。《靈樞·五亂》："是謂大悗。"《太素·營衛氣行》同，楊上善注：
"悗，音悶。"《靈樞·陰陽清濁》音釋："悗，音悶。"《素問·風論》："閉則熱
而悶。"本經卷十第二上同，《太素·諸風數類》作"悗"。楊上善注："肺來
乘脾，故憂愁不已傷意，發狂悶亂。"《類經》卷三第九注："憂本肺之志，而
亦傷脾者，母子氣通也。憂則脾氣不舒，不舒則不能運行，故悗悶而亂。"
二注言肺來乘脾則同，然楊氏言"發狂"，似不合經義。

〔3〕四肢不舉　四肢起動不便。舉，起也，動也。

〔4〕毛悴色夭，死于春　《類經》卷三第九注："脾色之夭者，黃欲如
羅裹雄黃，不欲如土也。土衰畏木，故死於春。"

〔5〕在聲爲歌　《素問》王冰注：“歌，嘆聲也。”《類經》卷三第三注：“得意則歌，脾之聲也。”按王注“嘆聲”，似難爲訓，義亦不合，非是。

〔6〕在變動爲噦　《素問》王冰注：“噦謂噦噫，胃寒所生。”新校正云：“詳王謂噦爲噦噫。”噫非噦也。按楊上善云：“噦，氣逆也。”《類經》卷三第三注：“噦，於決切，呃逆也。”按王注本於《靈樞·口問》噫説，以噦爲噫，非是。《説文·口部》：“噦，氣牾也。”氣牾，即氣逆也，呃逆，後世名。

〔7〕精氣并於脾則畏　畏，原作“饑”，明抄本作“飢”，原校云：“一作畏。”《素問》、《太素》均作“畏”，王冰注：“一經云：飢也。”是作饑或飢、作畏，經文古傳本自不相同，然據餘臟心曰喜、肺曰悲、肝曰憂、腎曰恐諸義，皆言情志，此當作“畏”義勝，今從改，並刪原校。楊上善注：“脾爲土也，水并於土，被剋生畏。”

肺喜樂無極則傷魄[1]，魄傷則狂。狂者，意不存人[2]，皮革焦[3]。毛悴色夭，死于夏[4]。

《素問》曰：肺在聲爲哭[5]，在變動爲欬[6]，在志爲憂，憂傷肺。《九卷》及《素問》又曰：精氣并於肺則悲[7]。

〔1〕肺喜樂無極則傷魄　無，原作“樂”，《靈樞》、《太素》、《脈經》卷三第四、《千金》卷十七第一均作“無”。本經涉上而誤，今據改。楊上善注：“喜樂，心喜乘肺無極，傷魄也。”無極，不已也。《廣雅·釋詁》：“極，已也。”

〔2〕意不存人　存下原有“其”字，《靈樞》、《太素》、《脈經》卷三第四、《千金》卷十七第一均無。其字無義，據刪。意不存人，即意中不存故念，前文云“意之所存謂之志”，意不存人，即不認舊識。

〔3〕皮革焦　皮膚憔悴也。皮革，皮膚也。《靈樞·逆順肥瘦》：“膚革堅固。”本經卷五第六作“皮膚堅固”。《管子·水地》：“肝生革。”房玄齡注：“革，皮也。”焦與憔通。如憔悴，《漢書·敍傳》作“焦悴”。《淮南子·説林訓》作“憔悴”。《素問·上古天真論》“面始焦”、“面皆焦”，義同此。《類經》卷三第九注：“五藏之傷，無不毛悴，而此獨云皮革焦者，以皮毛爲肺之合，而更甚於他也。”

〔4〕毛悴色夭，死于夏　《類經》卷三第九注：“肺色之夭者，白欲如鵞羽，不欲如鹽也。金衰畏火，故死於夏。”

〔5〕在聲爲哭　悲哀傷肺，其聲爲哭，故在聲爲哭。

〔6〕欬　此下明抄本有“音凱，又咳”四小字音注。

〔7〕精氣并於肺則悲 《太素》注：“肺爲金也，水子并母，故有悲憐。”按水之子肝木，水之母肺金。此水之子肝木并於水之母肺金也。

腎盛怒未止則傷志[1]，志傷則喜[2]忘其前言，腰脊[3]不可俛仰[4]。毛悴色夭，死于季夏[5]。

《素問》曰：腎在聲爲呻[6]，在變動爲慄[7]，在志爲恐，恐[8]傷腎。《九卷》及《素問》又曰：精氣并於腎則恐[9]，故[10]恐懼而不解[11]則傷精，精傷則骨痠痿厥[12]，精時自下[13]。

是故五藏主藏精者也，不可傷，傷則失守陰虛[14]，陰虛則無氣，無氣則死矣[15]。是故用鍼者，觀察[16]病人之態[17]，以知精神魂魄之存亡得失之意[18]，五者[19]已[20]傷，鍼不可治[21]也。

〔1〕腎盛怒未止則傷志 怒下《靈樞》、《太素》、《脈經》卷三第五均有“而”字。未，明抄本誤作“末”，正抄本、嘉靖本、存存軒本、《靈樞》、《太素》、《脈經》、《千金》卷十九第一均作“不”，義同。楊上善注：“肝來乘腎，故不已，傷志也。”

〔2〕喜 《太素》、《脈經》卷三第五、《千金》卷十九第一均作“善”。

〔3〕脊 此下《脈經》卷三第四、《千金》卷十九第一均有“痛”字。

〔4〕不可俛仰 《靈樞》、《太素》均作“不可以俛仰”。《脈經》卷三第四、《千金》卷十九第一均作“不可以俛仰屈伸”。詳本經卷九第八腰痛曾數言俛仰，無屈伸二字。疑屈伸或爲俛仰之釋文。

〔5〕毛悴色夭，死于季夏 《類經》卷三第九注：“腎色之夭者，黑欲如重漆色，不欲如地蒼也。水衰畏土，故死於季夏。”季夏，夏之末也。季，末也。《國語·晉語一》：“雖當三季之王。”韋昭注：“季，末也。”脾治於四季之中，位在時之中央，故季夏爲脾之時。

〔6〕在聲爲呻 《類經》卷三第五注：“氣鬱則呻吟，腎之聲也。”《說文·口部》：“呻，吟也。”段玉裁注：“呻者吟之舒，吟者呻之急，渾言之則不別也。”又《說文·心部》：“恫，痛也……一曰呻吟也。”是呻亦痛苦之聲也。

〔7〕在變動爲慄 《素問》王冰注：“慄謂戰慄，甚寒大恐而悉有之。”

〔8〕恐，恐 原作“怒，怒”，前文言怒爲肝志，故此非，據《素問》、《千金》卷十九第一改。

〔9〕精氣并於腎則恐 《類經》卷十五第二十五注：“氣并於腎而乘

心之虛,則爲恐。"

〔10〕故 《靈樞》、《太素》均無。

〔11〕解 原作"改",原校云:"一作解。"明抄本誤作"敢"。《靈樞》、《太素》均作"解"。今從原校等改,並刪原校。

〔12〕精傷則骨痠痿厥 《太素》注:"精爲骨髓之液,故精傷則骨痠痛及骨痿也。"

〔13〕下 此下明抄本有"則病精"三字,疑衍。

〔14〕傷則失守陰虛 失守,《太素》二字互倒。守下《靈樞》、《太素》均有"而"字。楊上善注:"五藏之神不可傷也,傷五神者,則神去無守,藏守失也。六府爲陽,五藏爲陰,藏無神守,故陰虛也。"

〔15〕陰虛則無氣,無氣則死矣 《類經》卷三第九注:"此總結上文而言五藏各有其精,傷之則陰虛,以五藏之精皆陰也。陰虛則無氣,以精能化氣,氣聚則生,氣散則死。"按上文楊上善注言"傷五神者",以五臟主藏神,本文張注言傷五臟精者,以五臟主藏精,文雖不同,亦互相發明也。

〔16〕觀察 《靈樞》、《太素》互倒。

〔17〕態 《太素》作"能",能同態。《史記·司馬相如傳》:"君子之能。"《漢書·司馬相如傳》作"態"。

〔18〕意 氣勢也。如曹操《讓縣自明本志令》:"多兵意盛。"此指情勢。

〔19〕者 《太素》作"藏"。

〔20〕已 《靈樞》作"以"。《經傳釋詞》卷一:"已,或作以。鄭注《禮記·檀弓》:以與已字本同。"

〔21〕治 此下《靈樞》、《太素》均有"之"字。

五藏變腧第二(按:"腧",明抄本作"輸",此下並有"音舒"二小字音注) 本篇自"黃帝問曰"至"是謂五變也",見《靈樞·順氣一日分爲四時》、《太素·變輸》。自"人逆春氣"至"不治已病治未病",見《素問·四氣調神大論》。

提要:本篇重在論述"人有五藏,藏有五變,變有五腧"的問題,故以此名篇。其主要內容有:五臟應色、時、日、音、味等五變與鍼刺的關係;以經合原以應三十六腧之數;人逆四時之氣所致病變,並提出了"治未病"的重要論點。

黄帝問[1]曰:五藏五腧[2],願聞其數[3]。岐伯對[4]曰:人有五藏,藏有五變[5],變[6]有五腧,故五五二十五腧[7],以應五時[8]。

肝爲牡藏[9],其色青[10],其時春[11],其日甲乙[12],其音角[13],其味酸[14]。《素問》曰:肝在味爲辛。於經義爲未通[15]。

心爲牡藏[16],其色赤,其時夏,其日丙丁,其音徵,其味苦。《素問》曰:心在味爲鹹。於經義爲未通[17]。

脾爲牝藏[18],其色黄,其時長夏[19],其日戊己,其音宮,其味甘。

肺爲牝藏[20],其色白,其時秋,其日庚辛,其音商,其味辛。《素問》曰:肺在味爲苦。於經義爲未通[21]。

腎爲牝藏[22],其色黑,其時冬,其日壬癸,其音羽,其味鹹。是謂[23]五變。

〔1〕問 《靈樞》、《太素》均無。

〔2〕五藏五腧 《靈樞》、《太素》均作"余聞刺有五變,以主五輸"。腧,明抄本亦作"輸"。按"腧",此後《靈樞》、《太素》均作"輸",本經中腧、輸混用。字亦作"俞",如卷三第二十四云:"五藏五俞,五五二十五俞。六府六俞,六六三十六俞。"俞、輸、腧三字,音義皆同。《說文·舟部》:"俞、空中木爲舟。"段玉裁注:"《淮南·氾論訓》:古者爲窬木方版以爲舟航。高云:窬,空也……按窬同俞。"《說文通訓定聲·需部》:"俞……轉注:《靈樞·經脈》之所注曰俞。《素問·奇病論》:治之以膽募俞。注:背脊曰俞。按皆中空之義。"是則俞本中空之義,故孔穴得名之曰俞。作腧者,後出區別字,加肉旁以示人體空穴之專名。作輸者,以其爲氣血轉輸之處也。五臟五腧者,指五臟經脈在肘膝關節以下之井、滎、腧、經、合五穴。

〔3〕數 理數。《老子·五章》:"多言數窮。"河上公注:"數,理數也。"此指下文所謂"藏有五變,變有五腧"等基本概念。

〔4〕對 《靈樞》、《太素》均無。

〔5〕藏有五變 藏上《靈樞》有"五"字。《太素》、《五行大義》卷三第

四引本經同此文。此指後文五藏之通應於色、時、日、音、味者也。《廣韻·緣韻》：“變，化也、通也。”是變者通，通而應之也。

〔6〕變　此前《靈樞》有“五”字。

〔7〕五五二十五腧　每臟各有井、滎、腧、經、合五腧，五而五之，計二十五腧。

〔8〕五時　春、夏、長夏、秋、冬也。此以合五行五臟之時位，有長夏一時，故稱五時。

〔9〕肝爲牡藏　《素問·金匱真言論》：“腹爲陰，陰中之陽，肝也。”王冰注：“肝爲陽藏，位處中焦，以陽居陰，故爲陰中之陽也。《靈樞經》曰：肝爲牡藏。牡，陽也。”牡與牝相對，《説文·牛部》：“牡，畜父也。”又“牝，畜母也。”是本指畜類之雄雌兩性，此引申爲陰陽兩性。

〔10〕其色青　《素問·陰陽應象大論》云：“在藏爲肝，在色爲蒼。”《素問·五運行大論》亦云“其色爲蒼”。王冰注謂“薄青之色”。又《素問·金匱真言論》云：“東方青色，入通於肝。”《素問·五藏生成》云：“青當肝。”《廣雅·釋器》：“蒼，青也。”是蒼即青也。王氏言“薄青”者，似未當。此言青色之應於肝也。後心、脾、肺、腎，義仿此。

〔11〕其時春　《素問·六節藏象論》云：“肝者……通於春氣。”又以春應東方，《素問·金匱真言論》及《素問·陰陽應象大論》均謂東方應於肝，即寓肝在時爲春之意，後心、脾、肺、腎，義仿此。

〔12〕其日甲乙　甲乙與後文丙丁、戊己、庚辛、壬癸，爲十天干名，古代以之計方位及時位。方位者，東、南、中央、西、北也。時位者，年、月、日也。以方位言，東方爲甲乙，在五行爲木，五臟肝以應之；南方爲丙丁，在五行爲火，五臟心以應之；中央（在時則當西南方季夏之位）爲戊己，在五行爲土，五臟脾以應之；西方爲庚辛，在五行爲金，五臟肺以應之，北方壬癸，在五行爲水，五臟腎以應之。此言計日者，五臟各應於五方之干，即肝甲日與乙日，心丙日與丁日，脾戊日與己日，肺庚日與辛日，腎壬日與癸日也。《素問·藏氣法時論》云：“肝主春，足厥陰少陽主治，其日甲乙。”與本文義亦同。後心、脾、肺、腎，義仿此。

〔13〕其音角　角與後文徵（zhǐ止）、宮、商、羽，爲我國古代五聲音階之名稱。《説文·音部》：“音，聲生於心，有節於外，謂之音。宮商角徵羽，聲也。絲竹金匏土革木，音也。”《禮記·樂記》：“聲成文，謂之音。”又《史記·樂書》：“變成方，謂之音。”裴駰集解引鄭玄曰：“方，猶文章。”是

此所謂音，非指單聲，即五聲之成文者，然名之曰宮商角徵羽者，寓調名之義。由於音之起，由心感物而動，故其應於五臟也，肝音角、心音徵、脾音宮、肺音商、腎音羽也。

〔14〕其味酸　《素問·金匱真言論》：“東方青色……其味酸。”《素問·陰陽應象大論》：“東方生風……在味爲酸。”義皆同。酸與後文苦、甘、辛、鹹，合稱五味，味各有所歸，故應五臟。《素問·六節藏象論》曰：“五味入口，藏於腸胃，味有所藏，以養五氣。”五氣者，五臟之氣也。《靈樞·五味》曰：“胃者，五藏六府之海也，水穀皆入於胃，五藏六府皆稟氣於味，五味各走其所喜。穀味酸，先走肝；穀味苦，先走心；穀味甘，先走脾；穀味辛，先走肺；穀味鹹，先走腎。”此正言五味之所以走五臟也。《書經·洪範》曰：“五行，一曰水，二曰火，三曰木，四曰金，五曰土。水曰潤下，火曰炎上，木曰曲直，金曰從革，土爰稼穡。潤下作鹹，炎上作苦，曲直作酸，從革作辛，稼穡作甘。”此言五行之所以爲五味，與本經言五味歸五臟説，亦正合。後心、脾、肺、腎，義仿此。

〔15〕《素問》曰：肝在味爲辛。於經義爲未通　此十四字，明抄本作大字正文。據文義，顯係後人注文，故仍從此本。“肝在味爲辛”，詳察今《素問》中無此義，疑所謂“《素問》曰”，或有誤。

〔16〕心爲牡藏　《素問·金匱真言論》：“背爲陽，陽中之陽心也。”王冰注：“心爲陽藏，位處上焦，以陽居陽，故爲陽中之陽也。《靈樞經》曰：心爲牡藏。牡，陽也。”

〔17〕《素問》曰：心在味爲鹹。於經義爲未通　未，明抄本作“不”，諸文均作大字。今從此本，仍依其舊。“心在味爲鹹”，不僅今《素問》中無此文，即文史諸古籍如《禮記·月令》等言五臟與五味相應者，亦無此義，疑有誤。

〔18〕脾爲牝藏　牝，原作“牡”，據正抄本、正重抄本、《靈樞》、《太素》、《五行大義》卷三第四引本經改。《素問·金匱真言論》：“腹爲陰，陰中之至陰脾也。”王冰注：“脾爲陰藏，位處中焦，以太陰居陰，故爲陰中之至陰也。《靈樞經》曰，脾爲牝藏。牝，陰也。”

〔19〕長夏　《素問·六節藏象論》：“春勝長夏。”王冰注：“所謂長夏者，六月也。土生於火，長在夏中，既長而王，故云長夏也。”又《素問·藏氣法時論》：“脾主長夏。”王冰注：“長夏，謂六月也。夏爲土母，生長於中，以長而治，故云長夏。”新校正云：“按全元起云：脾王四季，六月是火王之

處,蓋以脾主中央,六月是十二月之中,一年之半,故脾王六月也。"按長夏,亦稱季夏。《靈樞·五音五味》:"上宮與大宮同……藏脾,色黄,味甘,時季夏。"六月當夏之末,故名季夏。季,末也。《國語·晉語一》:"雖當三季之王。"韋昭注:"季,末也。"

〔20〕肺爲牝藏 《素問·金匱真言論》:"背爲陽,陽中之陰肺也。"王冰注:"肺爲陰藏,位處上焦,以陰居陽,故謂陽中之陰也。《靈樞經》曰:肺爲牝藏。牝,陰也。"

〔21〕《素問》曰:肺在味爲苦。於經義爲未通 未,明抄本作"不",諸文均作大字,今從此本,仍依其舊。肺在味爲苦,今《素問》中無此文,疑有誤。

〔22〕腎爲牝藏 《素問·金匱真言論》:"腹爲陰,陰中之陰腎也。"王冰注:"腎爲陰藏,位處下焦,以陰居陰,故爲陰中之陰。《靈樞經》曰:肺爲牝藏。牝,陰也。"

〔23〕謂 《靈樞》作"爲"。爲與謂通。《墨子·公輸》:"宋所爲無雉兔狐狸者也。"孫詒讓閒詁:"爲,《宋策》作謂。字通。"

按:宮、商、角、徵、羽五音之所以與五臟相應,文史諸古籍中亦多有論述。如《史記·樂書》云:"凡音之起,由人心生也,人心之動,物使之然也。感於物而動,故形於聲;聲相應,故生變;變成方,謂之音。"張守節正義引崔靈恩云:"緣五聲各自相應,不足爲樂,故變使雜,令聲音諧和也。"又引皇侃云:"單聲不足,故變五聲,使交錯成文,乃謂爲音也。"《史記》又云:"故音樂者,所以動盪血脉,通流精神而和正心也。故宮動脾而和正聖,商動肺而和正義,角動肝而和正仁,徵動心而和正體,羽動腎而和正智。"其所言五音動五臟之應,與《內經》亦同。又唐代徐景安《樂書》引劉歆説,對五音之性能,亦作過具體描述。從而説明,不同樂音,具有不同調性,不同調性可以反映不同情感,故可發生不同影響。此五音之所以配五臟之義也。然此所謂五音,據《史記》"變成方,謂之音"、《漢書》"聲成文,謂之音"及皇侃所謂"單聲不足"等説,非指單聲,當含調式之義。也就是説,聲必成文,方能感物動情。詳乎此,《內經》五音配五臟之義,不難明矣。

　　五臟與五味之對應，本篇校文所謂"《素問》曰"云云，不僅今《內經》中不見此文此義，且亦有悖於醫理。詳諸文史古籍中有關於此者，則與校文義近。如《禮記·月令》言春味酸，祭先脾；夏味苦，祭先肺，中央《季夏》味甘，祭先心；秋味辛，祭先肝；冬味鹹，祭先腎。唐代孔穎達正義云："所以春位當脾者，牲立南首，肺祭在前而當夏也，腎最在後而當冬也。從冬稍前而當春，從腎稍前而當脾，故春位當脾。從肺稍却而當心，故中央主心。從心稍却而當肝，故秋位主肝。此等直據牲之五藏所在而當春夏秋冬之位耳。若其五行所生主五藏則不然也。"又引鄭玄說云："月令祭四時之位，及其五藏之上下次之耳。……今醫疾之法，以肝爲木，心爲火，脾爲土，肺爲金，腎爲水，則有瘳也。若反其術，不死爲劇。"宋代司馬光亦以此義釋《太玄經·玄數》。凡此諸說，皆認爲月令所言五臟應五時者，乃以牲南首而立，所見五臟之位次也，自與醫家言五臟配五時五味以性能爲本之義迥別。故疑校文所謂"《素問》曰"諸文，當有誤。且"心在味爲鹹"，似亦當作"心在味爲甘"，方合上說。詳此校文，或在林校之前，今謹識之，以待後考。

　　藏主冬，冬刺井[1]；色主春，春刺滎[2]；時主夏，夏刺腧[3]；音主長夏，長夏刺經[4]；味主秋，秋刺合[5]。是謂五變，以主五腧[6]。

　　[1]藏主冬，冬刺井　《太素》注："冬時萬物收藏，故五藏主冬也。井爲木也，木，春也。春時萬物始生，如井中泉水。冬時萬物始萌，如井之深。未出而刺之者，刺井微也。"《類經》卷二十第十七注："五藏主藏，其氣應冬，井之氣深，亦應乎冬。故凡病之在藏者，當取各經之井穴也。"按藏主冬義，又見本篇後文，後色主春、時主夏、音主長夏、味主秋亦同。

　　[2]色主春，春刺滎　滎，原作"榮"。按滎與榮古通。《左傳·閔公二年》："及狄人戰於滎澤。"《呂氏春秋·忠廉》滎澤作榮澤。《戰國策·秦策三》："舉兵而攻榮陽。"鮑彪本滎作榮。此乃五腧中名，爲使前後一律，今據《靈樞》、《太素》及本經卷五第一上改。楊上善注："春時萬物初生鮮華，故五色主春。滎，火也。火，夏也。夏時萬物榮長，如水流溢。春

時萬物始生,未榮而刺之者,亦刺榮微也。"《類經》卷二十第十七注:"五色蕃華,其氣應春,榮穴氣微,亦應乎春。故凡病見於色者,當取各經之榮也。"

〔3〕時主夏,夏刺腧 《太素》注:"夏時萬物榮華,四時之勝,故五時主夏。輸,土也。土,長夏也。長夏之時,萬物盛極,如水致聚。夏時榮未盛極而刺之者,亦刺輸微也。"《類經》卷二十第十七注:"五時長養,其氣應夏,輸穴氣盛,亦應乎夏。故凡病之時作時止者,當取各經之輸也。"

〔4〕音主長夏,長夏刺經 《太素》注:"長夏萬物榮盛,音律和四時之序,故五音主於長夏。經,余也。金,秋也。秋時萬物將衰。長夏之時,萬物盛而未衰而刺之者,亦刺經微也。"《類經》卷二十第十七注:"五音繁盛,氣應長夏。經穴正盛,亦應長夏。故凡病在聲音者,當取各經之經也。""音主長夏"義,又見下文。

〔5〕味主秋,秋刺合 《太素》注:"秋時萬物皆熟,衆味並盛,故五味主秋也。合,水也。水,冬也。冬時萬物收藏,如水之入海。秋時萬物收而未藏而刺之者,亦刺合微也。"《類經》卷二十第十七注:"五味成熟,以養五藏,其氣應秋。合穴氣斂,亦應乎秋。故凡經滿而血者病在味,及因飲食内傷者,當取各經之合也。"

〔6〕腧 此下明抄本有"音舒"二小字音注。

按:本文所論應時之刺,乃以臟、色、時、音、味五變與春、夏、長夏、秋、冬五時相聯係,按季取五腧穴之法。作爲一種鍼刺大法,體現了整體觀念及人與自然的關係,其立義無疑是正確的。但在具體内容中,尚有以下幾個問題,有待進一步探討:①《内經》有關應時刺之内容,約有八處:《素問》中有《診要經終論》、《水熱穴論》、《四時刺逆從論》等,《靈樞》中有《本輸》、《四時氣》、《寒熱病》、《終始》、《順氣一日分爲四時》等篇。本文即《順氣一日分爲四時》之内容。上述諸篇中,有六處僅春夏秋冬四時刺,有二處論及春夏長夏秋冬五時刺。且論刺之法,亦不盡同。詳見本經卷五第一上。諸多不同刺法,反映當時鍼刺理論與刺法的不同學説。②《難經·七十四難》云:"春刺井者,邪在肝;夏刺榮者,邪在心;季夏刺腧者,邪在脾,秋刺經者,邪在肺;冬刺合者,邪在腎。"與本文所論亦不相同。若以五腧配五行之生剋關係論,《難經》之刺法,時、臟、與腧穴之五行屬性是完全對應的。如春刺井,邪在肝。是春、井、肝,在五行均屬木。而本文所論,則時與腧穴之五行屬性是母子關係。如色主春,春刺滎。春屬木,滎屬火,木能生火,故爲母子關係。楊上善注均指爲刺微之法,義或指此。是《難經》之説,亦另有所本,故與本文異也。③本文所言五變與上文言五變,亦不盡同。上文言五變爲色、時、日、音、味與五臟相應。本文所言五變又指臟、色、時、音、味與五季相應。所論不同,亦頗有疑義。④本文所言五變與腧穴五行的聯係,在理論上較難理解。諸家説解,似亦未盡義,姑引楊、張兩家注,以資參考。

曰:諸原安合,以致五腧[1]?曰:原獨不應五時[2],以經合之,以應其數[3],故六六三十六腧[4]。

〔1〕諸原安合,以致五腧　五腧,《靈樞》、《太素》均作“六輸”。楊上善注:“五變合於五輸,原之一輸,與何物合?”《靈樞發微》注:“帝疑五藏無原穴,六府有原穴,今治之者,乃刺五俞而不及原,則諸原與五時何合?而何以足六輸之數?”按《內經》具體言原穴者有二:一者《靈樞·九鍼十二原》,具五臟各經原穴名。一者《靈樞·本輸》,具六腑各經原穴名,而九鍼十二原所言五臟原穴,此則名腧穴,是知五臟之原與腧,本自一穴。上述諸文,均并合於本經卷三十二經脉腧穴篇中。若據是説,則五臟實只五腧,六腑實有六腧。故本文所問作“五腧”或“六腧”,義可兩通。今並存焉。致,就也。《老子·三十九章》:“故致數輿無輿。”河上公注:“致,就也。”

〔2〕原獨不應五時　《太素》注:“六府者,陽也。人之命門之氣,乃是腎間動氣,爲五藏六府十二經脉性命根,故名曰原。三焦者,原氣之別使,通行原之三氣,經營五藏六府。故原者,三焦之尊稱也。不應五時。”按楊氏此論,乃本於《難經·六十六難》,《內經》無腎間動氣及三焦爲原氣之別使等説。故此解是否切合經義,尚待考。

〔3〕以經合之,以應其數　《太素》注:“與陽經而合,以應其數。故有六六三十六輸也。”《靈樞發微》注:“井滎輸經合,合於五時,惟六府之原,獨不應於五時。故治病者,以經穴合之,如大腸取合谷之類,以應六輸之數。故六六三十六輸,而治府之法在是矣。”《類經》卷二十第十七注:“上文止言五藏五輸以應五時,而不及六府之原者,蓋原合於經,不復應時。

如長夏之刺經,則原在其中,應其數矣。"按諸家說解不一,楊注經解爲"陽經",似難爲據。張注較馬注義猶明,今從其說。

〔4〕六六三十六腧 手足六陽經脉,各有井、滎、腧、原、經、合六穴。六而六之,計三十六腧。

按:上文所謂"原獨不應五腧,以經合之",涉及腧、原、經三穴的關係。諸家說解,義猶未盡。如馬蒔云:"按後世鍼灸書言,陽經之俞,即爲原,陰經俞并於原。故治原即所以治俞。今考此節,當以經穴治之,可以代原。則後世以俞穴代之者,非經旨也。"張介賓云:"據《本輸篇》所載六府之原,在《九鍼十二原篇》即謂之腧。故《六十六難》曰,以腧爲原也。後世鍼灸諸書宗之。皆言陽經之腧即是原,故治原即所以治腧。今此節云以經合之,以應其數。然則經、原、腧三穴相隣,經亦可以代原矣。"又清人李學川又進一步指出:"腧可以合原,經亦可以合原矣。蓋腧在原之前,經在原之後,穴隣脉近,故其氣數皆相應也。"詳本文此前言五變刺之法,此後釋五變刺之義。是本文必結合此義,方得其解。蓋井、滎、腧、經、合,分主五時之刺,是謂五變刺。然另有原穴者,於五時中,不知何屬,故有此議。據《靈樞》所載,五臟之原,與腧同穴,勿需再論。此特明六腑原穴,當"以經合之,以應其數"。亦即在五變刺中,六腑之原穴,合於經穴,以主長夏之時也。若舍此而論,似非其義。故本文與《難經·六十六難》所謂"十二經皆以俞爲原"之說,非出於一家之言,義當有別。

曰:何謂藏主冬,時主夏,音主長夏,味主秋,色主春?曰:病在藏者取之井[1],病變於色者取之滎[2],病時間時甚者取之腧[3],病變於音者取之經[4],絡[5]滿而血者,病在胃一作胸。及以飲食不節得病者取之合[6]。故命曰味主合[7],是謂五變[8]也[9]。

〔1〕病在藏者取之井 《太素》注:"井,木也。井主心下滿,是肝爲病也。"《靈樞集註》張志聰注:"藏者,陰也、裏也。腎治於裏,故病在藏者取之井,以洩冬藏之氣。"按楊注以井穴之五行屬性而言臟病也。據《靈樞·本輸》云,陰經之井穴爲木,故以次相生則滎爲火,腧爲土,經爲金,合爲

水。陽經之井穴爲金，故以次相生則滎爲水，腧爲木，經爲火，合爲土也。故楊注井木、肝病。義本於此。張注以五臟應五時立論。今並存其説。後同。

〔2〕病變於色者取之滎　滎，原作"營"，明抄本作"榮"，按營與榮古通，《易經・否》："不可榮以禄。"集解引虞翻曰："營，或爲榮。"又《素問》中榮衞，《靈樞》作營衞。榮與榮古亦通。是作營作榮，皆假借也。此以名穴，文當一律，故據《靈樞》、《太素》改。楊上善注："滎，火也。滎主身熱，是心爲熱也。春時身熱之病，刺其滎者，亦遣其本也。"《靈樞集註》張志聰注："肝應春而主色，故病變於色者取之滎。"

〔3〕病時間時甚者取之腧　《太素》：注"腧，土也。腧主體重節痛，時間時甚，是脾爲病也。"《靈樞集註》張志聰注："時間時甚者，火之動象，神之變也，故取之腧。"間，病愈或小愈也。《廣雅・釋詁下》："間，瘉也。"《論語・子罕》："病間。"何晏集解引孔安國注："病少差曰間也。"間與閒同。

〔4〕病變於音者取之經　《太素》注："經，金也。金主喘欬寒熱，經血而滿，是肺爲病也。長夏喘欬寒熱，經血而滿，刺其經者，亦遣其本也。"《靈樞集註》張志聰注："脾主土，其數五，其音宮，宮爲五音之主音，故病變於音者取之經。"

〔5〕絡　原作"經"，原校云："一作絡。"明抄本、正抄本、正重抄本均作"絡"，與原校同。《千金》卷十七第一作"結"，小島尚真校文引《千金》亦作"絡"。按經文凡言經脉中盈滿而有血者，多言絡，以經深不見，絡淺而可見也。此作"經"，疑涉上誤。故據改，並删原校。

〔6〕病在胃及以飲食不節得病者取之合　胃，明抄本、《千金》卷十七第一均作"胸"，與原校同。按前文云"味主秋，秋刺合"。與胸無涉，故非是。之下，《靈樞》、《太素》均有"於"字，與此前文例不合，疑衍。楊上善注："合，水也。合主逆氣而洩，是腎爲病也。秋時飲食不節，逆而洩，刺其合者，亦遣其本也。"《靈樞集註》張志聰注："肺與陽明主秋金之令，飲入於胃，上輸於肺。食氣入胃，淫精於脉，脉氣流經，經氣歸於肺，肺朝百脉，輸精於皮毛，毛脉合精，行氣於府，而通於四藏，是入胃之飲食，由肺氣通調輸布，而生此營衞血脉。故經滿而血者，病在胃飲食不節者，肺氣不能轉輸而得病也。"按此文重在釋"味主秋，秋刺合"之義，楊、張二注，均似未切，故疑胃爲"味"之誤。作"病在味"，則與"味主秋，秋刺合"之義相合。

〔7〕故命曰味主合　命，明抄本無。按此與前文例不合，疑衍。

〔8〕變　此下明抄本有"絡作經，胸作胃"六小字校文。

〔9〕也　明抄本、《太素》均無。

按：本文是對前文"刺有五變"的具體解釋、詳前後諸文義，乃以五腧、病候、五時互爲類比之法。如井、臟、冬爲一類，榮、色、春爲一類，腧、時、夏爲一類，經、音、長夏爲一類，合、味、秋爲一類。臟在季應冬，在穴應井，故臟病刺井；色在季應春，在穴應榮，故病變於色者刺榮；時在季應夏，在穴應腧，故病時間時甚者刺腧；音在季應長夏，在穴應經，故病變於音者刺經；味在季應秋，在穴應合，故病在味以及飲食不節得病者刺合。從而體現了五腧穴與季節及臟色時音味等之間的應合。至其理論方面的進一步闡釋，尚有困難，諸家説解，亦未盡義，姑引楊、張二注，以供參考。又五腧配五時刺法，義有多端，難歸於一，詳見本經卷五第一上。

人[1]逆春氣則少陽不生，肝氣内變[2]；逆夏氣則太陽不長，心氣内洞[3]；逆秋氣則太陰不收，肺氣焦滿[4]，逆冬氣則少陰不藏，腎氣濁沈[5]。

夫[6]四時陰陽[7]者，萬物之根本[8]也。所以[9]聖人[10]春夏養陽，秋冬養陰[11]，以從其根[12]。逆其根則伐其本[13]矣。故陰陽[14]者，萬物之終始也[15]，順之[16]則生，逆之則死[17]。反順爲逆，是謂内格[18]。是故聖人不治已病治未病[19]。論五藏相傳所勝也。假使心病傳肺，肺未病，逆治之耳[20]。

〔1〕人　《素問》、《太素》均無。

〔2〕逆春氣則少陽不生，肝氣内變　逆，明抄本作"迎"。迎亦逆也。《説文·辵部》："逆，迎也。關東曰逆，關西曰迎。"《靈樞·九鍼十二原》言"逆而奪之"、"迎之隨之"。逆、迎義亦同。少陽，《外臺》卷十六肝勞論引《删繁》作"足少陽"。《太素》注："少陽、足少陽膽府脉，爲外也。肝藏爲陰，在内也。故府氣不生，藏氣變也。"《素問》王冰注："生，謂動出也。陽氣不出，内鬱於肝，則肝氣混糅，變而傷矣。"《類經》卷一第六注："一歲之氣，春夏爲陽，秋冬爲陰。春夏主生長，秋冬主收藏。春令屬木，肝膽應

之。《藏氣法時論》曰:肝主春,足厥陰少陽主治。故逆春氣,則少陽之令不能生發,肝氣被鬱,内變而病。此不言膽而止言肝者,以藏氣爲主也。後放此。"按此本《素問·四氣調神大論》,以四時陰陽分爲四氣,又以四氣應四臟,論養生之道。論中不曾涉及經脉陰陽,故《外臺》引《删繁》及《太素》楊注"足少陽"之説,似不可從。少陽,春之生氣也。

〔3〕逆夏氣則太陽不長,心氣内洞 《外臺》卷十六心勞論引《删繁》太陽作"手太陽",洞作"消"。《太素》太作"大"。按大、太,古今字。《説文釋例》:"古只作大,不作太。《易》之太極,《春秋》之大子、大上,《尚書》之大誓、大王王季,《史》、《漢》之大上皇、大后,後人皆對爲太,或徑改本書,作太及泰。"《聖惠方》卷二十六治心勞諸方引本文洞作"動"。楊上善注:"太陽,手太陽府脉,在外也,心藏爲陰,居内也。故氣不生,藏氣内洞。洞,疾流洩也。"《素問》王冰注:"長謂外茂也。洞謂中空也。陽不外茂,内薄於心,煥熱内消,故心中空也。"按"手太陽"之説,非是,此云太陽之長氣以時言,非以經脉言。又按"洞"當是恫之假,傷痛也。如《楚辭·招隱士》:"心淹留兮恫慌忽。"《考異》:"恫慌忽一作洞荒忽。"《爾雅·釋言》:"恫,痛也。"郝懿行義疏:"恫,《説文》:病也。《廣雅》云:傷也,傷與傷同。"《集韻·陽韻》:"傷,通作傷。"《聖惠方》作"動"者,爲慟、憅之假,與恫亦通。如《周禮·春官·大祝》:"四曰振動。"鄭玄注引杜子春云:"動讀爲哀慟之慟。"《説文通訓定聲·豐部》:"憅,叚借爲恫爲動。"尤可証"洞"字非從本字爲訓。然否,待正。

〔4〕逆秋氣則太陰不收,肺氣焦滿 太陰,《外臺》卷十六肺勞論引《删繁》作"手太陰"。焦滿,《素問》新校正引全元起本作"進滿",疑"進"爲"焦"形近誤。《太素》作"燋漏"。楊上善注:"太陰,手太陰肺之脉也。腠理毫毛受邪,入於經絡,則脉不收聚,深入至藏,故肺氣燋漏。燋,熱也。漏,洩也。"王冰注:"收謂收斂。焦謂上焦也。太陰行氣,主化上焦,故肺氣不收,上焦滿也。"按《太素》"燋漏",義甚難解,疑漏亦滿之形近誤。楊注諸文,義亦欠安。王訓焦爲上焦,謬之甚也。詳燋與焦通。《説文·火部》:"燋,火所傷也。从火,雟聲。雟,或省。"又燥也。《吕氏春秋·應言》:"則焦而不熟。"高誘注:"焦,燥。"是"肺氣焦滿"者,肺氣因熱而燥滿也。《素問·痿論》云:"五藏因肺熱葉焦,發爲痿躄。"義亦可証。又太陰,《外臺》及楊上善"手太陰"説,强合經脉陰陽,似亦欠妥。《素問識》:"簡按以太陽少陽例推之,此以時令而言之。乃太陰少陰,疑是互誤。《靈·

陰陽繫日月》云:心爲陽中之太陽,肺爲陽中之少陰,肝爲陰中之少陽,脾爲陰中之至陰,腎爲陰中之太陰。《春秋繁露》云:春者,少陽之選也;夏者,太陽之選也;秋者,少陰之選也;冬者,太陰之選也。"《素問臆斷》:"此文少陰、太陰當互易。《漢書·律歷志》:太陰者北方,於時爲冬,太陽者南方,於時爲夏;少陰者西方,於時爲秋;少陽者東方,於時爲春。此證明也。"按此說是,疑後人不解其義,誤將"太陰不收"與後"少陰不藏"之太陰、少陰,按經脉陰陽屬性,互易其文。

〔5〕逆冬氣則少陰不藏,腎氣濁沈 少陰,《外臺》卷十六腎勞論引《刪繁》作"足少陰"。《太素》注:"少陰,足少陰腎之脉也。少陰受邪,不藏能静,深入至藏,故腎氣濁沈,不能營也。"濁沈,《素問》作"獨沈",王冰注:"沈謂沈伏也。少陰之氣,内通於腎,故少陰不伏,腎氣獨沈。"按諸家解"少陰"與"濁沈"義,均欠安。少陰,義見前注。濁沈與獨沈義同,又《外臺》引《刪繁》作"沈濁",亦同。《素問校義》:"澍案:獨與濁古字通。秋官·序官:壺涿氏(按《周禮》鄭玄注:"故書涿爲獨。")。鄭司農注:獨讀爲濁。又蠟氏疏,獨音與濁相近,書亦或爲濁。然則獨沈、沈濁,義得兩通。"沈與默通,亦濁也。《說文·水部》:"沈……一曰濁默也。"段玉裁注:"黑部曰:默,滓垢也。默沈同音通用。"又《莊子·達生》:"沈有履。"陸德明釋文:"司馬本作沈有漏。云:沈,水污泥也。"是腎氣濁沈者,腎氣污濁不精也。

〔6〕夫 《太素》作"失",非是。

〔7〕四時陰陽 四時者,春夏秋冬也。陰陽者,渾言之也。析言之,則少陰、太陰、少陽、太陽也。

〔8〕萬物之根本 《太素》"萬"前有"失"字,無"本"字。按此或以前文"夫"作"失",遂於本文"萬"前增"失"字以圓其義,不可從。《素問》王冰注:"時序運行,陰陽變化,天地合氣,生育萬物。故萬物之根,悉歸於此。"

〔9〕所以 《太素》作"是以",並通。

〔10〕聖人 通諸事物者。《說文·耳部》:"聖,通也。"《書經·大禹謨》:"乃聖乃神。"孔安國傳:"聖,無所不通。"《白虎通·聖人》:"聖者,通也、道也、聲也。道無所不通,明無所不照,聞聲知情。"

〔11〕春夏養陽,秋冬養陰 《太素》注:"聖人與萬物俱浮,即春夏養陽也。與萬物俱沈,即秋冬養陰也。與萬物沈浮以爲養者,志在生長之門

也。"《素問》王冰注:"陽氣根於陰,陰氣根於陽。無陰則陽無以生,無陽則陰無以化。全陰則陽氣不極,全陽則陰氣不窮。春食涼,夏食寒,以養於陽。秋食溫,冬食熱,以養於陰。"《素問發微》注:"所以聖人於春夏而有養生養長之道者,養陽氣也。秋冬而有養收養藏之道者,養陰氣也。正以順其根耳。"按春夏養陽,秋冬養陰,注家解義頗多,今不悉具。王冰注論陰陽互根之義甚精,然於養陽養陰之義,未爲得也。楊注概括,馬注詳明,於義爲是。蓋本文係《素問·四氣調神大論》四季養生法之大總要。生氣、長氣,春夏之陽也;收氣、藏氣,秋冬之陰也。養猶治也。治,調理之義。

〔12〕以從其根　從,《太素》作"順"。按從字係避梁武帝父蕭順之諱改字。然在《甲乙》、《太素》中大多已回改,《素問》中仍作從字。根下《素問》、《太素》有"故與萬物浮沈於生長之門"十一字。

〔13〕本　此下《素問》、《太素》有"壞其真"三字。

〔14〕陰陽　此下《素問》、《太素》有"四時"二字,律之上文"四時陰陽者"例,似當有此二字爲是。

〔15〕萬物之終始也　也下《素問》、《太素》均有"死生之本也"等三十二字,或讕刪。物猶罷也,罷者,生化之宇也。凡物有始則有終,有生必有死。其始終生死,皆以陰陽之消長生殺爲轉機。故陰陽爲萬物之終始。

〔16〕順之　《素問》作"從陰陽",《太素》作"順陰陽"。

〔17〕死　此下《素問》有"從之則治,逆之則亂"八字,《太素》同,唯從作"順"。

〔18〕內格　《外臺》卷十六肝勞論等均作"關格"。《太素》注:"不順四時之養身,內有關格之病也。"《素問》王冰注:"格,拒也。謂內性格拒於天道也。"《讀素問鈔·攝生》汪機注:"格者,扞格也。謂身內所爲與陰陽相扞格也。"按此言若不得順四時陰陽之氣以養之,則五臟之氣與天地之氣,亦不能通應,是則反順爲逆,故曰內格。與關格及外關、內格之病不同,故作"關格"者非是。

〔19〕不治已病治未病　病下《素問》、《太素》均有"不治已亂治未亂"等一段四十字,或爲讕刪。《類經》卷一第七注:"此承前篇而言聖人預防之道,治於未形,故用力少而成功多,以見其安不忘危也。"

〔20〕論五臟相傳所勝也……逆治之耳　此二十一字原作大字。奈湞恒德云:"論五臟以下,注文混入。"小島尚真云:"案以下蓋士安之語。"詳本篇所論,並無"五臟相傳所勝"之義,士安豈能有此與內容無關之語。

35

故此文當有誤,或係錯簡。姑改作小字存之,以待後考。

按:前文所謂"不治已病治未病",是《內經》在醫學防治方面一重要命題。這一思想在其他篇中也有所論述。如《素問·刺熱》云:"病雖未發,見赤色者刺之,名曰治未病。"《素問·八正神明論》云:"上工救其萌芽……下工救其已成。"《靈樞·逆順》云:"上工刺其未生者也……下工刺其方襲者也。"是可認為,所謂刺其未發、刺其未生、救其萌芽等,均含有治未病之義。進而言之,則有未病前之治未病者,防病於先也。已病後之治未病者,杜漸於微或防其傳變之治未病也。《金匱》卷上第一所謂"治未病者,見肝之病,知肝傳脾,當先實脾"。則充分體現了這一思想。凡此諸論,對於後世醫學防治思想的發展,具有重要啟迪作用,直至今日,仍具有重要學術價值。

五藏六府陰陽表裏第三

本篇自"肺合大腸"至"此六府之所合者也"見《靈樞·本輸》、《太素·本輸》。自"《素問》曰:夫腦、髓、骨、脉、膽"至"六府之大源也",見《素問·五藏別論》、《太素·藏府氣液》、《太素·人迎脉口診》。自"五藏者"至"藏安且良矣",見《靈樞·師傳》。

提要:本篇重在論述五臟六腑、陰陽表裏配合關係,故以此名篇。其主要內容有:臟腑配合及陰陽經脉表裏關係;奇恒之府的重要意義;五臟與六腑的功能特點;視臟腑外候,以知其功能之強弱;氣口獨為五臟主之論據等。

肺合大腸[1],大腸者,傳道之府[2]。心合小腸,小腸者,受盛之府[3]。肝合膽,膽者,中精之府[4]。脾合胃,胃者,五穀之府[5]。腎合膀胱,膀胱者,津液之府[6]。少陰屬腎上連肺,故將兩藏[7]。三焦者,中瀆之府,水道出焉[8]。屬膀胱,是孤之府[9]。此[10]六府之所合者也[11]。

〔1〕肺合大腸 《靈樞發微》注:"此言六府之所合者,在五藏也。肺與大腸相表裏,故肺合大腸。"按臟與府之合,除在臟腑功能方面之合,主

要體現於臟腑經脉間之互相絡屬,如肺手太陰之脉,屬肺絡大腸。大腸手陽明之脉,屬大腸絡肺。亦爲臟腑陰陽脉相合。從而構成了臟腑經脉陰陽表裹關係,爲臟腑相合之重要生理基礎。餘臟仿此。

〔2〕大腸者,傳道之府　傳道,《太素》作"傳導",《靈樞略·六氣論篇》、《中藏經》卷上第二十九均作"傳送"。《後漢書·馬融傳》李賢注引《韓詩外傳》作"轉輸"。按道與導通。《左傳·隱公五年》:"敝邑爲道。"陸德明釋文:"道,本亦作導。"傳道、傳送、轉輸,義均同。又《難經·三十五難》作"傳瀉行道",疑係"傳道"之衍繹。府下,"《太素》、《靈樞略》均有"也"字。楊上善注:"傳導糟粕令下也。"《靈樞發微》注:"凡小腸已化之物,從此傳道而下也。"又《素問·靈蘭秘典論》:"大腸者,傳道之官,變化出焉。"《類經》卷三第一注:"大腸居小腸之下,主出糟粕,故爲腸胃變化之傳道。"此與本文,義得兩參,後同。

〔3〕小腸者,受盛之府　盛,《後漢書·馬融傳》李賢注引《韓詩外傳》作"成"。按成與盛古通。《釋名·釋言語》:"成,盛也。"府下,《太素》、《靈樞略·六氣論篇》均有"也"字。楊上善注:"胃化糟粕,小腸受而盛也。"又《素問·靈蘭秘典論》:"小腸者,受盛之官,化物出焉。"《類經》卷三第一注:"小腸居胃之下,受盛胃中水穀而分清濁,水液由此而滲於前,糟粕由此而歸於後,脾氣化而上升,小腸化而下降,故曰化物出焉。"

〔4〕膽者,中精之府　中精,原作"清浄",《靈樞》、《太素》、《五行大義》卷三第四引《河圖》及本經、本卷第一解曰引本文均作"中精"。《靈樞略·六氣論篇》作"中清",《千金》卷十二第一同,唯校引本經云"中精之腑。"按清與精古通。《淮南子·精神訓》:"而立至清之中。"《文子·九守》清作"精"。詳"清浄之府",本出《難經·三十五難》,疑後人據此改本文。今據諸書改。又《中藏經》卷上第二十三作"中正",與《素問·靈蘭秘典論》所謂"中正之官"文同,此或另有所本。府,明抄本作"腑",此下有"清,一(按原誤作二)作"四小字校文。此下《太素》、《靈樞略》均有"也"字。楊注:"膽不同腸胃,受傳糟粕,唯藏精液於中也。"《類經》卷三第三注:"膽爲中正之官,藏清浄之液,故曰中精之府。蓋以他府所盛者皆濁,而此獨清也。"按"中精"之義,楊、張二注,似未爲得。蓋中精之府,藏精之府。中,藏也。《禮記·鄉飲酒義》:"冬之爲言中也,中者藏也。"藏又有蓄積義。《後漢書·馬融傳》李善注引《韓詩外傳》作"積精",義本此也。又《黃庭內景玉經·膽部章》:"膽部之宮六府精。"梁丘子注引《太平

經》云："積精成清，故膽爲六府之精也。"亦可証。又與《難經·四十二難》所謂膽盛精汁三合之義亦合。

〔5〕胃者，五穀之府　五穀，《難經·三十五難》、《千金》卷十六第一均作"水穀"。府下，《太素》、《靈樞略·六氣論篇》、《千金》均有"也"字。按水穀皆入於胃，胃爲水穀之海，故作"水穀"義勝。又《素問·靈蘭秘典論》："脾胃者，倉廩之官，五味出焉。"義可兩參。

〔6〕膀胱者，津液之府　膀胱，《後漢書·馬融傳》李賢注引《韓詩外傳》作"旁光"。《說文·肉部》："脬，旁光也。"段玉裁注："脬，俗作胞。旁光，俗皆從肉。"《釋名·釋形體》："脬，鞄也。鞄，空虛之言也，主以虛承水沴也。或曰膀胱，言其體短而橫廣也。"畢沅疏證："蘇輿曰：《史記·扁鵲倉公傳》正義云：膀，橫也。胱，廣也。體短而又名胞。胞虛空也。主以虛承水液，本此爲義。"是以旁光者，古文。膀胱者，今字也。府下，《靈樞》、《太素》、《靈樞略·六氣論篇》均有"也"字。楊上善注："膀胱盛尿，故曰津液之府也。"《素問·靈蘭秘典論》："膀胱者，州都之官，津液藏焉，氣化則能出焉。"義可兩參。又《素問·經脈別論》："飲入於胃，游溢精氣，上輸於脾，脾氣散精，上歸於肺，通調水道，下輸膀胱。"是膀胱亦爲水液所歸處，故曰津液之府。言津液者，廣而言之也，津亦液也。《一切經音義》卷二十五："津，液也。"

〔7〕少陰屬腎上連肺，故將兩藏　少陰，《靈樞》作"少陽"，詳手足少陽經脈，其行無屬腎連肺者，然足少陰脈，則"貫脊屬腎絡膀胱；其直者，從腎上貫肝膈，入肺中"矣，故作"少陽"者非。腎《靈樞》、《太素》疊，《靈樞略·六氣論篇》此下有"腎氣"二字，皆不若本文義勝。蓋此文明言少陰之屬腎，又上連肺，故非腎上連肺。連，明抄本作"達"，並通。將，明抄本作"特"，疑形近誤。藏下明抄本有"也"字，《太素》有"矣"字。楊上善注："足少陰脈貫肝入肺中，故曰上連也。腎受腑氣，腎便有二，將爲兩藏。《八十一難》曰：五藏亦有六者，謂腎有兩藏也。"按"故將兩藏"之義，楊注似欠安，馬蒔、張介賓等，又因曲就"少陽屬腎"文，以爲少陽兼將腎與膀胱，亦非。蓋"故"字，承上文，是兩藏者，腎與肺也。將，行也。《廣雅·釋詁》："將，行也。"又按本文餘臟均無此例，唯腎臟獨具。且經脈之將兩臟者，亦非止腎，是亦無特殊意義。故疑爲後人注文誤混。《五行大義》卷三第四引《河圖》不具，亦或該書所本，原無此文也。

〔8〕三焦者，中瀆之府，水道出焉　焦，《太素》作"膲"。又詳《靈

樞·大惑論》：“邪氣留於三膲”、《脈經》卷二第十一“三膲手少陽病證”、《醫心方》卷二第二引《華佗鍼灸經》之“三膲齋”等之“膲”，亦爲焦。《玉篇·肉部》：“膲，子遥切。三膲。”《集韻·宵韻》：“膲，無形之府。通作焦。”是膲爲古用於三焦之區別字，後均作“焦”。府下《靈樞》、《太素》、《靈樞略·六氣論篇》均有“也”字。楊上善注：“中，謂藏府中也。”《五行大義》卷三第四云：“處五藏之中，通上下行氣，故爲中瀆府也。”《類經》卷三第注：“中瀆者，謂如川如瀆，源流皆出其中也。即水穀之入於口，出於便，自上而下，必歷三焦，故曰中瀆之府，水道出焉。”又《素問·靈蘭秘典論》：“三焦者，決瀆之官，水道出焉。”王冰注：“引導陰陽，開通閉塞，故官司決瀆，水道出焉。”與本文義同。瀆，溝瀆也。《説文·水部》：“瀆，溝也。”段玉裁注：“按瀆之言竇也。凡水所行之孔曰瀆。”

〔9〕屬膀胱，是孤之府　孤下《中藏經》卷中第三十二有“獨”字。府下《靈樞》、《太素》均有“也”字。《靈樞略·六氣論篇》無此七字。楊上善注：“下焦如瀆，從上焦下氣，津液入於下焦，下焦津液流入膀胱之中，無藏爲合，故曰孤府也。”《類經》卷三第三注：“膀胱受三焦之水，而當其疏泄之道，氣本相依，體同一類，故三焦下腧出於委陽，並太陽之正入絡膀胱，約下焦也。然於十二藏之中，惟三焦獨大，諸藏無與匹者，故名曰是孤之府也。”按屬，楊訓流注之義，張訓類屬之義。詳本卷第五云：“腎合三焦膀胱，三焦膀胱者，腠理毫毛其應。”從而説明三焦與膀胱，在生理方面，同類相屬。此言屬膀胱，當指此義。

〔10〕此　《靈樞》作“是”，義同。

〔11〕所合者也　明抄本無“者也”二字。《靈樞》作“所與合者”。《太素》作“所與合者也”。《靈樞略·六氣論篇》作“與合者也”。疑本經脱“與”字。

按：本文所論臟腑相合及三焦爲孤府之義，諸家各爲説解。如馬蒔云：“彼膀胱合於左腎，即此三焦合於右腎。然三焦雖與膀胱爲類，其實膀胱與腎爲表裏，而三焦不與腎爲表裏，乃與手厥陰心包絡經爲表裏，非府之孤者而何？”張介賓云：“愚按：本篇之表裏相配者，肺合大腸皆金也，心合小腸皆火也，肝合膽皆木也，脾合胃皆土也，腎合膀胱皆水也。惟三焦者，雖爲水瀆之府，而實總護諸陽，亦稱相火，是又水中之火府。故在本篇曰：三焦屬膀胱。在《血氣形志篇》曰：少陽與心主爲表裏。蓋其在下者爲陰，屬膀胱而合腎水；在上者爲陽，合包絡而通心火。此三焦之所以際上極下，象同六合，而無所不包也。"馬氏膀胱合於左腎，三焦合於右腎説，原本於《難經》。張氏下焦屬膀胱合腎，上焦合包絡而通心火之説，自屬臆斷。故馬、張之説，《內經》均無此論。詳《內經》有關臟腑相合之論，約有兩端：一者五臟配六腑，如《靈樞·本藏》，即本卷第五所載文，明確提出"腎合三焦膀胱"説，此與經脉十一之數亦暗合。一者六臟合六腑，如《素問·血氣形志》及《靈樞·九鍼論》所云之手三陰三陽脉與足三陰三陽脉之表裏配合，其文雖未明言臟腑之配合，然論經脉則臟腑自在其中。此在《白虎通·情性》則明言：胃者脾之府也，膀胱者腎之府也，三焦者包絡府也，膽者肝之府也，小腸大腸心肺府也。此則臟腑十二與經脉十二之數盡合。是則臟腑相合之説，在《內經》中原有臟五腑六與臟六腑六二義，反映了不同歷史時期對臟象與經絡的認識與理論體係。本文當屬五臟配六腑説，故不得强合六臟之數。若《難經》所言，又另有所本，自與《內經》有別。

《素問》曰：夫[1]腦[2]、髓、骨、脉、膽[3]、女子胞[4]，此六者，地氣之所生也[5]。皆藏於陰象於地[6]。故藏而不瀉[7]，名曰奇恒之府[8]。胃[9]、大腸、小腸、三焦、膀胱[10]，此五者[11]，天氣之所生也[12]。其氣象天，故瀉而不藏[13]。此受五藏濁氣[14]，名曰傳化之府[15]。此不能久留，輸瀉者也[16]。魄門亦爲五藏使[17]，水穀不得久藏。五[18]藏者，藏精神而不瀉[19]，故滿而不能實[20]。六府者，傳化物而不藏[21]，故實而不能滿[22]。水穀[23]入口則胃實而腸虛，食下則腸實而胃虛。故實而不滿[24]，滿而不實也[25]。氣口何以獨爲五藏主？胃者，水穀之海，六府之大源也[26]。稱六府雖少錯，于理相發爲佳[27]。

〔1〕夫 《素問》、《太素》均無。《千金》卷十二第一作"若"。

〔2〕腦　本卷第八云："腦者爲髓之海,其腧上在其蓋,下在風府。"卷二第四云："氣在頭者,止之於腦。"《說文·匕部》："匘(按同腦),頭髓(按同髓)也。"又囟部："囟,頭會,匘蓋也。象形,凡囟之屬,皆從囟。"段玉裁注："細、思等字亦從之。"是神志活動之思,亦與腦有關。《太平御覽·人事部》引《春秋元命包》云："頭者,神所居。上員象天,氣之府也。"又云："腦之言在也,人精在腦。"《黃庭内景經·泥丸章》云："腦神精根名泥丸。"綜觀上文所述,則腦之用也有三:爲髓之海也,爲頭氣之所止也,爲神之居也。參見本卷第八及卷二第四。

〔3〕膽　此下《太素》有"及"字。

〔4〕女子胞　《說文·包部》："胞,兒生裹也。"按女子胞,亦單稱胞,如《素問·評熱病論》云："月事不來者,胞脉絕也。"胞又與脬通。《集韻·爻韻》："脬,《說文》:膀光也。通作胞。"此稱女子胞者,與脬相別。女子胞,又稱子臟,如《病源》卷三十九子臟冷无子候:"子臟冷無子者,由將攝失宜……"又稱子宮,如《病源》卷三十八無子候:"冷熱不調,而受風寒,客於子宮。"是皆指姙育之所。

〔5〕地氣之所生也　《太素》注："地主苞納收藏,腦髓等六,法地之氣。"《類經》卷四第二十三注："以其藏畜陰精,故曰地氣所生。"

〔6〕皆藏於陰象於地　陰下《太素》有"而"字。楊上善注："陰藏不寫,故得名藏。"按此亦爲上文"地氣之所生"之注腳。

〔7〕藏而不寫　此與下文"寫而不藏"爲對文,言此六者,非若傳化之府之"不能久留輸寫者也"。

〔8〕奇恒之府　《太素》注："以其聚,故亦名府。府,聚也。此本非是常府,乃是奇恒之府,奇異恒常。"《素問》王冰注："腦髓骨脉,雖名爲府,不正與神藏爲表裏。膽與肝合,而不同六府之傳寫。胞雖出納,納則受納精氣,出則化出形容。形容之出,謂化極而生。然出納之用,有殊於六府。故言藏而不寫,名曰奇恒之府也。"《素問考註》注："腦、髓、骨、並爲腎之所主,然其爲用也各異,故揭出於此。蓋腦爲思慮之原,髓爲精液之源,骨爲爪牙之原,脉可以知死生吉凶,膽可以決善惡是非,女子胞者,即爲寫出有餘之血之處,其用亦多。凡此六者,其爲用也各不同,而與藏府自別,故名曰奇恒之府。"此先言奇恒之府之義,後特明與胃、大腸、小腸、三焦、膀胱等傳化之常府之所以有別之義。

〔9〕胃　此前《素問》、《太素》均有"夫"字,《千金》卷十二第一有

"若"字。

〔10〕膀胱　此下《太素》有"者"字。

〔11〕此五者　《太素》無此三字。詳楊上善注仍稱"故此五者"，疑是脫"此五"二字，遂將"者"字屬上。

〔12〕天氣之所生也　此與前"地氣之所生也"爲對文，言此五者，法象於天，其氣爲陽，其用則輸瀉也。

〔13〕瀉而不藏　亦水穀不能久留，即爲輸瀉之義。

〔14〕此受五藏濁氣　《太素》注："此五者，受於五藏糟粕之濁。"按此與後文五臟藏精神而不瀉及傳化水穀之義均難合，"五藏濁氣"與傳化之義，亦難合，故諸注亦略而不釋。詳此前言胃爲五穀之府，此後兩言水穀之傳化，又據《素問·六節藏象論》"脾胃大腸小腸三焦膀胱者，倉廩之本，營之居也，名曰器，能化糟粕，轉味而入出者也"文義，疑"五藏"爲"五穀"之誤。又《靈樞·陰陽清濁》云："受穀者濁。"亦可証此所謂"濁氣"者，五穀之濁氣也。

〔15〕名曰傳化之府　《太素》"名"前有"故"字，無"傳化之"三字，疑脫，此"傳化之府"，正與上"奇恒之府"爲對文。《素問》王冰注："言水穀入已，糟粕變化而泄出，不能久留住於中，但當化已，輸寫令去而已，傳寫諸化，故曰傳化之府也。"傳化者，傳導變化也。

〔16〕者也　《太素》無此二字。

〔17〕魄門亦爲五藏使　《太素》注："五藏在內爲主，六府在外爲使，使之行於水穀也。"《素問》王冰注："謂肛之門也。內通於肺，故曰魄門。受已化物，則爲五藏行使然。"《素問吳註》注："魄門，肛門也。《難經》曰：下極爲魄門是也。居五藏之下，爲之傳送，若役使然，故曰五藏使。"《素問識》："魄，粕通。《莊子·天道篇》：古人之糟魄已夫。音義：司馬云：爛食曰魄。一云：糟爛爲魄。本又作粕。蓋肛門傳送糟粕，故名魄門。王註恐鑿矣。"按此說是。又《內經章句》："五藏二字，當作六府，蒙上文誤。謂方士有以魄門充爲六府者，殆以使水穀不得久藏之。舊以使字屬上讀，非。果爾，亦僅爲大腸府之使耳，不得統言五藏也"此說僅供參。

〔18〕五　此前《素問》、《太素》均有"所謂"二字。

〔19〕藏精神而不瀉　精神，原作"精氣"，《素問》同，新校正云："按全元起本、《甲乙經》、《太素》精氣作精神。"《千金》卷十二第一亦作"精氣"，校云："《甲乙》作神。"是本經原作"精神"，今據改。瀉下《素問》有

"也"字,《太素》有"者也"二字。楊上善注:"精神遍於藏中不離,故不寫而滿也。"按此謂五臟藏精神者,即《素問·宣明五氣》"心藏神,肝藏魂,肺藏魄,脾藏意,腎藏志"之義。

〔20〕滿而不能實 《太素》注:"雖滿常虛,故不實。"按精神者,有象而無形,故滿而不能實也。

〔21〕傳化物而不藏 《太素》無此六字。按此與上文"藏精神而不寫"爲對文,本經是。

〔22〕故實而不能滿 故,《太素》無,律之上文"故滿而不能實"句,非是。"滿"下《素問》有"也"字。《類經》卷四第二十三注:"水穀質濁,傳化不藏,故雖有積實,而不能充滿。"

〔23〕水穀 水上《素問》、《太素》、《千金》卷十二第一均有"所以然者"四字。穀下《太素》有"之"字。

〔24〕故實而不滿 "故"下《素問》、《太素》、《千金》卷十二第一均有"曰"字,據前文"故實而不能滿"句,非是。又據此例,"不"下當脫"能"字。

〔25〕滿而不實也 《太素》無此五字。詳此前言"水穀入口"等文,乃釋"實而不能滿"義,與五臟藏精神之"滿而不能實"似無涉,故疑此五字爲剩文。

〔26〕氣口何以獨爲五藏主……大源也 詳此文又見載於本經卷二第一下,並詳出《素問》"大源也"以下諸文,結合前後諸言氣口脉文義,文安理順,於義爲得。此二十一字重出於本篇,與前後文俱不相屬,疑係錯簡。

〔27〕稱六府雖少錯,于理相發爲佳 此十二字明抄本作大字。

按:上言"奇恒之府"文,《素問》此前原有"余聞方士或以腦髓爲藏,或以腸胃爲藏,或以爲府,敢問更相反"等黃帝之問語。說明古代對臟象的認識及理論體係,自非一說,故設此問答,以明其義。詳《內經》臟象學説,是以五行爲理論基礎,以五臟配六腑(或六臟配六腑)爲主體的臟象體係。然此體係,尚未能囊括全部臟器,且有的臟器,在生理上,猶有其特殊功用。故特有此"奇恒之府"説,作爲臟象理論的特殊問題加以補充。本文之義,蓋屬乎此。有關"奇恒"之義,又詳《內經》中曾多次引用過

《奇恒》這一古文獻,其内容,現雖難以盡考,然據《素問·玉版論要》所謂"《奇恒》者,言奇病也"之義,可知《奇恒》有言奇病之内容。是則古時論病,亦有奇病、常病之分。又《史記·扁鵲倉公列傳》言公乘陽慶授倉公之禁方書中有《奇咳術》。咳與侅侅賅等義同。如《漢書·藝文志》之《五音奇侅用兵》等。奇侅,亦奇恒也。《説文·人部》:"侅,奇侅,非常也。"可証古人用奇恒或奇侅等概念,説明某些特殊性問題,亦屬常例。

肝膽爲合[1],故足厥陰與少陽爲表裏[2];脾胃爲合,故足太陰與陽明爲表裏;腎膀胱爲合,故足少陰與太陽爲表裏;心與小腸爲合,故手少陰與太陽爲表裏;肺大腸爲合,故手太陰與陽明爲表裏。

〔1〕肝膽爲合　此與前言"肝合膽"文,義亦同。

〔2〕表裏　《素問發微·血氣形志》注:"此言手足各有陰陽兩經之表裏也。表裏者,内外也。……足膀胱爲府,故曰表。腎爲藏,故曰裏。……"《素問吴註·血氣形志》注:"足之六經,陽行於足之表,則陰必行於足之裏,相爲隔對,故曰表裏。……手之六經,其爲表裏,猶夫足之隔對也。"《素問經註節解》注:"藏陰而府陽,藏爲裏而府爲表也。"按表裏猶内外也,亦指兩事物間互爲聯係而相須相成者也。《左傳·僖公二十八年》:"表裏山河。"杜預注:"晉國外河而内山。"《漢書·盧植傳》:"今《毛詩》、《左氏》、《周禮》各有傳記,其與《春秋》共相表裏。"李賢注:"表裏,言義相須而成也。"此以經絡言,則陽經行四肢外側及背部,故爲表。陰經行四肢内側及胸腹部,故爲裏。以臟腑言,則腑屬陽爲表,臟屬陰爲裏。如《素問·調經論》云:"五藏者,故得六府與爲表裏。"然經絡及臟腑間,亦互爲聯係,相須相成,故稱之爲表裏。

按:《素問·血氣形志》言經脉陰陽表裏者手足各三,其數爲六,多出手少陽心主爲表裏一條。其文爲陽在前陰在後,如足太陽與少陰爲表裏。其序列爲:足太陽少陰、足少陽厥陰、足陽明太陰、手太陽少陰、手少陽心主、手陽明太陰。《靈樞·九鍼論》與《素問·血氣形志》大致同,惟序列少異。而本文不僅文序有別,且缺手少陽與心主爲表裏一條。疑係皇甫士安綜合

《素問》、《靈樞》文義,自行成文,久經傳抄,復脱失一條,或另有所本,姑一仍其舊,以俟後考。

五藏[1]者,肺爲之蓋[2],巨肩陷咽喉[3],見於外[4]。心爲之主[5],缺盆爲之道[6],骺音滑。骨有餘[7],以候内髁骬[8]。音曷于。肝爲之主將[9],使之候外[10],欲知堅固,視目小大[11]。脾主爲衛[12],使之迎糧[13],視唇舌好惡[14],以知吉凶。腎者主爲外[15],使之遠聽,視耳好惡[16],以知其性[17]。六府者,胃爲之海[18],廣骸[19]《太素》作胻[20]。大頸張胸[21],五穀乃容。鼻隧以長[22],以候大腸。唇厚人中[23]長,以候小腸。目下裹[24]大,其膽乃橫[25]。鼻孔在外[26],膀胱漏泄[27]。鼻柱中央起[28],三焦乃約[29]。此所以候六府[30]也。上下三等[31],藏安且良矣。

〔1〕藏 此下《靈樞》有"六府"二字。

〔2〕肺爲之蓋 《靈樞·九鍼論》云:"五藏之應天者肺,肺者,五藏六府之蓋也。"《中藏經》卷上第二十八云:"肺者……乃五藏之華蓋也。"此以肺居五臟之上,象天之覆蓋,故謂之蓋。

〔3〕巨肩陷咽喉 喉,《靈樞》作"候",連下句讀。按咽喉,渾言之,義則同,析言之,義則别。《説文·口部》:"喉,咽也。"王筠句讀:"《御覽》引作嚨也。案此渾言之也。《韻會》:醫經云:咽者咽水,喉者候氣。案喉骨而咽肉,喉前而咽後。"詳《説文》二字同義互訓之例,如"咽,嗌也","嗌,咽也。"則"嚨,喉也",似喉亦當訓嚨,故《御覽》引文,甚可參。若是,則《説文》咽、喉二字,亦分别爲義。又詳《内經》中咽喉二字,亦多兩指,如《素問·陰陽應象大論》云:"天氣通於肺,地氣通於嗌。"《太陰陽明論》云:"喉主天氣,咽主地氣。"《六節藏象論》云:"天食人以五氣,地食人以五味。"《靈樞·憂恚無言》云:"咽喉者,水穀之道路也。喉嚨者,氣之所以上下也。"本文論肺,當以言喉爲是。又如本卷第五篇云:"巨肩反膺陷喉者,肺高。"可証。咽字或係後人增文。陷喉者,喉骨内陷也。巨肩,楊上善釋爲"大肩",張介賓釋爲"肩高"。按張注是。巨肩,肩高聳也。《史記·范睢蔡澤列傳》:"先生曷鼻,巨肩。"司馬貞索隱:"巨肩,謂肩巨於項也,蓋項低而肩豎。"是肩豎即肩高也。

〔4〕見於外 見前《靈樞》有"候"字。疑本經有"喉"字,遂誤脱"候"

字。詳本段下文"使之候外"、"以候大腸"等義可証。候見於外者,此言肺之外候也。

〔5〕心爲之主　心上《靈樞》有"五藏六府"四字。《素問·靈蘭秘典論》云:"心者,君主之官,神明出焉。"《靈樞·邪客》:"心者,五藏六府之大主也。"此皆言心爲君主之義。主猶君也。《廣雅·釋詁》:"主,君也。"

〔6〕缺盆爲之道　《類經》卷四第二十九注:"缺盆居肩之前,骨之上,五藏六府皆禀命於心,故爲之主。而脉皆上出於缺盆,故爲之道。"按張注於醫理固通,然此下諸文,皆言臟之外候,而缺盆於心,並無特殊意義,故於本文,則似不通。《靈樞》劉衡如校云:"詳文義,疑是後人沾注。"亦或別篇錯簡文也。

〔7〕骺骨有餘　骺與骺同。《集韻·末韻》:"骺,《説文》:骨耑也。一曰骪也,或作骺。"《廣雅·釋親》:"骺,骪也。"王念孫疏證:"《玉篇》:骪,或作髂。《文選》解嘲:折脇摺髂。李善注引《埤倉》云:髂,腰骨也。"《釋骨》云:"橫骨在肩端者,曰骺骨。"自注云:"《師傳篇》:五臟六腑,心爲之主,缺盆爲之道,骺骨有餘,以候髃骭。彤按:此骺骨乃謂缺盆骨兩旁之端,即肩端骨也。蓋髃骭本蔽心之骨,而缺盆即心藏之道。髃骭之上爲膺中陷骨。缺盆骨之旁爲肩端骨。膺中陷骨之於缺盆骨,髃骭之於肩端骨,其長短皆各相應,故必用肩端骨候髃骭也。"按沈氏此説,係據《靈樞》文,爲之説解,曲從其義,甚難爲準。又詳《靈樞·本藏》,唯以髃骭爲心之外候,故本文與上文"缺盆爲之道"亦同,疑爲別篇錯簡文也。

〔8〕以候内髃骭　内,《靈樞》無。按内字義不通,且上下文皆四字爲句,故疑衍。髃骭,明抄本其下分別有"音曷"、"音于"四小字音注。《太素》注:"髃骭,胸前蔽骨。"《集韻·月韻》:"骭,髃骭,胸前骨。"又詳《靈樞·骨度》云:"結喉以下至缺盆中,長四寸。缺盆以下至髃骭,長九寸。"本經卷三第十九:"鳩尾,一名尾翳,一名髃骭,在臆前蔽骨下。"此因骨而得名。是則髃骭者,胸前蔽骨也。此言髃骭爲心之外候,詳見本卷第五。

〔9〕肝爲之主將　正抄本及正重抄本均作"肝者之主將"。《靈樞》作"肝者主爲將"。又《靈樞·五癃津液別》、《太素·津液》及本卷第十三均作"肝爲之將"。詳此前後文,均當以四字句爲是,故疑"主"字衍。《素問·靈蘭秘典論》云:"肝者,將軍之官,謀慮出焉。"王冰注:"勇而能斷,故曰將軍。潛發未萌,故謀慮出焉。"又《素問·奇病論》云:"夫肝者,中之將也。"此以肝之性,喜動而善怒,勇而能謀,比之將軍。

〔10〕使之候外　《類經》卷四第二十九注：“肝者將軍之官，其氣剛强，故能捍禦而使之候外。”

〔11〕小大　原作“大小”。按本節係韻文，大與上文“外”合韻，古皆月韻。若作“大小”則失韻矣，故據改。

〔12〕脾主爲衞　原作“脾主爲胃”，原校云：“《九虛》、《太素》作衞。”正抄本及正重抄本均作“脾者之主爲衞”。《靈樞》作“脾者主爲衞”。又《靈樞·五癃津液別》、《太素·津液》及本卷第十三均作“脾爲之衞”。詳心肝肺腎諸臟例，作“衞”是，故據改，並刪原校。《類經》卷四第二十九注：“脾主運化水穀，以長肌肉。五藏六府，皆賴其養。故脾主爲衞。”《説文·行部》：“衞，宿衞也。从韋帀行。行，列也。”凡宿衞者，必環列，脾氣管運於一身之内外，故爲之衞。又本經卷五第四云：“脾爲使。”亦隱含衞護之義也。

〔13〕使之迎糧　脾胃爲倉廩之官，受納五穀者也。《説文·米部》：“糧，穀也。”迎者，物來而接之，今曰迎接。接受五穀，是爲迎糧。

〔14〕視唇舌好惡　按《素問·六節藏象論》云脾之華在唇四白，又本卷第五言脾之外候亦在唇，均不言舌，且本文應四字句爲是，故疑“舌”字衍。此言視唇之適宜與否，以測知脾之吉凶。好惡，猶善惡。《吕氏春秋·慎小》：“謹小物以論好惡。”高誘注：“好，善。惡，惡。”善猶宜也。惡則不宜。下第五篇詳言視唇善惡諸端，可參。

〔15〕腎者主爲外　《靈樞·五癃津液別》及本卷第十三又作“腎爲之主外”。《太素·津液》作“腎爲之主水”。按此下言“使之遠聽”，與“水”無涉，當以作“外”爲是。詳前後句式，“者”字疑衍。《類經》卷四第二十九注：“腎爲作强之官，伎巧所出，故主成形而發露於外。”《靈樞集註》張志聰注：“腎開竅於耳，故主爲外，言其聽之遠也。”按介賓注求深反晦，不若志聰注言簡義明。按前者肝言“使之候外”者，將軍之職，在於禦外。此之言聽，職當司遠，外猶遠也。《説文·夕部》：“外，遠也。卜尚平旦，今若夕卜，於事外矣。”

〔16〕視耳好惡　耳爲腎之外候，故當視之。下第五篇詳言視耳善惡諸端，可參。

〔17〕性　情性也。《國語·周語上》：“而厚其性。”韋昭注：“性，情性也。”此引伸之，猶言情況也。

〔18〕胃爲之海　此猶胃爲水穀之海，胃爲五臟六腑之海也。

〔19〕廣骸　骸，《千金》卷十六第一作"胲"。《集韻·哈韻》："胲，《説文》：足大指毛也。或從骨。"是骸與胲同。又《説文·骨部》："骸，脛骨也。"按《説文》骸、胲之義，在此均難通。又《集韻·海韻》："頤，頰下曰頤。或作胲、䏃。"《説文通訓定聲·頤部》："頰，叚借爲䏃。《玉篇》：頰，頤下也。字亦作頤。䏃、頰雙聲。"是胲、頤、頰義亦同，指頰下或頤下。《漢書·東方朔傳》："樹頰胲。"顏師古注："頰肉曰胲。"正言此義。廣骸，頰下寬廣也。又按本節係韻文，骸與上文"海"古韻皆之部，是此爲韻句。按四字句例，此前疑脱二字。

〔20〕《太素》作𦙫　𦙫，今《太素》缺。《玉篇·肉部》："𦙫，脊肉也。"按此義文難通，疑有誤。

〔21〕大頸張胸　頸部粗大而胸部展開。

〔22〕鼻隧以長　隧，明抄本作"逐"，爲"遂"之誤，《千金》卷十八第一正作"遂"。遂與隧古通。《詩經·大雅·桑柔》："大風有隧。"《初學記》卷一引作"遂"。《集韻·至韻》："邃，《説文》：深遠也。或作隧。"此言鼻孔深而長。以，而也。

〔23〕人中　鼻下唇上之溝，又名水溝。如本經卷三第十："水溝，在鼻柱下人中。"

〔24〕目下裹　"裹"，明抄本、《靈樞》、《千金》卷十二第一均作"果"。《類經》卷四第二十九注："果，裹同。目下囊裹也。"按裹與果通，《爾雅·釋言》："前弇諸果。"陸德明釋文："果，衆家作裹。"目裹，亦稱目窩。《靈樞·論疾診尺》："目窠上微癰。"《太素·尺診》窠作"果"。楊上善注："目果，眼瞼也。"是目裹者，目眼胞也。

〔25〕橫　《類經》卷四第二十九注："橫，剛强也。"按張訓橫爲剛强，不知何據。若屬此義，當直言剛，與上文"腸"字，古皆陽韻。如《靈樞·五變》云："長衝直揚，其心剛。"即直言剛例。此不言剛而言橫者，疑非此義。橫，充滿也。《漢書·禮樂志》："橫泰河。"顏師古注："橫，充滿也。"若言膽乃充滿，義亦通。

〔26〕鼻孔在外　《類經》卷四第二十九注："在外，掀露也。"鼻孔在外者，鼻露孔也。

〔27〕膀胱漏泄　泄，正抄本及正重抄本均作"湧"，並通。膀胱漏泄，膀胱不藏，小便不禁也。《素問·脉要精微論》："水泉不止者，膀胱不藏也。"即屬此義。

〔28〕鼻柱中央起　《醫宗金鑑》卷八十周身名位骨度："鼻者,司臭之器也,兩孔之界骨,名曰鼻柱。"《靈樞識》："面王以上者,小腸也。面王以下者,膀胱也。即知鼻柱中央,即下焦之處也。"按丹波氏所言,乃《靈樞·五色》面部五臟六腑之色部,與本論臟腑外候不同,無需強就。此言鼻柱中央起者,當指鼻梁中央高起。

〔29〕三焦乃約　《靈樞發微》注："三焦爲決瀆之官,約而不漏也。"《靈樞集註》張志聰注："三焦者,決瀆之官,水道出焉。氣淸則止,不約則遺。"約,約束也。《素問·宣明五氣》云:"膀胱不利爲癃,不約爲遺尿。"《靈樞·五味論》云:"酸入於胃,其氣濇以收,上之兩焦,弗能出入也,不出則留於胃中,胃中和溫,則下注膀胱,膀胱之胞薄以懦,得酸則縮綣,約而不通,水道不行,故癃。"觀乎此,則三焦乃約之義自明矣。或言約爲好者,非是。

〔30〕府　此下《靈樞》有"者"字。

〔31〕上下三等　《靈樞發微》注："身形上中下三停相等,則藏府在內者,安且善矣。"《類經》卷四第二十九注："藏居於中,形見於外,故舉身面之外狀,而可以候內之六府。然或身或面,又必上中下三停相等,庶藏府相安而得其善矣。"馬、張等注,俱本於相術,面部以額部、鼻部、地閣部爲上中下三停,身以頭、腰、足爲上、中、下三停之說。《靈樞集註》張志聰注:"上下三等,謂天地人三部之相等也。"《靈樞校注語譯》注:"按三與參通。參有相義。上下相等猶陰陽二十五人所謂之上下相稱。舊注以三停相等爲說,引麻衣相法証之,誤矣。"按本文義甚難明,所謂上、下等概念,亦難確釋。諸家說解,義亦多歧。姑並存之,以俟後考。

按:前文臟腑之外候,與後第五篇載《靈樞·本藏》文臟腑外候不同。張介賓云:"前本藏以五藏之皮、脉、肉、爪、骨而候六府,其義與此稍異,所當互求。"蓋非出於一家之言。然其文雖異,其類則同。皆言觀其外候,以測知其臟腑之內象。故亦可以互參。

五藏五官第四（按：“五官”，原作“六府官”。明抄本無“六府”二字。詳本篇内容，不言六腑，故據目錄删） 本篇自“鼻者，肺之官”至“顴與顔黑”，見《靈樞·五閲五使》。自“是故肺氣通於鼻”至“不得盡期而死矣”，見《靈樞·脉度》、《太素·藏府氣液》。其中“腎在竅爲耳”，見《素問·陰陽應象大論》。“諸脉皆屬於目”，見《素問·五藏生成》、《太素》卷十七殘篇。“心藏脉，脉舍神”，見《靈樞·本神》、《太素》卷六首篇。

提要：本篇重在論述五臟與五官的關係，故以此名篇。其主要内容有：五臟與五官之分屬情况及五臟病在五官所反映之徵候；陰陽氣盛所致關、格及關格病之病機及預後等。

鼻者，肺之官[1]；目者，肝之官；口唇者[2]，脾之官；舌者，心之官；耳者，腎之官。凡五官者[3]，以候五藏。肺[4]病者，喘息鼻張[5]；肝病者，目[6]眥青；脾病者，唇黄[7]；心病者，舌卷[8]顴[9]赤；腎病者，顴與顔黑[10]。

〔1〕鼻者，肺之官 者，《五行大義》卷三第四引本經作“爲”，下目、口唇、舌、耳等亦同。官下《靈樞》有“也”字，下肝、脾、心、腎諸條亦同。《類經》卷六第三十一注：“官者，職守也。所以司呼吸，辨顔色，納水穀，别滋味，聽聲音者也。”按凡此五官者，皆五臟之外五竅也，皆司一定職守，故可候五臟之病。

〔2〕口唇者 脾之竅本在口，然唇舌乃肌肉之本，唇猶脾之華，是唇與脾關係至切，且有徵可候，故與口連稱。或疑“唇”字衍，待考。

〔3〕凡五官者 《靈樞》無此四字，乃作“黄帝問曰：以官何候？”本經當係皇甫氏省略問語，改作此四字，以領下文。

〔4〕肺 此上《靈樞》有“故”字。

〔5〕鼻張 《靈樞》作“鼻脹”，然元刻本及周曰校本等均作“張”。按張與脹古亦通，然此當從張義。鼻張，喘促氣急，鼻翼外張也。

〔6〕目 《靈樞》無。此下《五行大義》卷三第四引本經有“閉”字。詳肺、脾、心三臟皆有外官之症，故此似當有“閉”字，於義爲順。

〔7〕唇黄 《五行大義》卷三第四引本經作“口唇乾黄”，於義爲勝，與前言“口唇”亦合。

〔8〕卷 此下《靈樞》、《五行大義》卷三第四引本經均有《短》字，疑脱。

〔9〕顖 《五行大義》卷三第四引本經作"顔"。

〔10〕黑 此下《五行大義》卷三第四引本經有"黄耳聾"三字。詳肺、脾、心三臟皆有外官之症，故疑本經脱"耳聾"二字，據此前文例，此二字，似應在上文"腎病者"下。

　　故[1]肺氣通於鼻[2]，鼻和則能知香臭矣[3]。心氣通於舌[4]，舌和則能知五味矣。《素問》曰：心在竅爲耳[5]。一云舌。夫心者火也，腎者水也，水火既濟[6]。心氣通於舌，舌非竅也，其通於竅者，寄在於耳[7]。王冰云：手少陰之絡會於耳中[8]。故[9]肝氣通於目[10]，目和則能視[11]五色[12]矣。《素問》曰：諸脉者，皆屬於目[13]。又《九卷》曰：心藏脉，脉舍神[14]。神明通體，故云屬目[15]。脾氣通於口[16]，口和則能別[17]五穀味[18]矣。腎氣通於耳[19]，耳和則能聞五音矣。《素問》曰：腎在竅爲耳[20]。然則腎氣上通於耳，下通於陰也[21]。

〔1〕故 《太素》無。

〔2〕肺氣通於鼻 《太素》注："肺脉手太陰正別及絡，皆不至於鼻，而別之入於手陽明脉中，上俠鼻孔，故得肺氣通於鼻也。又氣有不循經者，積於胸中，上肺循喉嚨而成呼吸，故通於鼻也。"按今存古醫籍中，手太陰脉皆無直接至鼻者。查《易緯通卦驗》卷下鄭康成注云："手太陰脉，起手大指內側，上貫咒唾，散鼻中。"可証手太陰有散於鼻中者。楊上善注以經脉所過釋"通"，其義一也，而五臟之通於上七竅者，猶有賴於氣化之用也。氣，非指呼吸之氣，五臟之功用也。餘臟仿此。

〔3〕鼻和則能知香臭矣 《靈樞》作"肺和則鼻能知香臭矣"。《太素》作"口和則口能知香臭矣"。《難經·三十七難》無"能"字。按諸文雖異義則同。後舌和、目和、口和、耳和諸文，義同此例，不復出。香臭，氣味之概言也。

〔4〕心氣通於舌 《太素》注："舌雖非竅，手少陰別脉，循經入心中，上系舌本，故得心氣通舌也。"

〔5〕《素問》曰：心在竅爲耳 按今《素問》中無此語，《素問·金匱真言論》作"南方赤色，入通於心，開竅於耳"。《太素·陰陽雜説》注："《九

卷》云：心氣通舌，舌既非竅，通於耳。"又《太素·藏府氣液》注："《素問》赤色入通於心，開竅於耳者，腎者水也，心者火也，水火相濟，心氣通耳，故以竅言之，即心以耳爲竅。"故疑本文或應作"心開竅於耳"。

〔6〕水火既濟 《千金》卷十三第一作"水火相濟"，宋刊《千金》作"水火相倚"。既濟，《易經》卦名，以坎卦在上，離卦在下，義爲水上火下，水火相交爲既濟。反之則爲不交，不交則未濟矣。

〔7〕夫心者火也……其通於竅者，寄在於耳 其通於竅者，寄在於耳，《千金》在作"見"，宋刊《千金》作"其通寄耳"。按此三十一字，不見於《內經》，疑作者自語。又詳《千金》所具及前注引楊上善注文，抑或係後人所增解文也。

〔8〕手少陰之絡會於耳中 此出《素問·金匱真言論》王冰注，本云："火精之氣，其神神，舌爲心之官，當言於舌，舌用非竅，故云耳也。《繆刺論》曰：手少陰之絡會於耳中。義取此也。"

〔9〕故 《靈樞》、《太素》均無。

〔10〕肝氣通於目 《太素》注："肝脉足厥陰上頏顙也，連目系，故得通於目系。"

〔11〕視 《靈樞》、《太素》均作"辨"。義勝。

〔12〕五色 《難經·三十七難》作"黑白"。此以黑白該衆色也。

〔13〕諸脉者，皆屬於目 《素問》王冰注："脉者，血之府。《宣明五氣篇》曰：久視傷血。由此明諸脉皆屬於目也。"本經卷十二第一又云："目者，宗脉之聚也。"正可以明此文義。詳諸經脉及經筋等，與目相聯者多矣，或至目內眥及目銳眥，或爲目上下綱，或入目，或連目系等，此即諸脉屬目及目爲宗脉所聚之具體所指。諸，所指不一，衆多之義。《説文·言部》："諸，衆也。"《一切經音義》卷十七引《蒼頡篇》："諸，非一也。"

〔14〕心藏脉，脉舍神 二脉字原作二"肺"字，據正抄本及正重抄本、《靈樞》、《太素》及《素問·五藏生成》新校正引本經改。按心主脉而藏神，此以明心、脉、神三者關係。

〔15〕神明通體，故云屬目 《內經》無此文。《素問·五藏生成》新校正引云"士安云"。疑此係皇甫謐解文，或後人所增注文。

〔16〕脾氣通於口 《太素》注："脾足太陰脉上膈俠咽，連舌本，散舌下，故得氣通口也。"

〔17〕別 《靈樞》、《太素》均作"知"，並通。

〔18〕五穀味　五,《難經·三十七難》無。味,《靈樞》、《太素》無。義均同。

〔19〕腎氣通於耳　《素問·繆刺論》:"邪客於手足少陰太陰足陽明之絡,此五絡者,皆會於耳中。"此言腎脉足少陰之絡至於耳中。又本經卷十二第一云:"耳者,宗脉之所聚也。"亦可明其義。

〔20〕腎在竅爲耳　此出《素問·陰陽應象大論》,又《素問·金匱真言論》云:"北方黑色,入通於腎,開竅於二陰。"乃因心言開竅於耳,故腎則云"開竅於二陰。"二陰,前後二陰也。是則《金匱真言論》與《陰陽應象大論》,原非一家之説,然猶互相發明也。

〔21〕然則腎氣上通於耳,下通於陰也　《内經》無此文。《千金》卷十九第一具,與本文同,此亦疑係皇甫謐解文,或後人所增注文。

五藏不和則九竅不通[1],六府不和則留結爲癰[2]。故邪在府則陽脉不和[3],陽脉不和則氣留之,氣留之則陽氣盛矣[4]。邪在藏則陰脉不和[5],陰脉不和則血留之[6],血留之則陰氣盛矣[7]。陰氣太盛則陽氣不得相營也,故曰關[8]。陽氣太盛則陰氣不得相營也,故曰格[9]。陰陽俱盛,不得自相營也,故曰關格[10]。關格者,不得盡期而死矣[11]。

〔1〕五藏不和則九竅不通　九竅,《靈樞》、《太素》、《難經·三十七難》均作"七竅"。七竅者,兩目、兩耳、口、舌、鼻也。九竅者,上七竅加前後二陰也。此承上文,似當作"七竅"爲是。凡諸竅者,乃五臟之官,故五臟不和,五官失司,諸竅不通利矣。

〔2〕六府不和則留結爲癰　留結爲癰,《靈樞》作"留爲癰",《太素》作"留爲癰疽",《難經·三十七難》同本經。當以本經爲是。癰與壅音同古通,正抄本及正重抄本正作"壅"。此文爲壅塞義,上文言"不通",亦壅也,彼言五臟,此言六府。六腑不和,則氣留結而壅塞不行。

〔3〕故邪在府則陽脉不和　《難經·三十七難》無"故"字,"府"作"六府"。《太素》"和"作"利",和與利義通。楊上善注:"故外邪循脉入府,則府内不調,流於陽脉,陽脉濇不利。"按流與留古通。手足六陽脉,内屬於六腑,故邪在腑則陽脉不和也。

〔4〕氣留之則陽氣盛矣　陽氣,《難經·三十七難》作"陽脉"。氣留之者,陽脉之氣留結爲壅也,陽不與陰和,故陽氣獨盛矣。

〔5〕邪在藏則陰脉不和　邪在藏,《靈樞》、《太素》均作"陽氣太盛"。《難經·三十七難》作"邪在五藏"。按本經是,"邪在藏"與前"邪在府"正爲對文。《靈》、《太》當係涉上而誤。手足六陰脉,内屬於五臟及心主,故邪在臟則陰脉不和。

〔6〕血留之　《太素》作"氣留之",下句同。《靈樞》、《難經》同本經。按"血留之"與上"氣留之"爲對文,且與下文"陰氣盛"義合,故《太素》非是。

〔7〕血留之則陰氣盛矣　陰氣,《難經·三十七難》作"陰脉"。血留之者,陰脉之血留結而不行,陰不與陽和,故陰氣獨盛。

〔8〕陰氣太盛則陽氣不得相營也,故曰關　不得相營,《難經·三十七難》同,《靈樞》作"不能榮",《太素》作"弗能營"。按營與榮,醫經通用;不與弗,因避漢昭帝弗陵諱,以不代"弗",後遂有不弗混用者。故曰關,原脱,據正抄本及正重抄本、《靈樞》、《太素》補。《難經·三十七難》作"故曰格"。楊上善注:"陰脉別走和陽,故陽得通也。陰既獨盛,不和於陽,則陽氣不能和陰,故陰脉關閉也。"

〔9〕陽氣太盛則陰氣不得相營也,故曰格　陽氣太盛則陰氣不得相營也,原脱。正抄本及正重抄本均作"陽氣太盛則陰氣弗能榮也",與《靈樞》同,疑正抄本係後人據《靈樞》補。《太素》作"陽氣大盛則陰氣弗得也"。詳諸文均與上"陰氣太盛則陽氣不得相營也"文例小異,唯《難經·三十七難》與上句文例盡同,故俱補。格,《難經》作"關"。楊上善注:"陽氣獨盛,不和於陰,則陰脉不能營陽,以陽拒格,故名格。"

〔10〕陰陽俱盛,不得自相營也,故曰關格　《素問·脉要精微論》云:"陰陽不相應,病名曰關格。"與本文義同。陰陽俱盛者,言病也,非正常之氣盛。不得相營則陰自爲陰,陽自爲陽,故爲關格。按關格之病,又見本經卷五第五,可互參。

〔11〕不得盡期而死矣　期,原脱,原校云:"一作盡期。"據《靈樞》、《太素》及原校補,並删原校。《難經·三十七難》作"盡其命",義並通。楊上善注:"陰陽脉有關格,即以其時與之短期,不可極乎天壽者也。"

按:關格的形成,主要是陰陽偏盛已極,導致陰陽之格絶。《内經》論此,着重於脉與病機。後人在此基礎上,多有所發揮。如《傷寒論·平脉法》言關則不得小便,格則吐逆,關格則吐逆,水穀不化,食不得入。《病源》卷十四大便病諸候云:"大便不通謂之內關,小便不通謂之外格。二便俱不通,爲關格也。"宋人如《太平聖惠方》及《聖濟總録》中皆宗此説。宋以後又多宗仲景説。總之,均爲臟腑功能壅塞不通所致病變。

五藏大小六府應候第五（按:"第五"二字原脱,據嘉靖本、正抄本補）

本篇自"黄帝問曰:人俱受氣於天"至"卒反復言語也",見《靈樞·本藏》、《太素·五藏命分》。自"曰:願聞六府之應"至"則知所病矣",見《靈樞·本藏》、《太素·藏府應候》。其中"《素問》曰:肺之合皮也,其榮毛也,其主心也"、"《素問》曰:心之合脉也,其榮色也,其主腎也"、"《素問》曰:肝之合筋也,其榮爪也,其主肺也"、"《素問》曰:脾之合肉也,其榮唇也,其主肝也"、"《素問》曰:腎之合骨也,其榮髮也,其主脾也",見《素問·五藏生成》。

提要:本篇以"視其外應,以知其內藏,則知所病矣"的思想爲指導,根據五臟外候及外應,測知五臟之大小及六腑之應候,故以此名篇。其主要内容有:人之壽夭與五臟六腑大小堅脆的關係;通過皮膚紋理、色澤、骨骼、五官等形象,測知五臟的大小、高下、端正、堅脆、偏傾等二十五變及正常與異常反應;根據皮、脉、筋、肉、毫毛、爪甲等形象,測知六腑之厚薄、大小、長短、結直、緩急等應候。

黄帝問曰:人俱受氣於天,其有獨盡天壽[1]者,不免於病者,何也? 岐伯對曰:五藏者,固[2]有大小[3]、高下[4]、堅脆、端正、偏傾者,六府[5]亦有大小[6]、長短[7]、厚薄、結直[8]、緩急者,凡此二十五變者[9],各各[10]不同,或善或惡,或吉或凶也[11]。

〔1〕天壽　亦曰天年,《素問·上古天真論》云:"盡終其天年,度百歲乃去。"天壽、天年,皆自然壽限也。據《素問》所云,約當百歲。《素問吳註》注:"天年者,正命考終,非人壞之謂。"

〔2〕固　明抄本作"因"。

〔3〕大小 《靈樞》、《太素》均作"小大",據後言五臟形象均先小後大序例,似作"小大"爲是。

〔4〕高下 上下也。《玉篇·高部》:"高,上也。"

〔5〕府 此下《太素》有"者"字,律之上"五藏者"文例,疑本經脱。

〔6〕大小 《靈樞》、《太素》均作"小大"。

〔7〕長短 此二字《太素》在上句"大小"上。

〔8〕結直 曲直也。《廣雅·釋詁》:"結,曲也。"

〔9〕二十五變者 變,《靈樞》、《太素》均無。詳本卷第二"人有五藏,藏有五變"文義,本經是。楊上善注:"天地陰陽,四時八節,造化不同,用參五藏,何得一也? 五藏各有五別,五別之府,皆準五藏,亦有五別。故藏府別言,各有五別,五五二十五也。五藏既五,六府亦五,三焦一府,屬於膀胱,故唯有五。"

〔10〕各各 《太素》不疊。

〔11〕或善或惡,或吉或凶也 《靈樞》、《太素》"凶"下均有"請言其方"四字,無"也"字。楊上善注:"心小則安,此爲善也。易傷以憂,即爲惡也。心堅則藏安守固,此爲吉也。心脆則喜病消癉熱中,即爲凶也。如此藏府,隨義皆有善惡吉凶,請具陳也。"按楊注以心爲例,解善惡吉凶之義固是,然此實渾言五臟之形,有善惡之別,其爲病也,亦有吉凶之分。善猶好也。

心小則安,邪弗能傷[1],《太素》云:外邪不能傷[2]。易傷於憂[3];心大則憂弗[4]能傷,易傷於邪[5];《太素》亦作外邪[6]。心高則滿於肺中[7],悶而善忘[8],難開以言[9];心下則藏外,易傷於寒,易恐以言[10];心堅則藏安守固[11];心脆則善病消癉熱中[12];心端正則和利難傷[13];心偏傾則操持不一,無守司也[14]。楊上善曰:心小言神有[15]八變,後[16]四藏,但言藏變,不[17]言神變者,以神爲魂魄意志[18]之主,言其神變則四藏[19]皆可[20]知,故略而不言也[21]。

〔1〕心小則安,邪弗能傷 《太素》注:"藏小則神小,不敢自寬,故常安,邪不入也。"

〔2〕《太素》云:外邪不能傷 今《太素》仍作"邪不能傷",與本經同,據楊注文義,似亦無"外"字,故此校非是。

〔3〕易傷於憂　於，《靈樞》、《太素》、《千金》卷十三第一均作"以"，按於以古通。《禮記·祭義》："論父母於道。"《大戴禮·曾子大孝》於作"以"。《類經》卷四第二十八注："心小則怯，故必多憂。"

〔4〕弗　《靈樞》、《太素》、《千金》卷十三第一均作"不"。

〔5〕易傷於邪　《太素》注："藏大則神氣宣縱，故憂不能傷，邪入不安也。"《類經》卷四第二十八注："大則不固，故邪宜傷之。"此與上文"易傷於憂"相對，一則傷於內，一則傷於外也。

〔6〕《太素》亦作外邪　今《太素》亦同。

〔7〕心高則滿於肺中　《千金》卷十三第一云："高則實，實則熱，熱則滿肺中。"《靈樞發微》注："若心之高者，則心上之肺，當滿於肺中。"

〔8〕悶而善忘　悶《靈樞》作"悗"，《太素》作"急"。按急爲悗之俗體，悗與悶義通，醫經多混用。善，《太素》作"喜"按《內經》凡若此用"善"字處，《太素》多作"喜"字，疑避私諱改字。《靈樞發微》注："肺與心相著，乃多煩悶，而心竅不通，必爲健忘。"

〔9〕難開以言　《太素》注："以其神高，不受他言，故難開以言也。"《靈樞發微》注："難以善言開之也。"按難聞以言，即難以言開。開，開導、解釋也。《荀子·儒效》："教誨開導成王。"《易經·乾·文言》孔穎達疏："故特作文言以開釋之。"

〔10〕心下則藏外，易傷於寒，易恐以言　《太素》注："心下則在肺藏之外，神亦居外，故寒易傷也。亦以神下，故易恐以言也。"《類經》卷四第二十八注："下則陽氣抑而神必不揚。"按易恐以言，即易以言恐。

〔11〕心堅則藏安守固　《太素》注："藏堅則神守亦堅固，故其心藏安不病，其神守堅固。"《靈樞發微》注："若心之堅者，則藏安守固，凡外邪不能入，內憂不能恐。"

〔12〕心脆則善病消癉熱中　《太素》注："五藏柔脆，神亦柔脆。故藏柔脆人，血脉上行，轉而爲熱消肌膚，故病消癉熱中也。癉，音丹。熱中，胃中熱故也。"按癉，此當訓"熱"。如《太素·雜診》："癉成爲熱中。"楊上善注："癉，脾胃熱也。脾胃內熱，日久變爲消中。"《素問·奇病論》脾癉，王冰注："癉爲熱也。"又《史記·扁鵲倉公列傳》齊王太后病風癉、齊章武里曹山跗病肺消癉，皆爲熱也。熱中者，熱於內也。中，平聲。

〔13〕心端正則和利難傷　《太素》注："五藏端正，神亦端正也。神端正性亦和柔，故聲色芳味之利，難相傷也。"

〔14〕心偏傾則操持不一，無守司也 《太素》無"則"字，一作"壹"。一與壹通，專也。《説文·壹部》:壹，專壹也。"楊上善注:"心藏偏傾不一，神亦如之。故操持百端，竟無守司之恒。"操持，猶操守也。此言操守不專，神司不定也。

〔15〕有 此下今《太素》注有"此"字。

〔16〕後 此下今《太素》注有"之"字。

〔17〕不 此上今《太素》注有"皆"字。

〔18〕志 原脱，按此言"魂魄意志"者，肺脾肝腎之所藏也。若缺"志"；則無腎藏矣，故據今《太素》注補。

〔19〕藏 今《太素》注作"種"，疑誤。

〔20〕皆可 皆，原脱，據明抄本、今《太素》注補。可，今《太素》注無。

〔21〕楊上善曰……故略而不言也 而，今《太素》注無。凡此楊注諸文，原作大字正文。必係後人或宋臣增文誤混，今改作小字注文。

按:上言心有八變，言其體也，楊注言神有八變者，言其用也。八變中，堅者言其質，端正者言其位，二者爲正。正者，内無憂患之疾，外無邪傷之害，如是則臟和而安。餘六者爲異，異則災害至矣。餘臟準此。

肺小則安[1]，少飲[2]，不病喘喝[3]；肺大則多飲[4]，善病胸痺[5]逆氣；肺高則上氣喘息欬逆[6]；肺下則逼賁迫肝，善脇下痛[7]；肺堅則不病欬逆[8]上氣；肺脆則善病消癉易傷[9]；一云:易傷於熱，喘息鼻衄[10]。肺端正則和利難傷[11]；肺偏傾則病胸脇偏痛[12]。

〔1〕安 原脱，按心肝脾腎四臟，均言"小則安"，豈有肺可例外之理，必經文早脱，故諸書均無，今按四臟文例補。

〔2〕少飲 《太素》注:"肺小則少飲漿水。"

〔3〕喘喝 "喝"，原脱，原校云:"一作喘喝。"《靈樞》、《太素》、《明堂》、《千金》卷十七第一均同原校。據補，並删原校。楊上善注:"喝、喘聲。"喘喝，氣粗而促，喘息有聲也。又如《素問·生氣通天論》:"煩則喘喝。"王冰注:"喝謂大呵出聲也。"

〔4〕肺大則多飲 多飲，《太素》、《明堂》均無此二字。《千金》卷十

七第一云：“大則虛，虛則寒·喘鳴多飲。”此別具一説也。

〔5〕痹　此下《靈樞》、《太素》、《明堂》均有“喉痹”二字，《千金》卷十七第一亦同、唯無上“痹”字。疑本經脱“喉痹”二字。

〔6〕喘息欬逆　《靈樞》作“肩息欬”。《太素》、《明堂》均作“肩息欲欬”。楊上善注：“兩肩并動，故曰肩息。”又《千金》卷十七第一云：“高則實，實則熱，上氣肩急欬逆。”急疑爲“息”之誤。綜觀上文，似作“肩息”爲是，如《素問·通評虛實論》：“喘鳴肩息者，脉實大也。”肩息者，呼吸迫促，喘動兩肩也。

〔7〕肺下則逼賁迫肝，善脇下痛　逼，正抄本及正重抄本均作“若”，疑爲“居”之形近誤，《靈樞》、《太素》、《明堂》均作“居”。《千金》卷十七第一同本經。“肝”，原作“肺”，據嘉靖本、《太素》、《明堂》、《千金》改。楊上善注：“賁，當膈也，補昆反。氣來委屈，下迫於肝，致脇下痛，以肝居膈下故也。”又後文“肝高則上支賁”，楊上善注：“肝高上支於膈。”《靈樞·經筋》：“手太陰之筋……散貫賁。”楊上善注：“賁謂膈也。”是賁，此指膈。逼賁，迫近於賁。《爾雅·釋言》：“逼，迫也。”《小爾雅·廣詁》：“逼，近也。”

〔8〕逆　《靈樞》、《太素》、《明堂》、《千金》卷十七第一均無。

〔9〕傷　此下原有“也”字，據《靈樞》、《太素》及此後文例刪。

〔10〕易傷於熱，喘息鼻衄　《千金》卷十七第一與本文同。或別有所本。

〔11〕傷　此下《太素》、《明堂》均有“也”字。

〔12〕肺偏傾則病胸脇偏痛　病，《靈樞》無。脇，《靈樞》、《太素》、《千金》卷十七第一均無，義勝。痛下《靈樞》、《太素》均有“也”字。楊上善注：“偏傾者，隨偏所在，即偏處胸痛也。”

　　肝小則[1]安，無脇下之病；肝大則逼胃迫咽，迫咽則[2]善[3]一作苦。膈中[4]，且脇下痛；肝高則上支賁，加脇下急[5]，爲息賁[6]；肝下則逼[7]胃，脇下空，空[8]則易受邪；肝堅則藏安難傷[9]；肝脆則善病消癉易傷[10]；肝端正則和利難傷[11]；肝偏傾則脇下偏痛[12]。

〔1〕則　此下《靈樞》、《千金》卷十一第一均有“藏”字。後脾、腎二藏同，不復出。

〔2〕迫咽則 《千金》卷十一第一無此三字。

〔3〕善 《靈樞》作"苦",與原校同,並通。

〔4〕膈中 《太素》注:"胃居肝下,咽在肝傍,肝大下逼於胃,傍迫於咽,迫咽則咽膈不通飲食,故曰膈中也。"膈中,亦作"鬲中"。《靈樞·邪氣藏府病形》:"(脾脉)微急爲膈中,食飲入而還出。"《太素·五藏脉診》與本經卷四第二均作"鬲中"。又"《靈樞·四時氣》:"飲食不下,膈塞不通。"《太素·雜刺》與本經卷九第七"膈"均作"鬲"按鬲、膈、隔音同古通,經文多混用。按楊注"咽在肝傍"說,或渾指食管而言。詳本經卷二第七云:"咽門……至胃長一尺六寸。"在肝傍者,必其下端也。

〔5〕加脇下急 明抄本加下有"一作切"三字校文,嘉靖本正作"切"。《靈樞》作"切脇悗"。《太素》作"切脇急"。《千金》卷十一第一云:"高則實,實則肝熱,上支賁,加脇下急。"按加,施及也,如《吕氏春秋·孝行》:"光耀加於百姓。"高誘注:"加,施也。"切,迫近也。《廣韻·屑韻》:"切……近也,迫也。"是作"切",作"加",義得兩通。急,拘急也。《靈》作"悗",難通,疑係"急",誤作"悆",又作"悗"也。

〔6〕息賁 《太素》注:"支膈切脇既急,即喘息於賁,故曰息賁也。"《類經》卷四第二十八注:"爲息賁喘急也。"《靈樞識》:"《經筋篇》及《五十六難》,并以息賁爲肺病,此肝病及肺也。"按息賁之病,《內經》凡五見,均係膈上,楊注均以賁訓膈,或作肺之積爲解。《素問·陰陽別論》云:"二陽之病……其傳爲息賁。"王冰注:"大腸病甚,傳入於肺,爲喘息而上賁。"此解似較楊注義猶安。此言肝高支膈,上迫於肺,故爲喘息氣上奔也。賁與奔古通。《禮記·射義》:"賁軍之將。"《詩經·大雅·行葦》毛傳引、《孔子家語·觀鄉》賁均作"奔"。

〔7〕逼 《太素》作"安"。

〔8〕空 此前《靈樞》有"脇下"二字。

〔9〕傷 此下明抄本、《太素》均有"也"字。

〔10〕傷 明抄本作"傳",非是。此下明抄本及《太素》均有"也"字。

〔11〕傷 此下明抄本、《太素》均有"也"字。

〔12〕偏痛 偏,《靈樞》無。痛下《靈樞》、《太素》均有"也"字。

脾小則安,難傷於邪[1];脾大則善瑍䏚音停。而痛[2],不能疾行;脾高則䏚引季脇而痛[3];脾下則下加於大腸,下加於大腸則藏外[4],易受邪[5];脾堅則藏安難傷[6];脾脆則善病消癉易傷[7]；脾端正則和利難傷[8]；脾偏傾則瘈瘲善脹[9]。

〔1〕邪　此下明抄本、《靈樞》、《太素》均有“也”字。

〔2〕脾大則善腠䏚而痛　善，正抄本及正重抄本、《靈樞》均作“苦”。腠，正抄本及正重抄本、《靈樞》、《太素》均作“湊”。腠與湊通。《素問·氣穴論》“節湊”，《太素·氣穴》作“節腠”，又《靈樞·九鍼論》亦作“節腠”。楊上善注：“䏚，以沼反，胠空處也。脾大湊向空䏚而痛，大而不行，則湊胠空也。”按湊與趣通，《戰國策·燕策一》：“士爭湊燕。”《史記·燕昭公世家》湊作“趣”。趣，向也。䏚，當季脇下空軟處。《素問·玉機真藏論》：“䏚中清。”王冰注：“䏚者，季脇之下，俠脊兩傍空軟處也。”

〔3〕脾高則䏚引季脇而痛　引，明抄本無。《太素》注：“脾下則䏚緩，高則䏚牽季脇中痛也。”《千金》卷十五第一云：“高則實，實則熱，熱則季脇痛滿。”季脇，季肋也。《靈樞·骨度》：“腋以下至季脇長一尺二寸。”《太素·骨度》注：“季肋曰季脇。”《靈樞集註》張志聰注：“季，小也。季脇，脇下盡處，短小之肋，是爲季脇。”

〔4〕下加於大腸則藏外　下，《太素》無。外，《靈樞》無，上文與下文連讀。楊上善注：“脾下即是大腸，故脾下加，出於脾藏之外，故喜受邪。”《千金》卷十五第一云：“下則虛，虛則危，危則寒，寒則身重，不能行步。”與本文迥異，或別有所本。

〔5〕易受邪　《靈樞》作“苦受邪”。

〔6〕傷　此下明抄本、《太素》均有“也”字。

〔7〕傷　此下明抄本、《太素》均有“也”字。

〔8〕瘈瘲善脹　《靈樞》作“善滿善脹也”。《太素》作“喜痺喜脹”。《千金》卷十五第一云：“偏痛好脹。”按瘈與瘲、瘈、痺、瘈等均通。《集韻·霽韻》：“瘲、瘲、瘈，《博雅》：瘈瘲，病也。或作瘈瘲。”又《集韻·祭韻》：“瘈，亦作瘈。”《靈樞·熱病》：“目瘈脉痛。”《太素·熱病説》作“目痺脉”。《説文·手部》：“瘲，引縱曰瘲。”段玉裁注：“引縱者，謂宜遠而引之使近，宜近而縱之使遠，皆爲牽掣也。”又如《病源·癇候》：其發之狀，“或手足掣縱”。此皆指筋脉抽搐也。楊上善注：“痺，充曳反，牽縱也。脾偏形近一箱，動而多痺。又氣聚爲脹也。”又按本文《靈樞》有脹滿而無瘈瘲，理固可通，然脾病而瘈瘲者，亦不乏其例。如《素問·藏氣法時論》脾病者：“善瘈，脚下痛。”《靈樞·邪氣藏府病形》：“脾脉急甚爲瘈瘲。”故義得並存。

腎小則安，難傷[1]；腎大則一本云：耳聾或鳴，汁出[2]。善病腰痛,不可以俛仰,易傷於[3]邪[4];腎高則善病[5]背膂[6]痛,不可以俛[7]仰;一云背急緩,耳膿血出,或生肉塞[8]。腎下則腰尻[9]痛,不可以[10]俛仰,爲狐疝[11],腎堅則不病腰[12]痛;腎脆則善病消癉易傷[13];腎端正則和利難傷[14];腎偏傾則善腰尻痛[15]。凡此二十五變者,人之所以善常病也[16]。

〔1〕難傷 傷下明抄本、《太素》均有"也"字。律以上脾小文,疑此下脱"於邪"二字,"難傷於邪"與下文"易傷於邪"爲對文,於義爲順。

〔2〕一本云:耳聾或鳴,汁出 《千金》卷十九第一云:"大則虛,虛則腎寒,耳聾或鳴,汗出。"明抄本"汁"亦作"汗"。此或别有所本。

〔3〕於 《靈樞》、《太素》、《千金》卷十九第一均作"以",義同。

〔4〕邪 此下明抄本、《太素》均有"也"字。

〔5〕病 《靈樞》、《太素》均無。

〔6〕膂 此下明抄本有"音旅"二小字音注。

〔7〕俛 此下明抄本有"音免"二小字音注。

〔8〕一云:背急緩,耳膿血出,或生肉塞 《千金》卷十九第一云:"高則實,實則腎熱,背急緩痛,耳膿血出,或生肉塞耳。"與此校小異,或别有所本。

〔9〕尻 原誤作"凥",據正統本、存存軒本、《靈樞》、《太素》改。明抄本、四庫本作"尻",非是。尻,尾骶骨也。《靈樞·經筋》足少陽之筋,"結於尻"。張介賓注:"尾骶骨曰尻。"《儀禮·少牢饋食禮》:"腊兩髀屬於尻。"賈公彦疏:"言髀屬於尻,尻在中,謂髀與尻相連屬。"亦言尻在髀之中,即尾骶骨也。

〔10〕以 原脱,據《靈樞》、《太素》、《千金》卷十九第一及此前文例補。

〔11〕狐疝 《太素》注:"疝有多種,此爲狐疝,謂狐夜時不得小便,少腹處痛,日出方得,人亦如此,因名狐疝也。"又《素問·四時刺逆從論》:"(厥陰)滑則病狐疝風。"《太素》注與前注義同,又曰:"一曰孤疝,謂三焦孤府爲疝,故曰孤疝也。"《傷寒直格·經絡病證》:"狐疝,言狐者,疝氣之變化,隱見往來不可測,如狐也。"《類經》卷十七第七十注:"孤之晝伏夜出,陰獸也。疝在厥陰,其出入上下不常,與狐同類,故曰狐疝風。"《類證治裁·疝氣》:"肝所生病爲狐疝,言臥則入腹,立則入囊。"按楊注不知何

據，今從後説。

〔12〕腰 此下《靈樞》、《太素》均有"背"字。

〔13〕易傷 明抄本作"易傳也"。《太素》無此二字。

〔14〕傷 此下明抄本、《太素》均有"也"字。

〔15〕痛 此上有"而"字，《太素》、《千金》卷十九第一均有"偏"字。此下《靈樞》有"也"字。

〔16〕人之所以善常病也 以，明抄本無。也，明抄本、《靈樞》均無。《太素》注："人之五藏，受之天分，有此二十五變者，不由人之失養之愆，故雖不離屏蔽，常喜有前病也。"

按：此前言五臟脆者，皆善病消癉。又本經卷四第二上，言五臟脉微小者，皆爲消癉。是言臟之脆及臟脉之微小者，皆爲五臟之氣質柔弱也。五臟之氣質柔弱，則善病消癉。本經卷十一第六云："五藏皆柔弱者，善病消癉。"此之謂也。五臟之所以皆同此病者，義本乎是。消癉之病，詳見本經卷十一第六。

曰：何以知其然[1]？曰：赤色小理者[2]心小，粗理者心大。無髑骬[3]者心高，髑骬小短舉[4]者心下，髑骬長者心堅，髑骬弱小以薄[5]者心脆，髑骬直下不舉者心端正，髑骬倚[6]一作面[7]。一方者心偏傾[8]。

〔1〕然 此下《靈樞》、《太素》均有"也"字。不若本經文安。

〔2〕赤色小理者 《太素》注："理者，肉之文理。"《靈樞集註》張志聰注："大肉䐃脂，五藏之所生也，故候肉理之粗細，即知藏形之大小。"《靈樞識》："簡案：赤色二字，該下文粗理者、無髑骬者而言。次節白色、青色并同。"

〔3〕髑骬 骬下明抄本有"音予"二小字音注。髑骬，蔽心骨也。詳見本卷第三注。

〔4〕小短舉 此言髑骬短小而高起也。舉，起也。

〔5〕弱小以薄 小，《太素》、《千金》卷十三第一均無，疑衍。以與而通。

〔6〕倚 原脱，據明抄本、《靈樞》、《太素》補。倚，偏倚也。

〔7〕面 《千金》卷十三第一作"向"，疑面爲"向"之誤。此下明抄本有"上曷，上于"四小字音注。

〔8〕傾　此下《靈樞》、《太素》均有"也"字。

白色小理者肺小,粗理者肺大。巨肩反一作大。膺陷喉者肺高[1],合腋張脇[2]者肺下,好肩背厚[3]者肺堅,肩背薄者肺脆,背膺厚[4]者肺端正,膺偏竦[5]一作欹。者肺偏傾[6]。

〔1〕巨肩反膺陷喉者肺高　反,正抄本及正重抄本均作"大",與原校同,亦通。《太素》注:"大肩,胸膺反出,喉骨陷入,肺必高上。"《類經》卷四第二十八注:"胸前兩傍爲膺,胸突而向外者,是爲反膺。肩高胸突,其喉必縮,是爲陷喉。"

〔2〕合腋張脇　腋,《太素》、《明堂》均作"掖"。按腋與掖通。《史記·司馬相如列傳》:"洞胸達腋。"《漢書·司馬相如傳》腋作"掖"。《類經》卷四第二十八注:"合腋張脇者,腋斂脇開也。"

〔3〕好肩背厚　按肩背厚與下文肩背薄爲對文,一言肺堅,一言肺脆。故疑"好"字衍,或係後人沾注誤入正文。

〔4〕背膺厚　明抄本作"好背膺厚"。《太素》作"好肩膺"。《明堂》、《千金》卷十七第一均作"肩膺好"。《靈樞》與本經同,一仍其舊。

〔5〕膺偏竦　明抄本作"膺偏疎"。《靈樞》作"脇偏疎",《類經》卷四第二十八注:"脇偏疎者,脇骨欹斜而不密也。"《太素》、《明堂》均作"脇偏竦"。《千金》卷十七第一作"膺偏欹",與原校同。按竦,聳立、高聳也。《文選·張衡·西京賦》:"通天訬以竦峙。"李善注引薛綜曰:"竦,立也。"玄應《一切經音義》卷二十三:"竦肩,古文竦𢝰二形,今作聳同。"按"偏竦"與後文肝、脾言"偏舉"之義亦同,舉亦高起之義。疎,疏之俗體,疑非是。又《千金》卷十七第一作"膺偏欹",與原校同,義亦通。今從本經。

〔6〕傾　此下《靈樞》、《太素》均有"也"字。

青色小理者肝小,粗理者肝大。廣胸反骹[1]者肝高,合脇脆骹[2]者肝下,胸脇好[3]者肝堅,脇骨弱者肝脆,膺脇腹好相得[4]者肝端正,脇骨偏舉[5]者肝偏傾[6]。

〔1〕廣胸反骹　《太素》注:"骹,足脛也。反,前曲出也。"《類經》卷四第二十八注:"脛骨近足之細處曰骹。今詳此反骹兔骹以候肝,似以脇下之骨爲骹也。反骹者,脇骨高而張也。"《靈樞集註》張志聰注:"骹者,胸脇交分之扁骨內膈。"按楊注本於《説文》然與肝之外候,義難合,二張之解,難爲據。詳此下候肝者,多指胸脇。另有"骹"字,爲脇骨也。《詩·小

雅·車攻》："徒御不驚，大庖不盈。"毛亨傳："射左髀達於右髃爲下殺。"
孔穎達正義："射左股髀而達過於右脇髃爲下殺。"《集韻·小韻》："髃，脇
骨，或作臕。"《說文通訓定聲·小部》："臕……《詩·車攻》傳：自左臕而
射之。"字亦作髃、作骼，見釋文。字亦作胁，《素問·玉機真藏論》注："胁
者，重脇之下，俠脊兩傍空軟處也。"按骹與髃疊韻，故疑骹爲髃之假。此
言寬胸而脇外反者，肝居高位也。

〔2〕合脇脆骹　"脆"，《靈樞》作"兔"，《太素》作"菟"。按菟與兔
同。《楚辭·天問》："而顧菟在腹。"王逸注："菟，一作兔。"《類經》卷四第
二十八注："兔骹者，脇骨低合如兔也。"按此說疑係臆斷。《千金》卷十一
第一作"危"，校云："一作兔。"作"危"者，脆之壞文也。本經作"脆"，義可
通，脆，弱也。然猶疑作"兔"者，或爲俛之壞文"免"，又誤爲"兔"。俛，低
下也，與上文"合脇"之義可互應。義通。骹義見前注。

〔3〕胸脇好　《千金》卷十一第一作"脇堅骨"，當係"脇骨堅"之誤。
脇骨堅與下脇骨弱爲對文，於義爲勝。

〔4〕膺脇腹好相得　脇，《靈樞》、《太素》均無。好，《太素》疊，非是。
《千金》卷十一第一作"脇腹好相"。此言膺脇腹皆善美而相稱也。相得，
相稱也。《禮記·王制》："地邑民居，必參相得也。"孫希旦集解："必皆
相稱。"

〔5〕脇骨偏舉　脇骨偏在一側而高起也。

〔6〕傾　此下《靈樞》、《太素》均有"也"字。

　　黃色小理者脾小，粗理者脾大。揭唇[1]者脾高，唇下
縱[2]者脾下，唇堅者脾堅，唇大而不堅者脾脆，唇上下好[3]者
脾端正，唇偏舉者脾偏傾[4]。

〔1〕揭唇　揭下《千金》卷十五第一有"聳"字，此增文釋義也。唇下
明抄本有"口"字，此下均只言唇不言口，故口字爲衍。《太素》注："揭，舉
也。"揭唇，亦稱唇揭，如《素問·五藏生成》："多食酸則肉胝䐜而唇揭。"
義同。《類經》卷四第二十八注："脾氣通於口，其榮在唇，故脾之善惡，驗
於唇而可知也。"

〔2〕唇下縱　唇下垂。下縱，弛緩下垂也。

〔3〕唇上下好　上下唇均善美，不大不小，不揭不縱，不偏舉也。

〔4〕偏傾　傾下《靈樞》、《太素》均有"也"字。《千金》卷十五第一作
"偏痛好脹"，是亦釋之之義。

黑色小理者腎小,粗理者腎大。耳高[1]者腎高,耳後陷者腎下,耳堅者腎堅,耳薄不堅[2]者腎脆,耳好前居牙車[3]者腎端正,耳偏高[4]者腎偏傾[5]。

凡此諸變者[6],持則安,減則病也[7]。

〔1〕耳高 《靈樞》、《太素》均作"高耳",律諸文例,本經是。

〔2〕不堅 《千金》卷十九第一無此二字。

〔3〕耳好前居牙車 牙車,即頰車,亦曰輔車。《釋名·釋形體》:"頤,養也。動於下,止於上,上下咀物以養人也。或曰輔車,言其骨强所以輔持口也。或曰牙車,牙所載也。或曰頷車,頷,含也,口含物之車也。或曰頰車,亦所以載物。"又《靈樞·五色》:"循牙車以下者股也。"張介賓注:"牙車,牙床也。"此言兩耳善美,其前際與牙車相直。居與倨通,直也。《禮記·樂記》:"倨中矩。"《史記·樂記》倨作"居"。

〔4〕耳偏高 《太素》注:"一箱獨高爲偏。"

〔5〕偏傾 傾下《靈樞》有"也"字。《千金》卷十九第一作"偏欹"。

〔6〕凡此諸變者 即前言二十五變。

〔7〕持則安,減則病也 《太素》注:"凡此二十五變,過分以爲不善,減則以爲不病,持平安和,以爲大則也。"《類經》卷四第二十八注"凡以上諸變,使能因其偏而善爲持守,則可獲安,若少有損減,則不免於病矣。"

曰:願聞人之有不可[1]病者,至盡天壽,雖有深憂大恐[2],怵惕之志[3],猶弗能感[4]也,大寒甚熱[5],弗能傷也,其有不離屏蔽[6]室內,又無怵惕之恐[7],然不免於病者,何也[8]?曰:五藏六府,邪之舍也[9]。五藏皆小者,少病[10],善焦心,大愁憂[11];五藏皆大者,緩於事[12],難使以[13]憂;五藏皆高者,好高舉措[14];五藏皆下者,好出人下[15];五藏皆堅者,無病[16],五藏皆脆者,不離於病;五藏皆端正者,和利得人心[17];五藏皆偏傾者,邪心善盜,不可爲人平[18],反復言語也[19]。

〔1〕不可 猶不能也。

〔2〕深憂大恐 猶大憂大恐,深與大,互文也。

〔3〕怵惕之志 猶怵惕之情,情之所動爲志,非腎藏志之志。《左

傳・昭公二十五年》："以制六志。"孔穎達正義："情動爲志。"怵惕,義見
本卷第一注。

〔4〕弗能感 與後文"弗能傷"爲互文。感亦傷也。《廣雅・釋詁
二》："感,傷也。"《集韻・陽韻》："傷,通作傷。"

〔5〕大寒甚熱 猶大寒大熱。大與甚,互文也。《靈樞》、《太素》作
"甚寒大熱",義同。

〔6〕屏蔽 猶屏障,蔽,障也。《史記・蘇秦列傳》："然則韓、魏、趙之
南蔽也。"《玉篇・艸部》："蔽,障也。"

〔7〕又無怵惕之恐 此與上"雖有……怵惕之志"相應爲文,故疑
"恐"爲"志"之誤。且"怵惕",驚動也,此言"怵惕之恐",似義亦欠安。

〔8〕也 此下明抄本有"怵,音出,又屈。惕,音踢"八小字音注。

〔9〕五藏六府,邪之舍也 《太素》注:"五藏六府堅、端正者,和利得
人,則道之宅也。藏府脆而偏傾,則邪氣舍也。爲道之宅,則其性和柔,神
明聰利,人之受附也。爲邪之舍,不離病也。心奸邪也,喜爲盜也,乖公正
也,言不恒也。是知二十五變,雖得之於天,調養得中,縱內外邪侵,不爲
病也。乖和失理,雖不離屏蔽,終爲病也。前言一藏各有五病,未極理也。
今言一變具有五藏,方得盡理,故請言故也。"

〔10〕少病 下言善焦心,大愁憂,此言少病者何? 據前文言諸臟小
則安,難傷於邪之義,少病者,少傷於外邪之病。

〔11〕善焦心,大愁憂 焦,《靈樞》、《太素》均作"燋"。焦與燋通。
《韓詩外傳》二:"乾喉焦唇。"《說苑・建本》焦作燋。焦,煩躁也。如《史
記・夏本紀》:"乃勞身焦思。"《文選・阮籍・詠懷詩》:"誰知我心焦。"
大,原作"人",據明抄本、正抄本、《靈樞》改,《太素》無。楊上善注:"夫五
神以依藏,故前言心藏之變,神亦隨之。次說四藏之變,不言神變。今總
論五藏,初有四變,唯言於神,次有二變,但說於藏,次有二變,復但言神
也。心藏形小,外邪難入,故少病。神亦隨小,故不自申,焦心愁憂也。"

〔12〕緩於事 緩者,寬緩、緩和也。此言臟大者,於事能寬緩不憂,
非若臟小者之焦心愁憂也。

〔13〕以 明抄本、《太素》均無。

〔14〕好高舉措 猶舉措好高。舉措者,舉止行動也。如《漢書・宣
帝紀》:"舉措曲直得其所。"

〔15〕好出人下 《太素》注:"意志卑弱。"按此與上"好高舉措"爲

對文。

〔16〕病　此下明抄本有"也"字。

〔17〕和利得人心　心，《太素》無。楊上善注："和謂神性安和，利謂薄於名利，並爲人所附也。"按楊注釋利非是。和利，同義複詞。利亦和也。《廣雅·釋詁》："利，和也。"和者，不剛不柔，可適人意，故得人心。《周禮·天官·大司農》："中和祇庸孝友。"鄭玄注："和，剛柔適也。"《廣韻·戈韻》："和，《爾雅》云：笙之小者謂之和。和，順也，諧也。不堅不柔也。"

〔18〕不可爲人平　可下《靈樞》、《太素》均有"以"字。平，原作"卒"，存存軒本、《靈樞》、《太素》均作"平"。《靈樞識》："《甲乙》苦燋作善焦，人平作人卒。卒字接句下。……簡案：平作卒爲是。"正抄本作"率"。按丹波氏從"卒"字連下句，固可成文，然上句則義不通矣。"不可爲人平"，與上"和利得人心"正爲對文，若是則文安義順，故據改。作率者，形近誤也。不可爲人平者，不能與人平和相處。爲，猶與也。《經傳釋詞》卷二："爲，猶與也。《管子·戒篇》曰：自妾之身之不爲人接待也。尹知章注曰：爲，猶與也。"

〔19〕反復言語也　復，《靈樞》、《太素》均作"覆"，復與覆通。《易經·乾》："反復道也。"釋文："復，本一作覆。"也下明抄本有"《太素》卒作平"七字校文。此言其言語反覆無常也。

曰：願聞六府之應[1]。曰：肺合大腸，大腸者，皮其應也[2]。《素問》曰：肺之合皮也，其榮毛也[3]，其主心也[4]。下章言腎之應毫毛，於義爲錯[5]。

心合小腸，小腸者，脉其應也。《素問》曰：心之合脉也，其榮色也[6]，其主腎也。其義相順[7]。

肝合膽，膽者，筋其應也。《素問》曰：肝之合筋也，其榮爪也[8]，其主肺也。其義相順[9]。

脾合胃，胃者，肉其應也。《素問》曰：脾之合肉也，其榮脣也[10]，其主肝也。其義相順[11]。

腎合三焦膀胱[12]，三焦膀胱者，腠理毫毛其應也[13]。《九卷》又曰：腎合骨。《素問》曰：腎之合骨也，其榮髮也[14]，其主脾也。其義相同[15]。

〔1〕應 《太素》注：“五藏應候，已説於前，六府之候，闕而未論，故次問之。……應，候也。”按此前後盡言五臟六腑與體部之通應者及病之所候，通謂之應。又《靈樞·五變》論風厥、消癉、寒熱及痺等之候，亦在皮膚、腠理、肌肉、骨骼等部。是則應與候，亦互見其義也。

〔2〕大腸者，皮其應也 也，《靈樞》無。後心、肝、脾、腎四臟同此例。《類經》卷四第二十八注：“肺本合皮，而大腸亦應之；心本合脉，而小腸亦應之；膽胃皆然。故表裏之氣相同也。”

〔3〕肺之合皮也，其榮毛也 《素問》王冰注：“金氣堅定，皮象亦然，肺藏應金，故合皮也。”《類經》卷三第八注：“肺屬金，皮得金之堅，故合於皮。毛得皮之養，故榮於毛。”按《素問·陰陽應象大論》云：“辛生肺，肺生皮毛。……在體爲皮毛，在藏爲肺。”所謂生者，生養之也。此肺合皮榮毛之義。又《素問·六節藏象論》云：“（肺）其華在毛。”是榮與華，義亦同也。又按渾言毛者，鬚髮亦是，此五臟之榮，言毛、髮、毫毛者，是析言之。故此言毛者，皮間汗毛也。

〔4〕其主心也 此含五行剋制之義，蓋心屬火，肺屬金。火剋金者，肺受制於心，故心爲肺之主。餘臟同此例。

〔5〕下章言腎之應毫毛，於義爲錯 原作大字正文。此本後人注語，仿本卷第一第二等篇文例，改作小字注文。

〔6〕心之合脉也，其榮色也 脉，原作“肺”，據正抄本及正重抄本、《素問》改。王冰注：“火氣動躁，脉類齊同。心藏應火，故合脉也。火炎上而色赤，故榮美於面而赤色。”新校正云：“詳王以赤色爲面榮美，未通。大抵發見於面之色，皆心之榮也。豈專爲赤哉。”按新校正説甚是，《素問·六節藏象論》云：“（心）其華在面。”義同本文。又《説文·色部》：“色，顏氣也。”段玉裁注：“顏者，兩眉之閒也。心達於氣，氣達於眉閒，是之謂色。”與本文義亦合。《類經》卷三第八注：“心生血，血行脉中，故合於脉。血華在貌，故榮於色。”又《素問·陰陽應象大論》云：“苦生心，心生血。……在體爲脉，在藏爲心。”此亦心合脉之義。

〔7〕其義相順 順下明抄本有“也”字。此四字原作大字。原係注文，仿前例改作小字注文。

〔8〕肝之合筋也，其榮爪也 《素問》王冰注：“木性曲直，筋體亦然。肝藏應木，故合筋也。爪者，筋之餘，故外榮也。”按《素問·陰陽應象大論》云：“酸生肝，肝生筋。……在體爲筋，在藏爲肝。”又《六節藏象論》

云:"(肝)其華在爪。"此肝之所以合筋榮爪之義。

〔9〕其義相順　順下明抄本有"也"字。此四字原作大字。原係注文,仿前例改作小字注文。

〔10〕脾之合肉也,其榮脣也　《素問》王冰注:"土性柔厚,肉體亦然。脾藏應土,故合肉也。口爲脾之官,故榮於脣。"按《素問·陰陽應象大論》云:"甘生脾,脾生肉。……在體爲肉,在藏爲脾。"又《六節藏象論》云:"(脾)其華在脣四白。"此脾之所以合肉榮脣之義。

〔11〕其義相順　順下明抄本有"也"字。此四字原作大字。原係注文,仿前例改作小字注文。

〔12〕腎合三焦膀胱　《靈樞發微》注:"腎合三焦者,左腎合膀胱,右腎合三焦也。"此本《難經》之義,《難經·三十六難》云:"腎兩者,非皆腎也。其左者爲腎,右者爲命門。命門者,諸神精之所舍,原氣之所繫也。"《六十六難》云:"三焦者,原氣之別使也。"然《內經》無此説,故馬注難合本文。《類經》卷四第二十八注,以《靈樞·本輸》"少陽屬腎,腎上連肺,故將兩藏"爲據,解"少陽"爲三焦,"兩藏"爲三焦膀胱。然本經"少陽"作"少陰",義且順,故張注亦難憑。詳《靈樞·本輸》云:"三焦者,中瀆之府也,水道出焉,屬膀胱,是孤之府也。"《靈樞·營衛生會》云:"下焦者,別迴腸,注於膀胱而滲入焉。"又《素問·靈蘭秘典論》云:"三焦者,決瀆之官,水道出焉。膀胱者,州都之官,津液藏焉。"是三焦與膀胱,不僅在功能上,歸於一係,且在結構上,亦互相連屬。而腎爲水臟,三焦與膀胱則爲水腑,故得一臟兼合二腑。又三焦既稱孤府,是無專臟配合,此當屬五臟與六腑之十一脉體係,故三焦亦兼於腎也。

〔13〕腠理毫毛其應也　《類經》卷四第二十八注:"惟是腎本合骨,而此云三焦膀胱者,腠理毫毛其應何也?如《五癃津液別篇》曰:三焦出氣,以溫肌肉充皮毛,此其所以應腠理毫毛也。"腠理,膚腠之文理也。《素問·舉痛論》:"寒則腠理閉。"王冰注:"腠謂津液滲泄之所,理謂文理逢會之中。"《金匱》卷上第一云:"腠者,是三焦通會元真之處,爲血氣所注。理者,是皮膚藏府之文理也。"《玉篇·肉部》:"腠,膚理也。"毫毛者,經文曾多次言及,如《素問·玉機真藏論》:"今風寒客於人,洒淅起於毫毛。"《調經論》云:"邪客於形,洒淅起於毫毛。"《刺要論》云:"病有在毫毛腠理者。"《靈樞·五變》云:"百疾之始期也,必生於風雨寒暑,循毫毛而入腠理。"《邪客》云:"地有草蓂,人有毫毛。"《刺節真邪》云:"虛邪之中人也,

洒淅動形,起毫毛而發腠理。"以上諸言毫毛者,顯係被於膚表而内與腠理相連之毫毛也。《靈樞·陰陽二十五人》云:"足太陽之上,血氣盛則美眉,眉有毫毛。"張志聰注:"毫毛者,眉中之長毛。"又《五音五味》論婦人無鬚時,言衝任之脉絡口脣,血獨盛則澹滲皮膚生毫毛,婦人以數脱血,衝任之脉不榮口脣,故鬚不生。是鬚亦得爲毫毛。又《素問·六節藏象論》云:"(腎)其華在髮。"此不言髮,而言毫毛者,當是言毫毛而髮亦在其中也。綜上所論,是眉、鬚、髮,亦得爲毫毛。然則毫毛者,統人體諸毛之謂也。詳三焦之氣,通會腠理,膀胱足太陽爲諸陽主氣,統一身之表,故此不言髮而言毫毛者,義或屬此。

〔14〕腎之合骨也,其榮髮也 《素問》王冰注:"水性流濕,精氣亦然,骨通精髓,故合骨也。腦爲髓海,腎氣主之,故外榮髮也。"《類經》卷三第八注:"腎屬水,腎藏精,骨藏髓,精髓同類,故腎合骨。髮爲精血之餘,精髓充滿,其髮必榮,故榮在髮。"按《素問·陰陽應象大論》云:"鹹生腎,腎生骨髓。……在體爲骨,在藏爲腎。"《素問·六節藏象論》云:"(腎)其華在髮。"此腎之所以合骨榮髮之義。

〔15〕其義相同 明抄本作"義略同也"。此四字原作大字。此本後人注語,仿前例,改作小字注文。

曰:應之奈何? 曰:肺應皮,皮厚者大腸厚[1],皮薄者大腸薄,皮緩腹裹[2]大者大腸緩[3]而長,皮急者大腸急而短[4],皮滑者大腸直,皮肉不相離[5]者大腸結[6]。

〔1〕肺應皮,皮厚者大腸厚 《太素》注:"肺以皮爲候,肺合大腸,故以其皮候大腸也。"按此下餘臟之應,亦同此例。

〔2〕腹裹 裹,原作"裹",《太素》作"果"。《千金》卷十八第一作"裹",據改。裹,囊也。《吕氏春秋·本生》:"無不裹也。"高誘注:"裹,猶囊也。"腹若皮囊,故曰腹囊。

〔3〕緩 《靈樞》《太素》均作"大",非是。此大腸緩與皮緩相應,猶下文大腸急與皮急相應也。

〔4〕皮急者大腸急而短 原作"皮急而短",義不屬,據《靈樞》、《太素》、《千金》卷十八第一補"者大腸急"四字。

〔5〕皮肉不相離 《類經》卷四第二十八注:"不相離者,堅實之謂。"《靈樞校釋》:"離,附麗。不相離,即不相附麗,如皮皺脱屑。"按皮肉不相離,與上文皮滑相對爲文,當以張注爲是。皮肉不相離者,皮肉不分也。

離,分也。《方言》卷六:"參,蠡,分也。……秦晉曰離。"《廣雅·釋詁》:"離,分也。"皮肉不分者,堅實滯著而不滑利也。

〔6〕結 《太素》注:"結,紆屈多。"按此言大腸結與上大腸直爲對文。《廣雅·釋詁一》:"結,曲也。"

心應脉,皮厚者脉厚,脉厚者小腸厚[1],皮薄者脉薄,脉薄者小腸薄,皮緩者脉緩,脉緩者小腸大而長[2],皮薄而脉沖小[3]者小腸小而短[4],諸陽經脉皆多紆屈者小腸結[5]。

〔1〕皮厚者脉厚,脉厚者小腸厚 《太素》注:"心合於脉,脉在皮中,故得以皮候脉,脉候小腸也。"《類經》卷四第二十八注:"心與小腸爲表裏,心應脉,故小腸府狀,亦可因脉而知也。然脉行皮肉之中,何以知其厚薄,但察其皮肉,即可知也。"

〔2〕小腸大而長 據大腸腑例及諸腑外候緩者腑亦緩文例,本文當作"小腸緩而長"。又按餘腑皆言厚薄緩急直結六況,而此言緩不言急者,必有奪文。據文例此下似當有"皮急者脉急,脉急者小腸急而短"十三字。

〔3〕沖小 《太素》注:"沖,虛也。脉虛小也。"《淮南子·原道訓》:"沖而徐盈。"高誘注:"沖,虛也。"

〔4〕小腸小而短 據文例此當言"小腸直",與此下"小腸結"爲對文。疑"小而短"三字,原係言小腸"急而短",誤"急"爲"小",復竄於此。

〔5〕諸陽脉皆多紆屈者小腸結 《太素》注:"諸陽脉,六陽經也。小腸之脉,太陽也。太陽與諸陽爲長,故諸陽經紆屈多者,則知小腸亦紆屈也。紆屈即名爲結也。陽經在於膚不見,候其陽絡,即經可知矣。"紆屈,猶紆曲。屈與曲通,紆,亦曲也。《史記·扁鵲倉公列傳》:"紆曲屈伸。"

脾應肉[1],肉䐃堅大者胃厚[2],肉䐃[3]麼[4]者胃薄,肉䐃小而麼者胃不堅,肉䐃不稱其身[5]者胃下,胃[6]下者下脘約不利[7],《太素》作下脘未約[8]。肉䐃不堅者胃緩,肉䐃無小裹絫[9]標緊[10]一本作無小裹累[11]。者胃急,肉䐃多小[12]裹絫一本亦作累字。者胃結。胃結者,上[13]脘約不利[14]。

〔1〕肉 此下《千金》卷十六第一有"䐃"字。

〔2〕肉䐃堅大者胃厚 肉䐃亦稱䐃肉,如本經卷十第二上:"䐃肉不堅而無分理。"䐃,隆起之大塊肌肉也。《太素》注:"脾以合胃,故以肉䐃候於胃也。"

〔3〕䐃　此下明抄本有"音窘，又郡"四小字音注。

〔4〕麼　麼同"麽"。《廣雅·釋詁二》："麼，小也。"王念孫疏證："《衆經音義》卷七引《三倉》云：麼，微也。《列子·湯問篇》：江淮之間有麼蟲。張湛注云：麼，細也。……《字鑑·果韻》：麼，《說文》：細也。俗作麼。"

〔5〕肉䐃不稱其身　《太素》注："謂䐃顆累與身大小不相稱也。"

〔6〕胃　《太素》無。

〔7〕下脘約不利　下，原作"小"，據正抄本、正重抄本、《靈樞》、《太素》改。明抄本作"小脘不約"。《千金》卷十六第一作"脘約"。"脘"，《靈樞》、《太素》均作"管"，按脘與管，醫經通用。楊上善注："胃下逼於下管，故便溲不利。"按約者束也，束則不利。胃之下脘約者，飲食下輸不暢也。楊注言便溲不利，義恐未安。

〔8〕下脘未約　今《太素》作"下管約不利"。

〔9〕肉䐃無小裹累　正抄本及正重抄本均作"肉無裹累"。"裹累"，明抄本作"果累"。《靈樞》作"裹累"，"裹"，當係"裹"之誤。《太素》、《千金》卷十六第一均作"果累"。累同累。《說文·厽部》累，段玉裁注："累之隸變作累。"累當爲累之變體。楊上善注："果音顆，謂肉䐃無小顆段連累。"按果累即果蓏，累與蓏音轉義同。果蓏者，括樓也。《詩經·豳風·東山》："果蓏之實。"毛亨傳："果蓏，括樓也。"此以物象形也，楊注恐非是。

〔10〕標緊　《靈樞》、《太素》均無此二字。《千金》卷十六第一同本經。按標與剽古通，堅也。《莊子·庚桑楚》："有長而無乎本剽。"陸德明釋文："剽，本亦作標。"《管子·地員》："剽怘橐土。"房玄齡注："剽，堅也。"此二字疑是裹累之注文，然《千金》並具者，存亦久矣，今仍依其舊。

〔11〕裹累　與裹累同。見前注〔9〕。

〔12〕小　正抄本及正重抄本均無。

〔13〕上　此上《太素》、《千金》卷十六第一均有"胃"字。

〔14〕利　此下《靈樞》有"也"字。

　　肝應筋[1]，爪厚色黃者膽厚[2]，爪薄色紅[3]者膽薄，爪堅色青[4]者膽急，爪濡[5]色赤[6]者膽緩，爪直色白[7]無約[8]者膽直，爪惡色黑[9]多文[10]者膽結[11]。

〔1〕筋　正抄本及正重抄本、《靈樞》、《太素》均作"爪"。《千金》卷十二第一同本文。

〔2〕爪厚色黄者膽厚　色黄,《太素》無此二字。楊上善注:"肝以合膽,膽以應筋。爪爲筋餘,故以爪候膽也。"

〔3〕色紅　《太素》無此二字。

〔4〕色青　《太素》無此二字。

〔5〕濡　《千金》卷十二第一作"耎"。按濡與耎通,軟也。《集韻·獮韻》:"報頓軟需濡,柔也。或从耎、从欠,亦作需濡,通作耎。"

〔6〕色赤　《太素》無此二字。

〔7〕直色白　《太素》無此三字。

〔8〕約　《太素》作"弱",楊上注强弱義,非是。按弱爲約之假。《書經·禹貢》:"導弱水。"陸德明釋文:"弱,本或作溺。"《淮南子·原道訓》:"淖溺流遁。"《文子·道原》溺作約。約,紋也。此言無約,與下"多文"爲對文。

〔9〕黑　《太素》無。

〔10〕多文　明抄本、《靈樞》均作"多紋",文與紋通。《太素》、《千金》卷十二第一均作"多敗"。按多文與上"無約"爲對文,故作"多敗"非。

〔11〕結　此下《靈樞》有"也"字。

腎應骨,密理厚皮者三焦膀胱厚[1],粗理薄皮者三焦膀胱薄,腠理疏[2]者三焦膀胱緩,皮急[3]而無毫[4]毛者三焦膀胱急,毫毛美而粗者三焦膀胱直,稀[5]毫毛者三焦膀胱結[6]。

〔1〕密理厚皮者三焦膀胱厚　厚皮,明抄本作"皮厚",疑倒。焦,《太素》作"膲",膲爲膲之誤。焦與膲通。《廣韻·蕭韻》:"膲,人之三膲。"《集韻·蕭韻》:"膲,三膲,無形之府。通作焦。"楊上善注:"腎以應骨,骨應三膲膀胱。三膲膀胱氣發腠理,故以腠理候三膲膀胱也。三膲之氣如霧漚溝瀆,與膀胱水府相同,故合爲一府也。腠理毫毛在皮,故亦以皮之豪毛爲候也。"

〔2〕腠理疏　疏,原作疎,《太素》作"踈"。踈同疏,《廣韻·魚韻》:"踈,俗作疎。"今改作"疏",後同此例。正抄本及正重抄本、《靈樞》均作"踈腠理"。

〔3〕皮急　《太素》、《千金》卷二十第一均作"急皮"。

〔4〕毫　《太素》作"豪"。按毫與豪通。

〔5〕稀　《太素》作"希"。按稀與希通。

〔6〕結　此下《靈樞》、《千金》卷二十第一均有"也"字。

曰：薄厚[1]美惡，皆有其[2]形[3]，願聞其所病。曰：各[4]視其[5]外應，以知其內藏，則知所病矣[6]。

〔1〕薄厚　《靈樞》作"厚薄"，據篇首文例，似作"厚薄"是。

〔2〕其　《靈樞》、《太素》均無。

〔3〕形　此下明抄本有"類"字，疑衍。

〔4〕各　《靈樞》無。

〔5〕其　此下《太素》有"所"字。

〔6〕則知所病矣　知下《太素》有"其"字。《類經》卷四第二十八注："外形既明，內藏可察，病亦因而可知矣。所謂病者，如上文二十五變之類皆是也。"

十二原第六（按："原"下明抄本有"論"字）　　本篇全文見《靈樞·九鍼十二原》、《太素·諸原安生》。

提要：本篇主要論述十二原穴與臟腑的關係，並列舉十二原穴名稱及主治要義，故以此名篇。

五藏[1]有六府，六府有十二原[2]，十二原者出於四關[3]，四關主治五藏，五藏有疾，當取之十二原[4]。十二原者，五藏之所以稟三百六十五節之氣味者也[5]。五藏有疾[6]，出於[7]十二原，而[8]原各有所出[9]，明知其原，覩[10]其應，知五藏之害矣[11]。

〔1〕藏　此下明抄本有"者"字。

〔2〕六府有十二原　《太素》注："《八十一（按"一"字原脫，據缺卷覆刻本補）難》五藏皆以第三輸爲原，各二，以爲十原也。又取手少陰第三輸，二，爲十二原。六府皆取井、滎、輸、經四穴之後，別立一原，六府各二，爲十二原。然則五藏六府，合有卅四原。原者，齊下腎間動氣，人之生命也，十二經之根本也，故名爲原。三膲行原氣，經營五藏六府。故三膲者，原氣之別使也。行氣故（按當爲"於"之誤）五藏第一（按當爲"三"之誤）輸，故第三輸名原。六府以第四穴爲原。夫原氣者，三膲之尊號，故三膲行原氣，止第四輸，名爲原也。今五藏六府有十二原者，言五藏六府各有十二原也。合而言之，亦有卅四原。文言六府有十二原者，後人妄加二字

耳。”按楊注解原之義，本於《難經・六十六難》。然該難言臟原有“少陰之原，出於兑骨”二穴，本篇後文言十二原，則别爲鳩尾、脖胦二穴，是二家各自爲説，本非同源。其言六腑之原，則與本經卷三同。詳原，本作原。《説文・泉部》：“灥，水本也。从灥出厂下。原，篆文从泉。”按本腧井、滎、腧、經、合諸穴，乃以水脉流通之象比之，則此所謂“原”，義取水原也。

〔3〕四關　《太素》注：“四關，四支也。”《靈樞發微》注：“四關者，即手肘足膝之所，乃關節之所係也。故凡井、滎、輸、經、合之穴，皆手不過肘，而足不過膝也。”按關者，關要之處也。經中特强調十二原穴與本腧穴的治療作用，而十二原穴與本腧穴皆在肘膝以下，故此言四關，當是渾言左右肘膝以下諸關要處。

〔4〕五藏有疾，當取之十二原　當，《太素》作“常”。按當與常古通。《戰國策・趙策一》：“享非當於鬼神也。”《史記・趙世家》當作“常”。楊上善注：“此中唯言五藏有十二原生病所由，不言六府十二原也。五藏在内，原在於外，故五藏有府，皆從外入。”《類經》卷八第十五注：“此十二原者，乃五藏之氣所注，三百六十五節氣味之所出也。故五藏有疾者，其氣必應於十二原。”

〔5〕五藏之所以禀三百六十五節之氣味者也　節，原作“骨”，據《靈樞》、《太素》改。節，氣穴也。如《靈樞》此前云：“節之交，三百六十五會。……所言節者，神氣之所遊行出入也，非皮肉筋骨也。”後“之”字，《靈樞》、《太素》均無。者，《太素》無。楊上善注：“所以五藏皆禀十二原也，以其三百六十五交會穴中，穀之氣味，皆在中會也。”

〔6〕疾　此下《靈樞》、《太素》均有“也”字。

〔7〕出於　出上《靈樞》、《太素》均有“應”字。於，《太素》無。

〔8〕而　《靈樞》作“十二”。

〔9〕原各有所出　《太素》注：“原之脉氣，皆出其第三輸。”按此言第三輸者，本腧穴之第三穴也。亦即本經卷三所言本腧穴中脉氣所注之穴。十二原所出，詳見下文。

〔10〕覩　與睹同。《集韻・虞韻》：“睹，古從見。”

〔11〕知五藏之害矣　知上《靈樞》、《太素》均有“而”字。楊上善注：“明知原所出之處，又知内應五藏，則妙達五藏所生之害也。”

陽中之少陰肺也[1]，其原出於太淵[2]，二[3]；陽中之太陽心也[4]，其原出於太陵[5]，二；陰中之少陽肝也[6]，其原出於太衝[7]，二；陰中之太陰腎也[8]，其原出於太谿[9]，二；陰中之至陰脾也[10]，其原出於太白[11]，二；膏之原出於鳩尾[12]，一[13]；肓之原出於脖胦没切[14]。胦[15]，烏朗切。一。凡十二原[16]，主治五藏六府之有病[17]者也。脹取三陽，飧泄取三陰[18]。一云：滯取三陰。

〔1〕陽中之少陰肺也 《太素》注："日夕少陰，故曰陽中少陰。"《靈樞發微》注："心肺居於膈上，皆爲陽，陽中之少陰肺也。"按楊上善注以《太素》本文肺、心、肝三臟皆爲陽，腎、脾二臟屬陰，故以晝夜釋陰陽。《靈樞》與本經均以肺、心屬陽，肝、腎、脾屬陰，故馬注以膈上、膈下釋陰陽，於義爲是。肺在膈上屬陽，然肺在五臟中，其性爲陰，且較之腎、脾之陰爲少，故爲少陰。

〔2〕太淵 太，原作"大"，大太古通，據嘉靖本、存存軒本及本書太衝、太白等文例改。《靈樞發微》注："陰經無原，俞穴代之，餘倣此。"按《難經·六十六難》亦云："經言肺之原，出於太淵。"可証古經原、腧同穴。太淵穴，詳見本經卷三第二十四。

〔3〕二 《靈枢》、《太素》均作"太淵二"，義同。二者，左右各一穴，共二穴也。後太陵、太衝、太谿、太白四穴，同此例，不復出。

〔4〕陽中之太陽心也 《類經》卷八第十五注："心爲陽中之陽，故曰太陽。"按心亦在膈上屬陽，然心在五臟中，其性爲陽，且較之肝陽爲大，故爲太陽。

〔5〕太陵 《靈枢》、《太素》均作"大陵"。據太淵、太白、太衝等文例，亦當作"太陵"。後太衝、太谿亦同此例。《靈樞發微》注："其原出於大陵各一，係手厥陰心包絡經穴，所注爲俞土，此經代心經以行事，故不曰本經之神門，而曰包絡經之大陵。"按馬注本於《靈樞·邪客》解手少陰獨無腧之義，以爲"諸邪之在心者，皆在於心之包絡。包絡者，心主之脉也"。然古醫經有十一脉者，如張家山漢簡《脉書》臂少陰之脉，"起於臂兩骨之間，上骨下廉，筋之下，出臑內陰，入心中"。是臂少陰脉，相當於《靈樞·經脉》心主手厥陰脉。故以太陵爲心之原者，亦或本於此義。

〔6〕陰中之少陽肝也 陰，《太素》作"陽"。又《素問·六節藏象論》亦作"陽"新校正云："按全元起本并《甲乙經》、《太素》作陰中之少陽。當作陰中之少陽。"又《素問·金匱真言論》云："腹爲陰·陰中之陽肝也。"

與本文義亦合。故作"陰"是。《靈樞發微》注："腎、肝居於膈下,而脾居中州,皆爲陰。陰中之少陽肝也。"按肝居膈下屬陰,然肝在五臟中,其性屬陽,且較之心陽爲少,故爲少陽。

〔7〕太衝 《太素》作"大衝"。太衝,詳見本經卷三第三十一。

〔8〕陰中之太陰腎也 《類經》卷八第十五注："腎在下而屬水,故爲陰中之太陰。"按腎在膈下屬陰,然腎在五臟中,其性屬陰,且較之肺陰爲大,故爲太陰。

〔9〕太谿 《太素》作"大谿"。太谿,詳見本經卷三第三十二。

〔10〕陰中之至陰脾也 《類經》卷八第十五注："脾屬土而象地,故爲陰中之至陰也。"按脾在膈下爲陰,然脾在五臟中,其性屬陰,且較之肺、腎之陰爲至極,故爲至陰。至,極也。《國語・越語下》:"陽至而陰。"韋昭注:"至,極也。"

〔11〕太白 《太素》作"大白"。太白,詳見本經卷三第三十。

〔12〕膏之原出於鳩尾 膏,《太素》作"鬲"。楊上善注："膈氣在於鳩尾之下,故鳩尾爲原也。"《左傳・成公十年》:"居肓之上,膏之下。"杜預注:"肓,鬲也。心下爲膏。"孔穎達正義:"此賈逵之言,杜依用之,古今傳文,皆以爲膏之下。賈、服、何休諸儒等,亦皆以爲膏雖凝者爲脂,釋者爲膏,其實凝者亦曰膏。故内則云:小切狼臅膏。則此膏爲連心脂膏也。"按此説當屬古義,且與原出鳩尾之義亦合。鳩尾穴在心下,詳見本經卷三第十九。

〔13〕一 《靈樞》、《太素》均作"鳩尾一",義同。一者,鳩尾爲單穴一處。後"脖胦"之"一",同此例。

〔14〕蒲没切 原作"滿没切",不合脖字切例。《靈樞》音注及《廣韻・没韻》均作"蒲没切"。據改。

〔15〕肓之原出於脖胦 肓,原作"盲",據正抄本、四庫本、《靈樞》、《太素》改。楊上善:"肓謂下肓,在齊一寸。"《説文・肉部》:"肓,心下鬲上也。"詳《素問・腹中論》曰:"病名伏梁,此風根也,其氣溢於大腸而著於肓,肓之原在齊下,故環齊而痛也。"《靈樞・四時氣》曰:"氣盛則厥逆,上衝腸胃,燻肝,散於肓,結於臍,故取之肓原以散之。"齊,古與臍通。臍,後出之區別字。此兩病在腹部臍周圍,均取肓之原以治之,與本文言肓之原出於脖胦之義合。是此言肓者,當指腹之肓膜,非在膈上也。《廣韻・没韻》:"脖胦,臍。"脖胦,氣海之別名,詳見本經卷三第十九。《廣韻》言脖

朕爲臍者，渾言之耳。臍中禁刺，故穴在臍下。

〔16〕原　此下《靈樞》、《太素》均有“者”字。

〔17〕病　《靈樞》、《太素》均作“疾”字。

〔18〕脹取三陽，飧泄取三陰　飧泄，正抄本作“滯”，與原校同。按滯亦痢病，古猶作膞或瘕，後稱滯下。《釋名·釋疾病》：“泄利，言其出漏泄而利也。下重而赤白曰膞，言屬膞而難也。”《外臺》卷二十五痢門引廩丘公“安石榴湯，療大疰痢及白滯”，引范汪及深師有治“赤白滯下”方。《醫心方》卷十一第二十六引“葛氏治赤白雜瘕下方”。《廣韻·祭韻》：“瘕，赤白痢，亦作膞。”是飧泄與滯，古渾言下利病也，文雖異義並通。《太素》注：“脹取六府三陽原也，洩取五藏三陰原也。”

按：經文言五臟陰陽屬性者有多處，其文有所別者，立義不同耳。概言之約有二：一者，以五臟之性與所居之位而分之。如《素問·金匱真言論》以腹背分陰陽，故心、肺在背爲陽，肝、脾、腎在腹爲陰。此與本篇以膈上下分陰陽之義亦同。一者，按五臟之性與所應之時分陰陽。如《靈樞·順氣一日分爲四時》，即本經卷一第二，言肝、心爲牡臟，肺、脾、腎爲牝臟以應時、日者。此正以見陰陽可分可合之義。語雖不同，理無二致。

今夫五藏之有病[1]，譬猶刺[2]也，猶污[3]也，猶結[4]也，猶閉[5]也。刺雖久，猶可拔也；污雖久，猶可雪[6]也；結雖久，猶可解也；閉雖久，猶可決[7]也。或言久疾之不可取者，非其說也。夫善用鍼者，取其[8]疾也，猶拔刺也，猶雪污也，猶解結也，猶決閉也。疾雖久，猶可畢[9]也。言不可治[10]者，未得其術也[11]。

〔1〕病　《靈樞》、《太素》均作“疾也”二字。

〔2〕刺　《太素》注：“客邪入身，其猶刺也。”

〔3〕污　《太素》注：“五志藏神，其猶污也。”

〔4〕結　《太素》注：“陰陽積聚，其猶結也。”

〔5〕閉　《太素》注：“血氣不流，其猶閉也。”

〔6〕雪　除也，洗也。《廣雅·釋詁三》：“雪，除也。”《莊子·知北遊》：“澡雪而精神。”

〔7〕決　開也。《文選·楊雄·甘泉賦》：“天閫決兮地垠開。”李善

注：“決亦開也。”

〔8〕取其 《太素》作“其取”。

〔9〕畢 《爾雅·釋詁》：“畢，盡也。”

〔10〕治 《太素》無。

〔11〕也 此下明抄本有“殣，音孫。泄，音洩。脬，没没切。映，烏郎切，又於桑切”十八小字音注。按没没切，應作“蒲没切”。

按：此喻久疾之可治，以非或言久疾不可取之説。又張開之曰：“百病之始生也，皆生於風雨寒暑，陰陽喜怒，飲食居處，大驚卒恐，則血氣分離，陰陽破散，經絡厥絶，脉道不通。夫風雨寒暑，大驚卒恐，猶刺、猶污，病從外入；陰陽喜怒，飲食居處，猶結、猶閉，病由内生者也。千般疢難，不出外、内二因，是以拔之、雪之，仍從外解；解之、決之，從内解也。知斯二者，病雖久，猶可畢也。言不可治者，不得其因也。”張説内、外因之分，雖未必確是，然其引經釋義，理則可取。

十二經水第七 本篇全文見《靈樞·經水》、《太素·十二水》。

提要：本篇重在論述人之十二經脉與地之十二經水的關係，故以此名篇。其主要内容有：具體説明十二經脉及所屬臟腑與十二經水之應合；概述經脉與臟腑之功能及經脉氣血多少與鍼刺的關係等。

黄[1]帝問曰：經脉十二[2]者，外合於十二經水[3]，而内屬於五藏六府。夫十二經水者[4]，受水而行之[5]；五藏者，合神氣魂魄而藏之[6]；六府者，受穀而行之，受氣而揚之[7]；經脉者，受血而營之[8]。合而以治[9]奈何？刺之深淺，灸之壯數，可得[10]聞乎？岐伯對曰：藏之堅脆[11]，府之大小，穀之多少[12]，脉之長短[13]，血之清濁，氣之多少[14]，十二經中[15]多血少氣，與其少血多氣，與其皆多血氣[16]，與其皆少血氣，皆有大數[17]。其治以鍼灸[18]，各調其經氣，固其常有合也[19]。此人之參天地[20]而應陰陽[21]，不可不審[22]察之也[23]。

〔1〕黃　此上明抄本有"此出《靈樞》三卷經水篇"九字，乃係後人所標篇文出典所爲。

〔2〕經脈十二　此指手足三陰三陽脈也。詳見本經卷二第一上。

〔3〕外合於十二經水　此言十二經脈，外應於十二經水。合，應也。《史記·樂書》："合生氣之和。"裴駰集解："合，應也。"《素問·五運行大論》："在人合之奈何?"王冰注："合，謂中外相應。"十二經水，詳見下文。經水者，主要之水也。如《漢書·溝洫志》："河，中國之經瀆。"《水經注·河水一》："水有大小，有遠近，水出山而流入海者，命曰經水，引他水入於大水及海者，命曰枝水。"《太素》注："天下凡有八十一州，此中國，州之一也，名曰赤縣神州。……一州之內，凡有十二大水，自外小山小水不可勝數。人身亦爾，大脈總有十二，以外大絡小絡亦不可勝數。天下八十一州之中，唯取中國一州之地，用法人身十二經脈內屬藏府，以人之生在此州中，稟此州地形氣者也。"

〔4〕者　此下《靈樞》有"其有大小……夫經水者"一段三十八字，《太素》同，唯無"有"字，當係作者原刪。

〔5〕受水而行之　《太素》注："此問其藏府經絡，各有司主調養所由。十二經水，各從其源受水，輸之於海，故曰受水行也。"

〔6〕合神氣魂魄而藏之　《太素》注："五藏合五神之氣，心合於神，肝合於魂，肺合於魄，脾合於營，腎合於精，五藏與五精神氣合而藏之也。"

〔7〕受穀而行之，受氣而揚之　《太素》注："胃受五穀成熟，傳入小腸，小腸盛受也。小腸傳入大腸，大腸傳導也。大腸傳入廣腸，廣腸傳出也。胃下別汁，出膀胱之胞，傳陰下洩也。膽爲中精，有木精三合，藏而不寫。此即府受穀行之者也。五府與三膲共氣，故六府受氣，三膲行之爲原，故曰揚也。"又《靈樞·營衛生會》云："衛出上焦。"《平人絶穀》云："上焦泄氣，出其精微，慓悍滑疾。"《五味論》云："上焦受氣而營諸陽者也。"《癰疽》云："腸胃受穀，上焦出氣，以温分肉而養筋骨，通腠理。"此皆受氣而揚之也。

〔8〕受血而營之　《太素》注："營氣從中膲，並胃口，出上膲之後。所謂受氣，泌糟粕，承津液，化津液精微，注之肺脈中，化而爲血，流十二脈中，以奉生身。故生身之貴，無過血也。故營氣獨行於十二經道營身，故

曰營氣。營氣行經,如霧者也,經中血者,如渠中水也。故十二經受血各營也。"

〔9〕合而以治 《類經》卷九第三十三注:"合經水之道以施治,則其源流遠近,固自不同,而刺之淺深,灸之壯數,亦當有所辨也。"

〔10〕得 此下明抄本有"而"字。

〔11〕藏之堅脆 藏前《靈樞》有"善哉問也……其"一段八十字,《太素》同,文稍異。此當係皇氏省文,意言臟體之堅韌與脆弱,詳參本經卷一第五。

〔12〕府之大小,穀之多少 此言腑體之大小及受納水穀的容量。詳見本經卷二第七。

〔13〕脉之長短 此言各條經脉的長短。詳見本書卷一第三。

〔14〕氣之多少 此言十二經脉陰陽各有多少之不同,故有手足三陰三陽之別。

〔15〕中 《太素》無。此下《靈樞》有"之"字。

〔16〕血氣 原作"氣血",據明抄本、《靈樞》、《太素》乙正,得與下句文協。

〔17〕大數 原作"定數"。詳經文多言"大數",不言"定數",如《靈樞·五味》:"其大數常出三入一。"《靈樞·九鍼論》:"九鍼者,天地之大數也。"據明抄本、《靈樞》、《太素》改。大數,大計之數也。

〔18〕灸 《靈樞》、《太素》均作"艾"。按灸必以艾火,故得兩通。

〔19〕固其常有合也 《太素》注:"夫人稟氣受形,既有七種不同,以鍼艾調養,固有常契,不可同乎天地無度量也。"按固,原也,本也。以人體臟腑經脉,固有大數,故鍼灸調養之宜否,亦常有以合也。

〔20〕人之參天地 之下《靈樞》、《太素》均有"所以"二字。此言人之所以與天地相參之理也。

〔21〕陽 此下明抄本有"也"字。

〔22〕審 《太素》無。

〔23〕之也 《靈樞》、《太素》均無此二字。

足陽明外合於海水,內屬於胃[1]。足太陽外合於清水[2],內屬於膀胱,而通水道焉[3]。足少陽外合於渭水[4],內屬於膽。足太陰外合於湖水[5],內屬於脾。足厥陰外合於沔水[6],內屬於肝。足少陰外合於汝水[7],內屬於腎。手陽明外合於江水[8]，内屬於大腸。手太陽外合於淮水[9]，内屬於小腸，而水道出焉[10]。手少陽外合於漯水[11]，内屬於三焦。手太陰外合於河水[12]，内屬於肺。手心主外合於漳水[13]，内屬於心包[14]。手少陰外合於濟水[15]，内屬於心。

〔1〕足陽明外合於海水，内屬於胃　水，原脱，據正抄本、《靈樞》、《太素》、《素問·離合真邪論》王冰注及新校正引本經補。胃，原作"腎"，據明抄本、正抄本、嘉靖本、《靈樞》、《太素》及《素問·離合真邪論》新校正引本經改。又自此以下十二經脉之文次，《素問·離合真邪論》新校正引本經與本文同。正抄本及《靈樞》、《太素》三陽脉按太陽、少陽、陽明爲序，三陰脉按太陰、少陰、厥陰爲序，於義爲勝。楊上善注："海，晦也，言其水廣博，望之晦闇，不測崖際，故曰海也。海，即四海也。"《説文·水部》："海，天池也，以納百川者。"《書經·禹貢》："江、漢朝宗於海。"《淮南子·氾論訓》："百川異源，皆歸於海。"按此指中國東部之海域，爲百川朝滙之處，與胃爲水穀之海之義亦合。

〔2〕清水　《素問·離合真邪論》王冰注及新校正引本經均作"瀆水"。《素問校譌》："古抄本瀆作清，元槧本作涇。"又《太素·營衛氣行》"十二水"文楊上善注引本文、《素問識》引王冰注亦作"涇水"。楊上善注："清水出魏郡内黄縣，南經清泉縣，東北流入河也。"《靈樞發微》注："按古今輿地圖，清水，遺籍無之。黄河合淮處，謂之清河，今有清河，懸疑是清水也。"《類經》卷九第三十三注："按清水，即大、小清河……今俱屬山東省濟南府。"《素問識》："簡案：今考《水經》無清水，王砅注離合真邪論引本節作涇水。蓋古本有如此者。《書·禹貢》：涇屬渭、汭。《詩·谷風》：涇以渭濁。"按瀆水，古在江水上源，不可從。清水，諸注不一，楊注"出魏郡内黄縣"者，後漢時已有之，由魏郡東北行，經清河國、勃海郡，入滹沱河，時稱清河。至隋代改爲永濟渠矣。馬注云"黄河合淮處"，乃元、明時，黄河改道南行，當淮河入黄河處，有清河，此説非是。張注以爲"大、小清河"之説亦非是。蓋宋時稱濟水爲北清河，此以後改大清河。涇水，是古本有作此者，郭靄春以爲"清"當作"涇"，清、涇聲誤。詳諸脉所合之水，似與其臟腑所居之位相當，足太陽膀胱處下位，與腎相近，足少陰腎，外合於汝水。故膀胱或合於與汝水相近之潁水。潁與清，聲亦相近。然否，尚待再考。

〔3〕而通水道焉　《太素》、《素問·離合真邪論》新校正引本經均無

此五字。按此與餘十脉文例不合,疑係後人增注。

〔4〕渭水 《太素》注:"渭水出隴西首陽縣鳥鼠同穴山,東北至華陰入河,過郡四,行一千八百七十里,雍州浸也。"《水經注·渭水上》:"渭水出隴西首陽縣,渭谷亭南鳥鼠山。"按《書經·禹貢》:"導渭自鳥鼠同穴。"孔安國傳:"鳥鼠其爲雌雄同穴處此山,遂名山曰鳥鼠。渭水出焉。"《爾雅·釋鳥》:"鳥鼠同穴,其鳥爲鵌,其鼠爲鼵。"邢昺疏:"按山今在甘肅蘭州府渭源縣西也。《甘肅志》云:涼州地有兀兒鼠者似鼠,有鳥名木兒周者似雀,常與兀兒鼠同穴而處,此即鵌鼵,但古今異名耳。"渭水,今仍名,源出甘肅省渭源縣鳥鼠山,至陝西潼關内入黄河。

〔5〕湖水 《太素》注:"湖當爲滹,滹陀水出代郡鹵城縣,東流過郡九,行千三百四十里,爲并州川。一解曰:湖當爲沽,沽水出漁陽郡,東南入海,行七百五十里。此二水亦得爲合也。"《類經》卷九第三十三注:"湖即五湖,謂彭蠡、洞庭、巢湖、太湖、鑑湖也。"《靈樞集註》張志聰注:"湖水有五湖,即洞庭、彭澤、震澤之類。"《素問識》:"簡案:湖水與五湖各異。《水經注》:湖水出桃林塞之夸父山。又五湖謂長塘湖、太湖、射黄湖、上湖、湡湖。"按楊注滹陀水與沽水説,别無所據,不足爲証,又且二水位處北方與脾之實際位置難應,疑非是。《水經注·河水四》中言湖水,約當今河南省靈寶西黄河南,與陝西省交界處。爲該時黄河一小支流,其位亦不當,難當經水,故非是。又湖水指五湖之義固可從,然諸注所言五湖,似非當。《史記·夏本紀》:"震澤致定。"張守節正義:"五湖者,菱湖、游湖、莫湖、貢湖、胥湖,皆太湖東岸五灣爲湖,蓋古時謂别,今並相連。"《後漢書·馮衍傳》:"沈孫武於五湖。"李賢注:"《越絶書》曰:太湖周三萬六千頃。虞翻云:太湖有五湖,湡湖、洮湖、射湖、貴湖及太湖爲五湖。並太湖之小支,俱連太湖,故太湖兼得五湖之名。"《吳越春秋·夫差内傳》:"入五湖之中。"徐天祐注:"五湖,韋昭曰:胥湖、蠡湖、洮湖、湡湖,就太湖而五。"詳諸注言五湖之名雖各有異同,然所言太湖亦分稱五湖之義則同。是湖水,當指五湖,五湖,渾指太湖也。且位居中國東南方(應左),與脾位亦相當。

〔6〕沔水 原作"澠水",《靈樞》同。《太素》及《太素·營衛氣行》楊注引十二水名、《素問·離合真邪論》王冰注引十二水名及新校正引本經均作"沔水"。楊上善注:"沔水出武郡番冢山,東流入江也。"詳沔水,古齊國境内一小水也。《左傳·昭公十二年》:"有酒如澠。"杜預注:"澠水出齊國臨淄縣,北經樂安、博昌縣南界,西入時水。"按此與本文義難合,且肝

位在右,應西方,北在東方,義亦不合,故據改。《書經·禹貢》:"浮於潛,逾於沔。"孔安國傳:"漢上曰沔。"《漢書·地理志》漢中郡沔陽,顏師古注:"應劭曰:沔水出武都,東南入江。如淳曰:北方人謂漢水爲沔水。師古曰:漢上曰沔。"是沔水即漢水,今仍名之。然楊注所謂"出武郡番冢山"及應邵所謂"出武都"者,古稱西漢水,即今嘉陵江也。以古籍中有關漢水與西漢水之記述,多有所混,故對沔水之考,亦時有所誤。

〔7〕汝水 《太素》注:"汝水出汝南郡定陵縣高陵山,東南流入淮,過郡四,行一千三百四十里也。"按《漢書·地理志》汝南郡定陵縣顏師古注:"高陵山,汝水出,東南至新蔡入淮。"楊注本此。又《水經注·汝水》:"汝水出河南梁縣勉鄉西天息山,至汝南郡,又東至原鹿縣入於淮。"定陵縣當今河南舞陽縣北。梁縣當今河南臨汝縣西。梁縣在定陵縣北若干里,故當以《水經注》爲是。今仍是名,唯下游至新蔡以下,改稱洪河矣。

〔8〕江水 《太素》注:"江水出蜀岷山郡升遷縣,東南流入海,過郡九,行七千六百六十里也。"《漢書·地理志》蜀郡湔氏道,顏師古注:"禹貢:岷山在西徼外,江水所出,東南至江都入海,過郡七。"又《水經注·江水一》:"岷山在蜀郡氏道縣,大江所出,東南過其縣北。"酈道元注:"岷山,即瀆山也,水曰瀆水矣,又謂之汶,阜山在徼外,江水所導也。……秦昭王以李冰爲蜀守,冰見氏道縣有天彭山,兩山相對,其形如闕,謂之天彭門,亦曰天彭闕。江水自此以上至微弱,所謂發源濫觴者也。"朱謀㙔箋:"《荀子》曰:江出汶山,其始發源,可以濫觴。"據上文則江水源出於岷山(汶山,亦岷山),所謂升遷縣、湔氏道者,今皆當四川松潘境。是古之所謂江水,實指今岷江及宜賓以下長江段。至今之金沙江以上,古之繩江也。

〔9〕淮水 《太素》注:"淮水出南陽平武縣桐柏山,東南流入海,過郡四,行三千二百四十里也。"《水經注·淮水》:"出南陽平氏縣胎簪山東北過桐柏山,經南陽郡、汝南郡、沛郡、臨淮郡,在淮浦縣入海。"《漢書·地理志》南陽郡平氏縣,顏師古注:"禹貢桐柏大復山在東南,淮水所出,東南至淮浦入海,過郡四,行三千二百四十里。"按楊注本於顏注,詳平武縣,河南古無是縣名,當爲平氏之誤。淮水,今淮河,源於河南桐柏境內,經安徽,至江蘇入海。

〔10〕而水道出焉 《太素》作"而通水道焉"。按此五字與餘十脉文例不合,疑係後人增注。

〔11〕漯水 《太素》注:"漯水出平原郡,東北流入於海。又河內亦有

漯水,出王屋山,東南流入河。此二水並得爲合也。"《書經·禹貢》:"浮於
濟漯,達於河。"孔安國傳:"順流曰浮,濟、漯,兩水名。"《漢書·地理志》
東郡東武陽顔師古注:"禹治漯水,東北至千乘入海,過郡三,行千二十
里。"又《水經注·河水五》云:黄河又東北過高唐縣,漯水注之,過河後,又
經清河縣、漯陰縣、著縣、東朝陽、鄒平縣、建信縣等,至千乘縣入海。詳漯
河源流,自《書·禹貢》至北朝間諸史籍所記大致同。惟其起源兼上游,説
不盡同,蓋河道常有變遷也,晉以後,變遷較大,漯水不復存矣。而楊注云
又有出王屋山者,疑誤將濟水之源,誤爲漯水之源矣。千乘縣,西漢置,在
今山東高青境内。

〔12〕河水 《太素》注:"河水出崑崙山東北隅,便潛行至葱嶺於闐
國,到積石山,東北流入海,過郡十六,行九千四百里也。"《類經》卷九第三
十三注:"按河有兩源,一出葱嶺,一出於闐,合流東注蒲昌海,潛行地中,
南出積石,明入中國。一説黄河源出星宿海,在中國西南。"按楊、張二注,
皆本於《漢書·西域傳》云:"其河有兩原,一出葱嶺山,一出於闐。于闐在
南山下,其河北流,與葱嶺河合,東注蒲昌海,一名鹽澤者也,去玉門關三
百餘里,廣袤三百里,其水亭居,冬夏不增減,皆以爲潛行地下,南出於積
石,爲中國河云。"此中言"其河有兩原"者,塔里木河也。蒲昌海者,羅布
泊也,以其冬夏不增減,則皆以爲潛行南出,與黄河通。此誤也。今黄河
源流已明,史籍誤記不足信。唯下游歷經改道,是以有別。

〔13〕漳水 《太素》注:"漳水,清漳水也,出上黨沾(原作"沽",據
《漢書·地理志》改)縣西北少山,東流合濁漳入於海。一解是濁漳,濁漳
出於上黨長子縣西發鳩山,東流入海也。"又《説文·水部》:"漳,水名,從
水,章聲。濁漳出上黨長子鹿谷山,東入清漳。清漳,出沾山大要谷,北入
河。"《漢書·地理志》上黨郡長子縣顔師古注:"鹿谷山,濁漳水所出,東至
鄴入清漳。又沾縣顔師古注:"大黽谷,清漳水所出,東北至邑城入大河,
過郡五,行千六百八十里。冀州川。"按楊注當是本於《水經注·漳水》文,
清濁二名互移。然又有入海、入河之别。《説文》段玉裁注:"按志言濁漳
入清漳,清漳入河。經言清漳入濁漳,漳漳會虖沱入海。乖異者,當緣作
《水經》時與作志時異也。許云入河,與志合。王氏應麟曰:漳水舊入河,
周定王五年,河徙而南,故漳水不入河而自達於海。王氏特臆度之詞,依
班、許則漢時未嘗不入河也。"按漳水之義,今依《説文》等漢人之作。至其
古時入河、入海之説,兹不煩考。

〔14〕包　明抄本作"胞"，義同。

〔15〕濟水　《太素》注："濟水出河東垣（原作"恒"，據《漢書·地理志》改）縣王屋山，東北流入於河。"按濟水，古代亦名沇水、泲水。《説文·水部》："沇，沇水，出河東垣王屋山，東爲泲。……泲，沇也，東入於海。"《漢書·地理志》："泲河惟兖州……浮於泲、漯，通於河。"顏師古注："泲本濟水之字。從水，弟聲。言此州東南據濟水，而北據河。"詳此諸文，亦有入海、入河之別，亦或黃河改道，記時不同所致，今不煩考。濟水，後更名大清河。又後黃河改道，入大清河中，故今此河不復存矣。

按：有關十二經脉與十二經水之合一事，其十二經水的選定，究竟有沒有根據或理論基礎，歷來注家，較少涉及，義亦未明，今詳審十二經水之位置，就中國古代本部方位論，似與人體臟腑解剖部位大致相應。如從人體頭北足南之仰臥位看，肺位最上居北方，故合河水，爲十二水中之最北者。心與心包居肺下偏左，故合濟水與漳水，皆在河之東。三焦手少陽之脉，佈膻中，散絡心包，故合漯水，亦在河之東。肝與膽居身之右，故合沔水與渭水，皆在西方。脾與胃居左，故合湖水與海水，皆在東方。腎與膀胱偏下，故合汝水與潁水（暫擬），皆居中偏南。小腸與大腸位下，故合淮水與江水，爲十二水之最南者。若此，則前文所謂人之所以參天地之義猶明，此正以十二經水與十二經脉之方位相比擬應合也。又《靈樞》與《太素》本文前原有"若夫八尺之士，皮肉在此，外可度量切循而得之，其死，可解剖而視之"一段經文，説明古人已用切循度其外，解剖視其內之法，以測知人體之皮肉臟腑。本文恰好証明，這裏所取臟腑部位，是以解剖所見臟器部位爲基礎。從而説明，古人對臟腑的認識，是從其功能所及與實體所在等不同角度，加以論述。如所謂"肝生於左，肺藏於右，心部於表，腎治於裏"等，言氣化所及也。故非出自臆斷者也。

凡此五藏六府十二經水者，皆[1]外有源泉，而內有所稟[2]，此皆內外相貫，如環無端[3]，人經亦然。故天爲陽，地爲陰。腰以上爲天，下爲地[4]。故海以北者爲陰[5]，湖以北者爲陰中之陰[6]，漳以南者爲陽[7]，河以北至漳者爲陽中之陰[8]，漯以南至江者爲陽中之陽[9]。此一州之陰陽也[10]。此[11]所以人[12]與天地相參[13]也。

〔1〕皆 《靈樞》無。

〔2〕外有源泉，而內有所稟 《靈樞集註》張志聰注：“若夫泉在地之下，地居天之中，水隨天氣上下環轉於地之外，而復通貫於地中，故曰外有源泉，而內有所稟。”

〔3〕內外相貫，如環無端 內外，《太素》作“外內”。楊上善注：“十二經水，如江出岷山，河出崑崙，即外有源也。流入於海，即內有所稟也。水至於海已，上爲天河，復從源出，流入於海，即爲外內相貫，如環無端也。人經亦爾。足三陰脈從足指起，即外有源也。上行胳府屬藏，比之入海，即內有所稟也。以爲手三陰脈，從胸至手，變爲手三陽脈，從手而起，即外有源也。上行胳藏屬府，即內有所稟也。上頭以爲足三陽脈，從頭之下足，復變爲足三陰脈，即外內相貫，如環無端也。”《類經》卷九第三十三注：“此以經水經脈相參，而合乎天地之陰陽也。夫經水者，河海行於外，而源泉出於地。經脈者，經絡行於表而藏府主於中。故內外相貫，如環無端也。”

〔4〕腰以上爲天，下爲地 下上《靈樞》、《太素》均有“腰以”二字。本經無者，省文也。《類經》卷九第三十三注：“經水經脈，各有陰陽之分。如天以輕清在上，故天爲陽。地以重濁在下，故地爲陰。《六微旨大論》曰：天樞之上，天氣主之。天樞之下，地氣主之。人身應天地，故腰以上應天屬陽。腰以下應地屬陰。而經脈藏府之應於經水者亦然。”

〔5〕海以北者爲陰 海，《太素》作“清”，楊上善注：“清水以北，已是其陰。”《類經》卷九第三十三注：“海以北者爲陰，就胃府而言，自胃而下，則小腸、膽與膀胱皆屬府，居胃之北而爲陰也。”《靈樞集註》張志聰注：“海以北者，謂胃居中央，以中胃之下爲陰，肝腎之所居也。”《靈樞經白話解》注：“這是以河流所在的區域，在位置上作出陰陽的區別，取類比象，用來比喻經脈的分布，前後上下，也都有一定的位置和陰陽屬性。海水配合了胃經，根據古代伏羲八卦的方位，左東右西，上南下北，海以北，就是指胃經以下的膽和膀胱二經。又根據腰以下爲陰的原則，也就是指這三條足陽經，都是從頭部下行至足，分佈在下肢方面，其中陽明胃經在前緣，少陽膽經在中，太陽膀胱經在後緣，如在仰臥時，則膽和膀胱二經的部位，都在

胃經的下方,下爲陰,所以説,海以北爲陰。"按此以下以河部分陰陽等文,諸多疑義,尚不甚明了,姑引諸注,以供參考。

〔6〕湖以北者爲陰中之陰 《太素》注:"湖在清北,故爲陰中之陰也。"《類經》卷九第三十三注:"湖以北者爲陰中之陰,就脾藏言,自脾而下,則肝腎皆屬藏,居脾之北,而爲陰中之陰也。"《靈樞集註》張志聰注:"湖以北者,乃脾土所居之分,故爲陰中之陰。脾爲陰中之至陰也。"《靈樞經白話解》注:"湖水配合脾經。湖以北者,就是指脾經以下的肝腎二經。陰中之陰,指下肢的內側,意思是足三陰經都分布于下肢的內側,太陰脾經在前緣,厥陰肝經居中,少陰腎經在後緣,如在仰臥時,肝腎二經的位置,都在脾經的下方,所以説,湖以北者爲陰中之陰。"

〔7〕漳以南者爲陽 《類經》卷九第三十三注:"腰以上者,如漳合於心主,心主之上,惟心與肺,故漳以南者爲陽也。"《靈樞集註》張志聰注:"漳以南者爲陽,乃心主包絡之上,心肺之所居也。蓋以上爲天爲陽爲南,下爲地爲陰爲北也。"《靈樞經白話解》:"漳水配合心包絡經。漳以南者,就是指心包絡經以上的肺經都分布在上肢,而肺經在前,如在仰臥時,心包絡經的上方是肺經,所以説,漳以南者爲陽。"

〔8〕河以北至漳者爲陽中之陰 之,《太素》無。楊上善注:"漳南爲陽,河北爲陰。故河北至漳爲陽中陰也。"《類經》卷九第三十三注:"河合於肺,肺之下亦惟心與心主,故河以北至漳者爲陽中之陰。凡此皆以上南下北言陰陽耳。"《靈樞集註》張志聰注:"河以北至漳者,謂從上焦而後行於背也。"《靈樞經白話解》注:"河水配合肺經。河以北至漳,就是指肺經以下到與漳水相配合的心包絡經。陽中之陰,指上肢的內側,意思是肺和心包絡經都分布在上肢的內側,如在仰臥時,肺經的下方,就是心包絡經,所以説,河以北至漳者爲陽中之陰。"

〔9〕漯以南至江者爲陽中之陽 陽中之陽,《靈樞》、《太素》均作"陽中之太陽"。楊上善注:"漯居陽地,故爲陽中太陽。"《類經》卷九第三十三注:"然有其陽者,則藏府之外爲三焦,三焦之外爲皮毛。《本藏篇》曰:肺合大腸,大腸者,皮其應,今三焦合於漯水,大腸合於江水,故曰漯以南至江者,爲陽中之太陽也。"《靈樞集註》張志聰注:"漯以南至江者,謂從中焦而前行於腹也。此以人之面南而背北也。"《靈樞經白話解》:"漯水配合三焦經,陽中之太陽,指上肢的外側,意思是三焦和大腸經都分布在上肢的外側,大腸經在前緣,三焦經居中,如在仰臥時,三焦經的上方,就是大

腸經的位置,所以説,漯以南至江者爲陽中之太陽。"

〔10〕此一州之陰陽也　州,《靈樞》作"隅",均通。《太素》注:"陰陽之理無形,大之無外,小之無内,但人生一州之地,形必象之,故以一州陰陽合人者也。"

〔11〕此　《靈樞》、《太素》均無。

〔12〕所以人　原作"人所以",據明抄本、《靈樞》、《太素》乙正。

〔13〕參　此下《太素》有"者"字。

按:本文以水域分陰陽,歷來注家,各爲其解,曲就文義。然均未能理本一貫,釋難析疑,似有斷章取義之嫌。丹波元簡猶云:"自海以北者至河以北至漳者,則以上南下北言陰陽,其義自明矣。張注似牽強。志云:河以北至漳者,謂從上焦而後行於背也,漯以南至江者,謂從中焦而前行於腹也,此以人之面南而背北也。此説亦難據。"丹波氏對此文似明於前而惑於後。然就前文而論,其準確答案,究係何指,義亦未詳。近人陳璧瑠等《靈樞經白話解》注,別出新義,然亦未能盡圓其説。今詳審此文,疑義頗多,如行文五句中,三言某以南或以北,兩言某至某,文例不一;陰陽屬性言陰者二,曰陰、曰陰中之陰。言陽者三,曰陽、曰陽中之陰、曰陽中之陽。與别篇五臟分陰陽法不同;舉諸水名,既臟亦腑,究係指臟,擬或指腑,或以五水域通貫全體,寓義不清;漯以南至江,跨度太大,與上文"腰以上爲天,下爲地"之界定難合。根據上文以腰爲界分天地及以五域分陰陽屬性之義,竊以爲此文似有訛誤。若以《素問·金匱真言論》等言五臟陰陽爲例,則本文既舉五域,似亦當以五臟所合之水爲例,概言其陰陽屬性爲是。若此,則既與五臟之陰陽屬性相合,亦與腰上爲天下爲地及諸水域實際位置相應。因限於史料,不敢強解,僅存諸注,以俟後考。

曰:夫經水之應經脉也,其遠近之[1]淺深[2],水血之多少[3],各不同,合而刺之奈何[4]? 曰:足陽明五藏六府之海也[5],其脉大而血多氣盛熱壯[6],刺此者,不深弗散[7],不留不寫[8]。

〔1〕之 正抄本、《靈樞》、《太素》均無。按此"之"字,作連詞用,與也、和也。《左傳·文公十一年》:"皇父之二子死焉。"皇父之二子,皇父與二子也。

〔2〕淺深 明抄本作"深淺"。

〔3〕水血之多少 言水血的多少。之,助詞,與上句之字義別。水言經水,血言經脉。

〔4〕合而刺之柰何 而下《靈樞》、《太素》有"以"字。楊上善注:"問有三意:經水經脉遠近,一也;淺深,二也;水之與血多少,三也。然則身經脉有三不同,請隨調之。"按此言經脉之外合於經水,對於刺之之義。

〔5〕足陽明五藏六府之海也 也,《太素》無。楊上善注:"胃受水穀,化成血氣,爲足陽明脉,資潤五藏六府,五藏六府稟成血氣,譬之四海滋澤無窮,故名爲海也。"

〔6〕其脉大而血多氣盛熱壯 而,《靈樞》、《太素》均無。楊上善注:"足陽明脉具有四義,故得名海。其脉粗大,一也;其血又多,二也;其穀氣盛,三也;陽氣熱,四也。有此四義,故得比於海也。"

〔7〕不深弗散 散,原作"敢",據明抄本、正抄本、嘉靖本、《靈樞》、《太素》改。楊上善注:"刺此道,刺中度人足三陽脉。足陽明脉須深六分,以爲深也。其脉在皮下深,血氣又盛,故深六分,方得散其氣也。"

〔8〕不留不寫 《太素》注:"血氣既盛,留之方得頓而寫也。若熱在皮膚之中聚爲病者,即疾寫之,故曰熱即疾寫也。"按楊注所謂"熱即疾寫"者,經文"熱則疾之"也。此特出以與"不留不寫"相區别。

足陽明[1]多血氣[2],刺[3]深六分,留十呼。足太陽[4]多血氣[5],刺[6]深五分,留七呼。足少陽少血氣[7],刺深四分,留五呼。足太陰多血少氣,刺深三分,留四呼。足少陰少血多氣,刺深二分,留三呼。足厥陰多血少氣,刺深一分,留二呼[8]。

〔1〕足陽明 此以下足三陽脉之文序,《太素》爲足太陽、足少陽、足陽明。《靈樞》爲足陽明、足太陽、足少陽,《素問·血氣形志》新校正引本經同,惟無"足"字。據文義,此足三陽脉與足三陰脉文,乃以鍼刺深度及留鍼呼數,自多而少,相繼爲序。故當以《靈樞》及新校正引本經爲是。

〔2〕多血氣 《素問·血氣形志》新校正引本經作"多血多氣"。《靈

樞》、《太素》均無此三字，餘同此例。按此或皇氏自別篇移來，抑或後人增補。

〔3〕刺　《太素》無，後同此例。

〔4〕足太陽　此條原在足少陽之後，據明抄本、《靈樞》及《素問·血氣形志篇》新校正引本經移此。

〔5〕多血氣　《素問·血氣形志》新校正引本經作"多血少氣"。

〔6〕刺　《靈樞》無，後同此例。按《靈樞》以首條有"刺"字，餘無者，省文也。

〔7〕少血氣　《素問·血氣形志》新校正引本經作"少血多氣"。

〔8〕足厥陰……留二呼　二呼，原作"一呼"，明抄本、《靈樞》、《太素》、《素問·血氣形志》新校正引本經均作"二呼"。又按足三陰脉，太陰留五呼，少陰留四呼，遞減一呼，則厥陰亦當作二呼，故據改。楊上善注："問曰：十二經脉之氣，並有發穴多少不同，然則三百六十五穴，各屬所發之經。此中刺手足十二經者，爲是經脉所發三百六十五穴？爲是四支流注五藏三十輸及六府三十六輸穴也？答曰：其正取四支三十輸及三十六輸。餘之間穴，有言其脉發會其穴，即屬彼脉。故取其脉者，即是其脉所發之穴也。問曰：此手足陰陽所刺分數，與《明堂》分數大有不同，若爲取定？答曰：比及《明堂》所刺分數各舉一例，若隨人隨病，其例甚多，不可一概也。今足太陽脉在皮肉中有深四分有餘，故以刺入五分爲例。若脉行更有深淺，可以意捫循取之爲當，餘皆放此。留七呼者，此據太陽脉氣强弱以爲一例。若病盛衰，更多少，可隨時調之，不可以爲定也。餘皆放此也。"《類經》卷九第三十三注："此足六經之刺度也。出氣曰呼，入氣曰吸，曰十呼、七呼之類，則吸在其中矣。蓋一呼即一息也。"

按：關於三陽脉與三陰脉氣血多少問題，醫經諸要籍中，有多處記載，且文不盡同。如《素問·血氣形志》云："太陽常多血少氣，少陽常少血多氣，陽明常多氣多血，少陰常少血多氣，厥陰常多血少氣，太陰常多氣少血。"新校正引本經此篇文則作：陽明多血多氣，太陽多血多氣，少陽少血多氣，太陰多血少氣，少陽少血多氣，厥陰多血少氣。而《太素·知形志所宜》則陽明、太陰均作"多血氣"，餘脉與《素問》義盡同。《靈樞·五音五味》云："太陽常多血少氣，少陽常多氣少血，陽明常多血多氣，厥陰

常多氣少血，少陰常多血少氣，太陰常多血少氣。"本經卷一第
十六與《靈樞》同。《太素·任脉》則陽明與太陰均作"多血
氣"，餘同《靈樞》。《靈樞·九鍼論》又云："陽明多血多氣，太
陽多血少氣，少陽多氣少血，太陰多血少氣，厥陰多血少氣，少陰
多氣少血。"是知本文由於多篇記載，多處引用，多次傳抄，致使
異文並出，莫衷一是。今細審諸文，結合本篇刺深及留呼之多少
分析，似當認爲，以《太素·知形志所宜》文爲是，而《素問·血
氣形志》新校正引本經文，則係太陽與太陰互誤，校正後則與
《太素·知形志所宜》文義盡同。若此，則全文應是：陽明多血
多氣，太陽多血少氣，少陽少血多氣，太陰多血多氣，少陰少血多
氣，厥陰多血少氣矣。

　　手之陰陽，其受氣之道近，其氣之來也疾[1]，其刺深皆無
過二分，留皆無過一呼[2]，其少長小大肥瘦，以心料之[3]，命
曰法天之常[4]。灸之亦然，灸而過此者，得惡火，則骨枯脉
澀[5]，刺而過此者，則脱氣[6]。

　　〔1〕手之陰陽……其氣之來也疾　也，《靈樞》、《太素》均無。楊上
善注："手之六陰，從手至胸，屬藏胳府，各長三尺五寸。手之六陽，從手至
頭，屬府胳藏，各長五尺。足之六陰，從足至胸，屬藏胳府，各長六尺五寸。
足之六陽，從足至頭，屬府胳藏，各長八尺。此手足十二脉當經血氣上下
環流也。然足經既長，即血氣環流，其道遠也，復是陰氣，故其行遲也。手
經既短，即血氣環流，其道近也，復是陽氣，故其行疾也。"

　　〔2〕其刺深皆無過二分，留皆無過一呼　刺，《太素》無。深下《靈
樞》有"者"字。留上《靈樞》、《太素》均有"其"字。楊上善注："以其道近
脉淺，刺深無過二分也。以其氣疾，故留之不過一呼也。"《類經》卷九第三
十三注："手之六經，皆在於上，肌肉薄而谿谷淺，故刺不宜深。經脉短而
氣易泄，故留不宜久。"按此言二分、一呼者，意在刺鍼宜淺，留時宜短，非
必拘於此數。亦在與足六經之對比而言其常法。

　　〔3〕其少長小大肥瘦，以心料之　小大，《靈樞》作"大小"。以心料
之，《靈樞》、《太素》均作"以心撩之"，又《靈樞》史崧音釋云："一本作以意
撩之。"按心與意義通，如本卷第一云："可以任物謂之心，心有所憶謂之
意。"料與撩通。《説文·手部》："撩，理也。"楊上善注："人之生也，五時

93

不同,初生爲嬰兒,能笑以上爲孩,六歲以上爲小,十八歲以上爲少,二十以上爲壯,五十以上爲老。今量三十以下爲少,三十以上爲長。黄帝之時,七尺五寸以上爲大,不滿七尺五寸爲小。今時人之大小,可以意取之。"《類經》卷九第三十三注:"刺法大概,雖如上文所云,然人有不同,如少者盛,長者衰,大者廣,小者狹,肥者深,瘦者淺,有不可以一例論者,故當以心撩之。"按楊注言黄帝時人與今時人有差,可以意取之之義,恐非是。張注義勝。有關少長肥瘦等之刺,詳見本經卷五第六。

〔4〕法天之常 《太素》注:"天者,理也。少長小大肥瘦之變,變而不恒,以合天爲妙,此天之常道也。賢人以意取之,妙合其理,故曰法天之常也。"按此言醫者當守常通變,順應其天然的一般法則。

〔5〕灸而過此者,得惡火,則骨枯脉濇 火,明抄本作"大",疑形近誤。濇下明抄本有"一作潰。音儵。"五小字校注。儵爲僵之俗體,見《龍龕手鏡·人部》。《太素》則作"即",濇作"瀆"。按則與即通。瀆爲潰之假,有明抄本校文及楊注可証。楊上善注:"灸法亦須量人少長大小肥瘦,氣之盛衰,穴之分寸,四時寒温,壯數多少,不可卒中,失於常理。故壯數不足,厥疾不瘳,若過其限,火毒入身,諸骨枯槁,經脉潰膿,名爲惡火之病。火無善惡,火壯傷多,故名惡火也。"《類經》卷九第三十三注:"刺有淺深遲速之度,灸有壯數大小之度。刺有補寫,灸亦有補寫。……設不知此而灸過其度,非惟無益,反以害之,是惡火也。故灸失其宜,則骨枯脉濇。"按若灸之太過,津傷脉濇,或火毒入内,血傷脉潰,義得兩通,今並存其説。

〔6〕刺而過此者,則脱氣 而,明抄本作"之"。《類經》卷九第三十三注:"刺失其宜,則脱泄元氣。"詳前文云:"其治以鍼灸,各調其經氣。"又本經卷五第四云:"經氣已至,慎守勿失。"是此言氣者,經氣也。經氣脱失,病必危殆。故刺不宜過,以免脱氣。

曰:夫經脉之大小[1],血之多少[2],膚之厚薄,肉之堅脆及䐃之大小,可以[3]爲度量乎?曰:其可爲度[4]量者,取其中度[5]者[6]也,不甚脱肉而血氣不衰者[6]也。若失度人之[7]癇音消,渴病。瘦[8]而形肉脱者,烏[9]可以度量刺乎[10]。審切循捫按,視其寒温盛衰而調之,是謂因適而爲之真也[11]。

〔1〕大小 《靈樞》、《太素》均作"小大"。

〔2〕多少 《太素》作"少多"。

〔3〕以 《靈樞》、《太素》均無。據此下文例疑衍。

〔4〕度 原脱,據《靈樞》、《太素》及前後文例補。

〔5〕中度 《太素》注:"中度者,非唯取七尺五寸以爲中度,亦取肥瘦寒温盛衰處其適者,以爲中度。"

〔6〕者 《靈樞》無。

〔7〕若失度人之 正抄本、存存軒本、《靈樞》均作"若夫度之人",疑誤。

〔8〕痟瘦 明抄本作"瘦病"。《太素》作"瘠瘦"。按瘠亦瘦也。"玉篇·疒部":"瘠,瘦也。"痟與消古通。《一切經音義》卷六十四:"乾痟,上音干。……下小焦反,《埤蒼》:痟謂渴病也,亦痟瘦病也。"玄應《一切經音義》卷十四:"乾消,古寒反。下古文痟同。思遥反。《説文》:消,盡也。"

〔9〕烏 明抄本、嘉靖本、四庫本、《靈樞》、《太素》均作"惡"。按烏與惡音同義通,疑問代詞。《經傳釋詞》卷四:"惡,猶安也,何也。字亦作烏。高注《吕氏春秋·本生篇》曰:惡,安也。又注明理篇曰:烏,安也。"

〔10〕乎 明抄本作"焉"。

〔11〕是謂因適而爲之真也 《太素》無"之"字,真下有"者"字。《類經》卷九第三十三注:"因其情,適其宜,必出於心,應於手,斯得治病之真訣矣。"按此當言適其寒温盛衰而以鍼灸調之,謂之"因適而爲之",真,疑爲"者"之誤。者也,語末助詞。

四海第八　本篇全文見《靈樞·海論》、《太素·四海合》。

提要:本篇主要論述髓海、血海、氣海、水穀之海的意義、其腧所在及與人體生、敗、利、害關係;四海有餘不足發病情況及調治原則。故以此名篇。

人有四海,十二經水者,皆注於海[1]。有髓海、有血海、有氣海、有水穀之海。胃者爲水穀之海[2],其腧上在氣街,下至三里[3]。衝脉者爲十二經之海[4],其腧上在大杼,下出巨虚上下廉[5]。膻中者爲氣之海[6],其腧上在柱骨之上下,前在人迎[7]。腦者爲髓之海[8],其腧上在其蓋,下在風府[9]。凡此四海者,得順者生,得逆者敗[10];知調者利,不知調者害[11]。

〔1〕皆注於海　明抄本作"皆注四海"。按此下《靈樞》、《太素》均有"海有東西南北，命曰四海"十字。明抄本或涉此而誤。楊上善注云："十二經水者，皆注東海，東海周環，遂爲四海。"

〔2〕胃者爲水穀之海　爲，《靈樞》無，律以此下文例，非是。《類經》卷三十二注："人受氣於水穀，水穀入口藏於胃，以養五藏氣，故五藏六府之氣味，皆出於胃，而胃爲水穀之海也。"又《素問·五藏別論》："胃水穀之海，六府之大源也。"王冰注："人有四海，水穀之海，則其一也，受水穀已，榮養四傍，以其當運化之源，故爲六府之大源也。"此其所以稱胃爲水穀之海者。一則爲受納之處，一則爲運化之源也。

〔3〕其腧上在氣街，下至三里　明抄本腧作"輸"，下有"音舒"二小字音注，至下有"於"字。《太素》注："胃脉，足陽明也。足陽明脉過於氣街、三里，其氣上下輸此等穴也。"詳胃足陽明脉，"其直者，從缺盆下乳內廉，下俠臍，入氣街中；其支者，起於胃口，下循腹裏，下至氣街中而合，以下髀關，抵伏兔，下入膝臏中，下循胻外廉……其支者，下膝三寸而別。"是氣街與三里，皆足陽明脉自行氣盛處，故爲其腧。氣街，氣衝也。氣衝與三里，詳見本經卷三第二十一及第三十三。

〔4〕衝脉者爲十二經之海　《類經》卷九第三十二注："此即血海也。衝脉起於胞中，其前行者，並足少陰之經，俠臍上行，至胸中而散，其後行者，上循背裏，爲經絡之海。……愚按《動輸篇》曰：胃爲五藏六府之海。《太陰陽明論》曰：陽明者表也，五藏六府之海也。《逆順肥瘦篇》曰：夫衝脉者，五藏六府之海也，五藏六府皆稟焉。此篇言衝脉者爲十二經之海，若此諸論，則胃與衝脉，皆爲十二經之海，亦皆爲五藏六府之海，又將何以辨之？故本篇有水穀之海、血海之分。水穀之海者，言水穀盛貯於此，營衛由之而化生也。血海者，言受納諸經之灌注，精血於此而蓄藏也。此固其辨矣。及考之《痿論》曰：陽明者，五藏六府之海，主潤宗筋，宗筋主束骨而利機關也。衝脉者，經脉之海也，主滲灌谿谷，與陽明合於宗筋，陰陽總宗筋之會，會於氣街，而陽明爲之長。蓋陽明爲多血多氣之府，故主潤宗筋而利機關。衝脉爲精血所聚之經，故主滲灌谿谷。且衝脉起於胞中，並少陰之大絡而下行。陽明爲諸經之長，亦會於前陰，故男女精血，皆由前陰而降者，以二經血氣總聚於此，故均稱爲五藏六府十二經之海。誠有非他經之可比也。"

〔5〕其腧上在大杼，下在巨虛上下廉　《靈樞》、《太素》在、出下均有"於"字，虛下有"之"字。明抄本出下亦有"於"字。楊上善注："大杼是足太陽、手太陽脉所發之穴。巨虛上下廉，則足陽明所發之穴。此等諸穴，皆是衝脉致氣之處，故名輸也。"《類經》卷九第三十二注："其上行者，出於頏顙，下行者，出於足。故其輸上在於足太陽之大杼，下在於足陽明之巨虛上下廉。"大杼、巨虛上下廉，詳見本經卷三第八及第三十三。

〔6〕膻中者爲氣之海　《太素》注："膻，胸中也，音檀。食入胃已，其氣分爲三道，有氣上行經隧，聚於胸中，名曰氣海，爲肺所主。"《類經》卷九第三十二注："膻中，胸中也。肺之所居。諸氣者，皆屬於肺，是爲真氣，亦曰宗氣。宗氣積於胸中，出於喉嚨，以貫心脉而行呼吸，故膻中爲之氣海。"詳本經卷六第九云："穀始入於胃，其精微者，先出於胃之兩焦……其大氣之搏而不行者，積於胸中，名曰氣海，出於肺，循喉嚨，故呼則出，吸則入，天地之精氣。"是所言"積於胸中，名曰氣海"者，即膻中爲氣海之義。

〔7〕其腧上在柱骨之上下，前在人迎　明抄本"腧"下有"音庶二小字音注，無上"上"字，《靈樞》在下有"於"字。人上明抄本、《靈樞》、《太素》均有"於"字。楊上善注："手陽脉是肺府脉，行於柱骨上下，入缺盆，支者，上行至鼻，爲足陽明，循頸下人迎之前，皆是膻中氣海之輸也。"《類經》卷九第三十二注："柱骨，項後天柱骨也。《憂恚無言論》曰：頏顙者，分氣之所泄也。故氣海運行之輸，一在頏顙之後，即柱骨之上下，謂督脉之瘖門、大椎也。一在頏顙之前，謂足陽明人迎也。"詳瘖門、大椎《內經》已具其名，此言柱骨之上下，當非指某特定穴也，故張注未必若是。人迎，詳見本經卷三第十二。

〔8〕腦者爲髓之海　者，《靈樞》、《太素》均無，律以此前文例，奉經是。楊上善注："胃流津液，滲入骨空，變而爲髓，頭中最多，故爲海也。"《類經》卷九第三十二注："凡骨之有髓，惟腦爲最巨，故諸髓皆屬於腦，而腦爲髓之海。"

〔9〕其腧上在其蓋，下在風府　上"在"下《靈樞》有"于"字。下"在"下明抄本有"於"字。《太素》注："其氣上輸腦蓋百會之穴，下輸風府也。"《類經》卷九第三十二注："蓋，腦蓋骨也。即督脉之顖會。風府，亦督脉穴。此皆髓海之上下前後輸也。"按百會、顖會，固在蓋上，然蓋上穴尚多，此言蓋而不言穴者，恐非限於某穴也。

〔10〕得順者生，得逆者敗　《太素》注："得生得敗言逆順，天也。"

《類經》卷九第三十二注："凡此四海,俱有順逆。得順者,知所養也,故生;不知所養則逆矣,故敗。"

〔11〕知調者利,不知調者害 《太素》注:"爲利爲害言調不,人也。"按調者,調養也,調治也。屬利屬害,在人爲之。

曰:四海之逆順奈何? 曰:氣海有餘[1]則[2]氣滿胸中,悗急息[3]面赤;不足[4]則少氣不足以言[5]。血海有餘[6]則常想其身大[7],怫鬱也[8]。然不知其所病[9];不足則[10]常想其身小,狹然[11]不知其所病。水穀之海有餘則腹脹滿[12];不足則饑不受穀食[13]。髓海有餘則輕勁多力,自過其度[14];不足則腦轉耳鳴[15],脛痠[16]眩冒[17],目無所見,懈怠安臥[18]。

曰:調之奈何? 曰:審守其腧[19],而調其虛實,無犯其害[20],順者得復,逆者必敗。

〔1〕有餘 此下《靈樞》、《太素》均有"者"字。楊上善注:"有餘,謂邪氣益真氣也。"按經云:邪氣盛則實。有餘者,邪氣實也。

〔2〕則 《靈樞》、《太素》均無,律之此後文例,非是。

〔3〕悗急息 《太素》無"悗"字。《靈樞》無"急"字。正抄本無"息"字。按似當以《太素》爲是。急息者,呼吸迫促也,與下文"少氣"恰爲對文。悗與滿義通,疑爲上文"氣滿胸中"之注文,混入正文。

〔4〕不足 此前《靈樞》、《太素》均有"氣海"二字。後血海、水穀之海、髓海等文,均同此例。《類經》卷九第三十二注:"氣不足者,正氣虛也。"按經云:精氣奪則虛。不足者,正氣虛也。

〔5〕少氣不足以言 《類經》卷九第三十二注:"聲由氣發,氣不足則語言輕怯,不能出聲。《脉要精微論》曰:言而微,終日乃復言者,此奪氣也。"

〔6〕餘 此下《太素》有"者"字,後水穀之海與髓海有餘者,同此例。

〔7〕常想其身大 《類經》卷九第三十二注:"形以血充,故血有餘則常想其身大。"

〔8〕鬱也 原作大字正文,明抄本此前有"扶弗切"三字,並此二字均作小字注文,又《靈樞》、《太素》均無此二字可証,故據改。

〔9〕怫然不知其所病 《太素》注及原注,"怫"均訓"鬱",似與經義不合。詳此上言"血海有餘,則常想其身大",故"怫然不知其所病"。下文言"不足則常想其身小,狹然不知其所病"。是大與小、怫與狹,皆對文也。

按佛與艴、茀、拂等互假,與勃義通,大也,盛也。《說文通訓定聲‧履部》:
"佛,段借爲艴。《素問‧刺腰痛篇》:佛然腫。又爲拂,實爲弗。"《荀子‧
非十二字》:"佛然平之俗起焉。"楊倞注:"佛,讀爲勃。"《論語‧鄉黨》:
"色勃如也。"《說文‧色部》艴,引作"色艴如也"。《淮南子‧天文訓》:
"賁星墜而勃海決。"高誘注:"勃,大也。"不知其所病,不知其所苦也。

〔10〕則 《靈樞》作"亦",律之前後文例,疑非是。

〔11〕狹然 《類經》卷九第三十二注:"狹,溢狹也。索然不廣
之貌。"

〔12〕脈滿 脈,《靈樞》無。《太素》作"滿脈"。

〔13〕饑不受穀食 饑,明抄本、《太素》均作"飢"。按饑與飢通。
《集韻‧脂韻》:"飢,《說文》:餓也。或從幾。"《類經》卷九第三十二注:
"不足者,脾虛則不能運,胃虛則不能納,故雖饑不受穀食。"

〔14〕自過其度 自有超越其正常之力度,此亦病象也。

〔15〕腦轉耳鳴 《類經》卷九第三十二注:"若其不足,則在上者爲腦
轉,以腦空而運,似旋轉也。爲耳鳴,以髓虛者精必衰,陰虛則耳必鳴也。"

〔16〕胻痠 原作"脛胻痠"。《靈樞》無"胻"字,《太素》無"脛"字。
明抄本"胻"下有"音行"二小字音注。按脛與胻義同,此二字連用,無此
例,必有一衍,據本經行文慣例、刪"脛"字。

〔17〕眩冒 冒,《太素》作"瞀"楊上善注:"眩,玄遍反,瞑目亂也。
瞀,亡到反,覆也。"按冒與瞀通。《素問‧玉機真藏論》:"忽忽眩冒而巔
疾。"王冰注:"眩,謂目眩視如轉也。冒,悶也。"《太素‧四時脉形》同《素
問》。又《書經‧君奭》:"惟冒。"《說文‧目部》引冒作瞀。瞀又與瞀通。
《國語‧吳語》:"有眩瞀之疾者以告。"《一切經音義》卷七十四引作"眩
瞀",又引賈逵曰:"眩瞀,顛瞀也。"又《後漢書‧韋彪傳》:"且眩瞀滯疾。"
李賢注:"眩,風疾也。瞀,亂也。謂視不明之貌也。"按冒之訓覆與悶,義
並通,蓋頭目如物之覆蒙而不清明也。

〔18〕懈怠安臥 懈下明抄本有"殆"及"音允"二小字音注。怠,明
抄本、《太素》均作"殆"。按怠與殆通。《書經‧大禹謨》:"無怠無荒。"
《後漢書‧崔駰傳》引怠作殆。楊上善注:"髓虛,四支腰脊無力,故懈殆安
臥也。"

〔19〕審守其腧 其,明抄本作"真",非。此謂審守四海如前文所言
其腧之所在處也。審猶慎也。《呂氏春秋‧音律》:"審民所終。"高誘注:

"審,慎。"

〔20〕無犯其害　無,《太素》作"毋",無與毋通。《類經》卷九第三十二注:"無犯其害,無盛盛,無虛虛也。"

氣息周身五十營四時日分漏刻第九

本篇自"黃帝問曰"至"氣凡行八百一十丈也",見《靈樞·五十營》、《太素·營五十周》。自"一日一夜五十營"至"五藏皆受氣也",見《靈樞·根結》、《太素·人迎脉口診》。自"曰:衛氣之行"至"以候虛實而刺之也",見《靈樞·衛氣行》、《太素·衛五十周》。

提要:本篇重在論述呼吸氣息以應營衛運行周身五十環次及與四時二十八宿日夜漏水百刻的關係,故以此名篇。其主要內容有:呼吸定息、周身長度及日夜五十營之計數;周天二十八宿與衛氣運行的關係;營衛運行的具體情況;漏水百刻之人氣所在;刺實刺虛的基本原則等。

黃[1]帝問曰:五十營奈何[2]?岐伯對曰:周天[3]二十八宿[4],宿三十六分[5],人氣行一周[6],千八分[7],人經絡[8]上下左右前後二十八脉[9],週身十六丈二尺[10],以應二十八宿,漏水下百刻[11],以分晝夜。故人一呼,脉再動[12],氣行三寸,一吸,脉亦[13]再動,氣行三寸。呼吸定息[14],氣行六寸。十息,氣[15]行六尺。日行二分[16]。二百七十息,氣行十六丈二尺,氣行交通於中[17],一周於身,下水二刻,日行二十分有奇[18]。五百四十息,氣行再周於身,下水四刻,日行四十分有奇[19]。二千七百息,氣行十周於身,下水二十刻,日行五宿二十分有奇[20]。一萬三千五百息,氣行五十營於身,水下百刻,日行二十八宿,漏水皆盡,脉已[21]終矣。王冰曰:此略而言之也[22]。細而[23]言之,常以一十周加一分[24],又十分分之六,乃奇分盡也[25]。所謂交通者,并行一數也[26]。故五十營備,得盡天地之壽[27]矣,氣[28]凡行八百一十丈也[29]。一日一夜五十營,以營五藏之精。不應數者，謂之狂生[30]。所謂五十營者，五藏皆受氣也[31]。此段舊在經脉根結之末，今移在此[32]。

〔1〕黄 此前明抄本有"此出《靈樞》四卷五十營"九字。顯係後人據《靈樞》十二卷本抄補，以明篇文出處。

〔2〕五十營奈何 "五"前《靈樞》、《太素》均有"余願聞"三字。《太素》無"奈何"二字。《靈樞發微》注："此篇詳言經脉之行，晝夜有五十度之數也。營者，運也。五十營者，謂五十度也。"詳馬注義似未盡。按營與縈、環、還等古通，繞也，周迴也。《公羊傳·莊公二十五年》："以朱絲營社。"陸德明釋文："營，本亦作縈。"《論衡·順鼓》及《後漢書·地理志》劉昭注引亦作"縈"。《廣韻·清韻》："縈，繞也。"《詩經·齊風·還》："子之還兮。"《漢書·地理志》引"還"作"營"。《韓非子·五蠹》："自環者謂之厶。"《說文·厶部》引"環"作"營"。《讀書雜志·荀子·臣道》環主："營與環古同聲而通用。《春秋·文十四年》：有星孛入於北斗。《穀梁傳》曰：其曰入北斗，斗有環域也。環域即營域，猶營繞爲環繞，營衛之爲環衛也。……字亦作還。"是五十營者，五十環也，亦五十周也。與後文言"衛氣之行，一日一夜五十周於身"之義亦同。

〔3〕周天 明抄本作"週天"。《靈樞》、《太素》作"天周"。義同，周與週通。

〔4〕二十八宿 我國古代天文學家把周天黃道(太陽和月亮所經天區)的恒星，分成二十八個星座，名二十八宿。《淮南子·天文訓》："五星、八風、二十八宿。"高誘注："二十八宿，東方角亢氐房心尾箕，北方斗牛女虛危室壁，西方奎婁胃昴畢觜參，南方井鬼柳星張翼軫也。"

〔5〕宿三十六分 《太素》注："此據大率言耳，其實約三十六分。"按此以周天一千零八分之數所得平均值，實則宿與宿之間的距離，並非等值也。

〔6〕一周 《太素》注："謂晝夜周。"

〔7〕千八分 《太素》"千"上有"一"字。"分"下有"二十八分"四字。《靈樞》"分"下有"二十八宿"四字。楊上善注："其實千分耳。據卅六全數剩之，故剩八分也。宿各卅五分七分分之五，則千分也。知必然者，下云氣行一周，日行卅分。氣行再周，日行卅分。人晝夜五十周，故知一千分也。"按楊注據《太素》後文氣行一周，日行二十分及氣行再周，日行四十分之數計之，故得一千分。然本經後文二十分、四十分之下，均云"有

奇",則仍合一千八分之數。若據此前明言"宿三十六分"及"一千八分"兩說,當以本經爲是。

〔8〕絡 《靈樞》、《太素》均作"脉",據下文多言"脉",似作"脉"是。

〔9〕二十八脉 《類經》卷八第二十六注:"人之經脉十二,左右相同,則爲二十四脉。加以蹻脉二,任督脉二,共爲二十八脉。"按二十八脉之義,詳見卷二脉度第三。

〔10〕十六丈二尺 二十八脉計長十六丈二尺之數,詳見卷二脉度第三。

〔11〕漏水下百刻 漏者,古計時之器,名曰漏壺,亦稱漏刻,壺中插一標竿,稱爲箭,標記百刻,水入箭浮,視其刻度以知時也。《説文·水部》:"漏,以銅受水,刻節,晝夜百節。"段玉裁注:"《文選》注引司馬彪曰:孔壺爲漏,浮箭爲刻,下漏數刻,以考中星,昏明星焉。按晝夜百刻,每刻爲六小刻,每小刻又十分之,故晝夜六千分,每大刻六十分也。其散於十二辰,每一辰八大刻,二小刻,共得五百分也。此是古法。樂記:百度得數而有常。注云:百度,百刻也。《靈樞經》:漏水下百刻,以分晝夜。"

〔12〕脉再動 脉動二次也。《玉篇·冂部》:"再,兩也。"

〔13〕亦 明抄本無。

〔14〕呼吸定息 《素問·平人氣象論》曰:"人一呼脉再動,一吸脉亦再動,呼吸定息脉五動,閏以太息,名曰平人。"王冰注:"呼吸脉各再動,定息脉又一動,則五動也。"是呼吸定息者,實指一個呼吸周期也。

〔15〕氣 原作"脉",按此前後文均作"氣行",此不當言脉行,據《靈樞》、《太素》改。

〔16〕日行二分 《太素》注:"二分,謂二十七分分之四分也。人氣十息,行亦未一分也。十三息半,則一分矣。"蕭延平按:"注四分,據下注十息得二十七分之二十,此四字恐係二十之誤。"《類經》卷八第二十六注:"凡一呼一吸,是爲一息,脉氣行六寸。十息,氣行六尺。其日行之數,當以每日千八分之數爲實,以一萬三千五百息爲法除之,則每十息,日行止七釐四毫六絲六忽不盡。此云日行二分者,傳久之誤也。"《醫學綱目·陰陽藏府部》注:"日行二分之上,當有二十七息,氣行一丈六尺二寸十二字。"按張注言本文有誤者,以十息日行不足一分,是則不得連上義。故樓全善提出此上有脱文之説甚是。若是則由二十七息,以至二百七十息,五百四十息等,續及五十營之數,文安理順矣。

〔17〕氣行交通於中　此言二十八脉氣行，交相通達於內也。以此非指一脉之氣行，故曰交通，實指二十八脉氣行一周也。

〔18〕日行二十分有奇　二十，《靈樞》作"二十五"非。有奇，《靈樞》、《太素》均無此二字。楊上善注："日行二十分者，十息得二十七分之二十，百息得二百，二百息得四百，二百七十息得五百四十分，以二十七除之，則爲二十分矣。"《類經》卷八第二十六注："凡一百三十五息，水下一刻之度也，人氣當半周於身，脉行八丈一尺。故二百七十息，氣行於身一周，水下當二刻，日行當得二十分一釐六毫爲正。"按楊注以《太素》無"有奇"二字，故從二十分爲釋。張注以周天一千八分計，故得二十分一釐六毫之數，合有奇之義。詳後文論衛氣行時，亦言"有奇分"，又卷二第七論骨度時，亦言"奇分"，可証諸言具體數時，則以"奇分"以代尾數。故此文仍從本經。又所謂"日行"者，乃周日視運動所見太陽運行位置所在也。

〔19〕有奇　《靈樞》、《太素》均無此二字。說見前注。下做此。

〔20〕五宿二十分有奇　有奇，《靈樞》、《太素》均無此二字。楊上善注："宿各三十六分，故當五宿二十分也。由此言之，故知五十周以一千分爲實也。"《類經》卷八第二十六注："氣行十周，脉行一百六十二丈，日行當得五宿二十一分六釐爲正。"按每宿三十六分，五宿計得一百八十分，加二十分爲二百分，再加尾數，故有奇。

〔21〕已　《靈樞》、《太素》均無。

〔22〕此略而言之也　今《素問·八正神明論》王冰注，無此六字，疑脫。

〔23〕而　原脫，據《素問·八正神明論》王冰注補。

〔24〕一十周加一分　十，原作"千"，據《素問·八正神明論》王冰注改。又加下《素問》王冰注有"之"字。

〔25〕也　《素問·八正神明論》王冰注作"矣"。

〔26〕并行一數也　《太素》注："謂二手足脉氣并行，而以一數之。即氣行三寸者，兩氣各三寸也。"《類經》卷八第二十六注："并行一數，謂并二十八脉，通行一周之數也。"按當以張注爲是。并，合也。《漢書·董仲舒傳》："勿猥勿并。"顏師古注："并，合也。"此言合二十八脉之數爲一也。

〔27〕得盡天地之壽　《太素》注："壽，即終之義也。天地以二十八宿下水百刻爲一終也。"《類經》卷八第二十六注："使五十營之數常周備無失，則壽亦無窮，故得盡天地之壽矣。"按張注似失之矣。楊注訓壽爲終，

亦未安。壽本言壽命,此引伸爲事物之期限。五十營備,則天地一周期即一晝夜之數盡矣。

〔28〕氣 《靈樞》無。

〔29〕也 《太素》無。

〔30〕不應數者,謂之狂生 謂之,明抄本作"爲之",謂與爲古通。《靈樞》、《太素》均作"名曰"。楊上善注:"營氣一日一夜,周身五十,營於身者也。經營五藏精氣,以奉生身。若其不至五十營者,五藏無精,雖生不久,故曰狂生。"《類經》卷五第四注:"一晝一夜,凡一萬三千五百息,通計五十周於身,則脉行八百一十丈,其有太過不及而不應此數者,名曰狂生。狂猶妄也,言雖生未可必也。"按狂生猶枉生,狂與枉古通。《荀子·君道》:"蔽至而求無危削不滅亡,不可得也;危削滅亡之情舉積此矣,而求安樂,是狂生者也。狂生者,不胥時而落。"《韓詩外傳》四:狂作"枉"。枉生者,違背人生之正常規律也。

〔31〕也 《靈樞》無。

〔32〕此段舊在經脉根結之末,今移在此 明抄本之作"篇",移作"復"。詳"經脉根結",本經卷二第五篇名。此文顯係後人移改,特書此校記。

按:關於一日一夜一萬三千五百息之數,亦見於《難經·一難》。二者均以人一呼氣行三寸,一吸氣行三寸,呼吸定息,氣行六寸爲基礎,以一日一夜漏水下百刻爲時限,總計一萬三千五百息,每刻得一百三十五息。若以今時鐘計之,日夜二十四小時,計得一千四百四十分。則漏水一刻,合十四分十五秒,按今人每分鐘呼吸十六次至十八次計,則每漏刻應在二百三十息至二百六十息之間。兩數相差較大,其中疑問難解。或以此爲行深呼吸法所得,則每分鐘約九息許。然則深呼吸法,終非人體生理活動之正常呼吸規律也。是此説似亦難自圓。故一萬三千五百息之數,究屬何義,尚待後考。

曰:衛氣之行,出入之會[1]何如?曰:歲有十二月,日有十二辰[2],子午爲經,卯酉爲緯[3]。天一面七宿,周天四七二十八宿[4],房昴爲緯,張虛爲經[5]。是故房至畢爲陽,昴至心爲陰[6]。陽主晝,陰主夜。故[7]衛氣之行,一日一夜,五十周於身，晝日行於[8]陽二十五周，夜行於陰亦[9]二十五周，周於五藏[10]。一本作歲[11]。是故平旦陰氣盡[12]，陽氣出於目[13]，目張則氣上[14]行於頭，循於[15]項，下足太陽，循背下至小指端[16]。其散者[17]，別於目銳眥[18]，下手太陽，下至手[19]小指[20]外側。其散者，別於目銳眥[21]，下足少陽，注[22]小指次指之間，以上[23]循手少陽之分側[24]，下至小指次指[25]之間。別者，至[26]耳前，合於頷脉[27]，注足陽明，下[28]行至跗上，入足五指之間[29]。其散者，從耳[30]下手陽明，入大指次指[31]之間，入掌中[32]，其[33]至於足也[34]，入足心[35]，出內踝下，行陰分[36]，復合於目，故[37]爲一周。

〔1〕出入之會　會，《靈樞》、《太素》均作“合”。會與合通。《吕氏春秋·大樂》：“離則復合。”高誘注：“合，會也。”衛氣之行，出則行於外。入則行於內，氣之出入，有所會合，故設此問。

〔2〕日有十二辰　此指每日之十二時辰，即子丑寅卯辰巳午未申酉戌亥。辰，時也。《周禮·春官·馮相氏》：“掌十有二歲，十有二月，十有二辰。”賈公彦疏：“云十有二辰者，謂子丑寅卯之等，十有二辰也。”

〔3〕子午爲經，卯酉爲緯　《類經》卷八第二十五注：“天象定者爲經，動者爲緯。子午當南北二極，居其所而不移，故爲經。卯酉常東升西降，列宿周旋無已，故爲緯。”按前十二辰之地支者，時位也。此言經緯之地支名者，方位也。

〔4〕天一面七宿，周天四七二十八宿　《靈樞》作“天周二十八宿，而一面七星，四七二十八星”。《太素》同，惟“一面七星”作“面有七星”。按諸文雖異而義則同。二十八宿，見前注。

〔5〕房昴爲緯，張虚爲經　張虚，《靈樞》、《太素》互倒。楊上善注：“經云虚張爲經者錯矣，南方七宿星爲中也。”《類經》卷八第二十五注：“房在卯中，昴在酉中，故爲緯。虚在子中，張在午中，故爲經。”按張注言“張在午中”，未確，以楊注星宿居中爲是。然以午位約言之，張宿亦當午位，故言“張虚爲經”，亦未爲不可。

〔6〕房至畢爲陽，昴至心爲陰　畢下明抄本有“者”字。心，《太素》作“尾”，楊上善注：“經云昴至尾爲陰，便漏心宿也。”此説是。《類經》卷八第二十五注：“自房至畢，其位在卯辰巳午未申，故屬陽而主晝。自昴至

尾,其位在酉戌亥子丑寅,故屬陰而主夜。"按張注亦缺心宿,失察之也。又二十八宿晝夜之位,四時不同,此所言者,晝夜平時,乃概言其分陰陽之義耳。

〔7〕故 此前明抄本有"是"字。

〔8〕於 正抄本無。

〔9〕亦 《靈樞》、《太素》均無。此下明抄本有"行"字。

〔10〕周於五藏 《太素》無"周"字,下三字連上句,楊上善注:"夜行五藏,終而復始,二十五周也。"按周於五藏者,即後文所言"其始入於陰,常從足少陰注於腎,腎注心,心注於肺,肺注於肝,肝注於脾,脾復注於腎,爲一周"之義。

〔11〕一本作歲 《靈樞發微》注:"五藏當作五歲,彼六氣自甲子至戊辰,五歲方周百刻。而衛氣一晝夜而周,故謂之周於五歲也。"《類經》卷八第二十五注:"歲,當作藏,誤也。"按張注是,此形近之誤,馬氏注失之矣。

〔12〕平旦陰氣盡 氣,《靈樞》無。《太素》注:"行於五藏陰氣盡也。"

〔13〕陽氣出於目 《類經》卷八第二十五注:"此下言衛氣晝行陽分,始於足太陽經,以周六府而及於腎經,是爲一周。太陽始於睛明,故出於目。然目者,宗脉之所聚,凡五藏六府之精陽氣,皆上走於目而爲睛。故平日陰盡則陽氣至目而目張。"

〔14〕上 原脱,據明抄本、《靈樞》、《太素》補。

〔15〕於 《靈樞》、《太素》均無。

〔16〕端 此前《靈樞》、《太素》均有"之"字。

〔17〕其散者 《類經》卷八第二十五注:"散者,散行者也。"

〔18〕別於目銳眥 原作"分於目別",原校云:"一云:別於目銳眥。"《靈樞》、《太素》均同原校。按"分於目別",義甚晦,且醫經無"目別"之稱,又下文亦云"別於目銳眥",故據改,並刪原校。

〔19〕手 明抄本、《太素》均無。

〔20〕指 此下《靈樞》有"之間"二字,《太素》有"之端"二字。

〔21〕別於目銳眥 於,《太素》無。銳眥下明抄本分別有"音芮"、"音際"四小字音注。

〔22〕注 明抄本作"循"。

〔23〕以上 《醫學綱目·陰陽藏府部》注:"以上二字,衍文也。其下

當有其散者三字。"按前言下手太陽、下足少陽者,均曰"其散者",故《綱目》注甚可参。

〔24〕之分側　側,《太素》無。《類經》卷八第二十五注:"分側,當作外側。"按此與前後文例頗異,疑三字衍。

〔25〕次指　原脱,下云"之間",若惟小指,不得言之間,故據《太素》及此上"下足少陽"文例補。

〔26〕至　此上原有"以上"二字,《醫學綱目·陰陽藏府部》注:"以上二字,衍文也。"據《太素》删。

〔27〕合於頷脉　頷,《太素》作"頷"。此下明抄本有"音汗"二小字音注。按頷與頷通。《方言》卷十:"頷、頤,頷也。南楚謂之頷,秦晉謂之頷,頤其通語也。"楊上善注:"衛之悍氣別者,合於頷脉,謂足陽明也。"《類經》卷八第二十五注:"合於頷脉,謂由承泣煩車之分,下注足陽明經。"

〔28〕下　此上《靈樞》有"以"字。

〔29〕足五指之間　足,《靈樞》、《太素》均無。《類經》卷八第二十五注:"五指當作中指,謂屬兌穴也。"楊上善注:"入五指間者,謂足陽明絡,散入十指間。故刺瘧者,先刺足陽明十指間也。"按衛之悍氣行止,非當限於某穴,故張注言中指之義,不可從。

〔30〕耳　此下《太素》有"下"字。

〔31〕次指　原脱,《類經》卷八第二十五注:"大指下當有次指二字。"今據正抄本補。

〔32〕入掌中　《太素》注:"入掌中者,手陽明脉不入掌中,而言入者,手陽明脉氣雖不至掌中,衛之悍氣循手陽明胳至掌中,三刻時也。"

〔33〕其　原作"直",據《靈樞》、《太素》改。

〔34〕也　原脱,據明抄本、《靈樞》、《太素》補。

〔35〕入足心　《太素》注:"衛之悍氣,晝日行手足三陽已,從於足心。"《類經》卷八第二十五注:"此自陽明入足心。"按足心爲足少陰脉之分,衛之入陰後,先由足少陰入腎,後注諸臟,故入足心。

〔36〕行陰分　夜行於陰也。以夜行於陰二十五周者,皆周於五臟,故曰行陰分。

〔37〕故　《太素》無。

是故日行一舍[1],人氣行於身一周[2]與十分身之八[3];日行二舍,人氣行於身三周與十分身之六[4];日行三舍,人氣行於身五周與十分身之四^[5]；日行四舍，人氣行於身七周與十分身之二^[6]；日行五舍，人氣行於身九周^[7]；日行六舍，人氣行於身十周與十分身之八^[8]；日行七舍，人氣行於身十二周^[9]與十分身之六^[10]；日行十四舍，人氣^[11]二十五周於身有奇分^[12]，與十分身之二^[13]。陽盡於陰^[14]，陰受氣矣。其始入於陰，常從足少陰注於腎^[15]，腎注於心^[16]，心注於肺^[17]，肺注於肝^[18]，肝注於脾^[19]，脾復注於腎^[20]，爲一周^[21]。是故夜行一舍，人氣行於陰藏^[22]一周與十分藏之八，亦如陽之行^[23]二十五周，而復會於目^[24]。陰陽一日一夜，合有^[25]奇分十分身之二與十分藏之二^[26]。是故人之所以臥起^[27]之時有早晏^[28]者，以奇分不盡故也^[29]。

〔1〕舍　如日月星辰之會止，故曰舍。《史記·律書》："七正，二十八舍。"司馬貞索隱："二十八宿，七正之所舍也。舍，止也。言日月五星運行，或舍於二十八次之分也。"

〔2〕於身一周　《靈樞》、《太素》均作"一周於身"，據此後文例，本經是。餘不煩校。

〔3〕十分身之八　《太素》注："以下俱言行陽二十五周，人氣行身一周，復行第二周内十分之中八分，即日行之一舍也。"《類經》卷八第二十五注："此下言衛氣運行之數也。天周二十八舍，而一日一周，人之衛氣晝夜凡行五十周。以五十周爲實，而用二十八歸除之，則日行一舍，衛氣當行一周，與十分身之七分八釐五毫有奇爲正數。此言一周與十分身之八者，亦如天行過日一度而猶有奇分也。"按古人以爲日行每晝夜經二十八宿（舍）之次，而衛氣之行則每晝夜爲五十周。以五十周被除於二十八，得一又七八五七周有餘，經四舍五入法處理，爲一又十分之八周，此即所謂"一周與十分身之八"之義也。餘以此類推。

〔4〕十分身之六　《類經》卷八第二十五注："日行二舍，人氣當行三周於身與十分身之五分七釐一毫有奇爲正數。云十分之六者，有奇分也。後放此。"

〔5〕十分身之四　《類經》卷八第二十五注："人氣當行五周與十分身之三分五釐七毫有奇爲正數。餘者爲有奇分。"

〔6〕十分身之二　《類經》卷八第二十五注："人氣當行七周與十分

身之一分四釐二毫有奇爲正數。餘者有奇分。"

〔7〕九周 《類經》卷八第二十五注:"人氣當行八周與十分身之九分二釐八毫爲正數。餘者爲奇分。"

〔8〕十分身之八 《類經》卷八第二十五注:"人氣當行十周與十分身之七分一釐四毫有奇爲正數。餘者爲奇分。"

〔9〕周 此下原有"在身"二字,《太素》作"於身"。顯係涉上而衍,據正抄本刪。

〔10〕十分身之六 《類經》卷八第二十五注:"人氣當行十二周與十分身之四分九釐有奇爲正數。餘者爲奇分。此一面七星之數也。"

〔11〕氣 此下《太素》有"行"字,義勝。

〔12〕二十五周於身有奇分 《類經》卷八第二十五注:"日行七舍爲半日,行十四舍則自房至畢爲一晝,人氣當行二十五周爲正數。今凡日行一舍,人氣行一周與十分身之八,則每舍當餘一釐四毫有奇,爲奇分。"

〔13〕十分身之二 二,原作"四",《太素》注:"人氣晝日行陽,二十五周於身有奇分十分身之二。言四誤也。"《靈樞》日刻本、《類經》卷八第二十五均作"二",張介賓注:"合十四舍而計之,共得十分身之二。是爲一晝之奇分也。"按作"二"是,今據改。

〔14〕於陰 《太素》作"而"字,義勝。

〔15〕常從足少陰注於腎 《類經》卷八第二十五注:"此言衛氣夜行陰分,始於足少陰腎經,以周五藏。"按衛氣之晝行,不論直行、別行、散行者,皆循三陽脉而行,至二十五周盡,始自三陽脉入足少陰脉注於腎,行於五臟亦二十五周。故云常從足少陰注於腎。

〔16〕腎注於心 《太素》注:"腎脉支者,從肺出胳心,故衛氣循之注心者也。衛氣夜行五藏,皆從能刻注於所刻之藏以爲次也。"按刻與剋通。《史記·孔子世家》:"顔刻爲僕。"集解引包咸說作"顔剋"。按此下言衛氣之行於五臟,皆以五行相剋之制爲次也。

〔17〕心注於肺 《太素》注:"心脉直者,手少陰復從心系却上肺,故衛氣循心注肺者也。"

〔18〕肺注於肝 《太素》注:"肝脉支者,復從肝別貫鬲上注肺,故衛氣循肺注肝者也。"

〔19〕肝注於脾 《太素》注:"肝脉俠胃,胃脉胳脾,故得肝脉注於脾也。"

〔20〕脾脉復注於腎 《太素》注:"脾脉足太陰,從下入少腹,氣生於腎,故衛氣循之注腎者也。"

〔21〕一周 一,《靈樞》無。此衛氣行於陰之一周也。

〔22〕陰藏 原作"於身",原校云:"一云陰藏。"《靈樞》、《太素》均作"陰藏"。又後文云"十分藏之二",亦可証言"藏"是。故據改,並删原校。

〔23〕之行 《靈樞》二字互倒。

〔24〕復會於目 會,《靈樞》、《太素》均作"合"。楊上善注:"前行陽中,日行一舍,人氣行身一周,復行後周十分身之八分,此夜行一舍,人氣行陰藏一周,復行後,周十分藏之八,與前行陽二十五周數同,亦有二十五周。合五十周,復合於目,終而復始也。"

〔25〕合有 原作"舍於",義不安,據《靈樞》、《太素》改。

〔26〕十分身之二與十分藏之二 兩"二"字,原均作"四",原校云:"一作二,上文十分藏之八,此言十分藏之四,疑有誤。"明抄本原校同,惟"文"下有"言"字。《靈樞》下"四"作"二",《太素》兩"四"均作"二"。按前文云日行一舍,人氣行一周與十分之八,則十四舍之奇分,皆爲十分之二,此作"四"者,誤也。故據《太素》改,並删原校。

〔27〕卧起 衛氣日行於陽,夜行於陰,行於陽則寤而起,行於陰則瞑而卧。如《靈樞·口問》云:"衛氣晝日行於陽,夜半則行於陰,陰者主夜,夜者卧。……陽氣盡陰氣盛則目瞑;陰氣盡而陽氣盛則寤矣。"又《邪客》言目不瞑者,"飲以半夏湯一劑,陰陽已通,其卧立至"。《説文·寢部》:"寐,卧也。"是此言卧起者,夜卧早起,具寤寐之義。

〔28〕晏 晚也。《小爾雅·廣言》:"晏,晚也。"

〔29〕以奇分不盡故也 以,《靈樞》、《太素》均無。《類經》卷八第二十五注:"所謂奇分者,言氣有過度不盡也。故人之起卧,亦有蚤晏不同耳。"

按:上文言衛氣之行,與後文所言,疑義頗多,如樓全善云:"右衛氣之行,晝行陽則目張而寤,夜行陰則目瞑而寐。謹按:此節言平旦陽氣之出目而下行於手足三陽也,皆一時分道並注,非有先後次第也。此經篇末言,水下一刻人氣在太陽,水下二刻人氣在少陽,水下三刻人氣在陽明,水下四刻人氣在陰分者,則是先下太陽究竟,然後下少陽,候少陽究竟,然後下陽明,候陽明究竟,方上行陰分,大與此節矛盾,蓋衍文也。"樓氏言前後矛盾處甚是，然並非衍文，當是兩種不同學説，並存於本篇，故難盡合。

曰：衛氣之在^[1]身也，上下往來無已^[2]，其^[3]候氣而刺之奈何？曰：分有多少^[4]，日有長短^[5]，春秋冬夏，各有分理，然後常以平旦爲紀^[6]，夜^[7]盡爲始。是故一日一夜漏水^[8]百刻，二十五刻者，半日之度也^[9]。常如是無^[10]已，日入而止，隨日之長短，各以爲紀^[11]。謹候氣之所在而刺之^[12]，是謂逢時^[13]。病在於陽分^[14]，必先候其氣之加在於陽分^[15]而刺之；病在於陰分^[16]，必先候其氣之加在於陰分^[17]而刺。謹候其時，病可與期，失時反候，百病不除^[18]。

〔1〕在　此下《靈樞》、《太素》均有"於"字。

〔2〕無已　《靈樞》、《太素》均作"不以"，據後文云"常如是無已"，似本經是。

〔3〕其　《靈樞》、《太素》均作"期"，連上句讀。

〔4〕分有多少　行於陰分，行於陽分，各隨四時之變，而有多少之不同。

〔5〕日有長短　歲之四立二分二至，晝夜之長短各不同，故曰日有長短。

〔6〕常以平旦爲紀　《類經》卷八第二十五注："四時分至晝夜，雖各有長短不同，然候氣之法，必以平旦爲紀，蓋陰陽所交之候也。"

〔7〕夜　此前《靈樞》、《太素》均有"以"字。

〔8〕漏水　《靈樞》、《太素》均作"水下"。

〔9〕半日之度也　《類經》卷八第二十五注："一晝一夜凡百刻，司天者紀以漏水，故曰水下百刻。二十五刻者，得百刻四分之一，是爲半日之度。"

〔10〕無　《靈樞》、《太素》均作"毋"。按無與毋通。

〔11〕各以爲紀　紀下《靈樞》、《太素》均有"而刺之"三字。《類經》卷八第二十五注："分一日爲二，則爲晝夜。分一日爲四時，則朝爲春，日中爲夏，日入爲秋，夜半爲冬。故當以平旦爲始，日入爲陽止。各隨日之長短，以察其陰陽之紀而刺之也。"

〔12〕謹候氣之所在而刺之　《太素》注："補寫之道，必須候於邪氣所

在刺之。"《類經》卷八第二十五注:"病在三陽,必候其氣在陽分而刺之。病在三陰,必候其氣在陰分而刺之。"

〔13〕逢時 《類經》卷八第二十五注:"此刺衛氣之道,是謂逢時。逢時者,逢合陰陽之氣候也。"

〔14〕病在於陽分 《靈樞》作"在於三陽"。《太素》作"病在三陽"。

〔15〕必先候其氣之加在於陽分 《靈樞》作"必候其氣在於陽"。先,《太素》無。

〔16〕陰分 《靈樞》、《太素》均作"三陰"。

〔17〕必先候其氣之加在於陰分 《靈樞》作"必候其氣在陰分"。先,《太素》無。

〔18〕謹候其時……失時反候,百病不除 此十六字《靈樞》、《太素》均在前文"各以爲紀"下,除,均作"治"。又反候下《靈樞》有"者"。《類經》卷八第二十五注:"失時反候,謂不知四時之氣候,陰陽之盛衰,而誤施其治也。"

水下一刻,人氣在太陽[1];水下二刻,人氣在少陽[2];水下三刻,人氣在陽明[3],水下四刻,人氣在陰分[4]。水下五刻,人氣在太陽;水下六刻,人氣在少陽;水下七刻,人氣在陽明;水下八刻,人氣在陰分。水下九刻,人氣在太陽,水下十刻,人氣在少陽;水下十一刻,人氣在陽明;水下十二刻,人氣在陰分。水下十三刻,人氣在太陽;水下十四刻,人氣在少陽;水下十五刻,人氣在陽明;水下十六刻,人氣在陰分。水下十七刻,人氣在太陽;水下十八刻,人氣在少陽;水下十九刻,人氣在陽明;水下二十刻,人氣在陰分。水下二十一刻,人氣在太陽;水下二十二刻,人氣在少陽;水下二十三刻,人氣在陽明;水下二十四刻,人氣在陰分。水下二十五刻,人氣在太陽。此半日之度也[5]。

〔1〕人氣在太陽 《太素》注:"在太陽者,在手足太陽也。"人氣,衛氣也。

〔2〕人氣在少陽 《太素》注:"在少陽者,謂是手足少陽。"

〔3〕人氣在陽明 《太素》注:"在陽明,謂是手足陽明也。"

〔4〕人氣在陰分 《靈樞發微》注:"衛氣慓悍疾利,故日間雖當行於

陽經，而又於漏下四刻之時，則入足少陰腎經。本經《邪客篇》云：衛氣者，出其悍氣之慓疾，而先行於四末分肉皮膚之間而不休者也。晝日行於陽，夜行於陰，常從足少陰之分間，行於五藏六府者是也。故曰水下四刻，衛氣在陰分。下文水下八刻、十二刻、十六刻、二十刻、二十四刻，皆曰在陰分者，俱指足少陰腎經而言也。"《類經》卷八第二十五注："此以平旦爲始也，太陽、少陽、陽明，俱兼手足兩經爲言。陰分則單以足少陰經爲言。此衛氣行於陽分之一周也。"

〔5〕此半日之度也　半日上原有"少"字，少半日與二十五刻之數不合，半日者，晝之半，正當二十五刻，故據《靈樞》、《太素》刪"少"字。《類經》卷八第二十五注："水下二十五刻，計前數凡六周於身，而又兼足手太陽二經，日行七舍，則半日之度也。"

按：本文言半日之度人氣所在，與前文言衛氣行"一日一夜五十營"及"日行一舍，人氣行於身一周與十分身之八"之義，頗難契合。如張介賓云："按前數二十五刻，得周日四分之一。而衛氣之行止，六周有奇。然則總計周日之數，惟二十五周於身，乃與五十周之義未合。意者，水下一刻，人氣在太陽者二周，或以一刻作半刻，則正合全數。此中或有別解，惟後之君子再正。"詳張氏所謂"乃與五十周之義未合"則是，然復謂"水下一刻，人氣在太陽者二周，或以一刻作半刻"之意，則與後文"日行一舍者，水下三刻與七分刻之四。大要常以日加之於宿上也，則知人氣在太陽"之義亦不合。故細審後文，可見此與前文所論，自有異同，不得强合也。

從房至畢十四宿[1]，水下五十刻，半日之度也[2]；從昴至心，亦十四宿[3]，水下五十刻，終日之度也[4]。日行一舍者[5]，水下三刻與七分刻之四[6]。《大要》[7]常以日加之於宿上也[8]，則知人氣在太陽[9]。是故日行一宿，人氣在三陽與陰分[10]。常如是無已，與天地同紀[11]。紛紛盼盼[12]，普巴切。終而復始，一日一夜，水下[13]百刻而盡矣。故曰：刺實者，刺其來，刺虛者，刺其去[14]。此言氣之[15]存亡之時，以候虛實而刺之[16]也。

〔1〕十四宿　原作"一十四度",明抄本作"一十四宿",《靈樞》作"一十四舍",《太素》作"十四舍"。《素問·八正神明論》王冰注引文作"十四宿"。參校衆文,删"一"字,改"度"爲"宿"。

〔2〕半日之度也　《靈樞》、《太素》均作"日行半度"。據前文"房至畢爲陽"之義,此言半日者,全日之半。全日當指一畫夜,半日,畫也。

〔3〕宿　原作"度",《素問·八正神明論》王冰注引文作"宿",按文例日行均稱舍或宿,不稱度,故據改。

〔4〕從昴至心……終日之度也　此十八字《靈樞》、《太素》均無。《素問·八正神明論》王冰注引文同本經。按缺此文則義不完矣。此實指夜之度,以夜盡爲一日之終盡,故曰終日之度。

〔5〕日行一舍者　《靈樞》、《太素》均作"迴行一舍"。按古抄本日常與曰混。故疑"迴",乃曰誤作回,又誤作迴也。

〔6〕三刻與七分刻之四　七分,原作"十分",原校云:"《素問》作七。"按《素問》指《素問·八正神明論》王冰注引文。《靈樞》、《太素》均作"七分"。今據改,並删原校。四,《太素》作"二",楊上善注:"迴行一舍,水下三刻與七分刻之四,言七分刻之二者,錯矣。置五十刻,以十四舍除之,得三刻十四分之八,法實俱半之,得七分之四也。"按畫夜百刻中,每宿得三刻,計八十四刻;餘十六刻,以七乘之,以二十八除之,每宿又得四,故曰三刻與七分刻之四。

〔7〕《大要》　此下《靈樞》、《太素》均有"曰"字,義勝。大要,古醫籍名。如《靈樞·九鍼十二原》云:"《大要》曰:徐而疾則實,疾而徐則虛。"又《素問·五常政大論》云:"故《大要》曰:無代化,無違時。"王冰注:"《大要》,上古經法也。"

〔8〕常以日加之於宿上也　加之,《靈樞》、《太素》均作"之加"。此言其常法乃以日行度過宿時爲制。故日行一宿,人氣復更也。常,常法也。加,踰也,踰猶度也。

〔9〕則知人氣在太陽　則知,《靈樞》、《太素》均無此二字。此正與前文言水下二十五刻人氣所在之脉相應。其中一刻、五刻、九刻、十三刻、十七刻、二十一刻、二十五刻,皆日行更宿之時,故人氣亦均復在太陽也。

〔10〕日行一宿,人氣在三陽與陰分　《靈樞》、《太素》宿均作"舍",在均作"行"。此正應前文言"水下一刻,人氣在太陽;水下二刻,人氣在少陽,水下三刻,人氣在陽明;水下四刻,人氣陰分"諸例。

〔11〕與天地同紀 《靈樞》作"天與地同紀",非是。《類經》卷八第二十五注:"以日行之數,加於宿度之上,則天運人氣,皆可知矣。此總結上文,而言與天地同其紀也。"

〔12〕紛紛盼盼 《太素》注:"謂衛氣行身不息,無有窮期也。"按紛紛盼盼,衆多也。衆多者,不盡,不盡者,無已也。亦即上文所謂"常如是無已。"《廣雅‧釋訓》:"紛紛,衆也。"《說文‧白部》皅,段玉裁注:"《靈樞經》曰:紛紛皅皅,終而復始。蓋言多也。"按盼與皅音同義通,此亦義存乎聲也。

〔13〕水下 原作"水行",《靈樞》作"水下",《太素》作"下水"。按漏水無稱水行者,據《靈樞》及此前文例改。

〔14〕刺實者,刺其來,刺虛者,刺其去 《太素》注:"刺實等,衛氣來而實者,可刺而寫之。衛氣去而虛者,可刺而補之。"《類經》卷八第二十五注:"邪盛者爲實,氣衰者爲虛。刺實者刺其來,謂迎其氣至而奪之。刺虛者刺其去,謂隨其氣去而補之也。"

〔15〕之 《靈樞》、《太素》均無。

〔16〕故曰……以候虛實而刺之 之,明抄本、《靈樞》、《太素》均無。又此段文《靈樞》、《太素》均在前文"失時反候,百病不除"下。

按:本篇前後兩論衛氣行,然義則有異,故歷代注家,頗有疑義存焉。詳考《靈樞》本文,雖屬之一篇,然前者爲黃帝問岐伯,後者爲黃帝問伯高。是則可知,二說原非出於一家。必由《靈樞》作者,合二爲一,故前後所論,義有不同。此亦可証《內經》一書,本係博採衆言廣收諸說者也。故前人云其非出自一時一人之手。觀於此,信乎此言之不謬也。今細審本篇經文,前者乃以五十營爲實,以周天一千零八度及漏水百刻爲依據。故衛行一周,需時水下二刻,日行二十分有奇,得合五十營之數。且明確提出晝行於陽夜行於陰的具體方式及時間。後者以日加宿上則知人氣在太陽爲基本點,以周天二十八宿及漏水百刻爲依據,故人氣所之每一周期,需時水下三刻與七分刻之四,一日一夜實得二十八個周期,且每以日之加於宿上爲周期轉換點。至其日行與夜行,文中不曾明言,然後所列半日之度諸周期式看,似晝夜相同。從而説明本篇前後文,雖皆論衛氣行,然義則有別。

又如《靈樞·歲露論》所謂"衞氣之行風府，日下一節，二十一日，下至尾底，二十二日入脊內，注於伏衝之脉，其行九日，出於缺盆之中"。此則一月爲一周期也。是則可知，《內經》中論衞氣行，有多方面的意義。如上所述，一者體現衞氣行與日行的關係，即五十營説；一者體現衞氣行與二十八宿的關係，即日加宿上知人氣在太陽説；一者體現衞氣行與月行關係，即衞氣行風府説。故對諸文所論，不得强合衆説，而求其同也。

營氣第十　本篇全文見《靈樞·營氣》、《太素·營衞氣別》。

提要：本篇主要論述營氣的形成與運行順序，故以此名篇。

營氣之道，內穀爲寶[1]。穀入於胃，氣傳之肺[2]，流溢於中，布散於外[3]。精專者，行於經隧[4]，常營無已[5]，終而復始，是謂天地之紀[6]。故氣從太陰出[7]，循臂內上廉[8]，注手[9]陽明，上行至面[10]，注足陽明，下行至跗上，注大指間，與太陰合，上行抵脾[11]，從脾注心中，循[12]手少陰，出腋下臂，注小指之端[13]，合手太陽，上行乘腋[14]出䪼[15]一作項[16]。內，注目內眥，上巔下項，合足太陽，循脊下尻，下[17]行注小指之端，循足心，注足少陰，上行注腎，從腎注心，外散於胸中，循心主脉，出腋下臂，入[18]一作出。兩筋之間，入掌中，出中指[19]之端，還注小指次指之端[20]，合手少陽，上行[21]注膻中，散於三焦，從三焦[22]；注膽出脇，注足少陽，下行至跗上，復從跗注大指間，合足厥陰，上行至肝，從肝上注鬲[23]，上循喉嚨，入頏顙[24]之竅，究於畜門[25]。一作關。其支[26]別者，上額循巔下項中[27]，循脊入骶，音氐。是督脉也[28]。絡陰器，上過毛中[29]，入臍中，上循腹裏，入缺盆[30]，下注肺中，復出太陰[31]。此營氣之行，逆順之常也[32]。

〔1〕營氣之道，內穀爲寶　營前明抄本有"此出《靈樞》四卷營氣篇"等後人增抄出典文。《素問·平人氣象論》及《素問·痺論》王冰注引《靈

樞》均作"榮氣之道，內穀爲寶"。新校正均云別本作寶。按作"寶"是，寶
與道古韻皆幽部，韻協義安。榮與營古通。又"營氣"，《太素》作"宗氣"。
按《靈樞》與本經此篇均以"營氣"爲名，《太素》作"宗氣"非是。《類經》卷
八第二十四注："營氣之行，由於穀氣之化，穀不入則營氣衰，故云內穀爲
寶。"又《素問·痺論》曰："榮者，水穀之精氣也，和調於五藏，灑陳於六府，
乃能入於脉也。"此亦可明"內穀爲寶"之義。

〔2〕穀入於胃，氣傳之肺　氣，正抄本、《靈樞》、《太素》均作"乃"。
傳下明抄本有"穀"字，疑涉上衍。之下明抄本、《太素》均有"於"字。詳
《素問·經脉別論》云："食氣入胃，濁氣歸心，淫精於脉，脉氣流經，經氣歸
於肺。……飲入於胃，遊溢精氣，上輸於脾，脾氣散精，上歸於肺。"此正可
以明"穀入於胃，氣傳之肺"之義。

〔3〕流溢於中，布散於外　《太素》注："穀入胃已，精濁下流，清精注
肺。肺得其氣，流溢五藏，布散六府也。"按中者內也，與外相對。詳《素
問·經脉別論》云："肺朝百脉，輸精於皮毛，毛脉合精，行氣於府，府精神
明，留於四藏，氣歸於權衡。"此正可以明水穀之精氣，流溢於中，布散於外
之義。

〔4〕精專者，行於經隧　隧，明抄本作"隨"。隨與隧古通。《荀子·
非相》："莫肯下隧。"楊倞注："隧讀爲隨。"經隧者，經脉運行之道路。《素
問·調經論》："五藏之道，皆出於經隧。"王冰注："隧，潛道也。"精專，亦
謂專精。《素問·至真要大論》："天地之專精也。"王冰注："專精之氣，藥
物肥濃。"按精專，精之純厚者。《儀禮·士虞禮》："用專膚爲折俎。"鄭玄
注："專，厚也。"

〔5〕常營無已　常環繞於身，無窮盡也。營，環繞也。

〔6〕天地之紀　營氣之行，與天地之氣相應。如《靈樞·營衛生會》
所謂："營在脉中，衛在脉外。營周不休，五十而復大會。……常與營俱行
於陽二十五度，行於陰亦二十五度。"此亦與天地同紀之理。

〔7〕氣從太陰出　太陰者，肺手太陰脉也。前云："穀入於胃，乃傳之
肺……精專者，行於經隧。"此云從太陰出者，營氣自手太陰脉出而環周不
休也。

〔8〕循臂內上廉　《靈樞》、《太素》均無此六字，疑脫。

〔9〕手　《太素》作"於"字。

〔10〕至面　《靈樞》、《太素》均無此二字，又《太素》蕭刻本與本經

同，或另有所本。

〔11〕上行抵髀　髀，《太素》同，《靈樞》作"髀"。《類經》卷八第二十四注："足太陰脾經，自足上行抵髀。"按《靈樞·經脉》脾足太陰脉無至髀者，惟經别篇云："足太陰之正，上至髀。"張注或本於此。然本文所言，皆循經脉而行，又據後文有"從脾注心中"、"上行注腎"、"上行至肝"等入臟之文，此文當是營氣之入脾者。又脾與髀有假借之例。如《五十二病方·足臂十一脉灸經》足少陽脉有"脾外兼痛"者，即髀外廉痛，可証從髀爲訓非是。

〔12〕循　此下明抄本有"跗，音夫。盼，音巴，普巴切。頵，音拙。"十二小字音注。按盼字見前篇，頵，正文見於此後。故此注錯落也。

〔13〕之端　《靈樞》無此二字。

〔14〕乘腋　踰越腋部。乘，加也。加，踰也。

〔15〕頵　《廣雅·釋親》："顴、頄、頗、頵也。"王念孫疏證："顴頄爲頗頵之頵，頄爲鼻頵之頵，頵，通作準。《急就篇》：頭領頰頵眉目耳。顏師古注云：頵，兩頰之權也。"是頵即權，即顴也。

〔16〕一作項　詳《靈樞·經脉》小腸手太陽之脉，"其支者，別頰上頵抵鼻，至目内眥。"故作"項"者，當是頵之誤。

〔17〕下　《太素》無，疑脱。

〔18〕入　《靈樞》作"出"，與下原校同。《太素》同本文。

〔19〕中指　此前原有"手"字。按本篇言指，無言手、足者，據《靈樞》、《太素》删。

〔20〕還注小指次指之端　詳心主手厥陰之脉，"入掌中，循中指出其端；其支者，別掌中，循小指次指出其端"。營氣行此，前言出中指之端，回行後，復循其支者，注於小指次指之端。故曰還注。

〔21〕行　正抄本無。

〔22〕焦　原空，據明抄本、嘉靖本、正抄本、四庫本等補。

〔23〕上注鬲　《靈樞》、《太素》均作"上注肺"。詳肝足厥陰之脉，"屬肝絡膽，上貫膈"，"其支者，復從肝，別貫膈，上注肺"。若據此義，似當作"上注肺"爲是。

〔24〕頏顙　喉上鼻後孔也。《太素》注："頏顙，當會厭上雙孔。"又《太素·經脉連環》注："喉嚨上孔名頏顙。"按《靈樞·憂恚無言》云："頏顙者，分氣之所泄也。……頏顙不開，分氣失也。"是亦言頏顙爲通氣

之竅。

〔25〕究於畜門　《太素》注：“畜門，鼻孔也。”《類經》卷八第二十四注：“究，深也。畜門，即喉屋上通鼻之竅門也。如《評熱病論》啓玄子有云：氣衝突於畜門而出於鼻，即此謂也。……畜，臭同，許救切。”《靈樞集註》張志聰注：“畜門，鼻之外竅。”《靈樞識》：“簡案：張所謂畜門，即頏顙耳。……畜門者，鼻孔中通於腦之門户。畜，嗅同。以鼻吸氣也。亦作齅、嗅。并許救切。”按究於畜門者，窮盡於畜門也。以營氣之行，至畜門爲盡處，後行者，乃其支別者，故曰究。《説文·穴部》：“究，窮也。……窮，極也。”窮即窮字。畜門，張介賓與丹波氏等言畜與臭、嗅、齅等同，甚是。故畜門即嗅門。楊注指鼻孔，志聰指鼻外竅，可從，以鼻司嗅。如《靈樞·邪氣藏府病形》云：“其宗氣上出於鼻而爲臭。”義可証。

〔26〕支　《太素》無。

〔27〕循顚下項中　明抄本無此五字，疑脱。顚與前文巔通，頂也。

〔28〕是督脉也　《類經》卷八第二十四注：“其支別者，自頏顙上出額，循巔交於督脉，循脊下行入尾骶也。”按經文所云，應是自畜門上出額也。

〔29〕毛中　陰毛中也。如肝足厥陰之脉，“循陰股，入毛中，過陰器，抵小腹”。

〔30〕絡陰器……入缺盆　《類經》卷八第二十四注：“督脉自尾骶，前絡陰器，即名任脉，上過陰毛中，入臍上腹，入缺盆。”

〔31〕下注肺中，復出太陰　《太素》注：“足厥陰脉從肝上注肺，上循喉嚨上至於顚，與督脉會。督脉自從畜門上額至顚，下項入骶，與厥陰不同。此言別者，工額循顚之言，乃是營氣行足厥陰至畜門，別於厥陰之脉，循督脉至顚，下項入骶，胳陰器，上循腹裏，入缺盆，復別於督脉，注於肺中，復出手太陰之脉，此是營氣循列度數常行之道，與足厥陰及督脉各異也。”《類經》卷八第二十四注：“下肺中，復出於手太陰經。前《經脉篇》未及任督，而此始全備，是十四經營氣之序。”按楊注從督脉爲解，不言任脉，張注則從任督爲解，亦各有所本。詳《素問·骨空論》云：“任脉者，起於中極之下，以上毛際，循腹裏，上關元，至咽喉，上頤循面入目。”又言督脉者，起於少腹以下之骨中央，“其少腹直上者，貫齊中央，上貫心，入喉，上頤環唇”。若據此義，楊、張二注似均通。然其前行者，後人多從任脉爲解。

〔32〕此營氣之行，逆順之常也　之行，《靈樞》作“之所行也”。《太

素》注："逆順者,在手循陰而出,循陽而入;在足循陰而入,循陽而出。此爲營氣行逆順常也。"

按:本篇言營氣行,始於手太陰而終於足厥陰。其運行徑路,基本上和十二經脉循行次序相同。其循行次序爲:從手太陰始,依次流注於手陽明、足陽明、足太陰、手少陰、手太陽、足太陽、足少陰、手厥陰、手少陽、足少陽、足厥陰,又復從肝上注肺,盡於畜門。其支別者,注入督、任二脉後,復注手太陰肺。此當爲後世言鍼刺十四經理論之依據。

營衛三焦第十一　本篇全文見《靈樞·營衛生會》、《太素·營衛氣別》。

提要:本篇重在論述營衛的生會、運行及其與三焦的關係,故以此名篇。其主要內容有:營衛生會及相互關係;營衛與三焦的關係;以老人不夜瞑少壯不夜寤、熱飲食下胃其氣未定則汗出、飲酒入胃小便獨先下等爲例,以說明營衛三焦的作用。

黄[1]帝問曰:人焉[2]受氣,陰陽焉會[3],何氣爲營,何氣爲衛,營安從生,衛安從會[4]。老壯不同氣[5],陰陽異位[6],願聞其會。岐伯對曰:人受氣於穀,穀入於胃,氣傳於肺[7],五藏六府皆以受氣[8]。其清者爲營,濁者爲衛[9]。營行脉中,衛行脉外[10]。營周不休[11],五十而復大會[12]。陰陽相貫,如環無端[13]。衛氣行於陰二十[14]五度,行於陽亦[15]二十五度,分爲晝夜[16]。故氣至陽而起,至陰而止[17]。故[18]日中而陽隴一作襲。下同。爲重陽[19],夜半而陰隴爲重陰[20]。故太陰主內,太陽主外[21]。各行二十五度,分爲晝夜。夜半爲[22]陰隴,夜半後而[23]陰衰,平旦陰盡而陽受氣[24]。日中爲[25]陽隴,日西而陽衰,日入陽盡而陰受氣[26]。夜半而大會[27],萬民皆臥[28],名曰合陰[29]。平旦陰盡而陽受氣,如[30]是無已,與天地同紀[31]。

〔1〕黄　此前明抄本有"此出《靈樞》四卷營衛生會篇"十一字,顯係後人抄補,以明出典。

〔2〕焉　疑問代詞,何也。

〔3〕陰陽焉會　此言陰陽何以會合。會,合也。據後文"五十而復大會,陰陽相貫,如環無端"及"日入陽盡而陰受氣,夜半而大會"之義,此言陰陽者,衛氣之行於陰行於陽也。

〔4〕衛安從會　安從,《靈樞》、《太素》均作"於焉",義同。此與上句"營安從生"互爲其義,言營之與衛,皆何以生,何以會。

〔5〕老壯不同氣　老者氣衰,壯者氣盛,故老壯不同氣。詳《靈樞·衛氣失常》云:"五十已上爲老,二十以上爲壯。"《禮記·曲禮》:"二十曰弱冠,三十曰壯有室,四十曰强而仕,五十曰艾服官政,六十曰耆指使,七十曰老而傳。"按老壯之義,古多異説,此渾言之可也,不必局限。

〔6〕陰陽異位　《靈樞發微》注:"男女之位必異。"按經中言營衛之行,不見男女異位之義。詳下文言營行脉中,衛行脉外,陰陽異位也;衛氣行於陰二十五度,行於陽二十五度,亦陰陽異位也。故馬注失之矣。

〔7〕氣傳於肺　《靈樞》作"以傳與肺"。《太素》作"以傳肺"。

〔8〕五藏六府皆以受氣　以,明抄本無。《太素》注:"人之受氣,受穀氣也。肺以主氣,故穀之精氣,傳之與肺,(按此下缺二字,疑爲"肺之"二字)氣傳與藏府,故藏府皆受氣於肺也。"《類經》卷八第二十三注:"人之生由乎氣,氣者,所受於天,與穀氣并而充身者也。故穀食入胃,化而爲氣,是爲穀氣,亦曰胃氣。此氣出自中焦,傳化於脾,上歸於肺,積於胸中氣海之間,乃爲宗氣。宗氣之行,以息往來,通達三焦,而五藏六府,皆以受氣。"

〔9〕清者爲營,濁者爲衛　《靈樞發微》注:"中焦之氣隨上焦之氣,以降於下焦,而生此營氣,營氣者,陰氣也。故曰清者爲營。……衛氣者,乃下焦之濁氣,升而生之。故曰濁者爲衛。"《類經》卷八第二十三注:"穀氣出於胃,而氣有清濁之分。清者,水穀之精氣也,濁者,水穀之悍氣也。諸家以上下焦言清濁者皆非。清者屬陰,其性精專,故化生血脉,而周行於經隧之中,是爲營氣。濁者屬陽,其性慓疾滑利,故不循經絡而直達肌表,充實於皮毛分肉之間,是謂衛氣。"按張注爲是。

〔10〕營行脉中,衛行脉外　兩"行"字,《靈樞》、《太素》均作"在"。《類經》卷八第二十三注:"營,營運於中也。衛,護衛於外也。脉者,非氣

非血,其猶氣血之橐籥也。營屬陰而主裏,衛屬陽而主表,故營在脉中,衛在脉外。《衛氣篇》曰:其浮氣之不循經者爲衛氣,其精氣之行於經者爲營氣。正此之謂。"

〔11〕營周不休 《太素》注:"營氣法天,營身不息,故曰不休。"《類經》卷八第二十三注:"營氣之行,周流不休。"按二注解營爲營氣非是。且衛獨不法天不周流乎?蓋營者環也,解見前篇注。此言營衛之氣,環周不休。

〔12〕五十而復大會 《太素》注:"營氣營身五十周已,大會於兩手太陰中也。"按下文云衛出上焦,循太陰之分而行,五十而復大會於手太陰。前營氣篇言營氣亦從太陰出。故五十而復大會者,言晝夜五十周已,營衛之氣復大會於手太陰。

〔13〕陰陽相貫,如環無端 《類經》卷八第二十三注:"一陰一陽,一表一裏,迭行相貫,終而復始,故曰如環無端也。"按此亦營周不休也。

〔14〕二十 《太素》作"廿"。廿,亦作卄,二十也。《說文·十部》:"廿,二十并也。古文省。"段玉裁注:"周時凡言二十可作廿。古文廿仍讀二十兩字。"《玉篇·十部》:"廿,二十并也。今直爲二十字。"按《太素》作"廿"者,猶存古傳本風貌,可見一斑。下同此例。

〔15〕亦 《靈樞》無。

〔16〕分爲晝夜 此即前第九篇言衛氣晝行於經脉陽分,夜行於五臟陰分之義。

〔17〕氣至陽而起,至陰而止 氣,原脱,據明抄本、《靈樞》、《太素》補。楊上善注:"氣,衛氣也。陽,日陽也。陰,夜陰也。衛氣至平旦太陽而起,行於三陽,至夜陰時行腎等五藏陰氣已止也。"《類經》卷八第二十三注:"氣至陽而起,至陰而止,謂晝興夜息。即下文萬民皆卧之義。"按張注解起止,義勝。

〔18〕故 此下《靈樞》有"曰"字。

〔19〕日中而陽隴爲重陽 《太素》注:"隴,大也。日中爲極,故爲大也。日爲陽也,極至日中,故曰重陽也。"《靈樞發微》注:"隴,當作隆。《素問·生氣通天論》有:日中而陽隆。蓋古以隆隴通用。"按隆,高也,盛也。隴與壟通,《楚辭·七諫》:"比干之丘壟。"《考異》:"壟,一作隴。"田中高處也。故引伸爲高起。《素問·離合真邪論》:"經水波涌而隴起。"即此義也。是隆隴義通。原校"作襲"者,疑爲"壟"之誤。

〔20〕夜半而陰隴爲重陰　《太素》注："夜爲陰,極至夜半,故曰重陰也。"

〔21〕太陰主內,太陽主外　太,《太素》均作"大"。太,古作大。楊上善注："內,五藏也。外,三陽也。衛氣夜行五藏廿五周,晝行於陽廿五周,陰陽分晝夜也。"《類經》卷八第二十三注："太陰,手太陰也。太陽,足太陽也。內言營氣,外言衛氣。營氣始於手太陰,而復會於太陰,故太陰主內。衛氣始於足太陽,而復會於太陽,故太陽主外。"按張注以營衛釋內外,言營衛之行,釋太陰太陽,亦屬有據。然與上文陽隴陰隴之義,似未盡合。詳《素問・金匱真言論》云:"平旦至日中,天之陽,陽中之陽也;……合夜至雞鳴,天之陰,陰中之陰也。"又如經言心爲陽中之太陽,腎爲陰中之太陰。《獨斷》云:"冬爲太陰,夏爲太陽。"《靈樞・順氣一日分爲四時》云:"日中爲夏,夜半爲冬"。若以是義解此太陰太陽,則與上文言陽隴陰隴義合,與下文言"各行二十五度,分爲晝夜"之理亦順。故楊注雖簡,於義當是。

〔22〕爲　明抄本作"而"。

〔23〕而　此下《靈樞》有"爲"字,疑衍。

〔24〕氣　此下《靈樞》有"矣"字。

〔25〕爲　明抄本作"而"。

〔26〕氣　此下《靈樞》有"矣"字。

〔27〕夜半而大會　《類經》卷八第二十三注:"大會,言營衛陰陽之會也。"按此當指衛氣之大會。

〔28〕萬民皆臥　人皆睡臥。萬民,言民之多也。

〔29〕合陰　《類經》卷八第二十三注:"營衛之行,表裏異度,故嘗不相值,惟於夜半子時,陰氣已極,陽氣將生,營氣在陰,衛氣亦在陰,故萬民皆瞑而臥,命曰合陰。合陰者,營衛皆歸於藏。"詳前言營氣行,每周之內,既循乎經,亦注於臟。而衛氣之行,則日循乎經,夜入於臟。故營衛之行也,本不同路。據上言"日西而陽衰,日入陽盡而陰受氣,夜半而大會,萬民皆臥"文義,此仍當以言衛氣爲是。衛氣至夜半時,大會於五臟,會者,合也。故人在夜半,睡最熟時。是合陰者,衛氣合於陰也。

〔30〕如　此上明抄本有"而"字。

〔31〕與天地同紀　《類經》卷八第二十三注:"此陰陽消息之道,常如是無已,而與天地同其紀。所謂天地之紀者,天以二十八舍爲紀,地以十

二辰次爲紀……人之營衞,以晝夜爲紀,故一日凡行五十周,而復爲大會焉。”

曰:老人[1]不夜瞑[2],少壯[3]不夜寤[4]者,何氣使然?曰:壯者之氣血盛,其肌肉滑,氣道利[5],營衞之行不失其常,故晝精[6]而夜瞑。老者之氣血減[7],其肌肉枯,氣道濇,五藏之氣相薄[8],營[9]氣衰少而衞氣內伐[10],故晝不精而[11]夜不得[12]瞑。

〔1〕人 此下《靈樞》、《太素》均有“之”字。

〔2〕瞑 此下《靈樞》、《太素》均有“者,何氣使然”五字。本經無者,以連下爲問,省文也。

〔3〕壯 此下《靈樞》有“之人”二字。

〔4〕不夜寤 《太素》同,《靈樞》作“不晝瞑”。按二者文雖不同,理無二致。

〔5〕利 《靈樞》、《太素》均作“通”。按通與利義通。

〔6〕精 精與清通。《靈樞·大惑論》:“其氣不清則欲瞑。”本經卷十二第三、《太素·七邪》“清”均作“精”。《禮記·緇衣》:“精知略而行之。”鄭玄注:“精,或爲清。”此爲精明或清明義。

〔7〕減 《靈樞》、《太素》均作“衰”。按衰亦減也。衰,古作㾕。《説文·疒部》:“㾕,減也。”段玉裁注:“凡盛衰字,引伸於㾕。凡等衰字,亦引伸於㾕。”《集韻·支韻》:“衰,減也。”

〔8〕薄 《太素》同。《靈樞》作“搏”,《類經》卷八第二十三注從本義,訓搏聚,非是。蓋搏與搏形似,經文常誤。薄與搏通。《山海經·西山經》:“西望帝之搏獸之山。”郭璞注:“搏,或作薄。”

〔9〕營 此上《靈樞》、《太素》均有“其”字。

〔10〕衞氣內伐 伐,《太素》作“代”,楊上善注:“營氣衰少,脉中氣衰也。衞氣內代,脉外氣衰。代,塞息也。”《説文·人部》:“伐……一曰敗也。”《説文通訓定聲·泰部》:“伐,叚借又爲悖。《詩·賓之初筵》:是謂伐德。按:亂也。”是伐者,敗亂也。以五臟之氣相薄,衞氣之行,失其常序,故敗亂於內也。《太素》作“代”,疑有誤。

〔11〕而 《靈樞》無。

〔12〕得 《靈樞》無。

曰：願聞營衛之所行，何^[1]道從始^[2]？曰：營出於中焦^[3]，衛出於上焦^[4]。上焦出於胃上口^[5]，并咽^[6]以上，貫膈而^[7]布胸中，走腋^[8]，循太陰之分而行，還注手陽明^[9]，上至舌^[10]，下注^[11]足陽明，常與營^[12]俱行於陰陽各二十五度^[13]，爲一周^[14]。故日夜^[15]五十^[16]，周而復始^[17]，大會於手太陰^[18]。

〔1〕何　此上《靈樞》、《太素》均有"皆"字。

〔2〕始　《靈樞》作"來"。《太素》作"行"。並通。

〔3〕營出於中焦　《類經》卷八第二十三注："營氣者，由穀入於胃，中焦受氣取汁，化其精微而上注於肺，乃自手太陰始，周行於經隧之中，故營氣出於中焦。"

〔4〕衛出於上焦　上焦，原作"下焦"。按若作"下焦"，則與本節所論文義不合，故據明抄本、嘉靖本、《太素》、《靈樞略》、《千金》卷二十第四、《外臺》卷六"三焦脉病論"引《删繁》、《傷寒明理論》卷三"熱入血室"改。焦，《太素》、《靈樞略》均作"膲"。膲與焦同。《靈樞集註》張志聰注："下當作上。《決氣篇》曰：上焦開發，宣五穀味，熏膚充身澤毛，若霧露之溉，是謂氣。《五味篇》曰：辛入於胃，其氣走於上焦。上焦者，受氣而營諸陽者也。衛者，陽明水穀之悍氣，從上焦而出，衛於表陽，故曰衛出上焦。"

〔5〕胃上口　上，原脱，據《靈樞》、《太素》、《病源》卷十五"三焦病候"、《千金》卷二十第五原校引本經補。又《千金》、《外臺》卷六"三焦脉病論"引《删繁》均作"胃上管"，亦可徵。胃上管者，胃上脘也。楊上善注："咽胃之際，名胃上口。"

〔6〕并咽　與咽相并而上。咽，此亦渾言食管。

〔7〕而　《太素》、《千金》卷二十第五、《外臺》卷六"三焦脉病論"均無。

〔8〕腋　此下明抄本有"音亦"二小字音注。

〔9〕循太陰之分而行，還注手陽明　太陰，原作"足太陰"，詳氣出走腋，循臂而行，不得言足太陰，故據《靈樞》、《太素》、《病源》卷十五"三焦病候"删"足"字。注，《靈樞》作"至"，此下《千金》卷二十第五有"於"字。手陽明，《靈樞》、《太素》均無"手"字，《千金》、《外臺》卷六"三焦脉病論"引《删繁》均同本經。律以上文"太陰"不言手，則此陽明似亦不當言手，故疑手爲"于"之誤。楊上善注："胃之上口出氣，即循咽上布於胸中，從胸中

之掖,循肺脉手太陰,行至大指次指之端,注手陽明脉,循指上廉,上至下齒中。"按此以先循手太陰脉下行,復注手陽明脉上行,故曰還注。

〔10〕上至舌 《太素》注:"氣到於舌,故曰上至舌也。"詳陽明脉不至舌,故楊注云"氣到於舌"。

〔11〕注 《靈樞》、《太素》均無。《病源》卷十五三焦病候作"至"。《千金》卷二十第五、《外臺》卷六"三焦脉病論"引《删繁》均同本經。

〔12〕營 此下明抄本、《病源》卷十五"三焦病候"、《千金》卷二十第五、《外臺》卷六"三焦脉病論"均有"衛"字。詳此前爲言衛出上焦之義,故此不當言衛。

〔13〕俱行於陰陽各二十五度 《靈樞》、《太素》均作"俱行於陽二十五度,行於陰亦二十五度",《千金》卷二十第五、《外臺》卷六"三焦脉病論"引《删繁》亦同,惟文小異。本經作此,疑係士安之約文。

〔14〕爲一周 一,明抄本無。《靈樞》、《太素》作"一周也"。《千金》卷二十第五、《外臺》卷六"三焦脉病論"均同本經。

〔15〕日夜 《靈樞》、《太素》均無此二字。《千金》卷二十第五、《外臺》卷六"三焦脉病論"引《删繁》均同本經。

〔16〕五十 此下《千金》卷二十第五、《外臺》卷六"三焦脉病論"均有"周身"二字。

〔17〕周而復始 《靈樞》周作"度",連上句,無"始"字,"而復"連下句。《太素》與《靈樞》同,惟"周"字無異。《千金》卷二十第五、《外臺》卷六"三焦脉病論"均同本經,或另有所本。

〔18〕大會於手太陰 手,正抄本無。陰下《靈樞》有"矣"字,《東醫寶鑑》卷三引《靈樞》有"命曰衛氣"四字,又《壽世内鏡·附錄》卷上引本文有"命曰衛"三字。按"命曰衛氣",恰與後文論營氣"命曰營氣"爲對文,與本節所論義亦合,故此文可參。諸本無者,疑其奪也久矣。楊上善注:"營氣行晝,故即行陽也;行夜,故即行陰也。其氣循二十八脉十六丈二尺,晝行廿五周,夜行廿五周,故一日一夜行五十周,平旦會手太陰也。一度有一周,五十周(按此下原衍"五十周"三字,據蕭延平刊本删)爲日夜一大周矣。上焦衛氣循營氣行,終而復始,常行無已也。"《類經》卷八第二十三注:"上焦者,肺之所居,宗氣之所聚。營氣隨宗氣以行於十四經脉之中。故上焦之氣,常與營氣俱行於陽二十五度,陰亦二十五度。……晝夜周行五十度,至次日寅時復會於手太陰肺經,是爲一周。然則營氣雖出於

中焦，而施化則由於上焦也。"按楊注言"衛氣循氣行"，張注言"營氣隨宗氣以行"。據本節文義，似當以楊注爲是。若此，則衛氣之行，又一式矣，《靈樞·五亂》及《難經·三十難》所謂"營衛相隨"者，義當屬此。

按：有關衛出上焦問題，由於《靈樞》作"衛出於下焦"，歷來注家，多隨文順釋，或加按以發揮之，致使二義並存已久，莫衷一是。今考校衆書，得以正本經誤文。又據《內經》別篇諸多言氣或言陽氣處，而多有指衛氣而暗合衛出上焦之義者，亦足以爲徵也。現列舉諸例如下：《靈樞·決氣》云："上焦開發，宣五穀味，熏膚充身澤毛，若霧露之溉，是謂氣。"與《本藏》所謂"衛氣者，所以温分肉，充皮膚，肥腠理，司開闔者也"義同，是"上焦開發"者，衛自上焦出也。《靈樞·平人絕穀》云："上焦泄氣，出其精微，慓悍滑疾。"與《素問·痹論》所謂"衛氣者，水穀之悍氣也，其氣慓疾滑利"之義亦同。則"上焦泄氣"者，亦即上焦發泄衛氣也。《靈樞·五癃津液別》云："故三焦出氣，以温肌肉，充皮膚，爲其津。"本經卷一第十三及《太素·津液》"兩焦"均作"上焦"，楊上善注："上焦出氣，出胃上口，名曰衛氣。"《靈樞·五味》云："穀始入於胃，其精微者，先出於胃之兩焦，以溉五藏，別出兩行營衛之道。"楊上善注："衛氣出胃上口，營氣出於中焦之後，故曰兩行道也。"其他如《五味論》、《癰疽》及《素問·調經論》等，亦有類於此義之文，頗與衛出上焦之義合，亦可以爲徵。

曰：人有熱[1]飲食下胃，其氣未定，則汗出於面[2]，或出於背，或出於身半[3]，其不循衛[4]氣之道而出[5]何也？曰：此外傷於風，內開腠理，毛蒸理泄[6]，衛氣走之，固不得循其道，此氣慓悍[7]滑疾，見開而出，故不得從其道[8]，名[9]曰漏泄[10]。

〔1〕熱　此下《千金》卷二十第五、《外臺》卷六"三焦脈病論"均有"則"字。

〔2〕則汗出於面　《靈樞》、《太素》、《千金》卷二十第五、《外臺》卷六"三焦脈病論"均作"則汗出，或出於面"。

〔3〕半　明抄本、《外臺》卷六"三焦脈病論"均作"手"。

〔4〕衛　此上《太素》有"營"字,據楊上善注,似亦無"營"字,故疑衍。

〔5〕出　此下《千金》卷二十第五有"者"字。

〔6〕毛蒸理泄　熱氣出於皮毛,腠理開泄。毛,皮毛。蒸同烝。《説文·火部》:"烝,火氣上行也。"《集韻·證韻》:"烝,氣之上達也。或作蒸。"

〔7〕慓悍　原作"悍慓",據正抄本、《靈樞》、《太素》、《千金》卷二十第五、《外臺》卷六"三焦脉病論"及經文常例乙正。慓悍,急疾強勁也。《素問·陰陽應象大論》:"其慓悍者,按而收之。"王冰注:"慓,病也。悍,利也。"《漢書·高帝紀》:"項羽為人,慓悍禍賊。"顔師古注:"慓,疾也。悍,勇也。"

〔8〕從其道　與上文"循其道"義同。循、從,皆隨順也。

〔9〕名　《靈樞》、《太素》均作"命",此前並有"故"字。

〔10〕漏泄　泄,《千金》卷二十第五作"氣"。《太素》注:"言衛氣急勇,遂不循其道,即出其汗,謂之漏洩風也。"

中焦亦並於[1]胃口[2],出[3]上焦之後[4],此所以[5]受氣[6],泌[7]糟粕,蒸津液[8],化其精微,上注於肺脉[9],乃化而為血[10],以奉生身[11],莫貴於此。故獨得行於經隧,命曰營氣[12]。

〔1〕亦並於　於,《靈樞》、《太素》均無。《千金》卷二十第五作"其氣起於"。《外臺》卷六"三焦脉病論"引《删繁》作"起於"。

〔2〕胃口　《靈樞》作"胃中"。《千金》卷二十第五、《外臺》卷六"三焦脉病論"均作"胃中管"。

〔3〕出　《千金》卷二十第五、《外臺》卷六"三焦脉病論"引《删繁》均作"在"。

〔4〕上焦之後　以上焦出於胃上口,中焦亦並於胃口,故有前後之別。

〔5〕所以　以,《靈樞》無,《太素》作"謂"。《千金》卷二十第五、《外臺》卷六"三焦脉病論"均無此二字。

〔6〕受氣　此下《靈樞》、《太素》、《千金》卷二十第五均有"者"字,義勝。《類經》卷八第二十三注:"受氣者,受穀食之氣也。"

〔7〕泌　正抄本作"秘"。秘與泌通。《詩經》:"毖彼泉水。"《説文·

目部》眠下引作"泌"。陸德明釋文:"毖,《韓詩外傳》作秘。"

〔8〕蒸津液　蒸,正抄本、《太素》、《病源》卷十五"三焦病候"均作"承",楊上善注:"承津液之汁。"按蒸與烝、承古通。《集韻·證韻》:"烝,氣之上達也。或作蒸。"《莊子·知北遊》:"舜問乎丞曰:"《列子·天瑞》丞作烝。《禮記·文王世子》:"有疑丞。"《書·益稷》正義引丞作"承"。《説文·手部》:"承,受也。"是蒸津液者,受津液也。

〔9〕脉　原脱,據《靈樞》、《太素》、《病源》卷十五"三焦病候"、《千金》卷二十第五、《外臺》卷六"三焦脉病論"補。又《靈樞·邪客》所謂"泌其津液,注之於脉",亦可証。

〔10〕化而爲血　《靈樞·邪客》云:"營氣者,泌其津液,注之於脉,化以爲血,以榮四末,内注五藏六府,以應刻數焉。"與本文義同,皆言水穀之精微,泌津入脉化血之道。

〔11〕以奉生身　《靈樞發微》注:"凡心中所生之血,賴此營氣而化,以奉養生身。"按奉,養也。《左傳·昭公六年》:"奉之以仁。"杜預注:"奉,養也。"生身,猶人之肉體。《列子·楊朱》:"雖全生身,不可有其身,雖不去物,不可有其物。"

〔12〕命曰營氣　氣,原脱,據嘉靖本、四庫本、《靈樞》、《太素》、《千金》卷二十第五、《外臺》卷六"三焦脉病論"引《删繁》補。營下明抄本有"悍,音旱。慓,音票"六小字音注。楊上善注:"人眼受血,所以能視;手之受血,所以能握;足之受血,所以能步。身之所貴,莫先於血,故獨得行於十二經胳之道,以營於身,故曰營氣也。"

曰:夫[1]血之與氣,異名[2]同類何[3]也?曰:營衛者,精氣也[4],血者,神氣也[5]。故血之[6]與氣,異名同類也[7]。故奪血者無汗,奪汗者無血[8]。故人有兩死而無兩生也[9]。

〔1〕夫　原脱,據明抄本、《靈樞》、《太素》、《千金》卷二十第五、《外臺》卷六"中焦熱及寒洩痢方"引《删繁》補。

〔2〕名　《千金》卷二十第五、《外臺》卷六"中焦熱及寒洩痢方"引《删繁》均作"形",此下並有"而"字。

〔3〕何　此下《靈樞》有"謂"字。

〔4〕營衛者,精氣也　《千金》卷二十第五作"衛氣是精"。《外臺》卷六"中焦熱及寒洩痢方"引《删繁》作"衛是精氣"。《類經》卷八第二十三注:"營衛之氣,雖分清濁,然皆水穀之精華,故曰營衛者精氣也。"詳本篇

所論及《千金》、《外臺》文，"營"字疑衍。

〔5〕血者，神氣也 《千金》卷二十第五作"血氣是神"，《外臺》卷六"中焦熱及寒洩痢方"引《删繁》作"營是神氣"。《靈樞發微》注："血則由營氣所生，乃氣之神化者也。"《類經》卷八第二十三注："血由化而赤，莫測其妙，故曰血者神氣也。"據《外臺》文義，似"血"作"營"義勝。營者，神氣也，與上文"衛者，精氣也"恰爲對文，與本篇言營衛之義亦合。

〔6〕之 《千金》卷二十第五、《外臺》卷六"中焦熱及寒洩痢方"引《删繁》均無。

〔7〕異名同類也 名，《外臺》卷六"中焦熱及寒洩痢方"引《删繁》作"形"，此下並有"而"字。也，《靈樞》、《太素》、《千金》卷二十第五、《外臺》均作"焉"。楊上善注："營衛者，人之至精之氣，然精非氣也。血者，神明之氣，而神非血也。故比之□水氣無異也。"《靈樞發微》注："有精氣然後有神氣，故謂之異名同類也。"《類經》卷八第二十三注："血化於液，液化於氣，是血之與氣，本爲同類。"詳此上下文義，所謂"異名同類"，似指營衛氣血而言。是衛與氣雖異名而同類，營與血雖異名亦同類焉。

〔8〕故奪血者無汗，奪汗者無血 故奪，《千金》卷二十第五作"而脫"。奪亦脫也。上"者"字，正抄本無。《外臺》卷六"中焦熱及寒洩痢方"引《删繁》無"故"及兩"者"字。下"汗"字，《太素》作"氣"。《靈樞發微》注："血以營氣而化以液而成汗，即心之液，是血與汗亦一物而異名也。故奪血而瀉之者，無得再發其汗，奪汗而發之者，無得再去其血。"《類經》卷八第二十三注："而血之與汗，亦非兩種。但血主營，爲陰爲裹。汗屬衛，爲陽爲表。一表一裹，無可並攻。故奪血者無取其汗，奪汗者無取其血。"詳此前文義，皆言氣血，無涉於汗，而本文言"無汗""奪汗"及注家釋文，雖近乎理，然統而論之，似悖於義。據上文言血與氣異名同類義，似當作"奪血者無氣，奪氣者無血"。《太素》文雖上句仍作"無汗"，然下句作"奪氣"，已見端倪，似亦可爲証。

〔9〕故人有兩死而無兩生也 人下明抄本、《靈樞》、《太素》均有"生"字。也，《靈樞》、《太素》、《千金》卷二十第五均無。《外臺》卷六"中焦熱及寒洩痢方"引《删繁》作"故人有一死而無再生也。"楊上善注："脫血亦死，脫氣亦死，故有兩死也。有血亦生，有氣亦生，隨有一即生，故無兩生也。"《類經》卷八第二十三注："若表裹俱奪，則不脫於陰，必脫於陽。脫陽亦死，脫陰亦死，故曰人生有兩死。然而人之生也，陰陽之氣，皆不可

無,未有孤陽能生者,亦未有孤陰能生者,故曰無兩生也。"《靈樞識》:"簡案:《外臺》引《刪繁論》云:夫血與氣,異形而同類……故人有一死而無再生也。視之正文,覺稍明備。"詳"兩死"者,楊注是也,此與前言氣血之義正合。而"兩生"者,似《外臺》引《刪繁》義勝,兩,疑"再"之誤。言人或脫血而死,或脫氣而死,均無再次之生也。

下焦者,別於迴腸[1],注於膀胱而滲入[2]焉。故水穀者,常并居於胃中,成糟粕[3],而俱下於大腸,而爲下焦[4],滲而俱下,滲泄別汁[5],循下焦而滲入膀胱也[6]。

〔1〕別於迴腸　別前《千金》卷二十第五、《外臺》卷六"下焦熱方"引《刪繁》均有"起胃下管"四字,疑醫經今存本或有脫文。於,《靈樞》、《太素》、《病源》卷十五"三焦病候"、《千金》、《外臺》均無,疑衍。迴,明抄本、《千金》均作"回",回與迴通。此言下焦起自胃下脘,由迴腸而別出。楊上善注:"迴腸,大腸也。"迴腸,詳見本經卷二第七。

〔2〕滲入　滲漉而入,非徑直流入者。《說文・水部》:"滲,下漉也。"段玉裁注:"司馬相如封禪文:滋液滲漉。楊雄河東賦:滲灕而下降。今俗云滲扁。"按扁同漏。

〔3〕粕　此下明抄本有"音迫"二小字音注。

〔4〕而爲下焦　爲,《靈樞》、《太素》均作"成"。楊上善注:"下焦在臍下,當膀胱上口,主分別清濁而不內,此下焦處也。"《類經》卷八第二十三注:"自水分穴而下,皆下焦之部分也。按《三十一難》曰:下焦者,當膀胱上口,主分別清濁。其言上口者,以滲入之處爲言,非真謂有口也。"

〔5〕滲泄別汁　滲泄,《靈樞》、《太素》均作"濟泌",亦通。《類經》卷八第二十三注:"濟,沛同。猶醴濾也。泌,如狹流也。別汁,分別清濁也。"按濟與沛古通。如濟水作沛水。《周禮・天官・酒正》:"一曰清。"鄭玄注:"清謂醴之沛者。"孫詒讓疏:"凡沛,皆謂去其滓。"

〔6〕循下焦而滲入膀胱也　也,《靈樞》、《太素》均作"焉"。楊上善注:"濟泌別汁,循下焦滲入膀胱,此下焦氣液也。"

曰:人飲酒,酒亦入胃,穀[1]未熟而小便獨先下者[2],何也?曰:酒者,熟穀之液也,其氣悍以滑[3],一作清。故後穀而入先穀而液出也[4]。故曰:上焦如霧,中焦如漚,下焦如瀆[5]。此之謂也。

〔1〕穀 原作"米",據明抄本、《靈樞》、《太素》、《千金》卷二十第五、《外臺》卷六"下焦熱方"引《删繁》及此後文義改。

〔2〕者 明抄本、《靈樞》、《太素》均無。

〔3〕悍以滑 悍下明抄本有"音旱"二小字音注。滑,《靈樞》作"清",與原校同,非是。悍以滑者,慓悍滑疾也。《太素》注:"其氣悍者,酒爲熟穀之氣,又熱,故氣悍以滑也("以滑也"三字原缺,據蕭延平按補)。"

〔4〕後穀而入先穀而液出也 也,《靈樞》作"焉"。《太素》作"後穀入而先穀出焉",《千金》卷二十第五、《外臺》卷六"下焦熱方"引《删繁》均同《太素》,惟焉作"也"。似《太素》義勝。

〔5〕上焦如霧,中焦如漚,下焦如瀆 《外臺》卷六引《删繁》云:"霧者,霏霏起上也";"漚者,在胃中如漚也";"瀆者,如溝水決洩也"。《太素》注:"上焦之氣,如霧在天,霧含水氣,謂如雪(按雪,疑"雲"之誤)霧也。漚,屋豆反,久漬也。中焦血氣在於脉中潤口(按此字模糊不清,蕭刻本作"一頃",義晦),謂之漚也。下焦之氣溲液等,如溝瀆流在地也。"《靈樞發微》注:"宗氣出於上焦,出喉嚨以司呼吸,而行於十二經隧之中,灡淪布濩,如天之有霧也。營氣並胃中,出上焦之下,泌别糟粕,蒸爲精微之氣,而心中之血,賴之以生,凝聚浮沉,如水中之有漚也。胃納水穀,脾實化之,糟粕入於大腸,水液滲入膀胱,故三焦爲決瀆之官,膀胱爲州都之官。正以下焦如瀆之滲洩乎水也。"《醫學入門・臟腑》:"上焦主出陽氣,温於皮膚分肉之間,若霧露之溉焉,故曰上焦如霧。中焦主變化水穀之味,其精微上注於肺,化而爲血,行於經隧,以榮五臟周身,故曰中焦如漚。下焦主通利溲便,以時傳下,出而不納,開通秘塞,故曰下焦如瀆。"又《白虎通・情性》引《禮運記》曰:"三焦者,包絡府也,水穀之道路,氣之所終始也。故上焦若竅,中焦若編,下焦若瀆。"按此當别有所本也。又《黄帝内經靈樞校注語譯》云:"漚疑爲樞之誤字。中焦消化穀物,升清降濁,其開闔之機,象樞軸一樣。"詳漚與樞古亦通。《詩經・唐風・山有樞》:"山有樞。"陸德明釋文:"樞,本或作蓲。"《漢石經》樞作蓲。《太玄・養》:"陽蓲萬物。"司馬光集註:"陸曰:蓲讀與漚菅之漚同。"故此説亦可參。

按:有關三焦問題,經中論述甚多,而以本篇爲最詳。綜觀全部論三焦經文,可見三焦一腑,亦有名有形,有表裏配合,有官能所司,有經脉運行,有俞穴可循,有病候可徵也。然《難經・二十五難》則云:"心主與三焦爲表裏,俱有名而無形也。"從而歷代醫家及至今日,圍繞三焦問題,考析殆盡,爭辨頗多,衆説紛紜,終難定論。詳《難經》論三焦,原與《內經》所論,非一家言,故諸多歧義,難得盡通,不必強合。諸家爭議,亦僅供參考,兹不煩引。

陰陽清濁精氣津液血脉第十二

本篇自"黃帝問曰"至"以數調之也",見《靈樞·陰陽清濁》、《太素·營衛氣行》。自"曰:人有精氣津液血脉"至"五穀與胃爲大海也",見《靈樞·決氣》、《太素·六氣》。

提要:本篇重在論述陰陽清濁及精氣津液血脉的基本概念,故以此名篇。其主要内容有:清濁的含義、陰陽氣別、經脉歸屬及鍼刺原則;精氣津液血脉的基本概念及六氣有餘不足之病候等。

黃帝問曰:願聞人氣之清濁者何也[1]?岐伯對曰:受穀者濁,受氣者清[2]。清者注陰,濁者注陽[3]。濁而清者,上出於咽[4]。清而濁者,下行於胃[5]。清者上行,濁者下行[6]。清濁相干,名曰亂氣[7]。

〔1〕者何也 《靈樞》、《太素》均無此三字。

〔2〕受穀者濁,受氣者清 《太素》注:"受穀之濁,胃氣也。受氣之清,肺氣也。"《類經》卷四第十九注:"人身之氣有二,曰清氣,曰濁氣。濁氣者,穀氣也。清氣者,天氣也。"

〔3〕清者注陰,濁者注陽 《太素》注:"陰,肺也。陽,胃也。"《類經》卷四第十九注:"喉主天氣,故天之清氣,自喉而生陰。陰者,五藏也。咽主地氣,故穀之濁氣,自咽而注陽。陽者,六府也。"詳《素問·六節藏象論》云:"天食人以五氣,地食人以五味。五氣入鼻,藏於心肺,上使五色修明,音聲能彰。五味入口,藏於腸胃,味有所藏,以養五氣。"亦合此義。張注釋陰陽,渾指臟腑,當是。

〔4〕濁而清者,上出於咽 《太素》注:"穀氣濁而清者,上出咽口,以爲噫氣也。"《類經》卷四第十九注:"濁之清者。自内而出,故上行。"《靈

樞集註》張志聰注："濁而清者,謂水穀所生之清氣,上出於咽喉,以行呼吸。"按楊注"噫氣"之義,恐非。此言清濁之氣,亦可相互轉化。故水穀之濁氣亦可轉化爲清氣,而上出於咽喉。咽,析言之,謂下水穀之道,渾言之,亦可謂咽喉。

〔5〕清而濁者,下行於胃　下行於胃,《靈樞》、《太素》均作"則下行",義勝。《太素》注："穀氣清而濁者,下行經脉之中,以爲營氣。"《類經》卷四第十九注："清之濁者,自外而入,故下行。"《靈樞集註》張志聰注："清而濁者,肺之濁氣,下注於經,内注於海。"按此言清,當指天氣。天之清氣,自肺而入,亦可轉化爲濁氣。

〔6〕清者上行,濁者下行　《靈樞》、《太素》均無此八字。按此文當承上兩句爲義。

〔7〕清濁相干,名曰亂氣　名,《靈樞》、《太素》均作"命",義同。凡清濁之氣,各循其道,各專其能,如是則順之而治。若清濁之氣,不循其道,相互干犯,則爲亂氣。故《靈樞·五亂》,專論亂氣者也。詳見本經卷六第四。

曰:夫陰清而陽濁,濁中有清,清中有濁[1],別[2]之奈何?曰:氣之大別[3],清者上注於肺[4],濁者下流於胃[5]。胃之清氣上出於口[6],肺之濁氣,下注於經,内積於海[7]。

〔1〕濁中有清,清中有濁　兩"中"字,《靈樞》、《太素》均作"者"字。此進而言清濁之可以轉化者也。

〔2〕別　此前《靈樞》有"清濁"二字,疑衍。

〔3〕氣之大別　《太素》注："氣之細別多種,今言其大略耳。"《類經》卷四第十九注："大別,言大概之分別也。"大別,概略也。

〔4〕清者上注於肺　《太素》注："穀之清氣,上注於肺。"《靈樞發微》注;"受氣者清,故清者上注於肺。肺爲陰,所以曰受氣者清,而清者注陰也。"《類經》卷四第十九注："上文以天氣穀氣分清濁,而此言清中之濁,濁中之清,其所以復有不同也。清者上升,故注於肺。"

〔5〕濁者下流於胃　流,《靈樞》作"走",亦通。《太素》注："穀之濁者,下流於胃。"《靈樞發微》注："受穀者濁,故濁者下走於胃。所以曰受穀者濁,而濁者注陽也。"《類經》卷四第十九注："濁者下降,故走於胃。"詳本節設問,原有二義。一者陰清陽濁,一者濁中有清,清中有濁。答詞中亦當合此二義。故"清者上注於肺,濁者下流於胃"二語,乃是荅陰清陽濁

之問。若此，則當以馬注義是。

〔6〕胃之清氣上出於口　《類經》卷四第十九注：“濁中有清，故胃之清氣，上出於口，以通呼吸津液。”

〔7〕肺之濁氣，下注於經，內積於海　《類經》卷四第十九注：“清中有濁，故肺之濁氣下注於經，以爲血脉營衛。而其積氣之所，乃在氣海間也。上氣海在膻中，下氣海在丹田。”詳《靈樞·五味》云：“其大氣之搏而不行者，積於胸中，命曰氣海，出於肺，循喉咽，故呼則出，吸則入。”《靈樞·邪客》云：“宗氣積於胸中，出於喉嚨，以貫心脉，而行呼吸焉。”《靈樞·刺節真邪》云：“宗氣留於海，其下者，注於氣街，其上者，走於息道。”是皆可明本文“內積於海”之義。且經中不言下氣海者，故張注復出丹田之說，似爲蛇足。

曰：諸陽皆濁，何陽獨甚[1]？曰：手太陽獨受陽之濁[2]，手太陰獨受陰之清[3]。其清者上走孔竅[4]，其濁者下行諸經[5]。諸陰皆清，足太陰獨受其濁[6]。

〔1〕獨甚　獨，《靈樞》作“濁”，據下文義，作“獨”是，疑涉上而誤。甚下《靈樞》、《太素》均有“乎”字，義勝。

〔2〕手太陽獨受陽之濁　《太素》注：“胃者，腐熟水穀，傳與小腸，小腸受盛，然後傳與大腸，大腸傳過，是爲小腸受穢濁最多，故小腸經受陽之濁也。”《靈樞發微》注：“手太陽小腸經者，則上承胃之所受，脾之所化，其水穀尚未及分，而穢污俱存，此所以獨受陽經之最濁者也，其爲濁之濁乎。”按此解上文“諸陽皆濁，何陽獨甚”之義。

〔3〕手太陰獨受陰之清　《靈樞發微》注：“諸陰經皆受清氣，何陰經獨受清氣之甚？唯手太陰肺經，則爲五藏之華蓋，獨受陰經之最清者也。”按此進而補叙諸陰皆清，何陰獨甚之義。

〔4〕其清者上走孔竅　清者，明抄本無此二字。孔，《靈樞》、《太素》均作“空”，空與孔通。《說文·穴部》：“空，竅也。”段玉裁注：“今俗語所謂孔也。”楊上善注：“肺脉手太陰受於清氣，其有二別。有清清之氣，行於三百六十五胳，皆上於面，精陽之氣，上行目而爲精，其別氣走耳而爲聽，其宗氣上出於鼻而爲臭，其濁氣出於唇口爲味，皆是手太陰清氣行之故也。”《類經》卷四第十九注：“此即上文胃之清氣上出於口。”按楊注據文發揮，亦合經義。

〔5〕其濁者下行諸經　濁者，明抄本無此二字。《太素》注：“手太陰

清而濁者,下入於脉,行十二經中也。”

〔6〕諸陰皆清,足太陰獨受其濁　諸前原有“故”字,按本文與上文並無承接之義,故據明抄本、《靈樞》、《太素》删。楊上善注:“六陰之脉皆清,足太陰以是脾脉,脾主水穀濁氣,故足太陰受陰之濁也。”《靈樞發微》注:“諸陰皆受清氣,唯足太陰脾經,則胃中濁氣,賴以運化。所謂獨受其濁也,其爲清中之濁乎。”詳《素問·六節藏象論》云:“脾胃大腸小腸三焦膀胱者,倉廩之本,營之居也。”所謂倉廩之本者,受水穀也,唯脾爲臟,餘皆爲腑。又《素問·太陰陽明論》云:“足太陰者,三陰也,其脉貫胃屬脾絡嗌。故太陰爲之行氣於三陰。”此亦可以明諸陰皆清,足太陰獨受其濁之義。

曰:治之奈何? 曰:清者其氣滑,濁者其氣濇[1],此氣之常也。故刺陰者深而留之,刺陽者淺而疾之[2]。清濁相干者,以數調之也[3]。

〔1〕清者其氣滑,濁者其氣濇　《靈樞發微》注:“清氣屬陰,故陰經必清,其氣必滑。濁氣屬陽,故陽經必濁,其氣必濇。”按此承前文“受穀者濁,受氣者清。清者注陰,濁者注陽”之義,進而言氣猶有滑濇之别。

〔2〕刺陰者深而留之,刺陽者淺而疾之　陰、陽,明抄本作“陰陽”、“陽陰”,疑衍,《太素》二字互易。疾下原有“取”字,據《靈樞》、《太素》及本經卷五第六删。楊上善注:“諸經多以清者爲陽,濁者爲陰。此經皆以穀之悍氣爲濁爲陽,穀之精氣爲清爲陰,有此不同也。故人氣清而滑利者,刺淺而疾之;其氣濁而濇者,刺深而留之。”詳《靈樞·根結》云:“氣滑即出疾,其氣濇則出遲。氣悍則鍼小而入淺,氣濇則鍼大而入深。深則欲留,淺則欲疾。”《靈樞·邪氣藏府病形》云:“刺滑者,疾發鍼而淺内之,以寫其陽氣,而去其熱。刺濇者,必中其脉,隨其逆順而久留之。”又《靈樞·逆順肥瘦》刺肥人者,其血黑以濁,則“深而留之”,刺瘦人者,其血清氣滑,則“淺而疾之”。刺壯士者,“此人重則氣濇血濁,刺此者,深而留之,多益其數;勁則氣滑血清,刺此者,淺而疾之。”按此前明言“清者其氣滑,濁者其氣濇”,前文又云“諸陽皆濁”、“諸陰皆清”。據以上諸文義,本文當以《太素》爲是,《靈樞》與本經陰、陽二字,疑互倒。

〔3〕清濁相干者,以數調之也　明抄本“濁”、“數”二字下均有“而”字。也,《太素》無。楊上善注:“陰陽清濁氣並亂,以理調之。理數然也。”按數者,常數也,即不守“深而留之”、“淺而疾之”之限。如《靈樞·逆順

肥瘦》論刺常人云："視其白黑，各爲調之，其端正敦厚者，其血氣和調，刺此者，無失常數也。"常數猶常法，數，法也。《韓非子·制分》："任數不任人。"陳奇猷校注："本篇數字用爲法字之義。"又如《靈樞·五亂》論刺亂氣法云："有道以來，有道以去，審知其道，是謂身寶。"並視亂氣所在，隨而爲刺，此亦"以數調之"之法。

曰：人有精、氣、津、液、血、脉，何謂也？曰：兩神相摶，合而成形[1]，常先身生，是謂精[2]。上焦開發，宣五穀味[3]，熏膚[4]充身澤毛，若霧露之溉，是謂氣[5]。腠理發洩，汗出腠理[6]，一作溱溱。是謂津[7]。穀入[8]氣滿，淖澤注於骨[9]，骨屬[10]屈伸出洩[11]，補益腦髓[12]，皮膚潤澤，是謂液[13]。中焦受汁[14]，變化而赤，是謂血[15]。擁遏營氣，令無所避，是謂脉也[16]。

〔1〕兩神相摶，合而成形　摶，《太素》、《素問·調經論》王冰注引《鍼經》均作"薄"。按摶與薄通。楊上善注："雄雌二靈之別，故曰兩神。陰陽二神相得，故謂之薄。和爲一質，故曰成形。"《靈樞發微》注："《易》曰：男女構精，萬物化生。蓋當男女相構之時，兩神相合，而成所生男女之形。"

〔2〕常先身生，是謂精　《靈樞發微》注："此精常先其身而生，有其精，斯有其形，夫是之謂精也。"《類經》卷四第二十五注："按《本神篇》曰：兩精相摶謂之神。而此曰兩神相摶，合而成形，常先身生是謂精。蓋彼言由精以化神，此言由神以化精。二者若乎不同，正以明陰陽之互用者，即其合一之道也。"按此精乃男女媾精之精，既非廣含物質概念之精氣之精，亦非物質之精微之精。

〔3〕上焦開發，宣五穀味　《靈樞發微》注："宗氣即大氣，積於上焦，上焦開發於藏府，而宣布五穀精微之氣味。"《類經》卷四第二十五注："上焦，胸中也。開發，通達也。宣，布散也。"詳《靈樞·平人絶穀》云："上焦泄氣，出其精微，慓悍滑疾。"又《靈樞·癰疽》云："腸胃受穀，上焦出氣，以溫分肉而養骨節，通腠理。"按此與本文義甚合。是上焦者，即前篇所論上焦也。五穀味者，五穀之精微也。即《靈樞·五味》所謂"穀始入於胃，其精微者，先出於胃之兩焦，以溉五藏，別出兩行營衛之道"者也。

〔4〕膚　此下《太素》有"薰肉"二字。按薰與熏通。《易經·艮》：

137

“厲薰心。”漢墓帛書作“熏”。

〔5〕是謂氣　楊上善指爲衛氣,馬蒔指爲宗氣。《類經》卷四第二十五注亦謂“人身之大氣,名爲宗氣,亦名真氣。”並別出《靈樞·邪客》及《刺節真邪》、《營衛生會》等文爲証。然《營衛生會》言“五藏六府皆以受氣”之後,復言“其清者爲營,濁者爲衛”,“營出於中焦,衛出於下焦”。本文既云“上焦開發”,“熏膚充身澤毛”,舍衛氣而何爲。故當以楊注爲是。

〔6〕汗出腠理　腠理,《靈樞》作“溱溱”,與原校同。《太素》同本經。《類經》卷四第二十五注:“溱溱,滋澤貌。”按張注不知何據。溱溱,衆也,盛也。《詩經·小雅·無羊》:“室家溱溱。”毛亨傳:“溱溱,衆也。”《太玄·進》:“物出溱溱。”司馬光集注引宋衷解詁:“溱溱然盛也。”詳此前言“腠理發泄”,此再言“汗出腠理”,則義復矣,似當作“溱溱”爲是。此以汗出盛貌以釋津,與後文以汗大泄以狀津脱,亦合。疑溱先誤作湊,復誤作腠理。

〔7〕是謂津　《類經》卷四第二十五注:“津者陽之液,汗者津之泄也。”詳《素問·陰陽別論》云:“陽加於陰謂之汗。”是汗本陰類,因陽加而出,故稱陽液。津本潤澤之義,此以汗出以釋津者,以此例論之,津非專指汗也。

〔8〕入　《太素》、《靈樞略》均無。

〔9〕淖澤注於骨　《太素》注:“淖,文卓反。濡潤也。……五穀之精膏,注於諸骨節中。”《類經》卷四第二十五注:“淖澤,濡潤也。液者。陰之津,穀入於胃,其氣滿而化液,故淖澤而注於骨。”按淖,音閙,又音濁。《集韻·覺韻》:“淖,濡甚也。”又《爾雅·釋言》陸德明釋文:“淖,奴孝反,又文卓反。《字林》云:濡甚也。”此楊注與《集韻》所本。澤與液古通。《集韻·昔韻》:“釋、澤、繹,施隻切。……或作澤、繹,通作醳。”又“液、醳,漬也。《周禮》:春液角。沈重讀或作醳。”澤與醳皆從睪得聲,澤與液,古韻同。此亦聲同義通。是則淖澤,猶淖液。《素問·八正神明論》:“是故天明日温則人血淖液而衛氣浮。”《太素·天忌》注:“天温血氣淖澤。”故楊上善以澤釋液。又《素問·經絡論》:“熱多則淖澤。”王冰注:“澤,潤液也。”《素問·疏五過論》:“令澤不息。”王冰注:“澤者,液也。”此王冰以液釋澤也。此言五穀之淖液,注之於骨。

〔10〕骨屬　《太素》注:“骨節相屬之處。”《素問·陰陽應象大論》:“谿谷屬骨皆有所起。”王冰注:“屬骨者,爲骨相連屬處。”此亦疑爲骨屬。

《靈樞・衞氣失常》:"骨有屬……骨之屬者,骨空之所以受益而益腦髓者也。"《靈樞識》:"簡案:屬,跗屬之屬,兩骨相交之處,十二關節皆是。"

〔11〕出洩 《靈樞》作"洩澤",《太素》作"光澤"。均通。光與桄古通。《爾雅・釋言》:"桄穎,充也。"陸德明釋文:"桄,孫作光。"《説文・木部》:"桄・充也。"

〔12〕補益腦髓 《類經》卷四第二十五注:"凡骨屬舉動屈伸,則經脉流行而洩其澤,故内而補益腦髓。"詳《靈樞・海論》:"腦爲髓之海。"《素問・五藏生成》云:"諸髓者,皆屬於腦。"此所以爲液之補諸腦與髓也。

〔13〕是謂液 《類經》卷四第二十五注:"愚按:津液本爲同類,然亦有陰陽之分。蓋津者,液之清者也,液者,津之獨者也。津爲汗而走腠理,故屬陽。液注骨而補腦髓,故屬陰。觀《五癃津液別篇》曰:三焦出氣以温肌肉,充皮膚,爲其津。其留而不行者爲液。其義正與此合。"

〔14〕受汁 《靈樞》作"受氣取汁",《太素》,《靈樞略》均作"受血於汁"。

〔15〕變化而赤,是謂血 《太素》注:"五穀精汁在於中焦,注手太陰脉中,變赤循脉而行,以奉生身,謂之爲血也。"《類經》卷四第二十五注:"中焦者,並胃中,出上焦之下,凡水穀之入,必先歸胃,故中焦受穀之氣,取穀之味,輸脾達藏,由黄白而漸變爲赤,以奉生身者,是謂之血。"又《靈樞・邪客》云:"營氣者,泌其津液,注之於脉,化以爲血。"與本文義同,以營出中焦也。

〔16〕擁遏營氣,令無所避,是謂脉也 《靈樞》、《太素》擁,均作"壅";也,均無。按擁與壅古通。《史記・司馬相如列傳》:"批壏衝壅。"《漢書・司馬相如傳》壅作擁。楊上善注:"盛壅營血之氣,日夜營身五十周,不令避散,故謂之脉也。"《類經》卷四第二十五注:"壅遏者,隄防之謂,猶道路之有封疆,江河之有涯岸,俾營氣無所迴避而必行其中者,是謂之脉。"又《素問・脉要精微論》云:"脉者,血之府也。"是脉者,運行營血之管道也。

曰:六氣者[1],有餘不足,氣[2]之多少,腦髓[3]之虛實,血脉之清濁,何以知之? 曰:精脱者,耳聾[4];氣脱者,目不明[5];津脱者,腠理開,汗大泄[6];液脱者,骨屬[7]屈伸不利,色夭腦髓消,脛痠[8],耳數鳴[9];血脱者,色白,夭然不澤[10];

脉脱者,其脉空虚[11]。此其候也。

曰:六氣[12]貴賤何如? 曰:六氣者,各有部主[13]也。其貴賤善惡可爲常主[14],然五穀與胃爲大海也[15]。

〔1〕六氣者 《類經》卷四第二十五注:"前言一氣,總言之也。此言六氣,分言之也。蓋精、氣、津、液、血、脉,無非氣之所化也。"按此言氣者,非六氣中之"氣",蓋精、氣、津、液、血、脉功用之渾稱耳。以其重在言氣,而非言質,故謂六氣。

〔2〕氣 律以六氣名,疑此前脱"精"字。

〔3〕腦髓 按腦髓二字,與問六氣之義甚不協,疑爲"津液"二字之誤。

〔4〕精脱者,耳聾 《太素》注:"腎以主耳,故精脱則耳聾。"

〔5〕氣脱者,目不明 《太素》注:"五藏精氣爲目,故氣脱則目闇。"《靈樞發微》注:"目之精明五色者,氣之華也,故氣脱者目不明。"按前文楊注釋氣爲衛氣,此釋氣爲五藏精氣,頗難契合。蓋衛氣與目,至爲關切。如前第九篇言衛氣晝行陽夜行陰,"平旦陰氣盡,陽氣出於目,目張則氣行於頭"。又《靈樞·大感論》論"病而不得臥者"及"病目而不得視者",並以衛氣常留於陽,故目不瞑,衛氣常留於陰,故目閉等爲解,足可爲証。是此言氣脱者,亦衛氣脱也。

〔6〕汗大泄 《類經》卷四第二十五注:"汗,陽津也。汗大泄者,津必脱。故曰亡陽。"

〔7〕骨屬 原作"骨痺",據《靈樞》、《太素》改。

〔8〕胻痿 此下明抄本分別有"音行"、"音酸"四小字音注。"胻",《靈樞》作"脛",胻同脛。此因髓消,無以充胻,故胻痿。

〔9〕耳數鳴 《類經》卷四第二十五注:"液脱則陰虛,故耳鳴也。"詳《靈樞·口問》云:"上氣不足,腦爲之不足,耳爲之苦鳴,頭爲之苦傾,目爲之眩。"是腦髓消,亦上氣不足也,故耳數鳴。

〔10〕色白,夭然不澤 《太素》注:"以無血,故色白。無血潤膚,故不澤。"《類經》卷四第二十五注:"血之榮在色,故血脱者,色白如鹽。夭然不澤,謂枯濇無神也。"

〔11〕脉脱者,其脉空虛 脉脱者,《靈樞》、《太素》均無此三字,《靈樞識》:"簡案:本經脱脉脱者三字,當補。若不然,則六脱之候不備焉。"按此說是。脉脱者,脉道之不足,故脉空虛。

〔12〕氣　此下明抄本有"者"字。

〔13〕部主　《類經》卷四第二十五注："部主，謂各部所主也。如腎主精，肺主氣，脾主津液，肝主血，心主脉也。"

〔14〕其貴賤善惡可爲常主　《類經》卷四第二十五注："貴賤善惡，以衰旺邪正言。如春夏則木火爲貴，秋冬則金水爲貴，而失時者爲賤也。六氣之得正者爲善，而太過不及者爲惡也。貴賤善惡，主各有時，故皆可爲常主。"觀前文問六氣貴賤之義，則善惡之與貴賤，亦互文也。是貴者亦善，賤者亦惡，非貴賤自貴賤，善惡自善惡也。

〔15〕五穀與胃爲大海也　《太素》無"胃"、"也"二字。《類經》卷四第二十五注："然六氣資於五穀，五穀運化於胃，是爲水穀之海，故胃氣爲藏府之本。"

津液五別第十三 (按："三"，原作"二"，據明抄本、正抄本、嘉靖本改)　本篇全文見《靈樞·五癃津液別》、《太素·津液》。

提要：本篇重在論述水穀化生之津液可別而爲五，故以此名篇。其主要内容有：津與液的區別；汗、溺、泣、唾、髓五液的化生及功用；五臟的主要功能；髓虛與水脹的病機與病候等。

黄[1]帝問曰：水穀入於口，輸[2]于腸胃，其液別爲五[3]。天寒衣薄則爲溺與氣[4]，天暑[5]衣厚則爲汗，悲哀氣并[6]則爲泣[7]，中熱胃緩[8]則爲唾[9]，邪氣内逆，則氣爲之閉塞而不行，不行則爲水脹。不知其何[10]由生。岐伯對曰：水穀皆入於口，其味有五，分注其海[11]，津液各走其道[12]，故上焦一作三焦。出氣[13]，以温肌肉，充皮膚者[14]，爲[15]津，其留[16]而不行者，爲液。天暑衣厚則[17]腠理開，故汗出。寒留于分肉之間，聚沫則爲痛[18]。天寒則腠理閉，氣濇[19]不行，水下流[20]于膀胱，則爲溺與氣[21]。

〔1〕黄　此前明抄本有"此出《靈樞》六卷五癃津液別篇"十二字，顯係後人抄補，以明出典。

〔2〕輸　此下明抄本有"音舒"二小字音注。

〔3〕其液別爲五 《太素》注：“水穀入於口，送於腸胃之中，化爲津液，凡有五別，則五藏津液。凡所言液者，通名爲津，經稱津者，不名爲液，故液有五也。此略舉五液，請解其義也。”《類經》卷十六第五十八注：“五液者，陰精之總稱也。本篇以溺、汗、泣、唾、水，故名爲五。《宣明五氣篇》曰：五藏化液：心爲汗，肺爲涕，肝爲淚，脾爲涎，腎爲唾。是爲五液。《決氣篇》曰：精、氣、津、液、血脉，其辨有六。又道家曰：涕、唾、精、津、汗、血、液，其名則七。皆無非五液之屬耳。”按液，亦大名也，析言之，因形而別，故言五言六言七者，皆因名而異。

〔4〕與氣 《註解傷寒論》卷五注引《鍼經》無此二字。詳此後文義，疑引者省文。

〔5〕暑 《靈樞》、《太素》均作“熱”。《説文・曰部》：“暑，熱也。”段玉裁注：“暑與熱，渾言則一，故許以熱訓暑。析言則二，暑之義主謂濕，熱之義主謂燥。”按暑之與熱，渾言雖通，然析言則別。段注所舉者，性也，又夏言熱。長夏言暑，時也。且後文仍稱“天暑”，故此當以作“暑”爲得。

〔6〕氣并 氣并者，氣偏邪相就，偏邪相就，則氣行不正。《周禮・考工記・輿人》：“大與小無并。”鄭玄注：“并，偏邪相就也。”邪與斜同。

〔7〕泣 《廣雅・釋言》：“泣，淚也。”

〔8〕緩 弛緩不收也。

〔9〕唾 《説文・口部》：“唾，口液也。”

〔10〕何 《太素》作“所”。

〔11〕分注其海 分，《靈樞》、《太素》均作“各”。詳下文曰“各走”，及用語慣例，作“各”義勝。楊上善注：“五味走於五藏四海，肝、心二藏主血，故酸苦二味走於血海。脾主水穀之氣，故甘味走於水穀海。肺主於氣，故辛走於膻中氣海。腎主腦髓，故鹹走髓海也。”按水穀皆入於胃者，首注水穀之海。五味各走其所喜，各歸其臟，化而有成。其化爲氣者，注於氣海；化爲血者，注於血海，化爲液者，注於髓海。

〔12〕津液各走其道 《太素》注：“目爲泣道，腠理爲汗道，廉泉爲涎道，鼻爲涕道，口爲唾道也。”《類經》卷十六第五十八注：“五藏四海，各因經以受水穀之氣味，故津液隨化而各走其道。”據此後文義，當以楊注爲是。又膀胱者，溺道也；骨空者，髓道也。

〔13〕上焦出氣 上焦，《靈樞》作“三焦”，與原校同。《太素》同本經，楊上善注：“上焦出氣，出胃上口，名曰衛氣。”按楊注與下文“温肌肉，

充皮膚”之義合。蓋上,篆文與二頗似,與三形近,故疑三爲上之誤。

〔14〕者 《靈樞》無。據下“留而不行者”文例,疑《靈樞》脱。

〔15〕爲 此下《靈樞》有“其”字,據下“爲液”文例,疑《靈樞》衍。

〔16〕留 《靈樞》作“流”按留與流、溜,經文多混用,聲通義通,此從留義。

〔17〕則 明抄本無,據下“則腠理閉”文例,疑明抄本脱。

〔18〕聚沫則爲痛 聚沫,《太素》互倒。楊上善注:“寒留分肉之間,津液聚沫,迫裂分肉,所以爲痛。”

〔19〕濇 《靈樞》作“濕”,疑形近誤。

〔20〕流 《靈樞》作“留”,《太素》作“溜”。此從流義。

〔21〕則爲溺與氣 《靈樞發微》注:“其水下留於膀胱,則前爲溺而後爲氣耳。”《類經》卷十六第五十八注:“此津液之爲溺氣也。腠理閉密則氣不外泄,故氣化爲水。水必就下,故留於膀胱。然水即氣也,水聚則氣生,氣化則水注,故爲溺與氣。”《靈樞集註》張志聰注:“夫膀胱爲州都之官,津液藏焉,氣化而出者爲溺,藏於膀胱者,化生太陽之氣。此言津之爲溺也。”按此云“水下流於膀胱,則爲溺與氣”,馬注“而後爲氣”似與膀胱之義難合,姑從二張注義。溺與尿同。《集韻·嘯韻》:“尿,一作溺。”

五藏六府,心爲之主[1],耳爲之聽,目爲之候[2],肺爲相[3],肝爲之將[4],脾爲之衛[5],腎爲之主外[6]。

〔1〕心爲之主 《類經》卷十六第五十八注:“心總五藏六府,爲精神之主,故耳目肺肝脾腎,皆聽命於心。”詳《素問·靈蘭秘典論》云:“心爲君主之官。”《靈樞·邪客》云:“心者,五藏六府之大主也。”與本文義同。

〔2〕目爲之候 目主觀察,故爲之候。《説文·人部》:“候,伺望也。”《國語·晉語八》:“候遮扞衛不行。”韋昭注:“候,候望。”此引申爲觀察。

〔3〕肺爲之相 《類經》卷十六第五十八注:“肺朝百脉而主治節,故爲心之相。”又《素問·靈蘭秘典論》云:“肺者相傅之官,治節出焉。”與本文義亦同。

〔4〕肝爲之將 《素問·靈蘭秘典論》云:“肝者將軍之官,謀慮出焉。”王冰注:“勇而能斷,故曰將軍。潛發未萌,故謀慮出焉。”此所以言肝之爲將。

〔5〕脾爲之衛 《類經》卷十六第五十八注:“脾主肌肉而護養藏府,

故爲心之衞。"詳《靈樞·師傳》云:"脾者主爲衞,使之迎糧,視脣舌好惡,以知吉凶。"迎糧者,受納水穀也。水穀化生之精微,化氣血,充肌膚,爲一身之捍衞,故脾爲之衞。

〔6〕腎爲之主外 《類經》卷十六第五十八注:"腎主骨而成立其形體,故爲心之主外也。"《靈樞集註》張志聰注:"腎主外者,腎主藏津液,所以灌精濡空竅者也。"詳《靈樞·師傳》云:"腎者主爲外,使之遠聽,視耳好惡,以知其性。"以腎竅在耳,耳司聽,以其遠聽,故云腎爲之主外,外亦遠也。《說文·夕部》:"外,遠也。卜尚平旦,今若夕卜,於事外矣。"二張之注,似未爲得。又《靈樞·師傳》云:"肝者主爲將,使之候外,欲知堅固,視目大小。"以肝竅在目,肝之候外者,遠視也。是肝腎二臟,雖皆言外,然一者遠聽,一者遠視也。

按:上文言心、肝、脾三臟之功用,與本卷第三篇義同,應互參。又此段經文之前爲解溺與氣,後解泣出,唯中言五臟及目耳之所爲,似與上下文義不相屬,故疑有錯簡。

故五藏六府之津液,盡上滲於目。心悲氣并則心系[1]急,急[2]則肺葉[3]舉,舉[4]則液上溢。夫心系急[5],肺不能常舉[6],乍上乍下[7],故欬而泣出矣[8]。

〔1〕心系 見本經卷二第一上"心手少陰之脉"注。

〔2〕急 此前《靈樞》有"心系"二字。

〔3〕葉 《靈樞》無。

〔4〕舉 此前《靈樞》有"肺"字。

〔5〕急 《靈樞》作"與",連下句。《太素》作"舉"。按與與舉古通。《史記·呂后本紀》:"蒼天舉直。"裴駰集解引徐廣曰:"舉,一作與。"《漢書·趙幽王傳》舉作"與"。今仍從本經。

〔6〕肺不能常舉 肺雖因心系急而舉,然亦隨呼吸而升降,呼則升,吸則降,故肺不能常舉也。

〔7〕乍上乍下 此言肺葉之乍升乍降也。

〔8〕故欬而泣出矣 欬,《太素》作"咳",楊上善注:"咳者,泣出之時,引氣張口也。"按咳與吁、呴、歔古通。《呂氏春秋·重言》:"君咳而不唫。"《說苑·權謀》作"吁"。《淮南子·俶真訓》:"陰陽所呴。"高誘注:"呴讀以口相吁之吁。"《老子》:"或歔或吹。"陸德明釋文:"河上本作呴。"

《説文・欠部》：“歔，欷也。……欷，歔也。”《玉篇・欠部》：“欷……悲也，泣餘聲也。”此與上文“心悲氣并則心系急”之義合，故疑欬爲“呋”之誤。泣，原作“涎”，據《靈樞》、《太素》改。又《靈樞・口問》論“泣涕出”之文，與本文義亦合，可互參。詳見本經卷十二第一。

中熱則胃中消穀[1]，消穀則蟲上下作矣[2]，腸胃充郭[3]故胃[4]緩，緩[5]則氣逆，故唾出矣[6]。

〔1〕中熱則胃中消穀　中熱者，中焦熱也。熱能殺穀，胃居中焦，故胃中消穀。

〔2〕消穀則蟲上下作矣　消穀，明抄本無此二字，《太素》二字互倒。《類經》卷十六第五十八注：“蟲爲濕熱所化，常居腸中。胃熱則消穀中虛，蟲行求食，故或上或下，動作於腸胃之間。”按作，動也。《荀子・解蔽》：“作之則將。”楊倞注：“作，動也。”

〔3〕充郭　郭與廓通。《詩經・大雅・皇矣》：“憎其式廓。”陸德明釋文廓作郭，云：“本又作廓。”《方言》卷一：“張小使大謂之廓。”充郭者，充滿張大也。

〔4〕胃　《太素》無。

〔5〕緩　此前《靈樞》有“胃”字。

〔6〕矣　明抄本、《靈樞》、《太素》均無。

按：詳《素問・宣明五氣》云：“脾爲涎，腎爲唾。”與本文義別。張介賓則謂：“腎爲唾，而此曰胃爲唾，是胃之與腎，皆主爲唾。蓋土鬱之唾在胃，水泛之唾在腎。”又詳《靈樞・口問》云：“飲食皆入于胃，胃中有熱則蟲動，蟲動則胃緩，胃緩則廉泉開，故涎下。”與本文論病機之義盡同，然一則曰唾，一則曰涎，名又有別。又據前文論“泣出”與《靈樞・口問》論“泣涕出”基本相同之例，疑本文“唾”，或係“涎”之誤。若之，則與《靈樞・口問》之論盡同，與《素問・宣明五氣》之説亦合。

五穀之津液和合而爲膏[1]者，内滲入於骨空[2]，補益腦髓[3]，而下流于陰股[4]。陰陽不和，則使[5]液溢而下流於陰[6]。髓液皆減而下，下過度[7]則虛，虛則腰[8]脊痛而胻痠[9]。

〔1〕膏　《類經》卷十六第五十八注：“膏，脂膏也。精液和合爲膏，以

填補於骨空之中,則爲腦爲髓爲精爲血。"

〔2〕骨空　此指骨中空隙,即骨孔。

〔3〕補益腦髓　《太素》注:"補益腦髓者,榖之津液和合爲膏,滲入頭骨空中,補益於腦;滲入諸骨空中,補益於髓。"

〔4〕而下流於陰股　股下明抄本有"《太素》無股字"五小字校文,與今《太素》同。按此文與上文似不甚合,疑涉下文"則液溢而下流於陰"而衍。

〔5〕則使　《太素》則作"故",使與上句"和"字相連。

〔6〕下流於陰　《太素》注:"下流陰中,補益於精。"《類經》卷十六第五十八注:"陰陽不和,則精氣俱病,氣病則不攝,精病則不守、精氣不相統攝,故液溢於下,而流泄於陰竅。"按陰,前陰。

〔7〕下過度　《醫學綱目·水脹通論》注:"下過度謂房勞過度也。"

〔8〕腰　《太素》作"骨",楊上善注作"腰痛",故疑骨爲腰之誤。

〔9〕胻痠　明抄本此下分別有"音行""音酸"四小字音注。胻,《靈樞》作"脛",亦同。

陰陽氣道不通[1],四海閉塞[2],三焦不瀉[3],津液不化,水穀并於腸胃之中[4],別於迴腸[5],留于下焦[6],不得滲於[7]膀胱,則下焦脹,水溢則爲水脹[8]。此津液五別之順逆也[9]。

〔1〕陰陽氣道不通　《太素》注:"藏府陰陽不得而通。"按水穀津液五別,隨氣而化,循臟腑陰陽之道而行,逆則塞而不行,故曰陰陽氣道不通。

〔2〕四海閉塞　前云"分注其海,津液各走其道"者,水穀氣化之順也。若水穀并於腸胃之中,不能化氣、化血、化髓,則四海閉塞而不行,此水穀氣化之逆也。

〔3〕三焦不瀉　三焦者,決瀆之官,疏泄水液者也。若陰陽氣道不通,則三焦不能疏泄水液。

〔4〕水穀并於腸胃之中　於,《靈樞》作"行"。前言"水穀入于口,輸于腸胃,其液別爲五",此水穀氣化而得以分注。此言水穀并于腸胃之中,偏居不化,故水穀之海閉塞。

〔5〕別於迴腸　迴,明抄本作"回",迴與回同。別於迴腸者,言下焦也,下焦自迴腸而別出,注於膀胱。

〔6〕留于下焦　此言水液循下焦而別出迴腸,居留於下焦而不行。

〔7〕 於 《靈樞》、《太素》均無。

〔8〕 水溢則爲水脹　明抄本無此六字。《類經》卷十六第五十八注："三焦爲決瀆之官,膀胱爲津液之府,氣不化則水不行,所以三焦不能寫,膀胱不能滲,而腫脹之病所由作。故治此者,當以氣化爲主。"按水脹,詳見本經卷八第四。

〔9〕 此津液五別之順逆也　順逆,《靈樞》互倒。也,《太素》無。《類經》卷十六第五十八注："陰陽和則五液皆精,而充實於內。陰陽不和則五精皆液,而流溢於外。此其所謂逆順也。"

奇邪血絡第十四　本篇全文見《靈樞·血絡論》、《太素·量絡刺》。

提要:本篇重在論述奇邪不在經而在血絡之刺,故以此名篇。其主要內容有:鍼刺血絡而仆、血出而射、血出黑而濁、血出清而半爲汁、發鍼而腫、血出而面色蒼蒼然、發鍼而煩悶、血出多而不動搖的原因;奇邪在血絡之外候及鍼刺原則,鍼入肉著的原因等。

黃帝問曰[1]:願聞[2]奇邪[3]而不在經者何也[4]?岐伯對曰:血絡[5]是也。曰:刺血絡而仆[6]者何也?血出而射[7]者何也?血出[8]黑而濁者何也[9]?血出清而[10]半爲汁者何也?發鍼[11]而腫者何也?血出若[12]多若少而面色蒼蒼然[13]者何也?發鍼而[14]面色不變而煩悶[15]者何也?血出多[16]而不動搖[17]者何也?願聞其故。曰:脉氣盛而血虛者[18],刺之則脫氣,脫氣則仆[19]。血氣俱盛而陰氣多者[20],其血滑[21],刺之則射[22]。陽氣積蓄[23],久留[24]不寫者,其血黑以[25]濁,故不能射。新飲而液滲於絡,而未和合[26]於血[27],故血出而汁別焉[28]。其不新飲者,身中有水,久則爲腫。陰氣積於陽[29],其氣因於絡[30],故刺之[31],血未出而氣先行,故腫。陰陽之氣其新[32]相得而未和合,因而寫之[33],則陰陽俱脫,表裏相離[34],故脫色,面[35]蒼蒼然也。刺之血出多,色[36]不變而煩悶者,刺絡而虛經[37],虛經之屬於陰者,陰氣[38]脫,故煩悶[39]。陰陽相得而合爲痺者[40],此爲内溢於經而[41]外注於絡,如是者[42],陰陽皆[43]有餘,雖多出血[44]弗能虛也[45]。

〔1〕曰　正抄本無。

〔2〕聞　此下原有"其"字,文義不屬,據《太素》刪。

〔3〕奇邪　《太素》注:"邪在血胳奇胳之中,故曰奇邪也。"又《素問·三部九候論》云:"其病者,在奇邪。"王冰注:"奇謂奇繆不偶之氣,而與經脉繆處也。"《靈樞·根結》云:"奇邪離經,不可勝數。"《太素·根結》注:"風寒暑濕,百端奇異,侵經胳爲病,萬類千殊。"馬蒔注:"奇邪,不正之邪也。"張介賓注:"奇邪,弗常之邪也。"按邪者,正之反也。奇者,異也。奇邪者,奇異不正之氣也。《周禮·天官·宮正》:"去其淫怠與其奇衺之民。"鄭玄注:"奇衺,譎觚非常。"陸德明釋文:"衺,亦作邪。"賈公彦疏:"衺,猶惡也。奇衺,衺惡。義亦相近。"此與本文義亦相近。

〔4〕何也　《靈樞》、《太素》均無,疑衍。

〔5〕血絡　絡,《太素》作"胳"。詳經文經絡字,《太素》均作"胳",又詳本經卷三第三絡却穴,《千金》卷二十九第一、《醫心方》卷二第一均作"胳却"。是胳與絡通。又如《漢書·藝文志·方技》作"經落",亦音同義通者。血絡,絡有留血者也。如《素問·調經論》:"視其血絡,刺出其血,無令惡血得入於經,以成其疾。"

〔6〕仆　《廣韻·宥韻》:"仆,前倒。"《集韻·屋韻》:"仆,僵也。"《素問·經脉別論》:"度水跌仆。"王冰注:"仆謂身倒也。"若析言之,則前覆爲仆,後仰爲僵。此泛指暈倒。

〔7〕射　言血出若噴射狀。

〔8〕出　《靈樞》作"少"。

〔9〕何也　原脫,據《靈樞》、《太素》補。

〔10〕而　《太素》無。

〔11〕發鍼　行鍼也。發,行也。《吕氏春秋·重言》:"謀未發而聞於國。"高誘注:"發,行。"又如《靈樞·行鍼》,或言鍼出,或言鍼入,或言發鍼,皆行鍼之謂也。

〔12〕若　明抄本、《太素》均無。

〔13〕蒼蒼然　然,《靈樞》無。蒼蒼然,面色青也。

〔14〕而 《太素》無。疑涉下衍。

〔15〕悶 《靈樞》、《太素》均作"悗"。按悶與悗、懣、宛均互通。

〔16〕血出多 《靈樞》、《太素》均作"多出血"。據前後文例，本經是。

〔17〕動搖 搖猶動也。《說文·手部》："搖，動也。"此言動者，體之動也。上文言仆，即動之甚者。

〔18〕脉氣盛而血虛者 盛，原作"甚"，據正抄本、《靈樞》、《太素》改。脉氣盛者，陽有餘也。血虛者，陰不足也。

〔19〕脫氣則仆 《太素》注："脉中氣多血少，血持於氣，刺之氣血俱出，其血先虛而復脫氣，氣血俱奪，故仆也。"

〔20〕陰氣多者 《太素》注："陽氣多者其血滑，刺之血射。此爲陰氣多者，陰多爲濇，故陰字錯也。"按《靈樞·陰陽清濁》云："夫陰清而陽濁。……清者其氣滑，濁者其氣濇。"詳下文言"其血滑"，與陰氣多義相符。楊注"陰字錯"說，恐非是。

〔21〕其血滑 滑，明抄本作"清"。詳下文陽氣積蓄者，"其血黑以濁"義，似作"清"義勝。清與濁爲對文，清者滑，濁者濇也。

〔22〕射 此下《太素》有"之"字。

〔23〕積蓄 《靈樞》、《太素》互倒。《靈樞》蓄作畜。按蓄與畜古通。《易經·序卦》："慦有所蓄。"陸德明釋文："畜，本亦作蓄"。

〔24〕留 此下《靈樞》、《太素》均有"而"字，義勝。

〔25〕以 以與而古通，如前言"黑而濁"。

〔26〕和合 同義復詞。和亦合也。

〔27〕血 此下《靈樞》、《太素》均有"也"字。

〔28〕血出而汁別焉 《太素》注："新水未變爲血，所以別行。"《類經》卷二十第二十一注："新飲入胃，未及變化，而滲於絡，故血汁相半。"

〔29〕陰氣積於陽 《太素》注："陰氣久積陽胳之中。"

〔30〕其血因於絡 其前《太素》有"則"字。《靈樞發微》注："陰氣積於陽分，其氣聚於血絡之中。"此言陰氣就於絡中。《說文·口部》："因，就也。"

〔31〕故刺之 因而刺之也，此與下文"因而瀉之"用語義同。

〔32〕其新 明抄本無此二字。其，《太素》無。

〔33〕之 《太素》無。

〔34〕表裏相離　《太素》注："陰陽成合則表裏相持,末合刺之,故俱脱離。"《類經》卷二十第二十一注："新相得而未和合者,言血氣初調,營衞甫定也。當此之時,根本未固,而妄施以瀉,則陰陽表裏,俱致脱離。"

〔35〕面　原作"而",據《太素》及前文改。

〔36〕血出多,色　原脱,據《靈樞》補。《太素》雖無"出"字,亦可爲証。

〔37〕而虛經　而,《太素》作"中"。虛經,明抄本互倒。

〔38〕氣　《靈樞》、《太素》均無。

〔39〕故煩悶　《類經》卷二十第二十一注："取血者,刺其絡也。若出血過多,必虛及於經,經之屬陰者主藏,藏虛則陰脱,故爲煩悗。"

〔40〕陰陽相得而合爲痺者　《太素》注："陰陽相共受邪爲痺。"《類經》卷二十第二十一注："陰陽相得,言表裏之邪相合也。"《素問集註》朱濟公注："陰陽相得而合爲痺,與上文之陰陽相得同義。蓋陰陽和合而流行則調,陰陽相得而留滯則痺。痺者,閉也。"

〔41〕而　《靈樞》、《太素》均無。

〔42〕者　原脱,據《靈樞》、《太素》補。

〔43〕皆　《靈樞》、《太素》均作"俱",義同。

〔44〕血　此下《靈樞》作"而"字。

〔45〕也　此前據黃帝問及諸文例,似應有"故不動搖"四字,以與前所問之文相應。也下明抄本有"仆,音副"三小字音注。

曰:相[1]之奈何? 曰:血脉盛[2]堅橫以赤,上下無常處[3],小者如鍼,大者如筋[4],刺而瀉之[5]萬全[6],故無失數[7],失數而返,各如其度[8]。

〔1〕相　察視也。《說文·目部》："相,省視也。"段玉裁注："省視謂察視也。"

〔2〕血脉盛　《靈樞》作"血脉者,盛"。《太素》作"血脉盛者"。

〔3〕上下無常處　常,《太素》無。此言病發無定位,因邪所在而生也。

〔4〕如筋　明抄本作"以楮"。《太素》作"如楮"。筋與楮、櫡通。《龍龕手鏡·木部》："櫡……又音筋。"《集韻·御韻》："箸,《說文》:飯敧也。或作櫡。"筋,筷子。

〔5〕刺而瀉之　刺,明抄本、《靈樞》均作"則"。《靈樞發微》注："必

側其鍼,以迎而瀉之。"《類經》卷二十第二十一注:"皆當因其微甚,則而寫之,寫有則度。"又《太素》刺作"即"。即與則義同,爲副詞,馬、張二注恐非是。又詳前文皆刺絡之法,是此言"刺而瀉之",文義均安,故疑則爲"刺"之誤,則復誤作"即"。

〔6〕全 此下《靈樞》有"也"字。《太素》有"地"字,連下句,義難安。地當爲"也"之誤。

〔7〕數 此下《靈樞》有"矣"字。

〔8〕失數而返,各如其度 返,《靈樞》、《太素》均作"反"按反與返通。度下明抄本有"樀,音注。《爾雅》曰:"樀,柱也。謂相樀柱也。"按據此音注與引《爾雅》釋義,此文當在前文"大者如筯"下。楊上善注:"數,理也。若失理而反取之,各如前之度。"《類經》卷二十第二十一注:"若失其數而反其法,則爲仆爲脱爲虛爲腫等證,各如刺度以相應也。"按數猶法也,術也。

曰:鍼入[1]肉著[2]何也? 曰:熱氣因於鍼則[3]熱,熱則肉著於鍼,故堅焉[4]。

〔1〕入 此下《靈樞》有"而"字,《太素》有"如"字。按而與如通。

〔2〕肉著 此下《靈樞》有"者"字。肉著,今言滯鍼。

〔3〕則 此下《靈樞》、《太素》有"鍼"字,義勝。

〔4〕熱則肉著於鍼,故堅焉 於,《太素》無。楊上善注:"膚肌氣熱,故令鍼熱,則肉著,轉之爲難,可動鍼久留,熱去鍼寒,自然相離也。"《靈樞發微》注:"此言鍼入而肉之所以著也。蓋以鍼入於內,肉中熱氣溫之於鍼則鍼熱,熱則肉著於鍼,故不惟熱,而又不可拔也。"

五色第十五
本篇自"雷公問曰"至"黑爲腎",見《靈樞·五色》。自"肝合筋,青當筋"至"腎合骨,黑當骨",見《靈樞·五色》、《素問·五藏生成》及《太素》卷十七殘篇。自"夫精明五色者"至"其壽不久也",見《素問·脉要精微論》、《太素·雜診》。自"青如草滋"至"面赤目青者,皆死也",見《素問·五藏生成》,其中自"此五色見而死也"至"此五藏所生之外榮也",見《太素》卷十七殘篇,自"凡相五色"至"面赤目青者,皆死也",見《太素·色脉診》。

提要:本篇重在論相青、赤、黄、白、黑五色診病,故以此名篇。其主要内容有：候風病與厥逆之法；卒死之色診，五臟六腑及支節在面之部屬；五臟與五色的關係；以色言病情間甚及五色見生死之診。

雷公[1]問曰：聞風者，百病之始也[2]，厥逆者[3]，寒濕之所[4]起也，别之奈何？黄帝荅[5]曰：當候眉間[6]。《太素》作闕中[7]。薄澤爲風[8]，冲濁爲痺[9]，在地爲厥[10]，此其常也，各以其色言其病也。

〔1〕雷公　相傳爲黄帝時臣，嘗得黄帝所傳醫術。《素問·林億等序》云："在昔黄帝之御極也，以理身緒餘治天下，坐於明堂之上……乃與岐伯上窮天紀，下極地理，遠取諸物，近取諸身，更相問難，垂法以福萬世，於是雷公之倫，授業傳之，而《内經》作矣。"如《素問·著至教論》："黄帝坐明堂，召雷公而問之曰：子知醫之道乎？雷公對曰：頌而頗能解，解而未能别……願得受樹天之度。"又《靈樞》亦有雷公問黄帝事，如《禁服》篇、《五色》篇等，此亦假託爲文也。然雷公其人，相傳已久，如《淮南子·俶真訓》亦有所記，今已難考矣。

〔2〕風者，百病之始也　《素問·骨空論》亦云："余聞風者，百病之始也。"《類經》卷二十一第三十六注："風之中人，必先皮毛而及於經絡藏府，由淺入深，自微而甚，善行數變，所以爲百病之始。"《素問直解》注："六淫之邪，風居其首，故風者，百病之始。"又《素問·玉機真藏論》云："風者，百病之長也。"王冰注："言先百病而有之。"《素問經註節解》注："按生氣通天論：風者，百病之始。言百病皆起於風。此云百病之長，言諸邪以風爲最也。其文雖殊，其義則同。"按風者，氣動而生，過則爲災。《金匱》第一云："夫人稟五常，因風氣而生長，風氣雖能生萬物，亦能害萬物。"《病源》卷一中風候云："風是四時之氣，分布八方，主長養萬物。"是寒熱暑濕之邪，亦隨風而行，故言風爲百病始，爲百病長也。此所言病，外感六淫諸病也。

〔3〕厥逆者　者，原脱，據《靈樞》及上"風者"文例補。又據下文"爲痺""爲厥"例，疑本文當作"厥痺者"。

〔4〕所　《靈樞》無。

〔5〕荅　應對也。亦作答。《左傳·宣公五年》："既合而來奔。"杜預注："合猶荅也。"《五經文字·艸部》："荅，此荅本小豆之一名，對荅之

荅本作畣,經典及人間行此荅已久,故不可改。"又《儀禮·鄉射禮》:"則答君而俟。"鄭玄注:"答,對也。"

〔6〕眉間 《靈樞》作"闕中",與原校引《太素》同。詳《靈樞》原有文曰:"闕者,眉間也。"是眉間與闕中義並同。闕,空隙。《小爾雅·廣詁》:"闕,隙也。"《左傳·昭公二十年》:"以當其闕。"杜預注:"闕,空也。"兩眉間空隙,故名曰闕。

〔7〕闕中 原作"闕中",據此後新校引《太素》文及《靈樞》改。

〔8〕薄澤爲風 《類經》卷六第三十二注:"風病在陽,皮毛受之,故色薄而澤。"

〔9〕冲濁爲痺 《類經》卷六第三十二注:"痺病在陰,肉骨受之,故色冲而濁。冲,深也。"《廣韻·東韻》:"冲,深也。"冲濁與上文薄澤爲對文。

〔10〕在地爲厥 《類經》卷六第三十二注:"厥逆病起四支,則病在下,而色亦見於地。地者,面之下部也。"《靈樞集註》張志聰注:"地者,面之下部,名地閣也。"按地與天,上下相應。《靈樞·五變》:"其地色殆然,不與其天同色。"天,天庭也。

曰:人有不病卒死[1],何以知之?曰:大氣入於藏府者[2],不病而卒死矣[3]。曰:凡[4]病少[5]愈而卒死者,何以知之?曰:赤色出於[6]兩顴[7],大如拇指者[8],病雖少愈必卒死[9]。黑色出於顔[10],《太素》作庭。大如拇指[11],必不病而卒死矣[12]。

〔1〕不病卒死 《千金翼》卷二十五第一作"不病而卒死者"。律以此下"病少愈而卒死者"文例,本文當脫"而""者"二字。卒與猝通,下同。

〔2〕大氣入於藏府者 《類經》卷六第三十二注:"大氣,大邪之氣也。大邪之入者,未有不由元氣大虛而後邪得襲之,故致卒死。"

〔3〕矣 明抄本無。按律之後文,明抄脫。

〔4〕凡 《靈樞》、《千金翼》卷二十五第一均無。

〔5〕少 《靈樞》作"小",按少與小通,下同。

〔6〕於 《靈樞》無。

〔7〕顴 正抄本作"觀",當與顴形近而誤。此下《千金翼》卷二十五第一有"上"字。按顴,面之顴骨部也,字亦作權。《說文通訓定聲·乾

153

部》:"權,叚借又爲權骨之權。中山策:眉目準頰權衡。……按兩高相平謂之權,字亦作顴。"取顴爲名者,亦兩高相平之義。

〔8〕大如拇指者　拇,《靈樞》作"母",下同。按母與拇通。《說文通訓定聲·頤部》:"母,叚借爲拇。"《說文·手部》:"拇,將指也。"徐鍇繫傳:"所謂將指者,爲諸指之率也。"《易經·咸》:"咸其拇。"陸德明釋文:"拇,馬、鄭、薛云:足大指也。子夏作踇。荀作母。"按拇,渾言之,爲手足大指也。析言之,手大指爲拇,足大指爲踇。《類經》卷六第三十二注:"如母指者,成塊成條,聚而不散也。此爲最凶之色。"

〔9〕死　此下《千金翼》卷二十五第一有"矣"字。按律以下"卒死矣"文例,疑本經脫。

〔10〕顏　《靈樞》作"庭",與原校引《太素》同。此下《千金翼》卷二十五第一有"貌"字,又此後"卒死矣"下有"顏貌者,面之首也"七字,注云:"顏當兩目下也。貌當兩目上眉下也。"詳貌字,經文無此義,當係後人增文。按《靈樞》原有"闕者,眉間也。庭者,顏也。"是庭與顏異名同部也,且非在眉間。《素問·刺熱》:"心熱病者,顏先赤。"王冰注:"顏,額也。"又《小爾雅·廣服》:"顏,額也。"《左傳·僖公九年》:"天威不違顏咫尺。"孔穎達疏:"顏謂額也。"又庭,天庭也。《事物異名録·形貌》:"天庭,《漢書》註:天庭,額之中。"與解顏諸義亦合。後同此義。

〔11〕指　此下《千金翼》卷二十五第一有"者"字,律以上文例,本經當脫。

〔12〕必不病而卒死矣　原作"不病亦必卒死矣",義不安,且與此前文例不一。《靈樞》作"必不病而卒死",《千金翼》卷二十五第一作"必卒死"。今據《靈樞》及此前文例刪改。

按:本文言色出於面,大如拇指者之診,《千金》於五臟病少愈而卒死之候,均有詳述。如卷十一第一肝病云:"青白色如拇指大,黶點見顏頰上,此必卒死。"卷十三第一心病云:"赤黑色黶點如博碁,見顏度年上,此必卒死。"卷十五第一脾病云:"青黑如拇指,黶點見顏頰上,此必卒死。"卷十七第一肺病云:"赤黑如拇指,黶點見顏頰上,此必卒死。"卷十九第一腎病云:"黄黑色黶點如拇指應耳,此必卒死。"所言部位,與經義雖不盡同,然亦經義之發展,故可互証。

曰:其死有[1]期乎? 曰:察其色以言其時[2]。顏者,首面
也[3]。眉間以上者,咽喉也[4],《太素》眉間以上作闕上。眉間以
中《太素》亦作闕中。者,肺也[5]。下極者,心也[6]。直下者,肝
也[7]。肝左者,膽也[8]。下者,脾也[9]。方上者,胃也[10]。
中央者,大腸也[11]。俠傍者,腎也[12]。當腎者,臍也[13]。面
王以上者,王,古本作壬字。小腸也[14]。面王以下者,膀胱字子
處也[15]。顴者,肩也[16]。顴後者,臂也[17]。臂以下者,手
也[18]。目內眥上者,膺乳也[19]。俠繩而上者,背也[20]。循
牙車以上者,股也[21]。中央者,膝也[22]。膝以下者,胻
也[23]。當胻以下者,足也[24]。巨分者,股裏也[25]。巨屈者,
膝臏也[26]。此五藏六府支節[27]之部也。五藏[28]五色之見
者[29],皆出其部也[30],其[31]部骨陷者,必不免於病也[32];其
部色乘襲者,雖病甚不死也[33]。

〔1〕有 正抄本無。

〔2〕察其色以言其時 上其字,《靈樞》無。《類經》卷六第三十二
注:"察色以言時,謂五色有衰王,部位有克賊,色藏部位,辨察明而時可
知也。"

〔3〕顏者,首面也 顏,《靈樞》作"庭"。《靈樞發微》注:"顏爲額中,
而此以庭爲首面者,正以顏爲最上,乃面之首耳。"

〔4〕眉間以上者,咽喉也 眉間以上,《靈樞》作"闕上",與原校引
《太素》同。詳《靈樞》原有"闕者,眉間也"之文,義雖同,然據文例,當作
"闕上"是。《類經》卷六第三十二注:"闕在眉心,闕上者,眉心之上也。
其位亦高,故應咽喉之疾。"

〔5〕眉間以中者,肺也 眉間以中,《靈樞》作"闕中",與原校引《太
素》同。據文例,當作"闕中"是。闕中,正當眉心。肺與喉相連,故此應
肺,此上應咽喉。

〔6〕下極者,心也 《靈樞發微》注:"下極,鼻柱也,在兩目之間。五
藏肺位最高,而肺下即心,故曰下極者心也。"《類經》卷六第三十二注:"下
極者,兩目之間,相家謂之山根。"

〔7〕直下者,肝也 《靈樞發微》注:"其心之直下者,即鼻柱而下也,

爲肝之部。"

〔8〕肝左者,膽也 《靈樞發微》:"肝之左即爲膽,則在鼻挾顴之間矣。"《類經》卷六第三十二注:"下極之下爲鼻柱,相家謂之年壽。……膽附於肝之短葉,故肝左應膽,而在年壽之左右也。"詳五臟六腑,非居中者,皆雙側位,膽亦當如是。張注言膽在年壽之左右,義則可取,然肝左不得稱左右。又下文"方上者,胃也",方與旁通,言胃在脾旁上。疑左爲方之誤。肝方者,肝之旁也,於義則順。

〔9〕下者,脾也 《靈樞發微》注:"其肝之下爲脾。"《類經》卷六第三十二注:"年壽之下者,相家謂之準頭,是爲面王,亦曰明堂。準頭屬土,居面之中央,故以應脾。"

〔10〕方上者,胃也 《醫學綱目》卷二診法通論注:"方者,鼻隧也。"《靈樞發微》注:"方者,鼻隧也。面王者,鼻準之端也。鼻隧之上,即迎香之上爲胃。"《類經》卷六第三十二注:"準頭兩旁爲方上,即迎香之上,鼻隧是也。"按諸家解"方上"之義,不知所據,似失之矣。詳方與旁通。《書經·堯典》:"共工方鳩僝功。"《史記·五帝本紀》作"共工旁聚布功"。又《儀禮·大射儀》:"左右曰方。"鄭玄注:"方,出旁也。"是則方上者,脾之旁稍上也。此與前文言"直下者,肝也"、"下者,脾也",不言具體部位,皆承上文而言之義亦合。此言方者,承上文脾爲言也。

〔11〕中央者,大腸也 《靈樞發微》注:"胃之外爲大腸,乃正顴之下,大腸之外爲腎,則大腸爲中央,而胃與腎所以挾大腸也。"按《靈樞》原云:"五藏次於中央,六府挾其兩側。"此言中央,即前文言諸臟位,次於面正中也。此言中央,乃六腑挾兩側處,即側面之中央。蓋側面亦三而言之,即内、外、中。胃與大腸、腎,横居同一平面位,胃在内,腎在外,大腸居中,故云"中央者,大腸也"。

〔12〕俠傍者,腎也 俠傍,《靈樞》作"挾大腸"。按俠與挾通。詳此前"肝左者,膽也"及此後"膝以下者,脛也"文例,當以《靈樞》作俠大腸爲是。《類經》卷六第三十二注:"挾大腸者,頰之上也。四藏皆一,惟腎有兩,四藏居腹,惟腎附脊,故四藏次於中央,而腎獨應於兩頰。"

〔13〕當腎者,臍也 《類經》卷六第三十二注:"腎與臍對,故當腎之下應臍。"詳後文"當脛以下者,足也"之例,腎下當脱"以下"二字,若之,則文安義順。當,相當也。《呂氏春秋·孟夏紀》:"必當其位。"高誘注:"當,直也。"《詞詮》卷二:"當,内動詞,與今口語相當同。"是此言相當於

臂以下處爲臍也。

〔14〕面王以上者，小腸也　王，明抄本作"壬"，與原校同。此形近誤，非是，下同。《醫學綱目》卷二診法通論注："面王者，鼻柱之端也。"《類經》卷六第三十二注："面王，鼻準也。小腸爲府，應挾兩側，故面王之上，兩顴之內，小腸之應也。"據《靈樞》"六府挾其兩側"之義，此云"面王"者，平面王之側位也。故《醫學綱目》所繪示意圖及《類經圖翼》卷四藏府所見面部圖，小腸均位於兩側，今從此義。

〔15〕面王以下者，膀胱字子處也　字，《靈樞》無。詳子處，後世言子宮、子胞也，且子與字亦通，如《書·益稷》："予弗子。"《列子·説符》："子產弗字。"義亦同。故疑"字"爲後人沾注。《類經》卷六第三十二注："面王以下者，人中也。是爲膀胱子處之應。子處，子宮也。"按張注與"六府挾其兩側"之義不合，且同稱"面王"，上句釋爲"應挾兩側"，此句則釋應人中，理亦不順。又《靈樞·師傳》云："脣厚人中長，以候小腸。"雖非出於一家言，亦可爲反証。《醫學綱目》卷二診法通論所繪示意圖，膀胱列人中之左，子處列人中之右。按此以膀胱子處分左右之意，雖難爲憑，然挾於人中之義，則與六腑挾兩側説合。又後文言男女"色在面王"者，又不言以上、以下，故此文疑點頗多，存以待考。

〔16〕顴者，肩也　《類經》卷六第三十二注："此下復言肢節之應也。顴爲骨之本，而居中部之上，故以應肩。"

〔17〕顴後者，臂也　顴後，原作"後顴"，據《靈樞》乙正。臂與肩相連，故當顴後。

〔18〕臂以下者，手也　以，《靈樞》無。手與臂相連，故當臂以下。

〔19〕目內眥上者，膺乳也　《類經》卷六第三十二注："目內眥上者，闕下兩旁也。胸兩旁高處爲膺，膺乳者，應胸前也。"按膺，渾言之，亦胸也。《説文·肉部》："膺，胸也。"《國語·魯語下》："無搯膺。"韋昭注："膺，胸也。"又《靈樞·癰疽》："發於膺，名曰甘疽。"《太素·癰疽》膺作"胸"。

〔20〕俠繩而上者，背也　俠，正抄本作"硤"，俠之假借。《靈樞發微》注："挾，近也。近耳邊直上之部分曰挾繩。"《類經》卷六第三十二注："頰之外曰繩，身之後爲背。故背應於挾繩之上。"《靈樞集註》張志聰注："繩，耳邊也。耳邊如繩突起，故曰繩。"按繩之義，姑存諸注。又詳《靈樞》原有"蕃者，頰側也"之文，與此文部位相當，故疑繩，或爲"蕃"之誤，待考。

〔21〕循牙車以上者,股也 上,《靈樞》作"下"。按牙車即頰車,詳見本卷第五注。又本經卷三第十頰車穴在耳下曲頰端。若在牙車以下,則與下文"巨屈"之義相當,故仍從"牙車以上"。此言循牙車以上處,應於股。

〔22〕中央者,膝也 《類經》卷六第三十二注:"中央,兩牙車之中央也。"《內經知要·色診》注:"中央者,牙車之中央也。"據上"中央者,大腸"文義,此當指牙車側面之中央,以應膝。

〔23〕膝以下者,胻也 胻,《靈樞》作"脛",胻同脛,下同。膝與胻連,故膝下應胻。

〔24〕當胻以下者,足也 足與胻連,故當胻以下應足。

〔25〕巨分者,股裏也 《類經》卷六第三十二注:"巨分者,口旁大紋處也。股裏者,股之內側也。"

〔26〕巨屈者,膝臏也 《類經》卷六第三十二注:"巨屈,頰下曲骨也。膝臏,膝蓋骨也。"

〔27〕節 原作"局",原校云:"一作節。"據《靈樞》及原校改,並刪原校。

〔28〕五藏 《靈樞》無此二字。疑涉上衍。

〔29〕者 此下明抄本、《靈樞》均有"也"字。

〔30〕皆出其部也 《靈樞》作"各出其色部"。據文義及文例,似當以《靈樞》爲是。

〔31〕其 《靈樞》無。

〔32〕也 《靈樞》作"矣"。

〔33〕其色部乘襲者,雖病甚不死也 色部,原作"部色",據《靈樞》乙正。乘,明抄本作"氣",詳後文言"腎乘心",正以言乘者,故明抄本非是。也,明抄本無,《靈樞》作"矣"。《類經》卷六第三十二注:"若其色部雖有變見,但得彼此生王,互相乘襲而無克賊之見者,雖病甚不死。"《靈樞集註》朱永年注:"承襲者,謂子襲母氣也。如心部見黃,肝部見赤,肺部見黑,腎部見青,此子之氣色承襲於母部,雖病甚不死。蓋從子以洩其母。"按張、朱二注釋"色部乘襲"之義,均以彼此相生立論,義似未盡然。又後文"腎乘心,心先病"者,亦乘襲之義,故非盡爲生旺者也,然亦非死証。若前言色見如拇指者,則必卒死矣。

曰:五官具五色[1]何也? 曰:青黑爲痛,黃赤爲熱,白爲寒[2]，是爲五官[3]。曰：以色言病之間甚奈何？曰：其色龗[4]以明者爲間，沈夭者爲甚[5]。其色上行者，病亦甚[6]，其色下行如雲徹散者，病方已[7]。五色各有藏部[8]，有外部，有内部[9]。其色從外部走内部者，其病從外走内[10]，其色從内部走外部者，其病從内走外[11]。病生於内者，先治其陰，後治其陽[12]；反者益甚。病生於外者[13]，先治其陽，後治其陰[14]，《太素》云：病生於陽者，先治其外，後治其内。與此文異義同。反者益甚。

〔1〕五官具五色　《靈樞》作"官五色"。色，明抄本疊。

〔2〕青黑爲痛，黄赤爲熱，白爲寒　《靈樞集註》倪冲之注：青黑者，風寒之色，故爲痛。黄赤者，火主之色，故爲熱。白者，清肅之氣，故爲寒。"

〔3〕是爲五官　此言五官所現之色，非五色爲五官。

〔4〕龗　原作"麁"，明抄本、《靈樞》均作"龗"，明抄本此下有"音粗"二小字音注。按麁爲龗之俗字，故據改，龗爲粗之假借。《説文通訓定聲·預部》："龗，行超遠也。從三鹿，會意字。俗作麁、作麄。……《禮記·樂記》以粗爲之。樂記：其聲粗以厲。"《玉篇·龗部》："龗，七胡切，不精也，大也疏也。"

〔5〕沈夭者爲甚　夭，原作"堊"，原校云："一作夭，下同。"正抄本作"夭"，《靈樞》作"大"，爲"夭"之誤。詳經文言察色，多以澤夭爲對文。如《靈樞·決氣》："夭然不澤。"《素問·玉機真藏論》："色夭不澤。"王冰注："夭謂不明而惡。"堊與惡通。《禮記·雜記下》："廬堊室之中。"陸德明釋文："堊，本作惡。"《儀禮·既夕禮》："主人乘惡車。"鄭玄注："古文惡作堊。"故疑堊或爲夭之注而誤。今據正抄本及原校改，並刪原校，下同。沈夭者，色沉滯晦暗而不明，故病甚。

〔6〕其色上行者，病亦甚　亦，《靈樞》作"益"。《靈樞發微》注："其色上行於面部之上，則邪氣有升而無降，病之方爲益甚。"《類經》卷六第三十二注："上行者，濁氣方升而色日增，日增者病重。"

〔7〕其色下行如雲徹散者，病方已　雲，明抄本作"雪"，此下並有"印本作雲"四小字校文。已，《靈樞》作"以"，按已與以通。《靈樞發微》注："若其色乃降於面部之下，如雲徹散，則邪氣有降而無升，病之所以方衰也。"《類經》卷六第三十二注："下行者，滯氣將散而色漸退，漸退者，病

將已。"按此言上行、下行者,據病勢之走向以知其進退也。如《金匱》第一云:"譬如浸淫瘡,從口流向四肢者可治,從四肢流來入口者不可治。"病雖不同,義可互証。

〔8〕藏部 《類經》卷六第三十二注:"各有藏部,統言色藏所屬,各有分部也。"《內經知要·色診》注:"言藏而府在其中矣。"

〔9〕有外部,有內部 內,正抄本作"中",按中即內也。內部下《靈樞》有"也"字。《類經》卷六第三十二注:"外部言六府之表,六府挾其兩側也。內部言五藏之裏,五藏次於中央也。"

〔10〕其色從外部走內部者,其病從外走內 上"其"字,《靈樞》無。《類經》卷六第三十二注:"故凡病色先起外部而後及內部者,其病自表入裏。"又《千金》卷十一第一云:"若色從外走內者,病從外生,部處起。"義亦可參。

〔11〕其色從內部走外部者,其病從內走外 兩"部"字《靈樞》無。《類經》卷六第三十二注:"若先起內部而後及外部者,其病自裏出表。"又《千金》卷十一第一云:"若色從內出外者,病從內生,部處陷。"義猶可參。

〔12〕先治其陰,後治其陽 陰陽者,內外也。故病生於內者,先治其內,後治其外也。

〔13〕病生於外者 《靈樞》作"其病生於陽"。按此與上"病生於內者"爲對文,今從本經。

〔14〕先治其陽,後治其陰 《靈樞》作"先治其外,後治其內"。按此與上"先治其陰,後治其陽"爲對文,今從本經。

用陽和陰,用陰和陽[1]。審[2]明部分,萬舉萬當。能別左右[3],是謂大通[4]。男女異位[5],故曰陰陽。審察澤夭[6],謂之良工。沈濁爲內,浮清爲外[7],黃赤爲風[8],青黑爲痛。白爲寒[9],黃而膏澤者爲膿[10]。赤甚者爲血[11],痛甚者爲攣[12],寒甚者爲皮不仁[13]。各[14]見其部,察其浮沈,以見淺深[15]。審其澤夭,以觀成敗[16]。察其散搏,以知近遠[17]。視色上下,以知病處[18]。積神於心,以知往今[19]。故相氣不微,不知是非[20]。屬意勿去,乃知新故[21]。色明不粗,其病不甚[22]。不明不澤,沈夭爲甚[23]。其色散駒駒然[24],未有聚其病[25]。散而氣痛,聚未成也[26]。

〔1〕用陽和陰，用陰和陽　此二句《靈樞》互倒。按此段爲韻文，陽與下句"當"字相押，故本經是。《靈樞發微》注："當知病在陽經，陰爲之裏，所以宜用陰以和陽也。病在陰經，陽爲之表，所以宜用陽以和陰也。"《類經》卷六第三十二注："陽勝者陰必衰，當助其陰以和之。陰勝者陽必衰，當助其陽以和之。"《内經知要·色診》注："陽亢則滋其陰，謂之用陰和陽。陰寒則補其火，謂之用陽和陰。"詳本文次於前論臟部、外部、内部等文之下，《靈樞》則次於"此五藏六府支節之部也"之下，二者雖異，然處於論部分之下則同。是本文言陰陽者，以部分爲實也。部分陰陽和則無病。不和，則或以陽和陰，或以陰和陽，以求其和也。諸注所言，特其一端。

〔2〕審　《靈樞》作"當"。據經文語例，作"審"是。

〔3〕能别左右　《類經》卷六第三十二注："陽從左，陰從右。左右者，陰陽之道路也。"按張注本於《素問·陰陽應象大論》，言天地物象陰陽之氣左升右降之機。詳《陰陽應象大論》又云："以右治左，以左治右。"楊上善注："謂以繆刺刺諸絡脉，謂以巨刺刺諸經脉。"《素問·繆刺論》云："夫邪客大絡者，左注右，右注左，上下左右，與經相干。"凡此諸文，與本文義合。故此言能别病之在左在右，或以右治左，或以左治右也。

〔4〕通　《靈樞》作"道"。按道，古幽韻。通，古東韻，與後文工、痛等相押，與陽韻亦相押，故仍從其舊。

〔5〕男女異位　《靈樞發微》注："如下文所謂男子色在於面王者，爲小腹痛。女子色見於面王者，爲膀胱子處之病者是也。"《類經》卷六第三十二注："男女異位者，男子左爲逆右爲從。女子右爲逆左爲從。"詳《素問·玉版論要》云："色見上下左右，各在其要，上爲逆，下爲從。女子右爲逆左爲從，男子左爲逆右爲從。"與本文義正合。

〔6〕夭　原作"堊"，明抄本同，此下並有"一作夭，後同"五小字音注。據《靈樞》及明抄本原校改。

〔7〕沈濁爲内，浮清爲外　清，《靈樞》作"澤"，按浮清與沈濁爲對文，仍從本經。《類經》卷六第三十二注："内主在裏在藏，外主在表在府，皆言色也。"此言色之沈滯晦濁者，爲病在内。色之輕浮清明者，爲病在外。

〔8〕黄赤爲風　前文云"黄赤爲熱"，此云"風"者，疑有誤。

〔9〕白爲寒　按此段文乃四字句結構，故疑白下或脱"者"字。

〔10〕黄而膏澤者爲膿　澤，《靈樞》作"潤"，按澤與潤義雖通，然此

前後皆言澤，當以本經爲是。又按本段文四字爲句，且黃色上文已具，故疑"黃而膏"三字或誤。

〔11〕赤甚者爲血　者，正抄本無，合四字結構，當是。赤甚者，血聚而不散也。

〔12〕痛甚者爲攣　者，《靈樞》無，合四字句結構，當是。攣，筋脉攣急也。

〔13〕寒甚者爲皮不仁　者，《靈樞》無。此以四字句律之，疑"者爲皮"三字衍。不仁者，麻木不用也。《素問·痹論》："皮膚不營，故爲不仁。"王冰注："不仁者，皮頑不知有無也。"

〔14〕各　此前《靈樞》有"五色"二字，非是。

〔15〕察其浮沈，以見淺深　淺者，病在外，深者，病在外也。前言"沈濁爲内，浮清爲外"，義猶此也。

〔16〕審其澤夭，以觀成敗　夭，原作"堊"，據《靈樞》及明抄本前原校改。此言凡色潤澤者，氣未傷，故易成。色晦惡者，氣已傷，故易敗也。

〔17〕察其散摶，以知近遠　摶，原作"浮"，《靈樞》作"摶"。按摶與散爲對文。摶，聚也。《管子·霸言》："不摶不聽"。房玄齡注："摶，聚也。"故據改。"近遠"，《靈樞》作"遠近"，非是，摶與遠，古皆元韻，二句相押。《類經》卷六第三十二注："散者病近，摶者病遠。"按近猶淺也，遠猶深也。色鬆散者，病必輕淺。色緊聚者，病必深重。

〔18〕視色上下，以知病處　前言臟腑肢節諸色部，有在上在下之別，故視色上下，可以知病在何處。

〔19〕積神於心，以知往今　積，明抄本作"精"，此下並有"他本精作積"五小字校文。《靈樞發微》注："積神氣於己心，而病之爲已往爲今病者，皆能知之。"

〔20〕故相氣不微，不知是非　據四字句結構，"故"字疑衍。《靈樞發微》注："故相視氣色，不能至於精微者，不知病之爲是爲非。"此言視氣未至精妙，未覩未萌之萌，則不知是非矣。相猶視也。微，精妙、要妙也。《荀子·解蔽》："未可謂微也。"楊倞注："微者，精妙之謂也。"《吕氏春秋·蕩兵》："有巨有微。"高誘注："微，要妙。覩未萌之萌也。"

〔21〕屬意勿去，乃知新故　《靈樞發微》注："惟屬意專心而無所搖奪，則凡病之爲新爲故者，洞然也。"

〔22〕其病不甚　此句原在"不明不澤"下，於義不屬，故移於此。

〔23〕不明不澤，沈夭爲甚　夭，原作"堊"，據《靈樞》及明抄本原校改。此二句原倒，於義不屬，今乙正。此句與上二句成對文，兩"甚"字，亦互相押韻，如是則文安義順。

〔24〕其色散駒駒然　《靈樞發微》注："駒駒然者，色散如駒馬之逸也。"《類經》卷六第三十二注："稚馬曰駒。駒駒然者，如駒無定，散而不聚之謂。"按二注釋"駒"，皆從本字爲訓，義恐未然，似此等形況之文，亦義存乎聲，駒駒然，散貌。又按此文應爲四字句，故疑"駒駒"二字，或爲後人沾注誤入正文。

〔25〕未有聚其病　按四字句例，"有"字疑衍。

〔26〕聚未成也　按成，古耕韻，上文病，古陽韻，二者相押。故此前當脱一字。或後人不明其義，誤增"也"以助。《靈樞發微》注："蓋聚之成否，可即之散聚以爲驗。故知色散而未有所聚，則其病尚散，所痛者，不過氣耳，聚安得而成乎。"

　　腎乘心，心先病，腎爲應[1]。色皆如是[2]。男子色在面王，爲少腹痛，下爲卵痛[3]。其圜直爲莖痛[4]。高爲本，下爲首[5]。狐疝癩陰病之屬也[6]。女子色在面王，爲膀胱字子處病[7]。散爲痛，摶爲聚[8]。方圜左右，各如其色形[9]。其隨而下至骶爲淫，有潤如膏狀[10]，爲暴食不潔[11]。左爲右，一作左。右爲左[12]。一作右。其色有邪，聚散而不端面色所指者也[13]。色者，青黑赤白黃，皆端滿[14]。有別鄉者[15]，別鄉赤者，其色亦赤大如榆莢[16]，在面王，爲不月[17]。其色上銳，首空上向，下銳下向[18]。在左右如法[19]。以五色命藏[20]，青爲肝，赤爲心，白爲肺，黃爲脾，黑爲腎。肝合筋，青當筋[21]；心合脉，赤當脉；脾合肉，黃當肉；肺合皮，白當皮[22]；腎合骨，黑當骨。

〔1〕腎乘心，心先病，腎爲應　《靈樞發微》注："此承上文而言，病有先剋之色，所以受剋者爲必病也。上文言下極者心也，心之色主赤。挾大腸者腎也，腎之色主黑。今下極之色黑，乃腎之乘心也。故心先受病，以腎色來剋爲之應耳。"

〔2〕色皆如是　皆，原作"其"，原校云："一作皆。"據《靈樞》、《東垣試效方》卷四引《鍼經》及原校改，並删原校。《靈樞發微》注："然不惟心

被腎尅者爲然,凡肝部見肺色,脾部見肝色,肺部見心色,腎部見脾色,及六府之相尅者,皆如是法以推之耳。"

〔3〕爲少腹痛,下爲卵痛　少,《靈樞》作"小",按少與小通。《類經》卷六第三十二注:"面王上下,爲小腸、膀胱、子處之部,故主小腹痛,下及卵痛。"

〔4〕其圜直爲莖痛　明抄本圜作"處莖"二字,莖作"莖"。按莖,今字書無,當爲莖之手寫俗字。正抄本圜作"圓"。按圜與圓通。《廣雅·釋詁三》:"圜,圓也。"《類經》卷六第三十二注:"圜直者,色垂繞於面王之下也。莖,陰莖也。"《內經知要·色診》注:"圜直,指人中水溝穴也。人中有邊圜而直者,故人中色見,主陰莖作痛。"按此與上文言"面王以上者小腸也,面王以下者膀胱字子處也"義合,然終爲居中綫,抑或挾兩側,歧說難一,今姑存二注,存疑待考。

〔5〕高爲本,下爲首　《類經》卷六第三十二注:"因色之上下而分莖之本末也。"《內經知要·色診》注:"在人中上半者爲高,爲莖根痛。在人中下半者爲莖頭痛。"按此文義不甚明,姑存二注。

〔6〕狐疝㿗陰病之屬也　㿗,《靈樞》作"潰"。按㿗與潰通。《集韻·灰韻》:"潰、㿗、瘄、㿗,《倉頡篇》:陰病。或作㿗、瘄、㿗。"又《五十二病方》作瘄、㿗、瘄等,均指此病。《類經》卷六第三十二注:"凡此者,皆狐疝潰陰之病也。"狐疝,見本卷第五注。

〔7〕字子處病　《靈樞》及《東垣試効方》卷四引《鍼經》均作"子處之病"。

〔8〕散爲痛,搏爲聚　搏,原作"薄",此以搏先誤爲搏,復誤爲薄。搏與上文散爲對文,據《靈樞》改。《類經》卷六第三十二注:"色散爲痛,氣滯無形也。色搏爲聚,血凝有積也。"

〔9〕方圜左右,各如其色形　圜,明抄本、正抄本均作"圓",《靈樞》作"員"。按圜與圓、員均通。《靈樞發微》注:"然其聚之在內者,或方或圓或左或右,各如其外色之形耳。"

〔10〕其隨而下至骶爲淫,有潤如膏狀　骶,《靈樞》作"胝",此下明抄本有"音氏"二小字音注。《靈樞發微》注:"若其色隨而下行至於尾骶,則其病在下者,當有淫浸之物,潤濁如膏之狀。"《類經》卷六第三十二注:"若其色從下行,當應至尾骶,而爲浸淫帶濁,有潤如膏之物。"按馬、張二注,義似未盡。詳"隨而下"者,從膀胱子處而下行也。《說文·𨸏部》:

"隨,從也。""下至骶"者,下行至面之最下部。骶與胝,底之假借。皆從氐之字,可同聲互假。《説文·广部》:"底,山尻也。一曰下也。"淫,淫病也。如《素問·痿論》:"發爲筋痿,及爲白淫。"王冰注:"白淫謂白物淫衍,如精之狀,男子因溲而下,女子陰器中縣縣而下。"又《千金》卷三十婦人病第八所言赤白淫、赤白沃者,皆淫病,後世所謂帶、濁之屬也。有,又也。

〔11〕爲暴食不潔 《靈樞發微》注:"不然即爲暴食間即出不潔之物耳。"《類經》卷六第三十二注:"或暴因飲食,即下見不潔。兼前後而言也。"《内經知要·色診》:"此症多因暴食不潔所致。不潔猶言不節,非污穢之謂也。或多食冷物,或多食熱物,一切非宜之物皆是也。"按本文若作前病病因解,較難契合,故諸注皆欲别求新義,似亦未當,暫存其疑。

〔12〕左爲右,右爲左 《靈樞》及《東垣試效方》卷四引《鍼經》均作"左爲左,右爲右",與原校同。按繆刺論説,本經亦通。言色在左者,其病在右。色在右者,其病在左。

〔13〕其色有邪,聚散而不端面色所指者也 散,原作"空滿",義晦。《東垣試效方》卷四引《鍼經》無"滿"字,《靈樞》作"散"。聚散,與前文諸言散搏者,義亦合,據改。《靈樞發微》注:"其色有邪氣,或聚或散而不端正,一如其面色所指,即可以知其病也。"張介賓注與馬注亦類同。《内經知要·色診》則逕删之。按馬注訓邪爲邪氣,恐未必當。蓋邪與斜同。色有斜者,即下文"聚散而不端面色所指者也",不端所指者,不當其色部之所指。端,正也,正猶當也。下文所謂色有別鄉者,繼而言之也。

〔14〕皆端滿 此言凡五色之見也,皆當端正充滿。《類經》卷六第三十二注:"端謂無邪,滿謂充滿。"

〔15〕有別鄉者 者,原脱,按此接上文而另起義,故據明抄本補。《靈樞發微》注:"別者,異也。別鄉者,即分部也。"《類經》卷六第三十二注:"有別鄉者,言方位時日各有所主之正向也。"按馬注從鄉本字爲訓非是。張注以《靈樞》下文"爲不日"之義立論,似亦難合。按鄉與向通,《集韻·漾韻》:"鄉,面也。或作向。"別鄉者,別向也,此與上文言"其色有邪",義正合。下文言"上向"、"下向",亦可証。

〔16〕其色亦赤大如榆笑 赤,《靈樞》無。按無"赤"字,則"亦"字無着矣。當從本經。笑,《靈樞》作"莢"。笑爲莢之假借。榆莢,榆樹之莢也。《素問·平人氣象論》:"平肺脉來……如落榆莢。"此言色赤,如榆莢之大也。

〔17〕不月 《靈樞》作"不日"，《東垣試效方》卷四引《鍼經》同本經。《靈樞發微》注："有病非止於一日也。"《類經》卷六第三十二注："不當見而見者，非其時也，是爲不日。不日者，失其常度之謂。"按不日之義，與上文難屬，且經文不言色當何時見。不月者，女子月水不至也。如《素問·陰陽別論》云："二陽之病發心脾，有不得隱曲，女子不月。"馬蒔注："月事不能時下矣。"吳崑注："不月，謂經事不下也。"此言不月，與上文論女子子處病之義亦合。是日爲月之形近誤。

〔18〕其色上銳，首空上向，下銳下向 《靈樞發微》注："此又言五色上銳則上向，下銳則下向。……首空者，即上文顏爲庭。庭者，首面也。今曰首空，猶云腦空。"《類經》卷六第三十二注："凡邪隨色見，各有所向。尖銳之處，即其乘虛上進之方。故上銳者，以首面正氣之空虛，而邪則乘之上向也。下銳亦然。"按"首空"二字，義甚晦，馬、張隨文而釋，亦難屬文。詳上銳上向，下銳下向，恰成對文。故疑首空二字衍。

〔19〕左右如法 此言色在左右者，亦如前言"左爲右，右爲左"之法也。

〔20〕以五色命藏 藏下正抄本有"者"字。此言五色之應於臟名者，即如下文。

〔21〕肝合筋，青當筋 肝主筋，故肝合筋。肝在色爲青，故青色應於筋。當，應也。曹植《大魏篇》："福禄當聖皇。"黄節注："當，應也。"下同此例。

〔22〕肺合皮，白當皮 肺，原作"脾"，據明抄本、正抄本、四庫本改。此六字明抄本及正抄本在前文"赤當脉"下。

夫精明五色者，氣之華也[1]。赤欲如白裹朱，不欲如赭也[2]；白欲如白璧之澤，一云鵞羽。不欲如堊一作鹽。也[3]；青欲如蒼璧之澤，不欲如藍也[4]；黄欲如羅裹雄黄，不欲如黄土也[5]；黑欲如重漆色，不欲如炭《素問》作地蒼。也[6]。五色精微象見[7]，其壽不久也[8]。

〔1〕夫精明五色者，氣之華也 《素問》王冰注："五氣之精華者，上見爲五色，變化於精明之間。《六節藏象論》曰：天食人以五氣，五氣入鼻藏於心肺，上使五色修明。此則明察五色也。"《靈樞發微》注："夫五色以精明爲主，精明繇五色見之，故精明五色者，乃吾人之正氣精華也。"詳《素

問》此下復有"夫精明者,所以視萬物,別黑白"一段,專言察目者,此當專言察色。故"精明"二字,疑涉下衍。

〔2〕赤欲如白裹朱,不欲如赭也 白,《太素》作"帛"。按白與帛通。《管子·輕重戊》:"民被白布。"戴望校正:"白,帛假字。"赭,此下原有"色"字,據《素問》、《太素》及此下文例刪,明抄本有"音者"二小字音注。也,《素問》無,後同。《千金翼》卷二十五第一引扁鵲云:"病人本色赤,欲如雞冠之澤有光潤者佳,面色不欲赤如赭土。"與本經文少異而義則同。《内經知要·色診》注:"五色之欲者,皆取其潤澤,五色之不欲者,皆惡其枯槁也。"

〔3〕白欲如白璧之澤,不欲如堊也 《素問》白璧之澤作"鵝羽",堊作"鹽",與原校同。《太素》則兩出之。是則本文古已兩存,今已難考。璧,玉也。又《千金翼》卷二十五第一引扁鵲云:"病人本色白,欲如璧玉之澤有光潤者佳,面色不欲白如堊。"與本經文義同。

〔4〕青欲如蒼璧之澤,不欲如藍也 《太素》蒼作"青",藍下有"青"字。《說文·艸部》:"藍,染青草也。"《醫宗金鑑·四診心法要訣》:"藍,青靛葉也。"又《千金翼》卷二十五第一引扁鵲云:"病人本色青,欲如青玉之澤有光潤者佳,面色不欲如青藍之色。"與本文義同。

〔5〕黃欲如羅裹雄黃,不欲如黃土也 羅,絲織品,帛類也。《楚辭·宋玉·招魂》:"羅幬張些。"王逸注:"羅,綺屬。"《類篇·网部》:"羅,鄰知切,帛也。又良何切。"又《千金翼》卷二十五第一引扁鵲云:"病人本色黃,欲如牛黃之澤有光潤者佳,面色不欲黃如竃中黃土。"與本文義同。

〔6〕黑欲如重漆色,不欲如炭也 炭也,《素問》新校正引本經作"炭色"。《太素》同本文,此下又云:"一曰如地。"亦兩出也。按炭,木炭。《說文·火部》:"炭,燒木餘也。"徐鍇繫傳:"燒木未灰也。"詳《靈樞·經脉》足少陰脉是動病有"面黑如漆柴"者,本經卷二第一上作"面黑如炭色",《太素·經脉連環》作"面黑如地色",《五十二病方·陰陽十一脉灸經》甲本作"面黔如煔色",乙本"煔"作"炪",《脉書》釋文作"面黯如炪色"。煔,今字書無,或古炭字。炪,《說文·火部》:"炪,爇妻也。"是炪與炭義相近,故可通。然作"地色"、"地蒼",義則遠矣。故疑地爲炪之誤,後人不解,又誤作地蒼矣。

〔7〕五色精微象見 見下明抄本、《素問》、《太素》均有"矣"字。《靈樞發微》注:"五色之精微不足,氣象所見。"吳崑、張介賓等注,義亦近此。

按微，衰微也。《論語·季氏》："故夫三桓之子孫微矣。"邢昺疏："故夫三桓子孫至哀公時衰微也。"又詳《素問》此後言精明時謂"如是則精衰矣"。精微、精衰，亦互文也。故馬注恐非是。見，現也。

〔8〕也 《太素》無。

青如草滋[1]，黑如炲煤[2]，黃如枳實[3]，赤如衃音披。血[4]，白如枯骨，此五色見而死也[5]。青如翠羽[6]，黑如烏羽[7]，赤如雞冠，黃如蟹腹[8]，白如豕膏[9]，此五色見而生也[10]。生於心，如以縞裹朱[11]；生於肺，如以縞裹紅[12]；生於肝，如以縞裹紺[13]；生於脾，如以縞裹括蔞實[14]；生於腎，如以縞裹紫[15]。此五藏所生之外榮也[16]。

〔1〕草滋 《素問》作"草茲"。此下有"者死"二字，下同此例。《脈經》卷五第四、《五行大義》卷三第一引本經、《千金翼》卷二十五第一均同本經。《太素》卷十七殘篇正文缺，楊上善注："滋，青之惡色也。"是《太素》亦作"草滋"。王冰注："茲，滋也。言如草初生之青色。"《素問發微》注："青如草之茲汁，其色青沈。"《素問集註》張志聰注："茲，蓐席也。茲草者，死草之色青而帶白也。"按滋與茲通。《左傳·昭公七年》："三命茲益恭。"《後漢書·馬防傳》引茲作滋。《說文通訓定聲·頤部》茲："經傳皆以滋爲之。"《爾雅·釋器》："蓐謂之茲。"郭璞注："《公羊傳》曰：屬負茲。茲者，蓐席也。"《史記·周本紀》："衛康叔封布茲。"裴駰集解引徐廣曰："茲者，藉席之名，諸侯病曰負茲。"是則以張志聰注爲是。或以爲茲爲茲之誤，恐非是。茲，黑色而非青也。又詳此以下，皆以物名色，即以草茲言青，以炲煤言黑，以枳實言黃，以衃血言赤，以枯骨言白。茲非物，與諸例不合。草茲以死草編織，雖尚具草之青色，然已暗淡無華矣。

〔2〕炲煤 《脈經》卷五第四無"煤"字。《五行大義》卷三第一引本經作"水苔"，非是。炲煤，煙塵也，炲同炱。《說文·火部》："炱，灰，炱煤也。"《呂氏春秋·任數》："嚮者煤炱入甑中。"高誘注："煤炱，煙塵也。"玄應《一切經音義》卷十五引《通俗文》："積煙以爲炱煤。"

〔3〕枳實 枳之果實也。《說文·木部》："枳，木似橘。"其實似橘而小，不可食，又名臭橘，熟時外皮呈橙黃色。

〔4〕衃血 血之凝聚者。《素問》王冰注："衃血，謂敗惡凝聚之血，色赤黑也。"《說文·血部》："衃，凝血也。"

〔5〕此五色見而死也 《素問》作"此五色之見死也"。《太素》作"此五色之死也"。

〔6〕翠羽 翠鳥之羽毛。此以喻色青而光澤。宋玉《登徒子好色賦》："眉如翠羽。"亦猶此義。玄應《一切經音義》卷十六："翡翠,雄赤曰翡,雌青曰翠。"

〔7〕烏羽 烏鴉的羽毛,身純黑。《詩經·邶風·北風》："莫黑匪烏。"《小爾雅·廣鳥》："純黑而反哺者謂之慈烏。"

〔8〕蟹腹 此以喻黃。蓋雌蟹之腹中有脂曰黃,故以喻之。

〔9〕豕膏 豬之膏脂也,此以喻白。

〔10〕此五色見而生也 《素問》作"此五色之見生也"。《太素》作"此五色見而生者也"。

〔11〕以縞裹朱 此言以白色的縞裹着赤色的朱,喻其色隱然而现,正氣未傷也。縞與朱,皆絲織品,帛類也。《説文·系部》："縞,鮮卮也。"《小爾雅·廣服》："繒之精者曰縞。"鮮卮,又作鮮支,繒類也。朱,又與絑通,朱色繒帛也。《穆天子傳》卷二："天子乃賜曹奴之人戲……朱四百裹。"《集韻·虞韻》："絑,繒純赤也。"

〔12〕紅 《説文·系部》："紅,帛赤白色。"段玉裁注："按:此今人所謂粉紅、桃紅也。"《素問集註》張志聰注："朱,紅之深也。紅,淡白紅也。"

〔13〕紺 《説文·系部》："紺,帛深青揚赤色也。"段玉裁注："紺,《釋名》曰:紺,含也,青而含赤色也。按:今之天青,亦謂之紅青。"

〔14〕括蔞實 實,《太素》無。詳前云枳實,則此當言括蔞實。括蔞之實,熟時呈橙黃色。

〔15〕紫 《説文·系部》："紫,帛青赤色。"段玉裁注："青當作黑。"

〔16〕此五藏所生之外榮也 外,《太素》無。榮,原作"營"。按營與榮雖通,然言榮華者,當作榮,故據明抄本、正抄本、《素問》、《太素》改。《類經》卷六第三十七注："生,生氣也。言五藏所生之正色也。縞,素帛也。以縞裹五物者,謂外皆白淨而五色隱然內見也。……凡此皆五藏所生之正色,蓋以氣足於中,而後色榮於外者若此。"

凡相五色[1],面黃目青,面黃目赤,面黃目白,面黃目黑者[2],皆不死也[3]。面青目赤[4],一作青。面赤目白,面青目黑,面黑目白,面赤目青者[5],皆死也[6]。

〔1〕色 此下《素問》、《太素》均有"之奇脉"三字。《千金翼》卷二十

五第一同本經。按三字義晦,不從。

〔2〕者 明抄本、《太素》均無。

〔3〕皆不死也 也,《太素》無。楊上善注:"面得黃色,目之四色,見於面者,以土爲本,故皆生之。"

〔4〕赤 《素問》元刻本及周曰校本等亦作"青",與原校同。

〔5〕者 《素問》無。

〔6〕皆死也 也,《太素》無。《素問》王冰注:"無黃色而皆死者,以無胃氣也。五藏以胃氣爲本,故無黃色,皆曰死焉。"

按:上文言面無黃色皆死諸証,《脈經》卷五扁鵲華佗察聲色要訣第四及《千金翼》卷二十五診氣色法第一引扁鵲云文,皆有類似內容。雖非出於一家言,亦或皆源於古醫籍文,故亦可互參。

陰陽二十五人形性血氣不同第十六

本篇自"黃帝問曰:人有陰陽"至"衆人皆曰君子",見《靈樞·通天》。自"黃帝問曰:余聞陰陽之人於少師"至"則掌瘦以寒",見《靈樞·陰陽二十五人》。自"黃赤者多熱氣"至"此天之常數也",見《靈樞·五音五味》、《太素·任脈》。自"曰:二十五人者"至"則刺約畢矣",見《靈樞·陰陽二十五人》。自"曰:或神動而氣先鍼行"至"其形氣無過也",見《靈樞·行鍼》、《太素·量氣刺》。

提要:本篇重在論述陰陽五態與陰陽二十五人之形貌、性情及血氣多少等,故以此名篇。其主要內容有:陰陽五態及陰陽二十五人之形貌、性情及鍼刺原則;形色相勝之時年加;三陰三陽脈上下血氣多少之候;行鍼六變與形氣的關係等。

黃[1]帝問曰:人有陰陽[2],何謂陰人?何謂陽人?少師[3]對曰:天地之間[4],不離於五[5],人亦應之,非徒一陰一陽而已[6]。蓋有太陰之人,少陰之人,太陽之人,少陽之人,陰陽和平之人。凡此五人者[7],其態[8]不同。其筋骨血氣[9]亦不同也[10]。

〔1〕黄 此前明抄本有"此出《靈樞》十卷通天門内"十字,門,當爲"篇"之誤。顯係後人增抄,以明出典。

〔2〕人有陰陽 此言人之稟體不同,分爲陰陽者,指形性之陰陽,非男爲陽女爲陰之陰陽。

〔3〕少師 相傳爲黄帝時臣,常與黄帝論醫者,如《靈樞·壽夭剛柔》等篇。此亦假託爲言也。

〔4〕間 此下《靈樞》有"六合之内"四字。

〔5〕不離於五 不離於五者,五行也。如後文云"先立五形,金木水火土"。即此義也。

〔6〕已 此下明抄本、《靈樞》均有"也"字。

〔7〕此五人者 此,《靈樞》無。《類經》卷四第三十注:"太陰、少陰、太陽、少陽者,非如經絡之三陰三陽也。蓋以天稟之純陰者曰太陰,多陰少陽者曰少陰,純陽者爲太陽,多陽少陰者爲少陽,并陰陽和平之人爲五態也。"

〔8〕態 明抄本作"能"。按能與態通。如《素問·病能論》,即病態論。

〔9〕血氣 《靈樞》互倒。

〔10〕亦不同也 明抄本作"不同"。《靈樞》作"各不等"。

太陰之人,貪而不仁[1],下濟湛湛[2],好内而惡出[3],心抑而不發[4],不務於時[5],動而後人[6],此太陰之人也。

〔1〕貪而不仁 貪得無厭而不愛人。《説文·貝部》:"貪,欲物也。"《楚詞·離騷》:"衆皆競進以貪婪兮。"王逸注:"愛財曰貪,愛食曰婪。"仁,愛人也。《禮記·樂記》:"仁者愛人。"已欲貪則不愛於人也。《孟子·滕文公上》:"陽虎曰:爲富不仁矣,爲仁不富矣。"

〔2〕下濟湛湛 濟,明抄本、《靈樞》均作"齊"。按齊與濟、劑古通。此言取法乎下而積者厚矣,亦貪而好納者之所爲也。下濟,猶下齊、下劑、下限也。如《周禮·考工記·輈人》:"攻金之工,築氏執下齊,冶氏執上齊。"鄭玄注:"多錫爲下齊……少錫爲上齊。"此以冶金合錫之多少爲上下齊也。《周禮·地官·遂人》:"凡治野,以下劑致甿。"孫詒讓正義:"劑即徒役之凡要,以所任之多少爲上下。"本文言太陰之人,其治財也,亦取法於下也。湛湛,聚積貌。《楚詞·九辯》:"驚諸神之湛湛。"朱熹集注:"湛湛,厚集貌。"《漢書·司馬相如傳下》:"紛湛湛其差錯兮。"顏師古注:"湛

湛,積厚貌。"馬蒔謂"下齊湛湛者,内存陰險外假謙虛貌"及張介賓謂"下齊,謙下整齊。湛湛,水澄貌,亦卑下自明之意"等釋,似未安。

〔3〕好内而惡出　内與納同。好内者,貪得其多也。惡出者,不施於人,不仁也。

〔4〕心抑而不發　抑,《靈樞》作"和",《靈樞識》:"簡案:貪而不仁,焉得有和,《甲乙》爲是。"此言遏抑其貪而不仁,好内惡出之心而不現於外。發,現也。《荀子·禮論》:"是吉凶憂愉之情,發於顏色者也。"楊倞注:"發,見也。"

〔5〕不務於時　不求與時合宜,專行其私。務,求也。《吕氏春秋·孝行》:"務其人也。"高誘注:"務,猶求也。"時,合時宜也。《孟子·萬章下》:"孔子,聖之時者也。"趙岐注:"孔子時行則行,時止則止。"

〔6〕動而後人　人,《靈樞》作"之"。《靈樞發微》注:"或有舉動,必己隨人後起,覘人利害,以爲趨避也。"按動而後人,猶後人而動,其舉止動作,無先發者。

少陰之人,少貪而賊心[1],見人有亡,常若有得[2],好傷好害,見人有榮,乃反愠怒[3],心嫉而無恩,此少陰之人也。

〔1〕少貪而賊心　少,《靈樞》作"小",義同。《靈樞發微》注:"小貪者,比太陰之人則小異耳,其心以賊害爲主,則同於太陰之不仁也。"按賊心,害人之心。《玉篇·戈部》:"賊,傷害人也。"

〔2〕見人有亡,常若有得　《類經》卷四第三十注:"見他人之有失,爲自己之得志,即幸災樂禍之謂。"按亡,失也。

〔3〕見人有榮,乃反愠怒　《類經》卷四第三十注:"心多忌刻,憂人富貴也。"按愠怒,復語,怒也。《說文·心部》:"愠,怒也。"

太陽之人,居處于于[1],好言大事,無能而虛說[2],志發於四野[3],舉措不顧是非[4],爲事如常自用[5],事雖敗而無改[6],一作悔。此太陽之人也。

〔1〕居處于于　此言其儀容舉止猶自大然。居處,儀容舉止。如《論語·子路》:"居處恭。"《史記·袁盎晁錯列傳》:"居處驕甚。"于于,馬蒔訓"無争之意",張介賓訓"自足貌",似均與後文不合。按于,訏之假借字。訏訏,大也。《詩經·大雅·韓奕》:"川澤訏訏。"毛亨傳:"訏訏,大也。"《類篇·言部》訏:"又火羽切,訏訏,大也。"

〔2〕無能而虛説 《類經》卷四第三十注:"喜誇張而無實濟也。"

〔3〕志發於四野 《靈樞集註》趙庭霞注:"志發於四野者,放曠而肆志也。"按:此猶好高鶩遠也。四野,四方廣遠之處。《易經·同人》:"同人于野。"孔穎達注:"野是廣野之處。"

〔4〕舉措不顧是非 《靈樞集註》趙庭霞注:"舉措不顧是非者,恣意妄行,顛倒從違也。"舉措,言行爲與處事也。舉者動,言其行爲。措者置,言其處事也。

〔5〕爲事如常自用 《靈樞集註》注:"自用者,言不式古,行不遵先也。"按如與而通。常自用者,自以爲是也。

〔6〕無改 《靈樞》作"常無悔"。按悔亦改也。《玉篇·心部》:"悔,改也。"

少陽之人,諟諦好自貴[1],有小小官則高自宜[2],好爲外交而不內附[3],此少陽之人也。

〔1〕諟諦好自貴 明抄本諟下有小字"音"字,據《廣韻·講韻》諟字韻目,疑音下脱"是"字。又諦下有"音啼,又替"四小字音注。《靈樞發微》注:"諟諦者,凡事自審也。好自貴者,妄自尊貴也。"按諟諦,復語,審也。《集韻·霽韻》:"諦、諟、諦,《説文》:審也。或從是、從帶。"如《靈樞·官能》:"手巧而心審諦者。"審諦與諟諦之義同。

〔2〕高自宜 宜,《靈樞》作"宜"。高自宜,妄自遵高而驕傲也。宜,自矜而高傲也,此承上文"高"爲言也。如《詩經·小雅·鴻雁》:"謂我宣驕。"鄭玄箋:"謂我役作衆民爲驕奢。"

〔3〕好爲外交而不內附 此言好與外人交際而不與親屬相近。《墨子·修身》:"近者不親,無務求遠;親戚不附,無務外交。"按外交者,與友朋外人之交際,內與外對,親屬也。附,親近也。《詩經·大雅·緜》:"予曰有疏附,予曰有先後。"毛亨傳:"率下親上曰疏附。

陰陽和平之人,居處安靜[1],無爲懼懼[2],無爲欣欣[3],婉然從物[4],或與不爭[5],與時變化[6],尊而謙讓[7],卑而不諂[8],是謂至治[9]。

〔1〕居處安靜 此言其儀容舉止不輕舉妄動。《類經》卷四第三十注:"安靜處順,無妄動也。"

〔2〕無爲懼懼 《類經》卷四第三十注:"心有所主,乃能不動,貧賤

不能移,威武不能屈,是無懼懼也。"按懼,驚恐也。《說文·心部》:"懼,恐也。"又作瞿,《禮記·玉藻》:"視容瞿瞿梅梅。"鄭玄注:"瞿瞿,驚遽之貌。"此正以居處安靜,故無爲懼懼。若《素問·上古天真論》云:"心安而不懼。"此之謂也。

〔3〕無爲欣欣 《類經》卷四第三十注:"利欲不能入,富貴不能淫,是無欣欣也。"按此人也少欲不爭,故無爲喜悅之情。欣欣,喜樂也。《詩經·大雅·鳧鷖》:"旨酒欣欣。"毛亨傳:"欣欣然樂也。"

〔4〕婉然從物 此言順乎物勢而不之强也。婉、從,順也。《列子·湯問》:"人性婉而從物,不競不爭。"

〔5〕或與不爭 《類經》卷四第三十注:"聖人之道,爲而不爭。老子曰:以其不爭,故天下莫能與争之。"按或,代詞。與與"予"同。此言或者予之,而不爭焉。無嗜無欲也。

〔6〕與時變化 《類經》卷四第三十注:"時移則事變,世更則俗易,惟聖人隨世以爲法,因時而致宜。"

〔7〕尊而謙讓 讓,《靈樞》作"謙"。《靈樞發微》注:"位尊而愈自謙抑也。"

〔8〕卑而不諂 《靈樞》作"譚而不治"。按卑而不諂與上"尊而謙讓"爲對文,故本經是。此言位處卑下而不媚上也。《說文·言部》:"諂,諛也。"諂、諛,以下媚上也。

〔9〕至治 此言陰陽和平之人,是爲人倫至高之正道也。治,人倫正道。《荀子·解蔽》:"是以與治雖走。"楊倞注:"治,謂正道也。"《太玄經·玄文》:"人之大倫曰治。"

古之善用鍼灸[1]者,視人五態[2]乃治之,盛者瀉之,虚者補之。

太陰之人,多陰而無陽[3],其陰血濁,其衛氣濇[4],陰陽不和[5],緩筋而厚皮[6],不之疾瀉,不能移之[7]。

少陰之人,多陰而[8]少陽,小胃而大腸[9],六府不調[10],其陽明脉小而太陽脉大[11],必審而[12]調之,其血易脱,其氣易敗[13]。

太陽之人,多陽而無陰[14],必謹調之[15],無脱其陰而寫其陽[16],陽重脱者易狂[17],陰陽皆脱者,暴死不知人[18]。

少陽之人，多陽而[19]少陰，經小而絡大[20]，血在中而氣在外[21]，實陰而虛陽[22]，獨寫其絡脉則强[23]，氣脫而疾[24]，中氣重不足，病不起矣[25]。

陰陽和平之人，其陰陽之氣和，血脉調，宜謹審[26]其陰陽，視其邪正，安其容儀[27]，審其有餘，察其不足[28]，盛者[29]寫之，虛者補之，不盛不虛，以經取之[30]。此所以調陰陽別五態之人[31]也。

〔1〕灸 《靈樞》作"艾"。按經中灸、艾並用，義同。以灸必用艾火。

〔2〕五態 態，明抄本作"能"。能即態。五態者，即上文言太陰之人、少陰之人、太陽之人、少陽之人、陰陽和平之人。

〔3〕多陰而無陽 《靈樞發微》注："多陰而無陽與少陰之人多陰而少陽者異矣。"按此言無陽者，非絶無陽，謂陽之微也。無與微古通。如《周禮·夏官·職方氏》醫無閭，《楚詞·遠遊》作"於微閭"。

〔4〕其陰血濁，其衛氣濇 《靈樞集註》趙庭霞注："太陰之人，多陰無陽，故其陰血濃濁。陽氣者，通會於腠理。無陽，故衛氣所行之濇滯也。"

〔5〕陰陽不和 《類經》卷四第三十注："曰陰陽不和者，四態之人無不然，於此而首言之，他可概見矣。"

〔6〕緩筋而厚皮 《靈樞集註》趙庭霞注："陰血多故筋緩。血多氣少，故皮堅而厚。"按血主濡之，陰血多則筋得其濡，而無攣急之患。衛氣者，充養皮膚者也，衛氣行濇，皮膚失養，故皮厚。

〔7〕不之疾寫，不能移之 明抄本作"弗之能寫之能弗移"，文不安，疑誤。按"不之疾寫"，之爲賓語前置，義即不疾寫之。疾，速也。移，變易也。《廣雅·釋詁三》："移，敥也。"王念孫疏證："易與敥通。"《類經》卷四第三十注："非疾寫之，不能移易也。"

〔8〕而 《靈樞》無。

〔9〕小胃而大腸 《靈樞發微》注："胃小，故陽明之脉小也。腸大，故手太陽小腸之脉大也。"

〔10〕六府不調 此言腑之與腑不相協調也，非言六腑盡病。上文"小胃而大腸"，義在此也。

〔11〕其陽明脉小而太陽脉大 明抄本作"其陽明之脉小太陽之脉

大"。《類經》卷四第三十注:"以陽明爲五藏六府之海,小腸爲傳送之府。胃小則藏貯少而氣必微。小腸大則傳送速而氣不畜。"

〔12〕而 《靈樞》無。

〔13〕敗 此下《靈樞》有"也"字。敗,損傷。《吕氏春秋·君守》:"深思慮之務敗矣。"高誘注:"敗,傷也。"

〔14〕無陰 《靈樞》作"少陰",非是。無陰與前太陰人之"無陽"相對,與下少陽人之"少陰"相別。

〔15〕必謹調之 謹下明抄本有"而"字,據上"必審而調之"文例,疑本文脱。"必審而調之"與"必謹而調之",互文也。

〔16〕無脱其陰而寫其陽 《靈樞發微》注:"惟少陰,故不可脱其陰。惟多陽,故當以瀉其陽。"

〔17〕陽重脱者易狂 按《素問·陽明脉解》云:"陽盛則使人妄言罵詈,不避親疎。"又《難經·二十難》云:"重陽者狂,重陰者癲。"與本文義不合,故疑"陽"或當作"陰",待考。易狂,亦作狂易。如本經卷十一第二言刺狂易諸穴。易與瘍通。《説文通訓定聲·解部》:"易,叚借爲瘍。《漢書》樂平侯訴病狂易。"《廣雅·釋詁三》:"瘍,癡也。"王念孫疏證:"《説文》:瘍,脉瘍也。脉瘍,猶辟易也。《吴語》:稱疾辟易。韋昭注:辟易,狂疾。"

〔18〕人 此下《靈樞》有"也"字。

〔19〕而 《靈樞》無。

〔20〕經小而絡大 《類經》卷四第三十注:"經脉深而屬陰,絡脉淺而屬陽。故少陽之人,多陽而絡大,少陰而經小也。"

〔21〕血在中而氣在外 下"在"字,《靈樞》無。以其經小,故陰血少於内。以其絡大,故陽氣盛於外也。

〔22〕實陰而虛陽 此承上文而言治之之法。實陰者,益其經血。虛陽者,損其絡氣。

〔23〕獨寫其絡脉則强 獨,明抄本作"濁",此下並有"疑作獨"三小字校文。按獨與濁古通,詳見本卷第二注。《靈樞發微》注:"惟絡脉大,故獨瀉其絡脉則身强。"

〔24〕氣脱而疾 《靈樞發微》注:"若瀉之過,以致氣脱而出速。"

〔25〕中氣重不足,病不起矣 重,《靈樞》無。矣,明抄本無,《靈樞》作"也"。此少陽之人,本自經小而少陰,内爲不足,若治之失當,再損及於

内,則内氣重不足,故病不愈。中氣,内氣。起,病愈。如《吕氏春秋·察賢》:"今有良醫於此,治十人而起九人。"

〔26〕宜謹審 《靈樞》作"謹診"。

〔27〕安其容儀 察其容貌儀表也。安與按通。按,驗察也。如《韓非子·外儲説左上》:"考實按形。"此前後曰視、曰安、曰審、曰察,亦互文也。容儀,亦作儀容,容貌儀表也。《廣雅·釋訓》:"儀,儀容也。"

〔28〕審其有餘,察其不足 《靈樞》作"審有餘不足"。按上下文字結構,此二句恰爲對文,恐《靈樞》非。

〔29〕者 《靈樞》作"則",下句"者"字同。

〔30〕不盛不虚,以經取之 凡病盛瀉虚補,法之常也。若虚盛不别,則取其所在之經。

〔31〕人 此下《靈樞》有"者"字。

太陰之人,其狀黮黮音朕。然黑色[1],念然下意[2],臨臨然長大[3],膕音窘。然未僂[4]。

少陰之人,其狀清然竊然[5],固以陰賊[6],立而躁險[7],行而似伏[8]。

太陽之人,其狀軒軒儲儲[9],反身折膕[10]。

少陽之人,其狀立則好仰[11],行則好摇[12],其兩臂兩肘皆出於背[13]。

陰陽和平之人,其狀逶逶然[14],隨隨然[15],顒顒然[16],愿愿然[17],豆豆然[18],衆人皆曰君子[19]。一本多愉愉然,曠曠然。

〔1〕黮黮(dǎn dǎn 膽膽)然黑色 《類經》卷四第三十注:"黮黮,色黑不明也。"《玉篇·黑部》:"黮,不明净也。"《文選·束廣微·補亡詩》:"黮黮重雲。"李善注:"黮黮,雲色不明貌。"

〔2〕念然下意 此言常思屈意,亦心抑而不發者。《説文·心部》:"念,常思也。"下意,屈意以求,如《漢書·蒯通傳》:"未嘗卑節下意以仕也。"

〔3〕臨臨然長大 《靈樞發微》注:"臨臨然,長大之貌。"又如《柳宗元·平準夷雅·方城》云:"方城臨臨,王卒峙之。"亦雄大貌。

〔4〕膕然未僂 膕下明抄本有"音郡"二小字音注。《靈樞》膕作

"膕",此下並有"此太陰之人也"六字,餘同此例。《靈樞發微》注:"其膕雖長大,而身非傴僂之狀也。"《類經》卷四第三十注:"言膝膕若屈,而實非傴僂之疾也。"按膕然、膕然,義未詳,張注或是。又末傴,亦疑或爲"末僂",《淮南子・墜形訓》言西方人云:"其人面(據《太平御覽・人事部》引此前脱"方"字)末僂。"俞樾曰:"高注曰末猶脊也。然則末僂者,謂之脊句僂也。"《莊子・外物》:"末僂而後耳。"成玄英注:"肩背傴僂。"孫詒讓《札迻》注:"考《説文・人部》云:僂,尪也。周公韤僂,或言背僂。末、韤聲近字通。……依許義,蓋韤僂、背僂義同,言之異耳。"若之,則本文或當作"膕然末僂",屈膝曲背貌也。

〔5〕清然窬然 《靈樞發微》注:"清然者,言貌似清也。窬然者,消沮閉藏之貌。"《類經》卷四第三十注:"清然者,言似清也。窬然者,行如鼠雀也。"郭靄春云:"按《廣雅・釋言》:窬,淺也。其狀清淺,與太陰之人,黮黮然黑色,義正相對。"今從郭説。窬,古之"淺"字。又如《爾雅・釋獸》:"虎窬毛。"郭璞注:"窬,淺也。"《左傳・昭公十七年》:"九扈爲九農正。"杜預注:"夏扈,窬玄;秋扈,窬藍;冬扈,窬黄;棘扈,窬丹。"孔穎達疏:"窬,即古之淺字。"此言少陰之人,色黑而清淺也。

〔6〕固以陰賊 《靈樞發微》注:"實以陰險賊害爲心,即上文所謂賊心者。"《類經》卷四第三十注:"殘賊之心,堅不可破也。"按固,副詞,表肯定也。固以陰賊,實爲陰賊。張注訓"堅",非是。陰賊,内心狠毒也。《史記・游俠列傳》郭解,"少時陰賊"。司馬貞索隱:"以内心忍害。"

〔7〕立而躁險 險,《靈樞》作"嶮"。按嶮與險同。《列子・楊朱篇》:"山川阻嶮。"陸德明釋文:"嶮,與險同。"《靈樞發微》注:"其立也,躁而不静,嶮惡覘望。"《類經》卷四第三十注:"陰險之性,時多躁暴也。"按馬、張訓"躁",義似難安。躁,狡也,又與剿通。《淮南子・原道訓》:"其魂不躁。"高誘注:"躁,狡。"《荀子・富國》:"躁者皆化而愨。"《讀書雜志》:"引之云:躁,讀爲剿。剿謂狡猾也。《方言》曰:剿,獪也。秦晋之間曰獪,楚謂之剿。剿與躁古字通。"躁險,狡猾陰險也。

〔8〕行而似伏 《類經》卷四第三十注:"出没無常,行而似伏。"按伏,藏也,隱也。是言其人行跡詭秘。此言行與上文言立,亦互爲其義,皆言其人之行爲。

〔9〕軒軒儲儲 《靈樞發微》:"軒軒然者,面高而軒昂也。儲儲者,挺然之意。"《類經》卷四第三十注:"軒軒,高大貌,猶俗謂軒昂。儲儲,畜

積貌,盈盈自得也。"按儲儲者,亦似誇大之義,即前言"好言大事"。如《淮南子・俶真訓》:"儲與扈冶。"高誘注:"儲與扈冶,襃大意也。"

〔10〕反身折膕 《類經》卷四第三十注:"言仰腰挺腹,其膕似折也。"《靈樞集註》張志聰注:"腹仰而倨然也。"二張注,似文義不屬。按反身者,自我修治也。如《易經・蹇》:"君子以反身修德。"折膕,有屈膝之意。然此與前言太陽人之形性不合,故疑有誤。

〔11〕立則好仰 《類經》卷四第三十注:"立則好仰,志務高也。"此即前言"好自貴"也。

〔12〕行則好搖 《類經》卷四第三十注:"行則好搖,性多動也。"按搖,動也。

〔13〕其兩臂兩肘皆出於背 肘上原有"臂"字,涉上衍,據明抄本、《靈樞》删。皆,《靈樞》作"則常"二字。《類經》卷四第三十注:"兩臂兩肘出於背,喜露而不藏也。"《靈樞集註》趙庭霞注:"兩臂兩手常出於背者,謂常反挽其手於背,此皆輕倨傲慢之狀,無叉手掬恭之貌也。"

〔14〕逶逶然 逶逶,此下明抄本有"音痿"二小字音注,《靈樞》作"委委"。按委與逶古通。《詩經・召南・羔羊》:"委蛇委蛇。"陸德明釋文:"《韓詩外傳》作逶迤。"《靈樞發微》注:"委委,安重貌。"《類經》卷四第三十注:"委委,雍容自得也。"又《爾雅・釋訓》:"委委佗佗,美也。"郝懿行義疏引孫炎曰:"委委,行之美。"此義猶切。

〔15〕隨隨然 《靈樞發微》注:"隨隨,不急遽也。"按隨,順從也,與前言"婉然從物"義亦合。

〔16〕顒顒然 顒顒下明抄本有"音容"二小字音注。然下《靈樞》有"愉愉然"三字,與本條末原校引別本多文同,此或脱焉。《靈樞發微》注:"顒顒,尊嚴貌。"《類經》卷四第三十注:"顒顒,尊嚴敬慎也。"詳《詩經・大雅・卷阿》:"顒顒卬卬,如圭如璋。"毛亨傳:"顒顒,溫貌。"孔穎達正義:"顒顒然,溫和而敬順。"此解與本文義更切。

〔17〕袞袞然 《靈樞》無此三字,另作"瞱瞱然",與此後原校引別本多文同。《靈樞發微》注:"瞱瞱,周旋貌。"《靈樞集註》趙庭霞注:"瞱瞱,月好貌。"按袞與卷古通。《詩經・豳風・九罭》:"袞衣繡裳。"陸德明釋文:"袞字或作卷。"卷卷,忠誠貌。如《漢書・賈捐之傳》:"敢昧死竭卷卷。"顏師古注:"卷讀與拳拳同。"司馬遷《報任安書》:"拳拳之忠,終不能自列。"

〔18〕豆豆然 《靈樞發微》注:"豆豆,不亂貌。"《類經》卷四第三十注:"豆豆,磊落不亂也。"符定一云:"豆豆,自立貌。……《説文·臤部》豎、豎立也。从臤豆聲。豆豎聲同通用。"郭靄春云:"豆似爲豈之壞字。《詩·蓼蕭》傳:豈,樂也。重言之,曰豈豈。"詳前言太陰人義,符、郭二説均可參。

〔19〕衆人皆曰君子 此六字明抄本無。《類經》卷四第三十注:"若人者,人人得而敬之,故衆人皆曰君子。君子,賢聖之通稱。"

黄[1]帝問曰:余聞陰陽之人於少師[2],少師[3]曰:天地之間[4],不離於五[5],故五五二十五人之形,血氣之所生,別而以候,從外知内何如[6]?岐伯對曰:先立五形,金木水火土,別其五色,異其五形[7],而二十五人具也[8]。

〔1〕黄 此前明抄本有"此出《靈樞》九卷陰陽二十五人篇"十三字,顯係後人增抄,以明出典。

〔2〕於少師 《靈樞》作"何如"二字。

〔3〕少師 《靈樞》作"伯高"。按據本篇前文黄帝問陰陽之人者,乃爲少師,故當從本經。

〔4〕間 此下《靈樞》有"六合之内"四字。

〔5〕五 此下《靈樞》及本篇前文均有"人亦應之"四字,疑本文脱。

〔6〕別而以候,從外知内何如 明抄本無,詳上下文義,疑脱。

〔7〕異其五形 形,原作"聲"。詳此五形之人,只言形,不言聲,故據《靈樞》改。《靈樞》此下並有"之人"二字。異猶分也。《説文·異部》:"異,分也。"

〔8〕也 《靈樞》作"矣"。

木形之人,比於上角[1],蒼色,小頭長面,大肩平背[2],直身,小手足,好有材[3],好勞心,少力,多憂勞於事[4]。奈春夏,不奈秋冬[5]。感而生病[6],主足厥陰佗佗然[7]。大角[8]一曰左角。之人,比於左足少陽[9],少陽之上遺遺然[10]。右角[11]一曰少角。之人,比於右足少陽,少陽之下[12]隨隨然[13]。鈦角[14]音太。一曰右角。之人,比於右足少陽,少陽之上[15]鳩鳩然[16]。一曰推推然[17]。判角[18]之人,比於左足少陽,少陽之下括括然[19]。

〔1〕木形之人，比於上角　《靈樞發微》注：“比者，擬議之謂，蓋以人而擬角，故謂之曰比。此言木形之人有五，有全偏之分也。木形之人，木氣之全者也，下文四股，則偏也。木主東方，其音角，其色蒼，故木形之人，當比之上角。”《類經》卷四第三十一注：“比，屬也。下同。角爲木音，蒼爲木色，木形之人，言稟木氣之全者也，音比上角。”按本文及此下言五形之人，乃以木火土金水五行之性以比之於人。比者，取象比類也。上角者，正角也，言木氣之正，猶木氣之全也。上，正也。《禮記·鄉飲酒義》：“言是席之上。”鄭玄注：“上，亦正也。”又如《素問·五常政大論》言正角、正宮等，義亦同。角及下文徵、宮、商、羽，古五聲音階，詳見本卷第二注。角猶木類，如《素問·金匱真言論》云：東方青色，其類草木，其音角。此言角與木，亦互文也。後做此。

〔2〕平背　平，《靈樞》無，《千金》卷十一第一同本經。背，明抄本作“肩”，疑誤。

〔3〕好有材　好，明抄本、《千金》卷十一第一均無。義勝。材，《靈樞》作“才”，才與材通。《集韻·哈韻》：“《説文》：草木之初生也。一曰能也、質也。通作材。”此指才能。

〔4〕好勞心，少力，多憂勞於事　好，《靈樞》無。《千金》卷十一第一作“好勞，心小力多，憂勞於事”。文義有別。

〔5〕奈春夏，不奈秋冬　奈，《靈樞》作“能”，《千金》卷十一第一作“耐”。按柰與奈同，《廣韻·泰韻》：“柰，本亦作奈。”奈與耐、能並通。《靈樞發微》注：“耐春夏者，木春生而夏長也。不耐秋冬者，木至秋冬而彫落也。”《類經》卷四第三十一注：“木得陽而生長，得陰而凋落。此以性而言也。”按此言耐者，適其性，不耐者，悖其性也。後做此。

〔6〕生病　原作“成病”，《靈樞》作“病生”，《千金》卷十一第一作“生病”，今據《千金》及此後文例改。

〔7〕主足厥陰佗佗然　佗佗，明抄本、《千金》卷十一第一均作“他他”。按佗與他同聲，此亦義存乎聲者也。《靈樞發微》注：“肝經屬足厥陰，爲根幹，故足厥經之分肉形體佗佗然者，安重之義。此以藏言主也、全也。下以府言用也、偏也。”《類經》卷四第三十一注：“足厥陰肝木之經也，肝主筋，爲罷極之本，故曰佗佗然。佗佗，筋柔遲重之貌。足厥陰爲木之藏，足少陽爲木之府。此言藏而下言府者，蓋以厥陰少陽爲表裏，而藏爲府之主耳。故首云上角厥陰者，總言木形之全也。後云大角、左角、鈦角、

判角少陽者,分言木形之詳也。兹於上角而分左右,左右而又分上下,正以明陰陽之中,復有陰陽也。餘準此。"《靈樞集註》張志聰注:"足厥陰風木主氣,佗佗,美也,如木之美材也。"按佗佗,當言多也,與上文言好勞心,多憂勞於事義亦合。《文選·司馬長卿·上林賦》:"他他籍籍。"呂向注:"他他籍籍,言多也。"《史記·司馬相如傳》他他作"佗佗"。

〔8〕大角 正抄本作"左角",與原校同。《靈樞發微》注:"此以上文言音之全,故曰上角。下言太角、少角、鈦角、判角,乃陰陽之生爲太少四象也。"《類經》卷四第三十一注:"禀五形之偏者各四,曰左之上下,右之上下。而此言木形之左上者,是謂大角之人也。"

〔9〕比於左足少陽 《靈樞發微》注:"足少陽者,膽經之分肉府脉也。"

〔10〕少陽之上遺遺然 《靈樞發微》注:"後有足少陽之上,氣血盛則通髯美長……此足少陽之上者,正指膽經之脉。……遺遺然者,如有所遺失然,行之不驟而馴也。"《類經》卷四第三十一注:"遺遺,柔退貌。"《靈樞集註》張志聰注:"遺遺,謙下之態,如枝葉之下垂也。"按遺遺然者,據下文"隨隨然"之義,此亦當爲隨順貌。如《詩經·齊風·敝笱》:"其魚唯唯。"毛亨傳:"唯唯,行相隨貌也。"陸德明釋文:"唯唯,《韓詩》作遺遺。"《廣韻·至韻》:"遺……以醉切,又音惟。"是唯、遺音同而互假。又讀隨,亦隨從也。《詩經·小雅·角弓》:"莫肯下遺。"鄭玄箋:"遺,讀曰隨。"孔穎達疏:"隨從於人。"與此義亦合。

〔11〕右角 《靈樞》作"左角"。又詳《靈樞·五音五味》亦有"右角"而無"左角",詳後"鈦角"注。

〔12〕少陽之下 《靈樞發微》注:"夫在上則曰鬢髯髭髮,在下則曰脛胻毛踝,此上下之所由辯也。"

〔13〕隨隨然 《靈樞發微》注:"隨隨然者,相隨以行,而亦有安重之義。"《類經》卷四第三十一注:"隨隨,從順貌。"

〔14〕鈦角 明抄本作"鈦角",鈦下有"音太"二小字音注,知原亦作"鈦"。《靈樞》本篇及《五音五味》篇均作"鈦角",鈦,今字書無,此誤。鈦,義不詳,據後文"太商",《靈樞》本篇及《五音五味》篇均作"鈦(鈦亦鈦之誤)商"者,是鈦借爲太也。又《篇海類編·珍寶類·金部》:"鈦,他大切,音太。"與本經音注亦同。然鈦角既與太角音同,則與上文大角義重,以太古作大也。據上"右角"《靈樞》作"左角"及此下原校與《靈樞》原校"一

曰右角”文，故疑本經上文右角，應作“左角”，本文鈦角應作“右角”。

〔15〕上　原作“下”，據《靈樞》改。

〔16〕鳩鳩然　《靈樞》作“推推然”，與原校同。然下明抄本有“一曰左角”四字校文，《靈樞》作“一曰右角”。鳩鳩然者，聚集貌。《爾雅·釋詁下》：“鳩，聚也。”又《書經·堯典》：“共工方鳩僝功。”《史記·五帝本紀》作“共工旁聚布功”。亦以聚釋鳩。

〔17〕推推然　《靈樞發微》注：“推推然者，比之隨隨然者，似有向前之義耳。”《類經》卷四第三十一注：“推推，前進貌。”按推，與綏通。《左傳·僖公二十四年》介之推，《荊楚歲時記》引《琴操》作“介子綏”。綏綏，舒行貌。《詩經·衛風·有狐》：“有狐綏綏。”馬瑞辰通釋：“綏綏，爲舒行貌。”

〔18〕判角　《類經》卷四第三十一注：“判，半角。”玄應《一切經音義》卷二：“判，古文胖，又作牉。”《玉篇·片部》：“牉，半也。”判又分也。《廣雅·釋詁一》：“判，分也。”是言角之半，或角之分者，皆爲角之不足，亦歸於角之偏。

〔19〕括括然　《靈樞》作“栝栝然”。《靈樞發微》注：“栝栝然者，其體有度也。”《類經》卷四第三十一注：“栝栝，方正貌。”《靈樞集註》張志聰注：“栝栝，正直之態，如木體之挺直也。”按括與栝古通。《説文·木部》栝，段玉裁注：“矢栝字，經傳多用括。”又括樓亦作栝樓。如《詩經·豳風·東山》：“果臝之實。”毛亨傳：“果臝，括樓也。”《爾雅·釋草》：“果臝之實栝樓。”括括然，當爲包容貌。木之不足，未及申放也。括，囊括也。《文選·賈誼·過秦論》：“囊括四海之志。”劉良注：“括，盛也。猶囊盛而結之。”

　　按：本文及後文論五形人中諸多疊音形況之詞，以其無明確之實語可從，故歷來注家，各抒己見，歧義頗多，然從性行方面爲訓之義，則基本一致。或有偶從形態方面取義者，亦難能盡以爲法，前後一貫。今詳本篇前後諸文例，多係言性情行爲者，故本文似仍當從此以求。又每形之人，復分爲五，唯上者明言其性行若何，餘四皆無，故僅得以上者爲紀，四者雖一得之偏，亦不可舍本而他求。然終皆概言大義，難能具指。諸家注文，暫難定論者，姑存其説，以供參考。間有所得，略抒管見。疑似之間，留待後考。

火形之人,比於上徵,赤色廣䐃[1],兑面[2]小頭,好肩背髀[3]腹,小手足,行安地[4],疾心[5],行揺肩[6],背肉滿,有氣輕財[7],少[8]信多慮,見事明了[9],好顧[10]急心[11],不壽暴死。奈春夏不奈秋冬,秋冬[12]感而生病[13],主手少陰竅竅然[14]。一曰核核然[15]。太徵[16]之人,比於左手太陽,太陽之上肌肌然[17]。少徵之人,比於右手太陽,太陽之下慆慆然[18]。慆,音劋,又音倘。右徵之人,比於右手太陽,太陽之上[19]鮫鮫然[20]。一曰熊熊然[21]。判徵[22]之人,比於左手太陽,太陽之下[23]支支然[24]、熙熙然[25]。

〔1〕廣䐃 《靈樞發微》:"䐃者,脊肉也。廣䐃者,火之中勢熾而廣大也。"《靈樞校釋》注:"周本䐃作矧。按周本似是。矧有齒本之義。見《禮記・曲禮》笑不至矧鄭注。廣矧,猶言齒本寬露。此由色及齒,及面,及頭,條次甚明。馬蒔、張介賓均依䐃釋爲脊肉,與下背肉滿義復,不合。"按此説可從。詳《禮記》鄭玄注云:"齒本曰矧,大笑則見。"又《説文・齒部》:"齗,齒本也。"是矧爲齗之假也,齗,又作齦,齒根也。

〔2〕兑面 兑,正抄本作"銳",《靈樞》作"脱"。按兑與銳同。脱與銳皆取聲於兑,故亦相假。兑面者,面,呈銳圓形。

〔3〕髀 此下明抄本有"音彼箄"三小字音注。

〔4〕行安地 以其多慮,故其所行,必求安處。行猶歷也、經也。地猶處也。

〔5〕疾心 《千金》卷十三第一無"心"字,疾字連下句。疾心,嫉惡之心。疾與嫉通。《荀子・不苟》:"不上同以疾下。"楊倞注:"疾,與嫉同。"

〔6〕行揺肩 行則其肩擺動。揺,動也。

〔7〕有氣輕財 有氣者,有質性。氣謂氣質、質性。《列子・湯問》:"汝志彊而氣弱。"張湛注:"氣謂質性。"輕財者,不貪也。

〔8〕少 原作"必",據正抄本、《靈樞》、《千金》卷十三第一改。

〔9〕了 《靈樞》無。了與憭通。《説文通訓定聲・小部》了:"假借爲憭。"

〔10〕好顧 以其多慮,故喜瞻前顧後。顧,瞻視。《吕氏春秋・慎勢》:"行者不顧。"高誘注:"顧,視。"此言見事雖明,然處事不果。

〔11〕急心　急心即心急。心急,性急也。

〔12〕秋冬　此二字原脱,據《靈樞》及《千金》卷十三第一補。

〔13〕生病　《靈樞》作"病生",後同此例。

〔14〕竅竅然　《靈樞》作"核核然",與原校同。《千金》卷十三第一同本經。《靈樞發微》注:"核核然者,有真實之義。"《類經》卷四第三十一注:"核核然,火不及散而結聚爲形也。"《靈樞集註》張志聰注:"核核如火之神明正直也。"按核爲覈之假。《周禮·地官·大司徒》:"其植物宜覈物。"鄭玄注:"核物,李、梅之實。"孫詒讓正義引丁晏曰:"經文作覈,注作核。《說文·西部》:覈,實也。……是果實之字當用覈。鄭君作核,從今文假借字也。"覈,性急而苛刻。如《後漢書·許劭傳》:"好共覈論鄉黨人物。"又第五倫傳:"峭覈爲方。"李賢注:"峭覈謂其性急,好窮覈事情。"此與前言"急心"之義合。本經作"竅",疑爲覈之誤。

〔15〕核核然　明抄本作"液液然"。

〔16〕太徵　《靈樞》作"質徵",與《靈樞·五音五味》同。按質爲桎之假。《史記·蘇秦列傳》:"至公子延。"司馬貞索隱:"至當爲質。"質與桎,猶如至如質。後水形人有桎羽可証。

〔17〕肌肌然　然下《靈樞》有"一曰質之人,一曰大徵"九字校文,爲上"質徵"之校。《靈樞發微》注:"肌肌然者,此經部分有肌肉充滿之義也。"《類經》卷四第三十一注:"肌肌,膚淺貌。"按肌肌,猶懁懁也,堅懁貌。《釋名·釋形體》:"肌,懁也。膚幕堅懁也。"《史記·貨殖列傳》:"人民矜懁忮,好氣,任俠爲姦,不事農桑。"裴駰集解引臣瓚曰:"今北土名彊直爲懁中。"此火形人,好肩背髀腹,有氣,故堅懁而強力焉。

〔18〕慆慆(tāo tāo 滔滔)然　《靈樞發微》注:"慆慆,饒治之義也。"《類經》卷四第三十一注:"慆慆,不反貌,又多疑也。"《靈樞集註》張志聰注:"慆慆,喜悦之態。"按慆慆,又久也,慢也。如《詩經·豳風·東山》:"慆慆不歸。"毛亨傳:"慆慆,言久也。"《書經·湯誥》:"無即慆淫。"孔安國傳:"慆,慢也。"詳火形人者,行則求安,思則多慮,處事不果,故其行,久而慢。

〔19〕上　明抄本作"下",與下文"下"互易。

〔20〕鮫鮫然　《靈樞發微》注:"鮫鮫者,踴躍之義也。"張介賓注同。據原校"一曰熊熊然"之義,疑鮫鮫爲"驕驕"之假。鮫與驕,古皆宵韻見紐平聲,亦同聲相假。驕驕,高而盛壯,與熊熊義亦近。如《詩經·齊風·甫

田》：“維莠驕驕。”高亨今注：“驕驕，借爲喬喬，草盛而高的樣子。”又《漢書·叙傳·述賈誼第十八》：“賈生矯矯。”顏師古注：“矯矯，高舉之貌也。合韻音驕。”矯，古亦宵韻，此亦義存乎聲。

〔21〕一曰熊熊然　《靈樞》同。熊熊，雄壯也。《山海經·西山經》：“南望崑崙，其光熊熊。”郝懿行疏：“按熊熊，猶雄雄也。”《史記·廉頗藺相如列傳》司馬貞述贊：“壯氣熊熊。”

〔22〕判徵　《靈樞》作“質判”，義不通，非是，此後“然”下另有校云：“一曰質徵。”又《靈樞·五音五味》亦有“判徵”。

〔23〕下　明抄本作“上”，與上文“上”互易。

〔24〕支支然　然，《靈樞》無。《靈樞發微》注：“支支者，支持之義。”《類經》卷四第三十一注：“支支，枝離貌。”按支與伎音同，可互假。支支猶伎伎。伎伎，舒緩貌。《詩經·小雅·小弁》：“維足伎伎。”毛亨傳：“伎伎，舒貌。”

〔25〕熙熙然　熙熙，《靈樞》作“頤頤”。然下明抄本有“一曰小黑徵也”五字校文，按黑字衍，小爲少誤；《靈樞》有“一曰質徵”四字校文。《靈樞發微》注：“頤頤者，垂下之義也。”《類經》卷四第三十一注：“頤頤，自得貌。”又《太玄經·裝》：“飲食頤頤。”鄭萬耕校釋：“頤頤，如意自得貌。”又熙熙，和樂貌。《漢書·禮樂志》：“衆庶熙熙。”顏師古注：“熙熙，和樂貌也。”按熙與頤，皆以臣得聲，是熙熙、頤頤，亦義存乎聲。故自得與和樂義近並通。

土形之人，比于上宫，黃色，大頭圓面[1]，美肩背，大腹，好[2]股脛，小手足，多肉，上下相稱[3]，行安地[4]，舉足浮[5]，安心[6]，好利人，不喜權勢[7]，善附人[8]。柰秋冬不柰春夏，春夏感而生病，主足太陰敦敦然[9]。太宫之人，比於左足陽明，陽明之上婉婉然[10]。加宫[11]之人，比於左足陽明，陽明之下炆炆音歊。然[12]。一曰坎坎然[13]。少宫之人，比於右[14]足陽明，陽明之上樞樞然[15]。左宫之人，比於右足陽明，陽明之下兀兀然[16]。一曰衆之人，一曰陽明之上[17]。

〔1〕大頭圓面　《靈樞》作“圓面大頭”。

〔2〕好　《靈樞》作“美”。按好亦美也。《說文·女部》：“好，媄也。”段玉裁注：“好，本謂女子，引伸爲凡美之偁。”

〔3〕上下相稱　此指頭面手足四肢通體,上下皆勻稱。

〔4〕地　明抄本作"然"。

〔5〕舉足浮　《千金》卷十五第一無"浮"字,下文"安心"作"心平",連作"舉足心平"。可參。舉足者,舉止向背也。如《後漢書·竇融傳》:"舉足左右,便有輕重。"浮與孚通。《禮記·聘義》:"孚尹旁達,信也。"鄭玄注:"孚讀爲浮。"《説文·爪部》:"孚,卵孚也。从爪从子。一曰信也。"此言舉止向背,皆有信焉。

〔6〕安心　《千金》卷十五第一作"心平"。

〔7〕權勢　權力與威勢也。如《管子·七臣七主》:"權勢者,人主之所獨守也。"

〔8〕善附人　善,《千金》卷十五第一作"意"。人下《靈樞》有"也"字。《靈樞發微》注:"善附人者,土能容垢納汙,不棄賤趨貴也。"按馬注似欠安。善附人者,喜親近於人也。附,親近。義見前少陽之人之注。

〔9〕敦敦然　《靈樞發微》注:"敦敦然,有敦重之義。"《類經》卷四第三十一注:"敦敦,重實貌。"按敦敦與純純、肫肫、忳忳等並通,墾誠貌也。《史記·孝文帝紀》:"純厚慈仁。"《漢書·文帝紀》純作敦。《禮記·中庸》:"肫肫其仁。"鄭玄注:"肫肫,讀如誨爾忳忳之忳。墾誠貌也。肫肫或爲純純。"

〔10〕婉婉然　婉婉,明抄本作"宛宛"。按婉與宛通。《詩經·鄭風·野有蔓草》:"清揚婉兮。"《孔子家語·致思》引婉作"宛"。《靈樞發微》注:"婉婉,有委曲之義也。"《類經》卷四第三十一注:"婉婉,委順貌。"《靈樞集註》張志聰注:"婉婉,和順之態,土之德也。"按此説與前言"好利人"、"善附人"之義亦合。又如《文選·謝宣遠·張子房詩》:"婉婉嫮中畫。"李善注:"婉婉,和順貌也。"

〔11〕加宮　《靈樞發微》注:"加宮居左,太宮之下也。"《靈樞集註》張志聰注:"加宮,土之加厚,比上宮也"。按張注可從,加宮者,宮又得助也,然終非宮形之正者,故亦歸於偏。

〔12〕炫炫(kài kài 愾愾)然　《靈樞》炫炫作"坎坎",與原校同,"然"下明抄本與《靈樞》均有"一曰衆之人"五字校文。《靈樞發微》注:"坎坎,亦持重之義也。"《類經》卷四第三十一注:"坎坎,深固貌。"按坎坎,喜悦貌,與前言"好利人"等義亦合。又如《爾雅·釋訓》:"坎坎蹲蹲,喜也。"郝懿行義疏:"坎者,籨之叚音也。……《玉篇》云:籨,和悦之響也,今作坎。"

炫,熾盛貌。《玉篇·火部》:"炫,熾也。"《廣韻·怪韻》:"炫,盛也。"此與坎坎義有差,亦或爲咳之假借,《說文·口部》:"咳,小兒笑也。"《疊雅》:"古音複字,咳咳,小兒笑也。"《敦煌變文字義通釋·釋情貌》:"咍咍、咳咳、詼詼,喜笑貌。"此與坎坎之義近焉。

〔13〕一曰坎坎然 明抄本無。

〔14〕右 明抄本作"左",非是,若之,則三左一右,與諸例不合。

〔15〕樞樞然 《靈樞發微》注:"樞樞者,有拘守之義。"《類經》卷四第三十一注:"樞樞,圓轉貌。"按樞樞與嘔嘔謳謳亦通,樞與謳、嘔均在《集韻·虞部》,樞,春朱切。謳、嘔,匈于切。此亦音近義通。嘔、謳,喜悅貌。《廣雅·釋詁》:"謳,喜也。"又釋訓:"嘔嘔、喻喻,喜也。"王念孫疏證:"《文選·聖主得賢臣頌》:是以嘔喻受之。李善引應劭云:嘔、喻,和悅貌,重言之則曰嘔嘔、喻喻。"

〔16〕兀兀然 《靈樞發微》注:"兀兀者,獨立不搖之義也。"張介賓注、張志聰注義同。按《說文·儿部》:"兀,高而上平也。"段玉裁注:"凡從兀聲之字,多取孤高之意。"《文選·馬融·長笛賦》:"兀婁狂膚。"李善注:"嶮峻之貌。"又唐楊乘《南徐春日懷古》:"興亡山兀兀。"是兀兀者,重言也,爲高聳貌。詳此前云"不喜權勢",寓不卑不諂之意,亦自高聳焉。又郭靄春從徐灝說,"此(《說文》)望文生義。兀與元同。"兀兀即元元,善良貌。此又一說也。

〔17〕一曰衆之人,一曰陽明之上 《靈樞》原校亦同。按衆,據《靈樞·五音五味》衆羽義,此當爲"衆宮"。然五音五味亦無"衆宮"一形,暫存疑。

金形之人,比於上商,白色,小頭方面[1],小肩背,小腹,小手足,如骨發踵外骨輕身[2],一曰[3]發動輕身。清廉[4],急心,靜悍[5],善[6]爲吏。奈秋冬不奈春夏,春夏感而生病,主手太陰敦敦然[7]。太商之人,比於左手陽明,陽明之上廉廉然[8]。右商之人,比於左手陽明[9],陽明之下脫脫然[10]。左商[11]之人,比於右手陽明[12],陽明之上監監然[13]。少商之人,比於右手陽明,陽明之下嚴嚴然[14]。

〔1〕方面 《靈樞》在上文"白"上。按餘形皆先言色再言形,當以本經是。

〔2〕如骨發踵外骨輕身　此十字《千金》卷十七第一作“勞動身輕”四字，與此下原校義同。詳本文義甚晦，《千金》及原校義勝。

〔3〕曰　明抄本作“作”。

〔4〕清廉　《千金》卷十七第一作“精瘦”。按精與清通。

〔5〕静悍　《靈樞發微》注：“静悍者，金之性，不動則静，動之則悍也。”按此亦望文生義。静悍，精悍也。静與精通。《史記·游俠列傳》：“解爲人短小精悍。”《漢書·游俠傳》精作静。又《漢書·韓嬰傳》：“其人精悍，處事分明。”精悍者，精明强悍也。

〔6〕善　《千金》卷十七第一作“喜”此上並有“性”字。明抄本此下有“然”字。

〔7〕敦敦然　敦敦，《千金》卷十七第一作“廉廉”。然下明抄本有“悍，音旱。踵，音衆”六小字音注。《靈樞發微》注：“敦敦然者，有敦重之義也。”《類經》卷四第三十一注：“敦敦，堅實貌。手足太陰皆曰敦敦，而義稍不同，金堅土重也。”按張注雖爲分辨，然義猶欠安。詳《說文通訓定聲·屯部》敦，假借“又爲傲。《詩·閟宮》：敦商之旅。箋：治也。又爲督。……《荀子·榮辱》：敦比其事。彊國：敦比於小事。注：精審躬親之謂。”是敦有治義。敦敦，重言之，善治貌也。與前文言“善爲吏”之義合。

〔8〕廉廉然　《靈樞發微》注：“廉廉然者，有稜角之義也。”《靈樞集註》張志聰注：“廉廉如金之潔而不污。”按廉廉者，廉潔也。《大戴禮記·文王官人》：“絜廉而果敢者也。”盧辯注：“絜廉，謂不貪於貨色。”此與上文“清廉”義可合。

〔9〕左手陽明　《類經》卷四第三十一注：“詳此當是右手陽明，庶與右商之人相屬。”按諸文例，應是左形應左，右形應右，此右形應左，疑有誤。

〔10〕脫脫然　《靈樞發微》注：“脫脫然者，無累之義也。”《類經》卷四第三十一注：“脫脫，瀟洒貌。”按此解似難合金性。詳脫與稅、銳等，皆得聲於兌，可互假。如《荀子·禮論》：“凡禮始乎稅。”《史記·禮書》稅作脫。《說文通訓定聲·泰部》：“稅，段借爲銳。”銳者疾也。脫脫然即銳銳然，急疾貌也，與前文言“急心”之義可合。

〔11〕左商　《靈樞》作“大商”。按前有“太商”，再作“大商”，義重，非是。

〔12〕右手陽明　《類經》卷四第三十一注：“詳此當是左手陽明，庶與

左商之人相屬。"

〔13〕監監然 《類經》卷四第三十一注:"監監,多察貌。"《靈樞集註》張志聰注:"監監如金之明察也。"

〔14〕嚴嚴然 《靈樞發微》注:"嚴嚴然者,不敢肆也。"《類經》卷四第三十一注:"嚴嚴,莊重貌。"《靈樞集註》張志聰注:"嚴嚴如金之整肅也。"諸注文異義同。又《荀子·儒效》:"嚴嚴兮其能敬己也。"楊倞注:"嚴嚴,有威重之貌。"義亦同。

水形之人,比於上羽,黑色,大頭[1]面不平[2],一云曲面。廣頤[3]小肩,大腹,小手足[4],小作大[5]。發行搖身[6],下尻長背[7],延延然[8],不敬畏[9],善欺紿人[10],殆戮死[11],奈秋冬不奈春夏,春夏感而生病,主足少陰污污然[12]。大羽之人,比於右足[13]太陽,太陽之上頰頰然[14]。少羽之人,比於左足太陽,太陽之下紆紆然[15]。眾之爲人[16],比於右足太陽,太陽之下潔潔然[17]。桎之爲人[18],比於左足太陽,太陽之上安安然[19]。

〔1〕大頭 此二字《靈樞》在"面不平"下。

〔2〕面不平 《千金》卷十九第一作"曲面",與原校同。按曲,折也,屈也,亦不平之義。故疑"不平"二字,或係"曲"之粘注誤入正文,遂將曲面誤作面不平。

〔3〕廣頤 《靈樞》作"廉頤"。《千金》卷十九第一同本經。廣頤,腮部寬廣。頤,渾言腮部。

〔4〕小手足 《靈樞》作"動手足",又原校"小作大",均與此前諸文例不合,均非。

〔5〕小作大 按文例似應作"一作大"。

〔6〕發行搖身 詳前火形之人曰"行安地"、"行搖肩",土形之人曰"行安地",據文例此當作"行搖身",文安義順。發,贅文,疑衍。

〔7〕下尻長背 尻下背長也。下,低下。

〔8〕延延然 《靈樞發微》注:"延延然,亦長意。"又《廣雅·釋訓》:"延延,長也。"

〔9〕不敬畏 不敬畏者,無所畏敬也。敬畏,一曰畏敬,畏而敬之。如《史記·魯周公世家》:"四方之民罔不敬畏。"《漢書·禮樂志》:"同則

和親,異則畏敬。"

〔10〕善欺紿人　喜詐騙於人也。《説文·欠部》:"欺,詐也。"《漢書·韓延壽傳》:"吏民不忍欺紿。"顏師古注:"紿,誑也。"

〔11〕殆戮死　殆,《靈樞》、《千金》卷十九第一均無。殆戮死者,將被刑戮而死也。殆,副詞,將要之義。《經傳釋詞》卷六:"殆者,近也,幾也。將然之詞也。"戮死者,受刑罰而死也。如《管子·大匡》:"均之死也,戮死於君前。"

〔12〕污污然　污污,明抄本、《靈樞》均作"汙汙"。然下明抄本有"汙,音污"三小字音注。詳污,又作"汙",《千金》卷十九第一正作"汙汙"。汙與汙形相近。故諸作"汙"者,皆"汙"之誤。污污然,卑下庸陋之行然。《荀子·非相》:"是以終不免埤汙庸俗。"楊倞注:"埤、汙,皆下也,謂鄙陋也。"《史記·日者列傳》:"今何居之卑,何行之污。"詳水形之人,無所畏敬,善欺殆戮,故其行污污然。

〔13〕足　明抄本作"手",非是。太陽手經,徵之人也。

〔14〕頯頯然　《靈樞發微》:"頯頯然者,其盈滿如兩頯也。"《類經》卷四第三十一注:"頯頯,得色貌。"按頯與愜、陿通。《説文通訓定聲·謙部》:"頯,叚借爲愜。"愜即愜,愜愜,狹陿貌。《文選·潘岳·馬汧督誄》:"愜愜窮城。"李善注:"王逸《楚辭》曰:愜愜小息,畏罹患禍者也。"詳今《楚辭·哀時命》:"固陿腹而不得息。"王逸注:"陿腹小息……陿,一作愜。"洪興祖補注:"陿,音狹,隘也。"

〔15〕紆紆然　《靈樞發微》注:"紆紆然者,有周旋之義也。"《類經》卷四第三十一注:"紆紆,曲折貌。"詳紆與訏,皆得聲於"于",音近義通。《説文·言部》:"訏,詭譌也。"《玉篇·言部》:"詭,欺也。"《集韻·紙韻》:"詭,《説文》:責也。一曰詐也。或从爲。"是訏,欺詐也,重言之,欺詐貌。與前文言"善欺紿人"義合。

〔16〕衆之爲人　詳《靈樞·五音五味》有"衆羽",故此按文例似當作"衆羽之人"。《説文·似部》:"欨,多也。"又此後"潔潔然"下《靈樞》原校云:"一曰加之人。"是衆羽,一作加羽,加亦多也,多爲有餘,非羽之正,故歸於偏。

〔17〕潔潔然　《靈樞發微》注:"潔潔然者,獨行之義也。"《類經》卷四第三十一注:"潔潔,清淨貌。"詳前言水形人性行,豈得言清淨。按潔本作絜,絜與挈通。如《周禮·夏官·序官》挈壺氏,鄭玄注:"挈讀如絜髮之

絜。"《史記・酷吏列傳》:"絜令楊立之明。"《漢書・張湯傳》絜作挈。挈挈,急切貌。《太玄經・干》:"栝鍵挈挈。"司馬光集注:"挈挈,急切貌。"

〔18〕桎之爲人　詳《靈樞・五音五味》有"桎羽",故此按文例似當作"桎羽之人"。桎,正抄本作"窒",此同音相假。桎,阻礙也。《莊子・達生》:"一而不桎。"陸德明釋文:"司馬云:桎,闕也。"《集韻・德韻》:"闕,礙也。"又旨韻:"桎,礙也。"桎羽者,羽被阻礙則不及也,非羽之正,故歸於偏。

〔19〕安安然　《靈樞發微》注:"安安然者,自如之義也。"《類經》卷四第三十一注:"安安,安静貌。"按此解與羽人之性行難合。詳安與偃通。偃然,驕傲自得貌。如《新唐書・突厥傳上》:"至則車鼻偃然無入朝意。"是與前言"不敬畏"之義合。

按:陰陽二十五人者,以木火土金水五行爲本也。五行之人各分爲五者,一全四偏也。全者得一行之正,稱之爲"上"。偏者,太少也,左右也,加或衆、質或桎也。太少,有餘不足之謂;左右,非屬中焉;加或衆者,氣有所增益,質或桎者,氣有所窒礙,均不得爲正。此所以合二十五人之義,乃以人之所稟不同,而特有此説。究之實際,其義若何,則有待進一步証實。又古文獻中,有五人及二十五人者,尚有別説。如《文子・微明》有上人者五,曰神、真、道、至、聖;次上者五,曰德、賢、智、善、辯;中人者五,曰公、忠、信、義、禮;次中者五,曰士、工、虞、農、商;下人者五,曰衆、奴、愚、肉、小。其寓社會等級觀念之義,固與本經不同。又《淮南子・墜形訓》亦有五方人云:"東方,川谷之所注,日月之所出,其人兑形小頭,隆鼻大口,鳶肩企行,竅通於目,筋氣屬焉,蒼色主肝,長大早知而不壽。……南方,陽氣之所積,暑濕居之,其人修形兑上,大口決眥,竅通於耳,血脉屬焉,赤色主心,早壯而夭。……西方高土,川谷出焉,日月入焉,其人面(據《太平御覽・人事部》引此前脱"方"字)末僂,修頸卬行,竅通於鼻,皮革屬焉,白色主肺,勇敢不仁。……北方,幽晦不明,天之所閉也,寒冰之所積也,其人翕形短脛,大肩下尻,竅通於陰,骨幹屬焉,黑色主腎,其人惷愚禽獸(《太平御覽》引無此二字)而壽。……中央四達，風氣之所通，雨露之所會也，其人大面短頤，美須惡肥，竅通於口，膚肉屬焉，黃色主胃，慧聖而好治。"此以五方爲本，描述之形，與本經頗合，說明當時有多方學者，注目於此，故可爲研討之參考。

曰：得其形不得其色何如[1]？曰：形勝色、色勝形者[2]，至其勝時年加[3]，害則病行[4]，失則憂矣[5]。形色相得者[6]，富貴大[7]樂。曰：其形色相勝之時，年加可知乎？曰：凡人之大忌[8]，常加九歲[9]，七歲、十六歲、二十五歲、三十四歲、四十三歲、五十二歲、六十一歲，皆人之大忌[10]，不可不自安[11]也。感則病行[12]，失則憂矣。

〔1〕何如　明抄本作"如何"。

〔2〕形勝色，色勝形者　《類經》卷四第三十一注："形勝色者，如以木形之人而色見黃者也。色勝形者，如以木形人而色見白也。"

〔3〕勝時年加　年下正抄本有"感"字，加字連下句。《類經》卷四第三十一注："勝時年者，如木王土衰，而又逢丁壬之木運，或東方之干支，或厥陰氣候之類，值其王氣相加。"按東方干者甲乙也。東方支者，寅卯也。又《內經》中除《素問》運氣諸篇外，尚無明雕干支紀年之說，而運氣諸篇，又係後出，故有關勝時年加，即後文大忌之說，非干支相加之義。

〔4〕害則病行　害，正抄本無，《靈樞》作"感"。行，明抄本無。此言傷於勝時年加者，則疾病發生矣。《說文・宀部》："害，傷也。"行，引申爲發生。

〔5〕失則憂矣　明抄本無此四字，後同。此言知乎勝時年加者爲得，不知則失，失則憂矣。失，失誤也。

〔6〕者　原脫，據《靈樞》及上文"色勝形者"例補。

〔7〕大　明抄本作"天"，疑形近誤。

〔8〕凡人之大忌　凡人之，《靈樞》作"凡年忌下上之人"，"大忌"二字連下句。似不若本經文安義順。

〔9〕九歲　《靈樞》無此二字。本經原在"七歲"之下，非是，據後文各相加數之例移此。即以某一年齡段爲基數，均遞增九歲。

〔10〕皆人之大忌　大，《靈樞》無。據前例，本經是。《靈樞發微》注："大凡人方七歲，是陽之少也，再加九歲乃十六歲……蓋九爲老陽，而

陽極必變,故此皆爲人之大忌。"張介賓、仇汝霖等注義同。

〔11〕自安　善自爲之。安,善也。《國語·晋語一》:"君父之所安也。"韋昭注:"安,善也。"《靈樞》此後所謂"當此之時,無爲姦事"。此之謂也。

〔12〕行　原脱,據《靈樞》及此前文例補。明抄本作"矣"。

按:上文言"勝時年加"之法,是以七歲爲基數,依次遞增九歲。故諸注皆以七、九二數爲釋。詳《黄帝蝦蟇經·年神舍九部法第二》則曰:"岐伯曰:九部者,神所臟行,不可犯傷,一有神官部,二有大敦部,三有巨部,四有頸部,五有下承部,六有天部,七有闕庭部,八有脛部,九有地部。夫神上法天,而下行無已,終而復始,故必慎之。神所在,不可灸刺,當其年神傷之,致死也。"其具體方法,乃從一歲至九歲,每一年齡段均可爲基數,依次遞增九歲。與本文所言者頗似。又《武威漢代醫簡》亦有"黄帝治病神魂忌",自一歲至九歲每歲有忌灸處,十歲以上,以十年爲一段,與一至九歲相應,即十至十九同一歲,二十至二十九同二歲,亦當屬天忌之法。究其本義,皆何所據,理論上如何解釋,暫難詳述。

曰:脉之上下,血氣之候,以知形氣奈何?曰[1]:足陽明之上,血氣盛則髯美長[2];血多氣少[3]則髯短,氣多血少[4]則髯少;血氣俱[5]少則無髯,兩吻多畫[6]。髯字一本俱作髯字。吻音穩[7]。足陽明之下,血氣盛則下毛美長至胸[8];血多氣少則下毛美短至臍,行則善高舉足[9],足大指少肉[10],足善寒;血少氣多則肉善瘃[11];瘃音屬。血氣皆少則無毛,有則稀而[12]枯瘁[13],善痿厥[14],足痺[15]。

〔1〕曰　此下明抄本有"知"字。

〔2〕血氣盛則髯美長　髯,《靈樞》作"髭",與此後原校引一本同,下同。按《釋名·釋形體》:"口上曰髭。……頤下曰髯。……在頰耳旁曰髭。"又《説文·須部》:"須,面毛也。"段玉裁注:"俗假須爲需,別製鬚、髭字。"《漢書·朱博傳》:"博奮髯抵几曰。"顏師古注:"髯,頰毛也。"詳髯、髭、髭,若渾言之,皆可泛指胡髯。如美髯、美髭、美髭,皆泛指胡髯之美。

析言之，則口上曰髭，頤下曰鬚，兩頰曰髯。詳本節足陽明之上，足少陽之上及手陽明之上分而述之，則當從析言之義，故本文似當作"髯"爲是。《類經》卷四第三十一注："足陽明胃經之脉，行於上體者，循鼻外挾口環脣，故此經氣血之盛衰，皆形見於口傍之髯也。"又足陽明之脉"循頤後下廉，出大迎，循頰車，上耳前，過客主人"，亦合《釋名》所謂"在頰耳旁曰髯"之義。

〔3〕血多氣少 《靈樞》作"血少氣多"。據後文足少陽之上"血多氣少則通髯美短"例，本經是。

〔4〕氣多血少 《靈樞》作"氣少血多"，氣上並有"故"字，不合文例，疑衍。又據後文足少陽之上"血少氣多則少鬚"例，本經是。

〔5〕俱 《靈樞》作"皆"。

〔6〕兩吻多畫 《類經》卷四第三十一注："吻，口角也。畫，紋也。陽明血氣不充，兩吻故多紋畫。"

〔7〕吻音穩 此三字明抄本在後文"足痺"下。

〔8〕血氣盛則下毛美長至胸 《類經》卷四第三十一注："足陽明之脉，行於下體者，由歸來至氣街，陰陽總宗筋之會，會於氣街而陽明爲之長，故形見於下毛，而或有至胸至臍也。"按下毛，陰毛也，亦曰毛。如肝足厥陰之脉，"循陰股，入毛中"。

〔9〕行則善高舉足 《類經》卷四第三十一注："因其血多，蓋四肢皆禀氣於胃，足受血而能步也。"

〔10〕足大指少肉 足，明抄本無。大，《靈樞》無。按胃足陽明之脉下至足跗，"其支者，別跗上，入大指間，出其端"。足陽明氣少，則陰血雖多，而不得陽煦，故足大指少肉。

〔11〕肉善瘃(zhú 燭) 肉下《靈樞》有"而"字。此言其肌肉喜生凍瘡。瘃，凍瘡。《說文·疒部》："瘃，中寒腫覈。"《廣韻·燭韻》："瘃，寒瘡也。"

〔12〕而 《靈樞》無。

〔13〕瘁 憔悴也。瘁與悴通。《詩經·小雅·北山》："或盡瘁國事。"《左傳·昭公七年》引盡瘁作"憔悴"。又《靈樞·本神》："毛悴色夭。"毛悴與此文義同。

〔14〕痿厥 痿者，痿弱不用。厥者，足逆冷也。

〔15〕足痺 足之氣血閉窒不行，其爲病也，不仁不遂，是爲足痺。

足少陽之上，血氣盛則通髯美長[1]，血多氣少則通髯美短[2]，血少氣多則少鬚[3]，血氣皆少則無鬚，感於寒濕則善痺，骨痛爪枯[4]。足少陽之下，血氣盛則脛毛美長，外踝肥[5]；血多氣少則脛毛美短，外踝皮堅而厚；血少氣多則胻[6]毛少，外踝皮薄而軟[7]；血氣皆少則無毛，外踝瘦而[8]無肉。

〔1〕血氣盛則通髯美長　通髯，《靈樞》作"通髯"，下同。《靈樞發微》注："所謂通髯者，乃連鬚而生者也。"詳足少陽之脈，其支者，別鋭眥，下大迎，合於手少陽"。是大迎位當頤以下，合於《釋名》所謂"頤下曰鬚"之義。又後文"通髯極鬚"，《太素》作"通髯極髮"，鬚即鬚字，亦支持此義，故暫從本經。此言面毛由頤下及頰，連貫而生者。通，貫也。

〔2〕美短　美，正抄本無。律以前文"血多氣少則鬚短"例，似無"美"是。

〔3〕鬚　《靈樞》作"髯"，下同。

〔4〕骨痛爪枯　詳膽足少陽之脈曰"是主骨所生病者"，又肝主筋，爪爲筋之餘，膽爲肝之腑，故其爲病，骨痛爪枯。

〔5〕血氣盛則脛毛美長，外踝肥　《類經》卷四第三十一注："足少陽之脈，行於下體者，出膝外廉，下外輔骨外踝之前，故其形見者，皆在足之外側。"

〔6〕胻　按胻與脛雖通，然據此上文例，似當作"脛"。

〔7〕軟　明抄本作"輭"，按輭與軟同。

〔8〕而　《靈樞》無。

足太陽之上，血氣盛則美眉，眉有毫毛[1]；血多氣少則惡眉[2]，面多小理[3]；血少氣多[4]則面多肉，血氣和則美色[5]。足太陽[6]之下，血氣盛則跟肉滿，踵堅[7]；氣少血多則瘦，跟空[8]；血氣皆少則善轉筋[9]，踵下痛。

〔1〕血氣盛則美眉，眉有毫毛　詳足太陽之脈，起於目内眥，上額。眉居目上額下，足太陽之分部。該脈血氣盛則眉得其養，故美好，且眉間有細長毛。毫毛，細長之毛。

〔2〕惡眉　眉醜不美也。惡，醜也，與上文"美眉"爲對文。《左傳·昭公二十八年》："昔賈大夫惡，娶妻而美。"杜預注："惡亦醜也。"

〔3〕小理　小，明抄本、《靈樞》均作"少"，少與小通。小理者，小的紋理也。理，紋理。《荀子·解蔽》："則足以見鬚眉而察理矣。"楊倞注：

"理,肌膚之文理。"文與紋通。

〔4〕多 原作"盛",與前後文例不合,據《靈樞》改。

〔5〕美色 容顏美好也。

〔6〕太陽 原作"太陰",詳此上下文例,不言陰經,故爲誤,據正抄本及《靈樞發微》、《類經》卷四第三十一改。

〔7〕血氣盛則跟肉滿,踵堅 《類經》卷四第三十一注:"足太陽之行於下體者,循髀外後廉下合膕中,貫腨內,出外踝之後,結於踵。故其形見爲病,皆在足之跟踵也。"跟與踵,皆足後跟。《說文・足部》:"跟,足踵也。"此上言跟,下言踵,亦互文也。

〔8〕跟空 跟肉空虛不堅實,與上文"踵堅"爲對文。

〔9〕善轉筋 善,《靈樞》作"喜"。詳足太陽之脉謂"是主筋所生病者",故此當爲病善轉筋。

手陽明之上,血氣盛則髭美[1];血少氣多則髭惡,血氣皆少則[2]無髭。手陽明之下,血氣盛則腋下毛美[3],手魚肉以溫[4];氣血皆少則手瘦以寒[5]。

〔1〕血氣盛則髭美 血氣,原作"氣血",義雖同,然與前後諸文例不合,故據《靈樞》及文例乙正。髭前原有"上"字,按髭無上下之別,故據《靈樞》刪。髭,明抄本作"鬚",下同。《類經》卷四第三十一注:"手陽明大腸之脉,行於上體者,挾口交人中,上挾鼻孔,故其氣血之盛衰,必形見於髭也。"

〔2〕則 此下原有"善轉筋"三字,與諸文例不合,乃涉上衍,據《靈樞》刪。

〔3〕血氣盛則腋下毛美 《類經》卷四第三十一注:"手陽明之行於下體者,上臑外前廉,下近於腋,且陽明太陰爲表裏,而太陰之脉出腋下,故腋下毛美。"

〔4〕手魚肉以溫 《類經》卷四第三十一注:"手魚肉者,大指本節後厚肉也。本經之脉,起次指出合谷,故形見於此。"按張注以"手魚肉"爲釋,似失之矣。手魚者,手大指本節後肉如魚形者,故名魚。肉以溫者,言魚之肌肉肥滿而溫暖也。肉,名詞作形容詞,如《禮記・樂記》:"使其曲直、繁瘠、廉肉、節奏。"孔穎達正義:"肉謂肥滿。"以與而通。手太陰上魚,"手陽明之絡,名曰偏歷,去腕三寸,別入太陰",必過手魚,故手魚肉以溫。

〔5〕手瘦以寒 律以上文"手魚肉以溫"例,手下似脫"魚"字。瘦以

寒與肉以溫爲對文,言手魚之肌肉,瘦弱而寒冷也。

　　手少陽之上,血氣盛則眉美以長,耳色美[1];血氣皆少則耳焦[2]惡色。手少陽之下,血氣盛則手拳多肉以溫[3];血氣皆少則瘦以寒[4];氣少血多則瘦以多脉[5]。

　　〔1〕血氣盛則眉美以長,耳色美　《類經》卷四第三十一注:"手少陽三焦之脉,行於上體者,出耳前後,至目銳眥,故其血氣之盛衰,皆見於眉耳之間。"

　　〔2〕耳焦　耳憔悴也。焦與憔通。

　　〔3〕血氣盛則手拳多肉以溫　拳,《靈樞》作"捲"。按捲與拳通。《國語・齊語》:"有拳勇股肱之力。"《說文・手部》捲字引作"拳"。拳亦與權同。手卷即手權也。《類經》卷四第三十一注:"手少陽之脉,行於下體者,起名指端,循手腕出臂上肘,故其形見若此。"

　　〔4〕瘦以寒　《靈樞》作"寒以瘦"。按瘦以寒與上文"多肉以溫"爲對文,故本經是。

　　〔5〕多脉　《靈樞集註》張志聰注:"多脉者,皮肉瘦而脉絡多外見也。"

　　手太陽之上,血氣盛則多髯,面多肉以平[1];血氣皆少則面瘦惡色[2]。手太陽之下,血氣盛則掌肉充滿[3];血氣皆少則掌瘦以寒。

　　〔1〕血氣盛則多髯,面多肉以平　《靈樞》"則"下有"有"字,疑衍;髯作"鬚"。手太陽之脉,"其支者,從缺盆循頸上頰,至目銳眥,却入耳中。其支者,別頰上䪼,抵鼻,至目內眥,斜絡於顴"。故其氣血盛衰,則形見於髯與面。

　　〔2〕惡色　原作"黑色"。詳此前足太陽言眉分美惡,手少陽言耳色分美惡,是此亦當作"惡色"爲是,故據《靈樞》改。

　　〔3〕血氣盛則掌肉充滿　詳手太陽脉,雖不至掌,而其相表裏之手少陰脉,則入掌內,故其血氣盛衰,則形見於掌。

　　黃赤者多熱氣[1],青白者少熱氣[2],黑色者多血少氣,美眉者太陽多血[3],通髯極鬚者少陽多血[4],美鬚者陽明多血[5]。此其時然[6]也。夫人之常數[7],太陽常多血少氣,少陽常多氣少血[8],陽明常多血多[9]氣,厥陰常多氣少血[10],

少陰常多血少氣[11]，太陰常多血少氣[12]，此天之常數也[13]。

〔1〕多熱氣　郭靄春云：“按熱似爲血之誤字，否則，黑色多血少氣，而黃赤青白則多熱、少熱，未免不類。”此說甚是，詳此下皆當以色辨血氣之多少，與前篇言五色辨寒熱者不同，故此當作“多血氣”爲是。

〔2〕少熱氣　此當作“少血氣”爲是。

〔3〕美眉者太陽多血　此與前“足太陽之上”云云義同。

〔4〕通髯極鬚者少陽多血　通髯極鬚，《太素》作“通髻極髮”，髻即鬚，通髻與前文同，然與下“極鬚”則文不安，待考。此與前“足少陽之上”云云義同。

〔5〕美鬚者陽明多血　鬚，明抄本作“髯”，義勝，此與前“足陽明之上”云云義同。

〔6〕時然　正抄本作“應然”，義勝。

〔7〕常數　一定的規律。如《荀子·天論》：“天有常道矣，地有常數矣。”

〔8〕多氣少血　明抄本作“少血多氣”。

〔9〕多　《靈樞》、《太素》均無。

〔10〕厥陰常多氣少血　此句明抄本在少陰下。

〔11〕多血少氣　明抄本作“少氣多血”。

〔12〕多血少氣　明抄本作“少氣多氣”。《太素》無“少”字。

〔13〕天之常數也　也，明抄本無。按此前言“人之常數”，此則言“天之常數”，文雖可通，然終疑有誤。又《太素》注：“此又授人血氣多少之常數也。”或《太素》本亦作“人”。

曰：二十五人者，刺之有約[1]乎？曰：美眉者，足太陽之脈血氣[2]多；惡眉[3]者，血氣少；其肥而澤者，血氣有餘；肥而不澤者，氣有餘血不足；瘦而無澤者，血氣[4]俱不足。審察其形氣有餘不足而調之[5]，可以知順逆矣[6]。

〔1〕刺之有約　刺之有約猶刺之有要。約，要也。要猶要領。《孟子·公孫丑上》：“然而孟施舍守約也。”趙岐注：“以施舍要之。”焦循正義：“約之訓爲要，於衆道之中得其大，是得其要也。”《素問》有《刺要論》，亦同此義。又約與要古通。《戰國策·趙策二》：“欲以論德而要功也。”《史記·趙世家》要作“約”。

〔2〕血氣 《靈樞》作"氣血"。

〔3〕惡眉 明抄本作"眉惡"。

〔4〕血氣 明抄本、《靈樞》均作"氣血"。

〔5〕審察其形氣有餘不足而調之 《類經》卷四第三十一注:"此言足太陽一經之盛衰,而他經之有餘不足亦由是也。審察既明,而後調之。"按此言察者,即上文舉足太陽之例,察其眉之美惡、肉之肥瘦、色之澤否,以知形氣之有餘不足。舉形該血。

〔6〕可以知順逆矣 《靈樞發微》注:"可以知當補而補、當瀉而瀉之爲順,反此則爲逆矣。"

刺其[1]陰陽奈何?曰:按其寸口人迎,以調陰陽[2],切循其經絡之凝泣[3],結而不通者,此[4]於身皆[5]爲痛痺,甚則不行,故凝泣。凝泣者,致氣以温之[6],血和[7]乃止。其結絡[8]者,脉結血不行[9],決之乃行[10]。故曰:氣有餘於上者,導而下之[11];氣不足於上者,推而往之[12];其稽留不至者,因而迎之[13]。必明於經隧,乃能持之[14]。寒與熱爭者,導而行之[15];其宛陳血不結者,即而取之[16]。必先明知二十五人,別[17]血氣之所在,左右上下,則[18]刺約畢矣[19]。

〔1〕其 此下《靈樞》有"諸"字。

〔2〕按其寸口人迎,以調陰陽 《類經》卷四第三十一注:"寸口在手,太陰脉也。人迎在頭,陽明脉也。太陰行氣於三陰,陽明行氣於三陽。故按其寸口人迎,而可以調陰陽也。如《禁服》、《終始》、《經脉》等篇,所謂人迎脉口一盛二盛三盛等義皆是。"按以調陰陽者,按人迎寸口脉,以求知陰陽之虛盛。調,《廣韻·嘯韻》徒弔切。《玉篇·言部》:"調,求也。"按人迎脉口之診,詳見本經卷四第一上及卷五第五。

〔3〕泣 《靈樞》作"濇",詳凝泣之"泣",《素問》均同此,如《五藏生成》:"凝於脉者爲泣。"王冰注:"泣謂血行不利也。"《太素》卷十七殘篇注:"積脉血澀。"又《調經論》:"寒則泣而不流。"王冰注:"泣謂如雪在水中,凝住而不行去也。"《素問·舉痛論》音釋:"泣,音澀。"《靈樞·癰疽》音釋亦同。又《醫心方》卷十五第一引《劉涓子方》之"血澀",今《靈樞·癰疽》均作"血泣"。後世注家多從此訓。如《素問吳註·湯液醪醴》榮泣衛除注:"泣,澀同。"詳泣與濇,音義俱難通。泣之作濇,因疑形近之誤。

澀,亦作澁,書寫别字亦作涩(見《龍龕手鏡·水部》),《醫心方》作涉等,與泣相近。或本作澁而訛作"泣"。又《内經辨言·五藏生成論》:"樾謹按:字書泣字,並無此意,泣疑洦字之誤。《玉篇·水部》:洦,胡故切,閉塞也。洦字右旁之互,誤而爲立,因改爲立而成泣字矣。上文云:是故多食鹽則脉凝泣。泣亦洦字之誤。"又北宋前期張君房輯《雲笈七籤》卷五十七第六引《内經》文中,四見"凝洦",今《素問·離合真邪論》、《素問·八正神明論》、《素問·五藏生成》、《素問·調經論》均作"凝泣"。或張氏所據《素問》傳本,原作"洦"字。又詳今《素問》、《靈樞》中,凡滑與澀對舉成文者,如脉之滑澀、皮膚之滑澀等,均作"澀"。惟言凝泣,或義當凝泣者,《素問》與《太素》均作"泣",《靈樞》與本經或作"澀"者,疑係後人抄改。似可説明,此與滑澀之澀,並非同義。又詳《莊子·齊物論》:"河漢沍而不能寒。"陸德明釋文:"沍,向云:凍也。"《管子·内業》:"骨枯而血沍。"尹知章注:"血沍,謂銷減而凝洦。"沍,亦作冱,俗作汻,《玉篇·冫部》:"冱,胡故切,寒也。俗作汻。"《廣韻·暮韻》:"冱,寒凝。"《古今韻會舉要·遇韻》:"冱與沍通。"按沍本爲凍結義,引伸爲凝結。特如《管子·内業》言"血沍"可証。經文凡言"凝泣",或單言"泣"而具此義者,皆合此義。是經文此"泣"字,若從"沍"解,義更切。故疑泣,亦或爲沍之形近誤。

〔4〕此 《永樂大典·痛痹》引作"在"。

〔5〕皆 原作"背",文義不屬,據《靈樞》改。

〔6〕致氣以温之 《類經》卷四第三十一注:"血脉凝澀,氣不至也。故當留鍼以補,而致其氣以温之。致,使之至也。"

〔7〕血和 血凝而氣不至者,氣血不和。致氣以温,血散氣行,則氣血和。

〔8〕結絡 結絡者,絡中有留結也。

〔9〕不行 《靈樞》作"不和",據下文"決之乃行",當作"不行"是。

〔10〕決之乃行 《靈樞發微》注:"惟其脉結則血不行,必決之以出血,則血乃行也。"《説文·水部》:"決,行流也。"此血結不行者,決之使行。《素問·陰陽應象大論》:"血實宜決之。"王冰注:"決謂決通其血。"亦合此義。

〔11〕導而下之 《靈樞發微》:"大凡病之氣有餘於上者,則病在上求之下,當鍼其穴之在下者,以導而下之。"導,引也。

〔12〕推而往之 往,《靈樞》作"休"。《靈樞發微》注:"氣不足於上

者,則乃刺其上穴,乃推其鍼而久留以休息之,候其氣至可也。"詳本經卷五第四云:"上氣不足,推而揚之。"與本文義近。推而往之者,推而行之也。往,行也。《國語·晉語二》:"吾言既往矣。"韋昭注:"往,行也。"今從本文。

〔13〕其稽留不至者,因而迎之 《靈樞發微》注:"如鍼已稽留而氣尚未至,必因而迎之,即有以推之耳。"《類經》卷四第三十一注:"稽留不至,言氣至之遲滯者,接之引之,而使其必來也。"今從張注。

〔14〕必明於經隧,乃能持之 《類經》卷四第三十一注:"隧,道也。必明經脈之道路,而後能執持之也。"按持,守也。《國語·越語下》:"有持盈。"韋昭注:"持,守也。"此亦"守經隧"之義。《素問·調經論》注:"五藏之道,皆出於經隧,以行血氣,血氣不和,百病乃變化而生,是故守經隧焉。"亦合此義。

〔15〕寒與熱爭者,導而行之 《靈樞集註》張志聰注:"寒與熱爭者,陰陽之血氣混亂也。故當導而行之,使各歸於本部。"

〔16〕其宛陳血不結者,即而取之 即而取之,《靈樞》作"則而予之"。從本經。宛與鬱同。凡有鬱陳,血雖未結,亦當即取,免致絡結不通。

〔17〕別 《靈樞》作"則"。

〔18〕則 明抄本、《靈樞》均無。

〔19〕矣 《靈樞》作"也"。

曰[1]:或神[2]動而氣先鍼行[3],或氣與鍼相逢[4],或鍼已出[5]氣獨行,或數刺之[6]乃知,或發鍼而氣逆[7],或數刺病益甚[8]。凡此六者,各不同形,願聞其方[9]。曰:重陽之人[10],其神易動,其氣易往[11]也。矯矯蒿蒿[12],一本作熇熇高高。言語善疾[13],舉足喜高[14],心肺之藏氣[15]有餘,陽氣滑盛而揚[16],故神動而氣先行。此[17]人頗有陰[18]者也,多陽者多喜,多陰者多怒[19],數怒者易解[20],故曰頗有陰[21]。其陰陽之離合難[22],故其神不能先行[23]。陰陽和調者[24],血氣淖澤滑利,故鍼入而氣出,疾而相逢也。其陰氣多而陽氣少[25],陰氣沈而陽氣浮者,內藏,故鍼已[26]出,氣乃隨其後,故獨行也。其[27]多陰而少陽者,其氣沈而氣往[28]難,故數刺之乃知[29]。其氣逆與其數刺病益甚者,非陰陽之氣也[30],浮沈之勢[31]也,此皆粗之所敗,工之所失[32],其形氣無過也[33]。

〔1〕曰　此前明抄本有"此出《靈樞》十卷行鍼篇"九字,顯係後人增抄,以明出典。

〔2〕神　此下明抄本有"明"字,証之後文,疑衍。

〔3〕鍼行　明抄本作"行鍼",文義不屬,非是。據後文"此人頗有陰者也"之前,《靈樞》、《太素》均有"黃帝曰:重陽之人而氣不先行者何也"等語,故疑此下脱"或神不先行"之文。

〔4〕氣與鍼相逢　此言鍼入而氣亦出,氣與鍼恰相迎。逢,迎也。"

〔5〕出　《靈樞》、《太素》後文黃帝問語此下均有"而"字,義安,疑此脱。

〔6〕之　《靈樞》、《太素》均無。

〔7〕發鍼而氣逆　此言下鍼之後而氣反行,不僅無益,反有損也。發鍼,下鍼也,後文言"鍼入"可証。

〔8〕甚　《靈樞》、《太素》均作"劇",義同,《玉篇·刀部》:"劇,甚也。"

〔9〕方　道理也。《廣雅·釋詁二》:"方,義也。"《廣韻·陽韻》:"方,道也。"

〔10〕人　此前原有"盛"字,據《靈樞》、《太素》刪。

〔11〕氣易往　氣易往猶氣易行也。往,行也。

〔12〕矯矯蒿蒿　《靈樞》作"熇熇高高",與原校同。《太素》"矯矯"亦作"熇熇"。楊上善注:"熇,相傳許嬌反。熇熇蒿蒿,言其人疏忱也。"《靈樞發微》注:"熇熇而有上炎之勢,高高而無卑屈之心。"《類經》卷二十第二十二注:"熇熇,明盛貌。高高,不屈之謂。"按矯矯,高舉貌。《漢書·叙傳·述賈誼傳第十八》:"賈生矯矯。"顔師古注:"矯矯,高舉之貌也。"蒿蒿,氣蒸出貌。《禮記·祭義》:"焄蒿悽愴。"鄭玄注:"蒿謂氣烝出貌。"《釋名·釋飲食》:"香氣蒿蒿也。"詳熇、高、矯、蒿諸字,皆得聲於高。諸此形況之詞,義並通。

〔13〕言語善疾　言語急遽,即疾言也。如《論語·鄉黨》:"車中不內顧,不疾言。"

〔14〕舉足喜高　此言其舉足向背,喜高趨也。舉足,見前土形人注。

〔15〕之藏氣　明抄本作"藏氣之"。

〔16〕揚　振揚光大。《漢書·五行志》:"驕揚奢侈。"顏師古注:"揚謂振揚張大也。"

〔17〕此　此前正抄本有"重陽之人而神不先行者"十字。詳《靈樞》、《太素》此十字係黃帝問語,據前後諸文例,不應與此相連。凡此諸文,皆岐伯答語也。又詳此下諸文,注家多從"重陽"爲解,然細審文義,似未爲得,竊疑"重陽"爲"重陰"之誤。作重陰與重陽爲對文。一言神動氣先行,一言神不先行。

〔18〕頗有陰　《太素》注:"欲知重陽仍有陰者,候之可知。"《靈樞發微》注:"然有重陽之人而神不先行者,陽中頗有陰也。"詳此下文義,頗有陰者,陰之甚也。頗猶很或甚也。如《論衡·明雩》:"雨頗留,湛之兆也。暘頗久,旱之漸也。"《三國志·魏志·曹仁傳》:"仁所斬獲頗多。"

〔19〕多陽者多喜,多陰者多怒　《類經》卷二十第二十二注:"光明爽朗,陽之德也,沈滯抑鬱,陰之性也。故多陽則多喜,多陰則多怒。"按本文重在言多陰者多怒,多陽者多喜,反証也。

〔20〕數怒者易解　《靈樞發微》注:"惟此重陽之人而怒亦數有,但比重陰之人則易解耳。"《類經》卷二十第二十二注:"然數怒者,頗有陰也。易解者,本乎陽也。"按馬、張從"解"爲訓,義似未得。解與懈通。如《靈樞·官能》:"堅心無解。"《詩經·大雅·烝民》:"夙夜匪解。"《韓詩外傳》解作"懈"。此言頻怒者,其氣易懈也。數,頻也。

〔21〕故曰頗有陰　此承上文"多陰者多怒,多怒者易解"之義,言其所以頗有陰也。

〔22〕陰陽之離合難　《靈樞發微》注:"蓋以陽中有陰,則陽爲陰滯,初雖鍼入而與陽合,又因陰滯而復相離。"《類經》卷二十第二十二注:"陽中有陰,未免爲陰累,故其離合難而神不能先行也。"按離合者,偏義複詞,實言合也。此言其人頗有陰,其氣易懈,故陰陽之合也難。

〔23〕行　此下《靈樞》、《太素》均有"也"字。

〔24〕者　《靈樞》、《太素》均作"而"字。

〔25〕陰氣多而陽氣少　原作"陰多而陽少",據《靈樞》、《太素》及此下文例補兩"氣"字。"少"下明抄本有"者"字。

〔26〕已　《太素》作"以",按已與以通。

〔27〕其　《靈樞》作"此人之"。《太素》作"此人"。據前"此人頗有陰者也"文例,似應作"此人"。

〔28〕往 《太素》作"注"。

〔29〕數刺之乃知 之，《靈樞》、《太素》均無。此言頻刺之乃有感覺。知，覺也。《公羊傳·宣公六年》："趙盾知之。"何休解詁："由人曰知之，自己知曰覺焉。"范縝《神滅論》："平等能有痛癢之知。"又《靈樞·經筋》："以知爲數。"與此義亦合。

〔30〕也 《靈樞》、《太素》均無，義勝。

〔31〕浮沈之勢 浮沈，《靈樞》、《太素》均作"沈浮"。此與上文"陰陽之氣"相連爲義，亦即前言"陰氣沈而陽氣浮"之互文。勢，形也。《玉篇·力部》："勢，形勢也。"

〔32〕粗之所敗，工之所失 工之所失，明抄本作"攻之所先也"，非是。《靈樞》工作"上"。《類經》卷二十第二十二注："逆從弗失，何至氣逆。補寫得宜，何以病益甚。凡若此者，乃醫之所敗所失。"

〔33〕其形氣無過也 也，《靈樞》、《太素》均作"焉"。此言鍼入氣逆或數刺益甚，非形氣所致之過。

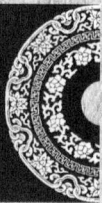

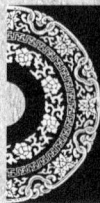

鍼灸甲乙經

十二經脉絡脉支別第一上

本篇自"雷公問曰:禁服之言"至"則寸口反小於人迎也",見《靈樞·經脉》、《太素·經脉連環》。自"足少陰氣絕"至"水勝火也",見《靈樞·經脉》。自"《靈樞》云:少陰終者"至"上下不通而終矣",見《靈樞·終始》、《素問·診要經終論》。自"足太陰氣絕"至"火勝金也",見《靈樞·經脉》。自"《九卷》云:腹脹閉"至"面黑皮毛焦而終矣",見《靈樞·終始》、《素問·診要經終論》。自"足厥陰氣絕"至"金勝木也",見《靈樞·經脉》。自"《九卷》云:中熱嗌乾"至"舌卷卵上縮而終矣",見《靈樞·終始》、《素問·診要經終論》。自"五陰氣俱絕"至"一日半而死矣",見《靈樞·經脉》。自"太陽脉絕"至"上下經盛而不行則終矣",見《靈樞·終始》、《素問·診要經終論》。自"六陽俱絕"至"且占夕死",見《靈樞·經脉》。"此十二經之敗也",見《素問·診要經終論》。

提要:本篇重點論述經脉、絡脉、經別的循行路綫、病候及治則等有關問題,故以此名篇。上篇主要內容有十二經脉及其支脉循行與發病情況;手足少陰、太陰、厥陰之脉氣絕及五陰俱絕的症狀與預後;太陽、少陽、陽明脉絕及六陽俱絕的症狀與預後。

雷公問曰:禁服[1]之言,凡刺之理,經脉爲始,願聞其道。黃帝答曰:經脉者,所以決死生,處百病[2],調虛實,不可不通也。

肺[3]手太陰之脉,起[4]於中焦,下絡[5]大腸,還循胃

206

口[6]，上膈屬[7]肺，從肺系[8]橫出腋下，下循臑[9]內，行少陰、心主之前，下肘中、循[10]臂內，上骨下廉[11]，入寸口，上魚[12]，循魚際[13]，出大指之端。其支者，從腕後直出[14]次指內廉，出其端。是動則病[15]肺脹滿，膨膨然[16]而喘咳[17]，缺盆[18]中痛，甚則交兩手而瞀[19]，音務，又音茂。是謂臂厥[20]。是主肺所生病者[21]，咳上氣，喘喝[22]煩心胸滿[23]，臑音如[24]。臂內前廉痛，厥[25]，掌中熱。氣盛有餘則肩背痛，風寒[26]，汗出中風[27]，小便數而欠[28]。氣虛則肩背痛，寒，少氣不足以息，溺色變。一云卒遺矢無度[29]。爲此諸病，凡十二經之病[30]，盛則寫[31]之，虛則補之，熱則疾之，寒則留之，陷下則灸之[32]，不盛不虛以經取之[33]。盛者則寸口大三倍於人迎，虛者則寸口反小於人迎也。

〔1〕禁服　原作"禁脉"，《靈樞》同。正抄本及《太素》均作"禁服"。《類經》卷七第一注："脉，當作服。即本經《禁服篇》也。"《靈樞發微》："按禁脉當作禁服。本經第四十八《禁服篇》云：凡刺之理，經脉爲始，營其所行，知其度量，內刺五藏，外刺六府。則此篇數語，乃出於《禁服篇》也。"按據以上諸書，當以作禁服爲是。禁服，亦古醫書也，《靈樞》引非一處，故據改。

〔2〕處百病　處，決斷也。《漢書·谷永傳》："臣愚不能處也。"顏師古注："處，謂斷決也。"在此引申爲診斷。處百病，言診斷各種病証。百病，言其多。

〔3〕肺　明抄本及《脈經》卷六第七均無，以下各經同。《五十二病方》之《足臂十一脉灸經》、《陰陽十一脉灸經》甲本亦同此例。

〔4〕起　步之始也。《說文·走部》段玉裁注："起，本發步之稱也。"此指每一經脉循行之起始點。

〔5〕〔7〕絡、屬　絡，《太素》作"胳"，胳與絡古音皆鐸韵，故音同而互通。後均同。楊上善注："五藏六府氣相通者，藏脉必胳府屬藏，府脉必（此下缺文，當爲胳藏屬府。）"《醫經原旨·經絡上》注："按十二經相通，各有表裏，凡在本經者，皆曰屬；以此通彼者，皆曰絡。故在手太陰，則曰屬肺絡大腸，在手陽明，則曰屬大腸絡肺，彼此互更，皆以本經爲主也。"

〔6〕還循胃口　胃口，亦屬中焦，下行絡大腸，上行復回胃口，故還循胃口。還，復回。

〔8〕肺系　《黃帝內經明堂》注："系，繫也。謂肺藏之所繫也。"《十四經發揮》卷中注："肺系，謂喉嚨也；喉以候氣，下接於肺。"按肺系當指喉嚨與氣管而言。

〔9〕臑　《說文·肉部》："臑，臂羊矢也。"是臑即臂也。段玉裁以爲"人臂無稱臑者"非是。《足臂十一脉灸經》臂太陰脉、臂少陰脉、臂太陽脉，及《陰陽十一脉灸經》肩脉、臂少陰脉等，皆記經脉循行於臑部，可証段說誤。又《集韵·虞韵》："臑，肱骨也。"《銅人》卷一："臑，謂肩肘之間也。"

〔10〕循　此前《脉經》卷六第七、《千金》卷十七第一均有"後"字。

〔11〕上骨下廉　廉，側邊也。《儀禮·鄉飲酒禮》："設席於堂廉東上。"注："側邊曰廉。"上，在此應作動詞解。《太素》注："臂有三骨，垂手之時，內側前骨名爲上骨。"此說似非是。

〔12〕魚　《銅人》卷一注："魚，謂手大指之後也，以其處如魚之形，故曰魚。"《十四經發揮》卷中注："掌骨之前，大指本節之後，其肥肉隆起處，統謂之魚。"

〔13〕循魚際　循，《說文·彳部》："循，行也。"《玉篇·彳部》："循，次序也。"此指行之有序曰循。魚際，《銅人》卷一注："手魚之際有穴居此，故名曰魚際。"際，邊沿也。魚之邊沿，名魚際。穴名亦因部位而得名。

〔14〕出　《脉經》卷六第七、《千金》卷十七第一均無。

〔15〕是動則病　是，代詞，指本經經脉而言。動，發生也。《易經·繫辭下》："爻象動乎內，吉兇見乎外。"虞翻注："動，發也。"《戰國策·齊策》："動於顏色。"高誘注："動猶發也。"《呂氏春秋·音律》："草木繁動。"高誘注："動，生也。"病，名詞動用。患有之義。是動則病，謂經脉自身發病有某某等。

〔16〕膨膨然　《廣韵·庚韵》："膨，膨脝脹貌。"膨膨然，肺脹滿之形容詞。《銅人》卷一注："氣不宣暢也。"

〔17〕咳　明抄本作"欬"。按咳本小兒笑，《說文·口部》："咳，小兒笑也。"古書用作咳嗽者，爲假借。明《正字通·口部》："咳，與欬同，嗽也。"是咳言咳嗽，爲後起義。

〔18〕缺盆　《銅人》卷一注："在肩下橫骨陷中，言其處如缺豁之盆，故曰缺盆。"

〔19〕瞀（mào 茂）　《五十二病方·陰陽十一脉灸經》甲、乙本均作

"戰"。當屬經脉早期傳文。按瞀，眩惑不精明也。《書·益稷》："下民昏墊。"孔安國傳："言天下民昏瞀墊溺。"孔穎達正義："瞀者，眩惑之意。"《莊子·徐無鬼》："予適有瞀病。"郭象注："瞀，風眩也。"

〔20〕臂厥 臂原作"擘"，據明抄本、正抄本改。厥，《五十二病方·陰陽十一脉灸經》作"蹙"。《説文·足部》："蹶，僵也。"《説文通訓定聲·暴部》蹶："字亦作蹙，下形上聲。"厥與蹙通。《韓詩外傳》十："夫世子病所謂尸蹙者。"《説苑·辨物》蹙作"厥"。厥逆之氣起於臂，故爲臂厥。

〔21〕所生病者 《五十二病方·陰陽十一脉灸經》作"所産病"。産、生義通。《左傳·僖公二年》："晉荀息請以屈産之乘。"杜預注："屈地生良馬。"

〔22〕喘喝 《靈樞》作"喘渴"。《素問·生氣通天論》："煩則喘喝。"王冰注："喝，謂大呵出聲也……喝，一爲鳴。"喘喝，喘鳴也。

〔23〕胸滿 滿通懑。《漢書·佞幸傳》："憂滿不食。"顔師古注："滿讀曰懑。"《廣韵·緩韵》："懑，煩悶。"胸滿，即胸悶。

〔24〕音如 明抄本作"音需，又如。"

〔25〕厥 《脉經》卷六第七、《千金》卷十七第一、《銅人》卷一均無。

〔26〕寒 《脉經》卷六第七、《千金》卷十七第一、《銅人》卷一均無。《十四經發揮》卷中注："寒字疑衍。"

〔27〕風寒，汗出中風 中風，《脉經》卷六第七無。《靈樞識》："簡按：氣盛有餘，謂肺藏氣盛而有餘也，非外感邪氣之盛也。而云風寒汗出中風，則似肺藏氣盛而有餘者，必病風寒汗出中風，此必理之所無，或恐六字衍文。"

〔28〕小便數而欠 《太素》作"不浹數欠"。楊上善注："有本作小便數而欠。陰陽之氣上下相引，故多欠也。"《銅人》卷一注："數，頻也。欠，少也。言小便頻而少也。""而"爲連詞，數與欠，均言小便，今暫從後説。《説文通訓定聲·欠部》："叚借爲歉，今歉、欠字，蓋即歉字之轉注。"又本篇下，手太陰之別有"虛則欠欬，小便遺數"之症，故此"欠"字，亦代爲獨立症狀，若是則"而"字或係剩文，故尚有疑義。

〔29〕卒遺矢無度 度，原作"變"，明抄本作"卒遺失無度"，《脉經》卷六第七、《千金》卷十七第一、《銅人》卷一均同明抄本，惟作大字正文，今據改變爲"度"。遺矢無度者，大便不知節度也。矢同屎。《史記·廉頗藺相如列傳》："頃之，三遺矢。"司馬貞索隱："謂數起便也。矢，一作屎。"作

"遺失"者,義不同,且經文無此用語,疑形近相誤。若《脉經》、《千金》等作大字,或係據古別傳本。

〔30〕凡十二經之病 《靈樞》、《太素》、《脉經》卷六第七均無。疑爲上句"爲此諸病"之旁注混入正文。

〔31〕寫 本爲傾瀉、瀉除之義,《周禮·地官·稻人》:"以澮寫水。"《廣雅·釋詁》:"寫,除也。"此引申爲瀉法。寫與瀉通。

〔32〕陷下則灸之 《太素》注:"經脉之中,血氣減少,故脉陷下也。火氣壯大,宜補經脉,故宜灸也。"

〔33〕不盛不虛以經取之 《太素》注:"《八十一難》云:不盛不虛,以經取之,是謂正經自病,不中他邪,當自取其經。前盛虛者,陰陽虛實相移相傾,而他經爲病。有當經自受邪氣,不因他經作盛虛,若爾,當經盛虛,即補寫自經,故曰以經取之。"

按:有關手太陰脉循行,《易緯通卦驗》卷下注云:"手太陰脉,起手大指內側,上貫咒唾,散鼻中。"此文不同於《靈樞》與本經,又不見於馬王堆漢墓帛書《足臂十一脉灸經》、《陰陽十一脉灸經》及張家山漢簡之《脉書》,當出於已佚之另外傳本,特別是"散鼻中"一說,具有十分重要意義,一則說明經脉循行有散行之支脉,二則記載了手太陰脉與鼻的直接聯係,從而說明經脉失傳內容尚多,有待進一步挖掘。

經文對經脉循行,使用了一整套專用術語,各經均同此義。《研經言》言之較詳,特錄以供參:"此篇書例:以經所從始曰起,以連本經之藏府者曰屬,以本經縈相表裏之藏府者曰絡,由此適彼曰循,自下而上曰上,自上而下曰下,過乎他經曰行,過乎肢節之旁曰過,穿行其中曰貫,并乎兩旁曰挾,彼此相互曰交,巡繞四邊曰還,直達其所曰抵,自外至裏曰入,本隱忽現曰出,直行曰直,平行曰橫,半橫曰斜,兩支相并曰合,一支而歧曰別,疾行往聚曰趣,去此復回曰還。"

關於"是動病"與"所生病"之說,歷來注家説解不一,首先有《難經·二十二難》云:"經言是動者氣也,所生病者血也。邪在氣,氣爲是動;邪在血,血爲所生之病。"楊上善及《銅人》注,皆本乎此。馬蒔則否定《難經》之説，提出"動者，驗病，是主，言某某所生病"之解。張介賓則以爲"動者變也，變常爲病也。……手之太陰，肺所生也。"張志聰則謂"是動者，病在三陰三陽之氣，而動見於人迎氣口，病在氣而不在經。……所生病者，謂十二經脉乃藏府之所生，藏府之病，則見於驗証也。夫是動者，病因於外，所生者，病因於內。"莫枚士則在《難經》説解的基礎上，以爲"此經以脉爲主，自當兼榮衛言。"近人研討者頗多，皆各伸己見，未成定論。然據文義分析，動與生，似皆有發生之義。從歷史文獻看，《五十二病方·足臂十一脉灸經》不分"是動"與"是主所生"，只稱"其病"，又《陰陽十一脉灸經》始分"是動則病"與"其所產病"，故"動""生"二字，似是對文，不一定有特殊含義。又"是主"二字，《陰陽十一脉灸經》作"是××脉主治"，與上文相屬。此又與《靈樞》、《甲乙》文義不同，故有關本文的釋義，尚難定論。

大腸手陽明之脉，起於大指次指之端[1]外側[2]，循指上廉出合谷[3]兩骨之間[4]，上入兩筋之中，循臂上廉，入肘外廉[5]，上循[6]臑外前[7]廉，上肩出髃音隅。骨[8]之前廉，上出柱骨[9]之會[10]上，下入缺盆，絡肺下鬲屬大腸。其支者，從缺盆直上至[11]頸[12]，貫頰，入下齒[13]中，還出俠[14]口，交[15]人中，左之右右之左，上俠鼻孔[16]。是動則病齒痛，頗[17]腫。是主津[18]所生病者，目黃口乾，鼽音求。衄喉痹，肩前臑痛[19]，大指次指痛不用。氣盛有餘，則當脉所過者熱腫。虛則寒慄不復。爲此諸病，盛者則人迎大三倍於寸口，虛者則人迎反小於寸口也。

〔1〕起於大指次指之端 《太素》注："手陽明與手太陰合，手太陰從中臑至手大指次指之端，陰極即變爲陽，如此，陰極陽起，陽極陰起，行手頭及足，如環無端也之。"

〔2〕外側 《脉經》卷六第八、《千金》卷十八第一同。《靈樞》、《太素》均無此二字，《銅人》卷一作"內側"。按本篇其他起於指趾端之經脉，

皆不言内、外側,唯此經有之,與體例不合,本經卷三第二十七商陽穴云:"在手大指次指内側。"亦可証作"外側"者,似非是。

〔3〕合谷　原作"合骨",據《靈樞》、《太素》、《脈經》卷六第八、《千金》卷十八第一改。

〔4〕兩骨之間　《太素》注:"掌骨及大指本節表兩骨之間也。"

〔5〕入肘外廉　《脈經》卷六第八作"上入肘後廉"。入上《千金》卷十八第一有"上"字。

〔6〕上循　上,《脈經》卷六第八、《千金》卷十八第一均無。循,《靈樞》、《太素》均無。

〔7〕前　原脱,據《靈樞》、《太素》、《脈經》卷六第八、《千金》卷十八第一、《銅人》卷一補。

〔8〕髃骨　《太素》注:"髃音隅,角也。兩肩端高骨,即肩角也。"

〔9〕柱骨　《太素》注:"柱骨,謂缺盆骨上極高處。"《釋骨》:"自顱際鋭骨而下骨三節植頸項者,通曰柱骨。"

〔10〕會　《説文·會部》:"會,合也。"衆脉相會合處爲會。

〔11〕直上至　明抄本作"至上",《靈樞》、《太素》作"直上",《脈經》卷六第八作"直入上"。《千金》卷十八第一作"直而上"。

〔12〕頸　《太素》注:"頸,項前也。"《説文·頁部》:"頸,頭莖也。……項,頭後也。"是則頸項者渾言之,皆是頸,別而言之,則前爲頸,後爲項。

〔13〕入下齒　原作"下入齒",據明抄本、《靈樞》、《太素》改。齒下《脈經》卷六第八、《千金》卷十八第一、《十四經發揮》均有"縫"字。

〔14〕俠　《靈樞》、《太素》作"挾"。俠、挾、夾互通。《禮記·檀弓上》:"則與賓主夾之也。"陸德明釋之:"夾,本又作挾。"又《國語·吳語》:"將夾溝而厹我。"《説文·广部》引作"俠"。義與夾同。後皆同。

〔15〕交　《太素》注:"交,謂相交不相會人也。"

〔16〕孔　《素問·診要經終論》王冰注作"軌",此下并有"抵足陽明"四字。

〔17〕頄　原作"煩",《千金》卷十八第一同。《靈樞》作"頸"。《太素》、《脈經》卷六第八、《五十二病方·陰陽十一脉灸經》、《脉書》、《素問·至真要大論》新校正引本經均作"頄",今據改。《説文·頁部》:"頄,頭頯頄也。"《急就篇》卷三顏師古注:"頄,兩煩之顴也。"《廣雅·釋親》:

"顐煩頯，頔也。"王念孫疏證："顐煩爲煩頔之頔，頯爲鼻頔之頔。頔，通作準。"是顐、煩、頔，義同。此指面顐骨部。

〔18〕津　此下原有"液"字，與小腸手太陽之脉"是主液"義重，據明抄本、《太素》、《脈經》卷六第八、《千金》卷十八第一删。

〔19〕痛　此下原有"者"字，據正抄本、《靈樞》、《太素》、《脈經》卷六第八删。

　　胃足陽明之脉，起於鼻，交頞中[1]，傍約太陽之脉[2]，下循鼻外，入上齒[3]中，還出俠口環唇，下交承漿，却循頤[4]後下廉，出大迎[5]，循頰車[6]，上耳前，過[7]客主人[8]，循髮際，至額顱[9]。其支者，從大迎前，下人迎[10]，循喉嚨，入缺盆，下鬲屬胃絡脾。其直者，從缺盆下乳內廉，下俠臍，入氣街中。其支者，起於胃口，下循腹裏[11]，下至氣街[12]中而合[13]，以下髀關[14]，抵伏兔[15]，下入膝臏中[16]，下循胻[17]外廉，下足跗[18]，入中指內間。其支者，下膝[19]三寸而別[20]，以下入中指外間。其支者，別跗上，入大指間出其端。是動則病，淒淒然[21]振寒，善伸[22]數欠[23]，顏黑，病至則惡[24]人與火，聞木音則惕然而驚[25]，心動[26]，欲獨閉户塞牖而處[27]，甚則欲上高而歌[28]，棄衣而走[29]，賁嚮[30]腹脹，是爲骭厥[31]。是主血所生病者[32]，狂瘧[33]，一作瘄[34]。温淫汗出[35]，鼽衄[36]，口喎[37]唇緊[38]，頸腫喉痺，大腹水腫[39]，膝臏[40]腫痛，循膺[41]乳、氣街、股、伏兔、胻外廉、足跗上皆痛，中指不用。氣盛則身以前皆熱，其有餘於胃，則消穀善饑[42]，溺色黃[43]。氣不足則身以前皆寒慄，胃中寒則脹滿。爲此諸病，盛者則[44]人迎大三倍於寸口，虛者人迎反小於寸口也。

〔1〕交頞（è遏）中　《説文·頁部》："頞，鼻莖也。"《銅人》卷一注："兩目之間，鼻扚深處，謂之頞中。"《説文》説係泛指，《銅人》解以具體部位。《十四經發揮》注："足陽明起於鼻兩傍迎香穴，由是而上，左右相交於頞中。"按此言起於鼻兩傍迎香穴者，以大腸手陽明脉之支者，交人中，左之右，右之左，上挾鼻孔，止於迎香處，與足陽明脉相聯接。是此言起者，指手足二脉之聯接點。

〔2〕傍約太陽之脉 太陽,原作"大腸",按本篇無以臟腑直稱脉名者,當係形近之誤,據正抄本、《靈樞》、《脈經》卷六第六、《千金》卷十六第一改。《太素》無此六字。約,《靈樞》作"納"。《銅人》卷一注:"足太陽起於目眥,而陽明旁行約之。"《十四經發揮》注:"過睛明之分。"按膀胱足太陽之脉,起於目內眥,當睛明穴處,此言傍約太陽之脉者,蓋指此也。約,屈也。《漢書·司馬遷傳》:"《詩》、《書》隱約者。"顏師古注:"約,屈也。"以此脉起於鼻交頞中,屈而傍行,故謂之約。

〔3〕入上齒 原作"上入齒",據《靈樞》、《太素》、《脈經》卷六第六、《千金》卷十六第一改。

〔4〕頤 面頰部。《急就篇》顏師古注:"下頷曰頤。"下頷,指腮下。

〔5〕大迎 穴名,在曲頷前。詳見卷三第十。

〔6〕頰車 《釋名·釋形體》:"頤,養也。動於下,止於上,咀物以養人也。或曰輔車,言其骨强,所以輔持口也。或曰牙車,牙所載也。或曰頷車,頷,含也,口含物之車也。或曰頰車,亦所以載物也。"此言部位,當頰車部有穴,亦名頰車。

〔7〕過 經過也。《說文·辵部》:"過,度也。"

〔8〕客主人 穴名,即上關,在耳前上廉起骨端。詳見卷三第十一。

〔9〕額顱 《說文·頁部》:"額,顙也。"原注:"臣鉉等曰:今俗作額。"又《說文·頁部》:"顙,額也。"段玉裁注:"《方言》:中夏謂之額,東齊謂之顙。九拜中之頓首,必重用其顙。"《說文·頁部》:"顱,頹顱,首骨也。"此指額角當顱骨處。

〔10〕人迎 穴名,在頸大脉動處。詳見卷三第十二。

〔11〕起於胃口,下循腹裏 《靈樞》同。《脈經》卷六第六、《千金》卷十六第一均作"起胃下口,循腹裏"。《太素》作"起胃口下循腹裏"。楊上善注:"胃傳食入小腸處名胃下口。"可証《太素》正文原亦作"胃下口",今本"口下"二字誤倒。按作"起胃下口,循腹裏",義勝。

〔12〕氣街 亦名氣衝。《說文·行部》:"街,四通道也。……衝,通道也。"衝,衝之本字。此處爲脉氣運行之通道,故名。此處有穴,亦名氣衝,詳見卷三第二十一。

〔13〕合 胃足陽明脉有兩支下行者,皆至氣街中,兩脉相合,故曰合。

〔14〕髀關 《太平御覽·人事部十三》:"《說文》曰:髀,股外也。又

曰：股，髀也。”又引《魏志》文曰：“矢中郎髀股。”是髀者，股外側也。關者，骨關節處，此當指股外上端關節處。《十四經發揮》注：“伏兔後交文爲髀關。”此指髀關穴處。髀關穴，詳見卷三第三十三。

〔15〕抵伏兔　抵，《千金》卷十六第一作“牴”，《説文·牛部》牴，段玉裁注：“一作抵。”是，牴在此與抵通。《廣雅·釋詁》：“抵，至也。”伏兔，穴名，當膝上六寸處，是處肌肉豐隆，若兔之伏焉，故名。詳見卷三第三十三。

〔16〕下入膝臏中　入，《靈樞》無。《太素》、《千金》卷十六第一均作“下膝入臏中”。楊上善注：“膝，脛頭也。臏，膝之端骨也。”《脈經》卷六第六同本經。臏，膝蓋骨也。《文選·潘岳西征賦》：“狙潛鈆以脱臏。”李善注引郭璞《三蒼解詁》曰：“臏，膝蓋。”

〔17〕胻　《靈樞》作“脛”。《廣雅·釋親》：“股、腳、踦、胻、脛也。”王念孫疏證：“《釋名》云：脛，莖也。直而長，似物莖也。《説文》：脛，胻也。股，髀也。凡對文則膝以上爲股，膝以下爲脛。……《説文》：胻，脛耑也。《衆經音義》卷十八云：今江南呼脛爲胻，山東曰胻骹，骹音支孟反。《春秋繁露·五行逆順篇》云：民病足胻痛。《素問·脉要精微論》云：病足胻腫若水狀。胻與胻同。”是胻與胻脛義皆同。醫籍中從肉傍之字與從骨傍之字，亦常通。此指膝以下足以上言也。

〔18〕跗　足背也。《儀禮·士喪禮》：“乃屨綦結于跗。”鄭玄注：“跗，足上也。”賈公彥疏：“云跗，足上也者，謂足背也。”《銅人》卷一注：“跗，謂足上也，衝陽穴在焉。”

〔19〕膝　《靈樞》作“廉”。

〔20〕別　《十四經發揮》注：“別行而下。”此指支脉之別行者。

〔21〕凄凄然　明抄本、《脈經》卷六第六均作“悽悽然”，《千金》卷十六第一作“悽悽”。《靈樞》、《太素》、《素問·至真要大論》王冰注引本經均作“洒洒”。按凄凄、悽悽、洒洒、淅淅等所謂重言形況詞，在古醫籍中常有義同而字異者，此亦取乎聲近字也，故音同音近字常互用。本文凄凄、悽悽，洒洒，皆惡寒貌。

〔22〕伸　《五十二病方·陰陽十一脉灸經》、《脉書》均作“信”，信，伸也。《説文·人部》：“伸，屈伸。”段玉裁注：“伸，古經傳皆作信。《周易》：詘信相感而利生焉。又尺蠖之詘，以求信也。又引而信之。韋昭《漢書》音義云：信，古伸字。謂古文假借字。”此指身體伸展。

〔23〕欠 《說文·欠部》:"欠,張口氣悟也。"段玉裁注:"悟,覺也。引伸爲解散之義。口部嚔下曰:讀如人倦解之解。人倦解,所謂張口氣悟也。謂之欠,亦謂之嚔。曲禮:君子欠伸。正義云:志疲則欠,體疲則伸。《通俗文》曰:張口運氣謂之欠欱。……欠欱,古有此語,今俗曰呵欠。"按悟與牾通《太素》注:"凡欠多伸,或爲陽上陰下,人之將卧,上下相引,故數欠。"

〔24〕惡 《脈經》卷六第六、《千金》卷十六第一均作"誙"。《集韻·莫韻》:"惡、誙、懇,恥也,憎也。或作誙、懇。"

〔25〕聞木音則惕然而驚 音,《靈樞》作"聲"。而,原脱,據正抄本、《靈樞》、《太素》、《脈經》卷六第六、《千金》卷十六第一補。按聲和音,除在樂律運用時,有其區別,一般義可互通。《說文·音部》:"音,聲生於心,有節於外,謂之音。"《禮記·樂記》:"聲成文,謂之音。"《太素》注:"陽明,土也,上惡木,故病甚惡木音也。"

〔26〕心動 原作"心欲動",《靈樞》、《太素》同,義不安。《脈經》卷六第六、《千金》卷十六第一均作"心動","欲"字連下句,文安義順。《五十二病方·陰陽十一脉灸經》作"心腸(惕)",《脉書》作"心惕然","欲"字亦均連下,義同,今據改。

〔27〕欲獨閉户塞牖而處 欲,原在上文"動"前。據《脈經》卷十六第六、《千金》卷十六第一、《五十二病方·陰陽十一脉灸經》、《脉書》、《素問·脉解篇》移此。《太素》注:"陰静而闇,陽動而明,今陰氣加陽,故欲閉户獨處。"

〔28〕上高而歌 上,《脉書》作"乘",《素問·脉解》作"登"。乘亦登也,二者義同。《說文·癶部》:"登,上車也。"段玉裁注:"引伸之,凡上陞曰登。"《玉篇·癶部》:"登……升也,上也,進也。"是上、登、乘義通。《銅人》卷一注:"歌者,以陽主喜,故其聲爲歌耳。"《類經》卷十四第十注:"欲上高而歌者,陽盛則四支實也。"

〔29〕棄衣而走 《素問·脉解》:"陰陽復争,而外并於陽,故使之棄衣而走也。"《銅人》卷一注:"熱盛於身,故棄衣也。"上高而歌,棄衣而走者,顛狂也,此言走者,疾行也。《爾雅·釋言》:"奔,走也。"郝懿行義疏:"走者,《說文》云:趨也。《釋名》云:疾趨曰走。走,奏也。促有所奏至也。奔者,《說文》云:走也。《釋名》曰:奔,變也。有急變奔赴之也。"

〔30〕賁(bēn 奔)嚮 賁與鼖通。《周禮·地官·鼓人》:"以鼖鼓鼓

軍事。"《周禮·夏官·大司馬》鄭玄注引作"賁"。《説文·鼓部》:"鼖,大鼓謂之鼖。"嚮與響通,聲嚮也。賁嚮,如鼓之聲嚮。此與腹中雷鳴義同,皆象聲也。

〔31〕骭厥 骭,原作"臂",原校:"一作骭。"正抄本、《靈樞》、《脉經》卷六第六、《千金》卷十六第一、《五十二病方·陰陽十一脉灸經》、《脉書》均作"骭",據改,並删原校。《太素》作"胻",義同。《玉篇·骨部》:"骭,脛也。"《靈樞發微》注:"其氣厥逆,則從骭而厥。"《類經》卷十四第十注:"陽明之脉,自膝臏下脛骨外廉,故爲脛骭厥逆。"

〔32〕是主血所生病者 《脉經》卷六第六注:"血,一作胃。"《靈樞集註》張志聰注:"本經曰:穀入於胃,脉道以通,血氣乃行。《平脉篇》曰:水入於經而血乃成。胃爲水穀之氣,主生此營血,故是主血所生病者。"

〔33〕瘈 《靈樞》、《太素》、《脉經》卷六第六、《千金》卷十六第一均作"瘈",與原校同。

〔34〕瘈 明抄本誤作"龐",此下有"音契"二小字音注。

〔35〕温淫汗出 《太素》注:"温熱過甚而熱汗出也。"《靈樞發微》注:"其氣温熱而淫泆爲汗出。"前注訓淫爲過甚,後注訓爲淫泆。義亦同矣。《説文·水部》泆,段玉裁注:"凡言淫泆者,皆謂太過。其引伸之義也。"

〔36〕衄 《説文·血部》:"衄,鼻出血也。"

〔37〕口喎 口歪斜也,古作"咼"。《説文·口部》:"咼,口戾不正也。"段玉裁注引《通俗文》:"斜戾曰咼。"《玉篇·口部》:"喎,同咼,口戾也。"

〔38〕脣緊 《脉經》卷六第六、《千金》卷十六第一均同。《靈樞》、《太素》均作"脣胗"。脣與脣,同字異體。《説文·肉部》:"胗,脣瘍也。"《病源·緊脣候》:"脾胃有熱,氣發於脣,則脣生瘡,而重被風邪,寒濕之氣搏於瘡,則微腫濕爛,或冷或熱,乍瘥乍發,積月累年,謂之緊脣,亦名瀋脣。"按《廣韻·軫部》:"胗,脣瘍也。又之忍切。胝、瘕、並俗。"是知作"緊"者,胗或瘕之假借字。脣緊即脣胗也。《研經言》卷四云:"《脉經》胗作緊。……緊即瘕之假,謂脣瘡胗緊,兩通。"

〔39〕大腹水腫 《靈樞》、《脉經》卷六第六、《千金》卷十六第一均同。《太素》、《五十二病方·陰陽十一脉灸經》、《脉書》均作"腹外腫",楊上善注:"陽明一道行於腹外,一道行於腹內。腹內水穀行通,故少爲腫。

腹外衛氣數壅,故腹外多腫也。"

〔40〕臏　此下明抄本有"音牝"二小字音注。

〔41〕膺　《説文·肉部》:"膺,胸也。"《素問·腹中論》:"有病膺腫。"王冰注:"膺,胸傍也。"《銅人》卷一注亦云"胸傍曰膺。"按膺,渾言之即胸,此當指胸旁。

〔42〕饑　《太素》、《脈經》卷六第六、《千金》卷十六第一均作"飢"。

〔43〕黄　《太素》作"變"。

〔44〕則　原脱,據《太素》及餘經文例補。

　　脾足太陰之脉,起於大指之端,循指内側白肉際[1],過核骨[2]後,上内踝[3]前廉,上腨[4]内,循胻骨後,交出厥陰之前[5],上循膝股内前廉,入腹屬脾絡胃[6],上鬲俠咽,連舌本[7],散舌下[8]。其支者,復從胃別上鬲,注心中。是動則病,舌本強,食則嘔[9],胃脘[10]痛,腹脹善噫[11],得後與氣則快然而衰[12],身體皆重。是主脾所生[13]病者,舌本痛,體不能動搖,食不下,煩心,心下急痛[14],寒瘧[15],溏,瘕音加[16]。泄[17],水閉[18],黄疸,不能食[19],唇青[20]強欠[21],股膝内腫痛[22],厥,足大指不用。爲此諸病,盛者則寸口大三倍於人迎,虚者則寸口反小於人迎也。

　　〔1〕白肉際　《醫經讀》注:"白肉,三陰脉所經。赤肉,三陽脉所經。際,乃白肉盡處。"《十四經發揮》卷中承澹盦注:"白肉際,手足之掌與指,皆分赤白肉際,在背面有毫毛部分曰赤肉,掌面不生毫毛部分曰白肉,赤肉白肉交界之所曰赤白肉際,亦稱白肉際。"

　　〔2〕核骨　《太素》作"覈骨",注:"足大指本節後骨,名爲覈骨也。"《説文·西部》:"覈,實也。"段玉裁注:"凡有骨之偶也。骨下曰:肉之覈也。蔡邕注典引曰:有骨曰覈。《周禮》其植物曰覈物,謂梅李之屬。……《周禮》經作覈,注作核。蓋漢人已用核爲覈矣。"《醫學綱目·陰陽》注:"核骨在足大指本節後約二寸,如棗核橫於足内側赤白肉際者是也。"《釋骨》:"大指本節後宛者,曰腕骨。其在内側如核者,曰核骨。"

　　〔3〕踝　此下明抄本有"音課"二小字音注。《太素》注:"足脛骨與足椀骨相屬之處,著脛骨端内外高骨,名曰内外踝。"

　　〔4〕腨　《靈樞》作"踹"。《説文》無"踹"字,《玉篇·足部》:"踹,都

館、市充二切，足跟也。"此作足跟解文義不屬，乃當爲腨之同音假借。《説文·肉部》："腨，腓腸也。"又"腓，脛腨。"《銅人》卷一注："腨，脛之魚腹也。"即今俗謂腿肚也。

〔5〕交出厥陰之前　《太素》注："太陰從内踝上行八寸，當脛骨後，交出厥陰之前上行之。"《十四經發揮》注："上腨内，循脛骨後之漏谷上行二寸交出足厥陰經之前。"二説文雖異，實指一處。此經本行足厥陰之後，約當内踝上八寸，即漏谷上二寸，地機下一寸處，交出足厥陰之前。

〔6〕胃　此下《素問·刺熱》王冰注有"其直行者"四字。

〔7〕舌本　本，《太素》無，疑脱。舌本，舌根。本，根也。

〔8〕散舌下　《太素》注："舌下散脉，是脾脉也。"

〔9〕嘔　《太素》作"歐"，後同。《説文·欠部》："歐，吐也。"《廣韻·厚韻》："歐，吐也，或作嘔。"《脈經》卷六第五注云："一作吐。"

〔10〕脘　《脈經》卷六第五作"管"。《説文·肉部》："脘，胃府也。"脘有患、管二音，作"管"，音義與脘同。脘者，專稱胃脘也。管者，一切管形之泛稱。如《千金》卷二十第四胃中管、胃下管，亦指脘也。

〔11〕噫　《説文·口部》："噫，飽出息也。"本書卷十二第一云："寒氣客於胃，厥逆從下上散，復出於胃，故爲噫。"二説義皆謂噫出於胃。又《素問·宣明五氣》云："五氣爲病，心爲噫。"《靈樞·九鍼論》云："心主噫。"此又一義也。按脾與胃相表裏，前説似更切乎本經文義。

〔12〕得後與氣則快然而衰　而，《靈樞》、《素問·至真要大論》新校正引本經均作"如"，而、如互通義同。《太素》作"得後出餘氣則快然如衰。"《素問·脉解》云："十二月陰氣下衰，而陽氣且出，故曰得後與氣則快然如衰也。"《太素·經脉病解》同《素問》。楊上善注："故得後便及洩氣，快然腹減。"此可証《太素》經脉文有誤。《内經知要·病能》注："後，大便也。氣，轉矢氣也。"

〔13〕生　原脱，據明抄本、正抄本、嘉靖本補。

〔14〕心下急痛　痛，原脱，《靈樞》、《太素》、《脈經》卷六第五均作"心下急痛"。又《五十二病方·陰陽十一脉灸經》、《脉書》亦有"心痛"之症，可証當有"痛"字，據補。

〔15〕寒瘧　《脈經》卷六第五同。《靈樞》、《太素》均無此二字，《五十二病方·陰陽十一脉灸經》、《脉書》亦無此症，疑衍。

〔16〕加　明抄本作"買"。

〔17〕溏瘕泄 《太素》注：“溏，食消利也。瘕，食不消，瘕而爲積病也。泄，食不消，湌（按湌之俗體，湌湌飧）洩也。”楊注解“瘕泄”爲二病。《內經知要》卷下注：“溏者，水泄也。瘕者，痢疾也。”按《難經·五十七難》云：“大瘕泄者，里急後重，數至圊而不能便。”據此則“瘕泄”當是一病，《內經知要》解瘕爲痢疾者，蓋本乎此。

〔18〕水閉 《五十二病方·陰陽十一脉灸經》、《脉書》均作“水與閉同則死”，是水、閉乃二病，其義明矣。《太素》注：“脾所生病，不營膀胱，故小便不利也。”《靈樞注證發微》注：“水閉，即六元正紀大論有甚則水閉胕腫，言水蓄於內，而大小便皆閉也。”若以《五十二病方·陰陽十一脉灸經》等證之，則楊、馬二家注，似未盡義。蓋水謂水病，醫經言有可據。醫書言閉者亦多見，如《千金》卷十四第六有“治脹滿閉不下方”，“後閉不通，灸足大都”，“腹熱閉時，大小便難”等説，本經卷九三焦約內閉發不得大小便第十有“內閉不得溲，刺足太陰太陽”之説。是知閉爲病也，其症或小便難，或大便難，或二便俱難，且多屬危証。

〔19〕不能食 《靈樞》、《太素》均作“不能卧”。《脈經》卷六第五作“好卧，不能食肉”。《五十二病方·足臂十一脉灸經》作“不耆（嗜）食”。《陰陽十一脉灸經》甲本作“不能食，不能卧”，乙本作“不食不卧”。《脉書》作“不能食，者（嗜）卧”。上文雖有不能卧與嗜卧之別，似當以《陰陽十一脉灸經》文爲是，故疑本經脱“不能卧”三字，《靈樞》等脱“不能食”三字。

〔20〕唇青 《脈經》卷六第五同。《靈樞》、《太素》均無此二字。《五十二病方·陰陽十一脉灸經》、《脉書》亦無此症。

〔21〕强欠 原作“强立”，《靈樞》、《脈經》卷六第五同。《太素》均作“强欠”。《五十二病方·陰陽十一脉灸經》、《脉書》亦均作“强吹（欠）”。按强立，文義不屬，故據改。楊上善注：“將欠不得欠，名曰强欠。”

〔22〕腫痛 正抄本同。腫，明抄本、《脈經》卷六第五、《千金》卷十五第一均無。痛，《靈樞》、《太素》均無。

心手[1]少陰之脉[2]，起於心中[3]，出屬心系[4]，下鬲絡小腸。其支者，從心系上俠咽，繫目系[5]。一本作循胸出脇[6]。其直者，復從心系却上肺，上出腋下[7]，下循臑[8]內後廉，行[9]太陰、心主之後，下肘中[10]內廉，循臂內後廉，抵[11]掌後兑骨之端，入掌內後廉[12]，循小指內出其端。是動則病，嗌[13]乾，心痛,渴而欲飲,是爲臂厥。是主心所生病者,目黃,脇滿痛^[14],臑臂內後廉痛,厥,掌中熱痛。爲此諸病,盛者則寸口大再倍於人迎。虛者則寸口反小於人迎也。

〔1〕手　原脱,據明抄本、《靈樞》、《太素》補。

〔2〕手少陰之脉　《脈經》卷六第三無此經,具手心主之脉。

〔3〕起於心中　《太素》注:"十二經脉之中,餘十一經脉,及手太陽經(按此五字疑衍),皆起於別處,來入藏府。此少陰經,起自心中,何以然者?以其心神是五神之主,能自生脉,不自餘處生脉來入,故自出經也。"

〔4〕出屬心系　《太素》注:"肺下懸心之系,名曰心系。餘經起於餘處,來屬藏府,此經起自心中,還屬心系,由是心神最爲長也。"《類經》卷七第二注:"心當五椎之下,其系有五:上系連肺,肺下系心,心下三系連脾肝腎。故心通五藏之氣,而爲之主也。"《說文通訓定聲・履部》:"垂統於上而連屬於下,謂之系。猶聯綴也。"

〔5〕目系　《太素》注:"筋骨血氣四種之精,與脉合爲目系。"

〔6〕一本做循胸出脇　脇,原作"腸",《千金》卷十三第一注作"脇"。按此支脉並不入腸,故作腸非是。又《素問・藏氣法時論》云:"心病者,胸中痛,脇支滿。"王冰注:"心手少陰脉支別者,循胸出脇。"與本文合,故據改。

〔7〕上出腋下　上,《太素》無。按肺手太陰脉云:"從肺系橫出腋下。"本文亦爲經脉從肺橫出,故連同上文,似亦應作"復從心系却上肺,橫出腋下。"

〔8〕臑　此下明抄本有"音如"二小字音注。

〔9〕行　原作"循",《靈樞》、《太素》、《千金》卷十三第一均作"行"。前手太陰之脉云"行少陰、心主之前",與本文句式及文義均同,亦可証作"行"是,故據改。

〔10〕中　《靈樞》、《太素》、《千金》卷十三第一均無,疑衍。

〔11〕抵　此下明抄本有"音氏"二小字音注。

〔12〕入掌內後廉　《靈樞》同。《太素》作"入掌內廉"。《千金》卷十三第一作"入掌後內廉"。《十四經發揮》注:"自少海而下循臂內後廉,歷靈道、通里,至掌後銳骨之端,經陰郄、神門,入掌內廉至少府。"按此前已云"抵掌後兌骨之端",本經卷三神門穴亦云"在掌後兌骨之端"。是可証兌骨之端云者,乃臂之最下端,進則入掌無疑矣。然本文云"掌內後廉",

邊際不明,《千金》作"掌後內廉",則與臂下端處相混,似當以《太素》爲是。"後"字疑衍。

〔13〕嗌 《説文·口部》:"嗌,咽也。"

〔14〕滿痛 《千金》卷十三第一同。滿,《靈樞》、《太素》、《五十二病方·陰陽十一脈灸經》、《脉書》均無,疑衍。

小腸手太陽之脉,起於小指之端,循手外側[1],上腕[2]出踝[3]中,直上循臂骨[4]下廉,出肘內側兩骨[5]之間,上循臑外後廉,出肩解[6],繞肩胛[7],交肩上[8],入缺盆,下[9]絡心,循咽[10]下鬲,抵胃屬小腸。其支[11]者,從缺盆循頸上頰,至目鋭眥[12],却入耳中[13]。其支者,別頰上䪼,音拙[14]。抵鼻至目內眥,斜絡於顴[15]。是動則病,嗌痛頷腫,不可以[16]顧,肩似拔,臑似折。是主液所生病者[17],耳聾目黃,頰腫,頸頷[18]肩臑肘臂外後廉痛。爲此諸病,盛者則人迎大再倍於寸口。虛者則人迎反小於寸口也。

〔1〕手外側 《太素》注:"人之垂手,大指著身之側,名手內側,小指之後,名手外側"。

〔2〕腕 《太素》作"捥"。捥與腕通。《史記·刺客列傳》司馬貞索隱:"捥,古腕字。"《太素·骨度》注:"捥者,臂手相接之處。"

〔3〕踝 《太素》注:"手之臂骨之端,內外高骨,亦名爲踝也。"

〔4〕臂骨 《太素》作"臂下骨",注:"臂有二骨,垂手之時,內側前骨名爲上骨,外側後骨,名爲下骨。"此説供參。

〔5〕兩骨 《太素》、《脈經》卷六第四、《千金》卷十三第一均同。《靈樞》作"兩筋"。《類經》卷七第二注:"出肘內側兩骨尖陷中,小海穴也。"按出肘以上無兩骨,姑從此解,相當於鷹嘴與肱骨上髁之間處。

〔6〕肩解 《太素》注:"肩臂二骨相接之處,名爲肩解。"《鍼灸經穴圖考》:"肩後骨縫曰肩解。"

〔7〕肩胛 胛,《太素》、《脈經》卷六第四、《千金》卷十三第一均作"甲"。《釋名·釋形體》畢沅注:"《説文》:髆,肩甲也。案單言之爲肩,重言之爲肩甲,今俗猶沿此稱。甲正,胛俗。"《十四經發揮》卷中注:"肩解下成片骨爲肩髆。"即今稱肩胛骨也。

〔8〕交肩上 《太素》注;"兩箱之脉,繞肩甲已,會於大椎,還入缺盆,

此爲正也。有説，兩箱脉來，交大椎上，會大椎穴，以爲交者。經不言交，不可用也。"據此注文義，似《太素》正文不作"交"，故前解曰"會於大椎"。《十四經發揮》注："上肩循肩貞、臑俞、天宗、秉風、曲垣、肩外俞、肩中俞諸穴，乃上會大椎，因左右相交於兩肩之上。"按兩家注均言會於大椎，此説是否即"交肩上"，義尚待考。至於滑氏注云"左右相交於兩肩之上"，究在何處，亦待考。

〔9〕下　原作"向腋下"，《靈樞》、《太素》均無此三字。《脉經》卷六第四、《千金》卷十三第一均作"向腋"。按此脉上自缺盆下絡心，而云向腋下，義難通，故據《靈樞》等删"向腋"二字。

〔10〕咽　此下《素問·刺熱》王注有"直行者"三字。

〔11〕支　此下《素問·五藏生成》及《刺熱》王冰注均有"別"字。

〔12〕目鋭眥　《素問·刺熱》王冰注作"目外眥"。鋭眥即外眥。《太素》注："目眥有三，目之内角爲内眥，外角爲兑眥，崖上爲上眥也。"

〔13〕却入耳中　《十四經發揮》注："至目鋭眥，過瞳子髎，却入耳中，循聽宫而終也。"

〔14〕音拙　明抄本作"音出，又拙"。

〔15〕斜絡於顴　《太素》無此四字。顴下明抄本有"音權"二小字音注。顴，面顴也。

〔16〕以　原作"回"，據明抄本、正抄本、《靈樞》、《太素》改。

〔17〕是主液所生病者　《太素》注："有穀精汁，補益腦髓，皮膚潤澤，謂之爲液，手太陽主之。邪氣病液，遂循脉生諸病也。"《類經》卷十四第十注："小腸主泌別清濁，病則水穀不分而流行無別，是主液所生病也。"

〔18〕領　《脉經》卷六第四、《千金》卷十四第一均在上文"腫"上，作"頰領腫"，下文作"頸肩臑肘臂外後廉痛"，如是則部位順序與經脉循行順序亦相合，義較勝。

　　膀胱足太陽之脉，起於目内眥，上額交巔上[1]。其支[2]者，從巔至耳上角。其直[3]者，從巔入絡腦，還出別下項[4]，循肩膊[5]内，挾脊抵腰中，入循膂[6]，絡腎屬膀胱。其支者，從腰中下會於後陰[7]，貫[8]臀入膕中。其支[9]者，從膊内左右[10]別下貫胛[11]，一作髀[12]。挾脊内[13]，過髀樞[14]，循髀外後廉,下合[15]膕中,以下貫踹[16]足跟也[17]内,出外踝之後,循京骨[18]至小指[19]外側。是動則病,衝頭痛[20],目似脱,項似拔,脊[21]腰似折,髀[22]不可以回[23],膕如結[24],踹如裂,是謂踝厥[25]。是主筋所生病者[26],痔瘧,狂顛疾,頭顖[27]音信。項頸間痛[28],目黄淚出,鼽[29]衄,項背腰尻[30]膕踹脚[31]皆痛,小指不用。爲此諸病,盛者則人迎大再倍於寸口。虚者則人迎反小於寸口也。

〔1〕交巔上　上,原脱,據明抄本、《太素》、《脈經》卷六第十、《千金》卷二十第一、《素問·厥論》王冰注補。巔,本山頂也,借作顛。《説文·頁部》:"顛,頂也。"《十四經發揮》注:"自通天斜行,左右相交於巔上之百會也。"

〔2〕支　此下《素問·五藏生成》王冰注有"别"字。

〔3〕直　此下《素問·五藏生成》王冰注有"行"字。

〔4〕還出别下項　《十四經發揮》注:"入絡腦,復出下項,抵天柱也。"《説文·辵部》:"還,復也。"左右二脉分别下行,故爲别也。

〔5〕髆　《靈樞》、《太素》均作"髆"。《説文通訓定聲·豫部》:"髆……段借爲髆。"髆,肩胛也。

〔6〕膂　膂與吕通。《龍龕手鏡·肉部》:"膂,音吕,脊膂也。"《説文·吕部》:"吕,脊(脊)骨也。……膂,篆文吕,从肉从旅。"

〔7〕會於後陰　《脈經》卷六第十、《千金》卷二十第一均同。《靈樞》作"挾脊"。《太素》無此四字。據此後所生病有"痔"病,當以本經爲是。後陰,肛部也。

〔8〕貫　此上《脈經》卷六第十、《千金》卷二十一第一均有"下"字。

〔9〕支　正抄本作"直"。按此脉乃足太陽之主幹脉。胃足陽明脉有自缺盆下行直至足中指内間者,稱"其直者"。膽足少陽脉有自缺盆下行直至小指次指之端者,亦稱"其直者"。故本脉似亦應稱此支爲其直者。正抄本作"直",義勝。

〔10〕左右　《素問·刺腰痛》王冰注無此二字。按諸脉之兩側分行者,均不言左右,此獨言者,疑爲剩文。

〔11〕胂　原作"胛",據明抄本、《太素》、《千金》卷二十第一改。《脈經》卷六第十作"髖",與原校同。《説文·肉部》:"胂,夾膂(脊)肉也。"

《説文·骨部》:"髖,髀上也。"據上下文義,當以作"胂"爲是。

〔12〕一作髖 《千金》卷二十第一同。《脈經》卷六第十作"一作肺",肺當爲胂之誤。

〔13〕挾脊内 《靈樞》、《太素》、《脈經》卷六第十、《千金》卷二十第一均無此三字。據上文"胂"義,"内"或爲"肉"之誤,本文疑爲胂之注文,混爲正文。

〔14〕髀樞 髀,明抄本作"骭,音千",非是。《太素》注:"髀樞,謂髀骨、尻骨相抵相入轉動處也。"又《太素·經筋》注:"髖骨如臼,髀骨如樞,髀轉於中,故曰髀樞也。"《醫宗金鑑·正骨心法要旨》:"環跳者,髖骨外向之凹,其形似臼,以納髀骨之上端如杵者也,名曰機,又名髀樞,即環跳穴處也。"

〔15〕下合 《脈經》卷六第十作"過",注云:"一本下合。"

〔16〕踹 正抄本、《靈樞》同。《太素》、《脈經》卷六第十、《千金》卷二十第一均作"腨"。踹爲腨之假借。

〔17〕足跟也 明抄本無此注文。按上文踹,本義爲足跟,然此乃腨之同音假借,乃腓腸也。又經脉順序,下文方云"出外踝之後",若作足跟解,則下而復上矣,故三字非是。

〔18〕京骨 《太素》注:"京骨,謂外踝下近前高(按此下當脱骨字)也。京,高大也。"

〔19〕指 此下《素問·厥論》王冰注有"之端"二字。

〔20〕衝頭痛 《五十二病方·陰陽十一脉灸經》甲、乙本均作"潼頭痛"。《脉書》作"冲頭"。衝頭痛,文義不屬,疑衝爲腫之假借,若是則衝頭痛,即頭腫痛也。

〔21〕脊 《素問·至真要大論》新校正引本經無。《太素》、《脈經》卷六第十、《千金》卷二十第一此下均有"痛"字。

〔22〕髀 原脱,據明抄本、《靈樞》、《太素》、《脈經》卷六第十、《千金》卷二十第一補。

〔23〕回 原作"曲",《靈樞》、《脈經》卷六第十、《千金》卷二十第一均同。《太素》、《素問·至真要大論》新校正引本經均作"迴"。《千金》注:"一作回。"按曲,彎曲也,文義不屬。回與迴通。《説文·囗部》:"回,轉也。"楊上善解髀樞亦云"轉動處"。此正言髀不可以轉動,於義爲是,故據改。

〔24〕䐃如結 䐃部如結束狀。結，束縛也。《釋名·釋姿容》：“結，束也。”又《史記·扁鵲倉公列傳》：“割皮解肌，決脉結筋。”《太素》注：“結，謂束縛也。”

〔25〕踝厥 《太素》注：“䐃腨之病，皆是太陽行踝之後，爲厥失逆病也。”

〔26〕是主筋所生病者 《類經》卷十四第十注：“周身筋脉，惟太陽爲多爲巨……故凡爲攣爲弛爲反張戴眼之類，皆足太陽之水虧，而主筋所生病者。”《靈樞集注》張志聰注：“太陽之氣，生於膀胱水中，而爲諸陽主氣。陽氣者，柔則養筋，故是主筋所生之病。”按此説原指陽氣之於筋的作用，非言太陽主筋，故不如前注義長。

〔27〕顖 明抄本、《脉經》卷六第十、《千金》卷二十第一均作“腦”，《太素》作“囟”。囟，顖之象形。《醫心方》卷二顖門旁注作“囟”，亦同。兩義均通。

〔28〕頭顖項頸間痛 《靈樞》、《太素》均作“頭顖項痛”。《千金》卷二十第一作“頭腦項痛”。《脉經》卷六第十作“頭腦頂痛”，疑頂爲項之誤。《素問·至真要大論》新校正引本經作“頭項囟頂腦户中痛”。諸本文雖異而義皆相近。

〔29〕骩 此下明抄本有“音求”二小字音注。

〔30〕尻 《説文·尸部》：“尻，䏓也。”“䐁，䏓也。……䏓，屍或從肉隼。”《廣雅·釋親》：“臗尻州豚，臀也。”王念孫疏證：“案韋昭周語云：臀，尻也。臗尻州豚臀，五者異名而同實，不宜分訓。”是尻即臀也。《素問·痹論》“尻以代踵”，亦屬此義。又《增韻》云：“尻，脊骨盡處。”《醫宗金鑑》卷八十周身名位骨度云：“尻骨者，腰骨下十七椎、十八椎、十九椎、二十椎、二十一椎五節之骨也。”按此部亦脉所過處，義亦通。

〔31〕脚 腳之俗體，《説文·肉部》：“腳，脛也。”段玉裁注：“東方朔傳曰：結股腳。謂跪坐之狀，股與腳以郄爲中。腳之言卻也，凡卻步必先脛。”此腳之本義也。《傷寒論》言“脚攣急”，亦此義也。

腎足少陰之脉，起於小指之下，斜趣[1]足心，出然骨[2]之下，循內踝[3]之後，別入跟[4]中，以上踹內，出膕中[5]內廉，上股內後廉，貫脊，屬腎絡膀胱。其直者，從腎上貫肝膈，入肺中，循喉嚨，俠舌本。一本云：從橫骨中挾臍循腹裏，上行而入肺。其支者，從肺出絡心，注胸中[6]。是動則病，饑不欲[7]食，面黑如炭色[8]，咳[9]唾則有血，喝喝[10]而喘，一作喉鳴。坐而欲起，目䀮䀮[11]無[12]所見，心懸若饑狀[13]，氣不足則善恐，心惕惕如人將捕之[14]，是爲骨厥[15]。是主腎所生[16]病者，口熱舌乾，咽腫上氣，嗌[17]乾及痛，烦心心痛，黄疸腸澼[18]，脊股内後廉痛，痿厥，嗜卧，足下熱而痛。灸則强食生肉[19]，緩帶[20]被髮[21]，大杖[22]重履而步[23]。爲此諸病，盛者則寸口大再倍於人迎。虛者則寸口反小於人迎也。

〔1〕斜趣 《脉經》卷六第九、《千金》卷十九第一同。《靈樞》作"邪走"。《太素》作"耶趣"。邪、耶、斜互通。《説文·走部》："走，趨也。"段玉裁注："《釋名》曰：徐行曰步，疾行曰趨，疾趨曰走。此析言之。許渾言不别也。"又《説文·走部》："趣，走也。……趣，疾也。"是則趣、走、趨，義均通。《素問·刺熱》及《素問·痺論》王冰注作"趨"，可証。趣，走向也。

〔2〕然骨 原作"然谷"，此穴名也，亦因骨而得名。本文當以骨名爲是，據明抄本、《脉經》卷六第九、《千金》卷十九第一、《素問·痺論》王冰注改。《太素》注："然骨在内踝下，近前起前骨是也。"

〔3〕踝 此下明抄本有"音魯，又音課"五小字音注。

〔4〕跟 此下明抄本有"音根"二小字音注。

〔5〕膈中 《脉經》卷六第九、《千金》卷十九第一均同。中，《靈樞》、《太素》均無。

〔6〕注胸中 《十四經發揮》注："注胸之膻中，以交於手厥陰也。"按脾足太陰脉曰"注心中"，本脉曰"注胸中"，肝足厥陰脉曰"注肺中"。詳此三脉皆言注者，乃謂脉至此若水之灌注，非僅一脉相通。

〔7〕欲 《素問·至真要大論》新校正引本經作"用"。

〔8〕面黑如炭色 炭下明抄本有"一作地"三字校文。《脉經》卷六第九、《千金》卷十九第一同本文。《靈樞》作"面如漆柴"。《太素》作"面黑如地色"，《脉經》注亦云："一作地色。"按地當爲"䒸"之誤，詳見本卷第十五注。

〔9〕咳 明抄本作"欬"，此下有"音凱"二小字音注。

〔10〕喝喝 《脉經》卷六第九、《千金》卷十九第一均作"喉鳴"，與原校同。

〔11〕䀮䀮 《太素》作"盳盳"。《龍龕手鏡·目部》："䁳、盳、瞆、䀮，

227

四俗。𥆧，正。荒、忙二音，目不明也。”

〔12〕無　此上《靈樞》、《太素》均有“如”字。

〔13〕心懸若饑狀　原作“心如懸若饑狀”，《靈樞》同。《太素》作“心如懸病饑狀”。《脈經》卷六第九作“心懸若饑狀”，《千金》卷十九第一作“心懸若病饑狀”。《素問・至真要大論》新校正引本經作“心懸如饑狀”。今參諸文删“如”字。

〔14〕氣不足則善恐……如人將捕之　此十四字原脱，據《靈樞》、《太素》、《脈經》卷六第九補。《千金》卷十九第一同《靈樞》，唯“如”作“若”，明抄本唯脱一“惕”字。惕下並有“音昔，又音踢”五小字音注。

〔15〕骨厥　《太素》注：“所爲厥，謂骨精失逆。”《類經》卷十四第十注：“厥逆在骨，腎主骨也。”

〔16〕生　原脱，據明抄本、嘉靖本、《靈樞》、《太素》補。

〔17〕嗌　《説文・口部》：“咽，嗌也。从口，因聲。嗌，咽也。从口，益聲。”此咽、嗌二字，取聲有別，義則同也。故此言嗌，上文言咽，實指一處。

〔18〕腸澼　《太素》注：“大腸不和，故爲腸澼也。”《太素・虛實脉診》又作“腸辟”，《武威漢代醫簡》有治腸辟方，用黄連、黄芩、石脂、龍骨等，是腸澼者，後世之痢病也。

〔19〕灸則强食生肉　《靈樞》、《太素》同。《脈經》卷六第九生肉作“生害”，害，疑爲“宍”之誤。《廣韻・屋韻》：“肉，俗作宍。”《千金》卷十九第一作“生災”，《五十二病方・陰陽十一脉灸經》、《脉書》均作“産肉”，産即生也，如今文“所生病”，《脉書》等作“所産病”可証。《太素》注：“自火化以降，並食熟食。生肉令人熱中，人多不欲食之。腎有虛風冷病，故强令人生食豕肉，温腎補虛，脚腰輕健。人有患脚風氣，食生腊(按亦作豬)肉得愈者衆。”按本文義較難解，楊注或存古法。又查《外臺》治脚氣諸方，多有忌猪羊牛等肉食，然又一治脚氣身腫氣攻心者方云：“生猪肉去脂，以漿水洗，於兩板中壓去汁，細切作膾，蒜虀啖之。”此可証以生肉治病法，古實有之，今存以供參。

〔20〕緩帶　《太素》注：“帶若急，則腎氣不通，故須緩帶，令腰腎通暢，火氣宣行。”

〔21〕被髮　《太素》注：“足太陽脉從頂下腰至脚，令灸腎病，須開頂被髮，陽氣上通，火氣宣流。”被，披也。

〔22〕大杼 《太素》注："足太陽脉循於肩髆，下胳於腎，令療腎病，可策大杼而行，牽引肩髆，火氣通流。"

〔23〕重履而步 《太素》注："燃磁石療腎氣，重履引腰脚，故爲重履者，可末磁石分著履中，上弛其帶，令重履之而行。以爲輕者，可漸加之令重，用助火氣。若得病愈，宜漸去之，此爲古之療腎要法。"

按："灸則强食生肉，緩帶被髮，大杖重履而步"一段，《靈樞》、《太素》均不與上文"足下熱而痛"相連接，乃在"爲此諸病，盛則寫之……以經取之"之下。又考諸《五十二病方·陰陽十一脉灸經》甲本文，則在"其所産病"諸症後云："爲十病。腎少陰脉，久（灸）則强食生肉，緩帶皮（被）髮，大丈（杖）重履而步。久（灸）幾息則病已矣。"乙本亦同，唯"緩帶皮髮"二症互乙，"幾息"作"希息"。《脉書》與甲本同，唯"腎少陰脉"句無"腎"字，此下另起行。証以上文，則本段諸症，《靈樞》、《太素》不與"所生病"諸症相連，合乎古義。本經列爲所生病者，非經文原貌也。

心主手厥陰之脉[1]，起於胸中，出屬心包絡[2]，下鬲歷絡三焦[3]。其支者，循胸出脇，下腋三寸[4]，上抵腋[5]，下循臑内，行太陰少陰之間，入肘中，下循[6]臂，行兩筋之間，入掌中[7]，循中指出其端。其支者，別掌中，循小指次指出其端。是動則病，手心[8]熱，臂肘攣急[9]，腋腫，甚則胸脇支滿[10]，心中憺憺大動[11]，面赤目黃，喜笑不休[12]。是主脉一作心包絡。所生病者，煩心心痛，掌中熱。爲此諸病，盛者則寸口大一倍於人迎。虛者則[13]寸口反小於人迎也。

〔1〕心主手厥陰之脉 陰下《靈樞》有"心包絡"三字，《太素》有"心包"二字。楊上善注："心神爲五藏六府之主，故曰心主厥陰之脉，行至於足，名足厥陰，行至於手，名手厥陰。以陰氣交盡，故曰厥陰。心外有脂包裹其心，名曰心包，脉起胸中，入此包中，名手厥陰。故心有兩經也。心中起者，名手少陰，屬於心包，名手厥陰。有脉別行，無別藏形。三膲有氣有脉，亦無別形。故手厥陰與手少陽以爲表裏也。"楊氏此解，乃本於《靈樞·邪客》（本經卷三第二十六）所謂"心者，五藏六府之大主也，精神之所

舍也，其藏堅固，邪弗能容也，容之則傷心，心傷則神去，神去則死矣。故諸邪之在於心者，皆在於心之包絡。包絡者，心主之脉也"之義，説明心主手厥陰之脉，雖亦獨立爲經，但與別經不同，其與心藏有着特殊的關係，故下文云"起於胸中，出屬心包絡"，蓋由乎此。楊氏解三焦無別形，説本《難經》，云心包無別藏形，則與上文所謂"心外有脂包裹其心，名曰心包"相牴牾，故無藏形之説不可從。《類經》卷二十第二十三注："手少陰，心經也。手厥陰，心包絡經也。經雖分二，藏實一原。但包絡在外，爲心之衞。……然心爲君主之官，而包絡亦心所主，故稱爲心主。"

〔2〕絡 《太素》、《脉經》卷六第三、《千金》卷十三第一均無。

〔3〕歷絡三焦 《太素》注："自有經歷，而不胳著，手厥陰既是心藏之府，三膲府合，故屬心包，經歷三焦，仍胳著也。"《類經》卷七第二注："心包絡，心包之膜絡也。包絡爲心主之外衞，三焦爲藏府之外衞，故爲表裏而相絡。諸經皆無歷字，獨此有之，蓋指上中下而言。"此説義勝。

〔4〕下腋三寸 《十四經發揮》注："上循胸出脇，下腋三寸天池穴。"此指經脉循胸出脇後，在腋下三寸之胸脇部也。

〔5〕腋 此下明抄本、《太素》均有"下"字。

〔6〕循 《靈樞》、《太素》、《脉經》卷六第三、《千金》卷十三第一均無，疑衍。

〔7〕入掌中 原脱，據明抄本、《靈樞》、《太素》、《脉經》卷六第三、《千金》卷十三第一補。

〔8〕心 《太素》、《素問·至真要大論》新校正引本經均無。疑衍。

〔9〕臂肘攣急 《靈樞》同。《太素》及《素問·至真要大論》新校正引本經均作"肘攣"。《脉經》卷六第三、《千金》卷十三第一均作"肘臂攣急"。按臂而云攣急，文義不屬，似當以作"肘攣急"爲是。

〔10〕支滿 支，《太素》無。按本症行文習慣，當以本經爲是。

〔11〕心中憺憺大動 中，《太素》及《素問·至真要大論》新校正引本經均無。按《外臺》卷三十九心包人之大陵、間使、內關三穴所治症，均云"心澹澹而驚恐"。心澹澹者，心動貌，故似以無"中"字義長。"憺憺"，明抄本作"淡淡"。《脉經》卷六第三、《千金》卷十三第一均作"澹澹"。憺、澹、淡三字互通，動貌，義存乎聲也。如《靈樞·四時氣》："心中憺憺"，《脉經》卷六第二、《千金》卷十二第一均作"澹澹"。又如《文選·東京賦》："淥水澹澹。"李善注："《高唐賦》曰：水澹澹而盤紆。《説文》曰：澹

澹,水摇貌也。"《文選·金谷集作詩》:"緑池汎淡淡。"李善注:"東京賦曰:渌水澹澹。澹與淡同。"

〔12〕喜笑不休　喜,《千金》卷十三第一作"善",可証"喜"亦善也。喜笑,非歡樂也,心在聲爲笑,故病善笑不休。

〔13〕則　此下原衍"人迎反大"四字,據正抄本、《靈樞》、《太素》、《脈經》卷六第一、《千金》卷十三第一删。

按:本經經脉,《脈經》卷六第三直以代手少陰脉,《千金》卷十三第一則與手少陰脉并歸於心臟,反映了心主代君行令並代君受邪的指導思想,雖然在形式上,以封建的君臣關係爲比喻,不甚貼切,但也充分體現了心與心包在生理與病理方面的密切關係。故不可因文害義。同時,由於對心、心包及手少陰脉與手厥陰脉的認識,也有一個深化與發展的過程,故《五十二病方·陰陽十一脉》等早期醫學文獻,亦無手少陰脉,其所載心之經脉,即手心主脉也。而將手心主脉與心藏分離,別立心包與手心主一經,乃是經絡學上的一大發展也。

三焦手少陽之脉,起於小指次指之端,上出兩指之間,循手表腕[1],出臂外兩骨之間,上貫肘,循臑外,上肩而交出足少陽之後[2],入缺盆,布膻中[3],散絡心包[4],下鬲、偏屬三焦[5]。其支[6]者,從膻中,上出缺盆,上項俠[7]耳後,直上出耳上角,以屈[8]下頰[9]至䪼[10]。其支者,從耳後入耳中,出走耳前,過客主人前,交頰,至目兑眥[11]。是動則病,耳聾渾渾焞焞[12],嗌腫喉痹。是主氣所生病者[13],汗出,目兑眥痛,頰痛[14],耳後肩臑[15]肘臂外皆痛,小指次指不[16]用。爲此諸病,盛者則人迎大一倍於寸口。虛者則人迎反小於寸口也。

〔1〕手表腕　腕,《太素》、《素問·繆刺論》王冰注均無。檢《五十二病方·陰陽十一脉灸經》及《脉書》均言本經脉起於"手北"。北,背也。手北,即手背。手表,亦手背也。故作"手表",當是古義。

〔2〕上肩而交出足少陽之後　《十四經發揮》中卷注:"上肩,循臑會、肩髎、天髎,交出足少陽之後。"《靈樞發微》注:"上肩循臂臑會、肩髎、

天髎,交出足少陽之後。"《類經》卷七第二注:"上肩髎,過足少陽之肩井,自天髎而交出足少陽之後也。"《鍼灸經穴圖考》卷五注:"上肩循曲垣之後,外俞、中俞,左右互交會於大椎,從肩井自天髎,而交出足少陽之後。"諸説各異,然據大椎爲"三陽督脉之會"之義,《鍼灸經穴圖考》注當近是。

〔3〕布膻中 《太素》注:"有本布作交者。"《脉經》卷六第十一、《千金》卷二十第四正作"交"。布膻中,言脉散布或分布於膻中。交膻中,若左右臂之脉,入缺盆之後,而交會於膻中,義亦通。然據下文"散絡心包"、"偏屬三焦"之義,當以作"布"義勝。

〔4〕散絡心包 諸脉所絡,皆直言絡某臟腑,而此獨言"散絡心包者",蓋上文言"布膻中",自非一支之脉過於膻中,必爲脉之散布於膻中,故其絡心包者,亦當爲散布之脉相絡於心包,故曰散絡心包。

〔5〕下鬲,偏屬三焦 偏,《靈樞》作"循"。《太素》、《脉經》卷六第十一、《千金》卷二十第四均作"徧"。偏與徧通。《墨子·非儒》:"遠施周偏。"孫詒讓間詁:"偏,與徧同。"《説文·彳部》:"徧,帀也。"帀,周遍也。《説文通訓定聲·坤部》徧:"字亦作遍。"故《聖濟總錄》卷一百九十一作"遍"。此以三焦位居膈上下,而非一處,故云偏屬三焦。《類經》卷七第二注:"乃自上焦下膈,循中焦下行,並足太陽之正,入絡膀胱,以約下焦。故足太陽經委陽穴爲三焦下輔腧也。"

〔6〕支 正抄本作"直"。

〔7〕俠 《靈樞》、《太素》均作"繫"。楊上善注:"有本作俠也。"《脉經》卷六第十一、《千金》卷二十第四均同本經,當作"俠"是。

〔8〕屈 脉自耳上角,曲而下行,故曰屈。屈,曲也。

〔9〕頰 原作"額",原校云:"一作頰。"《靈樞》、《太素》均作"頰"。按本脉不經額部,作"額"非是,故據《靈樞》等改,並刪原校。

〔10〕至頔 此下明抄本有"音拙"二小字音注。詳本經卷三第十顴窌穴云:"手少陽太陽之會。"正合至頔之義。

〔11〕眥 此下明抄本有"音際"二小字音注。

〔12〕渾渾焞焞(tūn tūn 吞吞) 此下明抄本有"渾,音魂;焞,音屯"六小字音注。《靈樞》同。《太素》作"渾渾淳淳"。《脉經》卷六第十一、《千金》卷二十第四、《脉書》均作"煇煇焞焞"。《五十二病方·陰陽十一脉灸經》甲本作"煇煇腪腪",乙本作"煇煇諄諄"。按渾渾焞焞,即渾渾沌沌,本指陰陽未分貌。如《吕氏春秋·大樂》:"陰陽變化,一上一下,合而

成章。渾渾沌沌,離則復合,合則復離。"亦作混沌,《靈樞識》:"簡案:《明堂灸經》作惇惇惲惲。《孫子·兵勢篇》:渾渾沌沌,形圓而不可敗。即混沌也。"渾之作煇、惲,沌之作焞、淳、腪、諄、惇,皆一聲之轉,其義則同。此言耳聲昏聵不明也。

〔13〕是主氣所生病者 《太素》注:"氣謂三焦氣液。"《類經》卷十四第十注:三焦爲水瀆之府,水病必由乎氣也。《素問集注》張志聰注:"少陽乃一陽初生之氣,故主氣所生病者。"諸說似異,實則相爲發明。

〔14〕頰痛 痛,原脫。據《靈樞》、《太素》、《五十二病方·陰陽十一脉灸經》、《脉書》補。《脉經》卷六第十一、《千金》卷二十第四作"頰腫"。

〔15〕臑 此下明抄本有"音如"二小字音注。

〔16〕不 此下原衍"爲"字,據明抄本、《靈樞》、《太素》、《脉經》卷六第十一、《千金》卷二十第四刪。

膽足少陽之脉,起於目兌眥,上抵頭角,下耳後[1],循頸,行手少陽之前[2],至肩上,却交出手少陽之後[3],入缺盆。其支[4]者,從耳後入耳中,出走耳前,至目[5]兌眥後。其支者,別目[6]兌眥,下大迎[7],合手少陽於[8]顑,一本云:"別兌眥,上迎手少陽於顴[9]。下加頰車,下頸合缺盆[10],以下胸中,貫膈,絡肝屬膽,循脇裏,出氣街,繞毛際[11],橫入髀厭[12]中。其直者,從缺盆下腋,循胸中[13],過季脇[14],下合髀[15]厭中,以下循髀陽[16],出膝外廉,下外輔骨[17]之前,直下抵絶骨之端[18],下[19]出外踝[20]之前,循足跗[21]上,入小指次指之端[22]。其支者,別跗上,入大指之間,循大指岐骨内[23]出其端,還貫入[24]爪甲,出三毛[25]。是動則病,口苦[26],善太息,心脇痛,不能反側[27],甚則面塵[28],體無膏澤,足外反熱[29],是爲陽厥[30]。是主骨所生病者[31],頭面[32]頷痛[33],目兌眥痛,缺盆中腫痛,腋下腫[34],馬刀挾癭[35],汗出振寒,瘧,胸中[36]脇肋,髀膝外至胻,絶骨外踝前及諸節皆痛,小指次指不用。爲此諸病,盛者則人迎大一[37]倍於寸口,虛者則[38]人迎反小於寸口也。

〔1〕起於目兌眥,上抵頭角,下耳後 《十四經發揮》注:"此經頭部

自瞳子髎至風池凡二十穴,作三折向外而行。始瞳子髎至完骨是一折;又自完骨外折,上至陽白會睛明。是一折;又自睛明上行,循臨泣、風池,是一折。"按此解乃據本經頭部腧穴連成之曲綫。經文所言者,直綫與支綫也。汪機云:"若依《內經》直行,則少陽頭部二十六穴,無從安頓,若依伯仁三折,則穴可安,似又戾於經旨。"此正說明對經脉的認識,從《五十二病方·陰陽十一脉灸經》等早期文獻到《內經》,再到《明堂》腧穴及由腧穴連成的綫路,經歷一發展過程。經文所言者,大體部位也,而腧穴點綫者,則更爲具體之綫路。

〔2〕循頸,行手少陽之前 《太素》注:"足少陽脉從耳後,下頸向前至缺盆,屈迴向肩,至肩屈向後,復迴向頸,至頸始入缺盆。是則手少陽上肩,向入缺盆肩上,自然交足少陽也。足少陽從頸前下至缺盆向肩,即是行手少陽前也。"《十四經發揮》注:"自風池循頸過天牖穴,行手少陽脉之前。"後說義較明。

〔3〕至肩上,却交出手少陽之後 《太素》注:"至肩交手少陽已,向後迴入缺盆,即是行手少陽之後也。"《十四經發揮》注:"至肩上循肩尖,却左右相交出手少陽之後,過大椎、大杼、秉風。"據大椎穴爲三陽督脉會之說,後說義較明。

〔4〕支 此下《素問·五藏生成》、《素問·診要經終論》、《素問·厥論》等王冰注均有"別"字。

〔5〕目 《脉經》卷六第二、《千金》卷十一第一均無。

〔6〕目 原脫,按此前及手太陽脉、手少陽脉均稱目兑眥,且此別脉,承上文義,當用全稱,據《太素》、《素問·五藏生成》、《素問·刺腰痛》、《素問·厥論》等王冰注補。

〔7〕大迎 原作"人迎",據明抄本、正抄本、《靈樞》、《太素》改。

〔8〕於 此前原有"抵"字,據《太素》、《脉經》卷六第二、《千金》卷十一第一及《素問·刺腰痛》、《素問·厥論》等王冰注刪。

〔9〕一本云:別兑眥,上迎手少陽於頯 此校文原在下句"下"字下,據明抄本、《脉經》卷六第二移此。又《太素》注:"有本云:別目兑眥,迎手少陽於頯。無大、合二字。以義置之,二脉雙下,不得稱迎也。"按《太素》出列異文,雖楊上善不以爲然,然細審文義則頗可取。上文既云"別目兑眥,下大迎",是已至頰,以大迎在曲頰前,復云"合手少陽於頯",於理難通,以頯在頰上也。故《太素》注引別本,於義爲勝。又《脉經》作"上迎手

少陽於顚",《研經言》卷四云:"揆之穴道甚合,蓋在陽白、眼隼、目窗、正營、承靈、腦空之次。"此説似不可從。

〔10〕合缺盆　前者脉已入缺盆,此支者,復入缺盆,是二脉合於此,故曰合缺盆。

〔11〕毛際　《十四經發揮》注:"曲骨之分爲毛際。"《類經》卷七第三注:"陰毛之際。"

〔12〕髀厭　《太素》注:"股外髀樞,名曰髀厭也。"

〔13〕胸中　《脉經》卷六第二同。《靈樞》、《太素》、《千金》卷十一第一均無"中"字。

〔14〕季脇　《太素》注:"脇有前後,最近下後者,爲季脇。有本作肋。"

〔15〕髀　此下明抄本有"音單,又音彼"五小字音注。

〔16〕髀陽　《類經》卷七第二注:"髀陽,髀之外側也。"

〔17〕外輔骨　《銅人》卷一注:"輔骨謂輔佐䯒骨之骨,在䯒之前。"按此骨在脛之外,故曰外輔骨。

〔18〕絶骨之端　《類經》卷七第二注:"外踝上骨際曰絶骨。絶骨之端,陽輔穴也。"按此處腓骨較凹陷,若從外踝向上推按,至此處若絶,故名絶骨。

〔19〕下　明抄本無。

〔20〕踝　此下明抄本有"音倮"二小字音注。

〔21〕足跗　《脉經》卷六第二作"足趺"。趺與跗通,足背也。《儀禮・士喪禮》:"乃履綦結於跗連絇。"鄭玄注:"跗,足上也。"賈公彦疏:"謂足背也。"

〔22〕出小指次指之端　出,原作"入",明抄本、《脉經》卷六第二、《千金》卷十一第一及《素問・陰陽離合論》、《素問・厥論》等王冰注均作"出",又如足陽明脉亦云"入大指間出其端",當作"出"爲是,據改。端,《靈樞》、《太素》作"間",《十四經發揮》注:"乃上入小指次指之間。"此誤也。《研經言》卷四:"蓋小指次指即無名指,非是兩指,不當云間。"

〔23〕岐骨内　骨,《太素》、《脉經》卷六第二、《千金》卷十一第一均無,義難安。岐,《靈樞》、《太素》、《脉經》、《千金》均作"歧",岐與歧通。《類經》卷七第二注:"足大指次指本節後骨縫爲岐骨。"即第一、二跖骨間。

〔24〕貫入　《脉經》卷六第二、《千金》卷十一第一同。入,《靈樞》、

《太素》均無。

〔25〕三毛 《太素》注：“三毛，一名藂毛，在上節後毛中也。”《類經》卷七第二注：“大指爪甲後二節間爲三毛。”三，言其多，如三思、舉一反三是。藂，叢之俗字，亦言多。指足大指爪甲後多毛處也。

〔26〕口苦 《素問·至真要大論》新校正引本經作“喜嘔，嘔有苦”。

〔27〕反側 《太素》、《脈經》卷六第二、《千金》卷十二第一均同。《靈樞》作“轉側”。証之《五十二病方·陰陽十一脉灸經》作“反側”是。

〔28〕面塵 原作“面微塵”，據《太素》、《脈經》卷六第二、《千金》卷十二第一、《素問·至真要大論》新校正引本經刪“微”字。面塵者，面有塵色也。

〔29〕足外反熱 《五十二病方·陰陽十一脉灸經》、《脉書》均作“足外反”，當係早期傳文，於義爲勝。

〔30〕陽厥 《太素》注：“甚謂陽厥，熱甚也。……陽厥，少陽厥也。”

〔31〕是主骨所生病者 《太素》注：“水以主骨，骨生足少陽，故足少陽痛病，還主骨也。”《類經》卷十四第十注：“膽味苦，苦走骨，故膽主骨所生病。”又本經卷七第一上云：“少陽主骨。”《素問·熱論》新校正引全元起注云：“少陽者，肝之表，肝候筋，筋會於骨，是少陽之氣所榮，故言主於骨。”按少陽主骨，義難明，今引三家注以供參。

〔32〕頭面 《靈樞》作“頭痛”。《太素》作“頭角”。《脈經》卷六第二、《千金》卷十二第一作“頭痛角”。本經所過處有“上抵頭角”文，故本文似應作“頭角痛”爲是。

〔33〕頷痛 《太素》作“顑痛”，楊上善注：“顑謂牙車骨，上抵顱以下者，名爲顑骨。”按頷、顑互通。又如《靈樞·顛狂》：“顑齒……頭兩顑。”本經卷十一第四、《太素》癲疾、驚狂均作“頷”。又《五十二病方·陰陽十一脉灸經》、《脉書》均有“頸痛”，無“頷痛”。詳前文經脉所過，言“循頸”“下頸”，故作“頸痛”，於理亦通。

〔34〕腫 此下原有“痛”字，據《靈樞》、《太素》、《脈經》卷六第二、《千金》卷十二第一、《素問·至真要大論》新校正引本經刪。

〔35〕馬刀挾癭 癭，《太素》作“嬰”。嬰與纓通。《禮記·內則》：“衿纓綦屨。”陸德明釋文：“纓作嬰。”挾纓，頸前結纓處也。癭，嬰之從疒者。《太素·癰疽》注：“馬刀亦謂癰不膿潰者是也。頸前曰嬰也。”按馬刀挾癭，皆瘰癧之屬。

〔36〕胸中 《脉經》卷六第二、《千金》卷十二第一同。中，《靈樞》、《太素》均無。

〔37〕一 原脱，據明抄本、正抄本、《靈樞》、《太素》、《脉經》卷六第二、《千金》卷十二第一補。

〔38〕則 原脱，據《太素》、《脉經》卷六第二、《千金》卷十二第一及前後文例補。

肝足厥陰之脉，起於大指叢毛[1]之際，上循足跗上廉，去内踝[2]一寸，上[3]踝八寸[4]，交出太陰之後，上膕内廉，循股陰入毛中[5]，環陰器[6]，抵少腹，俠胃屬肝絡膽。上[7]貫膈，布脇肋，循喉嚨之後，上入頏顙[8]，連目系，上出額，與督脉會於巔。一云：其支者，從小腹與太陰、少陽結於腰髁[9]，夾脊下第三第四骨孔中[10]。其支者，從目系下頰裏，環脣内。其支者，復從肝別貫膈，上注肺中[11]。是動則病，腰痛不可以俛仰[12]，丈夫㿗疝[13]，婦人少腹腫[14]，甚則嗌乾，面塵脱色[15]。是主肝所生病者，胸滿嘔[16]逆，洞泄[17]狐疝，遺溺[18]癃閉[19]。爲此諸病，盛者則寸口大一倍於人迎。虚者則寸口反小於人迎也。

〔1〕叢毛 《靈樞》同。明抄本、《脉經》卷六第一、《千金》卷十一第一均作“聚毛”。《太素》作“藂毛”。按“藂”爲“叢”之俗體，作“聚”者，乃藂脱去卅頭所致。叢毛，一名三毛，詳見前膽脉“三毛”注。

〔2〕踝 此下明抄本有“音魯，又音課”五小字音注。

〔3〕上 原作“外”，據明抄本、正抄本、《靈樞》、《太素》改。

〔4〕八寸 《五十二病方·陰陽十一脉灸經》作“五寸”。

〔5〕循股陰入毛中 《靈樞》、《千金》卷十一第一同。股陰，《太素》作“陰股”，注：“髀内近陰之處，名曰陰股。”《脉經》卷六第一作“循股入陰毛中”。《説文·肉部》：“股，髀也。”《説文·骨部》：“髀，股也。”股與髀，義互通。《廣雅·釋親》：“股、腳、踦、胕、脛也。”王念孫疏證：“股，髀也。凡對文則膝以上爲股，膝以下爲脛。……散文則通謂之脛。”按此脉行於股之内側，故爲股陰，又《五十二病方·陰陽十一脉灸經》云：“上出魚股内廉。”與本文義亦近，或古有“魚股”之説，待考。

〔6〕環陰器 環，《靈樞》作“過”。《太素》注：“循陰器一周，名環也。”陰器，外生殖器也。

〔7〕上　此上正抄本有"其直者,從肝"五字。按經脉循行文例,餘經除肺、脾、膽三經外,凡絡屬臟腑之後,皆稱"其支者"或"其直者"。故正抄本此文,雖別本俱不載,亦頗有參考價值。

〔8〕頏顙　《太素》注:"喉嚨上孔,名曰頏顙。"《玉篇·頁部》:"頏……咽也。"《十四經發揮》注:"頏顙,咽顙也。"《靈樞·憂恚無言》:"頏顙者,分氣之所泄也。……故人之鼻洞涕出不收者,頏顙不開,分氣失也。"張志聰注:"頏顙者,齶之上竅,口鼻之氣及涕唾,從此相通。故爲分氣之所洩,謂氣之從此而分出於口鼻者也。"此注較詳明,可証頏顙非咽亦非喉。故楊注謂"喉嚨上孔,"甚是。

〔9〕髁　此下《千金》卷十一第一注文有"下"字。

〔10〕一云……第四骨孔中　此注文考現存古籍不見載於正文中,從所謂"結於腰髁"言"結"之文例,疑是經筋篇內容,錯簡於此。

〔11〕上注肺中　《太素》注:"肺脉手太陰,從中膲起,以次四藏六府之脉,皆相接而起,唯足厥陰脉,環迴從肝注於肺中,不接手太陰脉何也?但脉之所生,稟於血氣,血氣所生,起中膲倉稟。故手太陰脉從於中膲,受血氣已,注諸經脉。中膲乃是手太陰受血氣處,非是脉次相接之處。故脉環周至足厥陰注入脉中,與手太陰脉相接而行,不入中膲也。"

〔12〕腰痛不可以俛仰　俛,《五十二病方·陰陽十一脉灸經》、《脉書》均無。且本文在下文"婦人少腹腫"之下。作"俛仰"者,偏義複詞。《素問·脉解》云:"所謂腰脊痛不可以俛仰者,三月一振,榮華萬物,一俛而不仰也。"楊上善注:"萬物榮華,低枝垂葉,俛而不仰。故邪因客厥陰,腰脊痛俛不仰也。"亦可証本文即腰痛不能仰之義。

〔13〕癩疝　《靈樞》作"隤疝"。《太素》、《脉經》卷六第一、《千金》卷十一第一均作"頹疝"。《廣韻·灰韻》頹、隤同音,杜回切。《集韻·灰韻》:"隤、癩、㾗、㿗,《倉頡篇》:陰病。或作癩、㾗、㿗。"癩,頹之從广,義均同。《太素·經脉病解》:"頹謂丈夫少腹寒氣盛,積陰器之中而痛也。疝謂寒積,氣上入腹而痛也。"

〔14〕腫　此下《太素》有"腰痛"二字,蓋涉上"腰痛不可以俛仰"而衍。

〔15〕面塵脫色　《靈樞》、《脉經》卷六第一、《千金》卷十一均同。脫色,《太素》無。又《五十二病方·陰陽十一脉灸經》作"面疕",《脉書》作"面驪",均無"脫色"二字。《說文·麤部》:"麤,鹿行揚土也。"段玉裁注:

"群行則揚土甚。引伸爲揚土之偁。土部曰：埃，塵也。"面塵者，面如塵埃也。《廣韻·支韻》："疕，黑病。……驪，馬深黑色。"故作"面疕""面驪"者，引伸爲面灰黑色，義亦通。"脱色"二字，文義難解。詳《素問·至真要大論》及新校正引本經亦無此二字，疑衍。

〔16〕嘔　《太素》、《千金》卷十一第一均作"歐"。《説文·欠部》："歐，吐也。"《集韻·厚韻》："歐、嘔、喀、欪、𪗨、欣，《説文》：吐也。或作嘔、喀、欪、𪗨、欣。"是嘔本無嘔吐義。今假借已久，嘔行而歐廢矣。

〔17〕洞泄　《脉經》卷六第一、《千金》卷十一第一同。《靈樞》作"飧泄"。《太素》作："湌洩"。《龍龕手鏡·食部》："喰、湌、飧、飱，俗。餐，湌，二正。"是飧爲湌之俗體。作"洩"者，乃避唐太宗李世民諱改。《説文·水部》："洞，疾流也。"泄下如疾流之快速，故名洞泄。飧，正作飱。《釋名·釋飲食》："飧，散也。投水於中解散也。"王先謙疏證："畢沅曰：《御覽》引作投飯於水中，各散也。《詩·伐檀》正義引《説文》，飧，水澆飯也。"飧泄，言泄下物如水澆飯狀，義亦通。

〔18〕遺溺　原作"遺精"，《太素》、《脉經》卷六第一、《千金》卷十一第一均作"遺溺"，且遺精一症，唐以前均稱失精或泄精，今據改。

〔19〕癃閉　《靈樞》作"閉癃"。《太素》、《脉經》卷六第一、《千金》卷十一第一均作"閉癃"。楊上善注："癃，篆文麻（當作痲）字，此經淋病也。音隆。"《集韻·東韻》："癃，或作癃。"按癃，《素問·宣明五氣》云："膀胱不利爲癃。"王冰注："膀胱爲津液之府，水注由之。然三焦脉實，約下焦而不通，則不得小便。"《素問·刺瘧》云："小便不利如癃狀。"王冰注："癃謂不得小便也。"楊上善注："癃，淋也。小便不利如淋也。"據上注，楊上善解癃爲痲，痲，俗作淋。《釋名·釋疾病》："痲，懍也。小便難懍懍然也。"《玉篇·疒部》："痲，力金切，小便難也。"《一切經音義》卷四十三痲鬼注："《説文》：大小便病也。《聲類》：小便數也。"又卷六十六痲病注："《聲類》云：痲謂小便數而難出也。"是楊注訓癃爲痲病則是。"癃閉"、"閉癃"義同。

足少陰氣絶[1]，則骨枯。少陰者，腎脉[2]也，伏行而濡[3]骨髓者也。故骨不濡，一作軟[4]。則肉不能著骨[5]也。骨肉不相親[6]，則肉濡而却[7]。肉濡而却，故齒長而垢[8]，髮無潤澤，髮[9]無潤澤者，骨先死。戊篤[10]已死，土勝水也。

手少陰氣絶，則脉不通。少陰者，心脉也，心者，脉之合也[11]。脉不通則血不流,血不流則髮[12]色不澤,故面色如黧[13]一作漆柴[14]。者,血[15]先死。壬篤癸死,水勝火也。《靈樞》[16]云:少陰終[17]者,面黑齒長而垢,腹脹閉[18],上下不通而終矣[19]。

足太陰氣絕,則脉不營其口唇[20],口唇者,肌肉之本也[21]。脉弗營,則肌肉濡[22],肌肉濡,則人中滿[23],一作舌痿。人中滿則唇反[24],唇反者肉先死。甲篤乙死,木勝土也。

手太陰氣絕,則皮毛焦。太陰者[25],行氣溫於皮毛[26]者也。氣弗營則皮毛焦,皮毛焦則津液去[27],津液去則皮節著[28],皮節著則皮[29]枯毛折。毛折者,毛[30]先死。丙篤丁死,火勝金也。《九卷》云:腹脹閉不得息,善噫,善嘔[31],嘔則逆,逆則面赤,不逆則[32]上下不通,上下不通則面黑皮毛焦[33]而終矣[34]。

足厥陰氣絕,則筋縮[35]。厥陰者,肝脉也,肝者筋之合也。筋者聚於陰器[36]而脉[37]絡於舌本。故脉弗營則筋縮[38]急,筋縮急則引卵[39]與舌,故唇青[40]、舌卷、卵縮則筋先死。庚篤辛死,金勝木也。《九卷》云:中熱[41]嗌乾,喜溺心煩[42],甚則舌卷卵上縮而終矣[43]。

五陰[44]俱絕,則目系轉[45],轉則目運[46],運[47]爲志先死,故[48]志先死則遠[49]一日半而死矣。

〔1〕絕 衰竭也。《淮南子·本經》:"江河山川,絕而不流。"高誘注:"絕,竭也。"

〔2〕督脉 原作"冬脉",《太平聖惠方》卷二十六治骨極諸方作"腎脉"。按此下手少陰氣絕,《脉經》、《千金》亦有"少陰者,心脉也"字樣,足厥陰氣絕亦云"厥陰者,肝脉也",是此脉皆當以臟爲名,非以時爲名,故作"冬脉"非是,今據改。

〔3〕濡 《難經·二十四難》作"溫"。此下《千金》卷十九第一有"滑"字。

〔4〕一作軟 明抄本無此校文。

〔5〕著骨 《脈經》卷三第五、《千金》卷十九第一同。骨，《靈樞》無。著骨，附著於骨。《國語·晉語》：“底著滯淫。”韋昭注：“著，附也。”

〔6〕親 親密也。《吕氏春秋·貴信》：“不能相親。”高誘注：“親，比也。”《説文·比部》：“比，密也。”

〔7〕肉濡而却 肌肉萎軟而縮退。濡通軟。却，退也，爲卻之俗體。《難經·二十四難》楊注：“卻，結縮也。謂齒齦之肉結縮。”

〔8〕垢 《難經·二十四難》作“枯”。《説文·木部》：“枯，槀也。”按此文前云“肉濡而却”，後云“髮無潤澤”，則作“枯”，似於義較勝。

〔9〕髮 原脱，據《靈樞》、《脈經》卷三第五、《千金》卷十九第一補。

〔10〕篤 病重也。如《史記·范睢蔡澤列傳》：“應侯遂稱病篤。”

〔11〕少陰者，心脉也。心者，脉之合也 原脱，按此前足少陰氣絶有“少陰者，腎脉也”一段，此後手太陰氣絶有“太陰者，行氣温於皮毛者也”一段，足厥陰氣絶有“厥陰者，肝脉也”一段。以諸文爲例，此處亦合當有此一段，然今《靈樞》亦無者，皆脱也。今據諸文例補。

〔12〕髮 《靈樞》作“髦”。《説文·髟部》：“髦，髮也。”髮、髦義同。

〔13〕面色如黧 《靈樞》、《脈經》卷三第二、《千金》卷十三第一均作“面黑如漆柴”，與原校同。《難經·二十四難》作“面黑如梨”。按腎足少陰脉是動病有“面黑如炭色”症，《靈樞》亦作“面如漆柴”，是面黑本是腎色，而今手少陰氣絶云“面色如黧”，義不合。若以前後文句例律之，似應作“髮色不澤”爲是。

〔14〕一作漆柴 明抄本無。

〔15〕血 據此後諸條文例，言先死者，皆指與臟相應之體，詳《素問·陰陽應象大論》言心“在體爲脉”，故此似應作“脉”爲是。

〔16〕《靈樞》 按據此後“手太陰氣絶”與“足厥陰氣絶”文例，似應作《九卷》爲是。

〔17〕終 死也。《國語·周語上》：“司民協孤終。”韋昭注：“終，死也。”

〔18〕閉 此下《靈樞》有“塞”字。

〔19〕矣 此下明抄本有“《素問》同”三字。

〔20〕口脣 《脈經》卷三第三、《千金》卷十五第一均同。《靈樞》作“肌肉”。又按，據別經文例，此下似當有“太陰者，脾脉也”等文，疑脱。

〔21〕口脣者，肌肉之本也 脾主肌肉，其華在脣四白，故口脣爲肌肉

之本。

〔22〕肌肉濡　《靈樞》作“肌肉軟”。濡與軟通，《管子·幼官》：“藏溫濡。”劉補注：“濡，古軟字。”軟，頓之俗體。軟，軟弱無力。肌肉濡者，肌肉軟弱鬆弛無力也。又《難經·二十四難》作“肌肉不滑澤”，於義亦通。

〔23〕人中滿　人上《靈樞》有“舌痿”二字，按此足太陰脾病，不應有舌之症，故不可從。人中滿者，脣上人中處，平滿無溝也。

〔24〕反　翻也。

〔25〕者　此下《難經·二十四難》有“肺也”二字。律以別經文例，似當有“肺脉也”三字。

〔26〕行氣溫於皮毛　肺主氣，又主皮毛。氣主煦之。故肺行氣而溫於皮毛。

〔27〕去　此下《靈樞》有“皮節”二字。

〔28〕皮節著　《靈樞》作“皮蒥者”，疑者爲“著”之壞文。《難經·二十四難》、《脈經》卷三第四、《千金》卷十七第一均作“皮節傷”。《靈樞識》：“滑注云：肺者，氣之本，其華在毛，其充在皮。肺絕則皮毛焦而津液去，皮節傷。以諸液皆會於節也。王文潔云：津液者，賴肺氣運用而滋皮節毛者也。”著，顯也，明也。皮節著者，皮節顯著，氣液不充也，義亦通。

〔29〕皮　原作“爪”，《難經·二十四難》作“皮”。《脈經》卷三第四、《千金》卷十七第一此下均有校文云“一作皮”。按本經卷一第五云：“肝之合筋也，其榮爪也。”又云：“肝應筋，爪厚色黃者，膽厚……”是爪本與肝膽相應，而手太陰肺本與皮相應，故《難經》等作“皮”是，今據改。

〔30〕毛　《靈樞》、《難經·二十四難》同。《脈經》卷三第四作“氣”，注：“氣字一作毛。”《千金》卷十七第一亦作“氣”。據前後文例及醫理論，皆應於其臟相應之體。詳《素問·陰陽應象大論》言肺“在體爲皮毛”，故作“毛”亦通。若據上文“毛折者”之義，似不及作“皮”義勝。

〔31〕善嘔　《素問·診要經終論》新校正引《靈樞》作“噫則嘔”。

〔32〕則　原脱，據明抄本、正抄本、《靈樞》補。

〔33〕焦　《素問·診要經終論》同。《靈樞》作“燋”。焦與燋通。

〔34〕矣　此下明抄本有“按《九卷》以下《靈樞》文，又出《素問》”十二字。

〔35〕筋縮　原作“筋弛”。《靈樞》作“筋絕”。《脈經》卷三第一、《千金》卷十一第一均作“筋縮引卵與舌”。《難經·二十四難》作“筋縮引

卵與舌卷"。按下文亦云"脉弗營則筋縮急",且弛者,鬆緩也,於醫理亦不通,故筋弛非是,今據改。

〔36〕筋者聚於陰器　器,《靈樞》、《難經·二十四難》均作"氣"。《素問·診要經終論》新校正引《靈樞》作"器"。《説文通訓定聲·履部》:"氣,叚借又爲器。"《淮南子·説山訓》:"歠不可以虛氣召之。"俞樾平議:"氣當作器。"是陰氣與陰器同。《類經》卷七第四注:"陰器者,合太陰、厥陰、陽明、少陰之筋,以及衝、任、督之脉皆聚於此,故曰宗筋。厥陰屬肝,肝主筋,故絡諸筋而一之,以成健運之用。"

〔37〕脉　《難經·二十四難》無。

〔38〕縮　此下明抄本有"音蹜"二小字音注。

〔39〕卵　亦名陰卵,如《素問·骨空論》:"腰痛不可以轉搖,急引陰卵。"即睾丸。

〔40〕唇青　《難經·二十四難》無此二字。《研經言》卷四云:"案唇爲足太陰之候,非足厥陰之候,雖青色屬厥陰,而此篇通例,皆紀經不紀色,其爲衍文無疑。"按此説可參。

〔41〕中熱　《素問識·診要經終論》:"中熱,謂胸熱也。"

〔42〕心煩　原作"煩心",據明抄本、《靈樞》、《素問·診要經終論》乙正。

〔43〕矣　此下明抄本有"按《九卷》以下《靈樞》文又出《素問》"十二字。顯係後入增補出典文。

〔44〕陰　此下《靈樞》有"氣"字。按此上爲言五陰氣絶,故當以作"陰氣"義勝。

〔45〕目系轉　《類經》卷十八第九十五注:"五藏之精,皆上注於目,故五陰氣絶則目轉而運。"《説文·車部》:"轉,運也。"

〔46〕運　運與暈通。《周禮·春官》:"保章氏掌天星,以志星辰日月之變動。"鄭玄注:"日有薄食暈珥。"《釋文》:"暈,本亦作運。"

〔47〕運　《靈樞》作"目運者"。

〔48〕故　《靈樞》無。

〔49〕遠　極也。此有至多之義。

太陽脉絶,其終也,戴眼反折[1],瘈[2]瘲,其色白,絶汗[3]乃出則終矣。

少陽脉絶,其終也,耳聾,百節盡縱[4],目睘[5]一本無此字。

系絶[6]，系絶一日半[7]死。其死也，目白[8]乃死。一作色青白[9]。

陽明脉絶，其終[10]也，口目動作[11]，善驚妄言[12]，色黄，其上下經盛而不行[13]一作不仁。則終矣。

六陽[14]俱絶，則陰陽相離，陰陽相離則腠理發泄，絶汗乃出，大如貫珠，轉出不流則氣先死矣[15]。故旦占夕死，夕占旦死，此十二經之[16]敗也。

〔1〕戴眼反折　反，原作"及"，據明抄本、正抄本改。《素問》王冰注："戴眼謂睛不轉而仰視也。"《類經》卷十八第九十七注："戴者，戴於上也。謂目睛仰視而不能轉也。反折，腰脊反張也。"

〔2〕瘲　瘲假借爲瘲，瘲瘲即瘲瘲。

〔3〕絶汗　《素問》王冰注云："絶汗，謂汗暴出如珠而不流，旋復乾也。"《類經》卷十八第九十七注："絶汗者，暴出如油不能收也。"絶汗者，乃氣液終盡暴亡之兆，故名絶汗。

〔4〕百節盡縱　節者，關節也。百節，言多也。縱，弛緩而不收也。

〔5〕瞏　原作"橐"，原校云："一作瞏。"《素問》作"瞏"。《靈樞》無此字。按橐，在此義不通。《說文·目部》："瞏，目驚視也。"於義爲是，今據改，並刪原校。

〔6〕系絶　《素問》作"絶系"。《靈樞》作"目系絶"。系，即目系，上文已言及目，此不言者，省文也。系絶者，目系之生機終盡。

〔7〕一日半　原作"一半日"，據明抄本、正抄本、《素問》、《靈樞》改。

〔8〕目白　《素問》作"色先青白"。《靈樞》作"色青白"。王冰注："青白者，金木相薄也，故見死矣。"按少陽應於木，色應青，故作色青白，於義爲勝。

〔9〕一作色青白　明抄本無。

〔10〕終　原作"絶"，據上文太陽與少陽脉絶文例改。

〔11〕口目動作　《素問》王冰注云："口目動作，謂目瞤瞤而鼓頷也。"按瞤瞤，光輝晶熒貌，在此義不合，疑爲瞑瞡之誤。瞑瞡，驚視也。《文選·郭景純·江賦》："獱獺瞑瞡乎廡空。"李善注："瞑，暫視也。《聲類》曰：瞡，驚視上也。"《類經》卷十八第九十七注："手足陽明之脉，皆挾口入目，故爲口目動作，而牽引歪斜也。"按歪斜之說，似不確，口目動作，

口眼掣引搐動。

〔12〕妄言　《説文·女部》：“妄，亂也。”妄言者，亂言，語無倫次。

〔13〕其上下經盛而不行　《素問》作“其上下經盛不仁”。與本經原校同。王冰注：“上謂手脉，下謂足脉也。經盛，謂面目頸頷足跗腕脛，皆躁盛而動也。不仁，謂不知善惡。”《靈樞》作“其上下之經盛而不行”，文較順暢。盛者，脉躁盛也。此言上下經之脉，自爲躁盛，不得通行。義亦通。

〔14〕六陽　此下《靈樞》、《難經·二十四難》均有“氣”字。上文太陽、少陽、陽明脉絶，含手足也，故曰六陽。

〔15〕大如貫珠，轉出不流，則氣先死矣　《靈樞》無此十三字，疑注文混入正文。

〔16〕之　此下《素問》有“所”字。

十二經脉絡脉支別第一下

本篇自“黄帝問曰：經脉十二”至“故動而不止”，見《靈樞·動輸》、《太素·脉行同異》。自“曰：氣口何以獨爲五藏主”至“肺有病而鼻爲之不利也”，見《素問·五藏別論》、《太素·人迎脉口診》。自“曰：氣之過於寸口也”至“此之謂也”，見《靈樞·動輸》、《太素·脉行同異》。自“十二經脉伏行於分肉之間”至“悶則急生之也”，見《靈樞·經脉》、《太素·經絡別異》。自“手太陰之別”至“人經不同絡脉異所別也”，見《靈樞·經脉》、《太素·十五絡脉》。自“黄帝問曰：‘皮有分部’至“不愈而生大病也”，見《素問·皮部論》、《太素·經脉皮部》。自“曰：夫絡脉之見”至“謂之寒熱”，見《素問·經絡論》、《太素·經脉皮部》。自“曰：余聞人之合於天地也”至“此爲六合”，見《靈樞·經別》、《太素·經脉正別》。

提要：本篇主要内容有足太陰脉、足陽明脉、足少陰脉常動不休的道理；經脉與絡脉的區別及十五絡脉的循行、穴名、發病情况與診法、刺法；十二經脉分屬之皮部的絡脉診色法及外邪由絡及於腑臟的傳變規律、病機、症狀與色診；十二經別的循行情况等。

黄帝問曰：經脉十二，而手太陰[1]之脉獨動不體何也？岐伯對曰：足陽明[2]胃脉也。胃者[3]，五藏六府之海[4]，其清氣^[5]上注於肺,肺氣從太陰而行之^[6]。其行也,以息往來^[7],故人一呼脉再動,一吸脉亦再動^[8],呼吸不已,故動而不止^[9]。

〔1〕手太陰　此下《靈樞》、《太素》均有"足少陰、陽明"五字。按本問應統貫下文,《靈樞》等下文既有足少陰、足陽明二脉,而此無者,疑脱。

〔2〕足陽明　《太素》、《千金》卷十七第一同。《靈樞》作"是明"。按足陽明是對下文"胃脉"的説明,故疑《靈樞》非是。

〔3〕者　《千金》卷十七第一作"爲"。

〔4〕五藏六府之海　《太素》注:"穀入於胃,變爲糟粕、津液、宗氣,分爲三隧。泌津液注之於脉,化而爲血,以營四末,内注五藏六府,以應刻數,名爲營氣;其出悍氣慓疾,先行四末分肉皮膚之間,晝夜不休者,名爲衛氣,營出中焦,衛出上焦也;大氣搏而不行,名爲宗氣,積於胸中,命曰氣海,出於肺,循喉嚨,呼則出,吸則入也。故胃爲五藏六府之海也。"按本文與本經卷十二第三所謂"胃者,六府之海",義亦同。又本經卷一第八云:"胃者,水穀之海。"下文云:"胃者,水穀之海,六府之大源也。"義亦互通。言五臟六腑之海者,以五臟六腑之精氣,由水穀化生,本源於胃,故得爲海。言水穀之海者,以胃受納水穀,而後化生津液,故亦名曰海。故兩義互通。

〔5〕清氣　明抄本作"積氣",疑誤。《千金》卷十七第一作"精氣"。按本經卷一第十二云:"受穀者濁,受氣者清。……清者上注於肺,濁者下流於胃。"與本文義同。是清氣與濁氣相對爲文。

〔6〕肺氣從太陰而行之　肺,《太素》無。疑涉上損重字符號,故脱。楊上善注:"胃之清氣上注於肺,從手太陰一經之脉上下而行。"肺,言臟。太陰,言脉。從,隨也。《説文・彳部》:"從,隨行也。"此言由胃注於肺之清氣,隨手太脉運行於一身也。

〔7〕其行也,以息往來　行下《千金》卷十七第一有"之"字。《太素》注:"其手太陰上下行也,要由胸中氣海之氣。出肺循喉嚨,呼出吸入,以息往來,故手太陰得上下行。"以,介詞。由于呼吸氣之出入,脉得以往來而行也。

〔8〕人一呼脉再動,一吸脉亦再動　一呼脉再動,原作"脉一呼再動",義不安,據《靈樞》、《太素》、《千金》卷十七第一改。《太素》注:"脉,手太陰脉也。人受穀氣,積於胸中,呼則推於手太陰,以爲二動,吸則引於

手太陰，復爲二動。命爲氣海。"《玉篇·冓部》："再，兩也。"《書經·多方》："至于再，至于三。"

〔9〕動而不止　明抄本作"脉而不止"。《千金》卷十七第一作"脉動不止"。據此則明抄本或"脉"下脫"動"字。

曰：氣口[1]何以獨爲五藏主[2]？曰：胃者，水穀之海，六府之大源也[3]，五味入於[4]口藏於胃，以養五藏氣[5]，氣口亦太陰也[6]。是以五藏六府之氣味[7]，皆出於胃，變見於氣口[8]，故五氣入於鼻[9]，藏於心肺[10]，肺有病而鼻爲之不利也[11]。《九卷》言其動，《素問》論其氣，此言其爲五藏之所主，相發明也[12]。

〔1〕氣口　《素問》王冰注："氣口則寸口也，亦謂脉口。以寸口可候氣之盛衰，故云氣口；可以切脉之動静，故云脉口；皆同取於手魚際之後同身寸之一寸，是則寸口也。"按王氏解氣口、脉口、寸口之義甚是，惟云同身寸之一寸，疑非是。蓋同身寸之一寸，一夫指耳，此應指當時用之量器之一寸。《太素·人迎脉口診》注："夫言口者，通氣者也。寸口通於手太陰氣，故曰寸口。氣行之處，亦曰氣口。寸口、氣口，更無異也。"

〔2〕主　此下《太素》有"氣"字。

〔3〕六府之大源也　源，《太素》無。疑脫。《素問》王冰注："人有四海，水穀之海，則其一也。受水穀已，榮養四傍，以其當運化之源，故爲六府之大源也。"

〔4〕於　《素問》、《太素》均無。義勝。

〔5〕以養五藏氣　《太素》、《類證活人書》卷二脉穴圖引本文均無"藏"字。按《素問·六節藏象論》云："五味入口，藏於腸胃，味有所藏，以養五氣。"與本文類同，似當以無"藏"字爲是。養，供養也。

〔6〕氣口亦太陰也　亦，《千金》卷十七第一作"者"。《素問》王冰注："氣口之所候脉動者，是手太陰脉氣所行，故言氣口亦太陰也。"

〔7〕味　《類說》卷三十七引本文無。

〔8〕變見於氣口　《太素》注："胃爲水穀之海，六府之長，出五味以養藏府，血氣衛氣行手太陰脉至於氣口，五藏六府善惡，皆是衛氣所將而來會手太陰，見於氣口，故曰變見也。"見同現。

〔9〕故五氣入於鼻　故五氣，《太素》作"故五藏氣"。明抄本作"五

七故藏"，疑"七"爲"氣"聲近而誤，又上下文倒，遂不成文，原或與《太素》同。《素問》無"於"字，義勝。

〔10〕藏於心肺　《類經》卷三第十一注："氣味之化，在天爲氣，在地爲味。上文言五味入口藏於胃者，味爲陰也。此言五氣入鼻藏於心肺者，氣爲陽也。"

〔11〕肺有病而鼻爲之不利也　也，明抄本、正抄本均無。肺上《素問》、《太素》均有"心"字。按鼻爲肺竅，鼻不利似不當言心，疑涉上而衍。

〔12〕《九卷》言其動……相發明也　明抄本作大字正文。

曰：氣之過於寸口也，上出焉息，下入焉伏[1]，何道從還[2]，不知其極[3]也。曰：氣之離於藏也[4]，卒然如弓弩之發，如水岸之下[5]，上於魚以反衰[6]，其餘氣衰散以逆上，故其行微也[7]。

〔1〕上出焉息，下入焉伏　入，原作"出"，據明抄本、正抄本、嘉靖本改。《太素》無出、入二字。《靈樞》出、入作"十、八"，按十或爲出之壞文，八爲入形近之誤。當以本經爲是。《太素》注："氣謂手太陰脉氣，從手寸口上入肺而息，從肺下至手指而屈。伏，屈也。"楊注義尚不甚明了，馬蒔、張介賓等據十、八作解，與本經不合，義亦迂曲難從。按據下文"氣之離於藏也，卒然如弓弩之發……其餘氣衰散以逆上，故其行微"之義，上出者，脉氣離臟，由内而出外也。《集韻·至韻》："出，自内而外也。"手太陰從肺系橫出腋下，自上而下行也，故曰上出。焉，句中助詞，無義。息者，呼吸成息，以候脉動也。下入，脉之餘氣，自下而上入，言入者，自外而内也。伏，藏也，以其脉氣潛行於内，切而不知，視而不見，故曰伏也。

〔2〕何道從還　《太素》注："肺氣循手太陰脉道下手，至手指端，還肺之時，爲從本脉而還，爲別有脉道還也。"

〔3〕不知其極　《太素》注："不知端極之也。"《類經》卷八第十三注："真若有難窮其極者。"按此與後文"衛氣之行也"一段及本卷卷二言"莫知其紀"義同，紀猶極也。

〔4〕氣之離於藏也　言脉氣離別内臟，向外運行，其氣正盛。

〔5〕卒然如弓弩之發，如水岸之下　然，明抄本、《太素》均無。水岸之下，明抄本亦同，《太素》作"水之下崖"。《説文·山部》："岸，水厓而高者。"又"崖，高邊也。"徐鍇《説文繫傳·厂部》："崖，水邊地有垠堮也。"是岸、崖二字義亦相近，均通。卒，猝也。《類經》卷八第十三注："凡脉氣之

內發於藏,外達於經,其卒然如弓弩之發,如水之下岸,言其動銳之氣,不可遏也。"發,引機發矢也。《説文‧弓部》:"發,躲發也。"躲同射。

〔6〕上於魚以反衰 《類經》卷八第十三注:"强弩之末,其力必柔,急流之末,其勢必緩。故脉由寸口以上魚際,盛而反衰。"以與而通。

〔7〕其餘氣衰散以逆上,故其行微也 《太素》注:"從少商反迴,逆上向肺,雖從本脉而還,以去藏府漸遠,其藏府餘氣衰散,故其行遲微也。"

按:本文反映出一個很重要的問題,就是脉氣運行的雙向性,特別是楊上善的注解,更明確地指明了這一點。這在其他經文中,都不曾明確提出過。關於經脉循行路綫,在本文上篇所論,主要反映十二經脉周行運轉,故其走向,有的是向心,有的是離心,這在本經卷一營氣第十篇中又有所復述。而《靈樞‧本輸》論述井榮俞經合五俞穴流注,各脉都是以向心爲序。唯本文雖只是對肺手太陰脉的描述,然而以此類推,每脉都應具有向心與離心的雙向運行。故本文對研究經脉循行,具有十分重要的意義。關於手太陰脉的向心性運行,又在本經卷三第二十四篇中,亦有所表述,兩相對看,其義尤明。

曰:足陽明因何[1]而動?曰:胃氣上注於肺[2],其悍氣[3]上衝[4]頭者,循喉[5]上走空竅[6],循眼系[7]入絡腦,出頷[8]下客主人,循牙車[9]合陽明,并下人迎,此胃氣別走於陽明者也[10]。故陰陽上下其動也若一[11]。故陽病而陽脉小者爲逆[12],陰病而陰脉大者爲逆[12];陰陽俱静與其俱動[13],若引繩相傾者病[14]。

〔1〕因何 正抄本同。明抄本、《靈樞》、《太素》均作"何因",義同。

〔2〕肺 原作"胃",據明抄本、《靈樞》、《太素》改。

〔3〕悍氣 《靈樞發微》注:"悍氣者,衛氣也。……此雖衛氣所行,實内之胃氣出而别走於陽明之經隧者也。"《素問集注》張志聰注:"其悍熱之火氣上衝頭者……此胃府所生之悍氣,别走於陽明者也。"按衛氣不循脉中,故馬注言衛氣,似與本文脉動之義不盡合,但終係水穀化生慓悍之氣,由胃經肺,上頭入腦,合於陽明者也。

〔4〕上衝 衝撞而上行也。此不言行而言衝者,以其氣慓悍也。

〔5〕喉 《靈樞》、《太素》均作"咽"。《説文·口部》："喉,咽也。"是二字古互通。

〔6〕空竅 《太素》注："悍氣衝時,循咽上走七竅,使七竅通明也。"

〔7〕眼系 即目系,如心手少陰之脉,上俠咽,繫目系。眼、目,義盡同。《説文·目部》："目,人眼也。……眼,目也。"

〔8〕頷 《靈樞》作"顑"。按顑與頷通。《方言》卷十："頷、頤,頜也。南楚謂之頷,秦晉謂之頜,頤,通語也。"《説文·頁部》頷段玉裁注："今則訓頷爲頤,古今字之不同也。"

〔9〕牙車 即頬車,詳見上篇足陽明脉注。

〔10〕此胃氣別走於陽明者 別,原脱,據《靈樞》、《太素》補。楊上善注："足陽明經及別走氣二脉并下以爲人迎也。故胃別氣走陽明也。"

〔11〕陰陽上下其動也若一 《太素》注："陰爲寸口,手太陰也。陽爲人迎,足陽明也。上爲人迎,下謂寸口,有其二義,人迎是陽,所以居上也,寸口是陰,所以居下也。又人迎在頸,所以爲上,寸口在手,所以爲下。人迎寸口之動,上下相應俱來,譬之引繩,故若一也。"

〔12〕逆 《太素》注："陽大陰小,乃是陰陽之性。陽病,人迎大小俱病,而大者爲順,小者爲逆。陰病,寸口大小俱病,而小者爲順,大者爲逆。順則易療,逆則爲難也。"

〔13〕陰陽俱静與其俱動 静,原作"盛",《靈樞》、《太素》均作"静",按静與下文動成對文爲是,據改。明抄本陰上有"故"字,陽下有"而"字。與其,《靈樞》無。《太素》作"陰陽俱静與其動",疑其爲"俱"之壞文。觀諸本文義,似當作"陰陽俱静與俱動"爲是。"其"字疑衍。

〔14〕若引繩相傾者病 傾,《太素》作"頓",疑形近致誤。楊上善注："謂人迎寸口之脉,乍静乍躁。"按引繩者,若雙方力相等,則引繩自可齊等;若一强一弱,則引繩必傾斜,是則爲病。傾,斜也。《淮南子·説山》："重鉤則衡不傾。"高誘注："傾,邪也。"邪與斜通。

曰:足少陰因何[1]而動?曰:衝脉者,十二經脉之海也[2],與少陰之大絡[3],起於腎下[4],出於氣街[5],循陰股内廉,斜[6]入膕中,循骭[7]骨内廉,並少陰之經,下入内踝之後,入[8]足下。其别者,斜入踝内[9],出跗屬[10],下入大指之間[11],注[12]諸絡以温足脛[13],此脉之常動者也[14]。

〔1〕因何　正抄本同，明抄本、《靈樞》、《太素》均作"何因"，義同。

〔2〕十二經脉之海也　脉，《靈樞》、《太素》均無。按本卷第二云："五藏六府之海也。"又云："爲經絡之海。"《類經》卷二十第二十注："衝脉起於胞中，爲十二經精血之海，故五藏六府皆稟焉。"按三處文雖異義則同，以衝脉受水穀之精微，滲諸陽，灌諸陰，内而臟腑，外而經脉，無不稟也，故稱之爲海。

〔3〕大絡　大，原脱，《靈樞》、《太素》均作"大絡"，本卷第二論衝脉文，亦云"大絡"，今據補。

〔4〕起於腎下　本卷第二云："衝脉任脉者，皆起於胞中。"胞當腹下，近會陰部，此言起於腎下，合當指此。

〔5〕氣街　本卷第二作"氣衝"，街與衝皆通道也，義亦同。

〔6〕斜　明抄本、《靈樞》、《太素》均作"邪"，斜與邪通。本段文下一斜字同。

〔7〕胻　《靈樞》、《太素》均作"脛"，義同。

〔8〕入　原脱，據《靈樞》、《太素》補。

〔9〕内　《靈樞》、《太素》均無。

〔10〕跗屬　原作"屬跗"，《靈樞》、《太素》同。又本卷第二亦同，然《靈樞·逆順肥瘦》、《太素·衝脉》均作"跗屬"，楊上善注："脛骨與跗骨相連之處也。"又証之本卷第七兩言"跗屬"，皆係名詞，是作"跗屬"是，據改。

〔11〕下入大指之間　下，原作"上"，連上句。《靈樞》、《太素》同。又本卷第二作"下循跗"，義甚明，下，示走向，爲是，作"上"誤，故據改。大指之間，衝脉之別行者入此，非少陰之經。

〔12〕注　此前原有"以"字，據《靈樞》、《太素》删。注，本卷第二作"滲"，義並通。

〔13〕足脛　原作"足跗"，取義局限，或涉上而誤。《靈樞》、《太素》均作"足脛"，於義爲是，據改。本卷第二作"肌肉"，亦可証作"足跗"義非。

〔14〕也　此下明抄本有"膕音鹹。胻音行。踝音魯。跗音夫"十二小字音注。

按：十二經脉中，皆有脉動處，而此上幾節經文，獨言手太陰、足陽明、足少陰三脉者，乃別有其義。馬蒔云："由此觀之，則肺脉動之不休者,以營氣隨宗氣而行諸經,其諸經之脉,朝於肺也;胃脉動之不休者,以衛氣出於胃而行之不已也;腎脉動之不休者,以衝脉與腎脉並行而行之不已也。此其所以異於諸經者也。"此說可參。簡而言之,手太陰之獨動不休者,肺朝百脉而行呼吸,氣爲血之帥也;足陽明之獨動不休者,得慓悍之氣相合也;足少陰之獨動不休者,衝脉爲十二經脉之海,得與之并行也。

曰:衛氣[1]之行也,上下相貫,如環[2]無端,今有[3]卒[4]遇邪氣,及逢大寒,手足懈惰[5],不隨其脉[6],陰陽之道,相輸之會[7],行相失也,氣何由還? 曰:夫四末,陰陽之會[8],此氣之大絡[9]也。四衝[10]者,氣之經[11]也。經,一作徑[12]。故絡絕則經通[13],四末解則氣從合[14],相輸如環。黃帝曰:善。此所謂如環無端,莫知其紀[15],終而復始,此之謂也。

〔1〕衛氣 《靈樞》、《太素》均作"營衛",詳此前内容論三脉之動腧,似作"營衛"義勝。

〔2〕環 此下明抄本、《靈樞》、《太素》均有"之"字,疑衍。

〔3〕今有 明抄本作"今見其"。《靈樞》、《太素》均作"今有其"。詳上下文皆四字句,疑二字衍。

〔4〕卒 此下明抄本有"然"字,義同。

〔5〕懈惰 原脱,據《靈樞》、《太素》補。

〔6〕不隨其脉 詳上句"手足懈惰"文,此句似應作"其脉不隨"。惰與隨,古皆歌韻,如是則上下句押韻,文義亦安。

〔7〕陰陽之道,相輸之會 陰陽者,陰陽經脉也,道者,脉氣運行之通道。輸者,互相輸通也。會者,陰陽脉之會合也。陰經陽經之脉道,皆在四肢末端相互輸通會合。

〔8〕夫四末,陰陽之會 《太素》注:"四末,謂四支。身之末也。"四支爲手足陰陽經脉聯接會合之處。

〔9〕氣之大絡 此指經脉在四肢之支絡,非十五別絡也。所以稱大絡者,對遍布於身之衆小絡言。

〔10〕四衝 《靈樞》、《太素》均作"四街",義同,衝、街,皆通道也。詳見本卷第四。

〔11〕氣之經　經,正抄本、《太素》均作"徑"。《靈樞》作"徑路"。經亦徑也。《周禮·考工記·匠人》:"國中九經九緯。"鄭玄注:"經緯,謂涂也。"涂,道路也。《廣韻·青韻》:"經,徑也。"《太素》注:"四街,謂胸、腹、頭、胻,脉氣道也。"

〔12〕經　一作徑,明抄本無此校。

〔13〕絡絶則經通　絡者,四肢之支絡。言此絡阻斷,四街氣脉之路猶通,起到傍行循環的作用。《靈樞發微》注:"大絡雖或阻絶,而徑路則自相通。"

〔14〕四末解則氣從合　《太素》注:"寒邪解已,復得通也。"《靈樞發微》注:"懈惰已解則二氣復合。"楊上善雖有是解,似與上下文義不協。蓋本處仍當係對問語卒遇邪氣,氣何由還的答詞。解即懈,與上文"手足懈惰"之義同。合與會通。《爾雅·釋詁上》:"會,合也。"四末猶四支。此言若四肢有懈惰者。則其脉可以通過陰陽相會之機,從而行之,仍可相輸如環。此是對上文"絡絶則經通"的補述。

〔15〕紀　極也。《廣韻·止韻》:"紀,極也。"此有終點之義。

按:本文突出表明了四街在經脉運行中的作用。蓋經脉絡脉循行,遇有邪氣相犯,難免有被阻絶之時,勢必影響氣血的輸注。而本文特爲指明,四街爲氣之經,"絡絶則經通,四末解則氣從合。"倘經脉被阻時,可通過四街,側行旁通,或氣從四末陰陽之會處,相輸如環,以保持經脉運行之如環無端。是爲經絡學說一重要内容,不可忽略。

十二經脉[1]伏行於分肉之間,深而不見,其常見者[2],足太陰脉[3]過於外踝[4]之上,無所隱,故[5]諸脉之浮而常見者,皆絡脉也。六經絡,手陽明、少陽之大絡[6],起五指間[7],上合肘中[8]。飲酒者,衛氣先行皮膚,先充絡脉,絡脉先盛,則衛氣以平[9],營氣乃滿,而經脉大盛也。脉之卒然動者,皆邪氣居之,留於本末[10],不動則熱[11],不堅則陷且空[12],不與衆同。是以知其何脉之動也[13]。

〔1〕十二經脉　《靈樞》、《太素》均作"經脉十二者",義亦同。

〔2〕深而不見,其常見者　明抄本作"而不常見者,皆絡脉也"。疑有誤。

〔3〕足太陰脉 脉，《靈樞》、《太素》均無。楊上善注：“十二經脉及諸胳脉，其不見者，謂十一經也。其可見者，謂足太陰經，上行至於踝上，以其皮薄，故見也。諸胳脉，皆見者也。”《類經》卷七第六注：“足太陰，當作手太陰……過於手外踝之上，因其骨露皮淺，故不能隱。下文經云：經脉者，常不可見也，其虛實也，以氣口知之。正謂此耳。”按張介賓此解，義頗可參。

〔4〕外踝 《靈樞》同。明抄本、正抄本、《太素》均作“内踝”。按足太陰無過外踝者，此亦可証上文張介賓從手太陰爲解當是。

〔5〕故 《靈樞》作“故也”，《太素》作“故見也”，均連上句讀。

〔6〕手陽明、少陽之大絡 少陽，原作“少陰”，據正抄本、《靈樞》、《太素》改。《類經》卷七第六注：“此舉手絡之最大者，以明視絡之法也。手足各有六經，而手六經之絡，則惟陽明、少陽之絡爲最大。”

〔7〕起五指間 《太素》注：“手陽明大腸之經，起大指次指之間，即大指次指及中指内間，手陽明胳起也。手少陽經起小指次指間，即小指次指及中指外間，手少陽脉起也。故二脉胳起五指間也。”《類經》卷七第六注：“陽明出合谷之次，分絡於大、食二指。少陽出陽池之次，散絡於中、名、小三指。故起於五指間。”按凡經脉及其支脉所過處之皮膚表淺部，皆可有絡脉分布，故二家注文雖異而義均通。

〔8〕上合肘中 《類經》卷七第六注：“手陽明之絡名偏歷，在腕後三寸上側間，別走太陰。手少陽之絡名外關，在臂表腕後二寸兩筋間，邪行向内，歷陽明太陰，別走厥陰。二絡……其上行者，總合於肘中内廉，厥陰曲澤之次。”

〔9〕則衛氣以平 《靈樞》、《太素》均作“故衛氣已平”。則與故，均係承接連詞，義同。以與已互通。《太素》注：“酒是熟穀之液，入胃先行皮膚，故衛氣盛，衛氣注入脉中，故平。”《類經》卷七第六注：“衛氣者，水穀之悍氣也，其氣慓疾滑利，不入於經。酒亦水穀之悍氣，其慓疾之性亦然。故飲酒者，必隨衛氣，先達皮膚，先充絡脉，絡脉先盛，則衛氣已平。”按楊注衛氣注入脉中義不確。平，成也。成，盛也。《左傳·文公十八年》：“天平地成。”杜預注：“平，亦成也。”《釋名·釋言語》：“成，盛也。”衛氣以平者，衛氣已盛也。

〔10〕邪氣居之，留于本末 《太素》注：“十二經脉有卒然動者，皆是營衛之氣將邪氣入此脉中，故此脉動也。本末，即是此經本末也。”《靈樞

集注》張志聰注:"本末者,謂十二經脈之有本標也。"

〔11〕不動則熱 《太素》注:"若邪在脈中,盛而不動,則當邪居處,蒸而熱也。"

〔12〕不堅則陷且空 《太素》注:"當邪居處,熱邪盛也,必爲堅鞕;若寒邪盛多,脈陷肉空。"《靈樞發微》注:"設脈不動,則其熱實不免;若脈不堅,則其人必虛,脈當陷且空也。"《類經》卷七第六注:"酒邪在脈,則浮洛者雖不動,亦必熱也。雖大而不堅,故陷且空也。"按本文義不甚明,故諸家説解不一,今並存之。

〔13〕動也 明抄本作異。《靈樞》同本經。《太素》作"病也"。若據下文雷公問"何以知經脈之與絡脈異也"文義,似當作"異也"。

雷公問曰:何以知經脈之與絡脈異也[1]?黃帝答曰:經脈者,常不可見也,其虛實也,以氣口知之。脈之見者,皆絡脈也[2]。諸絡脈皆不能經[3]大節[4]之間,必行絕道而出入[5],復合於皮中[6],其會皆見於外[7]。故諸刺絡脈者,必刺其結上甚血者[8],雖無血結急取之[9],以寫其邪而出其血,留之,發爲痺也。

凡診[10]絡脈,脈色青則寒且痛,赤則有熱。胃中有寒則手魚際[11]之絡多青[12],胃中有熱則魚際之絡赤[13],其暴黑者[14],久留[15]痺也。其有赤[16]有青有黑者,寒熱[17]也。其青而小[18]短者,少氣也。凡刺寒熱者,皆多血絡,必間日而取之[19],血盡乃止,調[20]其虛實。其小而短者少氣[21],甚者寫之則悶[22],悶甚則仆不能言,悶則急坐之[23]也。

〔1〕異也 明抄本作"有異也"。也,《太素》作"耶",義均同。

〔2〕也 此下明抄本有"諸絡脈皆絡脈也"七字,與上下文義皆重,係誤衍。

〔3〕經 明抄本無,疑脱。

〔4〕大節 明抄本作"節大",誤倒。大節,大關節也。《太素》注:"大節,謂四支十二大節等也。"

〔5〕必行絕道而出入 《類經》卷七第六注:"絕道,間道也。凡經脈所行,必由谿谷大節之間;絡脈所行,乃不經大節,而於經脈不到之處,出入聯絡以爲流通之用。"

〔6〕復合於皮中　《太素》注:"與餘胳合見於皮。"蓋絡脉經絕道出入大關節後,復與諸絡會合於皮肉。

〔7〕其會皆見於外　《類經》卷七第六注:"絡有大小,大者曰大絡,小者曰孫絡。大絡猶木之幹,行有出入;孫絡猶木之枝,散於膚腠,故其會皆見於外。"絡脉皆行於表淺之處,故其縱橫交錯,離散分合,均可顯現於外。見,現也。

〔8〕必刺其結上甚血者　《太素》注:"此言療胳所在也。結,謂聚也。邪客於胳,有血聚處,可刺去之。"《類經》卷七第六注:"此以血之所聚,其結纍突倍常,是爲結上。"甚血,血多也。甚,多也。

〔9〕雖無血結急取之　《類經》卷七第六注:"若血聚已甚,雖無結絡,亦必急取之,以去其邪血,否則發爲痛痺之病。今西北之俗,但遇風寒痛痺等疾,即以繩帶緊束上臂,令手肘青筋脹突,乃用磁鋒於肘中曲澤穴次,合絡結上,砭取其血,謂之放寒。即此節之遺法。"

〔10〕診　視也。以視爲診,即望診也。

〔11〕手魚際　際,《靈樞》《太素》均無。《類經》卷七第六注:"手魚者,大指本節間之豐肉也。魚雖手太陰之部,而胃氣至於手太陰,故可以候胃氣。"據後文言手太陰之別,"直入掌中,散入於魚際"文義,當以本經爲是。

〔12〕青　此下明抄本有"也"字,《靈樞》《太素》有"矣"字。

〔13〕魚際之絡赤　《靈樞》作"魚際絡赤"。《太素》作"魚胳亦赤"。明抄本作"魚際之絡亦出",疑誤。

〔14〕其暴黑者　《靈樞》同。《太素》作"魚黑者"。其,手魚之代詞。暴,惡也。暴黑,黑色之惡者。此痺之久留,故色惡也。

〔15〕久留　正抄本、《靈樞》《太素》均作"留久",義同。

〔16〕有赤　正抄本無,疑脱。

〔17〕熱　此下《靈樞》有"氣"字。

〔18〕而小　小,明抄本作"少"。《靈樞》無此二字。《太素》與本經同。詳後文有"其小而短者"之語,証之《靈樞》,疑"小"字衍。

〔19〕取之　《靈樞》《太素》均作"一取之"。義亦同。取之,猶刺之。

〔20〕調　此前《靈樞》《太素》均有"乃"字。

〔21〕少氣　正抄本作"小氣",按經文小、少二字多混同。

〔22〕甚者寫之則悶　者，《太素》無。此當係接上文"其小而短者少氣"語，言凡此等不可過瀉之，過瀉之則悶。若作"甚者"，似語無着落。悶，《太素》作"怠"，怠即悗字之變體。悗亦悶也。

〔23〕悶則急坐之　《類經》卷七第六注："其氣重虛，必致昏悶，甚則運仆暴脱不能出言，急扶坐之，使得氣轉以漸而甦。若偃卧則氣滯，恐致不救也。"運，暈也。

手太陰之別[1]，名曰列缺，起於腕上分間[2]，並太陰之經[3]，直入掌中[4]，散入於魚際[5]。其病[6]實則手兌骨[7]掌熱[8]，虛則欠欬[9]，音捐。開口也[10]。小便遺數[11]。取之去腕一寸半[12]。別走陽明[13]。

〔1〕別　《太素》注："別於太陰正經，故曰別也。餘皆放之。"《靈樞發微》注："夫不曰絡而曰別者，以此穴由本經而別走鄰經也。"後說義尤明。

〔2〕起於腕上分間　腕上，《太素》、《千金》卷十七第一均作"掖下"。《脈經》卷六第七亦作"腋下"，原校云："一云腕上。"《靈樞》與本經同。按作"腋下"則與列缺之位無涉，疑非是。

〔3〕並太陰之經　本文義不甚明，故諸家不釋，或指此絡脉有與正經並行者，否則何言並太陰之經。

〔4〕直入掌中　此指本絡脉有直行入掌中者。

〔5〕散入於魚際　手太陰正經從腕後入魚循魚際，爲直行正經脉，絡脉之入於魚際，爲散行脉，蓋手魚部錯雜可見之浮絡，當屬乎此。又按後文足太陰、足少陰、足厥陰之別脉，均有別走與其相表裏之脉及"其別者"內行之文，本脉無者，疑有脱文。

〔6〕其病　《靈樞》、《太素》同。病，《脈經》卷六第七無。《千金》卷十七第一作"主肺生病"。

〔7〕手兌骨　骨，《靈樞》、《太素》、《脈經》卷六第七、《千金》卷十七第一均無。《類經》卷七第五注："掌後高骨爲手銳骨。"

〔8〕掌熱　《脈經》卷六第七、《千金》卷十七第一均作"掌起"。

〔9〕欠欬　欬，《脈經》卷六第七作"欵"。欠與欬，義同，均指呵欠。

〔10〕開口也　明抄本無。

〔11〕小便遺數　小便遺而且數也。

〔12〕一寸半　原作"一寸"。正抄本、《靈樞》均作"半寸"。《太素》、

《脈經》卷六第七均作"一寸半"。按証之本經卷三第二十四列缺穴云"去腕上一寸五分",作"一寸半"是。《靈樞》等作"半寸"者,疑爲"寸半"之倒。今據改。

〔13〕別走陽明 《脈經》卷六第七在前文"分間"之下。

手少陰之別,名曰通里,去腕後一寸[1],別而上行[2],循經入於心中[3],繫舌本,屬目系。實[4]則支膈[5],虛則不能言[6]。取之腕[7]後一寸。別走太陽。

〔1〕去腕後一寸 原作"在腕一寸半"。《靈樞》作"去腕一寸半",証之後文及本經卷三第二十六通里穴,作"一寸半"非是。《太素》作"去腕一寸"。《千金》卷十三第一作"在腕後一寸"。綜觀諸文,應作"去腕後一寸",據改。

〔2〕別而上行 據後文足太陰、足少陰之別等文例,此似當作"別走太陽,其別者"。

〔3〕入於心中 《千金》卷十三第一作"入咽中"。

〔4〕實 此前《靈樞》、《太素》、《千金》卷十三第一均有"其"字。

〔5〕支膈 《靈樞發微》注:"膈間若有所支而不暢。"

〔6〕不能言 此絡繫舌本,正氣虛則氣血不營於舌本,故不能言也。

〔7〕腕 《靈樞》、《千金》卷十三第一均作"掌"。

手心主之別,名曰內關,去腕二寸[1],出於兩筋之間[2],別走少陽[3],循經以上,繫於心包,絡心系。實[4]則心痛,虛則爲煩心[5]。取之兩筋間。

〔1〕二寸 《千金》卷十三第一作"五寸",証之本經卷三第二十五內關云"去腕二寸",則作"五寸"非是。

〔2〕兩筋之間 《靈樞》同。之,《太素》、《脈經》卷六第三、《千金》卷十三第一均無。証之下文云"取之兩筋間",似當無"之"字。

〔3〕別走少陽 原脫,《太素》注:"檢《明堂經》兩筋間下有別走少陽之言,此經無者,當是脫也。"又據後文足太陰之別等文例,可証亦當有此四字,故據補。此下尚當有"其別者"三字。

〔4〕實 此前《脈經》卷六第三、《千金》卷十三第一均有"氣"字。

〔5〕煩心 《靈樞》作"頭强"。心,《太素》無。《脈經》卷六第三、《千金》卷十三第一均同本經。按手心主之脉及絡均不上頭,故作"頭强"

者,非是。

手太陽之別,名曰支正,上腕[1]五寸,内注少陰[2]。其別者,上走[3]肘,絡肩髃[4]。實則筋弛[5]肘廢,虛則生肬[6],小者如指痂疥[7]。取之所別。

〔1〕上腕 《靈樞》《千金》卷十三第一均同。《太素》作"去腕"。律以前後文例,似作"去腕"爲是。

〔2〕内注少陰 據後文手陽明、足太陽之別等文例,似當作"別走少陰"爲是。

〔3〕走 至也。《莊子·達生》:"高門縣薄,無不走也。"郭象注:"司馬云:走,至也。"

〔4〕髃 此下明抄本有"音偶"二小字音注。

〔5〕筋弛 《靈樞》作"節弛"。《太素》作"節施"。《千金》卷十三第一作"節弛"。《説文·弓部》:"弛,弓解也。"弓解弦則弛,此引申爲弛緩不收。弛同弛。《集韻·紙韻》:"弛,或作弛。"《説文通訓定聲·隨韻》:"施,叚借爲弛。"按作筋弛與節弛,並通。

〔6〕肬 明抄本作"癃",《集韻·用韻》:"癃,癃癃,病也。"《字彙·疒部》:"癃,俗聾字。"按上二解與本文義亦難合,疑爲"疣"字之尤與龍之草體相誤,遂誤爲"癃"。《説文·肉部》:"肬,贅肬也。"《廣韻·尤部》:"疣,結病也。《釋名》曰:疣,丘也。出皮上聚高如地之有丘也。肬,同上。"

〔7〕小者如指痂疥 《太素》注:"痂,假瑕反,瘡甲也。"《靈樞發微》注:"小者爲指間痂疥之類。"《靈樞集注》張志聰注:"小者如指上之痂疥,即皴痤之類。"《靈樞識》:"簡案:此謂疣之多生,如指間痂疥之狀。"

手陽明[1]之別,名曰偏歷[2],去腕三寸,別走太陰[3]。其別者,上循臂,乘[4]肩髃,上曲頰[5],偏齒[6]。其別者,入耳,會於宗脉[7]。實則齲音禹。齒耳[8]聾,虛則齒寒痹鬲[9]。取之所別。

〔1〕明 原作"名",據明抄本、正抄本改。

〔2〕偏歷 歷,明抄本作"厤",當係縻之俗寫體。《集韻·脂韻》:"縻、縻,分也。或作縻。"偏縻者,偏分也,言此絡由此偏分而別出,於義亦通,或古有是名,待考。

〔3〕別走太陰　走,《靈樞》作"入",與餘例不合,疑非是。太陰,明抄本無,疑脱。

〔4〕乘　上也。

〔5〕曲頰　頰之下方彎曲部。

〔6〕偏齒　正抄本作"徧齒"。《太素》注:"偏入下齒之中。"《靈樞發微》注:"人上齒縫中。"《靈樞集註》張志聰注:"徧絡於齒。"按偏徧二字古互通。楊注從偏之義訓,志聰從徧之義訓,詳手陽明正經只入下齒中,當以楊注爲是。

〔7〕會於宗脉　會,《靈樞》作"合",義同。《太素》注:"宗,總也。耳中有手太陽、手少陽、足少陽、足陽明胳,四脉總會之處,故曰宗脉。"

〔8〕齒耳　《靈樞》無此二字。《太素》無"齒"字。

〔9〕痺鬲　《太素》作"癉鬲",楊上善注:"膈中癉熱之病。"《靈樞發微》注:"爲内痺,爲隔塞不便。"《靈樞集註》張志聰注:"痺閉阻隔也。"當從馬、張注義。

手少陽之別,名曰外關,去腕二寸〔1〕,外繞臂,注胸中,合心主。實〔2〕則肘攣,虛則不收〔3〕。取之所別。

〔1〕寸　此下據手陽明及足陽明之別等文例,當有"別走手心主,其別者"等文爲是。

〔2〕實　此前《靈樞》有"病"字。《太素》有"其病"二字。

〔3〕收　收引也。《素問·至真要大論》:"諸寒收引。"王冰注:"收謂斂也。"

足太陽之別,名曰飛揚〔1〕,去踝七寸〔2〕,別走少陰〔3〕。實則窒鼻〔4〕,一云鼽窒。頭背痛,虛則鼽〔5〕衄〔6〕。取之所別。

〔1〕飛揚　《靈樞》、《太素》均作"飛陽"。本經卷三第三十五亦作"飛揚"。本經卷九第八則作"飛陽",《太素》卷三十腰痛楊上善注:"有本飛作蜚。"飛與蜚,古通用。《廣韻·微韻》:"飛,古通用蜚。"揚與陽通。《禮記·玉藻》:"盛氣顛實揚休。"鄭玄注:"揚讀爲陽。……其息若陽氣之體物也。"是飛揚與飛陽同。

〔2〕去踝七寸　本經卷三第三十五云:"去足外踝上七寸。"義較明。

〔3〕陰　此下據手陽明與足陽明之別等文例,當有"其別者……"等文爲是。

〔4〕窒鼻　《靈樞》作"鼽窒",與原校同,與下文義重。《太素》作"鼻

窒"，與本經義同。

〔5〕鮋　此下明抄本有"音求"二小字音注。

〔6〕衄　此下明抄本有"音肉"二小字音注。肉，疑爲肕之誤。肕，衄之異體。

足少陽之別，名曰光明，去踝上[1]五寸，別走厥陰[2]，並經[3]，下絡足跗[4]。實則厥，虛則痿躄[5]，坐不能起[6]。取之所別。

〔1〕去踝上　上，《靈樞》《太素》均無。律之上條足太陽之別"去踝七寸"文例，似當以無"上"字爲是。

〔2〕陰　此下據手陽明與足陽明之別等文例，當有"其別者"等文爲是。

〔3〕並經　《靈樞》《太素》《千金》卷十一第一均無此二字。律之手太陰之別云"並太陰之經"例，似應作"並少陽之經"。

〔4〕跗　此下明抄本有"音夫"二小字音注。《靈樞》作"跗上"。

〔5〕痿躄　明抄本作"瘻臂"，此下有"音辟"二小字音注。《集韻‧虞韻》："瘻，瘻疝，傴脊也。"是作"瘻臂"，義雖可通，然醫經中多言"痿躄"。《太素》注："腰以下脉虛則痿躄，跛不能行也。"

〔6〕坐不能起　古之坐者，跪坐也，與今之坐不同。《禮記‧玉藻》："退而坐取屨。"孔穎達疏："坐，跪也。"坐不能起者，今言跪坐而不能起也。

足陽明之別，名曰豐隆，去踝八寸，別走太陰。其別者，循脛骨外廉，上絡頭項，合諸經之氣[1]，下絡喉嗌。其病氣逆則喉痺，瘁瘖[2]，實則顛狂[3]，虛則足不收[4]，脛枯。取之所別。

〔1〕合諸經之氣　《類經》卷七第五注："胃爲五臟六腑之海，而喉嗌缺盆爲諸經之孔道，故合諸經之氣。"《靈樞集註》張志聰注："十五大絡之氣血，皆本於胃府水穀之所生，是以足陽明之絡與諸經之氣相合。"

〔2〕瘁瘖　瘁，《太素》作"卒"。瘁爲卒之假借。《詩經‧大雅‧板》："下民卒癉。"《韓詩外傳》五引作"瘁"。卒猶猝也。卒瘖，突發瘖啞。

〔3〕顛狂　《靈樞》作"狂巔"，《太素》作"狂癲"。義同，癲與顛、巔通。

〔4〕虛則足不收　《太素》注："虛則下不足，故足不收。"

足太陰之別,名曰公孫,去本節後[1]一寸,別走陽明。其別者,入絡腸胃,厥氣[2]上逆則霍亂[3],實則腸中[4]切痛,虛則鼓脹。取之所別。

〔1〕本節後 《靈樞》、《太素》均作"本節之後"。《脈經》卷六第五、《千金》卷十五第一均同本經。

〔2〕厥氣 《太素》注:"清濁相干,厥氣亂於腸胃。"《靈樞發微》注:"脾氣上逆而厥。"《類經》卷七第五注:"脾氣失調而或寒或熱,皆爲厥氣。"

〔3〕霍亂 本經卷六第四云:"清濁相干……亂於腸胃,則爲霍亂。"《靈樞發微》注:"揮霍擾亂。"霍,迅疾猝遽也。《玉篇·雨部》:"霍,鳥飛急疾兒也,揮霍也。"《一切經音義》卷十七引《考聲》:"霍,猝急也。"

〔4〕腸中 《脈經》卷六第五、《千金》卷十五第一均作"腹中"。按上文云"入絡腸胃",故但言"腸胃"不若作"腹中"義勝。

足少陰之別,名曰大鍾[1],當踝後繞[2]跟,別走太陽。其別者,並經,上走於心包,下外貫腰脊[3]。其病氣逆則煩悶,實則癃閉[4],虛則腰痛。取之所別。

〔1〕大鍾 明抄本作"大腫"。腫與鍾通。《釋名·釋疾病》:"腫,鍾也,寒熱氣所鍾聚也。"皆同音相假。

〔2〕繞 此下明抄本有"音撓"二小字音注。

〔3〕下外貫腰脊 《靈樞發微》"下"字連上句讀,後多從之。《太素》、《脈經》卷六第九、《千金》卷十九第一均作"下貫腰脊"。是下字對上句"上"字而言,今從之。"外"字於此,義雖可通,終疑其衍。

〔4〕癃閉 《靈樞》、《太素》、《脈經》卷六第九、《千金》卷十九第一均作"閉癃",義同。

足厥陰之別,名曰蠡溝,去內踝上[1]五寸,別走少陽。其別者,循脛[2]上睾[3],結於莖[4]。其病氣逆則睾腫[5]卒疝[6],實則挺長[7],熱[8],虛則暴癢。取之所別[9]。

〔1〕內踝上 上,《靈樞》、《太素》均無。《脈經》卷六第一、《千金》卷十一第一均同本經。

〔2〕脛 原作"經",據《靈樞》、《太素》、《脈經》卷六第一、《千金》卷十一第一改。

〔3〕睪 《太素》作"皋"，楊上善注："皋，囊也。"《素問·至真要大論》："民病少腹控睪。"王冰注："睪，陰丸也。"此當泛指陰囊部。皋通睪。《左傳·哀公二十六年》皋如，《春秋繁露》作"睪"。

〔4〕莖 《太素》注："陰莖也。"

〔5〕睪腫 本經卷五第三云："邪客於足厥陰之絡，令人卒疝暴痛。"與本文不同。

〔6〕卒疝 猝疝也。《太素·量繆刺》注："疝痛者，陰病也。"陰指前陰。此絡脉上睪，結於莖，故其言疝，乃睪丸陰囊之疝。楊注陰病是也。

〔7〕挺長 《太素》注："挺長，陰挺出長也。"《靈樞發微》注："睪爲挺長。"《靈樞集註》張志聰注："挺即陰莖也。"按楊注義不甚明。馬注睪爲挺長，睪何以能挺長？義不妥。蓋挺爲莛之假，莛與莖義通。《説文通訓定聲·鼎部》："挺，假借爲莛。"《説苑·善説》："子路曰：建天下之鳴鐘，而撞之以挺，豈能發其聲乎哉。"《玉篇·艸部》："莛，特丁切。《説文》曰：莖也。東方朔曰：以莛撞鐘，言其聲不可發也。"是則挺長者，莖長也。此當指陽强之病，陰莖勃起而長也。

〔8〕熱 《太素》注不釋，疑《太素》正文或無此字。《東醫寶鑑·鍼灸篇》引《靈樞》文亦無此字。

〔9〕别 此下明抄本有"蠡音禮·睪音皐"六小字音注。

任脉[1]之别，名曰尾翳[2]，下鳩尾，散於腹。實則腹皮痛，虛則搔癢[3]。取之所别。

〔1〕任脉 《太素》作"任衝"，楊上善注："任衝二經，此中合有一胳者，以其營處是同，故合之也。"《太素》與本經、《靈樞》不同，此或又一説，今並存之。

〔2〕尾翳 明抄本作"屏翳"。《東醫寶鑑·鍼灸篇》引《靈樞》作"會陰"，注："在兩陰間。"本經卷三第十九："會陰，一名屏翳，在大便前小便後兩陰之間，任脉别絡，俠督脉、衝脉之會。"是明抄本作"屏翳"與《東醫寶鑑》引《靈樞》所指皆一。《類經》卷七第五注："尾醫，誤也。任脉之絡名屏翳，即會陰穴。……兩陰之間，任、督、衝三脉所起之處。"又本經卷三第十九："鳩尾，一名尾翳。……任脉之别。"是以古《明堂》穴位，亦有兩説。然証之本文語義，多有疑焉，若作"尾翳"，下文復曰"下鳩尾"，義不安；若作"屏翳"，下文云"下鳩尾"，走向有差，以屏翳在下，鳩尾在上也。故言"屏翳"者，似應云"上鳩尾"爲是。是此處文必有誤，尚待進一步考証。

〔3〕搔瘙　瘙，明抄本作"痒"，爲瘙之正體。《靈樞》、《太素》均作
"瘙搔"。《東醫寶鑑·鍼灸篇》引《靈樞》作"瘙瘙"。按搔，撓抓也。瘙，
玄應《一切經音義》卷十五引《蒼頡篇》："瘙，疥也。"《玉篇·疒部》："瘙，
疥瘙。"是本文言病，當屬瘙瘙義。搔，瘙之同音假借。

督脉之別，名曰長强，俠脊[1]上項，散[2]頭上，下當肩
胛[3]左右，別走太陽，入貫膂。實則脊强，虛則頭重，高搖
之[4]，挾脊之有過者[5]。《九墟》無此九字。取之所別。

〔1〕脊　《太素》作"膂"。

〔2〕散　此上《太素》有"上"字。

〔3〕胛　《太素》作"甲"，義同。明抄本作"脾"，正抄本作"胛"，皆形
近誤。

〔4〕高搖之　《類經》卷七第五注："頭重高搖之，謂力弱不勝而顫
掉也。"

〔5〕挾脊之有過者　《靈樞發微》注："此皆挾脊之有病所致也。"

脾之大絡，名曰大包，出淵腋[1]下三寸，布胸脇。實則一
身[2]盡痛，虛則百脉[3]皆縱，此脉若羅絡之血者[4]，皆
取之[5]。

凡此十五絡者，實則必見，虛則必下[6]，視之不見，求之
上下[7]，人經不同，絡脉異所別也[8]。

〔1〕淵腋　《太素》作"泉掖"，掖與腋通，泉係避唐高祖李淵諱改字。

〔2〕一身　一，《靈樞》、《太素》均無。按一身與下文百節爲對文，本
經義勝。

〔3〕百脉　《靈樞》、《太素》均作"百節"。按下文云"皆縱"，爲縱緩
不能收持也，似當以百節義勝。

〔4〕此脉若羅絡之血者　《太素》注："此脉乃是人身之上羅胳之血
脉也。"《靈樞發微》注："此脉若羅紋之絡，其絡中必有血。"《類經》卷七第
五注："羅絡之血者，言此大絡，包羅諸絡之血。"按當以馬注義勝，若，如
也。羅，網罟也。其脉若羅，言此脉有如網罟之經緯交織，縱橫相錯也。
絡之血者，言絡中有血者，爲病也，故皆當取此絡脉而治。

〔5〕皆取之　此下《靈樞》有"脾之大絡也"五字。《太素》有"所別"
二字，律以上文諸絡脉，《太素》義勝。

〔6〕虛則必下　正氣虛者,絡脉必陷下,陷下則不可見。

〔7〕求之上下　《太素》注:"人之秉氣得身,百體不可一者,豈有經胳而得同乎,故湏上下求之,方得見也。"

〔8〕絡脉異所別也　《靈樞》同。別也,《太素》無。按此段文字有韻,所與上文"下"相協,皆上古音魚韻平聲,故"別也"二字疑衍。

黃帝問曰:皮有分部[1],脉有經紀[2],願聞其道。岐伯對曰:欲知皮部,以經脉爲紀者[3],諸經皆然。

陽明之陽[4],名曰害蜚[5],十二經上下同法[6],視其部中有浮絡[7]者,皆陽明之絡也。其色多青則痛,多黑則痺,黃[8]赤則熱,多白則寒,五色皆見則寒熱也[9],絡盛則入客於經[10],陽主外,陰主内[11]。

少陽之陽,名曰樞杼[12],一作持。視其部中有浮絡者,皆少陽之絡也。絡盛則入客於經。故在陽者主内,在陰者主外,以滲於内也[13]。諸經皆然。

太陽之陽,名曰關樞[14],視其部中有浮絡者,皆太陽之絡也。終盛則入客於經。

少陰之陰[15],名曰樞儒[16],視其部中有浮絡者,皆少陰之絡也。絡盛則入客於經,其入於經也,從陽部注於經[17];其出者[18],從陰部内注於骨[19]。

心主[20]之陰,名曰害肩[21],視其部中有浮絡者,皆心主之絡也。絡盛則入客於經。

太陰之陰,名曰關蟄[22],視其部中有浮絡者,皆太陰之絡也。絡盛則入客於經。

〔1〕皮有分部　《太素》注:"前説十五大胳,循其行處,以求其病。次説皮部十二胳之以十二經上之以皮分十二部,以取其病,故曰皮有部之也。"《類經》卷九第三十一注:"皮有分部,言人身皮膚之外,上下前後,各有其位,而經絡筋骨,亦各有其次。"

〔2〕脉有經紀　《太素》注:"大胳小胳,總以十二大脉以爲皮部經紀。"紀亦經也。《國語・晉語一》:"蔽兆之紀。"韋昭注:"紀,經也。"

〔3〕以經脉爲紀者　者,《太素》無。義勝。楊上善注:"欲知皮之部

別,十二經爲綱紀也。"

〔4〕陽明之陽　陽明者,經脉皮部也。陽者,陽部也。下義同。

〔5〕害蜚　《素問》注:"蜚,生化也。害,殺氣也。殺氣行則生化弭,故曰害蜚。"《素問發微》注:"夫陽明而曰害蜚者,陽氣自盛,萬物陽極,則有歸陰之義,故有害蜚。物之飛者,尤爲屬陽也。"《素問吳註》注:"害,與闔同。所謂陽明爲闔是也。蜚,蠢動也。蓋陽明者,面也。面者,午也。五月陽氣蠢動,而一陰氣上,與陽始爭,是闔其陽也,故曰害蜚。"按吳注解害爲闔則是,解蜚則非。《素問識》:"簡按諸注未允。蓋害盍闔,古通用。《爾雅·釋言》:害,盍也。郭注:盍,何不也,或作害。《莊子·則陽篇》云:闔嘗合之。注:何不試舍其所爲乎。《爾雅·釋宮》:闔,謂之扉。疏:闔,扇也。《説文》曰:闔,門扇也。一曰:閉也。蜚,音蜚。害蜚,即是闔扉,門扇之謂。離合真邪論云陽明爲闔。義相通。"此説是,害蜚,闔扉之假借也。

〔6〕十二經上下同法　十二經,《素問》、《太素》均無。按《素問》、《太素》三陽三陰條均有"上下同法"四字,而本經餘條無者,是本文加"十二經"三字以概言之,餘條則省文。《太素》注:"陽明之脉有手有足,手則爲上,足則爲下。又手陽明在手爲下,在頭爲上;足陽明在頭爲上,在足爲下。診色行鍼,皆同法也。餘皆放此。"《素問》王冰注:"上謂手陽明,下謂足陽明也。"此當指手足兩經之分部而言。

〔7〕浮絡　《太素》注:"浮謂大小胳見於皮者也。"浮,浮淺也。

〔8〕黃　此上《太素》有"多"字,楊上善注:"胳脉俱有五色,然衆胳以色偏多者,候其別病。"律以前後文例,有"多"字義勝。

〔9〕其色多青則痛……則寒熱也　本文非但爲陽明皮部之診候,餘亦仿此。後文不言者,省文也。

〔10〕絡盛則入客於經　《太素》注:"盛,大小胳盛也。大小胳中痛、痹、熱、寒、寒熱五邪盛者,則循胳入經也。"

〔11〕陽主外,陰主內　《太素》注:"陽胳主外,陰胳主內也。在陽胳者主外,在陰胳者主內也。"《素問》王冰注:"陽謂陽絡,陰謂陰絡,此通言之也。手足身分,所見經絡皆然。"

〔12〕樞杼　《素問》作"樞持",王冰注:"樞謂樞要。持謂執持。"《太素》"杼"作"特",當係"持"之誤。《素問吳註》注:"樞,樞軸也。所謂少陽爲樞是也。持,把持也。蓋少陽起於表裏之間,猶持樞軸也。"《素問識》:

"簡按據《甲乙》樞杼,即樞軸。《詩·小雅》:小東大東,杼柚其空。柚,軸同。《淮南·説林訓》:黼黻之美,在於杼軸。"按本經作"樞杼",於義爲是。《説文·木部》:"樞,户樞也。"杼柚,織機之要件,亦近乎樞轉之義,合於少陽爲樞説。

〔13〕在陽者主内,在陰者主外,以滲於内也 《類經》卷九第三十一注:"陽者主内,言自陽分而入於内也。在陰者主出,以滲於内,言出於經而滲入於藏也。此邪氣之序,諸經之皆然者。"《素問直解》注:"皮部之邪過盛,則入客於經。絡爲陽,主外,絡盛客經,則陽氣内入,故在陽者主内。經爲陰,主内,陽氣内入,則陰氣外出,故在陰者主出。出而復入,以滲於内。"按本文與前文"陽主外,陰主内"之義乖,諸家説解,似爲曲從。《素問吳註》注云:"一十九字,與上文不相承,僭去之。"《素問釋義》注:"故在陽者以下有訛誤,不可解。"今存疑焉。

〔14〕關樞 《素問吳註》注:"關,固衛也。少陽爲樞,轉布陽氣,太陽則約束而衛固其轉布之陽,故曰關樞。"《素問紹識》:"《陰陽離合論》:太陽爲開,《太素》開作關。而楊注以爲關者主閉,闔者門扇主開閉。……又樞杼、關樞,是三陽中有二樞,仍疑關樞之樞,蓋字之誤也。"按此説是,關者,與太陽爲關之義合,樞與關之義悖,故有疑焉。

〔15〕少陰之陰 少陰者,經脉皮部也。陰者,陰部也。下義同。

〔16〕樞儒 明抄本、《靈樞》同。正抄本、《太素》、《素問》新校正引本經均作"樞檽"。《素問識》:"新校正引《甲乙》作檽似是。檽,或作楥,又作柎。《爾雅》:柎,謂之楗。注:即櫨也。疏:謂斗拱也。《蒼頡篇》云:櫨拱,柱上木也,柱上承斗之曲木也。少陰之陰,取名於樞上柱頭之檽,故曰樞檽歟。"《素問考注》注:"按樞儒與樞杼同,一音之轉,故叚借作樞檽,又作樞儒耳。蓋少陰與少陽同居中,故曰少陰、少陽,其爲樞,或曰樞杼,其義一也。"按樞儒亦少陰爲樞之義,儒爲檽之假借。

〔17〕從陽部注於經 《太素》注:"從陽胳部注於陽經也。"按本文當與下文"從陰部内注於骨"爲對文,據後文言"留於筋骨之間",則疑經或爲"筋"之誤。

〔18〕其出者 《太素》作"其經出者",疑應作"其出經者",若是則與上文"其入於經也"相應。

〔19〕從陰部内注於骨 《太素》注:"從陰胳部出注陰經,内注於骨。"

〔20〕心主　凡此皮部六部，餘五皆以陰陽命名，且其每部，應含手足二經部，而本條稱心主者，一則文例特異，二則不含足厥陰經皮部，故有疑義。

〔21〕害肩　《素問吳註》注："害，闔同。蓋謂闔聚陰氣於肩腋之分。所謂厥陰爲闔是也。"《素問識》："蓋肩，楄同。桷也。《説文》桷，屋櫨也。徐鍇曰：柱上橫木承棟者，橫之似笄也。……《集韻》：桷，或作楄。闔楄者，謂闔扉上容樞之桷與。"《素問考注》注："按害肩蓋害扉訛。與前文害蜚字異而義同。本作扉，一自形誤作肩，一自音誤作蜚也。陽明爲陽經之極，厥陰爲陰經之極，故共曰闔扉。"按此説與厥陰爲闔之義合，然所謂肩爲扉之訛，亦未必也。蓋皮部之名，雖寓關闔樞之義，而其名則六焉。故肩，丹波氏以爲即楄，然與闔義不甚切。或爲"扇"之訛，《説文·户部》："扇，扉也。"《禮記·月令》："乃修闔扇。"鄭玄注："用木曰闔，用竹葦曰扇。"是陽明曰闔蜚（扉），心主曰闔扇，名雖異，義則同，皆言闔也。

〔22〕關蟄　明抄本、《素問》均同。正抄本、《素問》新校正引本經均作"關執"。蟄、執古音皆緝部，是蟄爲執之假借。《太素》作"關樞"，與太陽名重，疑非是。《素問吳註》注："關，封也。所謂太陰爲關是也。蟄，蟄虫也。……猶封蟄也，故曰關蟄。"吳氏云"所謂太陽爲關"則是，然詳解"關蟄"之義則欠妥。《素問識》："《甲乙》蟄作執。蓋蟄是槷之訛。槷、闑同。……槷，門中臬。《釋文》：槷，門橛也。《爾雅》：橛謂之闑。《周禮·考工記》鄭注：闑，古文作槷，乃門中橛也。關槷者，取義於門中之橛，左右之扉所合處歟。"按此説合於太陰爲關之義。

按：前文言皮部名稱，歷來注家説解不一。然細審其義，實與三陰三陽之關闔樞有關。故太陽太陰名之第一字皆關者，寓太陽太陰爲關也；少陽少陰名之第一字皆樞者，寓少陽少陰爲樞也；陽明心主名之第一字皆闔者，寓陽明厥陰爲闔也。各皮部名之第二字，當與第一字相連爲義。然今文難解者，一則字有假借，一則或有訛誤也，不可因此而誤解經義。又本文並可進一步証明三陰三陽關闔樞，今文作開闔樞者，字誤也。從而説明經脉之關闔樞者，示脉氣出入有如門之轉輪啟閉，而皮部亦然。對關闔樞詳義，見本卷經脉根結第五篇。

凡此十二經絡[1]脉者，皮之部也。是故百病之始生也，必先客於皮毛，邪中之則腠理開，開則入客於絡脉，留而不去，傳入於經，留而不去，傳入於府，廩[2]於腸胃。邪之始入於皮也，泝然[3]起毫[4]毛，開腠理。其入於絡也，則絡脉盛，色變[5]。其入客於經也則盛[6]，虛乃陷下。其留於筋骨之間，寒多則筋攣骨痛，熱多則筋弛骨消[7]，肉爍䐃破[8]，毛直而敗也[9]。

〔1〕絡　《太素》無。

〔2〕廩　《太素》作"稟"。稟之俗體。楊上善訓稟承，非是。稟，廩之假借字。《素問》王冰注："廩，積也，聚也。"

〔3〕泝然　《素問》、《太素》均作"泝然"，義同，惡寒貌。亦義存乎聲也。

〔4〕毫　《太素》作"豪"。豪與毫通。《商君書·弱民》："今離婁見秋豪之末。"《禮記·經解》："差以豪氂。"《釋文》："豪，依字作毫。"毫，細長之毛。

〔5〕色變　《素問》王冰注："變謂易其常也。"按前文言多青、多黑、多黃赤、多白者，正絡盛色變也。

〔6〕盛　《素問》作"感"。明抄本亦作"感"，校云："一作盛。"《太素》作"減"。按上文云"其入於絡脉也，則絡脉盛"，此乃入於經脉，正言經脉盛。作感、作減，疑形近誤。

〔7〕骨消　《太素》注："骨熱消細。"《素問》王冰注："消，爍也。"消，消削、削弱也。

〔8〕肉爍䐃破　䐃，原作"膕"，文義不屬，據《素問》、《太素》改。爍通鑠，消也。《周禮·考工記序》："爍金以爲刃。"《釋文》："爍，義當作鑠。"《一切經音義》卷九十："鑠，消盡也。"《戰國策·秦國五》："韓氏鑠。"高誘注："鑠，消鑠也，言其弱。"《素問》王冰注："䐃者，肉之標，故肉消則䐃破。"

〔9〕毛直而敗也　也，明抄本作"也矣"。《素問》無。《太素》作"矣"。楊上善注："毛焦而直。"

曰：十二部其生病何如？曰：皮者，脉之部[1]也。邪客於皮則腠理開，開則邪入客於絡脉，絡脉滿則注於經脉，經脉滿則入舍於府藏。故皮有分部，不愈[2]而生大病也。

曰:夫絡脉之見[3],其五色各異[4],其故何也? 曰:經有常色[5],而絡無常變[6]。曰:經之常色何如? 曰:心赤、肺白、肝青、脾黃、腎黑,皆亦應其經脉之色也。曰其絡之陰陽亦應其經乎? 曰:陰絡之色應其經,陽絡之色變無常[7],隨四[8]時而行。寒多則凝[9]泣,凝泣則青黑,熱多則淖澤[10],音皁。淖澤則黃赤。此其常色者[11],謂之無病,五色俱[12]見,謂之寒熱。

〔1〕脉之部 《素問》王冰注:"脉氣留行,各有陰陽,氣隨經所過,而部主之,故云脉之部。"按王注"留行"者,溜行或流行也。留與溜、流通。

〔2〕不愈 正抄本、《素問》、《太素》均作"不與",楊上善注:"與,療也。"《素問》新校正引全元起云:"氣不與經脉和調,則氣傷於外,邪流入於內,必生大病也。"按全、楊二注,似亦欠妥。《説文通訓定聲·需部》:"愈,字亦作愉。"《荀子·君子》:"心至愈。"楊倞注:"愈讀爲愉。"愉,和也。《淮南子·本經》:"其心愉而不僞。"高誘注:"愉,和也。"與亦和也。《戰國策·燕策一》:"內寇不與。"鮑彪注:"與,猶和。"是不愈與不與,皆不和也。又本經卷六第三云:"血氣不和,百病乃變化而生。"與本文義亦同。

〔3〕見 音義同現。

〔4〕異 此下《素問》、《太素》均有"青黃赤白黑不同"七字。

〔5〕經有常色 《太素》注:"常謂五色見者,定是胳色也。然五藏六府之經,定屬五行,故藏府大經,各有常色。"

〔6〕絡無常變 《太素》注:"陰絡隨於陰經,色亦不改,陽胳雖屬陽,以是陽脉之陽,故隨時變也。"《素問》王冰注:"經行氣,故色見常應於時。絡主血,故受邪則變而不一矣。"王注理難通,以經、絡分氣血,無據。今從楊注。

〔7〕陰絡之色應其經,陽絡之色變無常 《太素》注:"胳有陰陽,陰胳是陰之陰,故隨經色不變。陽胳是陽之陽,故隨時變也。"《類經》卷六第三十五注:"此言絡有陰陽,而色與經應,亦有何異也。《脉度篇》曰:經脉爲裏,支而橫者爲絡,絡之別者爲孫。故合經絡而言,則經在裏爲陰,絡在外爲陽。若單以絡脉而言,則又有大絡孫絡在內在外之別,深而在內者,是爲陰絡,陰絡近經,色則應之,故分五行以配五藏,而色有常也。淺而在外者,是爲陽絡,陽絡浮顯,色不應經,故隨四時之氣,以爲進退。而變無

常也。觀《百病始生篇》曰:陽絡傷則血外溢,陰絡傷則血内溢。其義可知。"此解義明。

〔8〕四 《太素》無。

〔9〕凝 《太素》作"泆"。詳凝,經文《太素》均作"泆",如《素問·風論》:"凝而不行。"《太素·諸風數類》作"泆而不行。"楊上善注:"泆,義當凝也。"又《素問·五藏生成》:"多食鹹則脉凝泣。"本書卷六第九凝亦作"泆"。又《病源》卷十三上氣候:"寒則經絡泆澀。"是泆爲凝也。然泆,字書無凝義。疑爲凝之壞文成泆,又誤作"泆"。又泆與凝,古韻聲轉或通,然别類書未見例証,待考。

〔10〕淖澤 淖下明抄本有"音卓"二小字音注。澤,正抄本、《素問》、《太素》移均作"澤"。淖與澤通。《史記·天官書》:"其色大圜黄淖。"裴駰集解:"音澤。"《素問》王冰注:"淖,濕也。澤,潤液也。謂微濕潤也。"

〔11〕此其常色者 《太素》同。《素問》作"此皆常色"。

〔12〕俱 《素問》作"具"。具與俱通。《詩·小雅·節南山》:"民具爾瞻。"毛亨傳:"具,俱也。"

曰:余聞人之合於天道[1]也,内有五藏,以應五音、五色、五味、五時[2]、五位;外有六府,以合[3]六律[4]。主持陰陽諸經[5],而合之十二月、十二辰[6]、十二節[7]、十二時[8]、十二經水[9]、十二經脉。此五藏六府[10]所以應天道也。夫十二經脉者,人之所以生,病之所以成;人之所以治,病之所以起[11],學之所始,工之所止[12];粗[13]之所易,上[14]之所難也。其離合出入[15]奈何? 曰:此粗之所過[16],上[14]之所悉[17]也。請卒言之[18]。

〔1〕天道 原作"天地",《靈樞》、《太素》均作"天道",下文亦云"應天道",故據改。天,泛指自然界。道,規律。

〔2〕五時 《靈樞》、《太素》均在"五味"之前。

〔3〕合 《靈樞》、《太素》均作"應",義亦同。然據上文云"以應五音",則此似亦當作"應"。

〔4〕六律 古代樂音標準名,樂律有十二,陽六爲律,陰六爲吕。六律即黄鐘、太簇、姑洗、蕤賓、夷則、無射。

〔5〕主持陰陽諸經　正抄本同。明抄本"持"作"健"。《靈樞》作"六律建陰陽諸經",《太素》作"六律建主陽",是本文連上句爲義,亦通。綜觀諸文,疑本經"主持"或係"主建"之誤。

〔6〕十二辰　指地支十二記時名。本經卷一第九云:"歲有十二月,日有十二辰。"則此亦當指日十二辰。《周禮·春官》:"十有二辰。"賈公彥疏:"十有二辰者,謂子、丑、寅、卯之等。"《國語·楚語下》:"十二辰以致之。"韋昭注:"十二辰,子至亥。"

〔7〕十二節　一年二十四氣,在月首者爲節氣,在月中者爲中氣。《禮記·月令》鄭玄注:"凡二十四氣,按三統厤,正月節立春、雨水中,二月節驚蟄、春分中,三月節穀雨、清明中,四月節立夏、小滿中,五月節芒種、夏至中,六月節小暑、大暑中,七月節立秋、處暑中,八月節白露、秋分中,九月節寒露、霜降中,十月節立冬、小雪中,十一月節大雪、冬至中,十二月節小寒、大寒中。"

〔8〕十二時　《左傳·昭公五年》:"日之數十,故有十時,亦當十位。"杜預注:"日中當王,食時當公,平旦爲卿,雞鳴爲士,夜半爲皂,人定爲輿,黃昏爲隸,日入爲僚,哺時爲僕,日昳爲臺。隅中、日出闕不在,第遵王公曠其位。"杜注十二時名,爲古人對一晝夜十二個時間段的稱謂。

〔9〕十二經水　爲與十二經脉相對應的十二江河水名。詳見本經卷一第七。

〔10〕府　此下《靈樞》、《太素》均有"之"字。

〔11〕起　《太素》注:"經脉是動、所生,故病起也。"病起,猶病發。《廣韻·紙韻》:"起,發也。"又《靈樞·五變》云:"其病必起,所謂因時而生病。"與本文義亦同。

〔12〕止　《太素》注:"止,留也。"止謂心之所止而不遷也。《書·益稷》:"安汝止。"孔穎達正義:"止謂心之所止。"《禮記·大學》:"在止於至善。"程頤章句:"止者,心至於是而不遷之意。"

〔13〕粗　粗工也,謂醫之愚者。

〔14〕上　正抄本、《靈樞》均同。明抄本、《太素》均作"工",義並通。

〔15〕離合出入　《太素》注:"經脉之別,曰離與出。復還本經,曰合與入。"

〔16〕粗之所過　《太素》注:"近學淺知謂之粗也。……粗者志存名利之弊,假媒寄過而已。"過,失誤也。《戰國策·齊策》:"君之謀過矣。"

高誘注："過，失也。"《廣雅·釋詁》："過，誤也。"

〔17〕悉 《靈樞》、《太素》均作"息"。《集韻·質韻》悉："古作恩"，與"息"形相近，故誤。悉，知也。《後漢書·周紆傳》："悉誰載藥入城者。"李賢注："悉，猶知也。"

〔18〕請卒言之 原作"請悉言之"。明抄本、《靈樞》、《太素》均作"請卒言之"。按作"悉"，義雖通，然經文文例，多用卒或盡，故據改。《爾雅·釋詁》："卒，終也、盡也、已也。"請卒言之，請盡言之。

足太陽之正[1]，別[2]入於膕中，其一道[3]下尻五寸，別入於肛，屬於膀胱[4]，散之腎，循膂[5]，當心入散[6]。直者，從膂上出於項，復屬於太陽[7]。此爲一經也[8]。

足少陰之正，至膕中，別走太陽而合[9]，上至腎，當十四椎[10]，出屬帶脉。直者，繫[11]舌本，復出於項，合於太陽，此爲一合[12]。《九墟》云：或以諸陰之別者，皆爲正也[13]。

足少陽[14]之正，或以諸陰別者爲正[15]。一本云：繞髀，入於毛際，合於厥陰[16]。別者，入季脇[17]之間，循胸裏，屬膽，散之肝，上[18]貫心，以[19]上俠咽，出頤頷中，散於面，繫目系，合少陽於外眥[20]。

足厥陰之正，別跗[21]上，上至毛際，合於少陽，與別俱行[22]，此爲二合[23]。

足陽明之正，上至髀[24]，入於腹裏，屬於胃，散之脾，上通於心，上循咽，出於口，上頞頔[25]，還繫目[26]，合於陽明。

足太陰之正[27]，則別[28]，上至髀，合於陽明，與別俱行，上絡[29]於咽，貫舌本[30]，此爲三合[31]。

〔1〕足太陽之正 《太素》注："足太陽正者，謂正經也。"《靈樞集注》張志聰注："正者，謂經脉之外，別有正經，非支絡也。"此脉雖亦從經脉別出，與從經脉別出之支絡不同，此仍屬正經，故謂之正。

〔2〕別 此指正經之別行者，與別絡之別亦異。

〔3〕其一道 《太素》注："別者，大經下行至足小指外側，分出二道，一道上行至於膕中；一道上行至於尻臀，下入於肛。"

〔4〕屬於膀胱 凡此手、足六陽之正，皆合於本腑，故足太陽之正，屬

273

於膀胱。餘同此例。

〔5〕脊　此下明抄本有"音旅"二小字音注。

〔6〕當心入散　《太素》注："當心入內而散。"指此脉行至當心處,散入於內。

〔7〕復屬於太陽　《靈樞集註》張志聰注："蓋從經而別行,復屬於太陽經脉,故名經別,謂經脉之別經也。"此言別行之正經,復歸屬於本經經脉。

〔8〕此爲一經也　《太素》注："此爲一正經之別。"《靈樞集註》:"此爲一經別也。"按十二經別中,唯本經有此文,餘皆無者,疑有誤。

〔9〕別走太陽而合　凡此手、足六陰之正,不合於本臟經脉,而是合於與本臟相表裏之腑經經脉,故足少陰之正,別走太陽而合。太陽,足太陽也。餘同此例。

〔10〕椎　《靈樞》作"頗"。《廣韻·脂韻》:"頗,項頗。"此則泛指脊骨之椎。

〔11〕繫　原作"系",義雖可通,然按本經文例,凡作動詞用者,皆作"繫",故據《靈樞》、《太素》改。

〔12〕此爲一合　《太素》注："此太陽、少陰表裏以爲一合也。"此所言合,指臟腑經脉之表裏相合。究其所合,實則臟經合於腑經也。餘同此例。

〔13〕《九墟》云:或以諸陰之別者,皆爲正也　《靈樞》作"成以諸陰之別,皆爲正也"大字正文,按"成"當爲"或"之誤。《太素》作"或以諸陰之別,皆爲正"大字正文,楊上善注："十二大經,復有正別。正謂六陽大經別行,還合府經。別謂六陰大經別行,合於府經,不還本經,故名爲別。足少陰、足厥陰,雖稱爲正生別經,不還本經也。唯此二陰爲正,餘陰皆別。或以諸陰爲正者,黃帝以後撰集之人,以二本莫定,故前後時有稱或,有言一曰,皆是不定之説。"按楊注言足少陰、足厥陰爲正,餘陰皆別之説,與今本《太素》文亦同,然與《靈樞》及本經手足六陰皆稱爲"正"者有別,是《太素》定係另有傳本爲據。然就所謂"合於府經,不還本經"而論,則與《靈樞》等無異。從本文可知,古醫經早期傳本多有不同處。

〔14〕陽　原作"陰",據明抄本、《靈樞》、《太素》改。

〔15〕或以諸陰別者爲正　《靈樞》、《太素》均無此八字。按此當係足少陰之正條之文,錯落於此,故與《靈樞》、《太素》異也。

〔16〕一本云:繞髀,入於毛際,合於厥陰 髀,明抄本作"髁"。《靈樞》、《太素》均作"繞髀,入毛際,合於厥陰"大字正文。按本文似屬正文,然云"合於厥陰",與手、足六陽脉義不合,按一般規律,陽脉正別,無合於臟經者,而此云"合於厥陰",疑有誤。故本文是否正文,尚有疑焉。

〔17〕脇 《太素》作"肋"。

〔18〕肝,上 二字原倒,據正抄本,參之足太陰之正"散之腎"、足陽明之正"散之脾"文例乙正。

〔19〕以 《太素》無。諸言"上"者,皆無此狀語,疑衍。

〔20〕眥 此下明抄本有"音際"二小字音注。《靈樞》有"也"字。

〔21〕胎 正抄本作"膝"。

〔22〕與別俱行 足厥陰之正與足少陽之正別相合而同行也。別,足少陽之正別。

〔23〕此爲二合 《太素》注:"此足少陽厥陰表裏以爲二合。"

〔24〕髀 正抄本作"髁"。義同。《說文·骨部》:"髁,髀骨也。"

〔25〕頷頥 明抄本"頷"下有"音褐"二小字音注。"頥"下有"音出。《九墟》云:上頥"七字注文。

〔26〕目 此下《靈樞》、《太素》均有"系"字。

〔27〕正 《太素》作"別"。

〔28〕則別 《靈樞》、《太素》均無此二字。按此下言"上至髀",與足陽明之正文同。故疑"則別"二字處,有脫誤。

〔29〕絡 原作"終",《靈樞》作"結"。正抄本、嘉靖本、《太素》作"絡",據改。

〔30〕本 《靈樞》作"中"。詳足太陰之脉,"連舌本",當以作"本"爲是。

〔31〕此爲三合 《太素》注:"此足陽明太陰表裏以爲三合也。"

手太陽之正,指地[1],別入[2]於肩解,入腋走心,繫小腸[3]。

手少陰之正,別[4]下[5]於淵腋[6]兩筋之間,屬於心[7],上走喉嚨,出於面,合目內眥[8],此爲四合[9]。

手少陽之正,指天[10],別於巔[11],入於缺盆,下走三焦,散於胸中[12]。

手心主之正，別[13]下淵腋三寸，入[14]胸中，別屬三焦，上[15]循喉嚨，出耳後，合少陽完骨之下，此爲五合[16]。

手陽明之正，從手循膺乳[17]，別[18]於肩髃，入柱骨，下[19]走大腸，屬於肺，上循喉嚨，出缺盆，合於陽明。

手太陰之正，別[20]入淵腋少陰之前，入走[21]肺，散之大腸[22]，上出缺盆，循喉嚨，復合陽明，此爲六合[23]。

〔1〕指地　《太素》注："地，下也。手太陽正，從手至肩，下行走心，繫小腸，爲指地也。"《靈樞發微》注："其曰指地者，以其脉之自上而下行也。"

〔2〕入　《靈樞》、《太素》均無。

〔3〕繫小腸　《太素》注："小腸即太陽也。手之六經，唯此一經下行，餘並上行向頭也。"

〔4〕正、別　正，《太素》無，"別"字連上讀。

〔5〕下　《靈樞》、《太素》均無。

〔6〕淵腋　《太素》作"泉掖"，泉，乃避唐高祖李淵諱改字，後同。掖與腋通。

〔7〕屬於心　原作"屬心主"。明抄本作"屬於心主"。《靈樞》、《太素》均作"屬於心"。按手少陰與手心主既並列，則心主不當屬少陰，故據《靈樞》等改。

〔8〕皆　此下明抄本有"音際"二小字音注。

〔9〕此爲四合　《太素》注："此手太陽少陰表裏以爲四合。"

〔10〕指天　《太素》注："天，上也。手少陽正，提（按提下一字不清，據此前手太陽指地注文例，提或爲從之誤，提下疑爲"手"字）上顛，爲指天也。"《靈樞發微》注："以其脉上別於顛，故曰指天也。"指天，向上之義，如《莊子·人間世》"會撮指天"，大宗師"句贅指天"，皆言上向。按十二經別中，單獨提出手太陽之正指地，手少陽指天，尚有何特殊意義，不甚明了。故謹引二家注，以資參考。

〔11〕別於顛　今經脉内容，手少陽之脉不至顛，此云"別於顛"者，不知所本，擬或古經有佚文，待考。

〔12〕散於胸中　《太素》注："下走三焦，即手少陽上散胸中也。"三焦手少陽之脉，"布膻中，散絡心包"，此云"散於胸中"，合當此部。

〔13〕正、別　正，《太素》無，"別"字連上讀。

〔14〕入　此下《太素》有"於"字。

〔15〕上　原作"出"，《靈樞》同。《太素》、《素問·繆刺論》新校正引本經均作"上"，據改。

〔16〕此爲五合　《太素》注："此手少陽心主表裏以爲五合。"

〔17〕從手循膺乳　正抄本無此五字，疑有脱文。《太素》作"至膺乳"，楊上善注："從手上行注於膺乳。"據楊注則《太素》原文似亦有"從手"二字，"至"或作"注"。

〔18〕別　此下《太素》有"上"字。

〔19〕下　《太素》作"之下"二字，連上讀。按《太素》文雖通，然証之前文如手少陰之正曰"上走喉嚨"，手少陽之正曰"下走三焦"，則當以本經爲是。

〔20〕正，別　正，《太素》無，"別"字連下讀。

〔21〕走　明抄本作"於"。

〔22〕大腸　原作"太陽"，明抄本、《靈樞》同。按手太陰脉與太陽無涉，形近誤也。據正抄本、《太素》改。

〔23〕此爲六合　《太素》注："此陽明太陰表裏以爲六合。"

按：十二經正別，是由十二經脉分出別道而行之脉，仍屬正經。其作用雖與十二經脉同爲運行氣血的徑路，但其循行方向，則與十二經脉循行徑路有別，而是按十二經脉的表裏關係，分爲六個離合、陰經與陽經，互相配合，内外出入，大都從正經的四肢部分別出，深入内臟而後至頭頸。陽經別出，行過相表裏的臟器後，仍合於本經；陰經別出，行過所屬的本臟後，則合於與其表裏相應的陽。從而輔佐十二經脉對内臟與體表的聯係，體現了手足三陰三陽表裏關係的離合出入和相互灌注，同十二正經、十五絡脉、奇經八脉等，構成了運行氣血的循行體係。對其重要意義，《類經》卷七第三注曾云："十二經脉已具前經脉篇，但其上下離合、内外出入之道，猶有未備，故此復明其詳。然《經脉篇》以首尾循環言，故上下起止有別，此以離合言，故但從四末始。雖此略彼詳，然義有不同，所當參閱。"誠如是言。

奇經八脉第二

本篇自"黄帝問曰:脉行之逆順奈何"至"然後可以明逆順之行也",見《靈樞·逆順肥瘦》、《太素·衝脉》。自"衝脉任脉者"至"髭鬚不生焉",見《靈樞·五音五味》、《太素·任脉》。自"任脉者,起於中極之上"至"脊强反折",見《素問·骨空論》、《太素·任脉》。自"曰:人有傷於陰"至"故髭鬚不生",見《靈樞·五音五味》、《太素·任脉》。自"《素問》曰:督脉者,起於少腹"至"督脉生病治督脉",見《素問·骨空論》、《太素·督脉》。自《難經》曰:督脉者"至"陽脉之海也",見《難經·二十八難》。自"曰:蹻脉安起止"至"不當數者爲絡也",見《靈樞·脉度》、《太素·陰陽蹻脉》。自"《難經》曰:陽蹻脉者"至"交貫衝脉",見《難經·二十八難》。自"陽維陰維者"至"廻身一周",見《難經·二十八難》。自"又曰:陰維爲病"至"八脉之診也",見《難經·二十九難》。

提要:本篇主要論述奇經八脉的循行路線及其生理與病機。故以此名篇。奇者,異也,此脉異於十二正經,故名奇經。其主要内容有:手足三陰三陽脉循行走向之逆順;少陰脉之何以獨下行及其與衝脉的關係;奇經八脉的循行路線、生理功能及發病証候等。

黄帝問曰:脉行之逆順[1]奈何?岐伯對曰:手之三陰從藏走手[2],手之三陽從手走頭[3],足之三陽從頭走足[4],足之三陰從足走腹[5]。

〔1〕脉行之逆順 《太素》注:"脉從身出向四支爲順,從四支上身爲逆也。"

〔2〕手之三陰從藏走手 《太素》注:"藏謂心肺,心肺在内,故爲陰也。心肺之陰,起於三脉,向手,故曰手之三陰從藏走手。此爲從陰之陽,終爲陽中之陰也。"楊注"藏謂心肺",實則包括心主手厥陰之脉,故下文云"起於三脉"。以心主可以代心,故言心而略乎心主。

〔3〕手之三陽從手走頭 《太素》注:"手之三陰之脉,從藏受得血氣,流極手指端已,變而爲陽名。手三陽從手上頭,此爲從陽之陽,終爲陽中之陽者也。"

〔4〕足之三陽從頭走足 頭,原作"項",據正抄本、《靈樞》、《太素》

改。《太素》注："手之三陽,從頭曲屈向足,至足指端,從陽至陰,終爲陰中之陽也。"

〔5〕足之三陰從足走腹 《太素》:"足之三陽,下行至足指極已,變而生足之三陰,上至胸腹,從陰之陰,終爲陰中之陰也。復從藏走手,如環無端。"

曰:少陰之脉獨下行何也? 曰[1]:衝脉[2]者,五藏六府之海也[3],五藏六府皆稟焉。其上者[4],出於頏顙[5],滲諸陽灌諸陰[6]。其下者[7],注少陰之大絡[8],出於氣衝[9],循陰股内廉,斜入膕中[10],伏行骭骨[11]内,下至内踝[12]之後屬[13]而别。其下者,並[14]於少陰之經,滲三陰[15]。其前者[16],伏行出跗屬[17],下循跗[18],入大指間[19],滲諸絡而温肌肉[20]。故别絡[21]結則跗上不動,不動[22]則厥,厥則寒矣。曰:何以明之? 曰:以言道之[23],切而驗之[24],其非必動[25],然後可以[26]明逆順之行[27]也。

〔1〕曰 此下明抄本、《靈樞》、《太素》均有"不然"二字。

〔2〕衝脉 《太素》注:"其氣壯盛,故曰衝脉。"《難經·二十八難》楊注:"衝者,通也。言此脉下至於足,上至於頭,通受十二經之氣血,故曰衝焉。"虞庶注:"衝、街之義,俱且通也。"諸注義似未善。《説文·行部》:"衝,通道也。"衝,即衝。本經卷一第八云:"衝脉者,爲十二經之海。"是衝脉爲氣血運行之重要通道,故名衝脉。

〔3〕五藏六府之海也 也,明抄本無。本卷前篇言"胃者,五藏六府之海",以胃受納水穀,化其精微,以營五臟六腑,故爲五臟六腑之海。本文言"衝脉者,五藏六府之海",以衝脉受胃所化水穀之精,"五藏六府皆稟焉",故亦爲海,二者文雖有别,義則不殊。又本卷前篇言"衝脉者,十二經脉之海",乃就十二經脉與衝脉之關係而論,義亦同。

〔4〕其上者 《類經》卷二十第二十注:"其上行者,輸在於大杼,足太陽經也。"本經卷一第八云:"衝脉……其腧上在大杼。"故其上行者,指此以上也。

〔5〕頏顙 見本卷第一上肝足厥陰脉注。

〔6〕滲諸陽灌諸陰 陰,《靈樞》、《太素》均作"精"。楊上善注:"衝脉氣滲諸陽,血灌諸精。精者,目中五藏之精。"《類經》卷二十第二十注:

"主滲灌諸陽之精。"按楊注限精於"目中",似欠妥。又"灌諸陰"與下文"滲三陰"之義似重,疑有誤。

〔7〕其下者 《類經》卷二十第二十注:"其下行者,並少陰之大絡,出陽明之氣街,由股入足。"

〔8〕少陰之大絡 此當指足少陰之別絡,自大鍾當踝後繞跟,別走太陽而上行者。

〔9〕氣衝 亦作"氣街",見本卷第一上胃足陽明脉注。

〔10〕斜入膕中 斜,《靈樞》、《太素》均無。按脉自陰股內廉入膕,必當斜行,本經義勝。

〔11〕胻骨 原作"髀骨",《靈樞》作"骭骨"。《太素》作"𩨁骨"。証之前篇下云:"循胻骨內廉,"作"胻骨"是,據改。

〔12〕踝 此下明抄本有"音魯,又音跨"五小字音注。

〔13〕後屬 《靈樞》同。後,《太素》無,義勝。屬,此指內踝骨與足相連屬處。《說文·尸部》:"屬,連也。"

〔14〕並 原作"至",據《靈樞》、《太素》及本卷前篇下改。

〔15〕滲三陰 《類經》卷二十第二十注:"自少陰以滲及肝、脾二經,是爲三陰。"

〔16〕其前者 《太素》注:"至此分爲二道:一道後而下者,並少陰經,循於小胳,滲入三陰之中;其前而下者,至跗屬,循跗下入大指間,滲入諸陽胳,温於足脛肌肉。"

〔17〕跗屬 原作"屬跗",《靈樞》、《太素》均作"跗屬"據改。詳見本卷前篇下注。

〔18〕跗 此下明抄本有"下"字,疑衍。

〔19〕間 此上明抄本有"之"字,與本卷前篇下同。

〔20〕滲諸絡而温肌肉 本卷前篇下作"注諸絡以温足脛"。

〔21〕別絡 《太素》注:"衝脉之胳。"

〔22〕不動 明抄本作"之",疑係上文"不動"二字之重字符號誤作"之"字。

〔23〕以言道之 道,《靈樞》作"導"。《太素》作"導"。均同。《集韻·號韻》:"導、道、衢,大到切。《說文》:導,引也。或作道、衢。"又《皓韻》:"導,說也。通作道。"此言醫者以言談加以誘導,以引發其內氣之動。

〔24〕切而驗之 切按其當通而不通處,以驗其通與不通。切,猶

按也。

〔25〕其非必動　《太素》注：“欲知衝脉下行常動非少陰者。”《類經》卷二十第二十注：“其有素所必動，而今則非者。”後説當是。非，不也。《漢書·陳餘傳》：“陳王非必立六國後。”顔師古注：“非，不也。”此言“別絡結則跗上不動”，經導之、切之，其不動者必得而動。

〔26〕可以　《靈樞》作“乃可”。《太素》作“乃可以”。義均通，然《靈樞》文簡義勝。

〔27〕明逆順之行　明下明抄本有“之”字，疑衍。《太素》注：“少陰逆而上行，衝脉順而下行，則逆順明也。”《靈樞發微》注：“明不動之爲逆，動之爲順，而其有邪與否明矣。”此言“明逆順之行”，當指脉行之逆順，今從前説。

衝脉任脉者[1]，皆起於胞中[2]，上循脊裏[3]，爲經絡之海[4]。其浮而外者，循腹上一作右[5]。行[6]，會於咽喉，別而絡唇口[7]。血氣盛則充膚熱肉，血獨盛則滲灌[8]皮膚，生毫毛[9]。婦人[10]有餘於氣，不足於血[11]，以其月水下[12]數脱血[13]，任衝並傷故也[14]。任衝之脉[15]，不營其口唇[16]，故髭鬚不生焉[17]。

〔1〕衝脉任脉者　者，《靈樞》、《太素》均無。又《太素》“衝脉任脉”相倒。楊上善注：“此脉上行，爲經胳海。任維諸脉，故曰任脉。”

〔2〕胞中　《太素》注：“胞下爲膀胱，膀胱包尿，是以稱胞，即尿脬也。胞門與子户相近，任衝二脉起於中也。”《靈樞發微》注：“衝任二脉，皆起於受胎之胞宫中。”《類經》卷三第十七注：“所謂胞者，子宫是也。此男女藏精之所，皆得稱爲子宫，惟女子於此受孕，因名曰胞。”按胞中之義，諸家説解以爲女子子宫。然於男子，則義不詳，楊注解作“尿脬”，欠妥，蓋尿脬與鬚之生否無關，故亦當與衝任二脉之起也無涉。詳下文言“宦者，去其宗筋……故無髭鬚”。《太素》注：“人有去其陰莖，仍有髭鬚，去其陰核，鬚必去者，則知陰核並莖爲宗筋也。”是則與任衝相關者，陰核也。裏陰核者，囊也。囊，《五十二病方·陰陽脉死候》有作“橐”者，今字書無，或係“卵”字，而《武威漢代醫簡》則有“橐”字，今《千金》卷十九第一作“囊”。橐、囊二字義互通。皆裹物者也，與包之義亦通，包、胞，古今字。陰囊者，裹核也。亦猶胞，且與任衝脉相關。故此所云“胞中”，在男子或當屬於陰囊

之胞。

〔3〕脊裏 《靈樞》作"背裏"。《太素》同本經、楊上善注:"脊裏,謂不行皮肉中也。"

〔4〕爲經絡之海 絡,《病源》卷三十八"漏五色俱下候"作"脈"。按行文常例皆稱"經脈之海",似作"脈"爲是。《太素》注:"十二經脈,奇經八脈、十五胳脈、皮部諸胳,皆以任衝二脈血氣爲大,故爲海。"

〔5〕右 明抄本作"各"。

〔6〕循腹上行 《太素》同。《靈樞》作"循腹右上行","腹右"之義似欠安,無循於右而棄乎左之理也。《素問·骨空論》王冰注引《鍼經》作"循腹各行",與明抄本校文同,於義爲勝,以言衝、任二脈也,故當各行。

〔7〕別而絡脣口 《太素》注"任衝二脈從胞中起,分爲二道:一道後行,内著脊裏而上;一道前行,浮外循腹上胳脣口也。"

〔8〕滲灌 《靈樞》、《太素》均作"澹滲"。

〔9〕生毫毛 《太素》注:"生毫及毛。毛即鬚髮及身毛也。"此析言之也,毫毛亦渾言體表之毛類。

〔10〕婦人 《靈樞》作"今婦人之生"。《太素》作"今婦人生"。《廣雅·釋親》:"女子謂之婦人。"在此亦指成年女子。

〔11〕有餘於氣,不足於血 此就婦人月水時下數脱血者,與男子對比言。

〔12〕月水下 《靈樞》、《太素》均無。疑係下文"數脱血"之注文,誤入正文。月水,女子月經古稱,以其每月一至,血亦水類,故名月水。

〔13〕數脱血 數,頻也。脱,出也,如《管子·霸形》:"言脱於口。"尹知章注:"脱,出也。"

〔14〕任衝並傷故也 《靈樞》無"任衝並傷故"五字,"也"字連上句。《太素》無"任衝並傷"四字,"故也"二字連上句。

〔15〕脉 此前原有"交"字,據《靈樞》、《太素》删。

〔16〕口脣 口,原脱,據《靈樞》、《太素》補。補後與上文"別而絡脣口"文合。

〔17〕髭鬚不生焉 焉,明抄本無。髭,《靈樞》、《太素》均無。《説文·髟部》:"髭,口上滇也。"又"鬚,頤下毛也。"在此當爲渾稱。

任脉者,起於中極之下[1]以上毛際[2],循腹裏,上關元,至咽喉,上頤循面入目[3]。衝脉者,起於氣衝[4],並少陰之經[5]，《難經》作陽明之經。俠臍上行，至胸中而散。其言衝脉與《九卷》異[6]。任[7]脉爲病，男子内結七疝[8]，女子帶下[9]瘕聚。衝脉爲病，逆氣裏急。督脉爲病，脊强反折[10]。亦與《九卷》互相發明也[11]。

〔1〕中極之下　下，原作"上"，據《素問》及《太素·任脉》楊上善注引本經、《難經·二十八難》改。"中極之下"與前文云："衝脉任脉者，皆起於胞中。"義亦不悖。言胞中者，爲具指，言中極之下者，爲泛指。《素問》王冰注："中極者，謂齊下同身寸之四寸也。言中極之下者，言中極從少腹之内上行而外出於毛際而上，非謂本起於此也。"《類經》卷九第二十七注："中極，任脉穴名，在曲骨上一寸。中極之下，即胞宮之所，任衝督三脉，皆起於胞宮，而出於會陰之間。"

〔2〕以上毛際　上，原作"下"。據《素問》及《太素·任脉》楊上善注引本經、《難經·二十八難》改。毛際，陰毛之邊際。

〔3〕上頤循面入目　面、目二字原倒，據《素問》乙正。正抄本、《素問》新校正引本經、《難經·二十八難》均無此六字，似本經原無此六字。又《太素·任脉》注："又《明堂》言目下巨窌、承泣左右四穴，有陽蹻脉任脉之會，則知任脉亦有分歧上行者也。"按此説可參、抑或本經古本有别傳者，另具此文，今姑存之。

〔4〕氣衝　《素問》作"氣街"，義同。

〔5〕並少陰之經　少陰，正抄本、《素問》新校正引《難經》及本經均作"陽明"，與原校同。《難經·二十八難》虞庶注："《素問》曰：並足少陰之經，《難經》却言並足陽明之經。況少陰之經，俠齊左右各五分。陽明之經，俠齊左右各二寸。氣街又是陽明脉氣所發。如此推之，則衝脉自氣衝起，在陽明少陰二經之内，俠齊上行，其理明矣。"虞氏此説出自意斷，不可從。詳上文言"起於氣衝"，氣衝固爲陽明脉氣所發，似作"並陽明之經"，於理爲順。然本篇上文"少陰之脉獨下行"及前篇下言"少陰何因而動"論衝脉之下行者，皆爲"並少陰之經"。又卷三第二十所出十一穴，皆云："衝脉足少陰之會"。足証古《明堂》以此脉爲衝脉，而《外臺》卷三十九則爲足少陰脉。亦支持衝脉"並少陰之經"之説。或古經原有"並少陰"與"並陽明"不同傳本，故見者各異。今姑存舊説，以待再考。

〔6〕其言衝脉與《九卷》異　明抄本作大字正文。

〔7〕任　此前明抄本有"又曰"二字。

〔8〕七疝 《病源》卷二十七疝候云："七疝者，厥疝、癥疝、寒疝、氣疝、盤疝、胕疝、狼疝，此名七疝也。"醫經無七疝之詳名，《病源》七疝，是否合本文之義。暫難論定。

〔9〕帶下 詳醫經中無詳明帶下如後世所言帶病者，《金匱·婦人雜病脉證并治》云："婦人之病，因虛積冷結氣，爲諸……此皆帶下，非有鬼神。"是此帶下者，泛指婦人多種疾病。又《史記·扁鵲傳》云："過邯鄲，聞貴婦人，即爲帶下醫。"是明言爲婦科醫，非言只治帶下一病之醫。帶下之作爲一病之專名，據現存文獻所見，始於《病源》。是本文言"帶下"，當泛指婦科多種疾病。

〔10〕反折 《難經·二十八難》作"而厥"。反折者，脊向後反屈也，即後世言反張。折，曲屈也。《淮南子·覽冥》："河九折注於海。"高誘注："折，曲也。"《戰國策·西周策》："周必折而入於韓。"高誘注："折，屈也。"

〔11〕亦與《九卷》互相發明也 明，原脱，據明抄本補。此九字明抄本作大字正文，此下並有"一本後第三節方出此條"十小字注文。

按：有關衝脉與任脉之起點，經文説法不一，這反映了古代醫家在認識上的差異，亦或係從不同角度論述所致，故有此歧義。詳衝、任二脉，與生育之事至關密切，如所言女子有帶下病，男子傷其衝任則髭鬚不生等皆是。是則衝任二脉之起點，當以起於胞中爲是。知乎此，則生育之病，所以治衝任二脉之理，亦自明矣。

曰：人[1]有傷於陰，陰氣[2]絶而不起，陰不爲用[3]，髭[4]鬚不去，宦者[5]獨去何也？曰：宦者，去其宗筋[6]，傷其衝脉，血瀉不復，皮膚内結[7]，唇口不營[8]，故無髭鬚[9]。天宦者[10]，其任衝之脉[11]不盛，宗筋不成[12]，有氣無血[13]，口唇不營，故髭[14]鬚不生。督脉者，經缺不具，見於營氣[15]曰：上額循巔，下項中，循脊入骶[16]，是督脉也[17]。

〔1〕人 此前《靈樞》、《太素》均有"士"字。

〔2〕陰氣 《靈樞發微》注作"陰器"。氣爲器之假借。詳見本卷第一篇上"陰器"注。

〔3〕陰不爲用 爲，《靈樞》、《太素》均無。《類經》卷三第十七注："陰不用者，陽痿不舉也。"

〔4〕髭 《靈樞》、《太素》均作“然其”二字。

〔5〕宦者 《太素》作“宫者”。楊上善注:“宫刑之法傷者。”《漢書·齊悼惠王劉肥傳》:“齊有宦者徐甲。”顏師古注:“宦者,奄人。”奄通閹。《周禮·天官》:“酒人,奄十人。”鄭玄注:“奄,精氣閉藏者,今謂之宦人。”賈公彦疏:“奄十人,以其與女酒及奚同職,故用奄人。”又《後漢書·宦者列傳序》:“中興之初,宦者悉用閹人。”是則宦與宫義亦同。若言刑,自爲宫,本文非言刑者,作“宦”義勝。

〔6〕宗筋 《太素》注:“人有去其陰莖,仍有髭鬚,去其陰核,鬚必去者,則知陰核並莖爲宗筋也。”

〔7〕皮膚内結 皮,明抄本、《太素》均作“肉”。楊上善注:“膚肉結澘。”《類經》卷三第十七注:“皮膚内結而經道不通。”此言經道不通義甚是,然皮膚内結則不若“肉膚内結”義勝。

〔8〕營 《靈樞》作“榮”,義同。

〔9〕無髭鬚 《靈樞》、《太素》均作“鬚不生”。

〔10〕天宦者 天,原作“夫”,據《靈樞》、《太素》改。“宦”,《太素》作“宫”。《靈樞集註》張志聰注:“天宦者,謂之天閹,不生前陰,即有而小縮,不挺不長,不能與人交而生子,此先天所生之不足也。”

〔11〕之脉 《靈樞》、《太素》無此二字。疑衍。

〔12〕宗筋不成 陰器及陰丸不完備也。成,完備也。《詩·齊風·猗嗟》:“儀既成兮。”鄭玄箋:“成猶備也。”

〔13〕血 此所言血,亦賅精氣也,如前注〔5〕“宦者”,鄭玄所謂“奄,精氣閉藏者”,亦具此義。

〔14〕髭 《靈樞》、《太素》均無。

〔15〕營氣 指本經卷一營氣篇。

〔16〕骶 此下明抄本有“音氐”二小字音注。

〔17〕督脉者……是督脉也 明抄本作大字正文。

《素問》曰:督脉者[1],起於少腹以下骨中央[2],女子入繫廷孔[3]。其孔,溺孔之端[4]也,其絡循陰器,合篡[5]間,繞篡後,別繞臀[6],至少陰與巨陽[7]中絡者合[8];少陰上股内後廉,貫脊屬腎;與太陽起於目内眥[9],上額交巔上,入絡腦,還出,別下項,循肩髆内,俠脊抵腰中,入循膂,絡腎[10];其男子循莖下至篡，與女子等[11]；其小[12]腹直上者，貫臍中[13]央，上貫心，入喉，上頤環唇，上繫兩目之中[14]。此生病，從小[15]腹上衝心而痛，不得前後[16]，爲衝疝[17]；其女子不孕[18]，癃痔遺溺，嗌乾。督脉生病治督脉。

〔1〕督脉者　者，《太素》無。《素問》王冰注："所以謂之督脉者，以其督領經脉之海也。"督又可訓中，以此脉居背之中央。《周禮·考工記·匠人》："堂涂十有二分。"鄭玄注："分其督傍之修。"賈公彦疏："名中央爲督。督者，所以督率兩旁。"《莊子·養生》："緣督以爲經。"李頤注："督，中。"李楨注："人身惟脊居中，督脉並脊而上，故訓中。"《六書故·人三》："督，人身督脉，蓋當身之中，貫徹上下。故衣縫當背之中，達上下者，亦謂之督。"是督脉者，以居背中央，而統領諸脉，故名。又《難經·二十八難》楊注："督之爲言都也、是人陽脉之都綱。"此就其功用而言，義亦通。

〔2〕起於少腹以下骨中央　《素問》王冰注："督脉亦奇經也。然任脉、衝脉、督脉者，一源而三歧也。故經或謂衝脉爲督脉也。何以明之。今《甲乙》、古《經脉流注圖經》以任脉循背者，謂之督脉，自少腹直上者，謂之任脉，亦謂之督脉。是則以背腹陰陽別爲各(按道藏本作"名"，義勝)目爾。……起非初起，亦猶任脉、衝脉起於胞中也。其實乃起於腎，下至於少腹，則下行於腰橫骨圍之中央也。"按督脉之起處，經文不甚明了，說解不一，尚有疑焉，姑存王注以備參，特別王氏提出"一源而三歧"之説，頗有意義。

〔3〕廷孔　《素問》王冰注："廷孔者，謂窈漏近所，謂前陰穴也。以其陰廷繫屬於中，故名之。"

〔4〕溺孔之端　《素問》王冰注："孔則窈漏也。窈漏之中，其上有溺孔焉，端謂陰廷在此溺孔之上端也。"《素問集註》張志聰注："廷孔，陰户也。溺孔之端，陰内之産門也。"王冰言窈漏，亦陰户也。窈，幽深也，故名之。

〔5〕篡　《靈樞》、《太素》均作"篡"。楊上善注："篡，音督。此□□□後也。"蕭延平按："注音督，義未詳。……又注此下所缺三字，平擬作兩陰前三字。"楊注闕疑，待考。《素問識》："簡按李時珍八脉考釋音：篡，初患切，陰下縫間也。蓋篡，當作纂，《甲乙》爲是。《説文》：纂，似組而赤。蓋兩陰之間，有一道縫處，其狀如纂組，故謂之篡。"又本經卷九第十二云："痔篡痛，飛揚、委中及扶承主之；痔篡痛，承筋主之。"《千金》卷十九

第二云："病苦心痛，若下重不自收，篡反出……名曰腎膀胱俱虚也。"卷三十第六云："飛揚，主痔篡傷痛。"《外臺》卷三十九膀胱人：飛揚、委中、承扶均主"痔篡痛"，承山主"篡反出"，承筋主"篡痛"。從上文可以看出，乃屬肛門病類，每與痔並言。特別是"篡反出"，若釋爲會陰則義不通。若據"篡反出"、"痔篡痛"等文義，則篡當爲肛門周匝聚肌也。篡、纂、攢，古韻皆爲元部，纂纂當爲攢之假借。《說文通訓定聲·乾部》："今之纂字又爲欑。"《廣雅·釋詁三》："欑，聚也。"欑又通攢。攢亦聚也。《文選·張衡·西京賦》："攢珍寶之玩好。"李善注薛綜曰："攢，聚也。"以肛周爲肌肉聚攢之處，故名篡。今特再備此義以供參考。

〔6〕別繞臀 《太素》注："督脉之胳，出廷孔，別左右，循男女陰器，於篡間合，復繞於篡後也。從篡後復別兩箱繞臀。"

〔7〕巨陽 太陽也。巨，大也，大即太也。

〔8〕合 《素問》王冰注："足少陰之絡者，自股内後廉，貫脊屬腎；足太陽絡之外行者，循髀（原作滑，據道藏本改）樞絡股陽而下，其中行者，下貫臀，至膕中與外行絡合。"

〔9〕皆 此下明抄本有"音際"二小字音注。

〔10〕臀 此下《太素》有"而止"二字。

〔11〕等 等同也。《淮南子·主術》："有法者而不用，與無法等。"高誘注："等，同。"

〔12〕小 明抄本、《太素》均作"少"，義同。

〔13〕中 原作"中中"，據《素問》、《太素》刪。

〔14〕其小腹直上者……上繫兩目之中 之中，《素問》、《太素》均作"之下中央"，義均通。楊上善注："督脉起於少腹以下至額前者。從少腹至臀上行，還來至臀而止。此從少腹直上至兩目之下也。貫齊貫心，入喉上頤，皆爲一道也。環脣以上復爲二道，各當目下直瞳子，故曰中央也。"王冰注："自其少腹直上，至兩目之下中央，並任脉之行，而云是督脉所行，由此言之，則任脉、衝脉、督脉、名異而同體也。"按督脉循行，因經文所言，似義不甚明，故注家說解，亦頗不同。由於現存此經條文不多，諸多疑義，尚難盡釋。然王氏所謂"名異而同體"之說，似不妥。雖經文所述，有時三脉，行當一綫，因上下層次有別，雖同綫不必同體，故王說自不能解三脉之疑。

〔15〕小 《素問》、《太素》均作"少"，義同。

287

〔16〕前後　亦稱前後溲，即小便與大便。《史記·扁鵲倉公列傳》：
"令人不得前後溲。"司馬貞索隱："前溲，謂小便。後溲，大便也。"又《癸
巳類稿·持素篇》引《靈樞·邪氣藏府病形》不得前後注："謂大小便。"

〔17〕衝疝　病由衝脉而發，症自少腹上衝心而痛，故名衝疝。

〔18〕孕　《太素》作"字"，義同。《説文·子部》："字，乳也。"《山海
經·中山經》："其上有木焉……服之不字。"郭璞注："字，生也。"

《難經》[1]曰：督脉者，起於下極之俞[2]，並於脊裏，上[3]
至風府，入屬於腦[4]，上巔循額至鼻柱[5]，陽脉之海也[6]。《九
卷》言營氣之行於督脉，故從上下。《難經》[7]言其脉之所起，故從下上。
所以互相發[8]也。《素問》言督脉，似[9]謂在衝，多聞闕疑，故并載以貽後
之長者云[10]。

〔1〕《難經》　明抄本作"《八十一難》"。

〔2〕起於下極之俞　《難經集注》丁德用注："督脉起於下極之俞者，
長强穴在脊骶，督脉絡、任脉絡會之所。"下極者，極下也，相當軀幹之極下
部。上文言"起於少腹以下骨中央"，語雖不同，義亦無殊。《圖翼》卷三
云："下極，兩陰之間，屏翳處也，即會陰穴。"當合本義。

〔3〕上　此上《脈經》卷二第四有"循背"二字。

〔4〕入屬於腦　《脈經》卷二第四無此四字。《聖惠方》卷一作"入屬
腦"。《聖濟總錄》卷一百九十二同本文。今《難經》無"屬"字。

〔5〕上巔循額至鼻柱　今《難經》、《脈經》卷二第四、《聖惠方》卷一
均無此七字。《聖濟總錄》卷一百九十二同本文。鼻柱，《太素·諸風狀
類》注："鼻鼽骨。"按楊上善以鼽爲鼻形，故云鼻鼽骨者即鼻形骨也。《醫
宗金鑑》卷八十周身名位骨度："鼻者，司臭之竅也。兩孔之界骨，名曰
鼻柱。"

〔6〕陽脉之海也　今《難經》、《脈經》卷二第四均無此五字。《聖濟
總錄》卷一百九十二同本文。《難經集註》呂廣注："督脉者，陽脉之海
也。"《聖惠方》卷一引此文，亦係注文。故本文究係注文混作正文，或今本
《難經》有脱，尚待考。又《難經》衝脉呂廣注云："衝脉者，陰脉之海。"正
文亦無此義。或可推及本文爲注文之可能性較大。

〔7〕《難經》　明抄本作"《八十一難》"。

〔8〕發　此下據本卷第一下注文"相發明也"等文例，當脱"明"字。

〔9〕似　明抄本作"惧"，惧與"誤"同。

〔10〕《素問》言……長者云　明抄本作大字正文。

曰:蹻脈[1]安[2]起安止,何氣營也[3]?曰:蹻脈者[4],少陰之別,起於然骨之後[5]上內踝之上,直上循陰股,入陰[6]上循胸裏,入缺盆,上循[7]人迎之前,上入頄[8],《靈樞》作煩字。屬目內眥[9],合於太陽、陽蹻而上行[10],氣相并相還[11],則爲濡一作深目,氣不營[12]則目不合也[13]。

曰:氣獨行五藏,不營六府何也?曰:氣之不得無行也,如水之流,如日月之行不休[14]。故陰脈營其藏,陽脈營其府[15],如環之[16]無端,莫知其紀,終而復始。其流溢之氣[17],內漑藏府,外濡腠理。

曰:蹻[18]脈有陰陽,何者當其數[19]?曰:男子數其陽,女子數其陰[20],當數者爲經,不當數者爲絡也。

〔1〕蹻脈　《太素》作"喬脉",下同。楊上善注:"喬,亦作蹻。禁嬌反。皆疾健兒。人行健疾,此脉所能,故因名也。喬,高也。此脉從足而出,以上於頭,故曰喬脉。"《難經·二十八難》楊注:"蹻,捷疾也。言此脉是人行走之機要,動足之所由,故曰蹻脉焉。"喬爲蹻之假。《說文通訓定聲·小部》喬:"假借爲蹻。"《廣雅·釋詁二》:"蹻,健也。"是則楊氏釋喬爲高,義不妥。

〔2〕安　代詞,表示疑問。

〔3〕營也　《靈樞》作"榮水",文義不屬。《太素》作"營此",不若本文義順。

〔4〕蹻脈者　《素問·刺腰痛》王冰注作"陰蹻者"。據下文言蹻脉起止,似屬陰蹻,然經中無陽蹻具體起止,疑有脫文。

〔5〕起於然骨之後　《太素》注:"《九卷》云:喬脉從足至目,各長七尺五寸,總二喬當一丈五尺。則知陰陽二喬俱起於跟,皆至目內眥。別少陰於然骨之後,行於跟中,至於照海,上行至目內眥者,名爲陰喬;起於跟中,至於申脉,上行至目內眥者,名曰陽喬。故《八十一難》曰:陰陽二喬,皆起跟中上行。陰喬至咽,交貫衝脉,陽喬入於風池。皆起跟中上行,是同入目內眥,至咽中與衝脉交。此猶言二脉行處,不言二脉終處,二脉上行終於目內眥以爲極也。然骨之後,即跟中也。《九卷》與《八十一難》左右並具,兩喬丈尺,義皆同也。"楊氏根據《靈樞》與《難經》詳述陰陽蹻脉

起止,義頗可參。

〔6〕入陰 《太素》注:"入陰者,陰喬脉入陰器也。"

〔7〕循 《靈樞》、《太素》均作"出",義均通。

〔8〕䟤 《太素》同。《靈樞》作"頏",同原校。䟤爲頏之假借。

〔9〕皆 原作"皆",據明抄本、正抄本、《靈樞》、《太素》改。

〔10〕陽蹻而上行 《聖濟總録》卷一百九十二作"其氣上行"。按此前不言陽蹻,而此云合陽蹻上行者,疑有脱文。

〔11〕氣相并相還 《靈樞》、《太素》均作"氣并相還"。楊上善注:"陰陽二氣相并相還。"是《太素》原或與本經同。《類經》卷九第二十八注:"陰蹻陽蹻之氣,并行迴還而濡潤於目。"還,環繞也。《説文·辵部》還,段玉裁注:"還,今人還繞字用環,古經傳衹用還字。"

〔12〕營 《靈樞》作"榮",義同。下營字同。

〔13〕目不合也 也,《靈樞》、《太素》均無。陰陽二蹻脉俱上入目,與目之開合有關。若氣不相營,陽蹻氣盛,則目不合。本經卷十二第三論人之不得眠者,與此理本一致,可互參。

〔14〕不休 二字爲衍文,疑衍。

〔15〕陰脉營其藏,陽脉營其府 《太素》注:"三陰之脉,營藏注陽;三陽之脉,營府注陰。"按據上文"如日月之行不休"及下文"如環之無端"文義,營當讀如環,營與環,古音與義並同,詳見卷一第九注。如是則與上下文相順。

〔16〕之 按經文用語常例,如本卷第四"如環無端"等,"之"字疑衍。

〔17〕流溢之氣 《太素》注:"此謂二喬之氣。"此當指陰陽經脉,不僅流於經,亦且溢於膚腠及他脉,故能内溉臟腑,外濡腠理。

〔18〕蹻 此下明抄本有"音喬"二小字音注。

〔19〕何者當其數 "者",《靈樞》作"脉"。當,應也。"當其數",《醫學綱目》卷一注:"謂當脉度一十六丈二尺之數也。"

〔20〕男子數其陽,女子數其陰 其陰,二字原疊,原校云:"一本無此二字。"據正抄本、《靈樞》、《太素》删,並删原校。楊上善注:"男子以陽喬爲經,以陰喬爲絡;女子以陰喬爲經,以陽喬爲絡也。"

《難經》[1]曰:陽蹻脉[2]者,起於跟中[3],循[4]外踝[5]上行,入風池;陰蹻脉者,亦起於跟中[6],循内踝上行,至咽喉^[7]，交貫衝脉^[8]。此所以互相發明也^[9]。

〔1〕《難經》　明抄本作"《八十一難》"。

〔2〕脉　《脉經》卷二第四無。下陰蹻脉同。

〔3〕跟中　跟下明抄本有"音根"二小字音注。《難經本義》注："陽蹻脉，起於足跟中申脉穴。"本經卷三第三十五云："申脉，陽蹻所生也。"

〔4〕循　此下明抄本有"於"字，疑衍。

〔5〕踝　此下《脉經》卷二第四有"而"字。下内踝同。

〔6〕跟中　《難經本義》注："陰蹻脉，亦起於跟中照海穴。"本經卷三第三十二云："照海，陰蹻脉所生。"

〔7〕至咽喉　原作"入喉嚨"，據正抄本、《難經》、《脉經》卷二第四、《聖惠方》卷一、《聖濟總録》卷一百九十二改。

〔8〕交貫衝脉　脉，《脉經》卷二第四作"胸"。《説文・永部》作"衃"，胸當爲衃之訛。《難經集註》丁德用注："其又至目下承泣穴，是陰蹻脉始終也。"本經卷三第十云："承泣……陽蹻、任脉、足陽明之會。"疑丁説有誤。

〔9〕此所以互相發明也　原作大字正文，據此前"督脉爲病，脊强反折"下小字注文文例改作小字注文。

　　又曰：陽維陰維^[1]者，維絡於身，溢畜不能環流溉灌諸經者也^[2]。故陽維起於諸陽會，陰維起於諸陰交也^[3]。

　　又曰：帶脉者^[4]，起於季脇，迴身一周^[5]。自衝脉以下，是謂奇經八脉^[6]。

〔1〕陽維陰維　《難經集註》楊注："維者，維持之義也。此脉爲諸脉之綱維，故曰維脉也。"《太素・陰陽維脉》注："陽維維於陽，綱維諸陽之脉也；陰維維於陰，綱維諸陰之脉也。"

〔2〕溢畜不能環流溉灌諸經者也　諸經者，原脱，據正抄本、《難經》、《脉經》卷二第四、《聖惠方》卷一、《聖濟總録》卷一百九十二補。畜通蓄，積也。蓄，亦作稸。《太素・陰陽維脉》注："諸經血脉隆盛，溢入八脉而不還也。"《盧經裒腋》引王冰鑑曰："陽維者，維絡諸陽經，陰維者，維絡諸陰經，爲上下左右，一身陰陽經之綱維也。而其脉溢滿畜聚，無周流一定通路，不比他經能環流灌溉諸經也。"

〔3〕故陽維起於諸陽會，陰維起於諸陰交也　會下明抄本、《難經》均有"也"字，與下句相對應，當是。《脉經》卷二第四作"陽維者，起於諸陽

之會。陰維者,起於諸陰之交。"且在上文"陽維陰維者"一句之前,於義爲是。按八脈行文規律,應先言起止,後言功用,故《脈經》文序,或係古貌。《太素·陰陽維脉》注:"(陽維會)即陽交穴,陽維郄也。陰維會即築賓穴,陰維郄也。"本經卷三第三十二云:"築賓,陰維之郄。"第三十四云:"陽交……陽維之郄。"楊注當是本於此説。

〔4〕帶脈者 者,原脱,據《難經》、《脈經》卷二第四補。《太素·帶脉》注:"束帶腰腹,故曰帶脉也。"《難經集註》楊注:"帶之爲言束也,言總束諸脉,使得調柔也。"當以前説義切,此言脉如帶,束於腰腹也。

〔5〕迴身一周 迴,明抄本作"回"。回與迴通,繞也。《太素·帶脉》注:"爲迴身一周,既言一周,亦周腰脊也。"

〔6〕自衝脈以下,是謂奇經八脉 明抄本作大字正文。

又曰:陰蹻爲病,陽緩而陰急[1];陽蹻爲病,陰緩而陽急[2]。陽維維於陽,陰維維於陰。陰陽不能[3]相維,則悵然失志,溶溶不能自收持[4]。帶之[5]爲病,腰腹縱容如囊水之狀[6]。一云:腹滿,腰溶溶如坐水中狀。此八脉之診[7]也。維脉、帶脉皆見如此。詳[8]《素問·病論》[9]及見於《九卷》。

〔1〕陽緩而陰急 《難經集註》吕廣注:"陰蹻在內踝上,病則其脉從內踝以上急,外踝以上緩也。"按緩急渾言陰陽二蹻脉不能自相維持之矛盾現象。緩者言其常,急者言其變。故諸多反常者,皆可爲急,非專指一症而言。

〔2〕陰緩而陽急 《難經集註》吕廣注:"陽蹻在外踝上,病則其脉從外踝以上急,內踝以上緩也。"

〔3〕能 此下《難經》有"自"字。

〔4〕則悵然失志,溶溶不能自收持 原脱,據《難經》補。正抄本持誤作"指"。《脈經》卷二第四無"則"字,溶溶作"容容"。《難經集註》吕廣注:"悵然者,其人驚,驚即維脉緩,故令人身不能收持,驚則失志,善忘恍惚也。"丁德用注:"陽(此前疑脱陰字)維者,是陰陽之綱維也,而主持陰陽之脉。今不能相維者,是陽不能主持諸陽,陰不能主持諸陰,故言悵然失志也。溶溶者,緩慢。所以不能收持也。"

〔5〕帶之 原脱,據正抄本、《難經》、《脈經》卷二第四補。

〔6〕腰腹縱容如囊水之狀 正抄本與原校同。《難經》作"腹滿,腰溶溶若坐水中"。《脈經》卷二第四作"苦腹滿,腰容容若坐水中狀"。按

兩文義相近,均通。縱容,無約束也。以帶脉失其束帶之用,故腰腹弛緩如囊水焉。

〔7〕診 《難經》、《脈經》卷二第四均作"爲病"。

〔8〕詳 明抄本作"於",疑誤。

〔9〕《素問·病論》 今《素問》無此篇名,惟痿論有"陰陽總宗筋之會,會於氣街,而陽明爲之長,皆屬於帶脉,而絡於督脉"一段,亦或指此。

按:奇經八脉者,乃不拘正經之經脉,以其無臟腑相屬,無表裏配合,故謂之奇經。其雖不爲正經,但對十二正經之運行氣血,却有調節作用。當正經之脉隆盛時,可以蓄積於八脉之中,亦似溝渠之水過盛時,可以流入湖澤。故《難經·二十七難》曾謂:"奇經八脉者,不拘於十二經。……然聖人圖設溝渠,通利水道,以備不然。天雨降下,溝渠溢滿,當此之時,霶霈妄行,聖人不能復圖也。此絡脉滿溢,諸經不能復拘也。"《二十八難》又云:"比於聖人,圖設溝渠,溝渠滿溢,流於深湖,故聖人不能拘通也。而人脉隆盛,入於八脉而不環周,故十二經亦不能拘之。"李時珍《奇經八脉考》亦曾概言之曰:"奇經凡八脉,不拘制於十二正經,無表裏配合,故謂之奇。蓋正經猶夫溝渠,奇經猶夫湖澤,正經之脉隆盛,則溢於奇經。故秦越人比之天雨降下,溝渠溢滿,霶霈妄行,流於湖澤。此發《靈》、《素》未發之秘旨也。"此可謂深得奇經八脉之要義。

脉度第三　本篇全文見《靈樞·脉度》、《太素·脉度》。

提要:本篇主要説明經脉的長度,故以此名篇。其內容有:手足六陰六陽脉及任脉、督脉、蹻脉的長度;經脉、絡脉、孫絡的區別;經絡病之治法等。

黄帝問曰:願聞脉度。岐伯對曰:手之六陽[1],從手至頭,長[2]五尺,五六合三丈[3]。手之六陰,從手至胸中[4],長[5]三尺五寸,三六合[6]一丈八尺,五六合三尺,凡[7]二丈一尺。足之六陽,從頭至足[8],長八尺[9],六八合四丈八尺。足之六陰,從足至胸中^[10],長六尺五寸,六六合三丈六尺,五六合^[11]三尺,凡三丈九尺。蹻脉從足至目,長^[12]七尺五寸,二七合^[13]一丈四尺,二五合一尺,凡一丈五尺^[14]。督脉、任脉各長四尺五寸^[15],二四合八尺,二五合一尺,凡九尺。凡都合^[16]一十六丈二尺,此氣之大經隧也。

〔1〕手之六陽 《太素》注:"手陽明,大腸脉也。手太陽,小腸脉。手少陽,三膲脉也。三脉分在兩手,故有六脉,餘倣此。"

〔2〕長 《太素》無,下同。

〔3〕五六合三丈 合,《靈樞》、《太素》均無,下同。《太素》注:"計手六陽,從指端至目,循骨度直行,得有五尺。不取循繞並下入缺盆屬腸胃者,循骨度爲數,去其覆迴行者及與支別,故有三丈也。"按每經只取直行尺寸之大數,其屈曲內行及支別者,均不計。又每經均以雙側合數,計入總長度數內。下均同。

〔4〕從手至胸中 《太素》注:"手之三陰,皆以直循骨度,從手至胸,三尺五寸,不取下入屬藏胳府之者,少陰從心系上系目系及支別者,亦不取。"《營衛運行考》:"經言手之三陰,從心去手,此乃云從手至胸中者,此用根結篇說,以四肢爲根,頭胸爲結,一爲順行,一爲逆行,所以不同。"

〔5〕長 《靈樞》無,下長字同。

〔6〕合 原脱,據上文例補。

〔7〕凡 《靈樞》作"合",下凡字同。

〔8〕從頭至足 《靈樞》作"從足上至頭"。《太素》作"從足至頂"。楊上善注:"此數手足之脉長短,故皆從手足向內數之。"楊氏所云爲本文行文範例,故手經皆從手始,足經亦應皆從足始。是則本文言"從頭至足"者,不合此例。証之《靈》、《太》,似應作"從足至頭"。又楊上善注:"亦不取府藏及支別矣。"

〔9〕八尺 《太素》注:"計人骨度,從地至頂,七尺五寸。所謂八尺者何?以其足六陽脉,從足指端當至踝五寸,故有八尺也。"

〔10〕從足至胸中 《太素》注:"足六陰脉,從足至胸中六尺五寸。太陰、少陰俱至舌下,厥陰至頂,及入藏府(此下有缺文,蕭延平按:又藏府下原缺五字,謹依上下注,作"與支別亦不"五字)。數之也。"

〔11〕合 原脱,據上下文例補。

〔12〕長　《靈樞》、《太素》無。《太素·陰陽喬脉》注引作"各長"，義勝。

〔13〕合　原脱，明抄本作"長"，與文例不合。今據上下文例補。

〔14〕凡一丈五尺　《靈樞發微》注："按蹻脉有陽蹻陰蹻，陽蹻自足申脉行於目，陰蹻自足照海行於目，然陽蹻左右相同，陰蹻亦左右相同，則蹻脉宜乎有四，今曰二七一丈四尺，二五一尺，則止二脉者何也？……男子數其陽，女子數其陰。則知男子之所數者，左右陽蹻，女子之所數者，左右陰蹻也。"

〔15〕各長四尺五寸　《太素》注："（督脉起於少腹以下，）上行至頭，任脉唯至兩目之下，督脉上行至目，復上（顛，別下項，至下）極骶，行所其長與任脉不同，若爲皆有四尺五寸？然任脉（取其起胞中，）外循腹上行而胳唇口者，督脉取其起於下極之輸，（俠）於脊脊（按：應爲"脊裏"之誤），上至風府，以充四尺五寸之數。餘不入數。"楊注是。括號內係原缺字，今悉以蕭延平擬補字聯接之。唯（俠）字，似應作"並"。括號內加"按"處，爲本次加。

〔16〕都合　總合。都，總也。

按：本文所計脉之長度，僅爲手足六陰六陽、任、督、蹻等脉之總合，共十六丈二尺。若以經脉循行及晝夜循環的時間配合律之，則不甚符合，故歷來醫家頗有疑者。如《醫燈續焰》潘楫注云："據越人《二十三難》云：脉數總長十六丈二尺，任、督、二蹻在內，其始自中焦注於手太陰，終於足厥陰，厥陰復還注於手太陰。所謂如環無端者，不知二蹻、任、督，從何處接入。豈附行於足少陰太陽耶？附則不能在循環注接之內。當俟知者。"蓋本文所計脉度，乃"氣之大經隧"之度，故脉僅十二經及任、督、蹻，長僅以骨度數直綫折合而得，缺脉缺數者，未計也。是所謂"大經隧"者，言經隧之大者，亦當爲數之大者。而本經卷一第九則云"二十八脉，週身十六丈二尺"，一日一夜五十營"氣凡行八百一十丈"，與營氣行及衛氣行均不合，且氣血循行之內行與支行者，亦均有長度與時間度，此亦可疑者之一。究其所以，已不可考，今且存疑。

經脉爲裏，支而橫者爲絡，絡之別者爲孫絡[1]，孫絡之盛而有血者,疾誅之[2]。盛者瀉[3]之,虛者飲藥以補之[4]。

〔1〕絡之別者爲孫絡　從絡脉分出來的細小脉絡爲孫絡。別,分支也。《漢書·揚雄傳上》:"不知伯僑,周何別也。"顏師古注:"別,謂分系緒也。"《素問·氣穴論》王冰注:"孫絡,小絡也。"《類經》卷七第六注:"絡之別者爲孫,孫者言其小也,愈小愈多矣。凡人遍體細脉,即皆膚腠之孫絡也。"

〔2〕疾誅之　《類經》卷七第六注:"孫絡有血而盛者,不去之則壅而爲患,故當疾誅之。誅,除也。"此所謂誅之,包括刺絡血法。

〔3〕瀉　《太素》作"徐瀉"。

〔4〕虛者飲藥以補之　《太素》注:"凡大小胳虛,皆須飲藥補之,不可去血,去血虛虛,不可不禁也。"《類經》卷七第六注:"虛則不宜用鍼,故《邪氣藏府病形篇》曰:陰陽形氣俱不足,勿取以鍼而調以甘藥。即虛者飲藥以補之之謂。"

十二經標本第四　本篇全文見《靈樞·衛氣》、《太素·經脉標本》。

提要:本篇主要論述十二經脉標本所在及頭、胸、腹、脛四氣的氣街部位與主治,故以此名篇。

黃帝問曰:五藏者,所以藏精神魂魄者也[1],六府者,所以受水穀而化物者也[2]。其氣內循於五藏而外絡支節[3],其浮氣之不循於[4]經者,爲衛氣,其精氣之行於經者,爲營氣。陰陽相隨,外內相貫[5],如環[6]無端,亭亭淳淳[7]乎,孰能窮之。然其分別[8]陰陽,皆有標本虛實所離之處[9]。能別陰陽十二經者,知病之所生[10]。知[11]候虛實之所在者,能得病之高下[12]。知六經之氣街[13]者,能知解結紹於門户[14]。能知虛實之堅濡[15]者,知補瀉之所在。能知六經標本者,可以無惑於天下也[16]。

〔1〕五藏者,所以藏精神魂魄者也　後"者"字原脱,者,結構助詞,據《靈樞》及下句文例補。《太素》注:"腎藏精也,心藏神也,肝藏魂也,肺藏魄也,脾藏意智,爲五藏本,所以不論也。"

〔2〕六府者,所以受水穀而化物者也　而下《靈樞》、《太素》均有"行"字。楊上善注:"膽之府,唯受所化木精汁三合,不能化物也,今就多者爲言耳也。"

〔3〕内循於五藏而外絡支節　《太素》注:"六府穀氣,化爲血氣,内即入於五藏,資其血氣,外則行於分肉、經絡、支節也。"

〔4〕於　《靈樞》、《太素》均無。

〔5〕陰陽相隨,外内相貫　《太素》注:"浮氣爲陽爲衞,隨陰從外貫内;精氣爲陰爲營,隨陽從内貫外也。"

〔6〕環　此下《靈樞》、《太素》均有"之"字,疑衍。

〔7〕亭亭淳淳　《靈樞》同。《太素》作"混乎"。亭亭淳淳,即混混淳淳也,《太素》作"混"可証,惟《太素》此處當有脱文。混混淳淳,亦作渾渾沌沌。凡此等形況之詞,皆義存乎聲,故並通。此言混圓無窮也。故下文曰"孰能窮之"。

〔8〕分别　分辨。别,辨也。

〔9〕標本虚實所離之處　《太素》注:"夫陰陽之氣在於身也,即有標有本,有虚有實,有所歷之處也。"離,歷也。《史記·蘇秦列傳》:"我離兩周而觸鄭。"張守節正義:"離,歷也。"

〔10〕知病之所生　《太素》注:"十二經脉,有陰有陽,能知十二經脉標本所在,則知邪入病生所由也。"

〔11〕知　原脱,據《太素》及此下文例補。

〔12〕能得病之高下　《太素》注:"十二經脉,上實下虚病在下,下實上虚病在其上,虚實爲病,高下可知也。"

〔13〕六經之氣街　經,《靈樞》、《太素》均作"府"。詳氣街,乃經脉之氣街,詳見後文,故當以本經爲是。

〔14〕解結紹於門户　紹,正抄本作"紐"。《靈樞》作"契紹"。《太素》作"挈紹"。紹,《説文·糸部》:"一曰紹,緊糾也。"段玉裁注:"緊者,纏絲急也。糾者,三合繩也。"《荀子·正名》:"名實玄紐。"楊倞注:"紐,結也。"是結紹、結紐,同義複詞,皆纏結不通也。此言解除脉氣運行門户之纏結不通也。

〔15〕虚實之堅濡　濡,《太素》作"奭",音義皆同。楊上善注:"知虚爲奭,知實爲堅,即能瀉堅補奭也。"實,《靈樞》作"石",實,古貿部;石,古鐸部,一聲之轉,故相假。

〔16〕也 《靈樞》、《太素》均無。

岐伯對曰：博哉聖帝之論！臣請[1]悉言之。

足太陽之本[2]，在跟上五寸中[3]，標[4]在兩絡命門[5]。命門者，目也[6]。

足少陽之本，在竅陰之間[7]，標在窗籠之前[8]。窗籠者，耳也[9]。《千金》云：窗籠者，耳前上下脉，以手按之動者，是也。

足陽明之本，在厲兌，標在人迎，上頰俠頏顙[10]。《九卷》云：標在人迎頰上俠頏顙。

足太陰之本，在中封前四寸之中[11]，標在背腧與舌本[12]。

足少陰[13]之本，在內踝下上三寸中[14]，標在背腧與舌下兩脉[15]。

足厥陰[16]之本，在行間上五寸所[17]，標在背腧[18]。

〔1〕請 此下《靈樞》、《太素》有"盡意"二字。

〔2〕、〔4〕本、標 《太素》注："血氣所出，皆從藏府而起，今六經之本皆在四支，其標在掖、肝輸（按肝輸當爲腎輸之誤，以腎輸爲五臟輸之最下者）以上何也？然氣生雖從府藏爲根，末在四支，比天生物，流氣從天，根成地也。"本，猶根也。標，猶末也。此以標本喻經脉上下之所在。本標本自相應，如《淮南子·天文》："物類相動，本標相應。"故《千金》論臟腑諸卷"標"皆作"應"，義屬乎此。

〔3〕跟上五寸中 《太素》注："跟上五寸，當承筋下，足跟上，是足太陽脉爲根之處也。"《靈樞發微》注："在於足外跟以上，即附陽穴。"按承筋去跟上過五寸多矣，不知楊注何據。附陽在外踝上三寸若以骨度言"踹屬以下至地長三寸"計之，雖過五寸之數，然此言"五寸中"，當是指五寸範圍內，且餘處無穴，故合當應此。

〔5〕兩絡命門 《靈樞發微》注："即睛明穴。睛明左右有二，故曰兩絡。"

〔6〕命門者，目也 《太素》注："腎爲命門，上通太陽於目，故目爲命門。"《素問·陰陽離合論》王冰注："命門者，藏精光照之所，則兩目也。"《靈樞集註·根結》張志聰注："命門者，太陽爲水火生命之原，目竅乃經氣所出之門也。"按諸家說解，似未盡義，且《內經》亦無腎爲命門之說。詳命

爲明之假借,《易經·賁》:"君子以明庶政。"陸德明釋文:"明,蜀才本作命。"又《易經·繫辭下》:"繫辭焉而命之。"陸德明釋文:"命,孟作明。"是命門即明門。此與《素問·脈要精微論》所謂"夫精明者,所以視萬物"之義亦合。下同。

〔7〕竅陰之間　《太素》注:"根在竅陰。"間,隙也,亦孔穴之義。

〔8〕窗籠之前　《靈樞發微》注:"即聽宮穴也。"

〔9〕窗籠者,耳也　耳下正抄本有"前"字。《太素》注:"以耳爲身窗舍,籠音聾,故曰窗籠也。"

〔10〕上煩俠頏顙　原作"上煩頏顙"。原校云:"《九卷》云:標在人迎、煩上俠頏顙。"明抄本同底本,頏顙下分別有"音亢"、"音桑"四小字音注。正抄本作"上煩挾頏顙"。《靈樞》作"煩挾頏顙也"。《太素》作"煩下,上俠頏顙"。諸本各異,而底本文義難通,今據正抄本並參之別本補"俠"字,使文義稍安。頏顙,見本卷第一上注。

〔11〕中封前四寸之中　《太素》注:"足太陰脈……行於內踝下微前商邱,上於內踝,近於中封。中封雖是厥陰所行,太陰爲根,此中封之前四寸之中也。"《靈樞發微》注:"疑是三陰交穴。"按楊注似與文義難合,而三陰交在內踝上三寸,中封當踝前跗上,與文義亦不盡合,然別無相當之位,姑存此說。

〔12〕背腧與舌本　《太素》注:"末在背第十一椎兩箱一寸半脾輸,及連舌本,散在舌下也。"

〔13〕足少陰　此條原在足少陽之前,與餘脉排列順序不合,據《太素》移此。

〔14〕內踝下上三寸中　《靈樞》同。《太素》、《千金》卷十九第一均無"上"字,"三"作"二"。楊上善注:"足少陰脈起小指下,邪起趨足心,至內踝下二寸爲根也。"《靈樞發微》注:"即交信穴。"《類經》卷七第十二注:"踝下一寸照海也,踝上二寸,復溜交信也。皆足少陰之本。"諸說不一,疑經文有誤。《靈樞識》:"簡案:據《千金》內踝下二寸,考《甲乙》等無穴,疑是下字衍,三寸作二寸爲是。"此說可參。

〔15〕背腧與舌下兩脉　《靈樞發微》注:"其標在於背腎俞穴與舌下兩脉。據根結篇當是廉泉穴也。"

〔16〕足厥陰　陰,原作"陽",據明抄本、正抄本改。此條原在足太陰之前,與餘脉排列順序不合,據《太素》移此。

〔17〕行間上五寸所　《靈樞發微》注：“疑是中封穴。”

〔18〕背腧　《太素》注：“末在背第九椎兩箱一寸半肝輸也。”

手太陽之本，在外踝之後[1]，標在命門之上一寸[2]。《千金》云：命門在心上一寸。

手少陽之本，在小指次指之間上二寸[3]，標在耳後上角下外眥[4]。

手陽明之本，在肘骨中[5]，上至別陽[6]，標在顏下合鉗上[7]。

手太陰之本，在寸口之中[8]，標在腋下動脉[9]。

手少陰[10]之本，在兌骨之端[11]，標在背腧[12]。

手心主之本，在掌後兩筋之間[13]，標在腋下三寸[14]。

凡候此[15]者，主[16]下虛則厥，下盛則熱[17]；上虛則眩，上盛則熱痛[18]。故實者絕而止之[19]，虛者引而起之[20]。

〔1〕外踝之後　《太素》注：“手腕之處，當大指者爲内踝，當小指者爲外踝也。”《靈樞發微》注：“疑是養老穴。”

〔2〕命門之上一寸　一寸，《太素》、《千金》卷十三第一均作“三寸”。楊上善注：“其末在目上三寸也。”《類經》卷七第十二注：“命門之上一寸，當是睛明穴上一寸，蓋睛明爲手足太陽之會也。”張注“睛明穴上一寸”，已近攢竹穴，而攢竹爲足太陽脉氣所發，非手太陽之位。故究系“一寸”或“三寸”，尚待考。

〔3〕小指次指之間上二寸　二寸，原作“三寸”，原校云：“一作二寸。”《靈樞》、《太素》均作“二寸”，今據改，並删原校。次指，明抄本無，疑脱。《靈樞發微》注：“在手小指之四指間上二寸液門穴。”

〔4〕耳後上角下外眥　明抄本作“耳角下外眥”。《太素》注：“末在耳後完骨，枕骨下，出耳上角，下至外眥也。”《靈樞發微》注：“標在耳後之上角絲竹空。”《類經》卷七第十二注：“耳後上角，當是角孫穴。下外眥，當是絲竹空也。”按本文義不甚明，絲竹空者，本經卷三第十云“足少陽脉氣所發”，且不當外眥，是亦未當。明抄本文似較勝，或當瞳子窌處，該穴“在目外去眥五分”，又爲“手太陽、手足少陽之會”。

〔5〕肘骨中　《靈樞發微》注：“肘骨中曲池穴。”

〔6〕別陽　《太素》注：“背臑手陽明脉，名曰別陽。”

〔7〕顔下合鉗上　《太素》作"煩下合於鉗上，楊上善注："末在煩下一寸，人迎後，扶突上，名爲鉗。鉗，頸鐵也。當此鐵處，名爲鉗上。"《靈樞發微》注："疑是胃經頭維穴。"《類經》卷七第十二注："手陽明上挾鼻孔，故標在顔下，顔庭也。鉗上，即根結篇鉗耳之義。謂脉由足陽明大迎之次，夾耳之兩旁也。"按本經卷三頭維"足少陽、陽維之會"，大迎"足太陽脉氣所發"。故馬、張二注，義似未切。《太素》文及楊注，義較勝。鉗，束頸鐵刑具也。《漢書·高帝紀下》："自髡鉗爲王家奴。"顔師古注："鉗，以鐵束頸也。"此以煩下頸上加鉗之處爲鉗上也。頸部亦手陽明脉過處，如天鼎、扶突，皆當其位，且亦在煩下也。據此，似作"煩下"爲是。

〔8〕寸口之中　《靈樞發微》注："寸口之中即太淵穴。"

〔9〕腋下動脉　原作"腋下內動脉是也"。《靈樞》作"腋內動也"。《太素》、《千金》卷十七第一均作"腋下動脉"。楊上善注："末在掖下天府動脉也。"此説是，據删"內"字及"是也"二字。

〔10〕陰　原作"陽"，據明抄本、正抄本改。

〔11〕兑骨之端　《太素》注："腕後兑骨之端神門穴爲根也。"

〔12〕背腧　《太素》注："末在背第五椎下兩傍半心輸。"

〔13〕掌後兩筋之間　間下《靈樞》、《太素》均有"二寸中"三字。楊上善注："間使上下二寸之中爲根也。"《靈樞發微》注："即內關穴。"

〔14〕腋下三寸　《太素》注："末在掖下三寸天池也。"

〔15〕此　《太素》注："此，謂本標也。下則本也，標即上也。"

〔16〕主　《靈樞》、《太素》均無，疑衍。

〔17〕下虛則厥，下盛則熱　熱下《太素》有"痛"字，與下文"上盛則熱痛"文同，疑是。楊上善注："諸本陽虛者，手足皆冷爲寒厥；諸本陽盛，則手足熱痛爲熱厥也。"《類經》卷七第十二注："本虛則厥，元陽下衰也；下盛則熱，邪熱在下也。"兩説雖少異，義亦均通。又按本經卷七第三論厥或令人暴不知人則云："陰氣盛於上則下虛，下虛則腹滿；陽氣盛於上，則下氣重上而邪氣逆，逆則陽氣亂，陽氣亂則不知人矣。"是亦寓下虛則厥之義，故本文言厥，或亦含暴不知人之厥。

〔18〕上虛則眩，上盛則熱痛　《類經》卷七第十二注："上虛則眩，清陽不升也；上盛則熱痛，邪火上熾也。"

〔19〕實者絶而止之　實，《靈樞》作"石"，假借字，見前注。《太素》注："陰陽盛實，絶寫止其盛也。"《靈樞發微》注："故盛者實也，當瀉之，所

謂絕其邪氣而止之者是也。"《類經》卷七第十二注:"石,實也。絕而止之,謂實者可瀉,當決絕其根而止其病也。"諸注文雖異而義均通。言實者當瀉,以絕而止其盛。而,連詞,表示連貫。絕,斷也,止也。

〔20〕虛者引而起之 《太素》注:"陰陽虛者,引氣而補起也。"《靈樞發微》注:"虛者當補之,所謂引其正氣而起之者也。"《類經》卷七第十二注:"謂虛者宜補,當導助其氣而振其衰也。"諸注義均通,言虛者當補,以引而起其衰。引,導也,宏也。起,振也。

按:上文言經脉標本,是對經絡學說的補述,旨在說明經脉上下的相互關聯和本末關係。故上者應於下,下者應於上,其體用一也。文中所言具體部位,有三種情況:一者部位與穴位相當,諸注亦同。二者無相應穴位,故注者或言疑是某穴,或指穴不一。凡此當活看,知其位則可,不必強合某穴。蓋古者立此論時,或腧穴定位,尚未完全確定,故僅言位而不言穴。三者諸文差異較大,衆說不一,尚難定論,此或有訛誤,今已難明,不可強解,故需存疑待考。

請[1]言氣街[2]:胸氣有街,腹氣有街,頭氣有街,𩨭[3]氣有街。故氣在頭者,止之於腦[4]。氣在胸中者[5],止之於膺與背腧[6]。氣在腹者,止之於背腧與衝脉於臍左右之動脉者[7]。氣在𩨭者,止之於氣街與承山踝上下[8]。取此者,用毫鍼,必先按而久存之應於手[9],乃刺而予之[10]。所刺[11]者,頭痛眩仆[12],腹痛中滿[13],暴脹,及有新積痛可移者,易已也[14];積不痛者,難已也[15]。

〔1〕請 謙詞。

〔2〕氣街 《太素》注:"街,道也。補寫之法,須依血氣之道,故請言之也。"

〔3〕𩨭 《靈樞》作"脛"。《太素》作"胻"。均同。

〔4〕止之於腦 止,原作"上",原校云:"一作止,下同。"據正抄本、《靈樞》、《太素》及原校改,並刪原校,下止字同。《太素》注:"腦為頭氣之街,故頭有氣,止百會也。"《靈樞發微》注:"凡氣之行於頭者,止之於腦。"止,居所也。如《墨子·非攻下》:"九鼎遷止。"又《詩經·商頌·烈祖》:

"惟民所止。"鄭玄箋:"止猶居也。"

〔5〕氣在胸中者　氣,原脱,據《靈樞》、《太素》及上下文例補。胸下原有"中"字,《靈樞》、《太素》均無,據上文言"胸氣有街",是"中"字衍,據删。

〔6〕止之於膺與背腧　於,原脱,據明抄本及前後文例改。《太素》注:"膺中、肺腧,爲胸氣之街,故胸中有氣,取此二輸。"《類經》卷七第十二注:"胸之兩旁爲膺。氣在胸之前者,止之膺,謂陽明少陰經分也。胸之後者,謂自十一椎膈膜之上,足太陽經諸藏之腧,皆爲胸之氣街也。"按楊注背腧爲肺輸,似過限。而張注言背部十一椎之上,又及於腹背,亦欠妥,此當以胸背部之腧穴爲是。

〔7〕止之於背腧與衝脉於臍左右之動脉者　者,據前後文例疑衍。《太素》注:"脾輸及齊左右衝脉,以爲腹氣之街,若腹中有氣,取此二輸也。"《類經》卷七第十二注:"腹之背腧,謂自十一椎膈膜以下,太陽經諸藏之腧皆是也。其行於前者,則衝脉並少陰之經行於腹,與臍之左右動脉,即肓腧、天樞等穴,皆爲腹之氣街也。"按背腧當屬腹背部之穴。衝脉於臍左右,必以有動脉者爲是。今本經卷三臍左右腧穴,均未言有動脉應手,此或指腹部深處脉動處是也。

〔8〕止之於氣街與承山踝上下　於,原脱,據明抄本、《靈樞》、《太素》補。上下原有"以"字,與上下文義難安,據《太素》删。楊上善注:"三陰氣街,並與承山,至踝上下,以爲胻氣之街,若胻有氣,取此三處也。"《類經》卷七第十二注:"此云氣街,謂足陽明經穴,即氣衝也,承山,足太陽經穴,以及踝之上下,亦皆足之氣街也。"

〔9〕按而久存之應於手　《靈樞》、《太素》均作"按而在久應於手"。義均通,存亦在也。《公羊傳·隱公三年》:"有天子存。"何休注:"存,在。"

〔10〕乃刺而予之　《太素》注:"刺氣街法也,皆須按之良久,或手下痛,或手下脉動,知已,然後予行補寫之。"予通與。

〔11〕刺　《靈樞》、《太素》均作"治"。此言治,即刺也,以上文言"取此者用毫鍼"。作"刺",爲避唐高宗李治諱改字。

〔12〕仆　此下明抄本有"音付"二小字音注。

〔13〕腹痛中滿　明抄本、《太素》均作"腹中痛滿",義小異而均通。

〔14〕新積痛可移者,易已也　痛,原脱,據《靈樞》、《太素》補。《類

經》卷二第十二注："新感之積,知痛而可移者,乃血氣所及,無固結之形,故治之易已。"新,始也,初也。《淮南子·齊俗》："而刀如新剖硎。"高誘注："新剖,始製也。"《廣雅·釋言》："新,初也。"

〔15〕積不痛者,難已也 《太素》注："積而不痛,不可移者,難已也。"《類經》卷七第十二注："若其不痛,及堅硬如石不動者,其積結已深,此非毫鍼能治矣。"據楊上善注,參之上文言"可移者易已",疑痛下脫"不可移"三字。

按:本文當與本卷十二經脉絡脉支別第一下所言"四衝"合參,四衝即四街。該篇總言四街之功能,本文析言四街之具體部位及主治病証,兩相結合,則四街之説具備。

經脉根結第五　　本篇全文見《靈樞·根結》、《太素·經脉根結》。

提要:本篇爲論述經脉之根結,故以此名篇。其主要内容有:三陰三陽根結部位及穴名;三陰三陽關、闔、樞的主要作用及關折、闔折、樞折所主疾病;經脉根、留、注、入之具體穴位及取治原則。

黄帝[1]曰:天地相感[2],寒熱相移[3],陰陽之數[4],孰少孰多[5]? 陰道偶而陽道奇[6]。發[7]於春夏,陰氣少而陽氣多,陰陽不調,何補何瀉? 發於秋冬,陽氣少而陰氣多,陰氣盛而[8]陽氣衰,故[9]莖葉枯槁,濕雨下歸[10],陰陽相離[11],何補何瀉? 奇邪離經,不可勝數[12],不知根結[13],五藏六府,折關敗樞,開闔而走[14],陰陽大失,不可復取[15]。九鍼之要,在於終始[16],能[17]知終始,一言而畢[18],不知終始,鍼道絶矣[19]。

〔1〕黄帝 《靈樞》、《太素》均作"岐伯"。

〔2〕天地相感 《太素》注："二儀之氣交泰,故曰相感。"感,感應也。《易經·咸》："天地感而萬物化生。"王弼注："二氣相與乃化生也。"孔穎達疏："天地二氣若不感應相與,則萬物無由得應化而生。"

〔3〕寒熱相移　熱，《靈樞》作"暖"，《太素》作"煖"。《説文·火部》："煖，温也。"《説文通訓定聲·乾部》："煖，字亦作暖。"是暖與煖通，煖與熱義亦同。寒熱相移者，寒熱遞遷也。移，遷也。

〔4〕數　《靈樞》、《太素》均作"道"。數，理也。道，亦理也。義並通。

〔5〕孰少孰多　陰陽之氣，隨時遞遷，多少不同。如《素問·天元紀大論》云："陰陽之氣，各有多少，故曰三陰三陽也。"義與此同。

〔6〕陰道偶而陽道奇(jī基)　《太素》注："陽爲天道，其數奇也；陰爲地道，其數偶也。"《類經》卷九第三十注："欲求其道，則陰陽有奇偶之分。奇者，數之單，如一三五七九是也；偶者，數之拆，如二四六八十是也。奇得其清，偶得其濁，所以成陰陽之象數。"

〔7〕發　此指發病也。

〔8〕而　原脱，據《靈樞》、《太素》及上句文例補。

〔9〕故　《太素》作"則"。故、則，在此均爲承接連詞，義同。

〔10〕陰氣盛而陽氣衰……濕雨下歸　濕雨下歸，《太素》作"濕而下淉"。而，疑爲雨之誤。淉同浸。《史記·建元已來王子侯者年表》："扶淉，城陽頃王子。"司馬貞索隱："淉音浸。"下歸、下淉，雖均可通，不若下淉義勝。又歸、淉形相近，或相誤。又本文與上文"發於春夏"者例不同，亦疑古注之誤爲正文。

〔11〕陰陽相離　《靈樞》、《太素》均作"陰陽相移"。上文言"寒熱相移"者，言其常。本文言"陰陽相離"者，言其病。故當以本經爲是。陰陽相離與上文陰陽不調義亦同。離，不和也。《淮南子·本經》："上下離心。"高誘注："離者，不和也"。

〔12〕奇邪離經，不可勝數　《太素》注："風寒暑濕，百端奇異。侵經胳爲病，萬類千殊，故不可勝數也。離，歷也。"離，亦罹也。《史記·管蔡世家》："無離曹禍。"司馬貞索隱："離即罹也。罹，被也。"

〔13〕根結　《太素》注："根，本也。結，繫也。"《靈樞發微》："所起爲根，所歸爲結。"按《素問·陰陽離合論》三陰三陽之"根"，均作"根起"，是根寓起義也。有起則有止，則結即止也。《文選·東京賦》："結徒營。"李善注："結，止也。"《廣雅·釋詁四》："結，終也。"終猶止也。

〔14〕折關敗樞，開闔而走　《太素》注："良以不知根結，令關樞闔不得有守。"折、敗、開，動詞。關闔樞，名詞，詳見下文。走，出也。《儀禮·

士相見禮》:"將走見。"鄭玄注:"走,猶出也。"此言闔開則氣不內守,故出走也。

〔15〕不可復取 《太素》注:"陰陽失於綱紀,病成不可復取也。"取,治也。《老子》:"取天下者,常以無事。"王弼注:"取,治也。"

〔16〕九鍼之要,在於終始 《太素》同。《靈樞》作"九鍼之玄,要在終始"。楊上善注:"終始,根結也。"《靈樞發微》注:"九鍼玄妙之法,其要在終始篇。"當以後説爲是。

〔17〕能 《靈樞》作"故能"。《太素》作"故"。

〔18〕一言而畢 《太素》注:"知根結之言,即一言也。"

〔19〕鍼道絕矣 《靈樞》作"鍼道咸絕"。《太素》作"鍼道絕滅"。此前爲韻文,當以本文爲是。

太陽根於至陰,結於命門[1]。命門者,目也[2]。

陽明根於厲兌,結於顙顬[3]。顙顬者,鉗大。鉗大者,耳也[4]。

少陽根於竅陰[5],結於窗籠[6]。窗籠者,耳也[7]。

太陽爲關,陽明爲闔,少陽爲樞[8]。故關[9]折則肉節潰緩而暴病起矣[10]。故候[11]暴病者,取之太陽,視有餘不足[12]。潰緩者,皮肉緩膲而弱也[13]。闔折則氣無所止息而痿病起矣[14]。故痿病[15]者,取[16]之陽明,視有餘不足。無所止息者,真氣稽留[17],邪氣居之也。樞折則骨搖而不能安於地[18]。故骨搖者,取之少陽,視有餘不足。骨搖者[19],節緩而不收也[20]。當[21]覈其本[22]。

〔1〕根於至陰,結於命門 《太素》注:"此太陽根結與標本同,唯從至陰上跟上五寸爲本有異耳。"根,《素問·陰陽離合論》作"根起",下根字同。命門,即明門。詳參上篇足太陽之標注。

〔2〕命門者,目也 《太素》無此五字。又據此後三陰根結文例,此或係注文,誤入正文。

〔3〕結於顙顬 《靈樞》、《太素》均作"顬大"。按上篇《十二經標本》言:"足陽明之本在厲兌,標在人迎上頰俠顙顬。"與本文義同。今仍從本經。

〔4〕顙顬者,鉗大。鉗大者,耳也 《靈樞》、《太素》均作"顬大者,鉗耳也"。據此後三陰根結文例,此或係注文,誤入正文。上篇手陽明之標,

"合鉗上"。是"鉗大"或爲"鉗上"之誤。又"大"或爲"欽"之假。《説文・金部》："欽,鐵鉗也。"段玉裁注："鐵,《御覽》作脛。平準書:欽左趾。欽,踏腳鉗也。"《急就篇》卷四:鉗欽,顏師古注："以鐵錯頭曰鉗,錯足曰欽。"若是,則鉗欽亦偏義複詞,主言鉗頸處也。究屬何義,俟再考。

〔5〕竅陰 上篇十二經標本云："足少陽之本,在竅陰之間。"與此文少異義則同。

〔6〕窗籠 上篇十二經標本言"標在窗籠之前",與此文異,位亦相近。

〔7〕窗籠者,耳也 《太素》無此五字。據此後三陰根結文例,此或係注文誤入正文。

〔8〕太陽爲關,陽明爲闔,少陽爲樞 關,原作"開"。《太素》作"關"。《素問・陰陽離合論》新校正云:"按《九墟》太陽爲關……《甲乙經》同。"《太素・陰陽合》亦作"關",按關,古醫籍多有作"開"者,與開形近致誤。又前文亦明言"折關敗樞,開闔而走"。是作"開"爲誤明矣,今據改。楊上善注:"三陽離合爲關闔樞,以營於身也。夫爲關者,具有三義。一者門關,主禁者也。膀胱足太陽脉,主禁津液及於毛孔,故爲關也。二者門闔,謂是門扉,主關閉也。胃足陽明脉,令真氣止息,復無留滯,故名爲闔也。三者門樞,主轉動者也。膽足少陽脉,主筋,綱維諸骨,令其轉動,故爲樞也。"

〔9〕故關 故,《太素》無。關,原作"開",據《太素》及《素問・陰陽離合論》新校正引《九墟》及本經改。

〔10〕肉節瀆緩而暴病起矣 肉節瀆緩,原作"内節瀆緩",正抄本、《素問・陰陽離合論》新校正引《九墟》均作"肉節瀆緩",據改。《靈樞》作"肉節瀆"。《太素》作"肉節殰"。瀆,敗壞也。《荀子・議兵》:"當之者瀆。"楊倞注:"瀆,壞散也。"瀆與殰,亦敗壞也。《説文通訓定聲・需部》:"瀆,叚借爲殰。"《太玄・難》:"凍冰瀆。"範望注:"瀆,敗也。"《説文・歹部》:"殰,胎敗也。"引申爲敗壞。是瀆、瀆、殰,均敗壞也,義同。緩,鬆弛不收,與下文"弱"字應。病,《太素》作"疾",義同。《類經》卷九第三十注:"太陽爲陽中之表,故氣在肌肉爲肉節瀆也。表主在外,邪易入之,故多新暴病也。"

〔11〕候 《素問・陰陽離合論》新校正引《九墟》及本經與本文同。《靈樞》、《太素》均無。

〔12〕視有餘不足　視，察也。《管子·四時》：“無時則必視。”房玄齡注：“視，謂觀而察之。”有餘，實也。不足，虛也。

〔13〕潰緩者，皮肉緩脆而弱也　《靈樞》作“潰者，皮肉宛脆而弱也”。《太素》作“殨者，肉宛燋而弱”。燋，當爲脆之假借。脆，皮肉不豐滿。《淮南子·天文》：“月死而贏碰脆。”高誘注：“脆，肉不滿也。”緩脆者，緩弱而不充滿也。宛通菀。《詩經·唐風·山有樞》：“宛其死矣。”毛亨傳：“宛，死貌。”釋文：“本亦作菀。”馬端辰通釋：“宛即菀之叚借。”是宛脆者，皮肉枯萎而不充實，義亦通。

〔14〕氣無所止息而痿病起矣　痿，明抄本作“矮”，此下並有“亦作痿不病不同”七字校文。《説文·疒部》：“痿，病也。”《玉篇·疒部》：“矮，病也。亦作痿。”是矮同痿。病，《太素》作“疾”，義同。楊上善注：“陽明主肉主氣，故肉氣折損，則正氣不能禁用，即身痿厥，痿而不收，則知陽明闔折也。”

〔15〕痿病　痿，明抄本作“矮”，此下有“音委”二小字音注。病，《太素》作“疾”。義均同。

〔16〕取　此前原有“皆”字，據《靈樞》《太素》及前後文例刪。

〔17〕稽留　同義複詞。《説文·禾部》：“稽，留止也。”

〔18〕骨搖而不能安於地　《靈樞》、《太素》“搖”均作“繇”，無“能”字。繇通搖。《史記·蘇秦列傳》：“二日而莫不盡繇。”司馬貞索隱：“繇，音搖。搖，動也。”《太素》注：“少陽主筋，筋所以約束骨節。骨節氣弛，無所約束，故骨搖，骨搖則知少陽樞折也。”

〔19〕骨搖者　原脱，據《靈樞》、《太素》及此前文例補。

〔20〕而不收也　而，明抄本無。也，原作“者”，《太素》無，明抄本、《靈樞》均作“也”。者，結構助詞，在此義不安。也，陳述助詞，合於本義，據改。

〔21〕當　此前《靈樞》有“所謂骨繇者，搖故也，”《太素》同，惟無“故”字。

〔22〕覈其本　覈，《靈樞》作“窮”。《太素》作“竅”，楊上善注：“竅，音核。診候研竅，得其病源，然後取之也。”是知《太素》本作“覈”，傳抄致誤。覈通核，核實、檢驗也。《説文·襾部》：“覈，實也。考事襾笮，邀遮其辭，得實曰覈。”窾同窮。尋根究源也，如《史記·酷吏列傳》：“皆窮根本。”按作“覈”義雖可通，然據《內經》行文慣例，似當作“窮”，如上篇云

"孰能窮之"等,故疑窮先誤作"竅",再誤作"厥"。

太陰根於隱白[1],結於太倉[2]。

厥陰根於大敦,結於玉英[3],絡於膻中[4]。

少陰[5]根於湧泉,結於廉泉[6]。

太陰爲關,厥陰爲闔,少陰爲樞[7]。故關[8]折則倉廩無所輸,膈洞[9]。膈洞者,取之太陰,視有餘不足。故關[10]折者,則氣不足而生病[11]。闔折[12]則氣弛而善悲[13]。善[14]悲者,取之厥陰,視有餘不足。樞折則脉有所結而不通[15]。不通者,取之少陰,視有餘不足。有結者,皆取之[16]。

〔1〕隱白 《太素》蕭延平按:"隱白,《甲乙經》作陰白,恐誤。"按蕭氏《太素》例言曾云:"《甲乙經》用正統本、吳勉學嘉靖刊本、醫統正脉本。"然今知上述三種版本均作"隱白",另有存存軒本作"陰白",此或蕭氏據校之本。陰亦隱之假借。《公羊傳·莊公二十五年》:"求乎陰之道也。"唐石經作"隱"。

〔2〕太倉 本經卷三第十九云:"中脘,一名太倉。"

〔3〕玉英 本書卷三第十四云:"玉堂,一名玉英。"

〔4〕絡於膻中 絡,《太素》作"終"。按此文與他條殊異,且玉英與膻中,二穴相近,一者爲結,一者爲絡,義不明,待考。

〔5〕少陰 本條《靈樞》、《太素》均在厥陰之前。按前文三陽排列,以關闔樞爲序,根結後言病,亦以關闔樞爲序,故當以本經爲是。

〔6〕廉泉 本經卷三第十二云:"廉泉……舌本下,陰維、任脉之會。"此古《明堂》說也。《素問·刺瘧》云:"刺舌下兩脉出血。……舌下兩脉者,廉泉也。"《素問·氣府論》云:"足少陰舌下……各一。"是則廉泉亦當足少陰也。

〔7〕太陰爲關,厥陰爲闔,少陰爲樞 關,原作"開",據《太素》與《太素·陰陽合》、《素問·陰陽離合論》新校正引《九墟》與本經改。楊上善注:"三陽爲外門,三陰爲內門。內門亦有三者,一者門關,主禁者也。脾藏足太陰脉,主禁水穀之氣,輸納於中不失,故爲關也。二者門闔,主開閉者也。肝藏足厥陰脉,主守神氣出入通塞悲樂,故爲闔也。三者門樞,主動轉也。腎藏足少陰脉,主行津液通諸經脉,故爲樞者也。"

〔8〕故闔 故，《太素》及《素問》新校正引本經均無。闔，原作“開”，據《太素》、《素問·陰陽離合論》新校正引《九墟》及本經改。

〔9〕倉廩無所輸,膈洞 輸下明抄本有“音舒”二小字音注。膈，《太素》作“鬲”，膈與鬲通。楊上善注：“太陰主水穀以資身肉，太陰脉氣闔折，則水穀無由得行，故曰倉無輸也。以無所輸，膈氣虛弱，洞洩无禁。”《類經》卷九第三十注：“膈，隔塞也。洞，如《邪氣藏府病形篇》曰：洞者，食不化，下嗌還出也。脾傷則運行失職而爲是病。”似以後説義勝，膈、鬲、隔三字古通，常混用。

〔10〕闔 原作“開”，據《太素》改。

〔11〕則氣不足而生病 則，《太素》無。病下正抄本、《靈樞》均有“也”字。楊上善注：“洞洩无禁，故氣不足而生病也。”

〔12〕闔折 闔下明抄本有“音合”二小字音注。折，原脱，據正抄本、《靈樞》、《太素》補。

〔13〕氣弛而善悲 弛下明抄本有“音豕”二小字音注。《靈樞》作“氣絕而喜悲”。《太素》作“氣施而喜悲”。施通弛。《説文通訓定聲·隨部》：“施，叚借爲弛。”善、喜，義亦同。弛，懈弛也。厥陰之氣懈弛，則神失所禁，情不自主，故善悲。

〔14〕善 《靈樞》、《太素》均無。當以本經爲是。

〔15〕脉有所結而不通 少陰之樞，主行津液而通經脉，故樞折則脉有所結而不通。

〔16〕之 此下《靈樞》有“不足”二字，疑涉上而衍。

按：本文論三陰三陽關闔樞，楊上善以門之義加以闡發，文安義得，甚合經旨。詳《内經》曾數言人體氣門，如《素問·生氣通天論》云：“日西而陽氣已虛，氣門廼閉。”王冰注：“氣門，謂玄府也，所以發泄經脉營衛之氣，故謂之氣門也。”王氏此説，尚未盡義。又《素問·六元正紀大論》云：“凡此少陽司天之政……五之氣，陽廼去，寒廼來，雨廼降，氣門廼閉。”《靈樞·官能》云：“知補虛瀉實，上下氣門，明通於四海。”等等。然氣門者何？義不甚明，今有本論，則氣門之義，詳而且盡。蓋氣門者，實人體防衛之屏障也。關闔樞者，門之結構，亦示門之功用也。三陽主乎外，爲外門。三陰主乎内，爲内門。即所以成内外兩道屏障，既司氣血運行之啟閉，又應邪氣犯體之出入。是三陰三陽之關闔樞，實經絡學說一重要内容。又本文言三陰三陽根結，與前篇言十二經脉標本，有同有異。所謂同者，兩文皆以四末爲根本，以頭面胸背等處爲標結，其走向同，基本思想亦同。然兩文中所言部位，有的差異較大。這反映了古代醫家兩種學派的觀點。故兩文只可互參，不得强合。究其所以，有待進一步研討。

足太陽根於至陰[1]，流[2]於京骨，注於崑崙，入於天柱、飛揚[3]。

足少陽根於竅陰[4]，流於丘墟，注於陽輔，入於天容[5]、疑誤。光明。

足陽明根於厲兌，流於衝陽，注於下陵[6]，入於人迎、豐隆。

手太陽根於少澤，流於暘谷[7]，注於少海[8]，入於天窗、疑誤[9]。支正。

手少陽根於關衝，流於陽池，注於支溝，入於天牖、外關。

手陽明根於商陽，流於合谷，注於陽谿，入於扶突、偏歷。

此所謂根十二經者[10]，絡盛者當取之[11]。

〔1〕根於至陰　《太素》注："流注以所出爲井，此爲根者，井爲出水之處，故根即井也。"此所謂根者，皆井穴也。餘仿此。

〔2〕流　《靈樞》作"溜"，義同。

〔3〕入於天柱、飛揚　《太素》注："天柱，俠項大筋外廉陷中，足太陽之正經也。飛揚在足外踝上七寸，足太陽之大絡也。"按所入兩穴，一在頸部，一爲本經絡穴。餘仿此。

〔4〕陰　原作"陽"，據正抄本、《靈樞》、《太素》改。

〔5〕天容　原校云："疑誤。"《靈樞發微》注："入於天衝之在頭者。"按本經卷三第十二云："天容，在耳曲煩後，手少陽脉氣所發。"此《明堂》之穴位歸經，故疑誤者，據此也。然《靈樞·本輸》言頸部腧穴位次云："四次脉足少陽也，名曰天容。"此可證天容，古醫籍爲足少陽，故不誤。

〔6〕下陵　《靈樞·本輸》："胃……入於下陵。下陵，膝下三寸，胻骨外三里也。"是下陵即足三里也。按足太陽、足少陽、手少陽、手陽明四脉

之所注,均當五腧穴之經穴,而本經言下陵,與餘脉不合,故《靈樞發微》注云:"注於解谿之經。"蓋由乎此。

〔7〕暘谷 正抄本、《靈樞》、《太素》均作"陽谷"。暘通陽,如《尚書·洪範》:"時暘若。"《漢書·五行志》作"時陽若"。《靈樞發微》注:"流於陽谿之經。"按足太陽、足少陽、手少陽、手陽明四脉之所流,均當五腧穴之原穴,而手太陽之原穴當爲腕骨,馬注疑非是。

〔8〕少海 少海爲手少陰之合穴,固非是,而《類經》卷九第三十改作"小海",雖爲手太陽之合穴,亦欠妥。詳足太陽、足少陽、手少陽、手陽明四脉之所注,均當五腧穴之經穴。而手太陽之經穴則爲陽谷,故疑該穴誤錯入上文,而又增少海一穴。是否,待考。

〔9〕疑誤 按上文"天窗"不誤,故此二字,疑在"少海"之下,誤錯於此。

〔10〕此所謂根十二經者 原作"此所謂十二經絡也"。明抄本作"此所爲十二經者"。《太素》作"此所謂根十二經者",《靈樞》同,惟無"根"字。今據《太素》等改。爲與謂通。《經傳釋詞》卷二:"爲,猶謂也。"楊上善注:"此謂根者,皆是正經。"

〔11〕絡盛者當取之 絡盛,《太素》作"盛胳"。者下《靈樞》、《太素》均有"皆"字。之下明抄本有"也"字。楊上善注:"循此十二正經,傍有胳脉之盛者,皆當其部內量而取之。"

按:上文所謂經脉之根、流、注、入,與十二經脉五腧穴之出、流、注、行、入不同。五腧穴皆在肘膝以下,而本文所言之入有兩穴,其中之一,皆在頸項。對此,楊上善曾作過對比分析,其謂:"輸穴之中,言六陽之脉,流井滎輸原經合五行次第,至身爲極。今此手足六陽,從根至入,流注上行,與本輸及《明堂》流注有所不同。此中根者,皆當彼所出;此中流者,皆當彼所過,唯手太陽流,不在完(按當係腕之誤)骨之過,移當彼經陽谷之行,疑其此經異耳;此中注者,皆當彼行,唯足陽明不當解谿之行,移當彼合下陵,亦謂此經異耳;此中入者,並與彼不同,六陽之脉,皆從手足指端爲根,上胳行至其別走大胳稱入,入有二處,一入大胳,一道上行至頭入諸天柱,唯手足陽明至頸,於前人迎、扶突。"究其所以爲異者,當出自兩種學術體係,非一家之言也。此正反映經脉流注之另一學説。又本文之所以僅有手足六陽脉者,楊上善云:"此根入經,唯有六陽,具而論者,更有六陰之脉,言其略耳。"詳此文應是一個完整的理論學説,不比諸論説之舉例,可以有詳有略,故楊氏"言其略"之説,未盡義也。疑古經必係脱簡,剩此殘文。

經筋第六　　本篇全文見《靈樞·經筋》、《太素·經筋》。

提要:本篇重在論述經筋之始末及其病症、治法等,故以此名篇。其内容主要説明十二經筋皆起於四末,結於關節,上於頸項,終結於頭面,不聯内臟;經筋爲病,寒則筋急,熱則筋縱;治經筋病之大法爲燔鍼劫刺,以知爲數,以痛爲腧。

足太陽之筋,起於足[1]小指之上[2],結[3]於踝,斜[4]上結於膝;其下者,從足外側[5],結於踵;上循跟[6],結於膕[7]。其別者[8],結於腨[9]外,上膕中内廉,與膕中並[10],上結於臀,上俠脊上項。其支者,別入結於舌本。其直者,結於枕骨[11],上頭下額[12],一作顔。結於鼻。其支者,爲目上綱[13],下結於頄[14]。《靈樞》作頄字。其下[15]支者,從腋後外廉,結於肩髃[16]。其支者,入腋下,出[17]缺盆,上結於完骨[18]。其支者,出缺盆,斜上入[19]於頄。其病小指支踵跟痛[20],一作小指支踵痛。膕攣急[21],脊[22]反折,項筋急,肩不舉,腋支缺盆中[23]紐痛[24],不可左右揺。治在燔鍼劫刺[25],以知爲數[26],以痛爲腧[27]。名曰仲春痺[28]。

〔1〕足　明抄本、《太素》均無。

〔2〕之上　原作"上",連下句讀。明抄本、《太素》均作"之上",連上句讀。參之後文足少陽、足厥陰、手太陽等筋文例,以明抄本等爲是,今據改。

〔3〕結　《太素》注:"結,曲也。筋行迴曲之處,謂之結。"《類經》卷七第四注:"結,聚也。"今從後説。

〔4〕斜　《靈樞》、《太素》均作"邪"。邪與斜通。下同。

〔5〕從足外側　從，《靈樞》、《太素》均作"循"，義均通。側，《靈樞》作"踝"。

〔6〕結於踵；上循跟　《類經》卷七第四注："踵即足跟之突出者。跟即踵上之輭筋處也。"《説文・足部》："跟，足腫也。"段玉裁注："腫，各本作踵，誤。止部曰：腫，跟也。"《釋名・釋親》："足後曰跟，在下方著地，一體任之，象木根也。又謂之踵。踵，鍾也。鍾，聚也。體之所鍾聚也。"又《禮記・玉藻》："舉前曳踵。"孔穎達正義："踵謂足後跟也。"是腫與踵通，腫踵即跟也。而張注釋踵、跟之義，不知何據。詳本文言"結於踵；上循跟"，或係行文之變用，未必爲二也。

〔7〕腨　此下明抄本有"音醎"二小字音注。

〔8〕其別者　《類經》卷七第四注："此即大筋之旁出者，別爲柔輭短筋，亦猶木之有枝也。後凡言別者支者，皆放此。"

〔9〕腨　此下明抄本有"音喘，又音善"五小字音注。腨，腨腸，即腿肚也。

〔10〕與腨中並　《類經》卷七第四注："此支自外踝別行，由足腿肚之下尖處，行少陽之後，結於腨之外側絡穴飛揚之分，乃上腨内廉，合大筋於委中而一之也。"

〔11〕枕骨　《釋骨》："顛之後橫起者，曰頭橫骨，曰枕骨"。

〔12〕額　《靈樞》、《太素》均作"顏"，與原校同。額與顏義同。

〔13〕目上綱　綱，明抄本作"剛"，剛，假借爲綱。《戰國策・秦策二》："號爲剛盛君。"《史記・範睢蔡澤列傳》作"綱"。《太素》、《聖濟總錄》卷一百九十一同本經。《靈樞》作"網"。《類經》卷七第四注："綱，綱維也，所以約束目睫，司開闔者也。……此支自通頂入腦者，下屬目本，散於目上，爲目上綱。"是綱、網義亦互通。下足陽明之筋"目下綱"亦同。

〔14〕頄　此下明抄本有"音求"二小字音注。《靈樞》作"頄"。《太素》同本經，楊上善注："頄中出氣之孔，謂之鼻也。鼻形謂之頄也。"按頄爲頯之假借，如《素問・氣府論》："頄骨下各一。"王冰注："頄，頯也。頯，面顴也。"故楊注非是。下同。

〔15〕下　《靈樞》無，《太素》同本經。

〔16〕骱　此下明抄本有"音隅"二小字音注。

〔17〕出　此上《靈樞》、《太素》均有"上"字。

〔18〕完骨 《釋骨》：“玉枕骨其旁下高以長在耳後者，曰完骨。”

〔19〕入 《靈樞》、《太素》均作“出”。

〔20〕支踵跟痛 正抄本同。明抄本均作“支腫跟痛”。《靈樞》、《太素》均作“支跟腫痛”。按本文諸書不同，義亦難解，持有本文及後文諸多“支”字，義不詳。《靈樞識》：“簡案，支字諸家不釋。蓋支、枝通，謂小指枝梧於跟而腫痛。下文支缺盆、小指次指支并同。”此説亦難盡釋諸文，似欠妥。詳手太陽之筋有云“小指及肘内兑骨後廉痛”者，及，《靈樞》作“支”，故疑支或爲“及”之誤。

〔21〕急 《靈樞》、《太素》均無。

〔22〕脊 明抄本無，疑脱。

〔23〕中 《靈樞》、《太素》均無。

〔24〕紐痛 紐，此下明抄本有“音紉”二小字音注。《太素》注：“謂轉展痛也。”《廣韻·有韻》：“紐，結也。”紐痛者，結痛也。結者，不通，不通則痛。

〔25〕燔鍼劫刺 燔，燒也。《説文·火部》：“燔，熱也。”《玉篇·火部》：“燔，燒也。”劫，迫也。《淮南子·精神訓》：“不可劫以死生。”高誘注：“劫，迫也。”劫刺者，迫刺也。又劫，劫奪也。《靈樞集註》張志聰注：“燔鍼，燒鍼也。劫刺者，如劫奪之勢刺之即去，無迎隨出入之法。”

〔26〕以知爲數 《太素》注：“所以惟知病差爲鍼度數。如病筋痛，一度劫刺不差，可三四度，量其病差爲數也。”知，病愈或少愈也。《方言》卷三：“差、間、知，愈也。南楚病愈謂之差，或謂之間，或謂之知。知，通語也。”

〔27〕以痛爲腧 《太素》注：“輸，謂孔穴也。言筋但以筋之所痛之處，即爲孔穴，不必要須依諸輸也。”輸與腧義同。

〔28〕仲春痹 《太素》注：“聖人南面而立，上覆於天，下載於地，總法於道，造化萬物。……故正月即是少陽，以陽始起，故曰少陽；六月少陽，以陽衰少，故曰少陽。二月大陽，以其陽大，故曰大陽；五月大陽，以陽正大，故曰大陽。三月四月陽明，二陽相合，故曰陽明。……七月足之少陰，始起，故曰少陰；十二月手之少陰，以其陰衰，故曰少陰。八月足之大陰，以其陰大，故曰大陰；十一月手之大陰，以其陰正大，故曰大陰。九月足之厥陰，十月手之厥陰，交盡，故曰厥陰。”《類經》卷十七第六十九注：“仲春痹者，足太陽之經，應二月之氣也。此與《陰陽繫日月篇》義同。但以彼以

左足右足分十二經，以主十二月。此以手六經足六經分主十二月。蓋以辨陰陽盛衰之義也。《靈樞集註》張志聰註："夫在外者，皮膚爲陽，筋骨爲陰。病在陰者，名曰庳。庳者，血氣留閉而爲痛也。"此以手足陰陽十二經分主十二月，又以春夏秋冬四時之孟仲季月，命痹名也。後仿此。

足少陽之筋，起於小指次指之上[1]，結於[2]外踝，上循胻外廉，結于膝外廉。其支者，別起於[3]外輔骨，上走髀[4]，前者結于伏菟，後者結於尻[5]。其直者，上乘䏚季脇[6]，上走腋前廉，繫[7]於膺乳，結于缺盆。其[8]直者，上出腋，貫缺盆，出太陽之前，循耳後，上額角，交巔上[9]，下走頷，上結於頄[10]。其支者，結於目外眥[11]，爲外維[12]。其病小指次指支轉筋，引膝外轉筋，膝不可屈伸，膕[13]筋急，前引髀，後引尻，上乘䏚季脇痛，上引缺盆膺乳頸維筋急。從左之右，右目不開[14]，上過右角[15]，并蹻脉而行[16]，左絡於右，故傷左角，右足不用，命曰維筋相交[17]。治在燔[18]鍼劫刺，以知爲數，以痛爲輸。名曰孟春痹。

〔1〕之上　之，《靈樞》無。上字連下句讀。《太素》、《千金》卷十一第一同本經，當以本經等爲是。

〔2〕結於　結上《太素》有"上"字。於，《靈樞》、《太素》、《千金》卷十一第一均無。

〔3〕別起於　別，《太素》無。於，《靈樞》無。顧觀光校勘記云："起字誤，當依《聖濟總錄》作走。"此顧氏校本，有作"走"者，此說可參。

〔4〕髀　《醫宗金鑑》卷八十周身名位骨度："髀者，膝上之大骨也。上端如杵，接於髀樞，下端如錘，接於胻骨也。"

〔5〕前者結於伏菟，後者結於尻　菟下明抄本有"音兔"二小字音注，尻下有"音敲"二小字音注。菟通兔。《楚辭·天問》："而顧菟在腹。"王逸注："菟，一作兔。"洪興祖補注："菟與兔同。"《靈樞》作"兔"，可証。《太素》注："其支者，起外輔骨，凡有二支也。故前支上結伏菟，後支上走髀，結於尻前也。"

〔6〕上乘䏚季脇　乘，明抄本無。䏚下有"音停"二小字音注。《太素》、《千金》卷十一第一均作"上䏚乘季脇"，於義爲勝。《說文·桀部》："椉，覆也。"段玉裁注："加其上曰椉，人乘車，是其一端也。"椉即乘字。

"乘季脇"者,加於季脇之上也。若"上乘胅季脇",則"上"字應爲"乘"字狀語,義即上覆於胅與季脇,亦通。胅,季脇下空軟處也。《太素》注:"胅,季脇下也。"《素問・玉機真藏論》:"胅中清。"王冰注:"胅者,季脇之下,俠脊兩傍空軟處也。"《太素・骨度》注:"季肋曰季脇。"《類經》卷八第十八注:"脇下盡處短小之肋,是爲季脇。季,小也。"《醫宗金鑑》卷八十周身名位骨度:"季脇者,脇之下小肋骨也,俗名軟肋。"

〔7〕繋 《千金》卷十一第一、《聖濟總錄》卷一百九十一均作"俠"。

〔8〕其 原脱 據《太素》及前後文例補。

〔9〕交巔上 《類經》卷七第四注:"交太陽之筋於巔上。"

〔10〕軌 此下明抄本有"音求"二小字音注。

〔11〕目外眥 眥下明抄本有"音祭"二小字音注。《靈樞》作"目眥"。《太素》、《千金》卷十一第一均同本經,爲是。目外眥,即目鋭眥也。

〔12〕外維 《太素》注:"太陽爲目上綱,陽明爲目下綱,少陽爲目外維。"《類經》卷七第四注:"此支者,從頷上斜趨結於目外眥,而爲目之外維。凡人能左右盼視者,正以此筋爲之伸縮也。"維,綱維也,是足太陽、足少陽、足陽明三筋,共爲目眶之綱維,而司其動。

〔13〕䐜 此下明抄本有"音鹹"二小字音注。《太素》作"䐜中"。

〔14〕從左之右,右目不開 《太素》注:"此筋本起於足,至項上而交至左右目。故左箱有病,引右箱目不得開,右箱有病,引左箱目不得開也。"

〔15〕上過右角 角,額角也。過,病也。此言病位在上,額之右角。

〔16〕並蹻脉而行 《太素》注:"蹻脉至於目眥,故此筋交巔,左右下於目眥,與之並行也。"

〔17〕維筋相交 《太素》注:"筋既交於左右,故傷左額角,右足不用,傷右額角,左足不用,以此維筋相交故也。"

〔18〕燔 此下明抄本有"音煩"二小字音注。

足陽明之筋,起於中三指[1]結於跗[2]上,斜[3]外上加於輔骨,上結於膝外廉,直上結於髀樞上循脇,屬脊[4]。其直者,上循骭[5],結於膝。其支者,結於外輔骨,合於[6]少陽。其直者,上循伏兔,上結於髀,聚於陰器[7],上腹而布[8],至缺盆而結,上頸,上俠口,合於軌,下結於鼻,上合於太陽,太陽爲目上綱，陽明爲目下綱[9]。其支者，從頰結於耳前。其病足中指支脛轉筋，腳跳堅[10]，伏菟轉筋，髀前腫，㿉疝[11]，腹筋乃[12]急，引缺盆及頰[13]，卒口僻[14]，急者目不合[15]。熱則筋[16]弛縱不勝[17]，目不開[18]。頰筋有寒則急，引頰移口[19]；有熱則筋弛縱不勝收[20]，故僻，治之以馬膏[21]膏其急者[22]，以白酒[23]和桂塗其緩者[24]，以桑鈎鈎之[25]，即以生桑炭[26]置之坎[27]中，高下與坐等[28]，以膏熨急[29]頰，且飲美酒[30]啖炙肉[31]，不飲酒者[32]，自强也[33]。爲之三拊而已[34]。治在燔鍼[35]劫刺，以知爲數，以痛爲輸。名曰季春痺。

〔1〕中三指　《太素》注：“刺瘖者，刺足陽明十指間。是知足陽明入於中指内間外間，脉氣三指俱有，故筋起於中指並中指左右二指，故曰中三指也。有本無三字。”按經中餘文無“中三指”之説，楊注引别本無“三”字，與後文“其病足中指”之義同。詳經筋起處，與經脉起止點同，足陽明脉，“其支者……下足跗，入中指内間。其支者，下膝三寸而别，以下入中指外間。其支者，别跗上，入大指間出其端。”故中三指義亦通。

〔2〕跗　此下明抄本有“音夫”二小字音注。

〔3〕斜　明抄本、《靈樞》均作“邪”，邪通斜。

〔4〕屬脊　連屬於脊。《説文·尾部》：“屬，連也。”足太陽之筋上俠脊，足陽明之筋與脊相連，故曰屬脊。

〔5〕骬　《類經》卷七第四注：“骬，足脛骨也。”

〔6〕於　原脱。經文凡此類語句，均有介詞“於”字，如下文“上合於太陽”，今據《太素》補。

〔7〕陰器　即生殖器。

〔8〕上腹而布　《太素》注：“布，謂分布也。”此言足陽明之筋，分布於全腹。

〔9〕太陽爲目上綱，陽明爲目下綱　《太素》注：“太陽爲目上綱，故得上眥動也。陽明爲目下綱，故得下眥動也。”眥，此指目眶。《説文·目部》：“眥，目匡也。”

〔10〕腳跳堅　《靈樞發微》注：“其腳之筋跳而且堅。”《類經》卷十七第六十九注：“跳者，跳動。堅者，堅强也。”馬、張之注，義均欠安。按跳堅，與本書卷八第九之“睾跳騫”、《醫心方》卷二之“陰皋跳蹇”等義同。

跳可訓爲上。《廣雅·釋詁》:"跳……上也。"郝懿行義疏:"班固《西都賦》云:遂乃風舉雲搖。是搖爲上也。《方言》:蹻,跳也。《爾雅》:扶搖謂之猋。李巡注云:暴風從下升上。"《一切經音義》卷二十七跳驀注:"上調遼反。《考聲》云:上也,躍也。"掔與摼通,摼,古牽字。《易經·小畜》:"牽,復吉。"漢帛書本作掔。《漢書·楊雄傳》:"摼象犀。"顏師古注:"摼,古牽字。"作鶱及搴者,與牽一聲之轉,故相假。脚,脛也。《說文·肉部》:"腳,脛也。"腳即脚。是脚跳堅者,脛部筋肉,向上牽引也。

〔11〕癲疝　《靈樞》作"癃疝"。《太素》作"㿉疝"。義均同,詳見本卷第一上注。

〔12〕乃　《靈樞》、《太素》均無,疑衍。

〔13〕及頰　及,《太素》無。"頰"字連下句。

〔14〕卒口僻　正抄本、《靈樞》均同。明抄本、《太素》"卒口"二字倒。僻,又《太素》作"㖹"。僻,斜也。卒口僻者,猝然口歪斜也。

〔15〕目不合　《太素》注:"急則目綱上下拘急,故開不得合也。"

〔16〕筋　原作"經",據《靈樞》、《太素》改。

〔17〕弛縱不勝　《靈樞》作"縱"。《太素》作"施縱"。施通弛。

〔18〕目不開　《太素》注:"熱則上下緩縱,故合不得開。"

〔19〕引頰移口　《太素》注:"足陽明筋俠口過頰,故曰頰筋。移,謂引口離常處也。"此謂因筋急牽引頰部並使口偏斜移位。

〔20〕弛縱不勝收　《靈樞》作"弛縱緩不勝收"。《太素》作"施縱緩不勝"。

〔21〕馬膏　《太素》注:"馬爲金畜,剋木金也,故馬膏療筋急病也。"《類經》卷十七第六十九注:"馬膏,馬脂也。"《說文·肉部》:"膏,肥也。"段玉裁注:"按肥當作脂。"是馬膏即馬脂。《本草綱目·獸部》馬:"馨膏,氣味甘平有小毒……用療偏風口喎僻。"

〔22〕膏其急者　正抄本、《靈樞》、《太素》均同。明抄本作"膏之,急者"。膏,名詞動用。

〔23〕白酒　古無白酒專稱,此當渾指米釀成之白色酒,非如今日蒸餾之白酒。《周禮·天官·酒正》:"辨五齊之名,一曰泛齊,二曰醴齊,三曰盎齊,四曰緹齊,五曰沈齊。"鄭玄注:"盎猶翁也,成而翁翁然,葱白色,如今酇白矣。"《太平御覽·飲食部》引《禮記外傳》曰:"一曰泛齊,酒之初成有泛者,泛泛然,俗爲白醪。……三曰盎齊,一名醆酒,狀如葱白色,今

之白醴酒也。"孫詒讓《周禮正義》:"《齊民要術》引《食經》有作白醪法,以秫米與麴合作之,云酒甘如乳。則泛齊與醴齊,同爲甜酒,但稍濁耳。"蓋此言泛齊、盎齊,以其色如葱白或如乳白,即白酒類也。齊,劑也。

〔24〕塗其緩者 明抄本、《靈樞》、《太素》"塗"上均有"以"字。有以"其緩者"連下文爲句者,又一説也。

〔25〕以桑鉤鉤之 《太素》注:"以新桑木粗細如指,以繩繫之,拘其緩箱,挽急箱。"《類經》卷十七第六十九注:"桑之性平,能利關節,除風寒濕痹諸痛,故以桑鉤鉤之者,鉤正其口也。"

〔26〕生桑炭 炭,原作"灰",據《太素》、《聖濟總録》卷一百九十一、《類經》卷十七第六十九改。楊上善注:"坎中生桑炭火。"生桑炭,新鮮桑木所燃之炭火也,非乾枯桑木炭。生,新鮮者,如《詩・小雅・白駒》:"生芻一束。"

〔27〕坎 坑也。《説文・土部》:"坎,陷也。"即陷下之坑也。

〔28〕高下與坐等 與,《靈樞》作"以",義同,均爲介詞。《類經》卷十七第六十九注:"高下以坐等者,欲其深淺適中,便於坐而得其煖也。"

〔29〕急 明抄本作"及"。

〔30〕美酒 佳釀也。如《戰國策・燕策》:"爲子之遠行來之,故爲美酒。"

〔31〕啖炙肉 《靈樞》作"啖美炙肉"。《太素》作"啖美炙"。啖同啖,食也。《集韻・叙部》:"啖、啗、噉、餤、嚪,杜覽切。《説文》:噍,啖也。或作啗、噉、餤、嚪。"美,又同"美"。《老子・八十章》:"甘其食,美其服。"美,亦同"羔"。《廣雅・釋獸》:"羔皮冷角。"王念孫疏證:"羔羊之皮,可以爲裘。"疑原或作"啖美炙",即食燒炙之羊羔肉也。

〔32〕者 明抄本無。

〔33〕自强也 自行强飲之。

〔34〕三拊而已 《太素》注:"如此摩拊飲啖,爲之至三,自得中平。……拊,摩也,音撫。"《類經》卷十七第六十九注:"三拊而已,言再三拊摩其患處,則病自已矣。"按三,多也,不必僅於三次。三拊明抄本作"三時",言膏熨飲啖之治,三時則病已,義亦通。今仍從其舊。

〔35〕治在燔鍼 《醫學綱目・筋》:"治在燔鍼之上,當有其病轉筋者五字,如足厥陰行水清陰氣之下所言也。蓋燔鍼但宜施於筋寒轉筋之病,其筋熱緩縱者,則不宜也。"

按：本文治口僻之方，後世醫家如樓英《醫學綱目》、王子接《古方選註》均曾收載。李時珍《本草綱目》亦云："世人不知此方之妙，竊謂口頰喎僻，乃風中血脉也。手足陽明之筋，絡於口，會太陽之筋，絡於目。寒則筋急而僻，熱則筋緩而縱，故左中寒則逼熱於右，右中寒則逼熱於左，寒者急而熱者緩也。急者皮膚頑痺，榮衛凝滯。治法，急者緩之，緩者急之。故用馬膏之甘平柔緩，以摩其急，以潤其痺，以通其血脉；用桂酒之辛熱急束，以塗其緩，以和其榮衛，以通其經絡；桑能治風痺，通節竅也；病在上者，酒以行之，甘以助之，故飲美酒啖炙肉云。"此説於理論上之闡發，義頗可取，可謂善師古法也。

足太陰之筋，起於大指之端內側，上結於內踝。其直者，上絡[1]於膝內輔骨[2]，上循陰股，結於髀。聚於陰器，上腹，結於臍[3]。循腹裏，結於脇[4]，散於胸中。其內者，著於脊[5]。其病足大指支內踝痛，轉筋[6]，膝[7]內輔骨痛，陰股引髀[8]而痛，陰器紐痛，上引臍[9]，兩脇[10]痛，膺中[11]脊內痛。治在燔鍼劫刺，以知爲數，以痛爲輸。名曰仲秋[12]痺。

〔1〕上絡　上，《靈樞》無。絡，《太素》作"結"。

〔2〕內輔骨　《太素·骨度》注："內輔，膝下內箱骨，輔脛也。"按內輔，即內輔骨。

〔3〕臍　明抄本、《太素》均作"齊"。《説文通訓定聲·履部》："齊，叚借又爲臍。《爾雅·釋言》：齊，中也。"

〔4〕脇　《靈樞》作"肋"。

〔5〕其內者，著於脊　者，明抄本無。《類經》卷七第四注："其內行者，由陰器宗筋之間，並陽明少陰之筋而上著於脊。"

〔6〕轉筋　此下《靈樞》、《太素》均有"痛"字。

〔7〕膝　原脱，按上文言"膝內輔骨"，是當以有"膝"字爲是，據《靈樞》、《太素》補。

〔8〕髀　此下明抄本有"音箪。又音彼"五小字音注。

〔9〕上引臍　原作"上臍"。《靈樞》作"下引臍"。《太素》作"上引齊"。此言"陰器紐痛"向上牽引臍，《太素》文是，故據補"引"字。

〔10〕脇　明抄本作"筋"。

〔11〕中　此下《太素》有"與"字。

〔12〕仲秋　原作"孟秋"，《靈樞》同。明抄本作"孟春"。《太素》作"仲秋"，楊上善注："有本以足太陰爲孟春……誤也。"按《靈樞·陰陽繫日月》云："酉者八月，主右足之太陰。"八月爲仲秋，此與《太素》義同，故《太素》爲是，據改。

足少陰之筋，起於小指之下，入足心[1]，並足[2]太陰之筋[3]，而[4]斜走内踝之下，結於踵[5]。與[6]太陽之筋合，而上結於内輔[7]之下。並太陰之筋[8]，而上循陰股，結於陰器。循脊内俠脊[9]，上至項，結於枕骨。與足[10]太陽之筋合。其病足下轉筋，及所過而結者[11]皆痛及轉筋。病在此者，主癇瘛[12]及痙[13]病。病[14]在外者，不能俯[15]，在内者，不能仰[16]。故陽病者[17]，腰反折不能俯，陰病者[18]，不能仰。治在燔[19]鍼劫刺，以知爲數，以痛爲輸。在内者，熨引飲藥[20]。此筋折紐，紐[21]發數甚者，死不治。名曰孟秋[22]痹。

〔1〕入足心　《千金》卷十九第一同。《靈樞》、《太素》均無此三字。

〔2〕足　《太素》、《千金》卷十九第一、《聖濟總錄》卷一百九十一均無。

〔3〕之筋　原脫，據《靈樞》、《太素》、《千金》卷十九第一及此下文例補。

〔4〕而　《千金》卷十九第一同。《靈樞》、《太素》均無。

〔5〕踵　《太素》作"踝"。按上文已言"斜走内踝之下"，此若復云"結於踝"，則非是。當從本經。

〔6〕與　此前原有"則"字，據《靈樞》、《太素》、《千金》卷十九第一刪。

〔7〕内輔　膝内輔骨也。

〔8〕筋　原作"經"，據《靈樞》、《太素》、《千金》卷十九第一改。

〔9〕脊内俠脊　脊下明抄本有"音旅"二小字音注。《靈樞》、《太素》、《千金》卷十九第一脊、脊二字互倒。

〔10〕足　《千金》卷十九第一無。

〔11〕所過而結者　《靈樞發微》注："所過之處而凡有結者。"結即上

文言筋結處,如結於踵、結於内輔之下、結於陰器、結於枕骨等皆是。

〔12〕瘨瘲　瘲,《靈樞》作"瘛"。《太素》作"瘛"。義互通。《説文・疒部》:"瘛,小兒瘛瘲病也。"《集韻・霽韻》:"瘛……或作瘲。"《玉篇・疒部》:"瘛同瘛。"瘨,楊上善注:"在小兒稱瘨,在大人多稱癲。"《玉篇・疒部》:"瘨,小兒癲病。"《病源・瘨候》:"瘨者,小兒病也。十歲以上爲癲,十歲以下爲瘨。其發之狀,或口眼相引,而目睛上搖,或手足掣縱,或背脊强直,或頸項反折。"

〔13〕痓　原作,"痓",經文"痓"字,多有誤作"痓"者。據《靈樞》、《聖濟總録》卷一百九十一改。又《太素》注:"痓,掣井反。身强急也。"據反切音《太素》原亦作"痓",傳抄致誤也。

〔14〕病　《靈樞》、《太素》均無。

〔15〕在外者,不能俛　俛下明抄本有"音免"二小字音注。《太素》注:"背爲外爲陽也。……故病在背筋,筋急故不得低頭也。"

〔16〕在内者,不能仰　《太素》注:"腹爲内爲陰也。……病在腹筋,筋急不得仰身也。"

〔17〕陽病者　《類經》卷十七第六十九注:"陽病者,即在外者也。"

〔18〕陰病者　《類經》卷十七第六十九注:"陰病者,即在内者也。"

〔19〕燔　此下明抄本有"音煩"二小字音注。

〔20〕熨引飲藥　《太素》注:"痛在皮膚筋骨外者,可療以燔鍼。病在腹胸内者,宜用熨法及通引並飲湯液藥等也。"《類經》卷十七第六十九注:"熨引所以舒筋,飲藥所以養血。"

〔21〕紐　《靈樞》同。明抄本作"緩"。正抄本、《太素》均無。

〔22〕孟秋　原作"仲秋",《靈樞》同。《太素》作"孟秋"。《靈樞・陰陽繫日月》云:"申者七月之生陰也,主右足之少陰。"七月爲孟秋,此與《太素》義同,故《太素》爲是,據改。

　　足厥陰之筋,起於大指之上,結[1]於内踝之前。上循脛[2],上結於[3]内輔之下。上循陰股,結於陰器[4],絡諸筋[5]。其病足大指支内踝之前痛,内輔痛,陰股痛,轉筋,陰器不用,傷於内則不起[6],傷於寒則陰縮入,傷於熱則縱挺不收[7]。治在行水清陰器[8]。其病轉[9]筋者,治在[10]燔鍼劫刺,以知爲數,以痛爲輸。名曰季秋痺。

〔1〕結 此上《靈樞》、《太素》均有"上"字。

〔2〕循胻 原作"衝胻"。《靈樞》、《太素》均作"循脛"。據改衝爲"循"。脛胻義同。

〔3〕於 原脱,據《太素》及上下文例補。

〔4〕陰器 《類經》卷十七第六十九注:"陰器者,前陰之具也。"

〔5〕絡諸筋 筋,原作"經",原校云:"一作筋。"《靈樞》、《太素》均作"筋",據改,並删原校。絡上《太素》有"結"字,疑非。楊上善注:"足三陰及足陽明筋,皆聚陰器,足厥陰屈胳諸陰,故陰器名曰宗筋之也。"《類經》卷七第四注:"陰器者,合太陰、厥陰、陽明、少陰之筋,以及衝、任、督之脉,皆聚於此,故曰宗筋。厥陰屬肝,肝主筋,故絡筋而一之,以成健運之用。"

〔6〕傷於内則不起 傷於房事則陰器不舉。内指房事。起,舉也。

〔7〕縱挺不收 《太素》注:"婦人挺長爲病,丈夫挺不收爲病。"按挺爲莛之假,莛與莖義通。詳見本卷第一下注。是縱挺不收者,陰莖縱放而不收也。楊注言"婦人挺長爲病",疑非是。

〔8〕行水清陰器 器,《靈樞》、《太素》均作"氣"。《聖濟總錄》"清陰器"作"漬之",漬,疑爲清之誤。楊上善注:"陰氣,即丈夫陰氣,謂陽氣虛也。陽氣虛故縮或不收,得陰氣即愈。"《靈樞發微》注:"行其水以清陰氣。"《類經》卷十七第六十九注:"清,理也。此言當以藥治之,在通行水藏而調陰氣,蓋水則肝之母也。"按諸家説解,似未盡義。蓋"行水"者,長流水也。《素問·五常政大論》:"乘金則止水增,味廼鹹,行水減也。"王冰注:"止水,井泉也。行水,河渠流注者也。"《素問》該篇又云:"治以寒涼,行水漬之。"王冰注:"行水漬之,是湯漫漬也。"此以行水治熱之証也。本文當是對上文"傷於熱則縱挺不收"而言,"氣"爲器之假借,詳見本卷第一上注。行水清陰器者,取行水之寒凉,以清陰器之熱。

〔9〕轉 《太素》無。

〔10〕治在 《太素》無此二字。

手太陽之筋,起於小指之上,結[1]於腕。上循臂内廉,結於肘内兑骨[2]之後,彈之應小指之上[3],入[4]結於腋下。其支者,從腋走後廉[5],上繞臑外廉,上肩胛[6],循頸,出足[7]太陽之筋前,結於耳後完骨。其支者,入耳中。其[8]直者,出耳上,下結於頷[9]。上屬目外眥。其病小指及[10]肘内兑骨後廉痛,循臂陰[11],入腋下,腋下痛,腋後廉痛,繞肩[12]胛,引頸而痛,應耳中鳴,痛引頷,目瞑良久乃能視,頸筋急則爲筋瘻[13]頸腫,寒熱在頸者[14]。治在燔鍼劫刺,以知爲數,以痛爲輸。其爲腫者,復而兌之[15]。名曰仲夏痹。原本復而兌之之下,有本[16]支者,上曲牙[17],循耳前,屬目外眥,上頷[18],結於角。其痛[19]當所過者,支轉筋。治在燔鍼劫刺,以知爲數,以痛爲輸一段[20]。

〔1〕 結 此上《太素》有"上"字。

〔2〕 肘內兌骨 《太素》注:"肘兌,謂肘內箱尖骨,名曰兌骨。"兌同銳,《靈樞》正作"銳"。

〔3〕 彈之應小指之上 應下《太素》有"於"字。《類經》卷七第四注:"但於肘尖下兩骨罅中,以指捺其筋,則痠麻應於小指之上,是其驗也。"

〔4〕 入 此上《太素》有"上"字。

〔5〕 從腋走後廉 《靈樞》、《太素》、《千金》卷十三第一均作"後走腋後廉"。《靈樞》顧觀光校勘記:"走上後字誤,當依《聖濟總錄》作別。"似本經義勝。

〔6〕 上繞臑外廉,上肩胛 胛下明抄本有"音甲"二小字音注。《靈樞》、《太素》、《千金》卷十三第一均作"上繞肩胛"。

〔7〕 足 《靈樞》作"走"。

〔8〕 其 原脫,據《太素》及此前文例補。

〔9〕 頷 此下明抄本有"音撼"二小字音注。《太素》作"顄"。顄通頷。又如本經卷二第一下"入絡腦,出頷",之"頷",《靈樞·動輸》作"顄"。

〔10〕 及 《靈樞》作"支"。《太素》作"支痛"。

〔11〕 臂陰 臂之內側爲臂陰。

〔12〕 肩 此下《太素》有"肩"字,連下句。

〔13〕 筋瘻 瘻,原作"痿",當係與瘻之俗體"瘻"形近而誤,據《靈樞》、《太素》改。《類經》卷十七第六十九注:"筋瘻頸腫,即鼠瘻之屬。"

〔14〕 寒熱在頸者 本經卷八第一云:"曰:寒熱瘰癧在於頸腋者,何氣所生?曰:此皆鼠瘻寒熱之毒氣,稽於脈而不去者也。鼠瘻之本,皆在於藏,其末上出頸腋之間。"正爲本文的説明。蓋寒熱者,病也,鼠瘻亦屬之。

〔15〕 復而兌之 《類經》卷十七第六十九注:"刺而腫不退者,復刺

之,當用鋭鍼,即鑱鍼也。"復,《太素》作"傷",於義爲勝。傷可訓刺或鍼。
《廣雅·釋詁二》:"傷,箴也。"王念孫疏證:"《西山經》:浮山,多盼木,枳
葉而無傷。注云:枳,刺鍼也,能傷人。是古謂箴爲傷也。"箴通鍼。《方
言》卷三:"凡草木刺人,北燕朝鮮之間謂之策。"是策可引申爲刺。傷而兑
之,即以鋭鍼刺之。本書卷八第一去鼠瘻之法亦云:"請從其本,引其末,
可使衰去,絶其寒熱。……其小如麥者,一刺知,三刺已。"亦可爲証。

〔16〕本 《太素》作"其"。

〔17〕牙 《太素》作"耳"。

〔18〕頷 《太素》作"額"。

〔19〕痛 《太素》作"病"。

〔20〕原本復而兑之下……以痛爲輸一段 明抄本無此校,且正文中
亦無校文所言之經文。此中所言經文四十一字,《靈樞》、《太素》均作大字
正文。詳此四十一字,與此下足少陽之筋文亦同,故《靈樞》守山閣校本,
以爲係該文復衍於此,應删。其説甚是。

手少陽之筋,起於小指次指之端,結於腕。上循臂,結於
肘。上繞臑外廉,上肩走頸,合手太陽。其支者,上當曲
頰[1],入繫於舌本[2]。其支者,上曲牙[3],循耳前,屬目外眥,
上乘額,結於角[4]。其病當所過者,即支轉筋[5],舌卷。治在
燔鍼劫刺,以知爲數,以痛爲輸。名曰季夏痺。

〔1〕曲頰 《太素》注:"曲頰,在頰曲骨端。"《醫宗金鑑》卷八十周身
名位骨度:"曲頰者,頰之骨也。曲如環形,受頰車骨尾之鈎者也。"

〔2〕入繫於舌本 《太素》注:"足少陽筋,循頸向曲頰後,當曲頰入
繫舌本,謂當風府下,舌根後,故風府一名舌本也。"

〔3〕曲牙 《太素》作"曲耳"。《釋骨》:"其自齒左右轉勢微曲者,曰
曲牙。"

〔4〕上乘額,結於角 額,原作"頷"。《太素》作"領"。領亦頷也。
按上文已言"循耳前屬目外眥",此復言"上乘頷",其誤甚明。乃此前手太
陽之筋錯簡本文中,《太素》作"額"是。《類經》卷七第四注:"領,當作額。
蓋此筋自耳前行外眥,與三陽交會,上出兩額之左右,以結於額之上角
也。"今據改作"額",與下文"結於角",義亦合。

〔5〕即支轉筋 即,《太素》無。按本文既不合文例,義亦難安。律以

下文手太陰、手心主、手少陰諸筋云"其病當所過者,支轉筋痛",疑"即"字衍。

手陽明之筋,起於大指次指之端,結於腕。上循臂,上結於肘外[1]。上繞[2]臑,結於髃。其支者,繞肩胛,俠脊。其直者,從肩髃[3]上頸。其支者,上頰,結於頄[4]。其直者,上出手太陽之前,上左角,絡頭,下右頷[5]。其病當所過者,支[6]一本下有痛字及字[7]轉筋痛[8],肩不舉,頸不可左右視[9]。治在燔鍼劫刺,以知爲數,以痛爲輸。名曰孟夏痺。

〔1〕外 原脱。手太陽之筋,結於肘內,則此當結於肘外,今據《靈樞》、《太素》補。

〔2〕繞 《靈樞》、《太素》均無。

〔3〕肩髃 髃,原作"髀",據明抄本、正抄本、《靈樞》、《太素》改。《太素》注:"肩髃,肩角也。"

〔4〕頄 正抄本、《靈樞》均作"頗",義同。

〔5〕上左角,絡頭,下右頷 頷,《太素》作"顲",義同。楊上善注:"今經不言上右角,胳頭,下左顲。或可但言一邊也。"《類經》卷七第四注:"此舉左而言,則右在其中。如經脉之左之右、右之左也。故右行者,亦上頷右角,交絡於頭下左頷,以合於太陽少陽之筋。"《癸巳類稿・持素脉篇第一》注:"案筋雙出,此有上右角,交顚,下左頷之筋,文脱。"《靈樞識》:"簡案,繆刺論,邪客於手足少陰太陰、足陽明之絡,此五絡皆會於耳中,上絡左角。又虛里之動,獨應於左。則經筋之有偏於左者,不可言無也。張注難凭。"兩説不同,今並存之。

〔6〕支 此下《靈樞》、《太素》均有"痛及"二字,與原校同。

〔7〕一本下有痛字及字 明抄本無。

〔8〕痛 《靈樞》、《太素》均無。

〔9〕頸不可左右視 《太素》注:"其筋左右交胳,故不得左右顧視。"

手太陰之筋,起於大[1]指之上,循指上行,結於魚後[2],行寸口外側,上循臂,結於[3]肘中。上臑內廉,入腋下,上[4]出缺盆,結肩前髃[5]。上結缺盆,下結於胸裏[6]。散貫賁[7],合脇下[8],抵季肋[9]。其病當所過者,支轉筋痛,甚成息賁[10],脇急吐血。治在燔鍼劫刺,以知爲數,以痛爲輸。名曰仲冬痹。

〔1〕大　此上《千金》卷十七第一有"手"字。

〔2〕魚後　原作"魚際後"。《靈樞》、《太素》、《千金》卷十七第一作"魚際後"，據改。

〔3〕於　原脱，據《太素》及上下文例補。

〔4〕上　《靈樞》、《太素》均無。

〔5〕肩前髃　《千金》卷十七第一作"肩髃前"。《太素》注："肩端之骨名肩髃，是則後骨之前，即肩前髃也。"按楊氏雖有此解，然肩髃乃一專用名詞，故似不若《千金》文義勝。

〔6〕上結缺盆，下結於胸裏　正抄本作"上結於胸裏"。於，《靈樞》、《千金》卷十七第一均無。《太素》作"上結缺盆，下胳胸裏"。按上文既言"上出缺盆"，此復云"上結缺盆"，義似欠安，據正抄本文，參之《太素》，亦或作"下胳於胸裏"。

〔7〕散貫賁　《太素》注："賁，謂膈也。筋雖不入藏府，仍散於膈也。"《類經》卷七第四注："散貫於胃上口賁門之分。"當以前說爲是。如本經卷一第五云："肺下則逼賁迫肝。"《太素·五藏命分》注："賁，當隔也。"本經卷五第三云："氣上走賁上。"《太素·量繆刺》注："賁，膈也。"與此義同，亦可証。

〔8〕合脇下　脇，《靈樞》、《太素》均作"賁"。《千金》卷十七第一無此三字。

〔9〕抵季肋　《靈樞》作"抵季脇"。《太素》作"下抵季肋"。《千金》卷十七第一作"下抵季脇"。

〔10〕甚成息賁　《太素》作"其成息賁者"。甚下《聖濟總錄》卷一百九十一有"則"字。楊上善注："息，謂喘息也。肺之積名息賁，在右脇下，大如杯，久不愈，令人洒浙振寒熱，喘欬，發肺癰也。"按息賁之義，楊注本《難經·五十六難》，詳《內經》數言息賁，如《素問·陰陽別論》、《靈樞·邪氣藏府病形篇》等，義均同。今從此說。

手心主之筋，起於中指，與太陰之筋[1]並行，結於肘內廉。上臂陰，結腋下。下散前後[2]，俠脇。其支者，入腋[3]，散胸中，結於賁[4]。其病當所過者，支轉筋及胸痛[5]，息賁。治在燔鍼劫刺，以知爲數，以痛爲輸。名曰孟冬痹。

〔1〕筋　原作“經”，據《靈樞》、《太素》改。

〔2〕下散前後　《類經》卷七第四注：“當天池之次下行，前後布散。”

〔3〕入腋　《太素》作“入腋下”。律以上文云“結腋下”，似《太素》義勝。

〔4〕賁　原作“臂”。明抄本、《太素》、《聖濟總錄》卷一百九十一均作“賁”。又此脉乃自臂而下，返結於臂，理不通，故據改。

〔5〕支轉筋及胸痛　原作“支轉筋前手心主前及胸痛”。《靈樞》作“支轉筋前及胸痛”。《太素》作“支轉筋及胸痛”。按手心主前，經文中未曾用此稱謂，且與下文“胸”義亦重，或係注文之竄入者，今據《太素》，參之《靈樞》刪改。

手少陰之筋，起於小指之內側，結於兌骨[1]，上結肘內廉。上入腋，交太陰[2]，挾乳裏[3]，結於胸中。循賁[4]，下繫於臍。其病內急[5]，心承伏梁[6]。下爲肘綱[7]。其病[8]當所過者，支[9]轉筋[10]痛。治在燔鍼劫刺，以知爲數，以痛爲輸。其成伏梁吐[11]膿血者，死不治。名曰季冬痹[12]。

〔1〕兌骨　《太素》注：“兌骨，謂掌後當小指下尖骨也。”

〔2〕交太陰　《類經》卷七第四注：“上入腋極泉之次，交手太陰之筋。”

〔3〕挾乳裏　《太素》作“伏乳裏”，楊上善注：“交手太陰已，伏於乳房之裏，然後結於胸中也。”此說可參。

〔4〕賁　原作“臂”，據明抄本、《太素》、《聖濟總錄》卷一百九十一改。

〔5〕其病內急　本條用“其病”文兩次，與餘筋文例不合，疑爲下句“心承伏梁”之注文誤入正文。

〔6〕心承伏梁　《太素》注：“心之積，名曰伏梁，起齊上，如臂，上至心下。其筋循膈下齊，在此痛下，故曰承也。”據手太陰筋“甚成息賁”文例及此後“其成伏梁吐膿血者，死不治”文義，此文似當作“甚成伏梁”。心疑爲甚之壞文，甚之下部，行書近似心字。承與成通。《儀禮·士昏禮》：“承我宗事。”《荀子·大略》引作“成”。如此則文安義順。又此句據手太陰筋文例，似應在下文“支轉筋痛”下。

〔7〕下爲肘綱　綱，《靈樞》作“網”。《太素》注：“人肘屈伸，以此筋

爲綱維,故曰肘綱也。"按此文與上文不屬,疑當在前文"上結肘内廉"之下,或錯簡於此。

〔8〕其病 本條連用"其病"者二,體例殊異,疑有誤。

〔9〕支 此前《太素》有"則"字。

〔10〕筋 《靈樞》、《太素》此字疊。

〔11〕吐 《太素》作"唾"。唾,吐也。《韓非子·外儲説左上》:"不能釂則唾之,亦效唾之。"

〔12〕名曰季冬痹 原在後文"無用燔鍼劫刺"之下,《太素》注:"此之一句,屬手少陰筋也。"此説是,今移此。

凡[1]經筋之病,寒則反折[2]筋急,熱則筋縱緩[3]不收,陰痿不用。陽急則反折,陰急則俛不伸[4]。焠刺[5]者,刺寒急也[6]。熱則筋縱不收[7],無用燔鍼劫刺[8]。

足之陽明,手之太陽[9],筋急則口目爲之僻[10],目[11]眥急,不能卒視[12]。治此[13]皆如右方也[14]。

〔1〕凡 《靈樞》、《太素》均無。

〔2〕反折 《太素》無此二字,疑涉下而衍。

〔3〕縱緩 《靈樞》作"弛縱"。《太素》作"施縱"。義均通。

〔4〕陽急則反折,陰急則俛不伸 《太素》注:"人背爲陽,腹爲陰。故在陽之筋急者,反折也;在陰之筋急,則俛而不伸也。"

〔5〕焠刺 焠刺者,燒鍼之刺也。詳見本經卷五第二。

〔6〕也 明抄本、《太素》均無。

〔7〕不收 《太素》無此二字。

〔8〕劫刺 《靈樞》、《太素》均無此二字。

〔9〕手之太陽 《太素》注:"檢手太陽有耳中鳴、引頷、目瞑之言,無口目僻,亦可引頷即口目僻也。"

〔10〕爲之僻 僻下明抄本有"音辟"二小字音注。《靈樞》作"爲噼"。《太素》作"爲辟"。義均同。噼、辟通僻。

〔11〕目 《靈樞》無。

〔12〕不能卒視 不能猝然而視也。與前文手太陽之筋云"目瞑良久乃能視"之義同。

〔13〕此 《靈樞》、《太素》均無。

〔14〕皆如右方也　也，《太素》無。楊上善注："皆用前方寒急焠刺也。"《靈樞發微》注："治之者，用燔鍼劫刺之，以知病爲刺痛數，以痛處爲輸穴，故曰治法如右方也。前俱詳言，而又申言之，叮嚀之意也。"按本文承上文"口目爲之僻，目眥急，不能卒視"而來，所言"治此"，即治此病。故所云"皆如右方"者，具指也，非言治筋病諸方。馬注非是。

按：經筋爲人體組織結構一重要内容，有關其部位、作用及與十二經脉之異同等，前人均有概括性論述。楊上善云："十二經筋與十二經脉，俱稟三陰三陽行於手足，故分爲十二。但十二經脉主於血氣，内營五藏六府，外營頭身四支。十二經筋，内行胸腹郭中，不入五藏六府。脉有經脉、絡脉；筋有大筋、小筋、膜筋。十二經筋起處與十二經脉流注並起於四末，然所起處有同有別。其有起維筋、緩筋等，皆是大筋別名也。"張介賓云："十二經脉之外，而復有所謂經筋者何也？蓋經脉營行表裏，故出入藏府，以次相傳。經筋聯綴百骸，故維絡周身，各有定位。雖經筋所行之部，多與經脉相同，然其所結所盛之處，則惟四肢谿谷之間爲最。以筋會於節也。筋屬木，其華在爪，故十二經筋，皆起於四肢爪甲之間，而後盛於輔骨，結於肘腕，繫於膝關，聯於肌肉，上於頸項，終於頭面，此人身經筋之大略也。筋有剛柔，剛者所以束骨，柔者所以相維。亦猶經之有絡，綱之有紀。故手足項背直行附骨之筋皆堅大，而胸腹頭面支別橫絡之筋皆柔細也。但手足十二經之筋，又各有不同者，如手足三陽行於外，其筋多剛，手足三陰行於内，其筋多柔。而足三陰陽明之筋，皆聚於陰器。故曰前陰者，宗筋之所聚。此又筋之大會也。然一身之筋，又皆肝之所生，惟足厥陰之筋絡諸筋，而肝曰罷極之本。此經脉經筋之所以異也。"楊、張之論，多能闡發經義，對學習本篇内容，頗有參考意義。

十二經筋之病，概言之有二，即寒者筋急，熱則筋縱。至其發病，因部位而異，亦有多樣。由於筋病，各有定位，故刺治之法，遂以病之局部爲腧穴，此即後世所謂"天應穴"、"阿是穴"之原義也。至於十二月之言痺，乃應"人與天地相參"之義。不可拘泥。

骨度腸度腸胃所受第七

本篇自"黄帝問曰:"至"細而沉者多氣",見《靈樞·骨度》、《太素·骨度》。自"曰:願聞六府傳穀者"至"廻曲環反三十二曲",見《靈樞·腸胃》、《太素·腸度》。自"曰:人不食七日而死"至"故七日死矣",見《靈樞·平人絶穀》、《太素·腸度》。

提要:本篇主要説明軀體各部之骨度;胃、腸之長度、廣度及容量;七日不食而死的原因等。故以此名篇。

黄帝問曰:脉度[1]言經脉之長短,何以立[2]之?伯高[3]對曰:先度其骨節之大小廣狹長短[4],而脉度定矣。

曰:人長七尺五寸[5]者,其骨節之大小長短,知[6]各幾何?曰:頭一作頸[7]。之大骨圍[8]二尺六寸,胸圍[9]四尺五寸,腰圍[10]四尺二寸,髮所覆者,顱至項[11]一尺二寸,髮以下至頤[12]長一尺。君子參又作三,又作終[13]。折[14]。

[1] 脉度 《太素》注:"脉度,謂三陰三陽之脉所起之度。"按今《靈樞》有《脉度》篇,亦係源於古醫籍。據下文"言"字義,此當指古醫學文獻言,故楊注非是。若下文"脉度定矣"之"脉度",則爲脉之度數也。度,計長之則也。《書·舜典》:"同律度量衡。"釋文:"度,丈尺也。"《漢書·律曆志上》:"度者,分、寸、尺、丈、引也,所以度長短也。"

[2] 立 確定也。《後漢書·郎顗傳》:"主名未立。"李賢注:"立猶定也。"

[3] 伯高 此下明抄本有"《九墟》作皮伯"五小字注文,皮爲"歧"之誤。今《靈樞》、《太素》均同本經。

[4] 先度其骨節之大小廣狹長短 《太素》注:"人之皮肉可肥瘦增減,骨節之度不可延縮,故欲定脉之長短,先言骨度也。"

[5] 人長七尺五寸 《太素》注:"衆人之中,又爲三等。七尺六寸以上,名爲大人;七尺四寸以下,名爲小人;七尺五寸,名爲中人。今以中人爲法,則大人小人皆以爲定。何者?取一合七尺五寸人身量之,合有七十

五分。則七尺六寸以上大人,亦準爲七十五分;七尺四寸以下乃至嬰兒,亦準七十五分。以此爲定,分立經脉長短,並取空穴。"《類經》卷八第十八注:"常人之長,多以七尺五寸爲率。如《經水篇》岐伯云八尺之士,《周禮·考工記》亦曰人長八尺。乃指偉人之度而言。皆古秦尺數也。"楊、張二注言取中人或常人身高爲準定爲七尺五寸之説爲是。此言尺、寸,亦古制也。至度穴分寸之用,則僅爲等矩數,非度量衡標準,即楊氏所謂"七十五分"。分者,份也。

〔6〕知 明抄本作"者",連上句讀,疑非是。《靈樞》、《太素》均無。

〔7〕一作頸 明抄本無。

〔8〕頭之大骨圍 《太素》注:"自頸項骨以上爲頭顱骨,以爲頭大骨也。當其粗處,以繩圍也。"圍,周邊長度也,如《周禮·考工記》鳧氏:"以其甬長爲之圍。"楊注"以繩圍也",義爲動詞,非是。

〔9〕胸圍 《太素》注:"缺盆以下,髑骬以上,爲胸。當中圍也。"

〔10〕腰圍 《太素》注:"當二十一椎腰輸之中圍也。"《類經》卷八第十八注:"平臍周圍曰腰。"《靈樞識》:"簡案:平臍周圍無骨,此蓋謂腰髖骨之周圍。"按丹波氏之説,與楊注義近,然此處之圍長數不應小於胸圍,似與"四尺二寸"之數不合。張注"平臍周圍"説,對後部腰椎骨而言,雖周圍無骨,亦合腰圍之義,且與四尺二寸數合。亦通。

〔11〕髮所覆者顱至項 《太素》注:"頭顱骨,取髮所覆處,前後量也。"《類經》卷八第十八注:"髮所覆者,謂髮際也。前髮際爲額顱,後髮際以下爲項。"

〔12〕髮以下至頤 《太素》注:"髮際以下至頤端。"此當指自前髮際至頤下方。

〔13〕又作三,又作終 明抄本無。

〔14〕君子參折 參,《靈樞》作"終"。《太素》注:"一尺面分中,分爲三。三分謂天地人。君子三分齊等,與衆人不同也。參,三也。"《類經》卷八第十八注:"終,終始也。折,衷也。言上文之約數雖如此,然人有大小不同。故君子當約其終始,而因人以折衷之。此雖指頭胸爲言,則下部亦然矣。"楊氏"三分"説,義不可解。張注據《靈樞》作"終始""折衷"之解,近乎臆斷,不足爲訓。詳《内經》中言"君子"者數四。如《素問·六元正紀大論》少陽司天之政,五之氣,"民避寒邪,君子周密"。太陰司天之政,

333

五之氣，"君子周密，民病皮膝"。是君子與民對舉。《靈樞·通天》陰陽和平之人，"衆人皆曰君子"。是君子與衆人對舉。本篇"人長七尺五寸者"之前，《靈樞》原有"願聞衆人之度"六字，而本經無者，略之也。可証本文言"君子"，亦與"衆人"對舉。是前言衆人之度，此復言"君子參折"之。參折者，以衆人之度爲率，參驗而裁定之。參，驗証也。如《春秋繁露·立元神》："察其好惡以參忠佞。"折，裁定也。如《法言·吾子》："衆言淆亂，則折諸聖。"

　結喉以下至缺盆中[1]，長四寸。缺[2]盆以[3]下至髑骬[4]，長九寸，過則肺大，不滿則肺小[5]。髑骬以下至天樞[6]，長八寸，過則胃大，不及則胃小[7]。天樞以下至橫骨[8]，長六寸半，過則迴腸廣長，不滿則狹短[9]。

〔1〕結喉以下至缺盆中　《類經》卷八第十八注："舌根之下，肺之上系，屈曲外凸者，爲結喉。"《醫宗金鑑》卷八十周身名位骨度："結喉者，喉之管頭也。其人瘦者，多外見頸前，肥人則隱於肉内，多不見也。"《太素》注："結喉端至缺盆中，不取上下量。"《類經圖翼》卷三注："此以巨骨上陷中而言，即天突穴處。"按楊注"不取上下量"之說，似非是，若橫量則與下文"四寸"之數不合，張注指爲天突穴處爲是。義謂左右缺盆之中。

〔2〕缺　此上原衍"至"字，據明抄本、正抄本、《靈樞》、《太素》删。

〔3〕以　原脱，據明抄本、正抄本、《靈樞》、《太素》及此下文例補。

〔4〕髑骬　此下明抄本分別有"音曷"、"音于，又音旱"七小字音注。《類經》卷八第十八注："髑骬，一名鳩尾，一名尾翳，蔽心骨也。"

〔5〕過則肺大，不滿則肺小　滿，明抄本作"過"，注云："一作滿。"《太素》注："心肺俱在胸中，心在肺間，故不言大小也。"《類經》卷八第十八注："缺盆之下，鳩尾之上，是爲胸，肺藏所居，故胸大則肺亦大，胸小則肺亦小也。"

〔6〕天樞　明抄本作"臍"，注云："一作天樞。"按天樞適當臍旁，與臍平行，故兩義均通。然據下文復以天樞爲標點，而不言臍者，當作"天樞"爲是。

〔7〕過則胃大，不及則胃小　過下明抄本有"者"字，疑衍。及，明抄本及《太素》均作"滿"。《太素》注："八寸之中亦有脾藏，以其胃大，故但

言胃大小。"《類經》卷八第十八注："髑骬之下，臍之上，是爲中焦，胃之所居，故上腹長大者，胃亦大，上腹短小者，胃亦小也。"

〔8〕橫骨 《太素》注："橫骨，在陰上橫骨。"《釋骨》："髑骬直下橫兩股間者，曰橫骨，曰骨際骨。其中央兩垂而壓陰器者，曰曲骨。"

〔9〕過則迴腸廣長，不滿則狹短 長，明抄本作"大小"，疑有誤。狹，《太素》無。《類經》卷八第十八注："自天樞下至橫骨，是爲下焦，迴腸所居也。故小腹長大者，迴腸亦大，小腹短狹者，迴腸亦小也。"

橫骨長六寸半，橫骨上廉以下至內輔[1]之上廉，長一尺八寸。內輔之上廉以下至下廉[2]，長三寸半。內輔之[3]下廉以下[4]至內踝[5]，長一尺三寸。內踝以下至地，長三寸。膝膕以下[6]至跗屬[7]，長一尺六寸。跗屬以下至地，長三寸。故骨圍大則大過，小則不及[8]。

〔1〕內輔 《太素》注："內輔，膝下內箱骨，輔脛之也。"

〔2〕內輔之上廉以上至下廉 《類經》卷八第十八注："此言輔骨之上下隅也。"此指膝內輔骨粗隆部之上下邊際。

〔3〕之 原脫，據《太素》及上句文例補。

〔4〕以下 原脫，《靈樞》有"下"字。據《太素》及上句文例補。

〔5〕內踝 《類經》卷八第十八注："足跟前兩旁高骨爲踝骨，內曰內踝，外曰外踝。"

〔6〕膝膕以下 《太素》注："從膝以下，當膝曲處量也。"

〔7〕跗屬 《類經圖翼》卷三："跗屬者，凡兩踝前後脛掌所交之處，爲跗之屬也。"

〔8〕骨圍大則大過，小則不及 《太素》注："故頭骨圍大，則過於身骨，頭骨圍小，不及身骨也。"《靈樞發微》注："上節頭之大骨爲圍，此節腰骨爲圍者，大則以下之數皆太過，小則以下之數皆不及。"《類經》卷八第十八注："凡上文所言，皆中人之度，其有大者過之，小者不及也。下文同法。"按前文言頭圍、胸圍、腰圍者，專指該部之橫度長也。此言骨圍者，當係泛指諸骨圍也。骨圍大者，骨有餘也，骨圍小者，骨不足也。大過，太過，有餘也。不及，不足也。楊、馬注以頭骨、腰骨爲準，以度諸骨之過與不及，疑非是。

角^[1]以下至柱骨^[2]，長一尺。一作寸。行腋中不見者，長四寸^[3]。腋以下至季脇，長一尺二寸。季脇以下至髀樞，長六寸^[4]。髀樞以下至膝中^[5]，長一尺九寸。膝以下至外踝^[6]，長一尺六寸。外踝以下至京骨^[7]，長三寸。京骨以下至地，長一寸。

〔1〕角　《太素》注：“後額角。”《類經》卷八第十八注：“角，頭側大骨，耳上高骨也。”楊注指額角，張注指頭側角，兩説不同。額角，當指前髮際左右兩側曲角處。本文言“角以下至柱骨長一尺”，若以前文“髮所覆者顱至項一尺二寸”之數相較，似當以額角爲是。

〔2〕柱骨　《類經》卷八第十八注：“肩骨之上，頸項之根也。”

〔3〕行腋中不見者，長四寸　《太素》注：“排手而行，取腋下不見處以上至柱骨，四寸也。”《靈樞發微》注：“肩上脇下際爲腋。自柱骨行於腋下之隱處，長四寸。”《類經》卷八第十八注：“此自柱骨下通腋中，隱伏不見之處。”按諸注皆云自柱骨至腋下不見處爲四寸，實難通也。自柱骨至腋下一段，若以餘處尺度相較，長有尺餘，非止四寸也。四寸之地，若僅指腋中不見處，義尚通。若作柱骨至腋下解，從軀體骨度分段而論，義可取，然“行”上，按文例當有“柱骨以下”等字樣，“四寸”上，或脱“一尺”二字。故本文疑有脱誤，待考。

〔4〕六寸　按季脇至髀樞一段，相當於章門至環跳垂直尺寸，今皆作九寸計，似與餘部之尺寸亦合，故疑古經作“六寸”，或有誤也。

〔5〕至膝中　《太素》注：“當膝側中。”此指膝側部正中處。

〔6〕至外踝　《太素》注：“至外踝之中也。”此指外踝正當中處。

〔7〕京骨　《太素》注：“外踝下如前高骨，名曰京骨。”《釋骨》：“足外側大骨曰京骨。”京，高大也。《説文·京部》：“人所爲絶高丘也。”段玉裁注：“按釋詁云：京，大也。其引申之義也。凡高者必大。”此處有穴，亦名京骨，因骨而得名也。

耳後當完骨^[1]者，廣九寸。耳前當耳門^[2]者，廣一尺二寸^[3]。一作三寸^[4]。兩顴^[5]之間，廣^[6]七寸^[7]。兩乳之間，廣九寸半^[8]。兩髀之間，廣六寸半^[9]。

〔1〕當完骨　相當於完骨處。《類經》卷八第十八注：“耳後高骨曰

完骨。足少陽穴名,入髮際四分。"《釋骨》:"玉枕骨其旁下高以長在耳後者,曰完骨。"《醫宗金鑑》卷八十周身名位骨度:"耳後之棱骨名曰完骨,在玉枕下兩旁之棱骨也。"

〔2〕當耳門　相當於耳門處。耳門,穴名,詳見本書卷三第十一。

〔3〕二寸　《靈樞》、《太素》均作"三寸",與原校同。

〔4〕一作三寸　明抄本無。

〔5〕顴　此下明抄本有"音權"二小字音注。

〔6〕廣　《靈樞》、《太素》均作"相去"二字,與上下文例不合,疑非是。

〔7〕七寸　原作"九寸半",原校云:"《九墟》作七寸。"《靈樞》、《太素》均作"七寸"。律以上文言"耳前當耳門者,廣一尺二寸",而此作"九寸半",兩廣度相較,其差數決不止二寸半,是此誤明矣,故據改,並刪原校。

〔8〕兩乳之間,廣九寸半　《類經圖翼》卷三注:"當折八寸爲當。"按本書卷三胸穴膻中居中,傍開二寸爲神封,神封傍開二寸爲乳中。是則乳至中綫爲四寸,兩側合爲八寸。此古《明堂》數也,與本文所言有差。亦或經文有誤,待考。

〔9〕兩髀之間,廣六寸半　《太素》注:"兩髀取中也。"《類經圖翼》卷三注:"此當兩股之中,橫骨兩頭之處,俗名髀縫。"按楊注"取中"說,似不取外、內側,而取手中,此亦難合六寸半之數。張注取橫骨兩瑞,應髀骨內廉,當是。

　　足長[1]一尺二寸,廣四寸半。肩至肘[2],長一尺七寸。肘至腕,長一尺二寸半。腕至中指本節[3],長四寸。本節至其末[4],長四寸半。

〔1〕足長　《太素》注:"取足中指至足跟端量之。"

〔2〕肩至肘　《類經》卷八第十八注:"肩,肩端也。臂之中節曰肘。"此取肩端至肘下端。

〔3〕本節　《太素》注:"指有三節,此爲下節,故曰本節。"《類經》卷八第十八注:"本節,指之後節根也。"本,根也,本節,根節也。

〔4〕末　《類經》卷八第十八注:"末,指端也。"

項髮^[1]以下至脊骨^[2]，長三^[3]寸半。一作二寸^[4]。脊骨^[5]以下至尾骶^[6]二十一節，長三尺。上節^[7]長一寸四分^[8]分之一，奇分在下^[9]，故上七節下至膂骨^[10]九寸八分分之七。

此眾人^[11]骨之^[12]度也，所以立經脉之長短^[13]也。是故視其經脉^[14]之在於身也，其見浮而堅^[15]，其見明而大者，多血。細而沈者，多氣^[16]。乃經之長短也^[17]。

〔1〕項髮　《太素》注："從後髮際下至脊端量之也。"

〔2〕脊骨　《靈樞》作"背骨"。《太素》作"膂骨"。《説文·肉部》："背，脊也。"呂部："呂，脊骨也。"率部："脊，背呂也。"呂通膂。是背、脊、膂，渾言之，義亦互通。《釋名·釋形體》："脊，積也。積續骨節終上下也。"亦謂脊骨通上下而言。《釋骨》："項大椎之下廿一節，通曰脊骨，曰脊注，曰膂骨，曰中胙。……其以上七節曰背骨者，則第八節以下乃曰膂骨。"沈氏後説，乃據後文"上節下至膂骨"之義立論。"背骨"之詞，僅見《靈樞》本文，別書不載，或誤。

〔3〕三　《太素》同。《靈樞》作"二"，與原校同。

〔4〕一作二寸　明抄本無。

〔5〕脊骨　《靈樞》、《太素》均作"膂骨"，義同。

〔6〕尾骶　此下明抄本有"音氐"二小字音注。尾骶者，脊骨之最下端骨也。《素問·刺熱》："榮在骶也。"王冰注："脊節之謂椎，脊窮之謂骶。"《釋骨》："末節曰尻骨，曰骶骨，曰尾骶。亦曰骶，曰尾屈，曰撅骨，曰窮骨。"

〔7〕上節　《太素》注："舉上一節以爲例，餘皆同也。"

〔8〕分　此下原衍"分之七奇"四字，據《靈樞》、《太素》删。

〔9〕奇分在下　《類經》卷八第十八注："故上之七節共長九寸八分七釐，其有餘不盡之奇分，皆在下部諸節也。"按此文義不甚明，張注似難盡義，待考。

〔10〕上七節下至膂骨　《靈樞發微》注："膂骨以下計有七節，乃自膈俞而上至膂骨之數也。"《類經》卷八第十八注亦指上七節乃二十一節之上七節。按馬、張兩家均認爲膂骨即脊骨，膂骨至尾骶二十一節，然與本文所謂"上七節下至膂骨"之文義不合，既云膂骨二十一節，則所謂"下至膂

骨"者,定當在二十一節脊骨之上,方合文義。《釋骨》云:"云上七節至於脊骨,則上七節皆背骨,而脊骨自八節以下明矣。"沈氏此説,於經文中,尚無佐証。竊以爲既言"上七節下至脊骨",則此"七節"必在二十一節之上,且上文雖有"項髮以下至脊骨"之長度,然無頸椎之骨度。頸椎正七節,又居脊骨之上,是本當是言頸椎七節也。若此則與文中言"上""下"之義,亦合拍矣。

〔11〕 衆人 衆,多也。衆人者,多數人,即今言一般人。

〔12〕 骨之 《太素》作"之骨"。

〔13〕 所以立經脉之長短 《太素》注:"此以衆人骨度多同,以立經脉長短也。"《靈樞發微》注:"此經言骨度可以定脉度之長短。"此復言以骨度爲則,以定脉度,至於脉行之屈曲迴還,支別絡屬,皆未計也。

〔14〕 脉 《太素》作"胳"。

〔15〕 堅 此上明抄本有"在"字,疑衍。此下《太素》有"者"字。

〔16〕 多氣 《太素》作"少氣"。楊上善注:"或作多氣也。"氣下《靈樞》、《太素》均有"也"字。

〔17〕 乃經之長短也 《靈樞》、《太素》均無此六字。疑系後人注文誤爲正文。

按:上文"是故視其經脉之在於身也……細而沈者,多氣"一段,雖《靈樞》、《太素》與本經亦同,終嫌其與本篇內容義不相屬。或系古經錯落致誤。《素問識》:"簡案:此一節與骨度不相涉,疑是他篇錯簡。"又本篇言骨度,除爲定脉度之準則外,亦爲腧穴定位所取分寸之主要依據。至其所言具體長度,乃系古制,與今尺有別。

曰:願聞六府傳穀者[1],腸胃之大小長短,受穀之多少奈何? 曰[2]:穀之[3]所從出入淺深遠近長短[4]之度。唇至齒長九分。口廣[5]二寸半。齒以後至會厭[6]深三寸半,大容五合[7]。舌重十兩,長七寸,廣二寸半。咽門[8]重十兩,廣二寸半[9],至胃[10]長一尺六寸[11]。胃紆曲屈[12],伸之[13]長二尺六寸[14],大一尺五寸,徑[15]五寸,大容三一作二[16]。斗五升。

小腸後附脊[17]，左環迴周[18]葉一作疊，下同。積[19]。其注於迴腸者[20]，外附[21]於臍上，迴運環反[22]十六曲，大二寸半[23]，徑八分分之少半[24]，長三丈二尺[25]。一作三尺[26]。迴腸當臍，左環[27]迴周葉積而下，迴運環反十六曲[28]，大四寸[29]，徑一寸寸之少半[30]，長二丈一尺[31]。廣腸[32]傅[33]脊，以受迴腸[34]，左環葉積[35]。一作脊[36]。上下辟[37]大八寸，徑二寸寸之大半[38]，長二尺八寸。腸胃所入至所出，長六丈四寸四分[39]，迴[40]曲環反三十二曲。

〔1〕六府傳穀者　《太素》注：「三膲府傳於穀氣，膽府受於穀精，三腸及胃傳穀糟粕。傳糟粕者，行穀之要，故腸胃有六種之別者。」

〔2〕曰　此下明抄本、《靈樞》、《太素》均有「請盡言之」四字。此等字樣，本經刪削甚多，明抄本或係後人據《靈樞》等補入。

〔3〕之　《靈樞》無。

〔4〕出入淺深遠近長短　《太素》注：「穀行從口曰入，洩肛曰出，自脣至齒爲淺，從咽至腸曰深，穀至於胃曰近，從胃向膻曰遠，腸十六曲曰長，咽一尺六寸曰短也。」

〔5〕口廣　口，原脫，據《靈樞》、《太素》、《難經·四十二難》補。口廣者，口之橫長度也。

〔6〕會厭　《太素》注：「會厭，舌後喉嚨上，出氣入鼻口之孔，上有肉壓蓋孔，開闔氣之出入也。」《類經》卷四第二十六注：「會厭在咽喉之上，乃所以分水穀，司呼吸，不容其相混者也。」

〔7〕大容五合　此言口之大，可受五合之容量。本文言合及下文言升、斗，亦皆古制，與今制不同。

〔8〕咽門　《太素》注：「咽，會厭下食孔也。」《難經·四十二難》楊注：「咽，嚥也。言可以嚥物也。又謂之嗌，言氣之流通阨要之處也。咽爲胃之系也。」咽者，水穀入胃之通孔，若門戶焉，故曰咽門。

〔9〕廣二寸半　《難經·四十二難》同。《太素》作「咽大二寸半」，義亦同。《靈樞》作「廣一寸半」，而胡氏古林書堂本及道藏本等，均同本經。故疑「一寸半」説非是。

〔10〕胃　此下《外臺》卷十六咽門論及傷破聲嘶方有「管」字。

〔11〕寸　此下《難經·四十二難》有“喉嚨重十二兩,廣二寸,長一尺二寸,九節”一段十六字。《素問識》簡案:“恐本經脫之也。”按《難經》此文,《靈樞》、《素問》、《太素》及本經均不載,然《難經》亦必據古醫籍爲文,故丹波氏疑脫,義有可取。然不當脫於此下,以喉嚨爲氣道,與水穀無涉,亦或骨度中應有此文,待考。

〔12〕胃紆曲屈　此言胃彎曲也。紆,亦曲屈也。《説文·糸部》:“紆,詘也。”詘,彎曲也。《説文·言部》:“詘,詰詘也。”段玉裁注:“二字雙聲,屈曲之意。”又《淮南子·本經》:“盤紆刻儼。”高誘注:“紆,曲屈。”

〔13〕伸之　《太素》注:“胃中央大,兩頭小,伸而度之,二尺六寸也。”以骨體曲屈,故伸而度其長。

〔14〕六寸　正抄本作“一寸”,疑誤。

〔15〕徑　《類經》卷四第二十六注:“徑言直過之數,餘準此。”即今言直徑。

〔16〕一作二　明抄本無。

〔17〕附脊　附著於脊。附,著也。《詩·小雅·角弓》:“如塗塗附。”毛亨傳:“附,著也。”

〔18〕左環迴周　迴周,《太素》無。據下文言大腸文,以本經爲是。左環迴周者,言小腸向左屈曲環繞運轉也。環、周,繞也。迴,迂曲也。《廣韻·隊韻》:“迴,曲也。”

〔19〕葉積　《太素》同。正抄本、《靈樞》、《難經·四十二難》:《千金》卷十四第一均作“疊”,與原校同。葉,聚積也,《説文通訓定聲·謙部》:“《方言》三:葉,聚也。按叢也。”疊,累積也。是葉積與疊積,義可互通。

〔20〕其注於迴腸者　《難經·四十二難》楊注:“大腸即迴腸也。以其迴曲,因以名之。”小腸與大腸相接處,非直接對合,尚有闌門爲遮。故言其注於迴腸者,以示有別。

〔21〕附　明抄本、《太素》均作“傅”。《説文通訓定聲·豫部》:“傅,叚借爲附。”

〔22〕迴運環反　反,原作“及”,據正抄本、《太素》及下文文例改。迴運環反者,反復迂曲環繞運轉也。

〔23〕大二寸半　《千金》卷十四第一作“二寸四分”。

〔24〕分之少半 《難經·四十二難》楊注:"三分有二爲大半,有一爲少半。"《史記·項羽本紀》:"漢有天下太半。"韋昭注:"凡數三分有二爲太半,一爲少半。"太同大。

〔25〕三丈二尺 《靈樞》、《太素》、《難經·四十二難》均同。《千金》卷十四第一作"二丈四尺"。原注云:《難經》、《甲乙》云:長二丈二尺,大二寸半,徑八分分之少半。"疑注文"二丈"爲"三丈"之誤。故仍當以本文爲是。

〔26〕一作三尺 明抄本無。

〔27〕左環 《難經·四十二難》、《千金》卷十八第一、《素問·奇病論》王冰注引《靈樞經》均作"右環"。

〔28〕十六曲 《千金》卷十八第一作"十二曲"。

〔29〕大四寸 《千金》卷十八第一作"廣六寸"。

〔30〕一寸寸之少半 寸之,《太素》無。《千金》卷十八第一作"一寸半"。

〔31〕二丈一尺 《靈樞》、《太素》均同。正抄本、《千金》卷十八第一均作"一丈二尺"。

〔32〕廣腸 《太素》注:"廣腸,白腸也,附脊以受大腸槽粕。"《類經》卷四第二十六注:"廣腸,大腸下節也,亦名直腸。"腽,《靈樞·淫邪發夢》:"客於胞腽,則夢溲便。"是廣腸即腽,直腸也。

〔33〕傅 原作"胕",原注:"一作傅。"《靈樞》、《太素》均作"傅",據改,並删原校。傅,附也。

〔34〕以受迴腸 《太素》注:"上受大腸之處,下出洩處。"

〔35〕葉積 正抄本作"疊積"。《靈樞》作"葉脊",與原校同。據前後文例,本經是。

〔36〕一作脊 明抄本無。

〔37〕上下辟 《太素》注:"辟,着脊也。"《靈樞發微》注:"上下盤辟。"《類經》卷四第二十六以"辟"與下文"大"字相連爲文,與《素問·奇病論》王冰注引《靈樞經》文斷句同,張注云:"辟,闢同。以其最廣,故云辟大八寸。"按如此斷句,與全篇文例不符。辟通襞,亦疊也。言其上下疊也。《文選·張協〈七命〉》:"萬辟千灌。"李善注:"辟謂疊之。"《說文通訓定聲·解部》:"辟,叚借爲襞。"又《素問·生氣通天論》:"辟積於夏。"楊

上善注："辟積，辟疊停廢之謂也。"義與此同。

〔38〕二寸寸之大半　寸之，《太素》無。《難經·四十二難》作"二寸半"。

〔39〕六丈四寸四分　《難經·四十二難》云："故腸胃凡長五丈八尺四寸。"楊注："據《甲乙經》言，腸胃凡是六丈四寸四分。所以與此不同者，《甲乙經》從口至䐃腸而數之，故長。此經從胃至腸而數之，故短。亦所以互相發明，非有謬也。"按《難經》不計從唇至胃一段二尺四分，故得此數，楊說是。

〔40〕迴　此上《太素》有"其"字。

人不食[1]七日而死者[2]何也？曰：胃大一尺五寸，徑[3]五寸，長二尺六寸，橫屈[4]，受水穀[5]三斗五升[6]。其中之穀常留者二斗，水一斗五升[7]而滿。上焦泄氣，出其精微，慓悍滑疾[8]。下焦下溉，泄諸小腸[9]。小腸大二寸半，徑八分分之少半，長三丈二尺，受[10]穀二斗[11]四升，水六升三合合之大半。迴腸大四寸，徑一寸寸之少半，長二丈一尺，受[12]穀一斗，水七升半[13]。廣腸大八寸，徑二寸寸之[14]大半，長二尺八寸，受穀[15]九升三合八分合之一。腸胃之長，凡五丈八尺四寸[16]，受水穀九斗二升一合合之大半[17]。此腸胃所受水穀之數也。

〔1〕人不食　《靈樞》、《太素》均作"人之不食"。《難經·四十三難》作"人不食飲"，據後文言"故平人不飲不食七日而死"文義，當以作"人不食飲"爲是。

〔2〕者　《靈樞》、《太素》均無。

〔3〕徑　《千金》卷十六第一作"俓"，俓同徑。《老子·五十三章》："而民好俓。"馬叙倫校詁："宋河上俓作俓。"

〔4〕橫屈　此言胃體屈曲橫居。

〔5〕水穀　《太素》無此二字。

〔6〕三斗五升　五升，《太素》無，與前文言胃"大容三斗五升"之數不合，疑非是。

〔7〕一斗五升　五升，《太素》無，與胃容量之數不合，疑有誤。

〔8〕出其精微,慓悍滑疾 慓悍下明抄本分別有"音票"、"音旱"四字音注。《太素》注:"上膲之氣,從胃上口而出,其氣精微,慓悍滑疾,晝夜行身五十周,即衛氣也。"按楊氏此解,亦可証"衛出上焦"之義。

〔9〕泄諸小腸 諸,正抄本無,疑脫。《靈樞》、《太素》均作"諸腸",連上句讀。《千金》卷十六第一同本經。

〔10〕受 此下《太素》有"一斗三合合之大半"八字。

〔11〕二斗 《太素》無,疑脫。

〔12〕受 此下《太素》有"一斗七升升之半"七字。

〔13〕七升半 《太素》作"七升升之半。"

〔14〕寸之 《太素》無。

〔15〕受穀 穀,《太素》無。《難經經釋·四十二難》注:"按廣腸止言受穀而不及小,義最精細。蓋水穀入大腸之時,已別泌精液,入於膀胱,惟糟粕傳入廣腸,使從大便出,故不云受水多少也。"

〔16〕凡五丈八尺四寸 《太素》作"凡長六丈四寸四分"。按《太素》所言,包括從唇至胃一段之長度,然上文既言"腸胃之長",且水穀不常留於口咽及胃管等處,故當以本經之數爲是。

〔17〕九斗二升一合合之大半 《太素》作"六斗六升六合八分合之一。"《難經·四十二難》作"八斗七升六合八分合之一。"

按:上文所言腸胃受水穀各具體數及總合數,本經與《靈樞》盡同,而與《太素》差異較大。與《難經·四十二難》各具體數相同,而總數則有別。今詳《太素》文,胃受水穀三斗,小腸受水穀一斗三合之大半,迴腸受水穀一斗七升升之半,廣腸受水穀九升三合八分合之一。計得六斗七升有餘,與其總數六斗六升六合八分合之一小有差。詳本經文,胃受水穀三斗五升,水腸受水穀三斗三合之大半,迴腸受水穀一斗七升半,廣腸受穀九升三合八分合之一。計得九斗二升一合有餘,與其總數基本相等。是則《難經》作八斗七升六合八分合之一者,當有誤也。然本經及《靈樞》等與《太素》之何以有差,尚待考。

平人則不然,胃滿則腸虛,腸滿則胃虛,更滿更虛[1],故氣得上下[2],五藏安定,血脉和利,精神乃居[3]。故神者,水穀之精氣也[4]。故腸胃之中[5]，常[6]留穀二斗[7]，水一斗五升[8]，故人[9]一日再至後[10]，後二升半，一日中五升。七日[11]，五七三斗五升，而留[12]水穀盡矣。故平人不飲不食[13]七日而死者，水穀精氣津液皆盡[14]，故七日而[15]死矣。

〔1〕更滿更虛　《太素》注："欲資水穀之味，故須盈也。欲受水穀之氣，故待虛也。"更，遞也。

〔2〕氣得上下　《太素》注："食滿胃中，則胃實腸虛也，腸虛故氣得下也。糟入腸中，則胃虛腸實也，胃虛故氣得上也。以其腸胃盈虛，氣得上下之也。"上下，猶升降也。此言氣機升降有序也。

〔3〕精神乃居　《太素》注："藏安脉和，則五神五精居其藏也。"按楊注訓"居"爲居處之義，似不妥。居，安也。《史記·秦始皇本紀》："其勢居然也。"居然，安然也。《玉篇·尸部》："居，安也。"

〔4〕神者，水穀之精氣也　《太素》注："水穀精氣，養成五神，故水穀竭，神乃亡也。"《靈樞集註》張志聰注："《六節藏象論》曰：五味入口，藏於腸胃，味有所藏，以養五氣，氣和而生，津液相成，神乃自生。故神者，水穀之精氣也。"

〔5〕腸胃之中　《難經·四十三難》作"人胃中"。按此下所言容量數，僅指胃也，故此文似不當有腸。《難經》文義勝。

〔6〕常　《靈樞》、《千金》卷十六第一均作"當"。當與常通。《墨子·明鬼下》："當晝日中處乎廟。"孫詒讓閒詁："當，吳鈔本作嘗，古字通用。"常，本爲嘗之假借。

〔7〕二斗　此下原有"四升"二字，《太素》、《千金》卷十六第一同。《靈樞》、《難經·四十三難》均無此二字。按此前亦云胃中常留者，穀二斗，且若作"二斗四升"合下文"水一斗五升"，計得三斗九升，與三斗五升之數亦不合，故據刪。又《太素》、《千金》亦與其前文言二斗之數不合，故並誤。

〔8〕一斗五升　《太素》、《千金》卷十六第一均作"一斗一升"。按《太素》與其前文言"一斗"之數不合，《千金》與其前文言"一斗五升"之數不合，疑並誤。

〔9〕人　《太素》、《難經·四十三難》均作"平人"。

〔10〕一日再至後　《靈樞》、《太素》均作"日再後"，義同。《難經·四十三難》作"日再至圊"。《千金》卷十六第一同本經，原校云："《甲乙》作圊。"與今本《甲乙》不同。圊，厠也。本文"後"，亦便厠也，義亦同。

〔11〕七日　原脱。若無此二字，則下文"五七三斗五升"之"七"字無着落矣，故據《靈樞》、《太素》、《難經·四十三難》、《千金》卷十六第一補。

〔12〕留　《難經·四十三難》無。

〔13〕不飲不食　《靈樞》、《太素》、《難經·四十三難》均作"不食飲"。《千金》卷十六第一同本經。

〔14〕精氣津液皆盡　精氣，《難經·四十三難》無。《太素》注："命門所藏，謂之精也。上膲宣五穀味，薰膚充身澤毛，如霧露之溉，遂謂之氣。腠理發洩出汗，謂之津。穀氣淖澤注於骨，骨屬屈伸，淖澤補益腦髓，皮膚潤澤，謂之爲液。水穀既盡，精氣津液四物皆盡，故七日死。"楊氏此解，義較局限，此當概言通體之精氣津液。

〔15〕而　原脱。據明抄本、《靈樞》、《太素》、《千金》卷十六第一及前文文例補。

頭直鼻中髮際傍行至頭維凡七穴第一 本篇

自"黄帝問曰"至"以舍大氣也"。見《素問·氣穴論》、《太素·氣穴》。

提要:本篇主要説明氣穴三百六十五以應一歲及孫絡、谿谷溢奇邪通榮衛的重要意義;闡述了頭中綫沿前髮際邊緣橫開至頭維,一個單穴、三個雙穴共七個腧穴的穴位及刺、灸分壯等,故以此名篇。

黄帝問曰:氣穴三百六十五,以應一歲[1]。願聞孫絡[2]谿谷,亦各有[3]應乎?岐伯對曰:孫絡谿谷,三百六十五穴會[4],以應一歲,以淪[5]《素問》作溢。奇邪[6],以通榮衛。肉之大會爲谷,肉之小會爲谿,肉分之間,谿谷之會,以行榮衛,以舍[7]《素問》作會。大氣[8]也。

〔1〕氣穴三百六十五,以應一歲 《素問吳註》注:"人身孔穴,皆氣所居,故曰氣穴。"此所言氣穴三百六十五,以應一歲,乃就總體而約言之,非謂氣穴數與一年之日數絶對相等。故《太素》注云:"此言三百六十五穴者,舉大數爲言,過與不及,不爲非也。"

〔2〕孫絡 《太素》注:"十五胳脉從經脉生,謂之子也;小胳從十五胳生,乃是經脉孫也。"《素問》王冰注:"孫絡,小絡也。謂絡之支別者。"

〔3〕各有 《素問》、《太素》均作"有所"。

〔4〕三百六十五穴會 《類經》卷七第八注:"孫絡之云穴會,以絡與穴爲會也。穴深在内,絡淺在外,内外爲會,故曰穴會。非謂氣穴之外,别有三百六十五絡穴也。"

347

〔5〕洫（xù 緒） 原作“洒”。《太素》作“洫”。洫與溢通。《莊子·齊物論》：“以言其老洫也。”陸德明釋文：“老洫，本亦作溢，同音逸。”《素問》正作“溢”。又《素問》同篇“榮溢”，《太素》亦作“營洫”。足証洫與溢，音義皆通。洫與洒形相近，故誤作“洒”，今據《太素》改。溢，滿而出之也。奇邪客於身中，可從穴會處溢出。

〔6〕奇邪 奇異不正之邪也。詳見卷一奇邪血絡第十四注。

〔7〕舍 《太素》作“會”，而楊上善注云：“以舍邪之大氣也。”可証《太素》原亦作“舍”。舍，《素問·瘧論》王冰注：“居止也。”

〔8〕大氣 《太素》注：“以舍邪之大氣。”《類經》卷七第八注：“以行榮衛之大氣者也。”《素問集註》張志聰注：“大氣，宗氣也。”按經文數言大氣，注家皆據境索義，如《素問·陰陽離合論》：“呼盡乃去，大氣皆出。”王冰注：“大氣，謂大邪之氣。”楊上善注義同。又：“大氣留止，故命曰補。”王冰注：“然此大氣，謂大經之氣。”《素問發微》注：“正氣之大者，即爲留止。”詳此文義，當以王、馬之注爲是。氣指正氣或經氣；大，言其盛也。

神庭[1]，在髮際[2]直鼻，督脈、足太陽陽明之會。禁不可刺，令人癲疾目失精[3]。灸三壯[4]。

〔1〕神庭 《醫經理解·穴名解》：“頭顱之上，人神之所出入也。”《藝文類聚·人部》：“《春秋元命苞》曰：頭者，神所居。”《說文·广部》：“庭，宮中也。”此穴適當頭部，神居之處，以庭喻之，故名神庭。

〔2〕在髮際 《外臺》卷三十九作“在入髮際五分”，爲是。

〔3〕令人癲疾目失精 目失精，目失明也。《法言·問明》：“子貢辭而精之。”李軌注：“精，明也。”

〔4〕壯 《千金》卷二十九第六云：“凡言壯數者，若丁壯遇病，病根深篤者，可倍多於方數；其人老小羸弱者，可復減半。”《夢溪筆談·技藝》云：“醫用艾一灼，謂之一壯者，以壯人爲法，其言若干壯，壯人當用此法，老幼羸弱，量力減之。”此說義難解。《說文通訓定聲·壯部》段借爲灼：“醫經以艾灸體曰壯。壯者，灼聲之轉。”又“段借爲戕”。義亦通。戕，傷也。《國語·晉語》：“可以小戕。”韋昭注：“戕，猶傷也。”蓋古代灸法，常以灼傷爲度，故壯訓灼、訓傷義均通。

曲差[1]，一名鼻衝，俠[2]神庭兩傍各一寸五分[3]，在髮際[4]，足太陽脈氣所發[5]，正頭取之。刺入三分，灸五壯。

〔1〕曲差 《醫經理解·穴名解》：“言自攢竹而上，曲而向外，略有

參差也。”《説文・左部》：“差，貳也，差不相值也。”足太陽脉自睛明、攢竹穴處直上至髮際，曲而傍行，與前行之脉不相值，故名曲差。

〔2〕俠 與夾通。《集韻・洽韻》：“俠，傍也。”

〔3〕一寸五分 此以兩頭維之間作九寸而折算的分寸。

〔4〕在髮際 《銅人》卷三作“入髮際”，義勝。

〔5〕足太陽脉氣所發 《醫心方》卷二云：“足陽明胃府，又足太陽旁光（膀胱）。”

　　本神[1]，在曲差兩傍各一寸五分，在髮際[2]，一曰直耳上，入髮際四分[3]。足少陽、陽維之會。刺入三分，灸五壯[4]。

〔1〕本神 《醫經理解・穴名解》：“腦者，人之本，根本之地，人神之所在也。”頭爲神之居，亦爲神之本，故名本神。

〔2〕在髮際 《千金》卷三十九同，孫真人《千金》及《千金翼》卷二十六均無此三字。在，《外臺》卷三十九、《醫心方》卷二均無。《銅人》卷三作“入髮際”，義勝。

〔3〕一曰直耳上，入髮際四分 一，原爲墨丁，據明抄本補。《外臺》卷三十九、《千金》卷二十九、《銅人》卷三均同。正抄本、孫真人《千金》、《千金翼》卷二十六、《醫心方》卷二均無此十字。按“直耳上”之説，與上文“在曲差兩傍各一寸五分”之位置不合，且本穴不在耳上，故不可從。

〔4〕五壯 原作“三壯”，據《外臺》卷三十九、《醫心方》卷二改。

　　頭維[1]，在額角髮際[2]，俠本神兩傍各一寸五分，足少陽、陽明[3]之會。刺入五分，禁不可灸。

〔1〕頭維 《經穴解・足陽明胃經》：“此乃本經經脉上行，由大迎而上，所行皆手足少陽面側部分，而上維於額角後，横折至督脉之神庭而終，乃本經曲折環維之所，故曰頭維。”《醫經理解・穴名解》：“頭維在額角入髮際，謂頭以此爲兩維也。”按維，角也。《儀禮・大射儀》：中離維綱。”鄭玄注：“候有上下綱，其邪制躬舌之角者爲維。”《淮南・天文》：“東北爲報德之維也。”高誘注：“四角爲維。”本穴在頭部額角，故名頭維。

〔2〕髮際 《銅人》卷三作“入髮際”，義勝。

〔3〕陽明 原作“陽維”，蓋涉上本神穴而誤，據《素問・氣府論》王冰注、《醫心方》卷二、《銅人》卷三改。

　　按：本穴《外臺》卷三十九列入足少陽膽經，《銅人》卷二列入足陽明胃經,後皆從之。

頭直鼻中入髮際一寸循督脉却行至風府凡八穴第二

提要:本篇主要闡述頭部與鼻相直的中綫入髮際一寸處,沿督脉向後至風府共八個單穴的穴位及刺、灸分壯等,故以此名篇。

上星[1],在顱[2]上,直鼻中央,入髮際一寸,陷者中,可容豆[3],督脉氣所發。刺入三分,留六呼[4],灸五壯[5]。

〔1〕上星　此下原有"一穴"二字。本卷穴位,無論單穴與雙穴,其體例均不標明一穴或二穴,故據正抄本及《外臺》卷三十九、《醫心方》卷二删。《醫經理解·穴名解》:"穴如星之居上也。"

〔2〕顱　頭額骨也。《説文·頁部》:"顱,顓顱,首骨也。"

〔3〕陷者中,可容豆　《外臺》卷三十九、《千金》卷十第六及卷二十九、《千金翼》卷二十六均作"陷容豆"。《素問·刺熱》及《素問·氣府論》王冰均作"陷者中容豆。"《醫心方》卷二無此六字。按本卷諸穴之在凹陷處者,皆曰"陷者中",故當以本經爲是。可容豆,即其凹陷處,可容一豆。《説文·朱部》:"朱,豆也,朱象豆生之形。"段玉裁注:"朱、豆,古今語,亦古今字。此以漢時語釋古語也。"

〔4〕呼　鍼刺計時稱謂。指呼吸一次的時間,稱一呼或一吸。如《資生經》三里穴之瀉七吸、天柱穴之瀉五吸等。蓋鍼刺有補瀉之不同手法,凡一般刺或補法,以呼氣計時者,曰留幾呼;瀉法以吸氣計時者,曰瀉幾吸。

〔5〕五壯　原作"三壯",據《外臺》卷三十九、《素問·刺熱》及《素問·氣府論》王冰注、《醫心方》卷二改。

顖會[1],在上星後一寸,骨間[2]陷者中,督脉氣所發。刺入四分,灸五壯。

〔1〕顖會　此下《醫心方》卷二有"一名天窗"四字,然《外臺》卷三十九、《千金》卷二十九、《千金翼》卷二十六,以及《素問·刺熱》、《素問·氣穴論》、《素問·水熱穴論》等王冰注均無,此四字是否古經文,待考。又頸部已有一天窗穴,再以天窗爲本穴別名,疑非是。顖,又作囟,《集韻·穆

韻》："囟,出、腗、顖、頤。"《説文·囟部》:"囟,頭會匘蓋也。象形。"段玉裁注:"《内則》正義引此云:囟,其字象小兒腦不合也。按人部兒下亦云:从儿,上象小兒頭腦未合也。"王筠句讀:"頭之會,匘之蓋也。會者,合也。"按匘,古腦字。《經穴解·督脉》:"顖會者,乃人之顖門,以與督脉會,故曰顖會。"

〔2〕骨間 《外臺》卷三十九,《千金》卷二十九,《千金翼》卷二十六,《素問·刺熱》、《素問·氣府論》、《素問·水熱穴論》等王冰注,《醫心方》卷二均無此二字。然此後前頂穴,《素問》王冰注則與本經同,亦有"骨間"二字,故仍從本經。骨間,指額骨與頂骨接合處。

　　前頂[1],在顖會後一寸五分,骨間陷者中[2],督脉氣所發。刺入四分,灸五壯。

〔1〕前頂 此穴適當頂之前,故名前頂。

〔2〕骨間陷者中 《素問·刺熱》、《素問·氣府論》、《素問·水熱穴論》等王冰注同。《外臺》卷三十九、《千金》卷二十九、《千金翼》卷二十六、《醫心方》卷二、《銅人》卷三均作"骨陷中",義亦同。骨間,指左右頂骨接合部。

　　百會[1],一名三陽五會,在前頂後一寸五分,頂中央旋毛中,陷容指[2],督脉、足太陽之會。刺入三分[3],灸五壯[4]。

〔1〕百會 頭爲諸陽之會,督脉又爲陽脉之總督,統諸陽者也。本穴居頂中央,督脉上,故名百會。百者,言多也。《金匱玉函經》卷一:"頭者,身之元首,人神之所注,氣血精明,三百六十五絡,皆歸於頭。頭者,諸陽之會也。"

〔2〕頂中央旋毛中,陷容指 《千金》卷二十九、《千金翼》卷二十六均作"頂中心"。"陷容指",原作"陷可容指",據《外臺》卷三十九及《素問·刺熱》、《素問·氣府論》、《素問·骨空論》等王冰注刪"可"字。《醫心方》卷二無此三字。旋毛中,約言當頂中心處。《經穴彙解》卷一:"《甲乙》旋毛中三字,以大概而言之。"故《十四經發揮·督脉》,補而言之曰:"直兩耳尖。"按旋毛生正中者,正當其處是穴。若旋毛不正或雙旋毛者,當凭兩耳尖直上,再由前髮際向上量五寸處是穴。容指,《銅人》卷三作"容豆",義類同,俱言凹陷處有指頂大或豆大面積,亦約略言之。

〔3〕分 此下《素問·氣府論》王冰注有"留三呼"三字,而《刺熱》王冰注則謂"刺如上星法",若如上星法則爲"留六呼"。二説雖不同,但可証

王冰據本原有"留幾呼"文。疑本經脱。

〔4〕五壯 原作"三壯"。據《外臺》卷三十九，《素問·刺熱》、《素問·氣府論》、《素問·骨空論》等王冰注，《醫心方》卷二改。

後頂[1]，一名交衝，在百會後一寸五分，枕骨上[2]，督脉氣所發。刺入四分[3]，灸五壯。

〔1〕後頂 穴當頂之後，故名後頂。

〔2〕枕骨上 《外臺》卷三十九、《千金翼》卷二十六、《素問·刺熱》及《素問·水熱穴論》王冰注均同。《千金》卷二十九、《素問·氣府論》王冰注、《醫心方》卷二均無此三字。當以本經爲是。

〔3〕分 此下《素問·氣府論》王冰注有"留三呼"三字，而《刺熱》及《水熱穴論》王冰注則謂"刺如顖會法"，若如顖會法，亦爲"留三呼"。

强間[1]，一名大羽，在後頂後一寸五分，督脉氣所發。刺入三分[2]，灸五壯。

〔1〕强間 《經穴解·督脉》："穴在腦户之上，後頂之下，最堅固之所，故曰强間。"《醫經理解·穴名解》："蓋枕骨剛强之間也。"《會元鍼灸學》："强間者，腦後枕骨與頂骨，有堅强力相連，中有縫如巨牙相交。上半寸通後頂連囟，下半寸通腦户連枕骨而護腦，關乎腦之力强，思慮廣而不亂，微有隙孔間停，故名强間。"又按間，孔隙也。强可訓大，《戰國策·齊策》："天下强國無過齊者。"高誘注："强，大也。"此穴當頂骨與枕骨人字縫較大間隙處，故名强間。

〔2〕分 此下《素問·氣府論》王冰注有"留三呼"三字。

腦户[1]，一名匝風[2]，一名會顱[3]，在枕骨[4]上强間後一寸五分[5]，督脉、足太陽之會，此別腦之會[6]。刺入四分[7]，不可灸，令人瘂。《素問·刺禁[8]論》云：刺頭中腦户，入腦立死。王冰註云：灸五壯。又骨空論註[9]云：不可妄灸。《銅人經》云：禁不可鍼[10]，鍼之令人瘂。

〔1〕腦户 此穴内通於腦，若腦之門户焉，故名腦户。

〔2〕匝風 《外臺》卷三十九。《醫心方》卷二作"迎風"，《聖惠方》卷九十九作"仰風"。按"匝風"，義甚難解，疑爲迎風之誤。迎與迊，行草書時極相似，迊亦作匝，故誤作"匝風"，仰，亦迎之形近誤字。

〔3〕會顱 原作"會額"，據《外臺》卷三十九、《醫心方》卷二、《聖惠方》卷九十九改。《聖濟總録》卷一百九十二、《資生經》卷一作"合顱"，亦

可証作“額”非是。

〔4〕枕骨　原作“跳骨”。據《外臺》卷三十九,《千金》卷二十九,《千金翼》卷二十六,《素問·刺禁論》及《素問·骨空論》王冰注,《醫心方》卷二改。

〔5〕分　此下《素問·骨空論》王冰注有“宛宛中”三字。

〔6〕此別腦之會　《外臺》卷三十九、《素問·氣府論》王冰注、《醫心方》卷二均無此五字。《素問·骨空論》王冰注“會”作“户”。疑原係注文,混爲正文。

〔7〕刺入四分　原脱,據正抄本及正重抄本補。四分,《素問·氣府論》及《素問·骨空論》王冰注、《資生經》卷一引《明堂》作“三分”,《醫心方》卷二作“二分”。此下《素問·氣府論》及《素問·骨空論》王冰注均有“留三呼”三字,《醫心方》卷二作“留二呼”。

〔8〕刺禁　原作“禁刺”,據明抄本及《素問·刺禁論》乙正。

〔9〕註　原脱,下文乃王冰注文,故據前後文例補。

〔10〕鍼　原作“灸”,據《銅人》卷三及明抄本改。

　　風府[1],一名舌本,在項上[2],入髮際一寸,大筋内宛宛[3]中[4],疾言其肉立起,言休其肉立下[5],督脉、陽維[6]之會。刺入四分,留三呼[7],禁不可灸,灸之不幸令人瘖[8]。

〔1〕風府　《醫經理解·穴名解》:“蓋風所從入之府也。”

〔2〕項上　原作“頂上”,據明抄本、正抄本改。“上”,《千金》卷二十九、《醫心方》卷二均作“後”,《銅人》卷三無。

〔3〕宛宛　原作“穴穴”,據明抄本、正抄本、《外臺》卷三十九、《千金》卷二十九、《千金翼》卷二十六、《素問·氣穴論》及《素問·氣府論》王冰注改。

〔4〕中　此下《醫心方》卷二有“起肉”二字。

〔5〕疾言其肉立起,言休其肉立下　《素問·氣穴論》王冰注、《銅人》卷三均同。《外臺》卷三十九、《千金》卷二十九、《千金翼》卷二十六、《醫心方》卷二均無。按此文亦似注語,混作正文。

〔6〕維　此下《素問·氣穴論》王冰注有“二經”二字。

〔7〕刺入四分,留三呼　此文原在“令人瘖”下,據正抄本、正重抄本、《醫心方》卷二及本卷諸穴皆先言刺後言灸之文例移此。

〔8〕禁不可灸,灸之不幸令人瘖　不幸,原脱,據明抄本及《素問·氣穴論》王冰注補。《素問·骨空論》王冰注云:“若灸者,可灸五壯。”新校

正云："按風府穴，《氣穴論》、《氣府論》中各已注，與《甲乙經》同，此注云：督脉、足太陽之會，可灸五壯者，乃是風門熱府穴也，當云督脉、陽維之會，留三呼，不可灸乃是。"按此穴諸書大都列爲禁灸穴，本經卷五第一下亦云"禁不可灸"。然《千金》卷三治禹癇、馬癇有灸風府之法，可供參考。

頭直俠督脉各一寸五分却行至玉枕凡十穴第三

提要：本篇主要闡述頭部夾督脉旁開一寸五分之直行綫，向後至玉枕穴處五個雙穴共十個腧穴的穴位及刺、灸分壯等，故以此名篇。

五處[1]，在督脉傍去上星一寸五分，足太陽脉氣所發。刺入三分[2]，不可灸[3]。《素問·水熱穴》註云：灸三壯。

〔1〕五處　《經穴解·膀胱經》："此穴之後有四穴，並此穴爲五穴，皆直行相去一寸五分，至天柱則夾項後髮際，大筋外廉陷中，而不在頭矣，故名五處。"《會元鍼灸學》："五處者，足太陽經，始於精明、攢竹、眉衝、曲差，至此五穴，皆能越曝赤熱也，故名五處。"按足太陽經在頭面部從睛明至玉枕段共有九穴，本穴適居其中，前自睛明次至此，爲第五穴，後自玉枕穴至此，亦爲第五穴，五處之名，義或指此。

〔2〕分　此下《素問·刺熱》及《素問·水熱穴論》王冰注、《醫心方》卷二均有"留七呼"三字。疑本經脫。

〔3〕不可灸　《外臺》卷三十九、《素問·刺熱》及《素問·水熱穴論》王冰注、《醫心方》卷二、《銅人》卷三均作"灸三壯"，且本經卷五第一禁灸穴中，亦無五處，故疑有誤。

承光[1]，在五處後二寸[2]，足太陽脉氣所發。刺入三分，禁不可灸[3]。

〔1〕承光　《醫經理解·穴名解》："言其高將及天，可承天光也。"承，以下奉上也。《說文·手部》："承，奉也。"光，陽光也。《素問·生氣通天論》云："陽氣者，若天與日，失其所則折壽而不彰，故天運當以日光明。"頭爲諸陽之會，頂爲至高之位，本穴位於頂傍，奉承陽光，故名承光。

〔2〕二寸　《資生經》卷一引《明堂》同。《外臺》卷三十九、《千金》卷

二十九、《千金翼》卷二十六、《素問·刺熱》及《素問·水熱穴論》王冰注、《醫心方》卷二均作"一寸"。《千金》及《千金翼》原校引別本、《銅人》卷三、《資生經》卷一、《聖濟總錄》卷一百九十一均作"一寸五分",今皆從之。

〔3〕禁不可灸　《素問·刺熱》及《素問·水熱穴論》均云:"若灸者,可灸五壯。"証之本經卷五第一本穴禁灸。《經穴解·膀胱經》云:"禁灸者,恐火氣通腦也。"

通天[1],一名天臼[2],在承光後一寸五分,足太陽脉氣所發。刺入三分,留七呼,灸三壯。

〔1〕通天　天,本義爲人之象形,頭部特大,以示顚。《説文·一部》:"天,顚也。"一段玉裁注:"顚者,人之頂也。"本穴位居顚頂兩傍,可直通於顚,故名通天。

〔2〕天臼(jiù 舊)　《外臺》卷三十九宋本作"天日",明本作"天臼"。《説文·臼部》:"臼,叉手也。"段玉裁注:"又部曰:叉手,指相錯也。此云叉手者,謂手指正相向也。"按此穴居顚頂兩傍,如兩手指向顚頂也,故名天臼。《外臺》作天日、天臼者,形近誤也。

絡却[1],一名强陽,一名腦蓋,一名反行[2],在通天後一寸五分[3],足太陽脉氣所發。刺入三分,留五呼,灸三壯。

〔1〕絡却　原作"絡郄",正抄本、明抄本、《外臺》卷三十九均同;四庫本、存存軒本、宋刊《外臺》、《千金翼》卷二十六、《素問·刺熱》及《素問·水熱穴論》王冰注均作"絡却",是郄爲"却"之訛。又如本卷第二、第三、第四、第五篇名,均有"却行至"三字,底本與正抄本均作"郄行至";明抄本第三作"郄",第二、第四、第五均作"却"。又卷二第一上,足少陽之脉"却交出手少陽之後",正抄本却作"郄",亦可証却訛作"郄"。故據改。又《類經圖翼》卷七作"絡郄",然自宋至明其他鍼灸文獻,未見有同此者,疑張介賓誤以却爲郄之俗體,遂改作"郄"。按郄與郤通,孔隙也。詳穴名之作郄者,皆有明顯之凹陷或間隙,如浮郄、陰郄。然此穴似無此特徵,故此義似不可取。又按却,卻之俗體。《玉篇·卩部》:"卻,去略切,又居略切。節卻也。……俗作却。"《廣韻·陌韻》:"卻,退也。去約切。却,俗。"按足太陽脉在頭部諸穴,前者自精明、攢竹直上至頂部之通天,自絡却處則退而下行,是此當爲絡却取名之義。又據其別名"一名反行",言與此前諸穴皆上行,而此反下行之義,亦可爲証。《經穴解·膀胱經》:"以本經至通天,乃在頂際,此穴則却行向後,故曰絡却。"《醫經理解·穴名解》:"言

脉絡至此,始却而向後也。"

〔2〕一名反行 原脱,據明抄本、《醫心方》卷二,參之《外臺》卷三十九補。

〔3〕一寸五分 原作"一寸三分",《素問·刺熱》及《素問·水熱穴論》王冰注均作"一寸五分",《外臺》卷三十九、《千金》卷二十九、《千金翼》卷二十六、《醫心方》均作"一寸半"。今按本經文例改爲"一寸五分"。

玉枕[1],在絡却後七分[2],俠腦户傍一寸三分,起肉[3]枕骨上[4],入髮際三寸,足太陽脉氣所發。刺入二分[5],留三呼,灸三壯。《素問·水熱穴》註云:刺入三分。絡音洛[6]。

〔1〕玉枕 枕骨又稱玉枕骨,如《相經·序》:"金槌玉枕。"以其正當頭部枕臥處,故名枕骨。玉,喻美之詞。《書·洪範》:"玉食。"孔安國傳:"美食。"本穴在玉枕骨傍,故名玉枕。

〔2〕七分 《素問·刺熱》及《素問·水熱穴論》王冰注均同。《外臺》卷三十九、《千金》卷二十九、《千金翼》卷二十六、《醫心方》卷二、《聖惠方》卷九十九等均作"七分半"。《銅人》卷三、《資生經》卷一、《聖濟總錄》卷一百九十一等均作"一寸五分"。《資生經》云:"《銅人》云:玉枕在絡却後一寸半。《明堂》上下經皆云七分半。若以《銅人》爲誤,則足太陽穴亦同。若以《明堂》爲誤,不應上下經皆誤也(小本《明堂》亦同。)予按《素問》注云:玉枕在絡却後七分,則與《明堂》之七分半相去不遠矣。固當從《素問》爲準。然而玉枕二穴,既夾腦户矣,不應止七分則至於腦蓋也。《銅人》之一寸半,蓋有説焉。識者當有以辯之。"按古今鍼灸文獻對本文已有歧説,今皆從《銅人》作一寸五分。

〔3〕起肉 指高起之肉。起,高起也。

〔4〕上 原脱,據《外臺》卷三十九、《千金》卷二十九、《千金翼》卷二十六、《醫心方》卷二補。

〔5〕二分 原作"三分",據《素問·刺熱》及《素問·水熱穴論》新校正引本經、《資生經》卷一引本經、《醫心方》卷二改。

〔6〕《素問·水熱穴》……絡音洛 原脱,據明抄本補。

頭直目上入髮際五分却行至腦空凡十穴第四

提要:本篇主要闡述目眶直上入髮際五分處,後行至腦空段五個雙穴共十個腧穴的穴位及刺、灸分壯等,故以此名篇。

臨泣[1],當目上眥直上[2],入髮際五分陷者中,足太陽少陽、陽維[3]之會。刺入三分,留七呼,灸五壯[4]。

〔1〕臨泣 《醫經理解·穴名解》:"目者,泣之所出,穴臨其上,故名也。"

〔2〕目上眥直上 原脫下一"上"字,據《外臺》卷三十九、《千金》卷二十九,參之《醫心方》卷二補。《素問·刺熱》、《素問·氣府論》、《素問·水熱穴論》王冰注均作"直目上",義同。《説文·目部》:"眥,目匡也。"上眥,目上眶也。

〔3〕陽維 《醫心方》卷二、《銅人》卷三、《聖惠方》卷九十九、《聖濟總録》卷一百九十一均無此二字。《素問·刺熱》、《素問·氣府論》、《素問·水熱穴論》王冰注均同本經,且此下有"三脉"二字,可証以本經爲是。

〔4〕五壯 《外臺》卷三十九、《醫心方》卷二均作"三壯"。

目窗[1],一名至榮[2],在臨泣後一寸,足少陽、陽維[3]之會。刺入三分,灸五壯。

〔1〕目窗 《經穴解·膽經》:"穴名目窗者,以此穴正在目之上,刺之目明,如目之有窗者然,故曰目窗。"《醫經理解·穴名解》:"目窗,在臨泣上一寸,目氣所通也。"本穴可治目病,如《資生經》卷一云:"今附三度刺目大明。"足可証此穴命名之義。

〔2〕至榮 《外臺》卷三十九作"至營"。按榮與營,《内經》互通,如《素問》稱營氣,《靈樞》則稱營氣。故此義亦同,榮亦營也。

〔3〕陽維 此下《素問·刺熱》、《素問·氣府論》、《素問·水熱穴論》王冰注均有"二脉"二字。

正營[1],在目窗後一寸[2],足少陽、陽維[3]之會。刺入三分,灸五壯。

〔1〕正營 《經穴解·膽經》:"臨泣與太陽經五處穴、督脉上星穴橫直;目窗與太陽經承光穴、督經顖會穴橫直;正營與太陽通天穴、督經前頂穴橫直,正當頭頂之偏,故曰正營。"按營有東西橫維之義。《楚辭·劉向〈九歎·怨思〉》:"經營原野。"王逸注:"南北爲經,東西爲營。"人體面南而立,頭部前後適當南北經綫,左右適當東西營綫。《經穴解》之釋,義或本此。《醫經理解·穴名解》:"正營在目窗上一寸,正頂之上,氣之營結者也。"此又一説,今並存之。

357

〔2〕一寸 《外臺》卷三十九,《千金》卷二十九,《千金翼》卷二十六,《素問·刺熱》、《素問·氣府論》、《素問·水熱穴論》等王冰注,《醫心方》卷二,《銅人》卷三,《醫心方》卷二均同。然今多有從《鍼灸大成》作"一寸半"者。

〔3〕陽維 此下《素問·刺熱》、《素問·氣府論》、《素問·水熱穴論》王冰注均有"二脉"二字。

承靈[1]在正營後一寸五分,足少陽、陽維[2]之會。刺入三分,灸五壯。

〔1〕承靈 《醫經理解·穴名解》:"言高可承天之靈也。"《莊子·德充符》:"不可入於靈府。"郭象注:"靈府者,精神之宅也。"按頭爲神之居,亦靈府也。此穴奉承神靈之氣,故名承靈。

〔2〕陽維 此下《素問·刺熱》及《素問·水熱穴論》王冰注均有"二脉"二字。

腦空[1],一名顳音熱。顬[2]。音儒。在承靈後一寸五分,俠玉枕骨下[3]陷者中,足少陽、陽維[4]之會。刺入四分,灸五壯。《素問·氣府論》註云:俠枕骨後枕骨上。

〔1〕腦空 空者,孔也。此穴爲通腦之孔竅,故名腦空。

〔2〕顳顬 本指耳前動脉處。《玉篇·頁部》:"顳,仁涉切,在耳前曰顳。顬,仁于切。顳顬,耳前動也。"此當取耳後顳顬骨後部之義,非指耳前部。

〔3〕俠玉枕骨下 《外臺》卷三十九、《千金翼》卷二十六、《銅人》卷三同。《千金》卷二十九作"俠玉枕旁枕骨下",《醫心方》卷二同《千金》,唯脱"下"字,義亦同。

〔4〕陽維 此下《素問·刺熱》、《素問·氣府論》、《素問·水熱穴論》王冰注均有"二脉"二字。

頭緣耳上却行至完骨凡十二穴第五

提要:本篇主要闡述頭部沿耳廓,由曲鬢向後至完骨段六個雙穴共十二個腧穴的穴位及刺、灸分壯等,故以此名篇。

天衝[1],在耳上如前三分[2],足太陽、少陽之會[3]。刺入三分,灸三壯[4]。

〔1〕天衝 衝,通道、交道也。《説文·行部》:"衝,通道也。"段玉裁

注：“今作衝。”《左傳·昭元年》：“及衝，擊之以戈。”杜豫注：“衝，交道。”本穴爲巓頂部之交通要道，故名天衝。又《千金》卷二十九作“天衢”。《説文·行部》：“衢，四達謂之衢。”於義亦通。

〔2〕耳上如前三分　《素問·氣府論》王冰注、《銅人》卷三、《聖濟總録》卷一百九十一均同。《外臺》卷三十九、《千金》卷二十九、《千金翼》卷二十六、《醫心方》卷二均作“耳上如前三寸”。由於本文標明的位置不够明確，諸書歧義較大。《經穴彙解》卷一云：“《千金》、《千金翼》、《外臺》、《資生》作叁寸誤。《發揮》、《類經》、《聚英》、《大成》作耳後髮際貳寸。然《千金·側人明堂圖》中，天衝在懸顱、懸釐後，耳上穴明矣。別有伏人耳後六穴，此穴不與焉。《素問》曰：兩角上各二。註曰：天衝、曲鬢。《甲乙》有頭緣耳上却行至完骨部，自天衝始。故今以此穴取耳上貳寸如前叁分。”此又一説也，今並存之，以備考焉。

〔3〕足太陽、少陽之會　原脱，據正抄本、《素問·氣府論》王冰注及此後率谷、曲鬢、浮白、竅陰、完骨五穴文例補。《素問·氣府論》王冰注作“足太陽少陽二脉之會”。《醫心方》卷二亦云“足少陽膽、足太陽旁光（膀胱）”。義皆同。

〔4〕三壯《外臺》卷三十九、《醫心方》卷二均作“九壯”。此下原有“氣府論註云：足太陽少陽之會”十一字小字校文，明抄本作大字正文。按此前正文已據補，故並删此校。

率谷[1]，在耳上入髮際一寸五分[2]，足太陽少陽之會，嚼而取之[3]。刺入四分，灸三壯。

〔1〕率谷　《外臺》卷三十九、《醫心方》卷二、《聖惠方》卷一百均作“蟀谷”。《醫經理解·穴名解》：“率，循也。言循耳上而爲肉會也。”

〔2〕分　此下《聖惠方》卷一百、《資生經》卷一均有“陷者宛宛中”五字。按本穴既以谷命名，必當爲凹陷處，故疑本經有脱文。

〔3〕嚼而取之　《鍼灸經穴圖考》：“《新考正》：以齒嚼物，則此處自能鼓動，故嚼牙取之。”

曲鬢[1]，在耳上入髮際曲隅[2]陷者中，鼓頷有空[3]，足太陽少陽[4]之會。刺入三分，灸三壯。

〔1〕曲鬢　《説文·彡部》：“鬢，頰髮也。”段玉裁注：“謂髮之在面旁者。”穴當額角旁耳上鬢際顳骨弓後上方之曲處，故名曲鬢。

〔2〕曲隅　《玉篇·阜部》：“隅，角也。”此指髮鬢之曲角。

〔3〕鼓頜有空 鼓頜,即上下齒叩緊時,於鬢角摸到凹陷處,即是本穴。

〔4〕少陽 此下《素問·氣府論》王冰注有"二脉"二字。

浮白[1],在耳後入髮際一寸,足太陽少陽[2]之會。刺入三分[3],灸三壯[4]。《氣穴》註云:刺入三分。[5]

〔1〕浮白 《醫經理解·穴名解》:"白者,乾金之氣,謂其骨之浮而上者也。"《腧穴命名滙解》:"淺表爲浮,白色應肺。該穴主治肺疾……因名浮白。"本經與《外臺》卷三十九載本穴主治,無明顯屬肺証候,其治肺諸証,皆宋以後文獻所載,故此説尚乏証據。《經穴釋義滙解》:"浮,作行字解。白,作陰字解。……因喻本穴在頭部循經路綫上,上有天衝,下有竅陰,本穴偏行於下,上陽下陰,以白比作陰,故名浮白。"諸説各異,今僅存之。又按此穴居耳後入髮際,此處肌膚淺白,故名浮白,或屬此義。

〔2〕少陽 此下《素問·氣穴論》王冰注有"二脉"二字。

〔3〕三分 據此前率谷及此後竅陰均作"四分",參之原校之義,疑本經原亦作"四分",故與《素問》注不同。

〔4〕三壯 原作"二壯",據《外臺》卷三十九、《素問·氣府論》王冰注、《醫心方》卷二改。又頭部諸穴所灸壯數,最少者亦三壯,亦可証作二壯者誤。

〔5〕刺入三分 刺上原有"灸三壯"三字,今已據改,故並删此校。又按"三分",與今本《甲乙》同。或原校時,兩者有別,待考。

竅陰[1],在完骨[2]上,枕骨下,搖動應手[3],足太陽[4]少陽之會。刺入四分,灸五壯。《氣穴》註云:灸三壯,刺入三分。

〔1〕竅陰 《醫經理解·穴名解》:"竅陰,一名枕骨。在完骨上枕骨下,搖動有空,是髓之會,故謂是陰精所竅也。"

〔2〕完骨 一指穴名,一指骨名,本文指骨名。明抄本作"宛骨",按完與宛,古皆元韻,是完爲宛之假借。宛,屈也。《説文通訓定聲·乾部》注:"宛,猶屈也。"此骨微屈,故名完骨,義亦通。

〔3〕搖動應手 此下《醫心方》卷二有"而取之"三字,義勝。取穴時,使患者搖動頭部,以手按穴上,有活動感應於手。

〔4〕足太陽 《外臺》卷三十九作"手足太陽"。按此上原有"搖動應手"四字,疑《外臺》脱"搖動應"三字,遂誤將"手"字連下句讀。

完骨[1],在耳後入髮際四分,足太陽少陽之會。刺入二分,留七呼,灸三壯[2]。《氣穴》註云:刺入三分,灸三壯。

〔1〕完骨　明抄本作"宛骨"。此穴在耳後完骨上,因骨而得名。

〔2〕三壯　原作"七壯",據《外臺》卷三十九、《素問·氣穴論》王冰注、《醫心方》卷二改。

頭自髮際中央傍行凡五穴第六

提要:本篇主要闡述頭部後髮際中央及傍行處一個單穴、二個雙穴共五個腧穴的穴位及刺、灸分壯等,故以此名篇。

瘖門[1],一名舌橫[2],一名舌厭,在項[3]後髮際宛宛中,入繫舌本[4],督脉、陽維[5]之會,仰頭取之[6]。刺入四分[7],不可灸,灸之令人瘖[8]。《氣府論》註云:去風府一寸。

〔1〕瘖門　《銅人》卷三、《資生經》卷二均作"瘂門"。瘖,失音,瘂也。瘂又與啞通。《説文·疒部》:"瘖,不能言也。"《史記·刺客列傳》:"吞炭爲啞。"司馬貞索隱:"啞爲瘖病也。"《集韻·馬韻》:"啞、瘂、瘂。倚下切,瘖也。或作瘂、瘂。"本穴用之得當,可治失音,用之不當,又可致瘖,有如應音之門户,故名瘖門。

〔2〕舌橫　《外臺》卷三十九作"橫舌"。

〔3〕項　原脱。據《外臺》卷三十九,《千金》卷二十九,《千金翼》卷二十六,《素問·氣穴論》、《素問·氣府論》、《素問·骨空論》等王冰注,《醫心方》卷二補。

〔4〕入繫舌本　督脉之氣,由此穴處内與舌根相聯屬。本,根也。

〔5〕陽維　此下《素問·氣穴論》及《素問·氣府論》王冰注均有"二經"二字。

〔6〕仰頭取之　低頭時,穴處肌肉隆起;仰頭時,穴處肌肉凹陷,現出宛宛,即是此穴。

〔7〕四分　《銅人》卷三作"二分",《資生經》卷一作"三分"。又引《明堂》云:"舌急不言如何治? 答曰:舌急鍼瘖門,舌緩鍼風府。得氣即瀉,可小繞,鍼入八分。"按此穴鍼刺深度,諸書互有差别。由於鍼刺本穴,有一定危險,若手法不熟練者,一般不可深鍼。

〔8〕灸之令人瘖　《素問·氣穴論》及《素問·氣府論》王冰注同。《外臺》卷三十九無"灸之"二字。

天柱[1]，在俠項後髮際，大筋外廉[2]陷者中，足太陽脉氣所發。刺入二分，留六呼，灸三壯。

〔1〕天柱 《經穴解·膀胱經》："天者，指首而言也。此穴緊在兩大筋之旁，以載夫首，有柱之象，故名天柱。"此穴在天柱骨之傍。《醫宗金鑑》卷八十周身名位骨度："頸骨，頭之莖骨，肩骨上際之骨，俗名天柱骨。"

〔2〕大筋外廉 瘖門兩旁之大筋外側。廉，側也。

風池[1]，在顬顬[2]後髮際陷者中，足少陽、陽維之會[3]。刺入三分[4]，留三呼，灸三壯。《氣府論》註云：在耳[5]後陷者中，按之引於耳中[6]，手足少陽脉之會。刺入四分。

〔1〕風池 《經穴解·膽經》："風每中於身之虛處，如督經之中行在頭者，有風府，亦督經之虛處也。膽經之風池，亦膽經之虛處也。"《醫經理解·穴名解》："風所從入之地也。"此穴既爲風入之處，亦爲治風之處，故名風池。池本停水之處，此引伸爲處所也。

〔2〕顬顬 《聖惠方》卷九十九同。《資生經》卷一引本經作"腦空"。今本經此穴以腦空爲正名，以顬顬爲別名，二書引文雖異，所指爲一，當係所據版本不同所致。然本卷在引用其他穴名時，亦有不用正名而用別名者，如第三十五篇殷門穴，言"在肉郤下六寸"，而不言"在承扶下六寸"，即其例也。故不改。顬顬下，明抄本分別有"音熱"、"音儒"四小字音注。

〔3〕足少陽、陽維之會 《外臺》卷三十九、《醫心方》卷二同。《素問·氣府論》無陽維而有手少陽。《鍼灸聚英》卷一下與《鍼灸大成》卷七均作"手足少陽、陽維之會"。當係兩説之合。

〔4〕刺入三分 《鍼灸聚英》卷一下云："《甲乙》鍼一寸二分。"按此係從他書誤引所致。如《資生經》卷一云："《明》云：在項後髮際陷中。《甲乙經》云：腦空後髮際陷中。鍼寸二分。"《聖惠方》卷九十九作"在項後髮際陷者中。《甲乙經》云：風池穴在顬顬後髮際陷者中。是穴，鍼入一寸二分。"足可証明"一寸二分"，非《甲乙》之文。《資生經》、《聖惠方》等引《甲乙》，旨在對該穴部位用異文相校。《聚英》不明乎此，故有是誤。

〔5〕耳 原脱，據明抄本、《素問·氣府論》王冰注補。

〔6〕引於耳中 原作"引耳"。明抄本作"引於耳"，今據《素問·氣府論》，參以明抄本改補。

背自第一椎循督脉行至脊骶凡十一穴第七

《氣府論》註云：第六椎下有靈臺，十椎下有中樞，十六椎下有陽關。

提要：本篇主要闡述背部自脊椎第一椎至尾骶段十一個單穴的穴位及刺、灸分壯等，故以此名篇。

大椎[1]，在第一椎上[2]陷者中，三陽、督脉之會[3]。刺入五分，灸九壯。

〔1〕大椎　穴在脊椎第一椎上凹陷中，第一椎較他椎爲大，故名大椎。

〔2〕上　原脱，據正抄本、《外臺》卷三十九、《千金》卷二十九、《太素·寒熱雜説》注、《素問·氣府論》王冰注補。

〔3〕三陽、督脉之會　《外臺》卷三十九、《素問·氣府論》王冰注同。《醫心方》卷二云："督脉、又手（按此下脱太字）陽小腸、又足太陽旁光（膀胱）、又手小（少）陽三膲府。"《銅人》卷四作"手足三陽、督脉之會"。《經穴解·督經》："今細考手陽明大腸經，循巨骨穴上出天柱之會上，會于大椎。手太陽小腸經，由肩外俞、肩中俞諸穴，上會大椎。手少陽三焦經，其支行者，從膻中而上出缺盆之外，上項，過大椎。是手陽明、太陽、少陽俱有會大椎之可據矣。至足三陽則有可議者，足少陽膽經，過天牖，行手少陽之脉前，下至肩上，至肩井，却左右交出手少陽之後，過大椎，是足少陽會督於大椎也。足太陽直行者，由通天、絡却、玉枕，入絡腦，復出下項抵天柱而下，從膊過督之陶道穴前，陶道爲督與足太陽之會，即此也。然陶道在大椎之下，大椎在陶道之上，僅隔一椎節，既下陶道，未有不上大椎者，此可言會也。若足陽明胃經，則純行面之前，自接手陽明之交，起于鼻之兩旁迎香穴，左右相交于頞中，過足太陽之睛明穴，遂下循鼻外，總有上下曲折支别之行，而實無下後項大椎之絡。是會督脉于大椎者，止手足五陽，而無足陽明也。概手足三陽，尚未細考故耳。"本文進一步考証會於大椎之諸陽脉，並可説明"手足三陽"之説，未若本經概稱"三陽"，於義亦順。

陶道[1]，在項[2]大椎節下間，督脉、足太陽之會，俛而取之[3]。刺入五分，留五呼，灸五壯。

〔1〕陶道 《說文·自部》:"陶,再成丘也。"《爾雅·釋丘》:"再成爲陶丘。"郝懿行義疏:"禹貢正義引李巡曰:再成其形。再,重也。按陶从匋。匋是瓦器,丘形重累似之。"此以椎體重累喻陶之形。道者,通路也。穴當大椎節下間,如陶之通道,故名陶道。

〔2〕項 原脫,據正抄本、《外臺》卷三十九、《素問·氣府論》王冰注、《醫心方》卷二補。

〔3〕俛而取之 即低頭取之,因端坐低頭,則椎節明顯。

身柱[1],在第三椎節下間,督脈氣所發,俛而取之。刺入五分,留五呼[2],灸五壯[3]。

〔1〕身柱 穴當脊椎上部,上負頭頸,橫托兩肩,椎體豎立如一身之大柱,故名身柱。

〔2〕留五呼 《素問·氣府論》王冰注、《醫心方》卷二均無此三字。

〔3〕五壯 原作"三壯",據正抄本、《外臺》卷三十九、《素問·氣府論》王冰注、《醫心方》卷二改。此下原有"氣府論註云:灸五壯"八小字校文,今並刪。

神道[1],在第五椎節下間,督脈氣所發,俛而取之。刺入五分[2],留五呼,灸三壯[3]。《氣府論》註云:灸五壯。

〔1〕神道 《經穴解·督經》:"此穴在足太陽經兩心俞之中,正在心之後。心爲主宰之官,神明出焉,故曰神道。"

〔2〕刺入五分 《銅人》卷四、《資生經》卷一均不言刺,故後世鍼書有列爲禁刺穴者。然本經卷五第一下禁刺諸穴,並無神道,故當以本經爲是。

〔3〕三壯 《外臺》卷三十九、《醫心方》卷二均同。正抄本同原校。律以後穴,似作"三壯"爲是。

至陽[1],在第七椎節下間,督脈氣所發,俛而取之。刺入五分,灸三壯。

〔1〕至陽 《經穴解·督經》:"此穴之旁,爲足太陽之膈俞穴,膈之上爲純氣之府。血爲陰,氣爲陽,故曰至陽。言督經自下而上行者,至此則入於陽分也。"《醫經理解·穴名解》:"至陽在七椎節下間。背爲陽,三分之,而七椎以上爲陽中之至陽也。"兩說義皆通。

筋縮[1],在第九椎節下間,督脈氣所發,俛而取之。刺入五分,灸三壯[2]。《氣府論》註云:灸五壯。

〔1〕筋縮　《經穴解·督經》:"人之俯仰,在乎脊椎之伸縮……此穴正在脊中之上,當脊筋伸縮之際,故曰筋縮。"縮又有抽引之義。《國語·周語中》:"縮取備物。"韋昭注:"縮,引也。"《戰國策·趙策》:"縮劍將自誅。"高誘注:"縮,引也,抽也。"抽引則强急,本經卷十一第二及卷十二第十一本穴主治,均有脊急强之症,亦可領悟筋縮之義。

〔2〕三壯　《外臺》卷三十九、《醫心方》卷二同。正抄本同原校。

脊中[1],在第十一椎節下間,督脉氣所發,俛而取之。刺入五分,禁[2]不可灸。灸則令人傴[3]。

〔1〕脊中　脊椎共爲二十一節,十一節適當其中,穴在第十一椎節下間,故名脊中。《聖惠方》卷九十九、《資生經》卷一引《明堂》均作"脊俞","一名脊中"。

〔2〕禁　原脱,據正抄本、本經卷五第一下、《素問·氣府論》王冰注補

〔3〕灸則令人傴　原作"灸則令人瘻"。明抄本無"灸則"二字。《素問·氣府論》及《素問·水熱穴論》王冰注、《醫心方》卷二均作"令人傴"。本經卷五第一下作"灸之使人傴",且爲小字注文。令與使義同。瘻爲"傴"之誤,今據改。

懸樞[1],在第十三椎節下間,督脉氣所發,伏而取之[2]。刺入三分,灸三壯。

〔1〕懸樞　《經穴解·督經》:"樞者,所以司開合之軸也。脊中司俯仰曲伸,亦猶門之合,在於樞也。此穴在脊中之下,有樞之象焉。曰懸者,以其橫懸爲俯仰之樞,而非若門之樞,立司開合者也。"

〔2〕伏而取之　伏,身體前傾而靠於他物。《莊子·漁父》:"孔子伏軾而歎。"《文選·張衡〈西京賦〉》:"伏櫺檻而頫聽。"薛綜注:"伏,猶憑也。"伏則脊椎間隙明顯,取穴較易。又伏,亦與匐通。《左·昭十三年》:"以蒲伏焉。"《釋文》:"本又作匐。"匐,面向下,俯伏而臥,義亦通。

命門[1],一名屬累,在第[2]十四椎節下間,督脉氣所發,伏而取之。刺入五分,灸三壯。

〔1〕命門　《經穴解·督經》:"此穴與臍對,正在内兩腎之中間,而足太陽兩腎俞穴之内,乃人至命之地,故曰命門。"

〔2〕第 原脱，據明抄本、《外臺》卷三十九、《千金》卷二十九、《素問·氣府論》王冰注補。

腰俞[1]，一名背解，一名髓空[2]，一名腰注[3]，一名腰户，在第二十一椎節下間，督脈氣所發。刺入二寸[4]，留七呼，灸三壯[5]。《氣府論》註云：刺入二分，刺[6]熱註、水穴[7]註同。熱穴[8]註作二寸，繆刺論同。

〔1〕腰俞 穴處爲腰間脉氣轉輸之孔竅，故名腰俞。

〔2〕空 《外臺》卷三十九、《醫心方》卷二均作“孔”，義同。

〔3〕一名腰注 原脱，《外臺》卷三十九宋本有“一名腰注”四字，明刊本注作“柱”，《醫心方》卷二、《銅人》卷四、《聖惠方》卷一百等亦均作“柱”。按該穴名言俞、言解、言空、言户，均有空隙或轉輸之義，故當以作“注”義勝。今據補此四字。

〔4〕二寸 原作“三分”。據《素問·刺熱》、《素問·氣府論》、《素問·水熱穴論》之水俞、《素問·繆刺論》等新校正引本經，《聖惠方》卷九十九及《聖濟總錄》卷一百九十二引本經，《素問·水熱穴論》之熱俞及《素問·繆刺論》王冰注改。

〔5〕三壯 原作“五壯”。據《聖惠方》卷九十九引本經，《外臺》卷三十九，《千金》卷三十第八，《素問·刺熱》、《素問·氣府論》、《素問·骨空論》、《素問·水熱穴論》等王冰注，《醫心方》卷二改。

〔6〕刺 原脱，據《素問·刺熱》補。

〔7〕〔8〕水穴 熱穴 指《素問·水熱穴論》之水俞穴與熱俞穴。因該篇王冰注水俞穴中腰俞與熱俞穴中腰俞所刺分寸不同，故本校分述之。

按：本穴鍼刺深度，古醫籍所載不一，本經原作“三分”，然《素問》新校正引本經處皆作二寸，故知今本誤。而《素問》王冰注言本穴處有五，其中《刺熱》、《氣府論》、《水熱穴論》之水俞穴等皆作“二分”，而《水熱穴論》之熱俞穴及《繆刺論》則皆作“二寸”，二分與二寸，達十倍之差。《素問》新校正言王冰注處達十四次之多，其中渾言水熱穴作二寸者一，言氣穴、骨空作一分者一，實際《骨空論》中王冰注並無此穴，言水穴作二分者二，言熱穴作二寸者三，言刺熱作二分者三，言氣府作二分者二，言繆刺作二寸者二。有關本穴之鍼刺深度，雖諸文不一，而據上文王冰注及新校正推論,言一分及本,經原作三分者,皆係誤文,實則仍爲二分與二寸之差。綜觀諸説,作二分者,若與七下諸穴相較,似失之過淺,故仍當以作二寸爲是。宋代文獻如《銅人》卷四、《聖惠方》卷一百、《資生經》卷一、《聖濟總錄》卷一百九十二等均作"八分"。是所本不同也。現臨床應用,一般可刺五分,或鍼尖向上斜刺一寸至一寸五分。

　　長强[1],一名氣之陰郄,督脉別絡,在脊骶端[2],少陰所結[3],刺入二寸[4],留七呼,灸三壯。《氣府論》註及水穴註云:刺入二分。

　　〔1〕長强　《醫經理解·穴名解》:"其骨形長而强也。"脊椎骨總長度,爲骨之最長者,且健强有力,獨立於髖上,爲一身之支柱,穴居其末端,故名長强。

　　〔2〕骶端　《醫宗金鑑》卷八十周身名位骨度:"尻骨者,腰骨下十七椎、十八椎、十九椎、二十椎、二十一椎五節之骨也。上四節紋之旁,左右各四穴,骨形内凹如瓦,長四、五寸許,上寬下窄,末節更小,如人參蘆形,名尾閭,一名骶端,一名橛骨,一名窮骨。"骶下明抄本有"音氐"二小字音注。

　　〔3〕少陰所結　《外臺》卷三十九同。結,明抄本作"絡"。《素問·水熱穴論》王冰注同本經,而氣府論王冰注則作"少陰二脉所結"。《銅人》卷四、《聖濟總錄》卷一百九十二均作"足少陰、少陽所結",與《氣府論》王冰注言"二脉"之義合。《十四經》足少陽脉云:"由居髎入上髎、中髎、長强。"足少陰脉云:"會於脊之長强穴。"又考本經卷二第一上臀足少陰之脉"上股内後廉,貫脊屬腎絡膀胱"。本經卷二第六足少陽之筋,"其支者,別起於外輔骨,上走……後者結於尻"。足少陰之筋,"循膂内挾脊"。綜觀上文,疑本經脱"少陽"二字。

　　〔4〕二寸　原作"三分",據正抄本、《素問·氣府論》新校正、《資生經》卷一、《聖惠方》卷九十九、《聖濟總錄》卷一百九十二等引本經改。現鍼灸書一般刺五分至一寸。

背自第一椎兩傍俠脊各一寸五分下至節凡四十二穴第八(按:"二",原作"一",據明抄本、正抄本改)　本篇自"凡五藏之俞"至"須其自滅也"見《靈樞·背腧》、《太素·氣穴》。

　　提要:本篇主要闡述五臟背腧取穴法、艾灸補瀉法及背部自第一椎傍開一寸五分直下至骶節段二十一個雙穴共四十二個腧穴的穴位及刺、灸分壯等,故以此名篇。

凡五藏之腧,出於背者[1],按其處,應在中而痛解,乃其腧也。灸之則可,刺之則不可[2],氣[3]盛則瀉之,虛則補之。以火補之者,無吹其火,須自滅也;以火瀉之者,疾吹其火,拊[4]其艾,須其火滅也[5]。

〔1〕五藏之腧,出於背者 《類經》卷七第十一注:"五藏居於腹中,其脉氣俱出於背之足太陽經,是爲五藏之腧。"

〔2〕刺之則不可 不,《太素·氣穴》無。楊上善注:"鍼之補瀉,前後數言;故於此中,言灸補瀉。"《類經》卷七第十一注:"此言五藏之腧,但可灸而不可刺。"此言背部五臟之腧不可刺,是否爲古鍼灸學另一家言,暫難論定。

〔3〕氣 原脱,據正抄本、《靈樞》、《太素》補。

〔4〕拊 《靈樞》作"傳",《太素》作"傅"。傳,當係傅之誤。《集韻·遇》:"拊、捬,以手著物也。或作捬,通作傅。"此皆指以手著艾。

〔5〕以火補之者……須其火滅也 《太素》注:"火燒其處,正氣聚,故曰補也;吹令熱入,以攻其病,故曰瀉也。傅,音付,以手捬傅其艾,吹之使火氣不散也。"須,待也。《易·歸妹》:"歸妹以須。"孔穎達正義:"未當其時,則宜有待。"

按:本文所云五臟背腧,"灸之則可,刺之則不可",注家皆隨文而釋,明高武《鍼灸聚英》卷一上則論之曰:"或曰:《素問》(按:當作《靈樞》)論五藏俞,灸之則可,刺之則不可。故王燾亦以鍼能殺生人,不能起死人,取灸而不取鍼,蓋亦有所據也。而《銅人》、《明堂》、《千金》諸書,於五藏俞穴,鍼灸並載何如?曰:按《素問·血氣形志論》及遺篇俱論藏俞刺法,以是知《素問》非成於一人之手也。如背俞止鍼三四分,《漢書》所載魏樊阿得鍼法於華佗,其刺胸背,深入二三寸,巨闕、藏俞乃五寸,而病皆瘳,是又不以繩墨拘也。"是論主要説明《內經》一書,非成於一時一人之手,故有互相矛盾之學説存焉,至於有些禁刺穴位,臨床亦可靈活運用。當然其所謂胸背可鍼二三寸,雖有史載,亦不可冒然而試,刺胸背處,終當審慎從事。

大杼[1],在項[2]第一椎下,兩傍各一寸五分,陷者中,足太陽、手少陽[3]之會,刺入五分[4],留七呼,灸七壯。《氣府論》註云:督脉別絡,手足太陽三脉之會。

〔1〕大杼 《醫經理解·穴名解》:"大杼在項後第一椎下,兩傍相去脊中各二寸。《海論》曰:衝脉者,其輸上出於大杼。《氣穴論》註曰:督脉別絡,手足太陽三脉之會,故爲經脉之大機杼也。"

〔2〕項 《素問·氣府論》王冰注作"脊",而《刺瘧論》、《刺熱》及《水熱穴論》王冰注則同本經。《銅人》卷四、《聖惠方》卷九十九、《資生經》卷一、《聖濟總錄》卷一百九十一此下均有"後"字,義勝。

〔3〕手少陽 原作"手太陽",《素問·刺熱》、《素問·氣穴論》、《素問·水熱穴論》王冰注與本經同。《外臺》卷三十九、《聖惠方》卷九十九、《聖濟總錄》卷一百九十一、《醫心方》卷二均作"手少陽"。按本經一般文例,凡手足經脉並稱者,皆謂手、足某脉,而此前既云足太陽,後又云手太陽,行文頗異。証之《銅人》卷四引本經作"少陽",知當作"手少陽"爲是,故據改。此下王冰注並有"三脉"二字。

〔4〕五分 原作"三分",據《資生經》卷一引本經、《銅人》卷四、《聖惠方》卷九十九、《聖濟總錄》卷一百九十一改。

風門[1],一名[2]熱府,在第二椎下兩傍各一寸五分,督脉、足太陽之會。刺入五分,留五呼,灸五壯[3]。

〔1〕風門 《經穴解·膀胱經》:"天之邪風中人也,多在于上,而人之背,尤易中風,然必有竅焉,以招其中,故在督之中行,則曰風府,於項之側,足少陽之經,則曰風池,與此經之在背者,則又有風門焉,其入風最易,猶開門以受風者,故曰風門。"

〔2〕一名 原脫,據《外臺》卷三十九、《千金》卷二十九、《銅人》卷四及前後文例補。

〔3〕五壯 原作"三壯"。據明抄本,《外臺》卷三十九,《素問·刺瘧》、《素問·刺熱》及《素問·水熱穴論》等王冰注,《醫心方》卷二改。

肺俞[1],在第三椎下兩傍各一寸五分[2],刺入三分,留七呼,灸三壯[3]。《氣府論》註云:五藏腧並足太陽脉之會。

〔1〕肺俞 穴處爲肺氣通於背部之俞竅,故名肺俞。

〔2〕分 此下《銅人》卷四、《聖濟總錄》卷一百九十一均有"足太陽脉氣所發"七字。《醫心方》云:"足太陽旁光(膀胱)。"按此下至下窌穴皆同此例。

〔3〕灸三壯 《銅人》卷四、《資生經》卷一均無此三字,另作"得氣即瀉"四字,並云"出《甲乙》"。按此文與今本《甲乙》語氣不合,疑有誤或別有所本,待考。

心俞[1],在第五椎下兩傍各一寸五分,刺[2]入三分,留七呼,灸三壯[3]。

〔1〕心俞 穴處爲心氣通於背部之俞竅,故名心俞。

〔2〕刺 原作"鍼",據明抄本、正抄本改。

〔3〕灸三壯 原作"禁灸",《銅人》卷四、《資生經》卷一、《聖濟總錄》卷一百九十一均作"不可灸"。明抄本、《外臺》卷三十九、《醫心方》卷二均作"灸三壯",《素問·氣府論》王冰注亦云:"五藏六府之俞,若灸者,並可灸三壯。"《資生經》卷一云:"《銅人》云:心俞不可灸,可鍼入三分,世醫因此遂謂心俞禁灸。……《千金》言風中心,急灸心俞百壯,服續命湯。又當權其緩急可也,豈可泥不可灸之説,而坐受斃耶。"又檢本經卷五第一下,禁灸穴亦無心俞,綜上諸説,故據改。

膈俞[1],在第七椎下兩傍各一寸五分,刺[2]入三分,留七呼,灸三壯。

〔1〕膈俞 穴處爲橫膈之氣通於背部之俞竅,故名膈俞。

〔2〕刺 原作"鍼",據明抄本、正抄本改。

肝俞[1],在第九椎下兩傍各一寸五分,刺[2]入三分,留六呼[3],灸三壯。

〔1〕肝俞 穴處爲肝氣通於背部之俞竅,故名肝俞。

〔2〕刺 原作"鍼",據明抄本、正抄本改。

〔3〕呼 原作"吸",據明抄本、正抄本改。

膽俞[1],在第十椎下兩傍各一寸五分,足太陽脉氣[2]所發,正坐取之[3]。刺入五分,留七呼[4],灸三壯。《痺論》註[5]云:膽胃三焦大小腸膀胱俞,並足太陽脉氣所發也[6]。

〔1〕膽俞 穴處爲膽氣通於背部之俞竅,故名膽俞。

〔2〕氣 原脱,據正抄本、《外臺》卷三十九、《素問·痺論》王冰

注補。

〔3〕正坐取之　正，端正而不傾斜也。《説文・正部》："正，是也。"
又"是，直也。"身體端坐而不傾斜以取穴。

〔4〕留七呼　原脱，據《素問・氣府論》王冰注及前後腧穴均有留呼
數之文例補。

〔5〕《痹論》註　原作《痹論》，以下文非《痹論》所云，乃王冰註文也。
故按校文通例補。

〔6〕也　原脱，據《素問・痹論》王冰注補。

脾俞[1]，在第十一椎下兩傍各一寸五分，刺入三分，留七
呼，灸三壯。

〔1〕脾俞　穴處爲脾氣通於背部之俞竅，故名脾俞。

按：古代又有脾俞無定所之説，隨四季月（每季後十八日）
應病之臟腧，即是脾俞。《千金》卷八諸風云："治脾風，灸脾輸
俠脊兩邊各五十壯。凡人脾輸無定所，隨四季月應病，即灸藏
輸，是脾穴。此法甚妙。脾風者，總呼爲八風。"今存此説以
備參。

胃俞[1]，在第十二椎下兩傍各一寸五分，刺入三分，留七
呼，灸三壯。

〔1〕胃俞　穴處爲胃氣通於背部之俞竅，故名胃俞。

三焦俞[1]在第十三椎下兩傍各一寸五分[2]，刺入五分，
留七呼[3]，灸三狀。

〔1〕三焦俞　穴處爲三焦之氣通於背部之俞竅，故名三焦俞。

〔2〕分　此下原有"足太陽脉氣所發"七字。按六腑俞皆足太陽脉氣
所發，故唯膽俞有此文，胃、大腸、小腸、膀胱等俞皆不言者，省文也。而此
穴重出此文者，衍也，今删。

〔3〕留七呼　原脱，據《素問・氣府論》王冰注、《銅人》卷四、《聖惠
方》卷九十九、《資生經》卷一及此前後腧穴文例補。

腎俞[1]，在第十四椎下兩傍各一寸五分。刺入三分，留
七呼，灸三壯。

〔1〕腎俞　穴處爲腎氣通於背部之俞竅，故名腎俞。

大腸俞[1]，在第十六椎下兩傍各一寸五分。刺入三分，留六呼，灸三壯。

〔1〕大腸俞　穴處爲大腸之氣通於背部之俞竅，故名大腸俞。

小腸俞[1]，在第十八椎下兩傍各一寸五分，刺入三分，留六呼，灸三壯。

〔1〕小腸俞　穴處爲小腸之氣通於背部之俞竅，故名小腸俞。

膀胱俞[1]，在第十九椎下兩傍各一寸五分，刺入三分，留六呼，灸三壯。

〔1〕膀胱俞　穴處爲膀胱之氣通於背部之俞竅，故名膀胱俞。

中膂俞[1]在第二十椎下兩傍各一寸五分，俠脊胂起肉[2]。刺入三分，留六呼，灸三壯。

〔1〕中膂俞　本經卷八第一上及卷九第八、《素問·水熱穴論》王冰注、《醫心方》卷二均作“中膂内俞”，唯王冰注膂作胆。《外臺》卷三十九、《素問·刺腰痛》王冰注均作“中膂肉俞”。按膂與胆音義均同，膂從肉，故亦作膂。由於膂與旅音同相借，傳抄或先將膂誤作旅、肉二字，又將肉誤爲内。故作“中膂肉俞”或“中膂内俞”、“中胆内俞”者，復膂、胆之舊，遂衍肉、内字。是本穴當以作中膂俞爲是。膂，一指脊骨，一指夾脊肉。由於穴處夾脊肉中，故名中膂俞。或指兩穴中間爲膂，義亦通。

〔2〕俠脊胂起肉　原作“俠脊胂而起”。疑“而”爲“肉”之訛，復成倒文，義乃不安。據《外臺》卷三十九、《素問·水熱穴論》王冰注改。《說文·肉部》：“胂，夾脊肉也。”脊即脊。

白環俞[1]，在第二十一椎下兩傍各一寸五分，足太陽脉氣所發，伏而取之。刺入八分[2]，禁不可灸[3]。水穴註云：刺入五分，灸三壯。自大腸[4]俞至此五穴，並足太陽脉氣所發。

〔1〕白環俞　《醫經理解·穴名解》：“道書曰：腰間有脉，其白如綿，其連如環。”《天禄識餘》卷三：“《銅人鍼灸圖》載臟腑一身俞穴，有玉環俞，不知玉環是何物？張紫陽玉清《金華秘文》論神仙結丹處曰：心上臍下，脾左肝右，生門在前，密户在後，其連如環，其白如綿，方圓徑寸，包裹一身之精粹，此即玉環也。醫者論諸種骨蒸，有玉房蒸，亦是玉環。其處正與臍相對，人之命脉根蒂也。”按此指白環爲一身精粹，命脉之根蒂，穴當其氣之俞竅，故名白環俞。《鍼灸經穴圖考》謂本穴别名有玉環俞、玉房

俞者,義或本於此。

〔2〕八分 《素問·水熱穴論》王冰注、《醫心方》卷二均作"五分"。
此下原有"得氣則瀉,瀉訖多補之"八字。《素問》王冰注及《醫心方》均
無。《銅人》卷四有謂"《甲乙經》云:鍼如腰戶法同,挺腹地端身,兩手相
重,支頷縱息,令皮膚俱緩,乃取其穴。鍼入八分,得氣即先寫,訖(此前疑
脫寫字)多補之"一段。《資生經》卷一沿襲其文,《聖惠方》卷九十九則謂
是"《甲乙經》、甄權《鍼經》云"。《鍼灸大成》卷七亦有與本文基本相同一
段,謂"一云",不言出自《甲乙》,足証《大成》已有疑焉。細考《銅人》文,
只"鍼如腰戶法同"一句,乃指明《甲乙》本穴刺法與腰戶同,餘皆綜合他
說,決非《甲乙》舊文,且文體亦與《甲乙》不合,故"得氣則瀉,瀉訖多補
之"八字,當係後人傳抄時,誤爲《甲乙》遺文而竄入,今刪。

〔3〕禁不可灸 原作"不宜灸",不合文例,參前後禁灸穴書法及本經
卷五第一下改。《素問·水熱穴論》王冰注、《醫心方》卷二均作"灸三
壯",當係另一家言。本經卷五禁灸穴原有白環俞,故仍從其舊。

〔4〕腸 原疊衍,據明抄本刪。

上窌[1],在第一空,腰髁[2]下一寸,俠脊陷者中,足太陽
少陽之絡[3]。刺入二寸[4],留七呼,灸三壯。

〔1〕上窌 窌下明抄本有"音髎,又音了"五小字音注。窌又與髎通。
《素問·骨空論》:"八髎在腰尻分間。"《素問·刺腰痛》王冰注亦作"髎"。
《說文·穴部》:"窌,窖也。"引伸之爲空穴之義。《一切經音義》卷七十
二:"髎骨,力遥反。《字林》:八髎也。《通俗文》:尻骨謂之八髎。"《玉
篇·骨部》:"髎,力條切,髖也。"此穴空在髖骨上,故名髎。《素問·刺腰
痛》王冰注:"髁下尻骨兩傍四骨空,左右八穴,俗呼此骨爲八髎骨也。"此
穴爲四骨空最上空,故名上窌。

〔2〕腰髁 髁下明抄本有"音魯,又音跨"五小字音注。《素問·刺
腰痛》王冰注:"髁骨,即腰脊兩傍起骨也。"《醫宗金鑑》卷八十周身名位
骨度:"下橫骨在少腹下,其形如蓋,故名蓋骨也。其骨左右二大孔,上兩
分出向後之骨,首如張扇,下寸許,附著於尻骨之上,形如馬蹄之處,名曰
髁骨。"

〔3〕足太陽少陽之絡 《十四經》注謂足太陽之脉從腰中循腰髁,下
挾脊,歷上髎、次髎、中髎、下髎;足少陽之脉,由居髎入上髎、中髎、長強。
此故爲二脉之絡也。

〔4〕二寸　原作"三分"。八窌穴之中、下窌皆刺二寸，而此作三分，同處於窌空之中，差異特大，文理難通。今據《素問·刺腰痛》王冰注、《千金》卷三十第八改。

次窌[1]，在第二空，俠脊陷者中。刺入三寸[2]，留七呼，灸三壯。《銅人經》云：刺入三分，灸七壯。

〔1〕次窌　穴爲腰尻骨兩傍四骨空之第二空，故名次窌。

〔2〕三寸　原作"三分"，此下中窌與下窌均刺二寸，故校文引《銅人經》云三分，有校的意義，本穴如果與《銅人》同作三分，則不必出此校，是知本經原當作三寸。又《千金》卷三十第八、《醫心方》卷二均作"三寸"，今據改。又《素問·刺腰痛》王冰注作"二寸"，亦可証作"三分"失之過淺。

中窌[1]，在第三空，俠脊陷者中。刺入二寸，留十呼，灸三壯。《銅人經》云：刺入二分。

〔1〕中窌　穴爲腰尻骨兩傍四骨空之第三空，居上、次、下窌之中間，故名中窌。

下窌[1]，在第四空，俠脊陷者中。刺入二寸，留十呼，灸三壯。《銅人經》云：鍼入三分。《素問·繆刺論》云：足太陰[2]、厥陰、少陽所結。

〔1〕下窌　穴爲腰尻骨兩傍四骨空之最下一空，故名下窌。

〔2〕陰　原作"陽"，據明抄本、《素問·繆刺論》及《素問·刺腰痛》王冰注改。

會陽[1]，一名利機，在陰尾骨[2]兩傍，督脉氣所發。刺入八分，灸五壯。《氣府》註云：灸三壯。

〔1〕會陽　《經穴解·膀胱經》："穴名會陽者，乃太陽左右四行，俱會於此尾尻之兩傍，而有是名也。"此穴爲督脉氣所發，兩傍則太陽脉，此屬陽脉會合處，故名會陽。

〔2〕陰尾骨　原作陰毛骨，據《素問·氣府論》王冰注、《外臺》卷三十九、《千金》卷二十九改。陰尾骨，後陰處尾骶骨也。

背自第二椎兩傍俠脊各三寸行至二十一椎下兩傍俠脊凡二十六穴第九

提要：本篇主要闡述背部自第二椎傍開三寸直下至二十一

椎夾脊兩傍段十三個雙穴共二十六個腧穴的穴位及刺、灸分壯等。故以此名篇。

附分[1]，在第二椎下，附項[2]內廉，兩傍各[3]三寸，手[4]足太陽之會，正坐取之[5]。刺入八分，灸三壯。

〔1〕附分　《醫經理解·穴名解》："附分在第二椎下，言附於背部，又分爲二行也。"

〔2〕項　《鍼灸經穴圖考》引《俞穴折中》曰："項，當作胛。"按此説可參，此穴近肩胛內緣，而曰附項，則文義難解。

〔3〕各　此下《素問·氣府論》王冰注有"相去俠脊"四字。義勝。

〔4〕手　原脱，據《外臺》卷三十九、《千金》卷二十九、《素問·氣府論》王冰注、《醫心方》卷二補。

〔5〕正坐取之　原脱，本篇諸穴，均在俠脊傍開三寸，上下垂直綫上，此後魄户穴，《素問·氣府論》王冰注及《外臺》卷三十九、《醫心方》卷二等，均有"正坐取之"四字，且本篇諸穴下至志室共十一穴中，有魂門、陽綱、志室及譩譆四穴，亦言正坐取之。既屬同一體位，絶無其他七穴不言正取之理，故知凡無此文者，均係脱漏。今據《銅人》卷四及《聖濟總録》卷一百九十一補。

魄户[1]，在第三椎下兩傍各三寸，足太陽脉氣所發，正坐取之[2]刺入五分[3]，灸五壯。

〔1〕魄户　穴與挾脊傍開一寸五分，第三椎下之肺俞穴平行，肺藏魄，此當魄之門户，故名魄户。

〔2〕正坐取之　原脱。據《外臺》卷三十九、《素問·刺熱》、《素問·氣府論》及《素問·水熱穴論》等王冰注，《醫心方》卷二、《銅人》卷四、《資生經》卷一補。

〔3〕五分　原作"三分"，據《素問·刺熱》、《素問·氣府論》及《素問·水熱穴論》等王冰注，以及《醫心方》卷二、《銅人》卷四改。

神堂[1]，在第五椎下兩傍各三寸陷者中，足太陽[2]脉氣所發，正坐取之[3]。刺入三分，灸五壯。

〔1〕神堂　穴與第五椎下夾脊傍開一寸五分之心俞穴平行，心藏神，穴當心神之庭堂，故名神堂。

〔2〕陽　此下明抄本有"督"字。按本篇其他穴，諸書皆不曾言督脉，

故知明抄本衍。

〔3〕正坐取之　原脱，據《醫心方》卷二、《銅人》卷四、《聖惠方》卷九十九、《資生經》卷一補。

譩譆[1]，在肩髆[2]內廉，俠第六椎下兩傍各三寸，以手按之痛，病者言譩譆，是穴[3]，足太陽脉氣所發，正坐取之[4]。刺入六分[5]，灸五壯。《骨空》註云：令病人呼譩譆之聲[6]，則指下動矣。灸三壯。

〔1〕譩譆　《説文·言部》：“譆，痛也。”段玉裁注：“當作痛聲。”《玉篇·言部》：“譩，於熙切。不平之聲也。恨辭也，作噫同。”《説文·口部》噫，段玉裁注：“《論語》：天喪予。鄭氏《毛詩》：噫此皇父，噫厥哲婦。皆有所痛傷之聲。”按譩譆，疊韻詞，痛傷之聲也。以手按壓穴處有痛感，發出譩譆之聲，故名譩譆。

〔2〕髆　明抄本作“髆”，此下有“音傳”二小字注文。按醫書中專旁與專旁字常互誤（如搏與摶互誤）。髆，乃髆之誤。髆，今字書無載。

〔3〕以手按之痛，病者言譩譆，是穴　按之痛，原作“痛按之”，據正抄本、《外臺》卷三十九乙正。是穴，明抄本及《外臺》均無此二字。按此十一字疑似注文，混爲正文。

〔4〕正坐取之　原脱，據《銅人》卷四、《資生經》卷一、《聖濟總録》卷一百九十一及此後文例補。

〔5〕分　此下《素問·骨空論》王冰注有“留七呼”三字。按本篇其他穴，均無留幾呼字樣，疑王注衍。

〔6〕聲　原作“言”，據《素問·骨空論》王冰注及《素問·氣府論》新校正引王冰注改。

膈關[1]，在第七椎下兩傍各三寸陷者中，足太陽脉氣所發，正坐開肩[2]取之。刺入五分，灸五壯[3]。《氣府論》註云：灸三壯[4]。

〔1〕膈關　穴與第七椎下挾脊傍開一寸五分之膈俞平行，此爲膈氣出入之關要處，故名膈關。

〔2〕正坐開肩　《外臺》卷三十九、《醫心方》卷二均作“闊肩”。開肩，闊肩，義相近，均指端坐，將肩胛張開，便於取穴。又《銅人》卷四無“開肩”二字。正坐二字與下文連讀。按此前諸穴，皆近肩胛內緣，而不言開肩，此獨言之，不合文例，故疑“開肩”二字，或係注文竄入。

〔3〕五壯　原作"三壯",據明抄本、《素問·氣府論》新校正引本經、《外臺》卷三十九改。

〔4〕三壯　原作"五壯",據《素問·氣府論》王冰注改。

魂門[1]在第九椎下兩傍各三寸陷者中,足太陽脉氣所發,正坐取之。刺入五分,灸三壯[2]。

〔1〕魂門　穴與第九椎下挾脊傍開一寸五分之肝俞平行,肝藏魂,此穴當魂之門户,故名魂門。

〔2〕三壯　原作"五壯"。據《外臺》卷三十九,《素問·刺熱》、《素問·氣府論》、《素問·水熱穴論》王冰注,《醫心方》卷二改。

陽綱[1],在第十椎下兩傍各三寸陷者中,足太陽脉氣所發,正坐取之。刺入五分,灸三壯。

〔1〕陽綱　穴與第十椎下挾脊傍開一寸五分之膽俞平,足少陽經自頭至足,行身之側,亦爲陽脉之綱維,又膽爲陽中之少陽,少火之氣壯,故穴名陽綱。

意舍[1],在第十一椎下兩傍各三寸陷者中,足太陽脉氣所發,正坐取之[2],刺入五分,灸三壯。

〔1〕意舍　穴與第十一椎下挾脊傍開一寸五分之脾俞平行,脾藏意,穴處爲意之舍,故名意舍。

〔2〕正坐取之　原脱。據《外臺》卷三十九,《素問·刺熱》、《素問·氣府論》、《素問·水熱穴論》王冰注,《醫心方》卷二補。

胃倉[1],在第十二椎下兩傍各三寸陷者中,足太陽脉氣所發,正坐取之[2],刺入五分,灸三壯。

〔1〕胃倉　穴與第十二椎下挾脊傍開一寸五分之胃俞平行,喻爲貯存胃氣之倉,故名胃倉。

〔2〕正坐取之　原脱,據《素問·氣府論》王冰注及此前文例補。

肓門[1],在第十三椎下兩傍各三寸[2],入肘間[3],足太陽脉氣所發,正坐取之[4]。刺入五分,灸三十壯[5]。異經云:與煩尾相值[6]。

〔1〕肓門　穴與第十三椎下挾脊傍開一寸五分之三焦俞平行,三焦者,衛氣之所出也,衛氣者,熏於肓膜,散於胸腹。穴處當肓膜之門户,故名肓門。

〔2〕寸 此下按文例疑脱"陷者中"三字。

〔3〕入肘間 文義不通。正抄本、《外臺》卷三十九、《銅人》卷四、《醫心方》卷二等均作"叉肋間"。叉,交錯之義,叉肋,義亦未明。《經穴彙解》卷之二:"《外臺》以下諸書作叉肋,《甲乙》本作入肘,肓門不可入肘,又無叉肋。《甲乙》肘字,肋之誤。諸書叉字,入之誤。故改作入肋。"又按《素問·氣府論》與《素問·水熱穴論》王冰注,均無此三字,亦或係後人注文之誤入者。

〔4〕正坐取之 原脱,據《素問·氣府論》、《素問·水熱穴論》王冰注及此前文例補。

〔5〕三十壯 原作"三壯",《素問·水熱穴論》同。《素問·氣府論》王冰注及新校正引本經、《外臺》卷三十九、《銅人》卷四、《醫心方》卷二等均作"三十壯",據改。

〔6〕異經云:與鳩尾相值 異,原脱,明抄本、《銅人》卷四、《聖惠方》卷九十九均有此字。《資生經》作"其",注文:"《明堂》作異。"據補。異經,疑係古《明堂經》類之別本。與鳩尾相值,按鳩尾,在心前蔽骨下,與本經言此穴之位置,前後難能相值,故疑此説係古代鍼灸學另一家言。

志室[1],在第十四椎下兩傍各三寸陷者中,足太陽脈氣所發,正坐取之,刺入五分,灸三壯。《氣府》註云:灸五壯[2]。

〔1〕志室 穴與第十四椎下挾脊傍開一寸五分之腎俞平行,腎藏精與志,穴當腎志居室,故名志室。

〔2〕《氣府》註云:灸五壯 《素問·水熱穴論》王冰注水俞作"三壯",熱俞作"五壯"。

胞肓[1],在第十九椎下兩傍各三寸陷者中,足太陽脈氣所發,伏而取之。刺入五分,灸三壯。《氣府》註云:灸五壯[2]。

〔1〕胞肓 穴與第十九椎下挾脊傍開一寸五分之膀胱俞平行,此胞即膀胱也,穴應胞之肓膜,故名胞肓。

〔2〕五壯 《素問·水熱穴論》王冰注作"三壯"。

按:本篇中諸穴,自魄户以下至胞肓,有十穴均與足太陽膀胱挾脊傍開一寸五分之背俞諸穴相對應,即肺俞應魄户、心俞應神堂、膈俞應膈關、肝俞應魂門、膽俞應陽綱、脾俞應意舍、胃俞應胃倉、三焦俞應肓門、腎俞應志室、膀胱俞應胞肓。説明内藏之氣,不僅在背部一個點上有俞竅,而且在其相應的平行綫的另一點上,也有俞竅,兩點相連,互爲通應。這不僅具体反映了足太陽經在背部的兩條循行綫,而且反映了兩綫之間的橫向聯係。故對研探經絡綫路間的縱橫聯係,有着十分重要的意義。

秩邊[1],在第二十一椎[2]下兩傍各三寸陷者中,足太陽脉氣所發,伏而取之。刺入五分,灸三壯。

〔1〕秩邊　秩,序也,次也。邊,偏側也。《禮記·檀弓上》:"齊衰不以邊坐。"注:"邊,偏倚也。"本穴爲足太陽邊側序列穴位最末處,故名秩邊。

〔2〕二十一椎　《素問·氣府論》王冰注、《外臺》卷三十九、《千金》卷二十九、《醫心方》卷二均同本經。《銅人》卷四、《聖惠方》卷九十九、《資生經》卷一引《明堂》、《聖濟總錄》卷一百九十一及《十四經》中卷、《針灸大成》卷七等均作"二十椎",或另有所本。今皆從本經。

面凡三十九穴第十(按三十九,原作"二十九",據明抄本目錄改)

提要:本篇主要闡述面部十七個雙穴、五個單穴共三十九個腧穴的穴位及刺、灸分壯等,故以此名篇。

懸顱[1],在曲周[2]顳顬中[3],足少陽[4]脉氣所發,刺入三分,留七呼[5],灸三壯。《氣府》註云:曲周[6]上,顳顬中[7]。

〔1〕懸顱　懸,係聯也。《後漢書·華佗傳》:"人命所懸。"《素問·寶命全形論》:"人生於地,懸命於天。"此穴係聯於顱,故名懸顱。

〔2〕曲周　宋刊《外臺》卷三十九、《千金》卷二十九、《千金翼》卷二十六、《醫心方》卷二、《銅人》卷三等均同。明刊《外臺》、今《素問·氣府論》王冰注均作"曲角"。按作"曲角",若言領厭,因近在鬢角處,尚可。而本穴與懸釐,去角已遠,言角難通。詳周,邊也,旁也。《詩經·唐風·有杕之杜》:"有杕之杜,生於道周。"毛亨傳:"周,曲也。"當指彎曲處。近人高亨注:"周,邊也。"又梁人沈約《休沐寄懷》:"垂堂對水周。"亦爲邊、旁義。是曲周當指額旁髮際彎曲部。

〔3〕顳顬中　《素問·氣府論》今本王冰注作"顳顬之中",《外臺》卷

三十九作"顱顬上廉"。按頷厭稱顱顬上廉,懸釐稱顱顬下廉,此在上二穴之中間,故稱中。中言中段,非言內也。

〔4〕足少陽 《外臺》卷三十九同。《素問·氣府論》王冰注、《醫心方》卷二均作"足陽明。"《循經考穴編》廣注:"手足少陽、陽明之會。"今皆從本經。

〔5〕七呼 《素問·氣府論》王冰注、《醫心方》卷二、《銅人》卷三均作"三呼"。

〔6〕周 今《素問·氣府論》王冰注作"角"。

〔7〕顱顬中 中上《素問·氣府論》王冰注有"之"字。

頷厭[1],在曲周[2]顱顬上廉,手少陽、足陽明之會[3],刺入七分[4],留七呼,灸三壯。《氣府》註云:在曲周[5]顱顬之上[6]。刺深令人耳無聞。

〔1〕頷厭 《經穴解·膽經》:"頷厭穴在頰角之端,按之口動,則此穴亦動,乃下與頷相關之所,故曰頷厭。"厭,合也。《說文·厂部》:"厭……一曰合也。"此穴下合於頷,故咬齒時,頷部動,穴處亦動,上下應合也,因名頷厭。

〔2〕曲周 《素問·氣府論》王冰注作"曲角"。

〔3〕手少陽、足陽明之會 《素問·氣府論》王冰注作"手足少陽、足陽明三脉之會"。《外臺》卷三十九作"足少陽、陽明之會"。《銅人》卷三、《聖惠方》卷九十九、《聖濟總錄》卷一百九十一均作"手足少陽陽明之交會"。《醫心方》卷二作"足少陽膽,足太陽膀胱府,又足陽明"。証之王冰注及《外臺》等均有"足少陽",且王冰注又稱"三脉之會",疑本經手下脫"足"字。

〔4〕七分 《銅人》卷三同。《醫心方》卷二、《聖惠方》卷九十九均作"三分"。《資生經》卷一引《明堂》作"二分"。按從頷厭至曲鬢有四穴,餘三穴均刺三分,且《素問·氣府論》王冰注又云"刺深令人耳無聞",故疑本經有誤。

〔5〕曲周 今《素問·氣府論》王冰注作"曲角上"。

〔6〕上 此下今《素問·氣府論》王冰注有"廉"字。

懸釐[1],在曲周[2]顱顬下廉,手足少陽陽明之會[3],刺入三分,留七呼,灸三壯。《氣府》註云:在曲周[4],顱顬之下廉[5],刺深令人耳無聞。

〔1〕懸釐　《醫經理解·穴名解》:"懸釐,在耳前曲角顱顑下廉,言於懸顱,止爭毫釐也。"又按懸者,係聯也。釐,《説文通訓定聲·頤部》:"叚借……又爲聯。《方言》三:陳楚之間,凡人嘼乳而雙産,謂之釐孳,聯釐雙聲。或曰釐孳疊韻連語。《廣雅·釋詁》三:釐,孿也。"懸顱、懸釐二穴,上下相聯,如雙生焉,本穴或寓此義,故名懸釐。

〔2〕曲周　《素問·氣府論》王冰注作"曲角"。

〔3〕手足少陽陽明之會　《醫心方》卷二作"足陽明胃、足小陽膽府"。

〔4〕曲周　今《素問·氣府論》王冰注作"曲角上"。

〔5〕下廉　原作"上",據今《素問·氣府論》王冰注改補。

陽白[1],在眉上一寸,直瞳子[2],足少陽、陽維之會[3]。刺入三分,灸三壯。《氣府》註云:足陽明、陰維二脉之會。今詳陽明之經不到於此,又陰維不與陽明會。疑《素問》註非是。

〔1〕陽白　《醫經理解·穴名解》:"四面光白之地。"或以爲使病目見陽光而明白。似於義均欠安。白,彰明、顯明也。《荀子·榮辱》:"身死而名彌白。"楊倞注:"白,彰明。"按頭面部均爲陽氣會聚之處,陽脉所過之地,唯此穴居於眉上額部,最爲顯明,故名陽白。

〔2〕直瞳子　目正視時,此穴正與瞳子相直。

〔3〕足少陽、陽維之會　《醫心方》卷二作"陽維脉",疑有脱文。

攢竹[1],一名員柱[2],一名始光,一名夜光,一[3]名明光[4],在眉頭陷者中[5],足太陽脉氣所發。刺入三分[6],留六呼[7],灸三壯[8]。

〔1〕攢竹　《經穴解·膀胱經》:"此穴兩眉一蹙,有攢竹之形,故曰攢竹。"《醫經理解·穴名解》:"攢竹在眉尖陷中,言聚眉如竹也。"

〔2〕柱　原作"在",據明抄本、《外臺》卷三十九、《醫心方》卷二、《銅人》卷三改。

〔3〕一　原作"又",據明抄本、正抄本改。

〔4〕明光　《銅人》卷三、《聖濟總録》卷一百九十一均作"光明"。

〔5〕中　此下《素問·骨空論》王冰注有"動脉應手"四字。

〔6〕三分　《銅人》卷三、《資生經》卷一、《聖濟總録》卷一百九十一均作"一分"。《醫心方》卷二作"二分"。

〔7〕留六呼 《素問·氣府論》王冰注同本經。《素問·骨空論》王冰注及《醫心方》卷二均無此三字。《銅人》卷三、《資生經》卷一、《聖惠方》卷九十九均作"留三呼"。

〔8〕灸三壯 《銅人》卷三、《聖惠方》卷九十九、《資生經》卷一、《聖濟總錄》卷一百九十一均作"不宜灸"。按本經卷五第一所列禁灸穴中無攢竹,當以本經爲是。

絲竹空[1],一名目窌[2],在眉後陷者中,足少陽[3]脉氣所發。刺入三分,留三呼,禁不可灸[4],灸之[5]不幸,令人目小及盲。《氣府論》註云:手少陽,又云:留六呼。

〔1〕絲竹空 《經穴解·三焦經》:"此穴雖在目傍,而實通耳之竅,以聽聲者,故曰絲竹空。"《醫經理解·穴名解》:"在眉後陷中,以耳常聽絲竹之音也。"《腧穴命名滙解》:"細小爲絲,空指小竅,穴近眉梢處,眉毛狀似絲竹……因爲絲竹空。"今暫從後説。

〔2〕目窌 原作"巨窌",若此則與鼻傍之巨窌名重,據《外臺》卷三十九、《醫心方》卷二、《銅人》卷三改。窌下明抄本有"音撩,又音了"五小字音注。

〔3〕足少陽 《外臺》卷三十九、《銅人》卷三同。《素問·氣府論》王冰注云"手少陽"。而《鍼灸聚英》卷一下、《鍼灸大成》卷七均作"手足少陽之會"。《聖濟總錄》卷一百九十一雖云"足少陽脉氣所發",却歸於手少陽三焦,今皆屬於手少陽經。

〔4〕禁不可灸 原作"不宜灸",前後文氣不一,明抄本作"不可灸"。正抄本、《醫心方》卷二均作"禁不可灸",據改。

〔5〕灸之 《外臺》,卷三十九無。

睛明[1],一名泪[2]孔,在目内眥外[3],手足太陽、足陽明之會[4]。刺入六分[5],留六呼,灸三壯[6]。《氣府論》註云:手足太陽、足陽明、陰陽蹻五脉之會[7]。

〔1〕睛明 睛明者,目也。《素問·脉要精微論》:"夫睛明者,所以視萬物,别黑白,審短長。"正言目也。五臟六腑之精氣上注於目,故得如日月之明,能照見萬物,辨別黑白也。此穴適當目内眥處,故名睛明。

〔2〕泪 原作"泪",據明抄本、正抄本改。

〔3〕目内眥外 外,《外臺》卷三十九、《素問·氣府論》王冰注、《醫

心方》卷二、《銅人》卷三均無。檢此下瞳子窌云"在目外去眥五分",足証非正在眥端,故《聖惠方》卷九十九、《資生經》引《明堂》均作"目内眥頭外眦",是此外者,實指眥之外眦。當以本經爲是。

〔4〕手足太陽、足陽明之會 足陽明,《外臺》卷三十九、《聖惠方》均作"陽明"。《銅人》卷三、《聖濟總録》卷一百九十一均作"手足太陽少陽、足陽明五脉之會"。按《靈樞・寒熱病》云:"陰蹻陽蹻,陰陽相交,陽入陰,陰出陽,交於目鋭眥。"此雖言交於目鋭眥,但必會目中。且近外眥之瞳子窌穴,亦不曾言及陰蹻與陽蹻在此相會,似當以《素問・氣府論》王冰注作"手足太陽、足陽明、陰陽蹻五脉之會"爲是。

〔5〕六分 《素問・氣府論》王冰注、《醫心方》卷二均作"一分",《資生經》卷一引《明堂》作"分半",《銅人》卷三、《聖惠方》卷九十九、《聖濟總録》卷一百九十一均作"一寸五分"。此穴鍼刺深度,諸書記載不一,約言之,宋以前無刺深者,《銅人》等以後,始記刺寸餘,現一般只刺三至五分,若避開眼球,刺入眶内,亦可寸餘。

〔6〕灸三壯 《銅人》卷三、《聖惠方》卷九十九、《資生經》卷一、《聖濟總録》卷一百九十一均云"禁灸",按本經卷五第一所列禁灸諸穴,並無睛明,當以本經爲是。

〔7〕會 此下明抄本有"蹻,音喬"三小字音注。

瞳子窌[1],在目外去眥五分,手太陽[2]、手足少陽之會。刺入三分,灸三壯。

〔1〕瞳子窌 此下明刊《外臺》卷三十九有"一名後曲"四字。《千金》卷二十九注有"一名太陽、一名前關"八字。《經穴解・膽經》:"此穴之内,與瞳人相近,故曰瞳子窌。"

〔2〕手太陽 《外臺》卷三十九無此三字。

承泣[1],一名鼷穴[2],一名面窌,在目下七分,直目瞳子,陽蹻[3]、任脉、足陽明之會。刺入三分,禁[4]不可灸。

〔1〕承泣 《醫經理解・穴名解》:"言泣下則此相承也。"

〔2〕鼷穴 《醫心方》卷二同。《外臺》卷三十九作"谿穴"。明抄本"鼷"下有"音溪"二小字音注。

〔3〕陽蹻 《外臺》卷三十九、《銅人》卷三、《聖惠方》卷九十九、《聖濟總録》卷一百九十一均作"蹻脉"。

〔4〕禁 原脱,據本經卷五第一承泣穴及文例補。

四白[1]，在目下一寸，面[2]頄骨即顴骨[3]空[4]，足陽明脉氣所發。刺入三分[5]，灸七壯。《氣府論》註云：刺入四分，不可灸。

〔1〕四白 《經穴解·胃經》：“四面皆白，此穴在中，故曰四白。”《會元鍼灸學》：“四白者，四是面之四方易見之處，白者，目下明白也。”《鍼灸穴名解》：“穴在迎面，承泣之下，平明顯見之處，故名四白。”《經穴釋義滙解》：“白，明也。……主目疾，使目明四方而光明，故曰四白。”按此穴解名雖多，義尚難明。又《素問·六節藏象論》有“脣四白”之説，王冰注云：“四白，謂脣四際之白色肉也。”或目下穴周際，亦稱四白，故暫從《經穴解》説。

〔2〕面 原作“向”，當係“面”之壞文，據正抄本及正重抄本改。

〔3〕即顴骨 明抄本無此三字。明抄本別作“頄，音顴”三小字音注。

〔4〕面頄骨空 空上原有“顴”字，與頄骨義重，據明抄本删。此文與本卷體例不協，或爲注文混入。

〔5〕三分 《醫心方》卷二作“四分”，與《素問·氣府論》王冰注同。

顴窌[1]，一名兑骨[2]，在面頄骨[3]下廉[4]陷者中，手少陽太陽[5]之會。刺入三分。

〔1〕顴窌 穴在顴骨下緣空隙中，故名顴窌。

〔2〕兑骨 鋭骨也。兑與鋭通。

〔3〕頄骨 宋刊《外臺》卷三十九、《千金方》卷二十九、《千金翼》卷二十六、《醫心方》卷二均作“䪼骨”。䪼通頄。《素問·氣府論》：“䪼骨下各一。”王冰注：“謂顴窌二穴也。䪼，頄也。頄，面顴也。”骨下明抄本有“音顴”二小字音注。

〔4〕廉 此下《外臺》卷三十九、《銅人》卷三、《資生經》卷一、《聖濟總録》卷一百九十一均有“鋭骨端”三字，疑係後人增補。

〔5〕陽 此下《素問·氣府論》王冰注有“二脉”二字。

素窌[1]，一名面王，在鼻柱端[2]，督脉氣所發。刺入三分，禁灸[3]。

〔1〕素窌 《經穴解·督脉》：“素者，如也，順也，潔也。人之生也，先鼻，有始之義焉，自山根而下，至此而止，有順之義焉，穴在面中最高之處，有潔之義焉，故曰素髎。”按此説似屬臆斷。《爾雅·釋畜》：“白達素縣。”郭璞注：“素。鼻莖也。”此以馬鼻莖釋“素”。此穴居鼻柱端，其所以名素

窌者,亦當屬此義。

〔2〕端　此上原有"上"字。既稱鼻柱端,復言上,於義難安,似屬剩文,今據《外臺》卷三十九、《千金》卷二十九、《醫心方》卷二、《銅人》卷三刪。

〔3〕禁灸　《外臺》卷三十九、《素問·氣府論》王冰注、《醫心方》卷二均無此二字。按本卷諸穴,多有只言刺不言灸者,且本經卷五第一下禁灸諸穴,亦無素窌,故疑"禁灸"二字,當係後人見其不言灸,誤為禁灸而增補。

迎香[1],一名衝陽,在禾窌上[2]鼻下孔傍,手足陽明[3]之會,刺入三分[4]。

〔1〕迎香　迎,逢也。《説文句讀》:"甘者穀之味,香者穀之臭。"此穴適當五穀之香氣入鼻之處,故名迎香。

〔2〕上　此下《千金》卷二十九、《銅人》卷三、《聖惠方》卷九十九、《資生經》卷一均有"一寸"二字。《千金翼》卷二十六原注云:"一云:在禾窌上一寸。"

〔3〕明　此下《素問·氣府論》王冰注有"二脉"二字。

〔4〕分　此穴《外臺》卷三十九云:"不宜灸"。《醫心方》卷二云:"灸三壯"。此下《銅人》卷三、《聖惠方》卷九十九、《資生經》卷一均言"留三呼,不宜灸"。《素問·氣府論》王冰注與本經同,亦不言灸,當係古義。

巨窌[1],在俠鼻[2]傍八分,直瞳子,陽蹻、任脉[3]、足陽明之會。刺入三分。

〔1〕巨窌　巨,大也,以穴處孔隙較大,故名巨窌。

〔2〕鼻　此下原有"孔"字,義不安,據《外臺》卷三十九、《千金》卷二十九、《醫心方》卷二刪。

〔3〕陽蹻、任脉　原作"蹻脉"。《醫心方》卷二無"蹻脉"、有"任脉"。按本經卷二《奇經八脉》篇云:"衝脉、任脉皆起於胞中……其浮而外者,循腹上行,會於咽喉,別而絡脣口。"是知任脉亦絡於脣口。《太素·任脉》注:"《明堂》目下巨窌、承泣左右四穴,有蹻脉、任脉之會,則知任脉亦有分岐上行者也。"據以上諸説,則本文之脉會,《明堂》原與承泣穴同,今據改。

禾窌[1]一名頷[2],在直鼻孔下,俠[3]水溝傍五分,手陽明脉氣所發。刺入三分[4]。

〔1〕禾窌　窌下明抄本有"音撩"二小字音注。《經穴解·大腸經》："此穴近鼻孔傍,所以聞五穀之香氣者,此穴近之,故曰禾髎。"按禾,穀類之總稱也。《詩·豳風·七月》："十月納禾稼,黍稷重穋,禾麻菽麥。"正義云："禾稼、禾麻,再言禾者,以禾是大名也。"此穴居鼻之下口之上,五穀之氣上入於鼻,其味下入於口,故名禾窌。

〔2〕一名頏　原脱。據明抄本、《外臺》卷三十九、《醫心方》卷二補。

〔3〕俠　此下原衍"谿"字,據明抄本、《外臺》卷三十九、《千金》卷二十九、《醫心方》卷二删。

〔4〕刺入三分　《醫心方》卷二作"灸三壯"。三分,《銅人》卷三、《聖惠方》卷九十九、《資生經》卷一均作"二分"、《資生經》引《明堂》則不刺,亦云"灸三壯"。疑古《明堂》有此文。

　　水溝[1],在鼻柱下人中[2],督脉、手[3]陽明之會,直唇取之。刺入三分,留七呼[4],灸三壯。

〔1〕水溝　穴在鼻唇溝内,形若水溝,故名。

〔2〕人中　此上《銅人》卷三、《資生經》卷一及《聖濟總錄》卷一百九十一均有"一名"二字。檢諸穴別名,均在正名之下,此言人中,連上"鼻柱下",乃部位名也,非别名,故《銅人》等之説,疑後世所出。

〔3〕手　此下原有"足"字,按本經卷二第一上《十二經脉絡脉支别》篇云:大腸手陽明之脉,"其支者,從缺盆直上至頸,貫頰,入下齒中,還出俠口,交人中,左之右,右之左,上俠鼻孔。""胃足陽明之脉,起於鼻,交頞中,傍約太陽之脉,下循鼻外,入上齒中,還出俠口環唇,下交承漿。"明言手陽明交人中,足陽明交承漿,故水溝穴之脉會,不當有"足陽明"。今據《素問·氣府論》王冰注、《外臺》卷三十九、《醫心方》卷二、《銅人》卷三删。

〔4〕七呼　《素問·氣府論》王冰注作"六呼"。

　　兑端[1],在唇上端[2],手陽明脉氣所發[3]。刺入三分[4],留六呼,灸三壯。

〔1〕兑端　原作"兑骨",據明抄本、《外臺》卷三十九、《千金》卷二十九改。兑,鋭也。穴居口唇尖鋭之端,故名兑端。

〔2〕唇上端　《醫心方》作"唇上尖鋭之端"。義較明。

〔3〕手陽明脉氣所發　《銅人》卷三無比文,《聖濟總錄》卷一百九十二將此穴歸於督脉系列,後皆從之。

〔4〕三分　正抄本同,明抄本作"二分"。

齗交[1]，在唇内齒上齗縫[2]。刺入三分，灸三壯。《氣府論》註云：任[3]、督脉二經之會。

〔1〕齗交　穴居上齒齗縫，爲任、督二脉交會之處，故名齗交。齗下明抄本有“音銀”二小字音注。

〔2〕縫　此下原有“中”字，據明抄本、《素問·氣府論》王冰注、《外臺》卷三十九、《千金》卷二十九及《醫心方》卷二刪。

〔3〕任　原作“在”，據明抄本及今本《素問·氣府論》王冰注改。

地倉[1]，一名胃維[2]，俠口傍四分如近下是[3]，蹻脉、手足陽明之會。刺入三分。

〔1〕地倉　《素問·靈蘭秘典論》：“脾胃者，倉廩之官，五味出焉。”《素問·六節藏象論》：“地食人以五味……五味入口，藏於腸胃。”又云脾胃等爲“倉廩之本”。《靈樞·脹論》：“胃者，太倉也。”《素問·陰陽應象大論》又云：“地氣通於嗌。”是皆言脾胃爲地氣之倉廩，此穴屬足陽明經，位居口傍近受納之處，故名地倉。

〔2〕胃維　原作“會維”，《外臺》卷三十九、《醫心方》卷二均作“胃維”，按足陽明之脉“俠口環唇”，此穴正當足陽明胃脉環維口唇之處，故當以作胃維爲是。今據改。

〔3〕如近下是　是，明抄本無。下下《銅人》卷三、《聖惠方》卷九十九、《資生經》卷一均有“有脉微動”四字，疑是後人增文。“如近下是”者，言在靠近口角下處是穴。如，介詞。

承漿[1]，一名天池，在頤前下[2]唇之下[3]，足陽明、任脉之會，開口取之[4]。刺入二分[5]，留六呼，灸三壯[6]。氣府論註云作五呼。

〔1〕承漿　《太平御覽·人事部·頤頷》：“《鍼灸經》曰：承漿，一名懸漿也。”此下《銅人》卷三、《資生經》卷一均有“一作懸漿”四字，《聖濟總錄》卷一百九十二懸作“垂”，義近。然早期鍼灸文獻不見此名，不知《御覽》引《鍼灸經》係何書。《釋名·釋形體》：“口下曰承漿，承水漿也。”按此穴深處近舌下，舌下有廉泉、玉液，泌津之竅，津者，水漿也，此穴居下以承之，故名承漿。又《醫經理解·穴名經》：“承漿，在下唇下陷中，蓋水漿入口，則下唇相承也。”此說亦可參。

〔2〕下　原脱，據《外臺》卷三十九、《千金》卷二十九、《醫心方》卷二

及卷十四引《明堂》、《資生經》卷一引《明堂》補。

〔3〕下　此下《銅人》卷三、《資生經》卷一、《聖濟總錄》卷一百九十二均有"宛宛中"三字。証之風府穴處稱宛宛下,下脣下亦有明顯凹陷,言宛宛中,義勝。

〔4〕開口取之　《銅人》卷三、《資生經》卷一、《聖濟總錄》卷一百九十一均無此四字。按此穴不需開口取之,疑衍。

〔5〕二分　原作"三分",據明抄本、《素問·氣府論》王冰注、《醫心方》卷二改。

〔6〕壯　此下明抄本有"頤,音怡。蹻,音喬"六字音注。按今正文中已無"蹻"字,此音注可能由他穴錯簡於此,抑或古經中原有"蹻脉",而今本有脫文,待考。

頰車[1],在耳下曲頰端[2]陷者中,開口有孔[3],足陽明脉氣所發。刺入三分,灸三壯。

〔1〕頰車　頰下明抄本有"音結"二小字音注。《説文·頁部》:"頰,面旁也。"《説文·車部》:"輔,人頰車也。"《釋名·釋形體》:"頰,夾也。面旁稱也。亦取挾斂食物也。……或曰頰車,亦所以載物也。"此言下頜骨在頰之下,若載頰之車,故名頰車。

〔2〕曲頰端　指下頜骨曲角之端。《醫宗金鑑》卷八十周身名位骨度:"曲頰者,頰之骨也。曲如環形,受頰車骨尾之鈎者也。"

〔3〕開口有孔　張開口時,穴處稍有凹陷。

大迎[1],一名髓孔,在曲頜[2]前一寸二分[3]骨陷者中動脉[4],足陽明[5]脉氣所發。刺入三分,留七呼,灸三壯。

〔1〕大迎　足陽明胃脉"下循鼻外,入上齒中,還出挾口環脣,下交承漿,却循頤後下廉,出大迎。蓋其脉行至此,又循頰車上行,其支者,由此前下行。故大迎者,乃大迎脉氣之過此。又《釋骨》:"曲骨前,斷而若逆者,曰大迎骨。"或以爲此穴因骨得名。然大迎骨之名,古籍未見,疑骨因穴而得名。

〔2〕頜　此下明抄本有"音撼"二小字音注。

〔3〕二分　原作"三分",《素問·氣穴論》、《素問·氣府論》等王冰注同本經。《外臺》卷三十九、《千金》卷二十九、《千金翼》卷二十六、《醫心方》卷二、《銅人》卷三均作"二分"。今據改。

〔4〕動脉　《醫心方》卷二無此二字。此指穴處有動脉跳動。

〔5〕足陽明 原作“足太陽”，據《外臺》卷三十九，以及《素問·氣府論》、《素問·氣穴論》、《素問·骨空論》王冰注改。

耳前後凡二十穴第十一

提要:本篇主要闡述耳前後十個雙穴共二十個腧穴的穴位及刺、灸分壯等。故以此名篇。

上關[1]，一名客主人，在耳前上廉起骨[2]，開口有孔[3]，手少陽、足陽明之會[4]。刺入三分，留七呼，灸三壯。刺太深，令人耳無所[5]聞。《氣府論》註云:手足[6]少陽、足陽明三脉之會。氣穴、刺禁[7]註與《甲乙經》同。

〔1〕上關 關，機關、關節、關要之義，耳前爲顴骨部與頜骨部連接處，故爲關。此穴在顴骨弓上緣，故名上關，對下關而言。

〔2〕起骨 此下原有“端”字，無義。據明抄本、《外臺》卷三十九、《千金》卷二十九、《醫心方》卷二，以及《素問·氣府論》、《素問·氣穴論》、《素問·刺禁論》等王冰注刪。起骨，指耳前顴骨弓。

〔3〕孔 此下《銅人》卷三、《資生經》卷一、《聖濟總錄》卷一百九十一均有“動脉宛宛中”五字，義較明。

〔4〕手少陽、足陽明之會 《素問·刺禁論》王冰注云:“手少陽、足陽明脉交會於中。”新校正云:“詳客主人穴，與《氣穴論》注同。按《甲乙經》及氣府(按此前原衍“穴”字)論注云:手足少陽、足陽明三脉之會。疑此脫足少陽一脉也。”今本《素問·氣穴論》王冰注，亦與《刺禁論》注同。《素問·氣府論》王冰注云:“手足少陽、足陽明三脉之會。”新校正云:“按《甲乙經》及《氣穴》注、《刺禁》注並云手少陽、足陽明之會，與此異。”以上《素問》王冰注三處，所言有別，新校正引本經二處，前後文異，固知古經已錯互不一，然據《氣府論》注所云“三脉之會”，《刺禁論》新校正，亦言《甲乙經》作三脉之會，似當有足少陽爲是。

〔5〕所 原脫，據明抄本及《素問·氣穴論》王冰注補。

〔6〕足 此下原有“太陽”二字，據今本《素問·氣府論》刪。

〔7〕禁 原脫，明抄本誤作“集”，據《素問·刺禁論》補。

下關[1]，在客主人下，耳前運[2]脉下空[3]下廉，合口有孔,張口即[4]閉,足陽明少陽之會。刺入三分,留七呼,灸三壯。耳中有乾擿音適抵[5],不可灸。擿[6]抵,一作適之[7]。不可灸,一作鍼,久留鍼。

〔1〕下關　耳前爲顴骨部與頷骨部連接處,故爲關。穴在顴骨弓下緣,故名下關,對上關而言。

〔2〕運　《玉篇·辵部》:"古文動。"《外臺》卷三十九、《素問·氣穴論》王冰注均作"動",可証。

〔3〕下空　《素問·氣府論》王冰注、《銅人》卷三、《聖惠方》卷九十九、《資生經》卷一、《聖濟總錄》卷一百九十一均無此二字。按此與上文"動脉"二字相連,文義難安,疑注文誤混。

〔4〕即　明抄本、《素問·氣府論》王冰注均作"而",即、而,在此均係連詞,義同。

〔5〕擿抵　擿,原作"糒",今字書無載,疑"擿"之誤,明抄本、卷三第五、《素問·氣穴論》王冰注及新校正引本經均作"擿",故據改。《靈樞·厥病》;"耳中有膿,或有乾耵聹。"史崧注:"耵聹,上都領切,下乃頂切,耳中垢也。"本經卷十二第五"耵聹"作"擿抵",新校正云:"一本作耵聹。"《太素·耳聾》注:"擿,當狄反。抵,乃井反。"是則擿抵乃耵聹之假借,義存乎聲也。

〔6〕擿　原作"糒",據明抄本改。

〔7〕適之　《素問·氣穴論》王冰注作"擿之"。"擿",音敵。適、擿,皆假借,義同。

耳門[1],在耳前起肉[2],當耳缺[3]者。刺入三分[4],留三呼,灸三狀[5]。

〔1〕耳門　穴當耳珠上缺口處,如門户焉,故名耳門。

〔2〕耳前起肉　指耳珠,即今之所謂耳屏。

〔3〕耳缺　耳珠上之缺口處,今所謂耳屏上切迹。

〔4〕三分　《醫心方》卷二作"二分"。

〔5〕灸三壯　《資生經》卷一引《明堂下經》云:"禁灸,有病不過三壯。"

和窌[1],在耳前兑髮[2]下動脉[3],手足少陽、手太陽之會[4]。刺入三分,灸三壯。《氣府論》註云:手、足少陽二脉之會。

〔1〕和窌　和，原作“禾”，據明抄本、正抄本、《外臺》卷三十九改。《醫經理解·穴名解》：“和髎，耳前兌髮下橫動脉，耳聽音聲之和，而爲鋭骨之空也。”又按和，軍門也。《周禮·大司馬》：“以旌爲左右和之門。”鄭玄注：“軍門曰和，今謂之壘門，立兩旌以爲之。”賈公彦疏：“軍門曰和者，《左氏傳》曰：師克在和不在衆。田獵象戰伐，故其門曰和門也。云今謂之壘門者，漢時軍壘爲門，名曰壘門，與和門同。”此穴正處耳門之前上方，若軍營之和門，故名和窌，義或本於此。

〔2〕耳前兌髮　耳前下鬢髮下緣尖鋭處。兌，鋭也。

〔3〕動脉　原作“橫動脉”，《素問·氣府論》王冰注同。然古醫籍不見有橫動脉之稱，橫字連上讀，義亦難安，今據《外臺》卷三十九、《千金》卷二十九、《千金翼》卷二十六、《醫心方》卷二删。

〔4〕手足少陽、手太陽之會　《醫心方》卷二云：“手太陽小腸府，又手少陽三膲。”與《素問·氣府論》王冰注亦異。

聽會[1]，在耳前[2]陷者中，張口得之[3]，動脉應手，手少陽[4]脉氣所發。刺入四分，灸三壯。《繆刺》註云：正當手陽明脉之分[5]。

〔1〕聽會　穴在耳之聽力會聚之處，故名聽會。

〔2〕耳前　《外臺》卷三十九作“耳門前”，於義較明，但本處所謂耳門，乃指耳珠下缺口處，非指耳門穴。

〔3〕張口得之　張口時則頬骨移動，穴處凹陷乃得之。

〔4〕手少陽　手，原脱，疑涉上手字重號，抄刊時誤奪。據明抄本、《外臺》卷三十九、《醫心方》卷二、《聖濟總録》卷一百九十三引本經補。《銅人》卷一將本穴歸入足少陽經，後皆從之。

〔5〕《繆刺》註云：正當手陽明脉之分　今《素問·繆刺論》作“手陽明脉，正當聽會之分”。

聽宮[1]，在耳中珠子大[2]如赤小豆[3]，手足少陽、手太陽[4]之會。刺入三分[5]，灸三壯。《氣穴》註云：刺入一分。

〔1〕聽宮　穴處耳中，有如司聽之宮室，故名聽宮。

〔2〕大　此下原有“明”字，與文義不屬，據明抄本、正抄本、《外臺》卷三十九、《素問·氣穴論》王冰注、《醫心方》卷二删。

〔3〕珠子大如赤小豆　《考穴編·手太陽經》：“珠子如赤豆者，耳郭之内，又有一郭若碗，沿其正中，上有小核，如赤豆子大，得此核者是。三

脉之會,交結於此,故有是核也。"按此穴定位在耳中珠子處,今皆不從,《醫學入門》卷一作"耳前珠子傍",乃指耳珠之前,今多從之。

〔4〕陽　此下《素問·氣穴論》王冰注有"三脉"二字。

〔5〕三分　《醫心方》卷二作"一分",與《素問·氣穴論》注同。

角孫[1],在耳廓中間上[2],開口有孔,手足少陽、手陽明[3]之會。刺入三分,灸三壯。《氣府論》註云:在耳上廓表[4]之[5]間,髮際之下,手太陽、手足少陽三脉之會。

〔1〕角孫　《醫經理解·穴名解》:"是太陽、少陽孫脉之會於耳角者也。"按以訓孫脉,似欠妥。孫與遜通。遜,順也。此穴順沿耳上角處,故名角孫。

〔2〕上　原脫,據《外臺》卷三十九、《素問·氣府論》王冰注、《醫心方》卷二補。

〔3〕手陽明　《聖惠方》卷九十九作"手太陽",與《素問·氣府論》王冰注同。《銅人》卷三、《聖濟總錄》卷一百九十一均無此三字。

〔4〕郭表　郭,物之外郭,此指耳郭。表,外也。

〔5〕之　此下今本《素問·氣府論》王冰注有"中"字。

瘈脉[1],一名資脉,在耳本[2]後[3],雞足青絡脉[4],刺出血如豆[5],刺入一分,灸三壯[6]。

〔1〕瘈脉　《靈樞·五邪》:"取耳間青脉以去其掣。"《太素·五藏刺》楊上善注:"耳間青脉,附足少陽脉瘈脉。"《靈樞·診疾診尺》:"耳間青脉起者,掣痛。"《太素·五藏刺》"掣"作"瘈"。掣與瘈通,瘈與瘛通。以耳間青脉與瘈病關係密切,故穴名瘈脉。

〔2〕耳本　耳根也。

〔3〕後　《外臺》卷三十九、《千金》卷二十九、《醫心方》卷二均無。《太素·五藏刺》作"如",義勝。

〔4〕雞足青絡脉　《經穴圖考》卷五引《新考正》:"謂耳後之青色絡脉,形如雞爪也。"

〔5〕如豆　此下原有"汁"字,非是,此言刺出血如豆大,非如豆汁,本經卷七第一上"肺熱病者……刺手太陰陽明,出血如大豆,立已"。可証。據《太素·五藏刺》注、《醫心方》卷二、《銅人》卷三刪。

〔6〕刺入一分,灸三壯　正抄本同。明抄本無此七字。《銅人》卷三、《資生經》卷一、《聖濟總錄》卷一百九十一均云"不宜出血多"。按上文既

云“刺出血如豆”，此又云“刺入一分，灸三壯”，於文例亦不合，疑爲後人之增文。

顱息[1]在耳後間青絡脉[2]，足少陽[3]脉氣所發。刺入一分，出血多則殺人[4]，灸三壯。

〔1〕顱息 《經穴解·三焦經》：“耳之竅，皆頭顱出息之所也，此穴在耳後青絡脉，正顱中與耳相通之處，故曰顱息。息，氣之往來曰息。”《采艾編》：“顱息，耳後間青絡脉，足少陽脉氣所發。莊子曰：真人之息以耳段爲頭息脉會也。”

〔2〕耳後間青絡脉 《外臺》卷三十九、《千金》卷二十九均作“耳後青脉間”，義勝，絡，《醫心方》卷二無。

〔3〕足少陽 《醫心方》卷二作“手少陽三膲”。《銅人》卷一將此穴歸入手少陽經，後皆從之。

〔4〕出血多則殺人 正抄本無此六字。

翳風[1]，在耳後陷者中，按之引耳中[2]，手、足少陽[3]之會。刺入四分[4]，灸三壯。

〔1〕翳風 《經穴解·三焦經》：“此穴在耳之下後，乃兼物遮蔽之所。風之自後者，如風池、風府之穴，皆常中風之所也。故曰翳風。”《醫經理解·經穴解》：“翳，避也。言以耳爲之避風也。”

〔2〕按之引耳中 中下《十四經》卷中、《鍼灸大成》卷七均有“痛”字，義勝。又《鍼灸大成》云：“《鍼經》先以銅錢二十文，令患人咬之，尋取穴中。……鍼灸俱令人咬錢，令口開。”

〔3〕陽 此下《素問·氣府論》王冰注有“二脉”二字。

〔4〕四分 《素問·氣府論》王冰注作“三分”。

頸凡十七穴第十二

提要：本篇主要闡述頸部八個雙穴、一個單穴共十七個腧穴的穴位及刺、灸分壯等。故以此名篇。

廉泉[1]，一名本池，在頷下結喉[2]上，舌本下，陰維、任脉之會。刺入二分[3]，留三呼，灸三壯[4]。《氣府論》註云：刺入三分。

〔1〕廉泉 廉，潔也，清也。舌下爲泌津之處，有如精純清潔之泉，故

名廉泉。

〔2〕結喉 《醫宗金鑑》卷八十周身名位骨度:"結喉者,喉之管頭也。其人瘦者,多外見頸前,肥人則隱於肉内,多不見也。"

〔3〕二分 《素問·刺瘧論》王冰注、《銅人》卷三、《資生經》卷一、《聖濟總録》卷一百九十一均作"三分"。

〔4〕壯 此下明抄本有"頷,音撼"三小字音注。

按:《素問·刺瘧》云:"舌下兩脉者,廉泉也。"王冰注指此廉泉穴,然此穴居中,只一穴,不宜言兩脉,王注似非是。《素問·氣府論》云:"足少陰舌下……各一。"王冰注:"足少陰舌下二穴,在人迎前陷中動脉前,是曰舌本(原誤作日月本,據《素問識》改),左右二也,足少陰脉氣所發,刺可入同身之四分。"王注明此爲足少陰脉氣所發,左右二也,但今足少陰脉無此穴,若是舌本(即廉泉)則不當左右二也,故此注亦頗有矛盾。楊上善對《刺瘧》注云"舌下足少陰任脉廉泉之穴",《氣府》注又云"足少陰舌下一穴,亦不與《明堂》同"。是兩注亦不一致。從而説明《素問》所言廉泉,雖亦在舌下,但左右各一,是另有所指,而非本經廉泉穴也。

人迎[1],一名天五會,在頸大脉[2],動[3]應手,俠結喉傍[4],以候五藏氣[5],足陽明脉氣所發。禁不可灸[6],刺入四分,過深不幸殺人[7]《素問·陰陽類論》註云:人迎在結喉旁一寸五分,動脉應手。

〔1〕人迎 《太素·人迎脉口診》注:"結喉兩箱,足陽明脉迎受五藏六府之氣,以養於人,故曰人迎。"《醫經理解·穴名解》:"古者,以此候三陽之氣,故謂是人氣所迎會也。"按人,衆辭。《公羊傳·莊十七年》:"夏,齊人殲於遂。"何休注:"稱人者,衆之辭也。"十二經脉中有十脉過於頸。其中下行者有足陽明、足太陽、足少陽、足厥陰。上行者有手陽明、足太陰、手少陰、手太陽、足少陰、手少陽。另外,奇經中上至頭者,亦必過頸經喉。是之謂衆經。衆者,多也。此穴居結喉傍,迎受上下過此之衆多經脉之氣也,故名人迎。

〔2〕頸大脉 結喉傍頸部之大動脉,今之所謂頸總動脉。《太素·人迎脉口診》楊上善注引《明堂》作"頸之大動脉",義較勝。

〔3〕動　正抄本作"運",古動字。

〔4〕傍　原脱,據《外臺》卷三十九、《千金》卷二十九,《素問·氣府論》王冰注、《醫心方》卷二補。

〔5〕以候五藏氣　人迎係古診法一重要診候部位,如人迎脉口診法即是,故人迎脉可以測知五臟氣之盛衰。

〔6〕禁不可灸　正抄本作"禁深不可灸",在下句"四分"之下。

〔7〕過深不幸殺人　過深,《外臺》卷三十九作"灸之",人下復云:"一云:有痛可灸三壯。"按此穴近頸大動脉,刺深易傷及動脉,有一定危險,故曰不幸殺人。

　　天窗[1],一名窗籠[2],在曲頰下,扶突後,動[3]脉應手,陷者中,手太陽脉氣所發。刺入六分,灸三壯。

〔1〕天窗　天,氣之輕清在上者也,人之胸上,亦清虛之處,取以喻天。故胸以上多個穴位命名以天,義取乎此。此穴爲天部之通氣孔,故名天窗。又窗,亦讀忽,烟囪也。《廣雅·釋言》:"竈謂之竈……其窗謂之埃。"王念孫疏證:"埃,通作突。"《海篇·囪部》:"窗,竈突也。"此穴與扶突、水突相近,故訓突,義亦通。

〔2〕窗籠　《外臺》卷三十九、《醫心方》卷二均作"窗聾",疑誤。

〔3〕動　正抄本作"運",古文動也。

　　按:窗籠之名,亦見於《內經》,《太素·經脉標本》:"足少陽之本,在竅陰之間,標在窗籠。窗籠者,耳也。"楊上善注:"足少陽脉爲根在竅陰,其末上出天窗,支入耳中,出走耳前,即在窗籠之前也。以耳爲身窗舍……故曰窗籠也。"故知此窗籠,乃指耳也,與天窗別名之窗籠,非指一處。

　　天牖[1],在頸筋[2]缺盆上,天容後,天柱前,完骨下[3],髮際上[4],手少陽脉氣所發。刺入一寸[5],灸三壯[6]。

〔1〕天牖　牖,窗戶也。《說文·片部》:"牖,穿壁以木爲交窗也。"段玉裁注:"交窗者,以木橫直爲之,即今之窗也。"穴處喻爲天部經氣之窗戶,故名天牖。

〔2〕筋　此下原有"間"字,文義難安,據《外臺》卷三十九、《千金》卷二十九、《太素·寒熱雜說》注、《素問·氣穴論》王冰注、《銅人》卷四、《醫心方》卷二刪。

〔3〕下　原作"後"，天柱前，完骨後，乃風池，非天牖也。據《外臺》卷三十九、《千金》卷二十九、《太素·寒熱雜説》注、《素問·氣穴論》王冰注、《銅人》卷四、《醫心方》卷二改。

〔4〕上　此下《千金》卷二十九、《聖惠方》卷九十九均有"一寸"二字。《資生經》卷一引《明堂》有"一寸陷中"四字。

〔5〕一寸　原作"一分"，據明抄本、《素問·氣穴論》王冰注、《銅人》卷四、《醫心方》卷二改。此下《氣穴論》王冰注、《銅人》、《醫心方》並有"留七呼"三字。

〔6〕灸三壯　《銅人》卷四、《聖惠方》卷九十九、《資生經》卷一、《聖濟總錄》卷一百九十一均云"不宜灸"。故今亦有不取灸法者。

按：《素問·氣穴論》云："天牖二穴。"王冰注明言在"天柱前，完骨下"。《素問·氣府論》又云："下完骨後各一。"王冰注又云："謂天牖二穴也，所在刺灸分壯，與氣穴同法。"王注前言穴在完骨下，此又解完骨後爲天牖穴，前後不一。《太素·氣府》注則以爲"下完骨後各一"，爲"天容左右二次也。"然天容穴在曲頰後，亦非完骨後。從而説明《素問·氣府論》所云"下完骨後各一"，究係何穴，尚有待進一步考証。又《靈樞·本輸》云："五次脉手少陽也，名曰天牖。……手少陽出耳後，上加完骨之上。"似可説明腧穴定位，在早期文獻中，尚未趨於統一，故存此不同説法。

天容[1]，在耳下[2]曲頰後，手少陽[3]脉氣所發。刺入一寸，灸三壯。

〔1〕天容　《經穴解·小腸經》："耳下曲頰後，乃頸側最上之所，衣領所以不能蔽人之容，於此呈靈之處，故曰天容。"《醫經理解·穴名經》："天容在耳下曲頰後，言其處廣而有容也。"《經穴釋義滙解》第六章："小腸者，天氣主之，其脉自此入面容。"諸解似均欠妥。按頸部諸穴稱突、鼎、盆、牖、窗等，皆以器物喻之，故疑容爲甀之借字。《説文·瓦部》："甀，罂也，从瓦，容聲。"張舜徽約注："甀之形制，蓋即覺之似瓶者耳。"或以耳下曲頰後之空軟處以喻甀，故名天容。

〔2〕下　原脱，據《外臺》卷三十九、《千金》卷二十九、《醫心方》及《靈樞·本輸》補。

〔3〕手少陽　宋刊《外臺》卷三十九同。《銅人》卷四、《聖濟總録》卷一百九十一均作"手太陽"。今皆歸入手太陽經。《醫心方》卷二則云"手少陽三膲，又足少陽膽"。又《靈樞·本輸》云："四次脉足少陽也，名曰天容。……足少陽在耳下曲頰之後。"若之，則本穴似應屬足少陽爲是。

水突[1]，一名水門，在頸大筋前，直人迎下，氣舍上，足陽明脉氣所發。刺入一寸[2]，灸三壯。

〔1〕水突　本穴名之解，諸説各異。《經穴解·胃經》："突者，通氣處也，此穴在頸之前，乃水之所由入。"《醫經理解·穴名解》："謂是水穀所衝突之門也。"《采艾編》："以俠天突之旁名之也。"《會元鍼灸學》："水是水也，突是倉卒而來。"又有以突訓觸者，訓突起者。按頸部有三穴皆名突，即水突、天突、扶突，義本一也。然上述諸説，似難一貫。突之本義，《説文·穴部》："突，犬從穴中暫出也。"另引申爲凸出、鼓起之義，又指烟囱，亦從凸出義而來。《漢書·敍傳上》："墨突不黔。"顏師古注："突，竈突也。"蓋人之頸，凸出於胸上，宛若突也，凡穴名突者，應本乎是義。此穴又係水氣出入之處，故名水突。

〔2〕一寸　《醫心方》作"四分"，《銅人》卷四、《資生經》卷一、《聖濟總録》卷一百九十一均作"三分"。此穴深部有較大動脉，現皆不主張深刺，一般爲三至五分。

氣舍[1]，在頸直人迎[2]，俠天突陷者中，足陽明脉氣所發。刺入三分[3]，灸三壯[4]。

〔1〕氣舍　《經穴解·胃經》："此穴爲氣上下往來之所，故名氣舍。"《醫經理解·穴名解》："氣所傳息之外舍也。"

〔2〕迎　此下原有"下"字，據明抄本、《外臺》卷三十九、《千金》卷二十九、《醫心方》卷二、《銅人》卷四刪。

〔3〕三分　《醫心方》卷二作"四分"。

〔4〕三壯　原作"五壯"，據《外臺》卷三十九、《醫心方》卷二、《銅人》卷四改。

扶突[1]，在人迎後一寸五分[2]，手陽明脉氣所發[3]，刺入三分[4]，灸三壯。《鍼經》云：在氣舍後一寸五分。

〔1〕扶突　此下《外臺》卷三十九、《醫心方》卷二均有"一名水穴"四字。扶，旁側也。《淮南子·人間》："去高木而巢扶枝。"高誘注："扶，旁

也。”突之義，見水突。此穴處突之旁側，故名扶突。

〔2〕在人迎後一寸五分　《銅人》卷四、《資生經》卷一、《聖濟總録》卷一百九十一、《外臺》卷三十九均同本經。宋刊《外臺》、《千金翼》卷二十六、《素問·氣府論》王冰注、《醫心方》卷二均作“曲頰下一寸，人迎後”。《素問·氣穴論》王冰注又云：“在頸，當曲頰下同身寸之一寸，人迎後”。《千金》卷二十九及本穴校文引《鍼經》均作“氣舍後一寸半”。據上諸説，説明本穴定位，歷來記載不一，今皆從本經取穴法定位。

〔3〕發　此下《外臺》卷三十九、《素問·氣穴論》及《素問·氣府論》王冰注、《醫心方》卷二均有“仰而取之”四字。經檢本經頸部諸穴均未言“仰而取之”，暫不從。

〔4〕三分　《素問·氣穴論》及《素問·氣府論》王冰注、《醫心方》卷二均作“四分”。

天鼎[1]，在頸[2]缺盆上[3]，直扶突，氣舍後一寸五分[4]，手陽明脉氣所發，刺入四分，灸三壯。《氣府論》註云：在氣舍後半寸。

〔1〕天鼎　《經穴解·大腸經》：“凡各經穴之在頸者，多以天名之，言自指而至此，爲高處部分，如天然，與天窗、天容相去斜直如鼎足，故曰天鼎。”此訓天，義屬乎比，若言三穴相去斜直如鼎足，則不近於象。《醫經理解·穴名解》：“頭以上爲天，陽明脉出於天柱骨上，穴值其上，謂之天鼎，言天以是爲鼎峙也。”《會元鍼灸學》：“天鼎者，肩之上謂之天部，兩手陽明至肩上托頭矗立，如鼎之狀，故名天鼎。”尚有以人兩耳象鼎等解，衆説不一，似難切於義。按鼎，《説文·鼎部》：“鼎……和五味之寶器也。”口受五穀之味，頸中爲水穀五味傳送之通道。以此喻鼎之和五味，故名天鼎。

〔2〕頸　原脱，據《外臺》卷三十九、《千金》卷二十九、《素問·氣府論》王冰注、《醫心方》卷二、《銅人》卷四補。

〔3〕上　《外臺》卷三十九、《千金》卷二十九、《醫心方》卷二均無。

〔4〕五分　明抄本作“半”，按本卷文例，五分不稱半，明抄本非是。

肩凡二十八穴第十三（按：“八”，原誤作“六”，據正抄本目録改）

提要：本篇主要闡述肩部十四個雙穴共二十八個腧穴的穴

位及刺、灸分壯等。故以此名篇。

肩井[1]，在肩上陷解[2]中，缺盆上大骨前[3]，手足[4]少陽、陽維[5]之會。刺入五分，灸五壯[6]。《氣府論》註云：灸三壯。

〔1〕肩井　穴在肩上，孔深如井，故名肩井。

〔2〕解　原作"者"，據《外臺》卷三十九、《千金》卷二十九、《素問·氣穴論》及《素問·氣府論》王冰注、《醫心方》卷二改。解，分解也，此指間隙，與《資生經》引《明堂》作"罅"義同。

〔3〕大骨前　大骨，指肩胛岡。《銅人》卷四云："大骨前一寸半，以三指按取之，當中指下陷者中，一名髆井。"此言具體取穴方法，可參。

〔4〕足　原脱，據正抄本、《外臺》卷三十九、《素問·氣穴論》及《素問·氣府論》王冰注、《醫心方》卷二補。

〔5〕維　此下《素問·氣穴論》及《素問·氣府論》王冰注均有"三脉"二字。

〔6〕五壯　原作"三壯"，據《素問·氣穴論》新校正及《鍼灸聚英》卷一下引本經、《外臺》卷三十九改。

按：此穴不可深刺，刺深則泄氣傷人，故《聖惠方》卷九十九曰："鍼不得深，深即令人悶。《甲乙經》云：鍼只可五分。此髆井脉，足陽明之會，乃連入五藏氣，若深，使引五藏之氣，乃令人短壽。大肥人亦可倍之。若悶倒不識人，即須三里下氣，先補而不用瀉，須臾即平復如故。雖不悶倒，但鍼髆井，即須三里下氣，大良。"

肩貞[1]，在肩曲胛下[2]，兩骨解間[3]，肩髃[4]後陷者中，手太陽脉氣所發[5]。刺入八分，灸三壯。

〔1〕肩貞　貞，正也。《尚書·太甲下》："萬邦以貞。"孔安國傳："貞，正也。"《醫經理解·穴名解》："在肩曲胛下，兩骨解間，肩髃後陷中，是肩之正處也。"

〔2〕曲胛下　當肩胛骨外緣彎曲處下方。

〔3〕兩骨解間　指肩胛骨與肱骨分解之間隙。

〔4〕肩髃　此下明抄本有"音偶"二小字音注。肩髃，骨名，亦穴名。

〔5〕手太陽脉氣所發　《素問·氣穴論》與《素問·氣府論》王冰注同本經。《外臺》卷三十九列入三焦手少陽脉。《銅人》卷二列入手太陽小腸經。《醫心方》卷二則作"手陽明"，今皆從本經。

巨骨[1],在肩[2]端上行兩叉骨間[3]陷者中,手陽明、蹺[4]脉[5]之會。刺入一寸五分,灸五壯[6]。《氣府論》註云:灸三壯。

〔1〕巨骨　巨,大也。穴在肩端橫大之骨處,故名巨骨。

〔2〕肩　此下《外臺》卷三十九有"尖"字。

〔3〕兩叉骨間　《鍼灸經穴概要》引《和漢三才圖會》:"蓋肩前骨與背大骨會於肩端處,名叉骨。"此當指鎖骨外側段與肩胛骨肩峰起始部之間所構成的叉骨間。

〔4〕蹺　此下明抄本有"音喬"二小字音注。

〔5〕脉　此下《素問·氣府論》王冰注有"二經"二字。

〔6〕五壯　《外臺》卷三十九作"三壯",與《氣府論》注同。

天窌[1],在肩缺盆中上[2],毖骨[3]之際[4]陷者中,手足[5]少陽、陽維[6]之會。刺入八分,灸三壯。

〔1〕天窌　窌指空穴,肩處高位以應天部,故名天窌。

〔2〕上　原脱,據《外臺》卷三十九、《千金》卷二十九、《素問·氣府論》王冰注、《醫心方》卷二補。

〔3〕毖骨　毖,《素問·氣府論》王冰注作"伏"。此下明抄本有"音秘"二小字音注。《經穴彙解》卷二:"肩髃向肩井缺盆中兩叉骨之際,内間有秘伏之小骨,此毖骨也。"按毖,《説文·比部》:"毖,慎也。從比,必聲。"《玉篇·比部》:"毖,彼冀切。"《廣韻·至韻》:"兵媚切。"故明抄本"音秘",然《素問·氣府論》王冰注作"伏"。故疑"毖"爲"宓"之誤。宓,一爲房六切,與伏通。《通志·氏族略四》:"宓氏,即伏羲氏之後也。伏,亦作宓。"一爲美筆切,音義同密。《玉篇·宀部》:"宓,静也,今作密。"是則宓與伏互通,宓與毖同音,或係通假,故似以作宓爲是。

〔4〕際　原作"間",據《外臺》卷三十九、《千金》卷二十九、《醫心方》卷二、《銅人》卷三改。《素問·氣府論》王冰注作"陬"。《説文·自部》:"陬,阪隅也。……隅,陬也。"段玉裁注:"謂阪之角也。……引伸爲凡隅之偁。"又注:"上言阪,此不言阪者,不主謂阪之隅也,《考工記》:宮隅、城隅,謂角浮思也。《大雅》:惟德之隅。《傅》曰:隅,廉也。今人謂邊爲廉。"是作"際"或"陬",義相近,均通。

〔5〕足　原脱,據《外臺》卷三十九、《素問·氣府論》王冰注、《醫心方》卷二補。

〔6〕維　此下《素問·氣府論》王冰注有"三脉"二字。

肩髃[1]，在肩端兩骨間[2]，手陽明、蹻脉之會，刺入六分，留六呼，灸三壯。

〔1〕肩髃　髃，骨名，亦作髃。《説文·骨部》：“髃，肩前也。”段玉裁注：“士喪禮記：即牀而奠，當髃。注曰：髃，肩頭也。髃即髃字。……髃之言隅也，如物之有隅也。”《廣韻·虞韻》：“髃髃，髆前骨，謂之髃，或從肉。”髃當肩之角隅，此穴當肩髃骨之處，故名。

〔2〕肩端兩骨間　此下《外臺》卷三十九、《銅人》卷四均云“陷者宛宛中，舉臂取之”。《千金》卷二十九注云“《脉極篇》云：在肩外頭近後，以手按之，有解宛宛中。《外臺》名扁骨。”指出本穴具體部位及取穴方法，可參。此位乃指肩峰前下方，當肩峰與肱骨大結節之間。

肩窌[1]，在肩端臑上[2]斜，舉臂取之，手少陽脉氣所發[3]。刺入七分，灸三壯。

〔1〕肩窌　穴處肩端之窌孔，故名肩窌。

〔2〕上　此下《外臺》卷三十九、《銅人》卷四、《資生經》卷一等均有“陷中”二字，可參。

〔3〕手少陽脉氣所發　原脱，文末原校云：“《氣府論》注云：手少陽脉氣所發。”正抄本及正重抄本同《氣府論》注，今據補，並删原校。又《外臺》卷三十九、《千金》卷二十九均列爲大腸手陽明脉穴。

臑腧[1]，在肩窌[2]後大骨下，胛上廉陷者中，手足[3]太陽、陽維、蹻脉[4]之會，舉臂取之。刺入八分，灸三壯。

〔1〕臑腧　臑下明抄本有“音需”二小字音注。此腧穴在臑上部，故名臑腧。

〔2〕肩窌　原作“肩臑”，據《外臺》卷三十九、《千金》卷二十九、《醫心方》卷二改。

〔3〕足　原脱，據《素問·氣府論》新校正引本經及《外臺》卷三十九補。

〔4〕脉　此下《素問·氣府論》王冰注有“三經”二字。按此可進而証之王注原無足太陽。

秉風[1]，在俠天窌外[2]，肩上小髃骨[3]後，舉臂有空[4]，手陽明太陽、手足少陽之會，舉臂取之。刺入五分，灸五壯。《氣府論》註云：灸三壯。

〔1〕秉風　《經穴解·小腸經》：“穴在肩之上,正爲風之自外來者所中,故名秉風。”《醫經理解·穴名解》：“蓋肩骨當風處也。”按秉與稟通。《楚辭·天問》：“該秉季德。”稟,承受也。穴當肩部易受風處,故名秉風。

〔2〕在俠天窌外　原作“俠人窌在外”,文義不通,據《外臺》三十九,並參之《千金》卷二十九、《醫心方》卷二及正抄本改。

〔3〕小髃骨　《素問·氣府論》王冰注同。骨,《外臺》卷三十九無。《千金》卷二十九、《醫心方》卷二無小、骨二字。《釋骨》：“髒骨之起者,曰髃骨,曰肩前髃。微起者,曰小髃骨。”

〔4〕舉臂有空　《外臺》卷三十九無此四字。按此與下文“舉臂取之”義重。且此前肩窌、臑腧皆不言“舉臂有空”,故疑後人粘注混入。

天宗[1],在秉風後,大骨下陷者中,手太陽脉氣所發,刺入五分,留六呼,灸三壯。

〔1〕天宗　宗,衆多也。《廣雅·釋詁》：“宗……衆也。”王念孫疏證：“宗者,同人六二、同人于宗,《楚辭·招魂》室家遂宗。荀爽、王逸注並云,宗,衆也。”按三陽脉陽之多少,以太陽爲最多,而背又爲陽中之陽,天又陽也。此穴屬手太陽脉,居于天位背部多陽之地,故名天宗。

肩外俞[1]在肩胛上廉,去脊三寸陷者中,刺入六分,留七呼[2],灸三壯。

〔1〕肩外俞　俞穴在肩部偏外,故名肩外俞。《經穴解·小腸經》：“以穴在肩之外也,故名之。”

〔2〕留七呼　原脫,據正抄本補。《醫心方》卷二作“留六呼”。

肩中俞[1],在肩胛內廉,去脊二寸陷者中,刺入三分,留七呼,灸三壯。

〔1〕肩中俞　中,內也。俞穴在肩部偏內,故名肩中俞。

曲垣[1],在肩中央曲胛[2]陷者中,按之痛應手[3],刺入[4]九分,灸十壯。

〔1〕曲垣　穴在曲胛處,曲胛曲折隆起如垣,故名曲垣。

〔2〕曲胛　《釋骨》：“肩胛之在上屈折者,曰肩曲胛。其近小髃骨者,曰肩中央曲胛。”

〔3〕痛應手　原作“動脉應手”,《外臺》卷三十九作“痛應手”,《千

金》卷二十九、《銅人》卷四、《聖惠方》卷九十九等均作"應手痛",義同。今據《外臺》改。

〔4〕入　此下原衍"八"字,據明抄本、正抄本、《醫心方》卷二刪。

按:以上肩外俞、肩中俞、曲垣三穴,本經不言屬何脉氣所發,《外臺》卷三十九、《千金》卷二十九均列入三焦手少陽脉。《銅人》卷二則列入手太陽小腸經,後皆從之。

缺盆[1],一名天蓋,在肩上橫骨上[2]陷者中[3],刺入三分[4],留七呼[5],灸三壯。刺太深,令人逆息[6]。《骨空論》註云:手陽明脉氣所發。《氣府論》註云:足陽明脉氣所發。

〔1〕缺盆　穴處陷缺如盆,故名缺盆。

〔2〕橫骨上　上,原脱,據正抄本補。橫骨上,乃鎖骨之上。

〔3〕中　此下正抄本及《素問·氣府論》王冰注有"足陽明脉氣所發"七字。《素問·刺熱》、《素問·骨空論》及《素問·水熱穴論》則作"手陽明脉氣所發"。《外臺》卷三十九列入三焦手少陽脉,而《醫心方》卷二則云"足少陽膽"。《銅人》卷二列入足陽明胃經,後皆從之。按缺盆處爲多條經脉上下往來之道,故古文獻對其經屬關係,説法不一。若據經脉所云,手陽明脉"下入缺盆",足陽明脉其支者,亦"入缺盆",是手足陽明脉氣,均發乎此。故《素問·骨空論》新校正云:"按《氣府論》作足陽明,此云手陽明,詳二經俱發於此,故王注兩言之。"若二經俱發乎此,按本經文例,似應作"手足陽明脉之會",或幾脉之會爲是。

〔4〕三分　《素問·刺熱》、《素問·氣穴論》、《素問·氣府論》、《素問·水熱穴論》王冰注及《醫心方》卷二均作"二分"。

〔5〕呼　此下正抄本有"禁深"二字。

〔6〕刺太深,令人逆息　按本穴不可鍼深,鍼深必傷肺氣,呼吸氣逆。故《素問·刺禁論》云:"刺缺盆中內陷,氣泄,令人喘欬逆。"王冰注云:"五藏者,肺爲之蓋,缺盆爲之道。肺藏氣而主息,又在氣爲欬。刺缺盆中內陷,則肺氣外泄,故令人喘欬逆也。"此與本文義同。

臑會[1],一名臑窌[2],在臂[3]前廉,去肩頭[4]三寸,手陽明之絡,刺入五分,灸五壯。《氣府論》註云:手陽明、手少陽絡脉之會[5]。

〔1〕臑會　臑下明抄本有"音需"二小字音注。穴在臑部,爲手陽明

與手少陽絡脉之會,故名臑會。

〔2〕窌 此下明抄本有"音撩,又音了"五小字音注。

〔3〕臂 《外臺》卷三十九、《銅人》卷四、《資生經》卷一均作"肩",當以本經爲是。

〔4〕頭 《素問·氣府論》王冰注作"端",義同。《禮記·檀弓上》:"柏椁以端。"孔穎達正義:"端猶頭也。"

〔5〕絡脉之會 絡,原作"結",據明抄本改。絡脉,今《素問·氣府論》王冰注作"二絡氣"。

按:此穴本經不言何脉氣所發。《外臺》卷三十九列入大腸手陽明脉,《千金》卷二十九列入肺手太陰脉,《銅人》卷二列入手少陽三焦經,後皆從之。

胸自天突循任脉下行至中庭凡七穴第十四

提要:本篇主要闡述胸部自天突沿任脉下行至中庭段七個單穴的穴位及刺、灸分壯等,故以此名篇。

天突[1],一名玉戶[2],在頸結喉下五寸[3],氣府論註云:四寸[4]。中央宛宛中,陰維、任脉之會,低頭取之[5],刺入一寸,留七呼,灸三壯。《氣府論》註云:灸五壯。

〔1〕天突 《經穴解·任脉》:"突,猶曲突徙薪之突,乃實而有隙通氣之稱。天者,言其高處也。任脉入胸穴者在骨,至此穴乃爲空隙之處,而所在又甚高,取名天突。"

〔2〕玉戶 《外臺》卷三十九、《黃帝蝦蟇經》、《醫心方》卷二均作"五戶"。按玉戶,道家指爲耳竅,似與本戶無關,故疑玉或爲五之誤。

〔3〕五寸 原作"二寸",據《素問·氣穴論》新校正及《資生經》卷一引本經、《外臺》卷三十九、《千金》卷二十九、《醫心方》卷二改。

〔4〕四寸 原作"五寸",據《素問·氣穴論》、《素問·氣府論》及《素問·骨空論》王冰注改。

〔5〕低頭取之 《素問·氣穴論》、《素問·氣府論》及《素問·骨空論》王冰注均作"低鍼取之"。按本穴似不必低頭取之,《循經考穴編·任脉之經》亦云:"仰頭取之"。今多作仰頭或仰臥取之。而王冰注所云"低

鍼刺之"者,或有低平卧鍼而刺之意,《循經考穴編》云:"一法,宜鍼頭向下五分,不可直刺,恐傷喉管。"此説極是。故疑本經頭字,或爲"鍼"之誤。《外臺》卷三十九、《千金》卷二十九均無此文。

璇璣[1],在天突下一寸[2]陷者中,任脉氣所發,仰而取之[3],刺入三分,灸五壯。

〔1〕璇璣　璇,《外臺》卷三十九作"琁",《素問·氣府論》王冰注作"旋",義皆同。璇璣爲紫微垣中北斗七星之魁四星,分言之,則北斗七星之第二星爲璇,第三星爲璣。北斗常繞北極運轉,人體氣脉亦環周流轉,故以喻之。《黃庭經》云:"旋璣懸殊環無端。"注:"璇璣運轉,氣脉流通,無復休竟。"此穴任脉所發,任督二脉,環周不休,有如璇璣,故取而名之。

〔2〕寸　此下原有"中央"二字,爲涉上天突穴衍,據《素問·氣府論》王冰注、《千金》卷二十九、《銅人》卷四删。

〔3〕仰而取之　原作"仰頭取之",按此穴不需仰頭取之,今據《素問·氣府論》及此下膻中、中庭二穴文例改。

華蓋[1],在璇璣下一寸陷者中,任脉氣所發,仰而取之[2],刺入三分,灸五壯。

〔1〕華蓋　星名,屬紫微垣,紫微垣乃天帝居座,有五帝座、天皇大帝等星居其中,華蓋居其上,若傘蓋焉。肺居胸中,爲臟腑之華蓋。此穴居胸上,内應乎肺,故名華蓋。

〔2〕仰而取之　原作"仰頭取之",據明抄本、《素問·氣府論》王冰注、《外臺》卷三十九、《千金》卷二十九、《醫心方》卷二改。

紫宮[1],在華蓋下一寸六分陷者中,任脉氣所發,仰而取之[2],刺入三分,灸五壯。

〔1〕紫宫　即紫微垣也。《史記·天官書》:"中宫天極星……環之匡衛十二星藩臣,皆曰紫宫。"《晉書·天文志》:"紫宫垣十五星……一曰紫微,大帝之坐也,天子之常居也,主命主度也。"紫宫垣爲天帝居處。五臟中心爲君主之官,居胸中。此穴居胸上,位象紫宫,故取而名之。

〔2〕仰而取之　原作"仰頭取之",據明抄本、《素問·氣府論》王冰注、《外臺》卷三十九、《千金》卷二十九、《醫心方》卷二改。

玉堂[1],一名玉英,在紫宫下一寸六分陷者中,任脉氣所發,仰而取之[2],刺入三分,灸五壯。

〔1〕玉堂　帝王宫殿,《韓非子·守道》:"人主甘服於玉堂之中。"《藝文類聚·堂》:"《漢武故事》曰:玉堂去地十二丈,基階皆用玉也。"心爲君主之官,居於胸中,此穴位於胸部膻中之上,喻爲玉堂,故取而名之。

〔2〕仰而取之　原作"仰頭取之",據明抄本、《素問·氣府論》王冰注改。

膻中[1],一名元兒,在玉堂下一寸六分,直兩乳間[2]陷者中,任脉氣所發,仰而取之。刺入三分,灸五壯。

〔1〕膻中　本經卷九第三、《外臺》卷三十九、《千金》卷二十九均作"亶中"。《説文·肉部》:"膻,肉膻也。"段玉裁注:"釋訓、毛傳皆云:襢、裼,肉襢也。……按多作襢、作袒,非正字,膻,其正字。《素問》膻中,謂氣海。"亶與襢通,《荀子·議兵》:"路亶者也。"楊倞注:"亶,讀爲襢。"是正字仍當作"膻"。《素問·靈蘭秘典論》:"膻中者,臣使之官,喜樂出焉。"王冰注:"膻中者,在胸中兩乳間,爲氣之海。"此穴適在胸部兩乳間,當膻中處,故取而名之。

〔2〕直兩乳間　原脱,據《聖濟總録》卷一百九十三引本經、《外臺》卷三十九、《醫心方》卷二補。

中庭[1],在膻中下一寸六分陷者中,任脉氣所發,仰而取之[2]。刺入三分,灸五壯。

〔1〕中庭　朝庭之庭。《尚書大傳·洪範五行傳》:"於中庭祀四方。"鄭玄注:"中庭,明堂之庭也。或曰朝庭之庭也。"此穴在膻中下方,位處心臟君主居地,故名中庭。

〔2〕仰而取之　《素問·氣府論》王冰注同。《外臺》卷三十九、《千金》卷二十九、《醫心方》卷二均無。

胸自輸府俠任脉兩傍各二寸下行至步廊凡十二穴第十五

提要:本篇主要闡述胸部夾兩傍各二寸沿任脉自輸府至步廊段六個單穴共十二個腧穴的穴位及刺、灸分壯等,故以此名篇。

輸府[1],在巨骨下,去璇璣傍各二寸[2]陷者中,足少陰脉氣所發,仰[3]而取之。刺入四分,灸五壯。

〔1〕輸府　輸下明抄本有"音舒"二小字音注。《醫經理解·穴名
解》:"謂腎氣之傳輸于府者也。"府,官貴者之居處,引申爲居處,此穴爲任
脉之氣運輸之處所,故名輸府。

〔2〕去璇璣傍各二寸　《素問·氣府論》王冰注作"俠任脉兩傍,橫
去任脉各同身寸之二寸",文異義同。

〔3〕仰　《外臺》卷三十九、《醫心方》卷二均作"仰臥",下或中穴同。
按此穴非必臥取,當以本經義勝。

或中[1],在輸府下一寸六分陷者中,足少陰脉氣所發,仰
而取之。刺入四分,灸五壯。

〔1〕或中　正抄本、《素問·氣府論》王冰注、《外臺》卷三十九、《千
金》卷二十九、《醫心方》卷二、《聖惠方》卷九十九人形圖二、《銅人》卷四、
《資生經》卷一均作"或中"。《説文·戈部》:"或,邦也。……域,或又從
土。"桂馥義證:"邦也者,《廣雅》:域,國也。鄭注《周禮·太宰》:大曰邦,
小曰國。惠棟曰:《大戴禮》:大道邦或。《書·微子》:殷其弗或,亂正四
方。皆訓域也。"是"或",古"域"字。域,又區域、地域也。《周禮·地
官·大司徒》:"周知九州地域廣輪之數。"或,《廣雅·釋詁》:"文也。"王
念孫疏證:"或者,《説文》:馘,有文章也。《論語·八佾篇》:郁郁乎文哉。
後漢荀或,字文若。或、馘、郁並通。"此義於本穴名難合。蓋本應作"或",
或與或音同。傳抄或憚其誤爲或然之義,遂假而爲"或"。足少陰脉入胸
中自下而上有神封、靈墟、神藏等穴,皆與神明有關,是本穴雖由少陰脉氣
所發,然仍在神明之域內,故取而名之。

神藏[1],在或中[2]下一寸六分陷者中,足少陰脉氣所發,
仰而取之。刺入四分,灸五壯。

〔1〕神藏　穴處近乎心,心藏神,故名神藏。

〔2〕或中　正抄本、《外臺》卷三十九、《千金》卷二十九、《醫心方》卷
二、《銅人》卷四均作"或中"。

靈墟[1],在神藏下一寸六分陷者中,足少陰脉氣所發,仰
而取之。刺入四分,灸五壯[2]。

〔1〕靈墟　墟,明抄本作"攄"。靈,神靈也。墟,場所也。《莊子·天
運》:"以遊逍遥之墟。"成玄英疏:"故恒逍遥乎自得之場。"穴近乎心之場

所,心主神靈,故名靈墟。

〔2〕壯　此下明抄本原云"前神藏穴八字,合在此下"。係指前神藏穴後原有"《素問·氣穴論》註云靈墟"九字校文,當在此文下。

神封[1],在靈墟[2]下[3]一寸六分陷者中,足少陰脉氣所發,仰而取之。刺入四分,灸五壯。

〔1〕神封　此穴近於心,爲神明封藏之處,故名神封。

〔2〕墟　明抄本作"攄"。

〔3〕下　此下明抄本有"《素問·氣府》作墟字"七字校文。

步廊[1],在神封下一寸六分陷者中,足少陰脉氣所發,仰而取之。刺入四分,灸五壯。

〔1〕步廊　《醫經理解·穴名解》:"廊,堂下屋也。……言此已步於堂之廊廡也。"此以神明居處喻堂,近乎心處喻爲堂下之廊,步於廊,則近乎登堂,故名步廊。

胸自氣户俠輸府兩傍各二寸下行至乳根凡十二穴第十六

提要:本篇主要闡述胸部夾輸府兩傍各二寸,沿足陽明脉下行,自氣户至乳根段六個雙穴共十二個腧穴的穴位及刺、灸分壯等,故以此名篇。

氣户[1],在巨骨[2]下,輸府兩傍各二寸陷者中,足陽明脉氣所發,仰而取之。刺入四分,灸五壯。《氣府論》註云:去[3]膺窗上四寸八分。灸三壯。

〔1〕氣户　《經穴解·胃經》:"凡各經之穴在胸者,無不主氣。胃經之下胸,此穴爲首,故曰氣户。"

〔2〕巨骨　此指骨名。《類經圖翼》三卷:"巨骨,膺上橫骨。"《釋骨》:"膺中骨之上,至結喉下四寸,至肩端前橫而大者,曰巨骨。"今謂鎖骨。

〔3〕去　此上明抄本衍一"作"字。《素問·氣府論》王冰注尚有"直膺窗"三字。按《素問·氣府論》注所言,乃縱直定標取穴,本經所言,乃橫平定標取穴,義皆通。

庫房[1]，在氣户下一寸六分陷者中，足陽明脉氣所發，仰而取之，刺入四分，灸五壯。《氣府論》註云：灸三壯。

〔1〕庫房　《經穴解·胃經》：“凡藏物之所，則名曰庫。胸之所藏，心肺也，主氣與血之本，一身之所以生者，氣與血而已，胸中藏其本，故曰庫房。”

屋翳[1]，在庫房下一寸六分陷者中，足陽明脉氣所發，仰而取之[2]。刺入四分，灸五壯。《氣府論》註云：在氣户下三寸二分，灸三壯。

〔1〕屋翳　屋，舍也。言之泛指藏物之所。翳，蔽也。心肺藏於胸中，有如屋舍爲之蔽翳，故名屋翳。

〔2〕陷者中，足陽明脉氣所發，仰而取之　原脱，據《外臺》卷三十九、《素問·氣府論》王冰注，參之《千金》卷二十九、《醫心方》卷二、《銅人》卷四及氣户穴文例補。

膺窗[1]，在屋翳下一寸六分陷者中，足陽明脉氣所發，仰而取之[2]。刺入四分，灸五壯。《氣府論》註云：在胸兩傍，俠中行各四寸，巨骨下四寸八分陷者中，足陽明脉氣所發，仰而取之。

〔1〕膺窗　《經穴解·胃經》：“有屋必有窗，此穴在屋翳之下，如屋之有窗者，然穴正在膺，故曰膺窗。”《醫經理解·穴名解》：“是胸膺所通氣處也。”

〔2〕陷者中，足陽明脉氣所發，仰而取之　原脱，據《素問·氣府論》王冰注、參之《醫心方》卷二、《銅人》卷四及氣户穴文例補。

乳中[1]，禁不可刺灸。灸刺之不幸生蝕[2]瘡，瘡中有膿血清汁者可治，瘡中有息肉[3]若[4]蝕瘡者死。

〔1〕乳中　此下《銅人》卷四、《資生經》卷一均有“當乳是，足陽明脉氣所發”十字，《聖濟總錄》卷一百九十一亦同，惟“當乳”作“當乳中”。按本穴只有穴名與禁忌，無具體部位描述，疑本經有脱文，《銅人》之説可參。《醫心方》卷二云：“此穴居處，當乳中央，故曰之。”

〔2〕蝕　此下明抄本有“音食”二小字音注。

〔3〕息肉　息與瘜通。《説文·疒部》：“瘜，寄肉也。”段玉裁注：“肉部腥下曰：星見食豕，令肉中生小息肉也。息肉即瘜肉。《廣韻》曰惡肉。”又如本經卷四第二下“若鼻息肉不通”。

〔4〕若 明抄本無。

按：本經卷五第一下云："乳中禁不可刺……乳中禁不可灸。"與本穴所言均同。而《銅人》卷四、《資生經》卷一均曰："微刺三分。"《聖濟總錄》卷一百九十一曰："微刺一二分。"《鍼灸大成》卷六則云乳癰癖"若加以艾火兩三壯，其效尤捷"。按《鍼灸大成》所云，當是指乳部而言，非單指乳中。此穴今多列爲禁刺、灸穴。

乳根[1]，在乳中下[2]一寸六分陷者中，足陽明脉氣所發，仰而取之。刺入四分，灸五壯。《氣府論》註云：灸三壯[3]。

〔1〕乳根 穴在乳之根部，故名乳根。

〔2〕乳中下 原作"乳下"，《外臺》卷三十九、《千金》卷二十九、《醫心方》卷二等均同，然作"乳下"，部位不準確，且與以上文例不合。《素問·氣府論》王冰注云："乳中穴下同身寸之一寸六分。"極是，今據補"中"字。

〔3〕三壯 原作"一壯"，據今本《素問·氣府論》王冰注改。

胸自雲門俠氣户兩傍各二寸下行至食竇凡十二穴第十七

提要：本篇主要闡述胸部俠氣户兩傍各二寸，自雲門至食竇段六個雙穴共十二個腧穴的穴位及刺、灸分壯等，故以此名篇。

雲門[1]，在巨骨下，氣户兩傍各二寸[2]陷者中，動脉應手，手太陰[3]脉氣所發，舉臂取之。刺入七分[4]，灸五壯[5]。刺太深令人逆息[6]。《氣穴論》註云：在巨骨下，任脉兩傍各六寸[7]。《刺熱穴論》註云：手太陰[8]脉氣所發。

〔1〕雲門 本經卷六第七曰："地氣上爲雲，天氣下爲雨，雨出地氣，雲出天氣。……天氣通於肺。"卷一第十一曰："上焦如霧。"霧亦爲雲之類。肺處上焦，出氣如天之雲霧。此穴居胸上，內應乎肺，若雲氣之門户，故名雲門。

〔2〕氣户兩傍各二寸 《素問·氣穴論》王冰注作"俠任脉傍，橫去

任脉各同身寸之六寸”。《刺熱》及《水熱穴論》王冰注均作“胸中行兩傍相去同身寸之六寸”。二文雖異，皆與本經義同。

〔3〕手太陰　原作“太陰”，涉上文脱重字符號而誤，據明抄本、《素問·水熱穴論》新校正引本經、《刺熱》及《氣穴論》王冰注補“手”字。

〔4〕七分　《素問·刺熱》、《素問·氣穴論》及《素問·水熱穴論》王冰注均同。《銅人》卷四引本經云：“鍼入三分。”而《聖惠方》卷九十九及《資生經》卷一引本經則云“鍼七分”。是知古本已不同，今仍依其舊。

〔5〕五壯　明抄本作“三壯”，《素問·刺熱》、《素問·氣穴論》及《素問·水熱穴論》王冰注、《外臺》卷三十九均作“五壯”，疑明抄本誤。

〔6〕刺太深令人逆息　正抄本無此七字。

〔7〕《氣穴論》……任脉兩傍各六寸　氣穴，原作“氣府”，《素問·氣府論》王冰注無此穴，在氣穴論中，據改。“任脉兩傍各六寸”，今本作“俠任脉傍，橫去任脉各同身寸之六寸”。

〔8〕陰　原作“陽”，據撩明抄本、《素問·刺熱》王冰注改。

中府[1]，肺募[2]也，一名膺中俞，在雲門下一寸[3]，乳上三肋間陷者中，動脉應手，仰而取之，手、足[4]太陰之會。刺入三分，留五呼，灸五壯[5]。

〔1〕中府　《明堂》卷第一注：“府，聚也。脾肺二氣聚於此穴，故曰中府。”

〔2〕肺募　原作“肺之募”，據《外臺》卷三十九及其他募穴文例删“之”字。募，《明堂》卷之一注：“募，猶盛也。肺之盛氣近出此穴也。”《鍼灸大成》卷六：“募，猶結募也，言經氣聚此。”《類經圖翼》卷九：“募，音暮。舉痛論作膜。蓋以肉間膜系，爲藏氣結聚之所，故曰募。”今從後説。

〔3〕一寸　《聖惠方》卷一百作“一寸六分”，此下《外臺》卷三十九、《千金》卷二十九均有“一云一寸六分”六字。按：此當指兩個肋間隙之間的分寸而言，亦有所本。

〔4〕足　原脱，據《素問·氣穴論》新校正引本經、《明堂》卷第一、《素問·刺熱》及《素問·水熱穴論》王冰注補。

〔5〕五壯　明抄本作“三壯”，《明堂》卷第一、《外臺》卷三十九、《素問·刺熱》及《素問·水熱穴論》王冰注均作“五壯”，疑明抄本誤。

周營[1]，在中府下一寸六分陷者中，足太陰脉氣所發[2]，仰而取之。刺入四分，灸五壯[3]。

〔1〕周營 《素問·氣穴論》王冰注、《外臺》卷三十九、《千金》卷二十九、《醫心方》卷二、《銅人》卷四均作"周榮",《氣穴論》新校正引本經作"周滎"。按滎,疑爲榮之誤。榮與營,《内經》互通,如《素問》稱榮氣,而《靈樞》則稱營氣,所指爲一,故將周營作周榮。然本穴名仍當以作周營義勝。營,環也,繞也,與縈通(詳見卷一第九五十營注)。是則周營者,周環也,亦即周匝環繞之義。言脾得水穀之精氣,經足太陰脉自此上至中府,與手太陰相會,而環周於身也,故名周營。

〔2〕足太陰脉氣所發 《素問·氣穴論》王冰注云"手太陰脉氣所發"。是知古醫經中具此二說。《外臺》卷三十九將此穴列入脾人,後皆從之,列入足太陰經。

〔3〕五壯 正抄本、《外臺》卷三十九、《素問·氣穴論》王冰注、《醫心方》卷二均同。明抄本作"三壯",疑誤。

胸鄉[1],在周營[2]下一寸六分陷者中,足太陰脉氣所發[3],仰而取之。刺入四分,灸五壯。

〔1〕胸鄉 《素問·氣穴論》作"胸卿"。鄉與卿,古同屬陽韻,故相假。《説文通訓定聲·壯部》:"卿……叚借爲鄉。《禮記·射義》:卿大夫士之射也,必先行卿飲酒之禮。"鄉有區位、處所之義。《素問·陰陽應象大論》:"定其血氣,各守其鄉。"王冰注:"鄉謂本經之氣位。"《詩·小雅·采芑》:"于此中鄉。"毛亨傳:"鄉,所也。"陳奐傳疏:"所猶處也。"此穴爲足太陰脉在胸部之氣位,故名胸鄉。

〔2〕周營 原作"周榮",爲與前穴名一致,據正抄本改。

〔3〕足太陰脉氣所發 《素問·氣穴論》王冰注云"手太陰脉氣所發"。《外臺》卷三十九列入脾人,後皆列入足太陰脉。

天谿[1],在胸鄉下一寸六分陷者中,足太陰脉氣所發[2],仰而取之。刺入四分,灸五壯。

〔1〕天谿 肉之小會處爲谿,此穴處在天部高位,肉之小會處,故名天谿。

〔2〕足太陰脉氣所發 《素問·氣穴論》王冰注云"手太陰脉氣所發",《外臺》卷三十九列入脾人,後皆列入足太陰脉。

食竇[1],在天谿下一寸六分陷者中,足太陰脉氣所發,舉臂取之[2]。刺入四分,灸五壯。《氣穴論》註云:手太陰脉氣所發。

〔1〕食竇 《說文·穴部》：“竇，空也。”段玉裁注：“空孔，古今語，凡孔皆謂之竇。”穴處爲食氣運行於足太陰脉之空隙，故名食竇。

〔2〕舉臂取之 原作“仰而取之”，據明抄本、《外臺》卷三十九、《千金》卷二十九、《素問·氣穴論》王冰注、《醫心方》卷二改。

腋脇下凡八穴第十八

提要：本篇主要闡述腋下與脇下四個雙穴共八個腧穴的穴位及刺、灸分壯等，故以此名篇。

淵腋[1]，在腋下三寸宛宛中，舉臂取之。刺入三分，不可灸。灸之不幸，生腫蝕[2]馬刀傷[3]，內潰[4]者死，寒熱生馬瘍可治[5]。《氣穴論》註云：足少陽脉氣所發[6]。

〔1〕淵腋 淵，深潭也。脉氣在此，有如腋下之深潭，故名淵腋。《千金》卷二十九名“泉掖”者，因避唐高祖李淵諱，改淵爲泉。掖與腋通。

〔2〕蝕 《外臺》卷三十九無。

〔3〕馬刀傷 《外臺》卷三十九、《銅人》卷四均作“馬瘍”。按傷與瘍通，《春秋·左傳·襄十七年》：“以杙抉其傷。”《釋文》：“傷，一本作瘍。”“馬刀”，瘍名，本經卷十一第九下：“發於掖下……其癰堅而不潰者，爲馬刀挾癭，以急治之。”《靈樞識·癰疽篇》：“潘云：馬刀，蛤蠣之屬，癰形似之。挾纓者，發於結纓之處，大迎之下，頸側也。二癰，一在腋，一在頸，常相連絡，故俗名鼠串。”《本草綱目·介部》馬刀：“《吳普本草》言馬刀即齊蛤，而唐、宋本草失收。……宏景曰：李當之言生江漢，長六七寸，食其肉似蚌。”是知古已有馬刀蚌蛤之名，以此瘍形似馬刀，故取而名之。

〔4〕內潰 明抄本作“肉潰”，當作“內潰”義勝，疑肉爲內之誤。

〔5〕灸之不幸……生馬瘍可治 正抄本及正重抄本均無此二十一字。據《外臺》卷三十九文例，本文極似此穴主治內容。

〔6〕發 此下明抄本有“瘍，音羊”三小字音注。

大包[1]，在[2]淵腋下三寸，脾之大絡，布胸脇中[3]，出九肋間及季脇端[4]。別絡諸陰者[5]。刺入三分，灸三壯。

〔1〕大包 明抄本作“大胞”。《說文·勹部》：“包，妊也。象人裹妊。”《說文·肉部》：“胞，兒生裹也。”《莊子·外物》：“胞有重閬，心有天

遊。"《釋文》:"胞……腹中胎。"是包與胞,具胎妊之義則同。胎妊者,爲生育之用。脾屬土,居中央,亦有生物之功。本經卷九第六:"脾者,土也。土者,中央,常以四時長四藏。……土者,生萬物而法天地,故上下至頭足而不得主時。"此以脾土之法天地而生萬物,以喻胞妊之生人也,故名大包。

〔2〕在 《外臺》卷三十九、《醫心方》卷二均作"脉出"。

〔3〕脾之大絡,布胸脇中 《太素·十五胳脉》注:"脾之盛氣,腋下三寸,當泉腋而出,布於胸脇,散於百體。"

〔4〕出九肋間及季脇端 出,《外臺》卷三十九無。肋,明抄本作"脇"。及季肋端,《銅人》卷四、《聖濟總錄》卷一百九十一、《資生經》卷一均無。《醫宗金鑑》卷八十周身名位骨度:"季脇者,脇下之小肋骨也,俗名軟肋。"按此文義較難明,若按穴位考,淵腋下三寸即腋下六寸,適當六肋間,而非九肋間,且季脇端之處,與本穴位更難合。又本經卷二第一下只云:"脾之大絡,名曰大包,出淵腋下三寸,布胸脇。"故疑本文或系"布脇肋"之傍注,誤入正文。意謂此絡脉出於九個肋間隙及季脇端處。

〔5〕別絡諸陰者 《鍼灸大成》卷六:"脾之大絡,總統陰陽諸絡,由脾灌漑五藏。"

按:此穴《外臺》卷三十九列入膽人,或以穴在脇部而定。《醫心方》卷二云"足太陰脉",《銅人》卷二列入足太陰脾經,後皆從之。

輒筋[1],在腋下三寸,復前行一寸[2],著脇[3],足少陽脉氣所發。刺入六分,灸三壯。

〔1〕輒筋 《説文·車部》:"輒,車兩輢也。"段玉裁注:"車必有兩輢,如人必有兩耳。"張舜徽約注:"車兩傍可倚處謂之輢。《廣韻》二十九葉引作車相倚也。與今二徐本異。疑今本説解有誤奪。"《醫經理解·穴名解》:"兩車相倚曰輒。輒筋,言倚於筋間也。"

〔2〕在腋下三寸,復前行一寸 腋下三寸,當淵腋穴,再向前一寸處是穴。

〔3〕著脇 明抄本作"着筋",義同。《一切經音義》卷九:"著,相附著也。"此言附著於脇也。

天池[1],一名天會,在乳後一寸,《氣府論》註云:二寸,腋下三寸，著脇，直腋撅肋間[2]，手厥陰[3]、足少陽脉[4]之會。一作手心主[5]、足少陽脉之會。刺入七分，灸三壯。《氣府論》註云：刺入三分。

〔1〕天池 《玉篇·水部》：“池，渟水。”即水積聚不流。此穴爲手厥陰與足少陽二經脉氣會聚之處，象天部高處之池，故名天池。

〔2〕直腋撅肋間 直腋，《醫心方》卷二作“直脇”。撅肋，明抄本作“撅腋”。《醫宗金鑑·刺灸心法要訣》：“直腋下行三寸，脇之撅起肋骨間，是其穴也。”《釋骨》：“脇骨之短而在下者，曰撅骨三。”按此文與別本有異，説解不同。詳考之，義甚難明。天池若在乳後一寸，即按《氣府論》王冰注作乳後二寸，亦難與腋相直，且其下亦不及撅肋，故疑有誤。

〔3〕手厥陰 明抄本、《外臺》卷三十九均作“手心主”，與原校同。兩文雖異，其義則同。亦有心主與手厥陰合稱者，如本經卷二第一上“心主手厥陰之脉”。今仍存其舊。

〔4〕脉 此上《素問·氣府論》王冰注有“二”字。

〔5〕主 原脱，據明抄本、《外臺》卷三十九補。

腹自鳩尾循任脉下行至會陰凡十五穴第十九

提要：本篇主要闡述腹部自鳩尾穴始，沿任脉下行至會陰穴段，共十五個單穴的穴位及刺、灸分壯等。故以此名篇。

鳩尾[1]，一名尾翳，一名𩩲骬[2]，在臆[3]前，蔽骨[4]下五分，任脉之別[5]。不可灸刺。鳩尾蓋心上，人[6]無蔽骨者，當從上岐骨度[7]下行一寸半。《氣府論》註云一寸爲鳩尾處，若不爲鳩尾處，則鍼巨闕[8]者中心。人有鳩尾短者，少饒今强一寸。

〔1〕鳩尾 《素問·氣府論》王冰注：“鳩尾，心前穴名也。其正當心蔽骨之端，言其骨垂下如鳩鳥尾形，故以爲名也。”

〔2〕𩩲骬 骬，原作“骭”。骭，脛骨也，非是。今據正抄本、本經卷二第七改。𩩲下明抄本有“音許。骭，音旱。又曷骨，音干”十小字音注。文義不安。証之下中脘穴，當爲“𩩲”下作“音許，又音曷”，“骬”下作“音旱，又音干”。𩩲骬，詳見本經卷二第七注。

〔3〕臆 《説文·肉部》:"肊,匈骨也。从肉乙。臆,肊或从意。"段玉裁注:"作臆者形聲,作乙者會意也。從乙者,兒其骨也。"匈骨,即胸骨。

〔4〕敝骨 明抄本及此下注文與上脘、中脘穴條均作"蔽骨",敝通蔽。《禮記·緇衣》:"必見其敝。"《釋文》:"敝,隱蔽也。"《釋骨》:"(膺中)陷骨下蔽心者,曰髑骭、曰鳩尾、曰心蔽骨,曰臆前蔽骨。"

〔5〕任脉之別 詳見本經卷二第一下。

〔6〕人 此下明抄本有"有"字。

〔7〕當從上歧骨度 《素問·氣府論》王冰注作"從歧骨際"。

〔8〕巨闕 明抄本作"巨缺",闕有虧缺之義,故以缺字假借。

按:此穴本經云不可灸刺,《外臺》卷三十九引甄權云:"宜鍼不宜灸。"《銅人》卷四云:"不可灸,灸即令人畢世少氣力,此穴大難鍼,大好手方可此穴下鍼,不然,取氣多不幸,令人夭。鍼入三分,留三呼,寫五呼。肥人可倍之。"《資生經》卷一引《明下》云:"灸三壯。"本經卷十二第八亦載有"喉痹食不下,鳩尾主之"之文,而《外臺》此穴下則列主治二十餘症。若不灸刺,如何主治,足証此穴,古經雖云不可灸刺,但後世醫籍,亦有灸刺的記載,今多不列禁灸刺。惟此穴近于膈,鍼時應倍加小心。

巨闕[1],心募[2]也,在鳩尾下一寸,任脉氣所發。刺入六分,留七呼,灸五壯。《氣府論》註云:刺入一寸六分。

〔1〕巨闕 闕,帝王所居之處也。《漢書·朱買臣傳》:"諸闕上書。"《經穴解·任脉》:"穴名巨闕者,心爲一身之主,在乎上之內,此穴在胸之下,兩脇在其旁,有闕象焉,故曰巨闕。巨者,大也,尊稱也。"

〔2〕募 此下明抄本有"音暮"二小字音注。

上脘[1],在巨闕下一寸五分[2],去蔽骨三寸,任脉、足陽明、手太陽[3]之會。刺入八分,灸五壯。

〔1〕上脘 《外臺》卷三十九、《千金》卷二十九、《醫心方》卷二均作"上管"。下中脘、下脘同。脘,亦讀管。管、脘義同。《説文·肉部》脘,段玉裁注:"《素問》胃脘,謂胃宛中可容受,脘蓋宛之俗。"脘,管,在此均指胃之管腔而言,此穴在管腔之上部,故名上脘。

〔2〕一寸五分 《外臺》卷三十九同。《千金》卷二十九、《素問·氣府論》王冰注、《醫心方》卷二均作"一寸",按本穴下文明言"去蔽骨三

寸",此上鳩尾穴言蔽骨下五分,巨闕穴言在鳩尾下一寸,三寸之數,尚餘一寸五分,正合本穴言數,是知《千金》等均誤。

〔3〕手太陽　正抄本作"手太陰",疑誤。

中脘[1],一名太倉,胃募也,在上脘下一寸,居心蔽骨與臍之中,手太陽少陽、足陽明[2]所生,任脉之會[3]。刺入一寸二分[4],灸七壯。《九卷》云:髑[5]骬[6]至臍八寸[7],太倉居其中,爲臍上四寸。吕廣[8]撰《募腧經》云:太倉在臍上三寸[9],非也。

〔1〕中脘　穴在胃之管腔之中部,故名中脘。

〔2〕明　此下《素問·氣穴論》及《素問·氣府論》王冰注均有"三脉"二字。

〔3〕任脉之會　《素問·氣穴論》新校正引本經及《外臺》卷三十九同。《素問·氣穴論》及《素問·氣府論》王冰注均作"任脉氣所發"。

〔4〕一寸二分　原作"二分",較之上脘、下脘等穴,失之過淺,據《素問·氣穴論》及《素問·氣府論》王冰注、《醫心方》卷二補"一寸"二字。

〔5〕髑　此下明抄本有"音許,又音曷"五小字音注。

〔6〕骬　原作"骭"。此下明抄本有"音旱,又音干"五小字音注,均誤。今據鳩尾穴條改。

〔7〕至臍八寸　今《靈樞·骨度》作"以下至天樞長八寸"。

〔8〕廣　此下明抄本有"所"字。

〔9〕寸　此下明抄本有"者"字。

建里[1],在中脘下一寸,任脉氣所發[2],刺入五分,留十呼,灸五壯。《氣府論》註云:刺入六分,留七呼。

〔1〕建里　建,立也。里,閭里也。《吕氏春秋·懷寵》:"祿之以里。"高誘注:"里,閭也。"本經卷八第三曰:"胃之五竅者,閭里門户也。"此穴適當胃之竅道處,能使閭里之氣,立而置之,故名建里。

〔2〕任脉氣所發　原脱,據《素問·氣府論》王冰注及此下水分、氣海、陰交等穴文例補。

下脘[1],在建里下一寸,足太陰、任脉之會[2],刺入一寸[3],灸五壯。

〔1〕下脘　穴在胃之管腔下部,故名下脘。

〔2〕足太陰、任脉之會　《素問·氣府論》王冰注作"任脉氣所發"。

《醫心方》卷二亦云"任脉"。

〔3〕一寸 《醫心方》卷二作"五分"。

水分[1]，在下脘下一寸，臍上一寸，任脉氣所發。刺入一寸，灸五壯。

〔1〕水分 此穴原錯落於臍中穴下，然下文明確指出在臍上一寸，故據明抄本、《外臺》卷三十九、《千金》卷二十九、《醫心方》卷二移此。《醫經理解·穴名解》："水分在下脘下一寸，正當小腸，言由此而泌別清濁。水液入膀胱，渣滓入大腸也。"

臍中[1]，任脉氣所發[2]，禁不可刺，刺之令人臍中惡瘍潰，矢出者[3]，死不治[4]，灸三壯[5]。

〔1〕臍中 《素問·氣穴論》與《素問·氣府論》王冰注作"齊中"。臍古作齊，義同。此下《外臺》卷三十九有"神闕穴也，一名氣舍"八字，疑係據《銅人》補。此穴正當臍之中央，故名臍中。按此穴無具體部位描述。《銅人》卷四云："當臍中是也。"可參。

〔2〕任脉氣所發 原脫，據《素問·氣府論》王冰注及此下水分、氣海、石門等穴文例補。

〔3〕臍中惡瘍潰，矢出者 原作"惡瘍遺矢者"，明抄本矢作"失"，疑誤。本文義難安。據《素問·氣穴論》及《素問·氣府論》王冰注、《醫心方》卷二改。矢通屎。

〔4〕刺之令人……死不治 正抄本及正重抄本均無此十五字。

〔5〕灸三壯 原脫，據明抄本、《外臺》卷三十九、《素問·氣穴論》及《素問·氣府論》王冰注補。

陰交[1]，一名少關[2]，一名橫户，在臍下一寸，任脉、氣衝之會[3]。刺入八分，灸五壯。

〔1〕陰交 《醫經理解·穴名解》："陰交在臍下一寸，當膀胱上口，三陰、衝、任之交會也。"《經穴解·任脉》："穴名陰交者，以足少陰同衝脉自下而上，共會於此處，故曰陰交。"兩說雖不盡同，然總以腹部陰脉交會爲釋則是。

〔2〕少關 《外臺》卷三十九、《醫心方》卷二均作"少因"。

〔3〕任脉、氣衝之會 明抄本同，正抄本作"任脉氣所發"。《素問·氣府論》與《素問·骨空論》王冰注、《外臺》卷三十九均作"任脉、陰衝之

會”。本經卷二第二曰:“衝脉、任脉皆起於胞中,上循脊裏,爲經絡之海,其浮而外者,循腹上行,會於咽喉。……衝脉者,起於氣衝,並少陰之經,俠脊上行,至胸中而散。”是則本穴之言氣衝,王注之言陰衝,皆指衝脉而言。《外臺》言“任脉、衝脉、少陰之會”,也有道理。

氣海[1],一名脖胦[2],一名下肓[3],在臍下一寸五分,任脉氣所發。刺入一寸三分[4],灸五壯。

〔1〕氣海 《經穴解·任脉》:“此穴爲男女生氣之海……人身之氣生於此穴,而會於膻中。”

〔2〕脖胦 明抄本脖下有“音滿”二小字音注,誤。胦作“肤”,下有“音夫”二小字音注,亦誤。

〔3〕下肓 原作“下盲”,明抄本作“下育”,均誤,據正抄本、存存軒本改。

〔4〕一寸三分 《素問·氣府論》王冰注、《醫心方》卷二均作“一寸二分”。

石門[1],三焦募也,一名利機,一名精露,一名丹田,一名命門,在臍下二寸,任脉氣所發,刺入五分,留十呼,灸三壯。女子禁不可刺灸中央[2],不幸使人絕子[3]。《氣府論》註云:刺入六分,留七呼,灸五壯。

〔1〕石門 《經穴解·任脉》:“此穴部分,在臍下僅二寸,故以丹田名之;乃人身最要之地,故又以命門名之;其曰利機,曰精露者,皆言其下爲總筋,乃機關發動之本,而精之下出者,於此已爲露,此穴之貴要如此,故命曰石門,着其禁也,甚言此穴之不可輕鍼也。至婦人犯之絕子,的有至驗,不可忽也。”《醫經理解·穴名解》:“婦人灸此穴,則終身絕孕,故謂是石門也。”兩家訓釋,皆從禁處着眼,似難與其別名相合,且於男子,義亦不通。石,大也。《漢書·律歷志上》:“石者,大也,權之大者也。……終於石,物終。石,大也。”《漢書·匈奴傳下》:“時奇譎之士,石畫之臣甚衆。”顏師古注引鄧展曰:“石,大也。”石又通碩,碩亦大也。《莊子·外物》。“無石師!”《釋文》:“一本作所師,又作碩師。”《說文·石部》石,段玉裁注:“石,或借爲碩大字。”此穴爲三焦募穴,三焦通會元真之氣,其氣盛大,此乃運行之門户,故名石門。

〔2〕女子禁不可刺灸中央 明抄本同,惟刺灸作“灸刺”。正抄本作“女子禁不可刺”。《外臺》卷三十九作“女子禁不可灸”。《千金》卷二十

419

九作"女子不灸"。《醫心方》卷二作"女子禁不可灸刺"。據諸文,此穴女子禁刺灸之義,當無疑。"中央"二字疑爲剩文。

〔3〕不幸使人絶子　正抄本、《外臺》卷三十九、《千金》卷二十九、《素問·氣府論》王冰注、《醫心方》卷二均無此六字,疑係後人注文混作正文。

關元[1],小腸募也,一名次門,在臍下三寸,足三陰、任脉之會。刺入二寸,留七呼,灸七壯。《氣府論》註云:刺入一寸二分。

〔1〕關元　《醫經理解·穴名解》:"關元,在臍下三寸,男子藏精,女子蓄血之處,人生之關要,真元之所存也。"

按:《資生經》卷二云:"臍下二寸名石門,《明堂》載《甲乙經》云:一名丹田。《千金》、《素問》注亦謂丹田在臍下二寸。世醫因是遂以石門爲丹田,誤矣。"又云:"關元乃丹田也。諸經不言,惟《難經》疏云:丹田在臍下三寸,方圓四寸,著脊梁,兩腎間中央赤也,左青右白,上黄下黑。三寸法三光,四寸法四時,五色法五行。兩腎間名大海而貯其血氣,亦名大中極,言取人身之上下四向最爲中也。"此説蓋導引家之論,與古醫經以石門又名丹田者不同,《資生經》不辨其別,而以《甲乙》等爲誤者,非是。

中極[1],膀胱募也,一名氣原,一名玉泉,在臍下四寸,足三陰、任脉之會,刺入二寸,留七呼,灸三壯。《氣府論》註云:刺入一寸二分。

〔1〕中極　《經穴解·任脉》:"此穴一名玉泉,一名氣原,一名中極。名玉泉者,以爲膀胱募也。玉泉者,爲水而言也;名氣原者,爲生氣之原也;名中極者,中指任脉在腹之中也,極者,自承漿而下,此爲極處也。又自下而上,曲骨猶在骨,此則初入腹之第一穴也,故曰中極。合三名而參之,而此穴命名之義始全。"

曲骨[1],在橫骨上中極下一寸,毛際陷者中,動脉應手[2],任脉、足厥陰之會。刺入一寸五分,留七呼,灸三壯。《氣府論》註云:自鳩尾至曲骨十四穴,並任脉氣所發[3]。

〔1〕曲骨　《醫經理解·穴名解》:"曲骨,在橫骨上……其橫骨正曲而向外也。"

〔2〕毛際陷者中，動脈應手 《素問·氣府論》及《素問·骨空論》王冰注均無此九字。

〔3〕發 此下明抄本有"也"字。

會陰[1]，一名屏翳，在大便前小便後兩陰之間，任脈別絡，督脈、衝脈之會，刺入二寸，留三呼[2]，灸三壯。《氣府論》註云：留七呼。

〔1〕會陰 《經穴解·任脈》："穴名會陰者，以其處在二陰之間，又爲冲、任、督相會之所，故曰會陰。"

〔2〕三呼 《素問·氣府論》新校正引本經同。《醫心方》卷二作"七呼"，與原校引氣府論王冰注同。

腹自幽門俠巨闕兩傍各半寸循衝脈下行至橫骨凡二十二穴第二十(按："二十二"，原誤作"二十一"，據明抄本及正抄本目錄改)

提要：本篇主要闡述腹部夾巨闕兩傍各半寸，沿衝脈下行，自幽門至橫骨段，十一個雙穴共二十二個腧穴的穴位及刺、灸分壯等。故以此名篇。

幽門[1]，一名上門，在巨闕兩傍各五分陷者中，衝脈、足少陰[2]之會。刺入五分，灸五壯。《氣府論》註云：刺入一寸。

〔1〕幽門 幽，隱也，深也。《說文·幺部》："幽，隱也。"《詩·小雅·伐木》："出自幽谷。"毛亨傳："幽，深也。"穴處幽隱深沈，爲衝脈與足少陰脈運行之門戶，故名幽門。

〔2〕陰 此下《素問·氣府論》王冰注有"二經"二字。

通谷[1]，在幽門下一寸陷者中，衝脈、足少陰[2]之會。刺入五分，灸五壯。《氣府論》註云：刺入一寸。

〔1〕通谷 通，達也。本卷第一云："肉之大會爲谷。"爲脈氣運行之處。本穴處爲衝脈與足少陰之脈氣運行通達之谷，故名通谷。

〔2〕陰 此下《素問·氣府論》王冰注有"二經"二字。

陰都[1]，一名食宮，在通谷下一寸，衝脈、足少陰[2]之會。

刺入一寸[3]，灸五壯[4]。

〔1〕陰都　《經穴解·腎經》："穴名陰都者，此陰乃足太陰脾也，部分爲足太陰所治之地。而少陰過之，故曰陰都。都者，會也。一名食宫，乃胃藏食之所，故曰食宫。"《醫經理解·穴名解》："謂之陰都者，主腎經而言；謂之食宫者，主胃分而言。"都猶聚也。《廣雅·釋詁三》："都，聚也。"此當指陰脉之氣聚會之處，故名陰都。

〔2〕陰　此下《素問·氣府論》王冰注有"二經"二字。

〔3〕一寸　《素問·氣府論》王冰注同。《醫心方》卷二作"五分"。

〔4〕五壯　《素問·氣府論》王冰注、《外臺》卷三十九均同，明抄本作"三壯"。

石關[1]，在陰都下一寸，衝脉、足少陰[2]之會。刺入一寸，灸五壯。

〔1〕石關　石，大也，詳見本卷第十九石門穴。穴處當衝脉與足少陰脉氣之大關，故名石關。

〔2〕陰　此下《素問·氣府論》王冰注有"二經"二字。

商曲[1]，在石關下一寸，衝脉、足少陰[2]之會。刺入一寸，灸五壯[3]。

〔1〕商曲　明抄本此條引《素問·氣府論》王冰注作"商曲"，此下肓俞條亦云在"商曲"下。《千金》卷二十九商曲注："一名高曲。"又卷三十第二商曲主治條注："一名商曲。"《醫心方》卷二亦作"高曲"。《經穴解·腎經》注："正大、小腸會處……肺屬金，大腸亦屬金，金爲商，故曰商曲。"《醫經理解·穴名解》："商，大腸金也，商曲在食關下一寸，正腹腸之曲折處也。"詳本穴屬足少陰腎脉，商金之解，恐未允。是作商曲、高曲，義均難解。故疑商，或爲"商"之誤。《廣韻·錫韻》："商，本也。"《正字通·口部》："木根、果蒂、獸，皆曰商。"此可引申爲根底。此穴位近胃之底部彎曲處，故名商曲。

〔2〕陰　此下《素問·氣府論》王冰注有"二經"二字。

〔3〕壯　此下明抄本有"《素問·氣府論》註云作商曲"十字，今本《素問》仍作"商曲"。

肓俞[1]，在商曲[2]下一寸，直臍傍五分，衝脉、足少陰[3]之會。刺入一寸，灸五壯。

〔1〕肓俞　肓者,肓膜也。本經卷十第一下云:"衛者,水穀之精氣
也。……熏於肓膜。"《素問·痺論》王冰注:"肓膜謂五藏之間鬲中膜
也。"此穴當肓膜之氣出入之俞竅,故名肓俞。

〔2〕商曲　明抄本作"商曲"。

〔3〕陰　此下《素問·氣府論》王冰注有"二經"二字。

　　中注[1],在肓俞下五分[2],衝脉、足少陰[3]之會。刺入一
寸,灸五壯。《素問·水穴論》註云:在臍下五分,兩傍相去任脉各五分。

〔1〕中注　《經穴解·腎經》:"穴名中注者,乃人腹之上下,以臍為
中,肓俞僅夾臍旁一寸,而此穴乃肓俞之下,為肓俞之所注,故名中注。中
注自上而下之名,腎經自下而上,何亦以注名也?經無有不升降,升者其
氣,降者其血,故亦曰注也。"《醫經理解·穴名解》:"中注,在肓俞下一寸,
值膀胱上,水氣所中注也。"以上二説,於中注之義,似尚未安,蓋中者,充
也,滿也。《漢書·游俠傳·郭解》:"解貧不中訾。"顏師古注:"中,充
也。"《史記·外戚世家》:"秩比中二千石。"司馬貞索隱引崔浩云:"中,猶
滿也。"《漢書·匈奴傳上》:"令其量中。"顏師古注:"中,猶滿也。"此穴之
下一穴名四滿,滿則溢。中注者,滿注也,滿注即溢注,言脉氣至此,充滿
而溢注,故名中注。

〔2〕肓俞下五分　《外臺》卷三十九、《千金》卷二十九、《醫心方》卷
二均同。《銅人》卷四、《資生經》卷一、《聖濟總錄》卷一百九十一均作"肓
俞下一寸",此後多從是説。然《素問·氣府論》王冰注亦同本經,水熱穴
論王冰注:"在齊下同身寸之五分,兩傍相去任脉各同身寸之五分。"文雖
異而義則同,是則古經皆作肓俞下五分。

〔3〕陰　此下《素問·氣府論》王冰注有"二經"二字。

　　四滿[1],一名髓府,在中注下一寸,衝脉、足少陰[2]之會。
刺入一寸,灸五壯。

〔1〕四滿　《經穴解·腎經》:"穴名四滿者,蓋足少陰之經,自橫骨
入腹,至此穴為四,而適當小腹飽滿之處,乃大腸迴疊層積之所,故曰滿
也。又小腸、大腸、膀胱、廣腸,皆在其內,其數亦為四,故曰四滿。"此論務
求四數之實,似非必然。《醫經理解·穴名解》:"四滿在中注下一寸,值膀
胱中水氣所四滿也。"此説義亦未明。《説文·水部》:"滿,盈溢也。"四
者,泛指四旁。穴處脉氣充盈向四旁溢出,故名四滿。

〔2〕陰　此下《素問·氣府論》王冰注有"二經"二字。

氣穴[1]，一名胞門，一名子戶[2]，在四滿下一寸，衝脉、足少陰[3]之會：刺入一寸，灸五壯。

〔1〕氣穴　衝脉、任脉皆起於胞中，此當衝脉並少陰之經，脉氣大會之處，故名氣穴。

〔2〕一名胞門，一名子戶　《千金》卷二第一曰："婦人姙子不成，若墮落，腹痛，漏見赤，灸胞門五十壯，在關元左邊二寸是也。右邊二寸是子戶。"此説與本經及《素問·氣府論》、《素問·水熱穴論》王冰注引古鍼灸文獻均不同，當是另一家言，不可混同。

〔3〕陰　此下《素問·氣府論》王冰注有"二經"二字。

大赫[1]，一名陰維[2]，一名陰關，在氣穴下一寸，衝脉、足少陰[3]之會。刺入一寸，灸五壯。

〔1〕大赫　赫，盛也。《詩·小雅·節南山》："赫赫師尹。"毛亨傳："赫赫，顯盛貌。"衝脉之氣，出於下極，與足少陰相會，其氣大盛，故名大赫。

〔2〕陰維　《經穴解·腎經》："又曰陰維者，以陰維之脉入腹，而特此名以示人，恐人只知少陰與衝脉在此穴，而遺陰維之脉，亦在此穴也。過此而陰維之脉，則會足太陰、足厥陰、足陽明、足少陰於府舍，又會足太陰於大橫、腹哀，循脇肋而會足厥陰於期門，不與足少陰腎同行矣，故於此特示人以別之。"按此論提出的足陽明、足少陰會於府舍，陰維脉會於大赫，不見於別書，尚需待考，故本穴別名陰維，緣陰維脉而設？或另係他義？亦難定論。

〔3〕陰　此下《素問·氣府論》王冰注有"二經"二字。

橫骨[1]，一名下極，在大赫下一寸，衝脉、足少陰[2]之會。刺入一寸，灸五壯。

〔1〕橫骨　此穴適當橫骨上，故名橫骨。

〔2〕陰　此下《素問·氣府論》王冰注有"二經"二字。

腹自不容俠幽門兩傍各一寸五分至氣衝凡二十四穴第二十一（按："二十四"，原誤作"二十三"，據明抄本及正抄本目錄改）

提要：本篇主要闡述腹部夾幽門兩傍各一寸五分，自不容至

氣衝段,十二個雙穴共二十四個腧穴的穴位及刺、灸分壯等,故
以此名篇。

不容[1],在幽門傍各一寸五分,去任脉二寸[2],直四肋
端[3]相去四寸,足陽明脉氣所發。刺入五分[4],灸五壯。《氣
府論》註云:刺入八分。又云:下至太乙各上下相去一寸。

〔1〕不容 《經穴解·胃經》:"此穴初離胸而入腹,正在膈膜之外,
環胃而生。……飲食入胃者,正由上脘而下,胃脘之四外,皆爲膈所環生,
何一物之能容哉,故曰不容。"《醫經理解·穴名解》:"水穀至此,已滿而不
能容也。"按此穴已至胃界,故下穴曰承滿,若不能容納,何以承滿,故訓不
能之義,似不妥。不與丕通。《說文通訓定聲·頤部》:"不,叚借爲丕。"
《爾雅·釋蟲》:"不蜩,王蚥。"《爾雅補郭》:"不,《詩》、《書》及古金石文
多通丕。丕,大也。"《書·君牙》:"丕顯哉,文王謨;丕承哉,武王烈。"
《詩·周頌·清廟》作"不顯不承"。高亨今注:"不,通丕,大也。"是則不
容者,丕容也。丕容者,大容也。言胃腑能大容水穀,故名不容。

〔2〕二寸 原作"三寸",據明抄本、《素問·氣府論》新校正引本經、
《外臺》卷三十九、《千金》卷二十九改。

〔3〕直四肋端 原作"至二肋端",與穴位不合,當在平直自下數第四
肋近胸端處,據《外臺》卷三十九、《千金》卷二十九並參以《素問·氣府
論》王冰注改。

〔4〕五分 《素問·氣府論》王冰注作"八分"。

承滿[1],在不容下一寸,足陽明脉氣所發。刺入八分,灸
五壯。

〔1〕承滿 穴當胃腑處,胃腑承受水穀而滿溢也,故曰承滿。

梁門[1],在承滿下一寸,足陽明脉氣所發。刺入八分,灸
五壯。

〔1〕梁門 梁通粱,《素問·生氣通天論》:"高梁之變。"王冰注:
"高,膏也。梁,粱也。"《素問·通評虛實論》:"肥貴人則高梁之疾也。"本
經卷十一第六作"膏粱"。粱,五穀之渾稱也。胃腑之門,乃五穀運行之
門,穴當其部,故名梁門。

關門[1],在梁門下一寸[2],太乙上[3],足陽明脉氣所發。
刺入八分,灸五壯。

〔1〕關門　穴當胃腑關要之門户，故名關門。

〔2〕一寸　原脱，《外臺》卷三十九作"五分，一云一寸"，今據《素問·氣府論》王冰注及《千金》卷二十九補。

〔3〕上　此下原有"足陽明脉中間穴外延"九字，於上下文義不屬，據《外臺》卷三十九、《素問·氣府論》王冰注、《醫心方》卷二、《銅人》卷四删。

太乙[1]，在關門下一寸，足陽明脉氣所發。刺入八分，灸五壯。

〔1〕太乙　明抄本、《外臺》卷三十九、《千金》卷二十九、《素問·氣府論》王冰注、《醫心方》卷二、《銅人》卷四均作"太一"，義同。太乙，天帝之別名。《史記·天官書》："中宫，天極星，其一明者，太一常居也。"司馬貞索隱："案《春秋合誠圖》云：紫微大帝，太一之精也。"張守節正義："泰一，天帝之別名也。劉伯莊云：泰一，天神之最遵貴者也。"此穴仍應胃境，脾胃屬土，位居中宫，處於尊位，故以太乙以喻天象，因取是名。

滑肉門[1]，在太乙下一寸，足陽明脉氣所發。刺入八分，灸五壯[2]。

〔1〕滑肉門　《醫經理解·穴名解》："穴在腹之滑肉處。"滑肉之義，諸解未詳，或以滑肉爲滑幽之音轉，然古文獻未見滑幽之説。又《周禮·天官·瘍醫》："以滑養竅。"鄭玄注："凡諸滑物，通利往來似竅。"或指腹内之肉，中有竅道，可以滲灌通利水液，故名滑肉門。

〔2〕五壯　《素問·氣府論》王冰注作"三壯"。

天樞[1]，大腸募也，一名長谿，一名谷門[2]，去肓俞一寸五分，俠臍兩傍各二寸陷者中，足陽明脉氣所發。刺入五分，留七呼，灸五壯[3]。《氣府論》註云：在滑肉門下一寸，正當臍。

〔1〕天樞　《素問·六微旨大論》："天樞之上，天氣主之；天樞之下，地氣主之。氣交之分，人氣從之，萬物由之。"王冰注："天樞，當臍之兩傍也，所謂身半矣。伸臂指天，則天樞正當身之半也，三分折之，上分應天，下分應地，中分應氣交，天地之氣，交合之際。"天樞本指天星運轉之樞紐。《晉書·天文志》："北極五星，鈎陳六星，皆在紫宫中。北極，北辰最尊者也，其紐星，天之樞也。"本穴位處人體之中，爲上下氣交之樞紐，象似天樞，故名。

〔2〕谷門　《外臺》卷三十九、《醫心方》卷二，《銅人》卷四均作"穀門"。谷與穀通。《素問·陰陽應象大論》："谷氣通於脾。"本經卷六第七作"穀氣通於脾"。此穴適當水穀運行之門户，故名。

〔3〕五壯　《素問·氣府論》王冰注作"三壯"。

外陵[1]，在天樞下[2]，大巨上，足陽明脉氣所發。刺入八分，灸五壯[3]。《氣府論》註云：在天樞下一寸。水穴論註云：在臍下一寸，兩傍去衝脉各一寸五分。

〔1〕外陵　外對内而言，陵，高阜也，臍下腹肌隆起如陵，故名外陵。

〔2〕下　此下《素問·氣府論》王冰注有"一寸"二字，《外臺》卷三十九作"五分"，《千金》卷二十九作"半寸"。又此下大巨穴，不以外陵穴坐標定分寸，而云"在長谿（天樞）下二寸"，是外陵在天樞下，古經已有一寸與五分之别，不易定論，故本經天樞下不言分寸。今皆作天樞下一寸。

〔3〕五壯　《素問·氣府論》王冰注作"三壯"。

大巨[1]，一名腋門[2]，在長谿下二寸，足陽明脉氣所發。刺入八分，灸五壯。《氣府論》註云：在外陵下一寸。

〔1〕大巨　解者多以大訓巨，如《醫經理解·穴名解》："言此爲腹之方大處也。"於義不明。按巨與渠通。《史記·范睢蔡澤列傳》："曷鼻巨肩。"裴駰集解："巨，作渠。"又《列子·周穆王》："至於巨蒐氏之國。"即《禹貢》之"渠搜"。是大巨即大渠。此下穴名水道，是此部爲水液流通之渠道，故穴名大巨。

〔2〕腋門　《外臺》卷三十九作"掖門"，腋與掖通。《醫心方》卷二作"液門"。按此穴既與水液運行有關，且去腋部較遠，故當以作液門爲是，作腋者，假借也。按此與手少陽之液門名重。

水道[1]，在天樞下三寸[2]，足陽明脉氣所發。刺入二寸五分，灸五壯。

〔1〕水道　穴處下焦之分，爲水液運行之道路，《素問·靈蘭秘典論》："三焦者，決瀆之官，水道出焉。"故名水道。

〔2〕天樞下三寸　原作"大巨下三寸"。明抄本、正統本、《素問·氣府論》王冰注、《外臺》卷三十九、《千金》卷二十九、《千金翼》卷二十六、《醫心方》卷二、《銅人》卷四、《資生經》卷一等均同。按本經卷二第七云："天樞以下至横骨六寸半。"若作大巨下三寸，適當天樞下五寸，此後歸來

穴又去水道二寸，則已達七寸之數，且歸來穴下尚有氣衝一穴無位，故作大巨下三寸，其誤明矣。《鍼灸聚英》卷上改作"二寸"，亦難符合。《循經考穴編·手陽明經》改作"大巨下一寸"，後多從之。此說雖通，然諸書之數盡誤，尚不多見。蓋此以上之穴，皆以天樞坐標定分寸，天樞至此穴處，正合三寸之數，是古經天樞二字殘損，形近於大巨二字，遂誤成大巨下三寸。今改正之。

歸來[1]，一名豁穴，在水道下二寸[2]，足陽明脉氣所發[3]。刺入八分，灸五壯。

〔1〕歸來　歸，歸屬，歸依也。來亦歸也。胃足陽明之脉，"其直者，從缺盆下乳內廉，下挾臍，入氣街中；其支者，起於胃口，下循腹裏，下至氣街中而合。"此穴下爲氣衝，即氣街。足陽明歸依氣街之二脉，必先過此，故名歸來。

〔2〕水道下二寸　《素問·氣府論》王冰注、《千金》卷二十九、《醫心方》卷二、《銅人》卷四、《資生經》卷一、《聖濟總錄》卷一百九十一均同。《外臺》卷三十九作"水道下三寸"，疑誤。又《醫心方》："注云：有本俠曲骨相去五寸。"與本穴橫、直點均不對位，當係另一家言。《鍼灸經穴圖考》卷二："《折衷》徐歌二寸作一寸是也。"現多有從是説者。

〔3〕足陽明脉氣所發　原脱，本條末原注云："《水穴論》註云：足陽明脉氣所發。"今據《素問·水熱穴論》王冰注及前後文例補，並刪原校。

氣衝[1]，在歸來下[2]，鼠鼷[3]上一寸，動脉應手，足陽明脉氣所發。刺入三分[4]，留七呼，灸三壯。灸之不幸，使人不得息[5]。《氣府論》註[6]云：在腹臍下橫骨兩端鼠鼷上一寸。《刺禁論》註云：在腹[7]下俠臍兩傍相去四寸，鼠鼷[8]上一寸，動脉應手。《骨空》註云：在毛際兩傍，鼠鼷上一寸[9]。

〔1〕氣衝　《醫心方》卷二作"氣街"，明抄本校文末云："一本作街。"本經卷二第四、卷五第一上亦作"氣街"。衝與街義同。《説文·行部》："街，四通道也。……衝，通道也。"段玉裁注："今作衝。"本書卷二第四云："腹氣有街……氣在腹者，上之於背腧，與衝脉於臍左右之動脉者。"此穴適當氣街之分，故名氣衝。

〔2〕下　此下《外臺》卷三十九、《千金》卷二十九均有"一寸"二字。

〔3〕鼷　此下明抄本有"音溪"二小字音注。

〔4〕刺入三分　《銅人》卷四、《資生經》卷一、《聖濟總録》卷一百九十一均言禁鍼，今不列禁鍼穴。

〔5〕灸之不幸，使人不得息　正抄本無此九字。

〔6〕氣府論註　此下注文，與今《素問·刺熱》及《素問·水熱穴論》中熱穴王冰注同，疑此篇名誤。

〔7〕腹　明抄本作"臍"，義長。

〔8〕鼠鼷　明抄本作"鼠僕"。本經卷五第一上云："刺氣街中脉血不出爲腫鼠鼷。"《素問·刺禁論》作"鼠僕"。王冰注："刺之而血不出，則血脉氣并聚於中，故内結爲腫，如伏鼠之形也。"新校正云："按别本僕一作鼷。"《千金》卷二十九第三作"鼠鼷"，《醫心方》卷二第三作"鼠鼷"。《説文·鼠部》："鼷，小鼠也。"《集韻·屋韻》："鼷，《博雅》：鼷鼬，鼠屬。"鼷，今字書無，當爲鼷之訛，鼷又作鼷。鼷與鼷義同。僕，隱也。如《左傳·昭公七年》："作僕區之法。"陸德明釋文："僕區，刑書名也。服云：僕，隱也。區，匿也。爲隱匿亡人之法也。"此與王注伏鼠之義合。又《五十二病方·癩》："癩者及股癱、鼠復者。"復通復、覆，覆蓋也。亦有藏伏之義。是則作"鼠僕"、"鼠復"，當是本義。言腫處如鼠之伏貌，亦猶"伏兔"者，形若兔之伏焉。疑後人不解此義，將僕爲鼷，與鼠成同義複詞。又以此以義誤作"鼷"，義遂不明。故本文當作"鼠僕"爲是。

〔9〕一寸　明抄本無。

腹自期門上直兩乳俠不容兩傍各一寸五分下行至衝門凡十四穴第二十二

提要：本篇主要闡述腹部與兩乳相直，夾不容兩傍各一寸五分，自期門下行至衝門段，七個雙穴共十四個腧穴的穴位及刺、灸分壯等，故以此名篇。

期門[1]，肝募也，在第二肋端[2]，不容傍各一寸五分，上直兩乳[3]，足太陰厥陰、陰維之會，舉臂取之。刺入四分，灸五壯。

〔1〕期門　《醫經理解·穴名解》："期，周一歲也。歲有十二月，三百六十五日，厥陰爲十二經脉之終，期門爲三百六十五穴之終，故以期名

也。"此以一歲之數,以喻人體氣血流注之數,始於手太陰之雲門,終於足厥陰此穴,爲一周也,故名期門。

〔2〕第二肋端　自下數第二肋近胸端。

〔3〕不容傍各一寸五分,上直兩乳　此下《醫心方》卷二有"去巨闕各三寸五分"八字。義亦同。按胸部諸穴中外第一行輸府穴云在中行璇璣二寸,第二行氣户穴云去第一行之輸府二寸,此行上下與乳相直,横去中行爲四寸。而腹部諸穴中外第一行幽門穴云去中行巨闕五分,第二行不容穴云去第一行幽門一寸五分,第三行期門則云去第二行不容穴一寸五分,合計横去中行三寸五分,難以上直兩乳。然《外臺》卷三十九、《千金》卷二十九、《醫心方》卷二、《銅人》卷四、《聖濟總錄》卷一百九十一等均同本經。《經脉穴俞新考正》云:"既言在不容傍一寸五分,則去任脉爲三寸五分,與兩乳之去中行四寸者不相直矣。各本多以爲上直兩乳,非是。"姑存以待考。此下諸穴,今皆以去中行四寸,與乳相直取穴。

按:此穴《外臺》卷三十九列入脾人,《銅人》卷一列入足厥陰肝經,後皆從之。

日月[1],膽募也,在期門下五分[2],足太陰少陽[3]之會。刺入七分,灸五壯。《氣府論》註云:在第三肋端[4],横直心蔽骨傍各二寸五分,上直兩乳。

〔1〕日月　《經穴解·膽經》:"人身南面而立,此穴正在東西,猶日月之出没於東西也。"《醫經理解·穴名解》:"日月東出,木之華也,膽爲甲木,故有神光之稱。"又《老子中經》第四、第十一、第十二稱兩乳下有日月。如云:"人兩乳者,萬神之精氣,陰陽之精溝也,左乳下有日,右乳下有月,王父王母之宅也。"詳日月,乃陰陽之精。此上爲厥陰之期門,下爲少陽之日月,亦含陰陽出没之義,穴名日月者,或當此義。

〔2〕五分　此上原有"一寸"二字,據《素問·氣府論》新校正引本經、《外臺》卷三十九、《千金》卷二十九、《醫心方》卷二、《銅人》卷四、《聖惠方》卷一百删。

〔3〕足太陰少陽　此下《素問·氣府論》王冰注有"二脉"二字,是則古經只言二脉。正抄本作"足太陰少陰少陽",少陰脉不應過此,疑誤。《銅人》卷四、《聖濟總錄》卷一百九十一均作"足太陰少陽陽維",考陽維脉亦不應過此,據此上期門與此下腹哀均有陰維相會,陽維當係陰維之誤。若以二脉爲據,仍當以本經爲是。

〔4〕三肋端　上期門穴言二肋端,此云三肋端,乃居期門之上,與本經穴位不相應,待考。

按:此穴《外臺》卷三十九列入脾人,《銅人》卷二列入足少陽膽經,後皆從之。

腹哀[1],在日月下一寸五分,足太陰、陰維之會。刺入七分,灸五壯。

〔1〕腹哀　《經穴解·脾經》:"哀者,衰也。脾之氣,至此將衰,故曰哀。"《醫經理解·穴名解》:"謂腹常於此哀鳴也。"二説義似未安。腹,複也,厚也。《釋名·釋形體》:"腹,複也,富也。腸胃之屬以自裏盛,復於外複之,其中多品似富者也。"《禮記·月令》:"冰方盛,水澤腹堅。"鄭玄注:"腹,厚也……腹,本又作複。"《吕氏春秋·季冬紀》:"冰方盛,水澤復。"高誘注:"復,或作複,凍重絫也。"哀,愛也。《吕氏春秋·報更》:"人主胡可以不務愛士。"高誘注:"哀,愛也。"《淮南子·説林》:"各哀其所生。"高誘注:"哀,猶愛也。"愛猶愛護也。腹哀者,複而愛護也。比言穴部可以複護胃腸,故取而名之。

大橫[1],在腹哀下三寸,直臍傍,足太陰、陰維之會。刺入七分,灸五壯。

〔1〕大橫　此穴與臍橫直,故名大橫。

腹屈[1],一名腹結[2],在大橫下一寸三分,刺入七分[3],灸五壯。

〔1〕、〔2〕腹屈、腹結　《外臺》卷三十九、《千金》卷二十九、《千金翼》卷二十六、《醫心方》卷二、《銅人》卷四、《資生經》卷一、《聖濟總録》卷一百九十一均以"腹結"作正名。據此下府舍穴云"在腹結下三寸"文義,似《外臺》等爲是。腹結,《千金翼》、《醫心方》均作"腸結"。腹屈,《外臺》、《銅人》、《資生經》、《聖濟總録》均作"腸窟",《醫心方》作"腸屈",疑窟爲屈之誤。據以上諸文分析,作"腹"似不如作"腸"義勝,姑仍存舊名。穴部當腹内大腸盤結屈曲之處,故取而名之。

〔3〕分　此下正抄本有"留七呼"三字。此前後諸穴,均不言留幾呼,疑正抄本衍。

府舍[1],在腹結下三寸,足太陰、陰維、厥陰[2]之會。此脈上下入腹絡胸,結心肺,從脇上至肩[3]。此太陰郄[4],三陰

431

陽明支別[5]。刺入七分,灸五壯。

〔1〕府舍　府者,聚藏之所也。舍者,居室也。此穴當足太陰、陰維、厥陰交會之處,象脉氣聚藏之居舍,故名府舍。

〔2〕厥陰　《外臺》卷三十九、《醫心方》卷二均無此二字。

〔3〕此脉上下入腹絡胸,結心肺,從脇上至肩　正抄本、《外臺》卷三十九、《醫心方》卷二均無此十六字。《銅人》卷四、《資生經》卷一、《聖濟總錄》卷一百九十一均作“此三脉上下三入腹,絡肝脾,結心肺,從脇上至肩。”按此文與諸穴體例不合,且《外臺》等又不見載,疑係後人注文,混作正文。

〔4〕此太陰郄　此,原作“比”,據正抄本、《銅人》卷四、《資生經》卷一、《聖濟總錄》卷一百九十一改。《外臺》卷三十九、《醫心方》卷二均無此四字。郄,孔穴也。《荀子·賦篇》:“入郄穴而不偪者與。”郄穴是一組特定穴位,現一般記載十二經脉加陰、陽蹻及陰、陽維共十六郄穴,皆在四肢,而本穴又稱“太陰郄”,與上述十六郄穴有別,或出於古經。

〔5〕三陰陽明支別　正抄本、《外臺》卷三十九、《醫心方》卷二均無此六字。《銅人》卷四、《聖濟總錄》卷一百九十一、《資生經》卷一均同本經,惟《資生經》支作“之”。

衝門[1],一名慈宮,上去大橫五寸,在府舍下橫骨兩端約文[2]中動脉,足太陰、厥陰[3]之會。刺入七分,灸五壯。

〔1〕衝門　《外臺》卷三十九、《醫心方》卷二均作“衝門”。衝與衡形相近,常互誤。如本經卷十一第六“長衡直揚”,《靈樞·五變》作“長衝直揚”,非是。本穴《外臺》等作“衡門”,亦形近而誤。此穴處適當下腹部脉氣出入氣衝(即氣街)之門户,故名衝門。

〔2〕約文　文,明抄本、《外臺》卷三十九、《千金》卷二十九、《醫心方》卷二均無。按本經稱關節部大橫文曰約文,如本卷第三十四委中穴云“在膕中央約文中”,《千金》卷二十九、《醫心方》亦同。故當以作“約文”爲是。

〔3〕厥陰　《外臺》卷三十九作“陰維”。

腹自章門下行至居窌凡十二穴第二十三

提要:本篇主要闡述腹部自章門下行至居窌段,六個雙穴共十二個腧穴的穴位及刺、灸分壯等,故以此名篇。

章門[1],脾募也,一名長平,一名脇窌。在大橫外,直臍[2],季脇端[3],足厥陰少陽之會。側臥屈上足,伸下足,舉臂取之。刺入八分,留六呼[4],灸三壯。

〔1〕章門　章同障。《禮記·雜記上》:"四面有章。"陸德明釋文:"章,本或作鄣,音同,注亦同。"鄣與障通。《難經·四十五難》云:"藏會季脇。"丁德用注:"直臍章門穴是。"由於穴當藏氣共會之處,其外自有門以障蔽之,故名章門。

〔2〕大橫外,直臍　《素問·氣府論》王冰注無此五字。

〔3〕季脇端　《外臺》卷三十九、《千金》卷二十九、《醫心方》卷二、《銅人》卷四均作"季肋端",二名雖異,所指實一。如本經卷二第二云:"帶脉起於季脇。"故此後帶脉穴亦云"在季脇下"。又本經卷二第七骨度亦只言季脇。而此後京門穴則又言季肋下,故知其實一也。《鍼灸圖考》云此穴"在第十一季肋端"。今多從此説,然十一季肋端與臍不相直,終非古法。

〔4〕六呼　正抄本作"八呼"。

帶脉[1],在季脇[2]下一寸八分。刺入六分,灸五壯。《氣府論》註云:足少陽、帶脉二經之會。

〔1〕帶脉　此穴適當帶脉之處,故名帶脉。

〔2〕季脇　《外臺》卷三十九、《千金》卷二十九、《醫心方》卷二均作"季肋"。義同。

五樞[1],在帶脉下三寸[2]。一曰:在水道傍一寸五分[3]。刺入一寸,灸五壯。《氣府論》註云:足少陽[4]帶脉二經之會。

〔1〕五樞　《説文·五部》:"五,五行也。從二,会易(陰陽)在天地間交午也。"五行應五臟,言此係五臟脉氣之樞要,故名五樞。

〔2〕三寸　《聖惠方》卷一百作"二寸",疑誤。

〔3〕一曰:在水道傍一寸五分　《外臺》卷三十九、《千金》卷二十九、《銅人》卷四、《聖濟總録》卷一百九十一均同。《聖惠方》卷一百作"水道傍一寸陷者中",當係另一家言。《素問·氣府論》王冰注、《醫心方》卷二均無此十字。

〔4〕陽　原作"府",據明抄本、《素問·氣府論》王冰注改。

433

京門[1]，腎募也，一名氣府，一名氣俞[2]，在監骨腰中季肋本俠脊[3]。刺入三分，留七呼，灸三壯。

〔1〕京門　京，大也。此穴既屬足少陽脉，又爲腎之募穴，脉氣充盛，有若大門。《醫經理解·穴名解》：“謂是氣所出入之一大門也。”

〔2〕一名氣府，一名氣俞　《素問·骨空論》王冰注、《千金》卷二十九均無此八字。明抄本“俞”作“輸”，義同，此下有“音舒”二小字音注。

〔3〕在監骨腰中季肋本俠脊　原作“在監骨下腰中挾脊季肋下一寸八分”。正抄本及正重抄本均同，惟“監”作“藍”，形近誤也。明抄本作“在監骨中腰季本俠臍”，文有脱誤。《素問·骨空論》王冰注作“在髂骨與腰中季脇本俠脊”。《外臺》卷三十九、《千金》卷二十九、《千金翼》卷二十六、《醫心方》卷二均作“在監骨腰中季肋本俠脊”，《銅人》卷四、《聖濟總錄》卷一百九十一亦同，惟“肋”作“脇”，義同。《經穴彙解》卷三：“監骨，次註（按指《素問》王冰注）作髂骨（按顧從德本作髂骨）。又居髎下註云監骨，次註作髂骨。髂與髂通。監有攝守義。《左傳》：君行則有守。守曰監。監骨，攝持腰股之骨也。髂，《玉篇》：腰骨也。曰監骨，曰腰髖骨，曰腰髁骨。由此觀之，監、髖、髁，共髁之轉音同義。古書皆言監骨，蓋古言也。而此穴如與腰骨不相與，而章門當季脇，淵腋直下，則在向後。季肋之本，肋末連接腰骨，略屬腰部，故曰監骨腰中。王太僕監骨下加與字，益通。就脇腹之交取章門，故曰季脇，向後更有小肋，其本，是京門也，即曰季肋是也。章門曰端，京門曰本，可以見也。《千金翼》、《外臺》與《千金》同。《甲乙》作監骨下腰中挾脊季肋下壹寸捌分，是以帶脉註文，混入於此，傳寫之誤。”此説是，今據《外臺》、《千金》等，參之明抄本及《素問》王冰注改。

維道[1]，一名外樞，在章門下五寸三分，足少陽、帶脉[2]之會。刺入八分[3]，灸三壯。

〔1〕維道　《醫經理解·穴名解》：“足少陽、帶脉之會，帶以維繫一身，故謂之維道也。”

〔2〕脉　此下《素問·氣府論》王冰注有“二經”二字。

〔3〕分　此下《素問·氣府論》王冰注有“留六呼”三字。

居窌[1]，在章門下八寸三分[2]，監骨上陷者中，陽蹻、足少陽[3]之會。刺入八分[4]，灸三壯。《氣府論》註云：監骨作髂骨。

〔1〕居窌　居，蹲也，坐也。《説文・尸部》：“居，蹲也。从尸古聲。
屍，俗居从足。”段玉裁注：“凡今人蹲居字，古祇作居。……又別製踞字爲
蹲居字，而居之本義廢矣。”《論語・陽貨》：“居，吾語汝。”何晏集解：“孔
曰，子路起對，故使還坐。”《經穴解・膽經》：“居者，坐也。人坐則此穴而
在腹與肢折曲之處，故曰居窌。”又如《千金》卷二十九、《醫心方》卷二等，
凡窌穴皆作“窌”，而本穴作“居窌”，《玉篇・骨部》：“窌，力條切，骺也。”
以穴居於骺部，故名居窌。《醫經理解・穴名解》：“居腹部監骨上，故曰居
窌也。”此説亦通。

〔2〕八寸三分　《素問・氣府論》王冰注作“四寸三分”，按此前維道
穴已云“在章門下五寸三分”，而居窌又在維道之下，故作“四寸三分”者，
非是。

〔3〕陽　此下《素問・氣府論》王冰注有“二脈”二字。

〔4〕分　此下《素問・氣府論》王冰注有“留六呼”三字。

手太陰及臂凡一十八穴第二十四　　本篇自“黃帝
問曰”至“所入爲合”見《靈樞・九鍼十二原》。自“手太陰之脈”至“此順
行逆數之屈折也”，見《靈樞・邪客》、《太素・脈行同異》。

提要：本篇主要闡述井、滎、腧、經、合五腧穴與經脈的關係；
五腧穴與間穴的關係；肺手太陰脈在臂部九個雙穴共十八個腧
穴的穴位及刺、灸分壯等，故以此名篇。

黃帝問曰：願聞五藏六府所出之處。岐伯對曰：五藏五
俞[1]，五五二十五俞；六府六俞[2]，六六三十六俞。經脈十
二，絡脈十五[3]，凡二十七[4]氣上下行[5]。所出爲井[6]，所溜
爲滎[7]，所注爲俞[8]，所過爲原[9]，所行爲經[10]，所入
爲合[11]。

別而言之，則所注爲俞[12]。總而言之，則手太陰井也、滎
也、原也、經也、合也，皆爲之俞[13]。非此六者，謂之間[14]。

〔1〕五藏五俞　五臟的經脈在四肢肘膝以下各有井、滎、俞、經、合五
個腧穴。

〔2〕六府六俞　六腑的經脉在四肢肘膝以下各有井、榮、俞、原、經、合六個腧穴。

〔3〕絡脉十五　十二經脉與任、督二脉各別出一脉,加脾之大絡,名十五絡。詳見本經卷二第一下。又《難經·二十六難》指十二經之絡加陽蹻之絡、陰蹻之絡及脾之大絡爲十五絡。此又一說也。歷代醫家,皆遵用前說。

〔4〕二十七　十二經脉加十五絡脉,共爲二十七脉。

〔5〕上下行　《難經·二十七難》作"相隨上下。"當係《難經》所據與《甲乙》所據,本自不同也。

〔6〕所出爲井　出,《集韻·至韻》:"自内而外也。"此言脉氣由内而發出於外,猶如井水之初出,與後文"入"字相對。《難經集注·六十三難》楊注:"凡藏府皆以井爲始。井者,爲谷井爾,非謂掘作之井。山谷之中,泉水初出之處,名之曰井。井者,主出之義也。"《太素·本輸》注:"井者,古者以泉源出水之處爲井也。掘地得水之後,仍以本爲名,故曰井也。人之血氣,出於四支,故脉出處以爲井也。"

〔7〕所溜爲榮　溜,明抄本作"留",《難經·三十六難》作"流"。按溜、流、留三字音同,故常假借,在此爲流動之義。榮,小水也。《説文·水部》:"滎,絶小水也。"段玉裁注:"絶者,窮也。引申爲極至之用。絶小水者,極小水也。"此言脉氣出後,尚未充盛,猶如流動之小水。

〔8〕所注爲俞　以彼灌此曰注。《詩·大雅·泂酌》:"挹彼注茲。"孔穎達疏:"挹彼大器之水注之此小器之中。"俞,輸也。《太素·本輸》注:"輸送致聚也。《八十一難》曰:五藏輸者,三焦行氣之所通止。故肺氣與三焦之氣,送致聚於此處。故名爲輸也。"《類經》卷八第十四注:"注,灌注也。腧,輸運也。脉注於此而輸於彼,其氣漸盛也。"

〔9〕所過爲原　《靈樞·九鍼十二原》無此四字。《説文·辵部》:"過,度也。"度與渡古通。原,本作厵。《説文·灥部》:"厵,水泉本也。從灥出而下。原,篆文從泉。"《説文解字約注》引徐灝曰:"源泉所出,往往數處合流。多者至百源,如河源之星宿海是也,故從三泉。"故此"所過爲原"者,乃謂脉氣流行,滙合於此而過,如百泉之聚,故曰原。本經卷一第六云:"十二原者,五藏之所以稟三百六十五節氣味者也。"即屬此義。

〔10〕所行爲經　經,古與巠通。《説文·川部》:"巠,水脉也。從川在一下。一,地也。"《説文解字約注》:"按水脉爲巠,謂其行之直

也。……《廣韻·十五青》巠下云:直波爲巠。是巠本有直義矣。水行直
謂之巠,猶織從絲謂之經耳。凡言經脉,當以巠爲本字。"此言脉氣直行於
此,故所行爲經。

〔11〕所入爲合 《類經》卷八第十四注:"脉行至此,漸爲收藏,而入
合於內也。"

〔12〕別而言之,則所注爲俞 五俞穴者分別而言之,則脉氣所注之
處,謂之俞。爲,猶謂也。

〔13〕總而言之……皆爲之俞 總起來講,經脉中之井、滎、俞、原、
經、合諸穴,都可以稱爲俞。

〔14〕非此六者,謂之間 《太素·十二水》注:"其正取四支三十輸及
三十六輸,餘之間穴。"《素問·診要經終論》王冰注:"散俞,謂間穴。"據
此,則十二經脉在四肢肘膝以下井、滎、俞、原、經、合之間的其他穴位,謂
之間穴。

按:俞有廣狹二義:廣義者,凡人身經穴,皆可稱爲俞穴。狹
義者,如十二經在四肢肘膝以下的五個特定穴位井、滎、俞、經、
合,稱五俞穴;而五俞穴中脉氣所注之穴,又專稱俞穴;臟腑在背
部之俞穴,則稱背俞穴。各篇所論,當據文義而加以分辨。

關於原穴問題,古經說解不一。《靈樞·九鍼十二原》言十
二原,即五臟經脉左右各有原穴,合爲十穴,加膏之原一,肓之原
一,合爲十二穴。且言心之原大陵,實當心主手厥陰之脉。而
《本輸》則五臟不言原,只言俞,其俞乃《九鍼十二原》所指原穴。
此當爲後世所謂五臟以俞代原的根據。另有六腑各經脉皆有原
穴。《甲乙》引《明堂》,與此基本一致,故本卷五臟經脉腧穴,不
言原穴,只有六腑經脉腧穴有原穴。經文中並提出"五藏有六
府,六府有十二原,十二原出於四關,四關主治五藏,五藏有疾,
當取之十二原。十二原者,五藏之所以稟三百六十五節氣味
也。"這應是對原穴重要意義的理論闡述。此其一也。《難經·
六十六難》言五臟與六腑原穴,與《靈樞》同,唯增"少陰之原,出
於兌骨"一條。兌骨,丁德用注指爲神門。五臟六腑加少陰一
條,共得十二原之數。後世復將《靈樞》心之原,改作心主之原,

將《難經》少陰之原，改作心之原，此即今日沿用之十二原穴。《六十六難》又云："齊下腎間動氣者，人之生命也，十二經之根本也，故名曰原。三焦者，原氣之別使也，主通行三氣，經歷於五藏六府。原者，三焦之尊號也，故所止輒爲原。五藏六府之有病者，皆取其原也"。此又一說。又《外臺》卷三十九注文云："謹按《銅人》、《鍼經》、《甲乙》、《九墟經》，並無五藏所過爲原穴，唯《千金》、《外臺秘要》集有之，今列穴名於左：中郄、內關、公孫、列缺、水原。"今《千金》肝經又爲中封，而非中郄。注文另有心經通里一穴。此五臟原穴，又與《靈樞》、《難經》不同。從而說明，古醫家對原穴的定穴及其與內臟關係的理論闡述，認識並非一致，究其實質，尚待進一步研究探討。

凡穴：手太陰之脉，出於大指之端，內屈[1]，循白肉際，至本節之[2]後太淵[3]，溜以澹[4]；外屈，上於本節之下[5]，一作本於上節。內屈，與諸陰絡[6]，會於魚際，數脉並注於此[7]，疑此處有缺文。其氣滑利，伏行壅骨[8]之下；外屈，出[9]於寸口而外[10]行，上至於肘內廉，入於大筋之下；內屈，上行臑陰[11]，入腋下；內屈，走肺。此順行逆數之屈折也[12]。

〔1〕屈　原作"側"，據《靈樞》、《太素》改。屈，彎曲也。

〔2〕之　原脫，據《靈樞》、《太素》補。

〔3〕太淵　此文既云已至太淵，而後文又云會於魚際，魚際居太淵之上，脉氣不當回還，似與流行方向不符，故疑"太淵"二字衍。

〔4〕溜以澹　以，猶而也。澹，動也。《漢書・禮樂志》："相放恐，震澹心。"溜以澹，言脉氣流行而有波動感。

〔5〕上於本節之下　原作"外屈本指以下"。明抄本作"本於指以下"。義均難安，據正抄本，參之《靈樞》改。

〔6〕與諸陰絡　《太素》作"與手少陰心主諸胳"。諸陰絡，此指手少陰、手太陰與手心主諸陰經之絡。

〔7〕數脉並注於此　原作"數脉並注"，明抄本作"數脉並注於"，於下有"闕文"二字校文，正抄本作"數脉並注此"，今參明抄本與正抄本補"於此"二字。此下校文云："此處有缺文。"當指乎此。此指手太陰、手少

陰、手心主諸脉，皆灌注於魚際處。

〔8〕甕骨　《太素》注："甕骨，謂手魚骨也。"《釋骨》："手大指本節後起骨曰甕骨。"

〔9〕出　原脱，原校云："一本有注字。"今據此校及正抄本補。並刪原校。

〔10〕外　《靈樞》、《太素》均無。

〔11〕臑陰　臑下明抄本有"音需"二小字音注。《太素》注："臑陰，謂手三陰脉行於臑中，故曰臑陰。"此指上臂內側。

〔12〕此順行逆數之屈折也　《太素》注："手太陰一經之中，上下常行，名之爲順，數其屈折，從手向身，故曰逆數也。"《類經》卷二十第二十三注："然肺經之脉，從藏走手爲順，此則從手數至藏，故爲順行逆數之屈折。"

按：關於經脉循行問題，本經卷二第一上，已有詳論。其中手三陰之脉，皆自胸走手，其方向爲離心性。本篇及此後手心主脉，則自手走胸，其方向爲向心性，與馬王堆漢墓帛書中《足臂十一脉灸經》所述二脉走向相同。從而説明，古代對經脉的論述，有多種醫籍，分別有所記載。故在《內經》中亦體現不同學説，井、滎、俞、經、合五俞穴之皆起於手説，即爲其中之一。

肺出少商[1]，少商者木也[2]，在手大指端內側，去爪甲角[3]如韭葉，手太陰脉之所出也，爲井。刺入一分，留一呼[4]，灸一壯。《氣穴論》註云：作三壯[5]。

〔1〕少商　《明堂》注："手太陰脉，歸之於肺，肺主於秋。脉之所起處，故謂之少商也。"《醫經理解·穴名解》："商者，金音也。言少者，以別於陽也。"商爲五音之一，在五行應金，在時應秋，在臟應肺。此穴爲肺手太陰脉之初出，故名少商。

〔2〕少商者木也　《太素·本輪》注："手足三陰皆以木爲井，相生至於水之合也。手足三陽皆以金爲井，相生至於土之合也。所謂陰脉出陽，至陰而合；陽脉出陰，至土而合也。"《明堂》注："五藏之脉，是陰生於陽也。故井出爲木，滎流爲火，輸注爲土，經行爲金，合入爲水。"此言陰經五俞穴配五行，始於井木，以下按五行相生之序，依次相配。

〔3〕角　原脱，據《明堂》、《素問·氣穴論》王冰注、《醫心方》卷

二補。

〔4〕一呼 《素問·氣穴論》王冰注、《醫心方》卷二同本經，《素問·繆刺論》王冰注作"三呼"。

〔5〕《氣穴論》註云：作三壯 氣穴，原作"氣府"，詳《素問·氣府論》王冰注無此穴，在《氣穴論》中，故據改。《素問·繆刺論》王冰注亦作"三壯"。

魚際[1]者，火也，在手大指本節後内側散脉[2]中，手太陰脉之所流也，爲滎。刺入二分，留三呼，灸三壯。

〔1〕魚際 《明堂》注："象彼魚形，故以魚名之，赤白肉畔，故曰魚際也。"《十四經發揮》卷中："曰魚曰魚際云者，謂掌骨之前，大指本節之後，其肥肉隆起處，統謂之魚，魚際則其間之穴名也。"

〔2〕散脉 散行之脉也。

太淵[1]者，土[2]也，在[3]掌後陷者中，手太陰脉之所注也，爲俞。刺入二分，留二呼，灸三壯。

〔1〕太淵 《明堂》注："少商初出爲井，可謂小泉（按泉，係避唐高祖李淵諱改字）。魚際停澹，此中湧注，故曰大泉之也。"淵，潭也，水滙聚處也。《論語·泰伯》："如臨深淵。"《周易參同契》上編："髣髴太淵，乍沈乍浮。"此指脉氣灌注之處，有如深淵，故名太淵。

〔2〕土 原作"水"，據明抄本、正抄本改。

〔3〕在 此下《明堂》、《素問·痺論》王冰注、《醫心方》卷二均有"手"字，義勝。

經渠[1]者，金也，在寸口陷者中[2]，手太陰脉[3]之所行也，爲經。刺入三分，留三呼，不可灸，灸之傷人神明[4]。

〔1〕經渠 《明堂》注："水出流注，入渠徐行。血氣從井出已，流注至此，徐引而行。經謂十二經脉也。渠謂溝渠。謂十二經脉血氣，流於此穴，故曰經渠也。"《醫經理解·穴名解》："寸口陷中，謂之經渠，蓋太陰所行之渠也。"前者以十二經脉釋經，後者以太陰釋經，兩義皆通。蓋寸口陷中，既爲手太陰脉氣所行處，又爲脉之朝會處也。

〔2〕寸口陷者中 穴當寸口脉關部凹陷處。

〔3〕脉 原脱，據明抄本、《明堂》、《素問·氣穴論》王冰注補。

〔4〕灸之傷人神明 《醫心方》卷二無此六字。灸之，《外臺》卷三十九、《素問·氣穴論》王冰注均無。《明堂》注："口，通氣處也。從關口至

魚一寸,五藏六府之氣,皆此中過,故曰寸口。手太陰脈等五藏五神之氣,大會此穴,則神明在於此穴之中。火又尅金,故灸之者,傷神明也。"

列缺[1],手太陰之絡[2],去腕上一寸五分,別走陽明者,刺入三分,留三呼,灸五壯。

〔1〕列缺 《太素·十五胳》注:"此別走胳,分別大經,所以稱缺,此穴列於缺減大經之處,故曰列缺也。"《明堂》注:"列,行列也。此別走胳,分別大經,所以稱缺之、列之。缺經之上,故曰列缺之也。"楊上善此解,兩處不一,前釋"列"爲動詞,後釋"列"爲名詞。《經穴解·肺經》:"穴名列缺者,以此穴同經渠、太淵三穴,併列於寸口,而此穴獨通於手陽明,而爲手太陰之絡,有缺焉以通於手陽明,故曰列缺。"《醫經理解·穴名解》:"腕後側上一寸,其筋骨罅中,謂之列缺,言列於缺陷處也。"按列與裂通,《禮記·內則》:"衣裳綻裂。"陸德明釋文:"裂,又作列。"缺,去也。《爾雅·釋詁》:"缺,去也。"手太陰之絡,自此別裂而去,故名列缺。列缺之名,或寓此義。

〔2〕手太陰之絡 本經卷二第一下云:"手太陰之別,名曰列缺,起於腕上分間,並太陰之經,直入掌中,散入於魚際。……去腕一寸,別走陽明。"此言手太陰脈之別走陽明者,故爲手太陰之絡。

孔最[1],手太陰之郄[2],去腕七寸,專此處[3]缺文。金二七水之父母[4]。刺入三分,留三呼[5],灸五壯。

〔1〕孔最 《明堂》注:"孔者,空穴也。手太陰脈,諸脈中勝,此之空穴,居此脈之郄,故曰孔最也。"《醫經理解·穴名解》:"太陰之郄也,其地最廣,故謂其孔最大。"

〔2〕郄 孔隙也,與隙、郤同。《史記·張釋之傳》:"雖錮南山猶有郄。"《漢書》郄作隙。《説文·邑部》隙,段玉裁注:"引申之凡間空皆曰隙,假借以郄爲之。"十二經脈各有一特定穴,謂之郄穴。

〔3〕此處 明抄本無此二字。

〔4〕專金二七水之父母 正抄本無此八字,另作"手太陰脈氣所發。"二七,《明堂》作"金九",注:"西方金位,數當於九,故曰專金金九。金生水,故曰父母。有本爲二七也。"據楊注之義,似當以《明堂》文爲是。又按此文與別穴體例殊異,亦或早期注文誤入。

〔5〕刺入三分,留三呼 分、呼二字原倒,據正抄本、存存軒本、四庫本乙正。留三呼,明抄本、《明堂》、《醫心方》卷二均無。

尺澤[1]者,水也,在肘中約紋[2]上動脉,手太陰脉[3]之所入也,爲合。刺入三分,留三呼[4],灸三壯[5]。

〔1〕尺澤　尺,原作"天",據明抄本、正抄本改。《明堂》注:"水出井泉,流注行已,便入於海。十二經脉,出四支已,流注而行,至此入五藏海。澤謂陂澤,水鍾處也。尺謂從此向(按此下有一字不清)有尺也。一尺之中,脉注此處,留動而下,與水同義,故名尺澤。"《經穴解·肺經》:"穴名尺澤者,布肘而知尺,從腕上至此而長有尺也。肺經此穴,水之所聚爲澤,故曰尺澤也。"

〔2〕肘中約紋　紋,原脱,據《外臺》卷三十九及委中穴文例補。《説文·系部》:"約,纏束也。"此指肘關節處大橫紋。此紋橫居如束,故名約紋。

〔3〕脉　原脱,據《素問·氣穴論》王冰注及文例補。

〔4〕留三呼　原脱,此條末原校云:"《素問·氣穴論》註云:留三呼。"今據《明堂》、《素問·氣穴論》王冰注、《醫心方》卷二補。並刪原校。

〔5〕三壯　原作"五壯",據《明堂》、《外臺》卷三十九、《素問·氣穴論》王冰注、《醫心方》卷二改。

俠白[1],在天府下,去肘五寸動脉[2],手太陰之別[3]。刺入四分,留三呼,灸五壯。

〔1〕俠白　《明堂》注:"白,肺色也。此穴在臂,俠肺兩箱,故名俠白。"《經穴解·穴名解》:"白者,金也。此穴在臑腋俠處,故名俠白。"

〔2〕脉　此下原有"中"字,據《明堂》、《外臺》卷三十九、《千金》卷二十九及尺澤穴文例刪。

〔3〕手太陰之別　《明堂》注:"別者,有正別之別,即經別也。有別走者,即十五絡也。"本經卷二第一下云:"手太陰之正,別入淵腋,少陰之前,入走肺……"此即手太陰之別經。按十二經中,皆有別經,而餘脉不言,唯此穴言手太陰之別,不合體例,或亦係早期之注文而誤入。

天府[1],在腋下三寸,臂臑內廉動脉[2],手太陰脉氣所發。禁不可灸,灸之令人逆氣[3],刺入四分,留三呼。

〔1〕天府　《明堂》注:"肺爲上蓋,爲府藏之天,肺氣歸於此穴,故謂之天府。"《經穴解·肺經》:"穴名天府者,本經之脉,初離胸而入臂,爲本經諸穴最高之處,故曰天焉。曰府者,以統本經之氣。"按穴名之曰天者,

皆在高位，本穴亦屬此義。

〔2〕脉　此下原有"中"字，據《明堂》、《外臺》卷三十九、《素問·氣穴論》王冰注、《醫心方》卷二及尺澤穴文例删。

〔3〕灸之令人逆氣　正抄本、《素問·氣穴論》王冰注、《醫心方》卷二均無此六字。《明堂》、《外臺》卷三十九均無"灸之"二字，令作"使"。《明堂》注："此穴之脉迫肺，更無餘脉共會。灸之損肺，故逆氣也。"

　按：本篇所論，乃手太陰肺脉在手臂部的穴位，從內容方面分析，含有以下幾點要義：①與篇首言"手太陰之脉"一節，有共同之處，反映了脉氣循行的向心性，故穴始於指端而漸向胸中。②以水泉之流，喻脉氣運行，稱之爲出、流、注、行、入，象水泉之初出及流通，以至於潛合入內。如《難經本義·彙考》引項氏家説云："凡經絡之所出爲井，所溜爲榮，所注爲腧，所過爲原，所行爲經，所入爲合。井象水之泉，榮象水之陂，腧象水之竇，竇即窬也，經象水之流，合象水之歸。皆取水之義也。"此説深得五腧命名之義也。③其在肘以下之少商、魚際、太淵、經渠、尺澤五穴，爲五腧穴，與五行相配，構成五腧配穴法，乃五行生剋理論在鍼刺療法中的具體運用。根據五行與內臟的對應關係，按"實則瀉其子，虛則補其母"的原則，治療內臟疾病。④後世子午流注之取穴法，即是在五腧穴的基礎上，與日干日支等結合而成。⑤正由於經脉有向性運行，能直通內臟，因而四肢穴位，治療內臟疾病，較軀幹部穴位應用範圍更廣，其機理亦當屬此。故本篇及其餘各經所論，對鍼刺療法，實有重大意義。

手厥陰心主及臂凡一十六穴第二十五　本篇

自"手心主之脉"至"內絡心胞"，見《靈樞·邪客》、《太素·脉行同異》。

　提要：本篇主要闡述心主手厥陰脉循行概況及該脉在臂部八個雙穴共十六個腧穴的穴位及刺、灸分壯等，故以此名篇。

　手心主[1]之脉，出於中指之端，內屈，循[2]中指內廉，以上留[3]於掌中，伏一本下有行字[4]。行兩骨之間，外屈，兩[5]筋之間,骨肉之際,其氣滑利,上二寸[6],外屈[7],一本下有出字。行兩筋之間,上至肘內廉,入於小筋之下[8],一本下有留字。兩骨之會上,入於胸中,內絡心胞[9]。

〔1〕手心主　手,《靈樞》、《太素》均無。義同。《內經》中稱手心主者,亦有多篇,如《素問》之《通評虛實論》、《繆刺論》、《靈樞》之《終始》、《禁服》、《本輸》等皆是。

〔2〕循　原脫,據《靈樞》、《太素》補。

〔3〕留　與溜、流通。

〔4〕一本下有行字　明抄本無此校文。

〔5〕兩　此前《靈樞》有"出"字,《太素》作"其"字,疑爲"出"字之誤。

〔6〕上二寸　《太素》作"上行三寸"。

〔7〕屈　此下《靈樞》有"出"字,與原校同。

〔8〕下　此下《靈樞》有"留"字,與原校同。

〔9〕心胞　《靈樞》作"心脉",《太素》作"心肺",按心主脉之臟爲心包,故當以本經爲是。心胞之"胞",雖與"包"義通,但在經文中,多稱"心包"或"心包絡",如本經卷二第七云手心主"內屬於心包",卷二第一上云心主手厥陰之脉"出屬心包絡"等皆是。

按:本文原出《靈樞·邪客》,其所云循行概況與經脉篇,即本經卷二第一上有所不同,與馬王堆漢墓帛書之《足臂十一脉灸經》及《陰陽十一脉灸經》,也看不出有相同處,當係古代言經脉者之另外一系統,故與他文出入較大。本文言經脉走向,是從中指端始,最後至胸,這一點又與《靈樞·本輸》所言走向相同,均屬向心方向。

心主出中衝[1],中衝者,木也,在手中指之端,去爪甲[2]如韭葉陷者中,手心主脉之所出也,爲井。刺入一分,留三呼,灸一壯。

〔1〕中衝　衝者,脉氣運行之通道也。穴處正當中指之端,故名中衝。

〔2〕甲　此下《素問·氣穴論》王冰注有"角"。《素問·繆刺論》王冰注及《外臺》卷三十九、《千金》卷二十九、《醫心方》卷二、《銅人》卷五等

均同本經。

按：由于本經言此穴"在中指之端，去爪甲如韭葉陷者中"，故取穴多以手中指尖端中央，去爪甲如韭葉陷中爲準。另一法則認爲應取中指內側爪甲角。如《經穴彙解》卷四云："按《內經》、《甲乙》諸書，無內、外側字，次註、《聚英》言爪甲角，亦無內外文。《大全》言內端者，原于邪客篇。稻垣、道恒《筋骨銅人圖》曰：手厥陰中衝穴，古來不辨中指之內外。《靈樞》二篇曰：勞宮，掌中，中指本節之內間也。勞宮在內間，則中衝亦當在中指內側也。七十一篇（按指《靈樞·邪客篇》）曰：心主之脉，出於中指之端，內屈，循中指內廉，以上留於掌中。既曰端內，曰內廉，明是中指內側爪甲角。"今多從前法。

勞宮[1]者，火也，一名五里[2]，在掌中央動脉中，手心主脉之所溜也，爲榮。刺入三分，留六呼，灸三壯。

〔1〕勞宮　宮者，宮室也，此可引申爲處所。勞者，勞作也。手爲主要勞作器官，此穴正當手之中心部位掌中，象勞作之處所，故名勞宮。

〔2〕五里　《外臺》卷三十九同，《太素·本輸》："溜于勞宮。"注："《明堂》一名五星也。"《醫心方》卷二亦作"五星"。五星者，五指張開有如星狀，疑里爲星之誤。

太陵[1]者，土也，在掌後[2]兩筋間[3]陷者中，手心主脉之所注也，爲俞[4]。刺入六分，留七呼，灸三壯。

〔1〕太陵　原作"大陵"，明抄本、《外臺》卷三十九、《銅人》卷五、《資生經》卷二均作"太陵"。按大通太。《說文釋例》云："古只作大，不作太。《易》之大極、《春秋》之大子、大上、《尚書》之大誓，大王王季，《史》、《漢》之大上皇、大后，後人皆讀爲太。或徑改本書，作太及泰。"是太淵、太白、太谿、太衝等，諸書亦多有大太互用者。然而考慮到以上幾穴，今均作"太"字，故本穴亦改作"太陵"。此穴近靠掌骨隆起處，形如大陵，故名太陵。

〔2〕後　此下正抄本、《素問·氣穴論》王冰注均有"骨"字。又《靈樞·本輸》亦云在"掌後"，故仍存其舊。

〔3〕兩筋間　《靈樞·本輸》、《千金》卷二十九、《醫心方》卷二均作"兩骨間"。穴處表層有兩筋，深部有兩骨，文雖不同，實指一處，兩義

皆通。

〔4〕俞　此下明抄本有"音庶"二小字音注。庶,字書無,當係"庶"之誤。

　　內關[1],手心主絡[2],在掌後去腕二寸,別走少陽。刺入二分[3],灸五壯[4]。

〔1〕內關　此穴爲心主手厥陰之別絡,乃脉氣運行之關要處,位當臂部內側,故名內關。

〔2〕手心主絡　本經卷二第一下云:"手心主之別,名曰內關,去腕二寸,出於兩筋之間,循經以上,系於心包絡。《太素·十五胳脉》注:"檢《明堂經》,兩筋間下,有別走少陽之言。"上文即對手心主絡的具體説明。

〔3〕二分　《醫心方》卷二作"三分"。

〔4〕五壯　《外臺》卷三十九、《醫心方》卷二、《銅人》卷五、《資生經》卷一均作"三壯"。

　　間使[1]者,金也,在掌後三寸,兩筋間陷者中,手心主脉之所行也,爲經。刺入六分,留七呼,灸三壯[2]。

〔1〕間使　《經穴解·心包絡》:"此穴在兩陰經之間,而本經乃心主臣使之官,故曰間使。"

〔2〕三壯　《素問·氣穴論》王冰注、《醫心方》卷二均作"七壯"。

　　郄門[1],手心主郄,去腕五寸。刺入三分,灸三壯[2]。

〔1〕郄門　此穴爲心主手厥陰脉之郄穴,俞竅若脉氣之門户,故名郄門。

〔2〕三壯　《外臺》卷三十九、《銅人》卷五、《資生經》卷一、《聖濟總録》卷一百九十一均作"七壯"。

　　曲澤[1]者,水也,在肘內廉下陷者中,屈肘得之,手心主脉之所入也,爲合。刺入三分[2],留七呼,灸三壯。

〔1〕曲澤　澤,水滙聚處,此指脉氣滙聚處,故象澤。穴當肘關節彎曲處,故名曲澤。

〔2〕刺入三分　原脱,據明抄本、《素問·氣穴論》王冰注、《醫心方》卷二、《銅人》卷五、《聖惠方》卷九十九、《聖濟總録》卷一百九十一補。

　　天泉[1],一名天温[2],在曲腋下去臂二寸[3],舉腋[4]取之。刺入六分,灸三壯。

〔1〕天泉 《醫經理解·穴名解》:"泉爲水所出,心主脉行於上,故高而言天也。"

〔2〕天温 《外臺》卷三十九、《醫心方》卷二、《銅人》卷五、《資生經》卷一、《聖濟總錄》卷一百九十一均作"天濕"。按《五十二病方·足臂十一脉灸經》之"脉"字,皆作"温",故疑"天温",當是"天脉"。

〔3〕曲腋下去臂二寸 《外臺》卷三十九、《千金》卷二十九、《銅人》卷五、《聖濟總錄》卷一百九十一均無"去臂"二字。《醫心方》卷二作"曲掖下臂三寸……有本在掖下前偶(隅)二骨間陷者中"。當以本經之文義勝,言穴在曲腋下離去臂之二寸處。

〔4〕腋 原作"臂",據明抄本、《外臺》卷三十九、《千金》卷二十九、《醫心方》卷二改。

手少陰及臂凡一十六穴第二十六 本篇自"黄帝問曰"至"是謂因天之叙",見《靈樞·邪客》、《太素·脉行同異》。

提要:本篇主要闡述少陰脉獨無俞之生理與病機方面的有關問題及心手少陰脉在臂部八個雙穴共十六個腧穴的穴位與刺、灸分壯等,故以此名篇。

黄帝問曰:手少陰之脉獨無俞何也? 岐伯對曰:少陰者,心脉也[1]。心者,五藏六府之大主也[2],爲帝王[3],精神之舍也。其藏堅固,邪弗能客也[4],客[5]之則心傷,心傷[6]則神去,神去則死矣。故諸邪之在於心者,皆在心之包絡,包絡者[7],心主之脉也,故獨無俞焉[8]。

曰:少陰脉獨無俞者,心不病乎? 曰:其外經脉病[9]而藏不病。故獨取其經[10]於掌後兑骨之端[11],其餘脉[12]出入曲折,其行之徐疾[13],皆如手厥陰[14]心主之脉行也。故本俞者,皆因其氣之虛實疾徐以[15]取之。是謂因衝而泄[16],因衰而補。如是者,邪氣得去,真氣堅固,是謂因天之叙[17]。

〔1〕少陰者,心脉也 少陰,指手少陰,因上文黄帝提問中已明言爲手少陰,而此言少陰者,省文也。心脉,心之經脉,此與本經卷二第一上言

447

"心手少陰之脉",義同。

〔2〕五藏六府之大主也 《素問·靈蘭秘典論》云:"心者,君主之官也,神明出焉。"王冰注:"任治於物,故爲君主之官。清静栖靈,故曰神明出焉。"大主,君王也。《左傳·僖十年》:"不十豹奔秦,言於秦伯曰:晉侯背大主而忌小怨。"杜預注:"大主,秦也。"

〔3〕爲帝王 《千金》卷十三第一同,《脈經》卷六第三作"心爲帝王",《外臺》卷三十九載五藏官,心亦作"帝王"。足証本經亦有所據。《靈樞》與《太素》均無此三字。

〔4〕邪弗能客也 客,原作"容",據明抄本、正抄本、《太素》、《脈經》卷六第三改。又《靈樞》雖亦作"容",然據其篇名"邪客"之義及該篇論邪客内容,是亦當作"客",足証作"容",誤也。

〔5〕客 原作"容",正抄本同,據明抄本、《太素》、《脈經》卷六第三改。

〔6〕心傷 明抄本無此二字。據上下句式,明抄本有脱文。

〔7〕包絡者 包絡,明抄本無。者,連上句讀,文義欠安,不如底本義勝。

〔8〕獨無俞焉 《太素》注:"《明堂》少陰亦有五輸主病,不得無輸,即其信也。"《靈樞發微·邪客》注:"此承上文而明手少陰心經不必有治病之腧也。腧者,穴也。前《本輸篇》止言心出于中衝云云,而不言心經者,豈心經獨無治病之輸乎? 非謂心經無輸穴也。伯言少陰者,心之脉也,心爲五臟六腑之大主……其臟堅固,邪不能容……故凡諸邪之在心者,皆不在心,而在于心之包絡,包絡者,遂得以同于心主之脉,而即以心主稱之也。故治病者,亦治心包絡之穴而已,獨不取于心之輸者有以哉。"《靈樞集註·邪客》張志聰注:"包絡者,心主之脉也,獨無腧者,包絡代輸其血氣也。"馬、張二説義同。《類經》卷二十第二十三注:"手少陰,心經也。手厥陰,心包絡經也。經雖分二,藏實一原。但包絡在外,爲心之衛……然心爲君主之官,而包絡亦心所主,故稱爲心主。凡治病者,但治包絡之腧,即所以治心也。故少陰一經,所以獨無腧焉。"以上諸説,義尚不一,楊上善以《明堂》爲據,似對少陰獨無腧持否定意見,馬蒔與張志聰氏,基本上是隨文順釋,持以心包代心説,張介賓氏除持此論外,又提出一臟二經説。詳查《内經》有關經絡説,有十二脉與十一脉兩種學術體係,本文當與《靈樞·本輸》,同是在十一脉的基礎上形成的一種學説,它與馬王堆漢墓帛

書《陰陽十一脉灸經》、《足臂十一脉灸經》應係同源。而《明堂》腧穴,則應是在十二脉的基礎上發展而成。就腧穴主治而言,較本文提出的"外經脉病而藏不病"說,也有所突破。故對本文所謂"手少陰之脉獨無俞",應從不同學術體係方面去理解。

〔9〕外經脉病 《靈樞發微》注:"心經之病,在于外經,凡經脉之行於外者偶病耳。心之內藏則不容病者也。"

〔10〕獨取其經 獨取手少陰本經腧穴。

〔11〕兑骨之端 兑通"銳",此指神門穴。

〔12〕其餘脉 《太素》注:"餘謂十種經脉者也。"《靈樞集註》張志聰注:"其餘手足十二經脉之出入曲折,行之疾徐,皆如手少陰心主之脉行。蓋言十二經脉相同,非少陰之獨無腧也。"

〔13〕其行之徐疾 原脱,據明抄本、《靈樞》、《太素》補。

〔14〕手厥陰 原作"手少陰",此下原校云:"少陰少字,宜作太字,《同人經》作厥字。"明抄本作"手太陰","太"下原校云:"此太字誤也,按《銅人經》是厥字。"正抄本作"手厥陰"。《靈樞》作"手少陰",《太素》作"手太陰"。按原校言《銅人經》,今本《銅人》中無此文,不知何據,然按文義,當以作手厥陰爲是,故據正抄本改,並删原校。

〔15〕以 明抄本作"行",疑誤。

〔16〕因衝而泄 泄,明抄本作"瀉",從補瀉的用詞講,作"瀉"義勝。《太素》注:"因衝,衝,盛也。"

〔17〕因天之叙 叙,《靈樞》、《太素》作"序",叙與序義同。《説文·支部》:"敍,次第也。"叙,敍之俗體。《太素》注:"是謂因天四時之序,得邪去真存也。"

心出少衝[1],少衝者,木也,一名經始,在手小指内廉[3]之端,去爪甲角[3]如韭葉,手少陰脉之所出也,爲井。刺入一分,留一呼,灸一壯。少陰八穴,其七有治,一[4]無治者,邪弗能客[5]也。故曰無腧焉[6]。

〔1〕少衝 衝者,脉氣運行之通道也。少者,脉氣尚未壯也。故名少衝。

〔2〕内廉 詳本卷手足部内外側之穴,均作"側",此作"廉"者,疑誤。

〔3〕角 原脱,據《銅人》卷五、《資生經》卷一、《聖濟總録》卷一百九

十一及諸井穴文例補。

〔4〕一　明抄本作"一有"當作"有一"爲是。

〔5〕客　原作"容"，據明抄本及前段文義改。

〔6〕少陰八穴……故曰無腧焉　原爲大字正文，明抄本同，正抄本無此二十二字。按本文與全卷體例殊異，且文中言"少陰八穴，其七有治"，今詳本經有少衝、少府、靈道、極泉四穴，在腧穴主治中，未見提及，然《外臺》卷三十九中，八穴均列有主治。《外臺》卷三十九內容，又係源於《甲乙》與《明堂》，是本經四穴未見主治，疑有脫文。另以一穴無治，釋獨無腧，於理難通。綜上所述，本文必係後人注文混入正文，姑變爲小字注文以存其說。

少府[1]者，火也，在小指本節後陷者中，直勞宮[2]，手少陰脉之所溜也，爲滎。刺入三分，灸三壯[3]。

〔1〕少府　府者，脉氣滙聚之處。本穴爲手少陰之滎穴，滎者，小水也，象氣尚未壯，仍當稱少，故穴名少府。

〔2〕直勞宮　《醫心方》卷二無此三字。本穴與勞宮穴橫平相直。

〔3〕灸三壯　原脫，據正抄本及正重抄本、《外臺》卷三十九及《資生經》引《明堂》補。

神門[1]者，上也，一名兌衝[2]，一名中都，在掌後兌骨之端陷者中，手少陰脉之所注也，爲俞。刺入三分，留七呼，灸三壯。《素問·陰陽類[3]論》註云：神門在掌後五分，當小指間[4]。

〔1〕神門　《素問·至真要大論》論"太陽司天，寒淫所勝"時云"神門絕死不治"。王冰注："神門……真心氣也。"又論"太陽之復，厥氣上行"時，亦云"神門絕，死不治"。王冰注："神門，真心脉氣。"足証神門穴於手少脉至關重要，心藏神，穴當心神之門户，故名神門。

〔2〕兌衝　銳衝也，因穴在掌後銳骨之端，故名兌衝。

〔3〕類　原脫，據《素問·陰陽類論》補。

〔4〕《素問·陰陽類論》註……當小指間　今本《素問·陰陽類論》王冰注作："少陰脉謂手掌後同身寸之五分，當小指神門之脉也。"又《素問》刺瘧與繆刺兩處王冰注，均與此文不同，故疑此乃王冰自語，非引古經文。

陰郄[1]，手少陰郄，在掌後脉中，去腕五分。刺入三分，灸三壯。《素問·藏法論》[2]註云：當小指之後。

〔1〕陰郄　原脱,據目録及前後諸經文例補。此穴爲手少陰之郄穴,故名陰郄。

〔2〕《素問·藏法論》　原作"陰陽論註",今《素問·陰陽類論》王冰注無此文,明抄本作"《素問·藏法論》",藏法論係藏氣法時論之縮寫,故據改。

通里[1],手少陰絡[2],在腕後一寸,別走太陽。刺入三分,灸三壯。

〔1〕通里　手少陰在腕後僅二寸之地,四穴密連,如閭里之相處,此穴又爲手少陰絡,與手太陽脉互通,故名通里。

〔2〕手少陰絡　絡,原作"經",據正抄本、《外臺》卷三十九、《千金》卷二十九改。本經卷二第一下云:"手少陰之別,名曰通里,去腕一寸半,別而上行,循經入於心中,繫於舌本,屬目系。"此即對手少陰絡的具體說明。

靈道[1]者,金也,在掌後一寸五分,或曰一寸[2],手少陰脉之所行也,爲經。刺入三分[3],灸三壯。

〔1〕靈道　靈亦神也。《書·泰誓》:"惟人萬物之靈。"孔安國傳:"靈,神也。"《素問·上古天真論》:"生而神靈。"心藏神,此穴爲神靈之通道,故名靈道。

〔2〕或曰一寸　此文疑似注文,然《外臺》卷三十九、《銅人》卷五均有此文,疑係《明堂》或《甲乙》舊文,今仍存原貌。

〔3〕三分　原作"三寸",據明抄本、正抄本、《醫心方》卷二、《銅人》卷五改。

少海[1]者,水也,一名曲節,在肘内廉節後陷者中,動脉應手,手少陰脉之所入也,爲合。刺入五分[2],灸三壯[3]。

〔1〕少海　海者,水滙聚處。肘關節亦脉氣滙聚處,故有澤、池、海等稱謂。少陰脉氣,非盛大者,故名少海。

〔2〕五分　《資生經》卷一引本經云"針二分,留三呼,瀉五吸",參之《聖惠方》卷九十九引本經,則《資生經》所引,不似《甲乙》文例,疑非是。《聖惠方》作"三分"。

〔3〕灸三壯　《銅人》卷五引甄權、《資生經》卷一引《上經》、《聖惠方》卷九十九均云"不宜灸"。然本經卷五第一上所列禁灸諸穴無少海,故

多從本經,不列禁灸。

極泉[1],在腋下筋間動脉[2],入胸中[3],手少陰脉氣所發。刺入三分,灸五壯。

〔1〕極泉 極,盡頭。《廣雅‧釋詁》:"極,已也。"《玉篇‧木部》:"極,盡也。"《醫心方》卷二:"注云:掖下臂極處。"此言臂之極盡處。泉象脉氣所出之處,故名極泉。

〔2〕筋間動脉 《醫心方》卷二作"兩筋間動脉"。此指腋窩處兩筋之間動脉處。

〔3〕入胸中 《醫心方》卷二無。中,《外臺》卷三十九、宋刊《千金》卷二十九、《千金翼》卷二十六、《銅人》卷五、《資生經》卷一均無,疑衍。

手陽明及臂凡二十八穴第二十七

提要:本篇主要闡述大腸手陽明脉在臂部十四個雙穴共二十八個腧穴的穴位及刺、灸分壯等,故以此名篇。

大腸上合[1]手陽明,出於商陽[2]。商陽者,金也,一名而明[3],一名絕陽,在手大指次指[4]內側,去爪甲角[5]如韭葉,手陽明脉之所出也,爲井。刺入一分,留一呼,灸三壯。

〔1〕上合 上,原脫,據《靈樞‧本輸》、《太素‧本輸》及此後關衝、少澤二穴文例補。《類經》卷八第十六注:"按諸經皆不言上合,而此下三經獨言之者,蓋以三焦并中下而言,小腸、大腸俱在下,而經則屬手,故皆言上合某經也。"

〔2〕商陽 手陽明大腸與手太陰肺相表裏,同屬金,其音商,此穴爲手陽明脉,性屬陽,故名商陽。

〔3〕一名而明 原脫,據《太素‧本輸》注引《明堂》、《醫心方》卷二補。

〔4〕手大指次指 謂手大指側之次指,即食指。非大指與次指也。此經脉部位用於表述手指與足趾之特定用語。

〔5〕角 原脫,據明抄本、《外臺》卷三十九、《素問‧繆刺論》新校正引本經、《太素‧本輸》注引《明堂》、《素問‧氣穴論》王冰注、《千金》卷二十九及諸井穴文例補。

二間[1]者,水也,一名間谷,在手大指次指本節前内側陷者中,手陽明脉之所溜也,爲滎。刺入三分,留六呼,灸三壯。

〔1〕二間　二者,商陽之次穴也。間者,間距也。穴當商陽後一個距段,次排二位,故名二間。

三間[1]者,木也,一名少谷,在手大指次指本節後内側陷者中,手陽明脉之所注也,爲俞。刺入三分,留三呼,灸三壯。

〔1〕三間　穴當商陽後兩個距段,次排三位,故名三間。

合谷[1],一名虎口,在手大指次指[2]歧骨[3]間,手陽明脉之所過也,爲原。刺入三分,留六呼,灸三壯。

〔1〕合谷　大指與次指兩骨合攏處,形如山谷,故名合谷。

〔2〕次指　《素問·刺瘧》與《素問·氣穴論》王冰注、《銅人》卷五、《資生經》卷一、《聖濟總録》卷一百九十一同。《太素·本輸》注引《明堂》、《外臺》卷三十九、《千金》卷二十九、《醫心方》卷二均無此二字。蓋古經已自不同,然義尚無異。

〔3〕歧骨　原脱,據《太素·本輸》注引《明堂》、《外臺》卷三十九、《千金》卷二十九、《千金翼》卷二十六、《醫心方》卷二、《銅人》卷五補。明抄本作"政骨","政"爲"歧"之誤,足証明抄之據本,亦有"歧骨"二字。

陽谿[1]者,火也,一名中魁[2],在腕中上側兩筋[3]間陷者中,手陽明脉之所行也,爲經。刺入三分,留七呼,灸三壯。

〔1〕陽谿　穴當腕中上側兩筋間凹陷處,若谿谷焉,故名陽谿。

〔2〕中魁　《太素·本輸》注引《明堂》作"中槐"。按槐與魁俱取聲於鬼,古韻同屬微韻。是槐當爲魁之假借。

〔3〕筋　原作"傍",據正抄本、《太素·本輸》注引《明堂》、《外臺》卷三十九、《千金》卷二十九、《素問·氣穴論》王冰注、《醫心方》卷二改。

偏歷[1],手陽明絡[2],在腕後三寸,別走太陰者。刺入三分,留七呼,灸三壯。

〔1〕偏歷　《太素·十五絡脉》注:"手陽明經上偏出此絡,經歷手臂,別走太陰,故曰偏歷也。"

〔2〕手陽明絡　本經卷二第一下云:"手陽明之别名曰偏歷,去腕三寸,别走太陰。"此言手陽明脉於此别走手太陰脉,故爲手陽明之别絡。

温溜[1],一名逆注,一名蛇頭,手陽明郄,在腕後少士五寸,大士六寸[2]。刺入三分,灸三壯。大士、少士,謂大人小兒也[3]。

〔1〕溫溜　溜,正抄本、《外臺》卷三十九、《千金》卷二十九、《醫心方》卷二、《銅人》卷五均作"留",音義皆同。溜者,流也。《醫經理解·穴名解》:"溫爲陽氣,陽氣所注,故曰溫溜。"

〔2〕少士五寸,大士六寸　少,《外臺》卷三十九、《千金》卷二十九、《醫心方》卷二、《銅人》卷五均作"小",義同。大,正抄本作"太",義亦同。《資生經》卷一引《明堂》云:"在腕後五寸六寸間。"本經卷十一第二又云"在腕後五寸"。而今皆不拘少士、大士之説,於腕後五寸處取穴。

〔3〕大士、少士,謂大人小兒也　明抄本、無此十字注文。

下廉[1],在輔骨[2]下,去上廉一寸,輔[3]齊[4]兑肉[5]其分外邪[6]。刺入五分,留五呼[7],灸三壯。

〔1〕下廉　廉,側邊也。穴當前臂上方至肘外側,上廉穴之下,故名下廉。

〔2〕輔骨　《醫宗金鑑》卷八十周身名位骨度:"肘下之骨曰臂骨。臂骨有正、輔二骨,輔骨在上,短細偏外,正骨偏内,長大偏内,俱下接腕骨也。"

〔3〕輔　此上原有"恐"字,"恐"下有原注"疑誤"二字。明抄本作"恕"字。宋本《外臺》卷三十九作"怒"字。《經穴彙解》卷四改作"與"字。按作恐、作恕、作怒,或改作與,與上下文義均難屬。正抄本、明刊《外臺》、《銅人》卷五、《資生經》卷一、《聖濟總錄》卷一百九十一均無此字,今據删,並删原注。

〔4〕齊　正抄本、明刊《外臺》卷三十九、《銅人》卷五、《資生經》卷一、《聖濟總錄》卷一百九十一均無,疑衍。

〔5〕兑肉　鋭肉也。《醫經理解·穴名解》:"肘下臂肉高起者,謂之輔兑肉也。"

〔6〕輔齊兑肉其分外邪　《千金》卷二十九、《千金翼》卷二十六、《醫心方》卷二均無此八字。《循經考穴編·手陽明之經》作"鋭肉外斜縫中。"邪同斜。

〔7〕留五呼　《醫心方》卷二無此三字。

上廉[1],在三里下一寸,其分抵[2]陽明[3]之會外邪[4]。刺入五分,灸三壯[5]。

〔1〕上廉　穴當前臂上方至肘外側，下廉穴之上，故名上廉。

〔2〕抵　此下明抄本有"音底"二小字音注。

〔3〕明　原脱，據明抄本、正抄本、《外臺》卷三十九、《銅人》卷五、《資生經》卷一補。

〔4〕其分抵陽明之會外邪　《千金》卷二十九、《千金翼》卷二十六、《醫心方》卷二均無此九字。《外臺》卷三十九惟有"陽明之會"四字。按此文義不明，存疑待考。

〔5〕三壯　原作"五壯"，《外臺》卷三十九、《醫心方》卷二均作"三壯"。按此前後諸穴亦均爲灸三壯，故據改。

三里[1]，在曲池下二寸，按之肉起，兌肉之端。刺入三分，灸三壯。

〔1〕三里　原作"手三里"。按本經文例，手足部位同名腧穴，均不加冠手、足字樣，此"手"字當係後人傍注，誤入正文，今據本卷目錄、《外臺》卷三十九、《千金》卷二十九、《醫心方》卷二、《銅人》卷五刪。里，計間距名稱。如《太素·本輸》。"胃出於厲兌……入於下陵。下陵者，膝下三寸，胻外三里也。"注："人膝如陵。陵下三寸，一寸爲一里也。"是指同身寸之一寸爲一里。此穴距肘端三寸，故名三里。

曲池[1]者，土也，在肘外輔骨屈[2]肘曲骨[3]之中，手陽明脉之所入也，爲合，以手按胸取之[4]。刺入五分[5]，留七呼，灸三壯。

〔1〕曲池　池者，儲水處也，以象脉氣之儲留。穴當曲屈肘部之位，故名曲池。

〔2〕屈　原脱，據正抄本、《聖濟總錄》卷一百九十二引本經、《外臺》卷三十九、《素問·痹論》及《素問·氣穴論》王冰注、《醫心方》卷二、《銅人》卷五補。

〔3〕曲骨　原脱"曲"字。《素問·痹論》及《素問·氣穴論》王冰注作"兩骨"。正抄本、《聖濟總錄》卷一百九十二、《外臺》卷三十九、《醫心方》卷二、《銅人》卷五均作"曲骨"，據補。

〔4〕以手按胸取之　《外臺》卷三十九、《千金》卷二十九、《千金翼》卷二十六、《醫心方》卷二均無此六字。《素問·氣穴論》王冰注、《銅人》卷五、《資生經》卷一、《聖濟總錄》卷一百九十一均作"以手拱胸取之"。

《説文·手部》：“拱，斂手也。”拱手，雙手合於胸前。按胸，以手按胸部。此皆欲作屈肘狀，以便於取穴，故文雖異而義不殊。

〔5〕五分　原作“五寸”，據明抄本、正抄本、《醫心方》卷二改。

肘窌[1]，在肘大骨[2]外廉陷者中，刺入四分，灸三壯。

〔1〕肘窌　窌，竅穴也。以其在肘部，故名肘窌。

〔2〕肘大骨　《釋骨》：“臂骨……其在肘者曰肘骨，曰肘大骨，曰肘外大骨。”此指肱骨而言。

五里[1]，在肘上三寸[2]，行向裏大脉中央[3]。禁不可刺，灸十壯[4]。

〔1〕五里　臑會爲手陽明之絡，此下五寸橫平處即是本穴，故名五里。

〔2〕三寸　《醫心方》卷二作“三寸半”。寸下《太素·本輸》注引《明堂》有“手陽明脉氣所發”七字，蓋本篇之命題已標明爲“手陽明”，故諸穴皆不再言手陽明脉氣所發，當是本經原删，故不從。

〔3〕行向裏大脉中央　裏，原作“裹”，據明抄本、正抄本、四庫本、存存軒本及《太素·本輸》注引《明堂》、明刊《外臺》卷三十九、《銅人》卷一、《資生經》卷一改。楊上善注：“大脉，五藏大脉氣輸也，故禁刺不禁灸也。”按此當指手陽明脉氣，從曲池至肘窌，乃向外側斜行，由肘窌至五里，又需向内上斜行，故曰“行向裏”。又《千金》卷二十九無“央”字，宋刊《千金》無“向”、“央”二字，義並通。《醫心方》卷二無此七字。

〔4〕十壯　原作“三壯”，據《太素·本輸》注引《明堂》、《外臺》卷三十九、《醫心方》卷二、《銅人》卷五改。

按：本經腧穴主治部分，言及灸五里時，皆言“左取右，右取左”，如卷七第五治痎瘧、卷八第一上治寒熱頸癧、卷十一第六治嗜卧、卷十二第五治瞤目等皆是。又《太素·本輸》注引《明堂》亦云“左取右，右取左”。本經不載者，當是在各主治項下均已言明，故腧穴項中，或係皇甫謐有意删除。

臂臑[1]，在肘上七寸[2]，䐃肉[3]端，手陽明絡會[4]。刺入三分，灸三壯。

〔1〕臂臑　穴當上臂臑部，故以此命名。

〔2〕七寸　原作“七分”，據明抄本、正抄本、《外臺》卷三十九、《千金》卷二十九、《醫心方》卷二、《銅人》卷五改。

〔3〕腘肉　原作"膕肉"，據正抄本、《外臺》卷三十九、《千金》卷二十九、《醫心方》卷二改。

〔4〕手陽明絡會　絡下原有"之"字，據明抄本、《外臺》卷三十九刪。《銅人》卷五、《資生經》卷一均作"手陽明絡"，若此，則與偏歷穴、臑會穴同，故不可從。《鍼灸聚英》卷一上、《鍼灸大成》卷六均云："手陽明絡、手足太陽、陽維之會。"《類經圖翼》卷六云："手陽明絡也，絡手少陽之臑會。一曰手足太陽、陽維之會。"由于"手陽明絡會"一文，義不甚明，以上各說，雖出自後世醫籍，亦必有所據，故存之以供參考。

手少陽及臂凡二十四穴第二十八

提要：本篇主要闡述三焦手少陽脉在臂部十二個雙穴共二十四個腧穴的穴位及刺、灸分壯等，故以此名篇。

三焦上合手少陽，出於關衝[1]。關衝者，金也，在手小指次指[2]之端，去爪甲角如韭葉，手少陽脉之所出也，爲井。刺入一分，留三呼，灸三壯。

〔1〕關衝　此穴爲手少陽脉氣所出之處，當脉氣運行通道關要之地，故名關衝。

〔2〕手小指次指　指手小指側之次指，即無名指也。非小指與次指。

腋門[1]者，水也，在手[2]小指次指間陷者中，手少陽脉之所溜也，爲滎。刺入二分[3]，留三呼[4]，灸三壯。

〔1〕腋門　《外臺》卷三十九同，《千金》卷二十九作"掖門"，《素問·氣穴論》王冰注、《銅人》卷五、《資生經》卷一等均作"液門"。按腋、掖、液三字用於此互通。如本經卷七第五治瘧、卷十一第二治狂疾、卷十二第六治齒痛均作"掖門"，卷八第一下治風寒熱作"腋門"，卷九第五治膽眩寒厥作"腋門"，明抄本作"液門"。《說文通訓定聲·豫部》："《考工·弓人》：冬折幹而春液角。按解也，又爲掖。《漢書·王莽傳》液門注：液與掖同，古字通用。"三焦爲決瀆之官，主水道，故經穴命名，多與水液有關。本穴作腋、作掖、作液，均從液義。本穴當小指與次指關節高骨間，形若門户，以喻水液運行之門户，故名腋門。

〔2〕手　原脱，據《外臺》卷三十九、宋刊《千金》卷二十九、《素問·

氣穴論》王冰注、《醫心方》卷二、《銅人》卷五補。

〔3〕二分 原作"三分",據《素問·氣穴論》王冰注、《醫心方》卷二、《銅人》卷五,參之此後中渚、陽池等穴改。

〔4〕留三呼 原脱,據《醫心方》卷二,參之此前後諸穴補。

中渚[1]者,木也,在手小指次指本節後間[2]陷者中,手少陽脉之所注也,爲俞。刺入二分,留三呼,灸三壯。

〔1〕中渚 《醫經理解·穴名解》:"小洲曰渚。指腕中間,其陷者有如渚焉,故謂中渚。"

〔2〕間 原脱,據《外臺》卷三十九、《素問·氣穴論》王冰注、《千金》卷二十九、《醫心方》卷二、《銅人》卷五補。

陽池[1],一名別陽,在手表[2]腕上陷者中,手少陽脉之所過也,爲原。刺入二分,留六呼[3],灸三壯[4]。《銅人經》云:不可灸[5]。

〔1〕陽池 脉氣滙聚處,以象池焉,穴當手表之陽,故名陽池。

〔2〕手表 此下原有"上"字,據正抄本、《太素·本輸》注引《明堂》、《素問·氣穴論》及《素問·骨空論》王冰注、《外臺》卷三十九、《千金》卷二十九、《醫心方》卷二、《銅人》卷五删,手表,手外側面也。

〔3〕六呼 原作"三呼",據《素問·氣穴論》及《素問·骨空論》王冰注、《醫心方》卷二改。

〔4〕三壯 原作"五壯",《外臺》卷三十九、《醫心方》卷二均作"三壯",且本篇諸穴均作"三壯",故據改。

〔5〕《銅人經》云:不可灸 銅,原作"同",爲銅之假借,爲使書名免誤,據明抄本改。按《銅人》不可灸之說,不知何據。詳《外臺》、《千金》均云可灸,《素問》王冰注亦可灸,如《千金》卷二十一第一治消渴,口乾煩悶,可灸陽池五十壯;《素問·骨空論》:"掌束骨下灸之。"王冰注:"陽池穴也。"足証古無禁灸之說,近代鍼灸諸書,亦從本經,爲可灸穴。

外關[1],手少陽絡[2],在腕後二寸陷者中,別走心主[3]。刺入三分,留七呼,灸三壯。

〔1〕外關 本穴爲手少陽之絡穴,係脉氣關要之處,位當前臂外側,與内關相對,故名外關。

〔2〕手少陽絡 本經卷二第一下云:"手少陽之別,名曰外關,去腕二

寸,外繞臂,注胸中,合心主。"此言手少陽脉別走手心主脉,故爲手少陽絡。

〔3〕別走心主 原作"別走心者",《千金》卷二十九作"別走心主",本經卷二第一下作"合心主",足証作"心者"誤,故據改。

支溝[1]者,火也,在腕後三寸,兩骨之間陷者中,手少陽脉之所行也,爲經。刺入二分,留七呼,灸三壯。

〔1〕支溝 溝者,溝渠也。喻脉氣之運行,若在溝焉。《醫經理解·穴名解》:"支溝在腕後三寸,兩骨間陷中,其支派直透厥陰之間使,故謂其脉之行,如水之注入於溝也。"

會宗[1],手[2]少陽郄,在腕後三寸空中[3],刺入三分,灸三壯。

〔1〕會宗 《醫心方》卷二:"注云:空中一寸,有上、中、下,總爲會宗。上空主皮毛,中空肌肉,下空耳聾羊癇。"此言本穴空中一寸,有上、中、下三空,會總爲穴,故名會宗。宗,《說文通訓定聲·豐部》:"假借爲叢爲總。"

〔2〕手 此上原衍"二穴"二字,本卷第二上星穴下,亦衍"一穴"二字可証,今刪。

〔3〕腕後三寸空中 本穴表述部位,與支溝穴難以區別,故《醫學入門》提出"支溝外旁一寸空中"。《醫宗金鑑》更具體指出"支溝、會宗二穴相並平直,空中相離一寸也"。而《鍼方六集》則云"腕後三寸,如外五分"。今有云在支溝穴尺側約一橫指處,或云當支溝尺側旁約五分處,二說亦無特大差異,今並存之。

按:此穴原在篇末,今據底本及明抄本目錄、《外臺》卷三十九及各經穴位排列順序移此。

三陽絡[1],在臂上大交脉[2],支溝上一寸。不可刺,灸三壯[3]。

〔1〕三陽絡 《經穴解·三焦經》:"手太陽陽明俱有絡,與本經會於此穴,故名三陽絡。"

〔2〕大交脉 經文以脉與脉相交會之處,謂之交。手少陽之絡,外繞臂,以其繞臂,則手三陽可相交焉,故名大交脉,穴名三陽絡。

〔3〕三壯 《外臺》卷三十九、《醫心方》卷二均作"九壯"。然本經諸

穴均作"三壯",姑仍從其舊。

四瀆[1]，在肘前五寸外廉陷者中。刺入六分，留七呼，灸三壯。

〔1〕四瀆　《爾雅・釋水》："江、河、淮、濟爲四瀆，四瀆者，發原注海者也。"《風俗通義・山澤》："《尚書大傳》、《禮・三正記》：江、河、淮濟爲四瀆。瀆者，通也。所以通中國垢濁，民陵居，殖五穀也。"《水經注・河水五》注："自河入濟，自沛入淮，自淮達江，水徑周通，故有四瀆之名也。"本經卷一第七謂手太陽外合於淮水，手陽明外合於江水，手太陰外合於河水，手少陰外合於濟水。手太陽與手少陰相表裏，手陽明與手太陰相表裏，四經均在前臂內外側。手少陽之別，外繞臂，既繞臂，則可與四經相通，而三焦又爲決瀆之官，中瀆之府，能決通四瀆，故取四瀆之名，以明其義。

天井[1]者，土也，在肘外大骨之後，肘後一寸[2]，兩筋間陷者中，屈肘得之，手少陽脉之所入也，爲合。刺入一寸[3]，留七呼，灸三壯。

〔1〕天井　穴在手少陽脉氣所入處，深以象井，又當高位，故名天井。

〔2〕肘後一寸　原脫，據《太素・本輸》注引《明堂》、《外臺》卷三十九、《醫心方》卷二、《資生經》卷一引《明堂》補。

〔3〕一寸　原作"一分"，據《素問・氣穴論》王冰注、《醫心方》卷二改。

清冷淵[1]，在肘上三寸[2]，一本作二寸[3]。伸肘舉臂取之。刺入三分[4]，灸三壯。

〔1〕清冷淵　《醫經理解・穴名解》："水之深者清冷，清冷淵，言其深也。"

〔2〕三寸　原作"一寸"。一寸乃天井穴處，故誤。據明抄本、《外臺》卷三十九、《千金》卷二十九、《醫心方》卷二改。

〔3〕一本作二寸　《銅人》卷五、《資生經》卷一、《聖惠方》卷九十九、《聖濟總錄》卷一百九十一均同。

〔4〕三分　明抄本作"三寸"，疑誤。

消濼[1]，在肩下臂外開腋斜肘分下行[2]，刺入六分，灸三壯。《氣府論》註云：手少陽脉之會。

　　〔1〕消濼　玄應《一切經音義》卷一：“濼,大池也。山東名濼,幽州名
淀。”《資治通鑑·唐太宗貞觀十五年》：“將其衆自赤柯濼東走。”胡三省
注：“自淮以北,率以積水處爲濼。”《醫經理解·穴名解》：“濼,陂澤也。
消濼,言水所消注處也。”

　　〔2〕行　原作“胻”,此下原校云：“一本無胻字。”明抄本無此校文,
此下有“音行”二小字音注。作“胻”與上下文義不屬。正抄本、《外臺》卷
三十九、《千金》卷二十九、《醫心方》卷二、《銅人》卷五均作“行”,於義爲
是,《素問·氣府論》王冰注作“行間”,係衍“間”字,亦可証當作行字,故
據改,並刪原校。

手太陽及臂凡一十六穴第二十九（按：“及臂”二字

原脱,據正抄本及此前手經諸文例補）

　　提要：本篇主要闡述小腸手太陽脉在臂部八個雙穴共十六
個腧穴的穴位及刺、灸分壯等,故以此名篇。

　　小腸上合手太陽,出於少澤[1]。少澤者,金也,一名小
吉[2],在手小指之端[3],去爪甲下[4]一分陷者中,手太陽脉之
所出也,爲井。刺入一分,留二呼,灸一壯。

　　〔1〕少澤　《經穴解·小腸經》：“澤者,水之所聚也。以其在小指之
端,而又爲小腸之井。”

　　〔2〕小吉　《太素·本輸》注、《外臺》卷三十九均作“少吉”。按：少、
小,古互通。

　　〔3〕端　此下《千金》卷二十九有“外側”二字。

　　〔4〕下　原脱,據《太素·本輸》注引《明堂》、《外臺》卷三十九、《素
問·氣穴論》王冰注、《醫心方》卷二、《銅人》卷五補。

　　前谷[1]者,水也,在手小指外側,本節前陷者中,手太陽
脉之所溜也,爲榮。刺入一分,留三呼,灸三壯。

　　〔1〕前谷　穴在小指本節前,其形凹陷如谷,當肉之大會處,故名
前谷。

　　後谿[1]者,木也,在手小指外側,本節後陷者中,手太陽
脉之所注也,爲俞。刺入一分[2],留二呼,灸一壯。

〔1〕後谿　穴在小指本節後,其形凹陷如谿,當肉之小會處,故名後谿。

〔2〕一分　原作"二分",據明抄本、《素問·氣穴論》王冰注、《醫心方》卷二、《銅人》卷五改。

腕骨[1],在手外側,腕前起骨[2]下陷者中,手太陽脉之所過也,爲原。刺入二分[3],留三呼,灸三壯。

〔1〕腕骨　腕,《醫心方》卷二作"捥",義同。穴在腕前起骨下陷者中,傍腕骨處,因骨而得名。

〔2〕腕前起骨　《釋骨》:"外踝前微起者曰腕骨,曰腕中兑骨,亦曰鋭骨。其又前者,曰腕前起骨。"此指踠豆骨而言。

〔3〕二分　《醫心方》卷二作"三分"。

陽谷[1]者,火也,在手外側腕中,兑骨[2]下陷者中,手太陽脉之所行也,爲經。刺入二分,留二呼,灸三壯。《氣穴論》註云:留三呼。

〔1〕陽谷　穴屬手太陽,位在手外側腕中,鋭骨下凹陷如谷處,故名陽谷。

〔2〕兑骨　兑同鋭,《素問·氣穴論》王冰注正作鋭。此指外踝骨,即尺骨莖突。

養老[1],手太陽郄,在手[2]踝[3]骨上一空[4],腕後一寸[5]陷者中。刺入三分,灸三壯。

〔1〕養老　養老之義,解有多種,如《經穴解·小腸經》:"其所治之症,皆老人之病也。"然本經及《外臺》所載本穴主治,僅肩痛如折、臑如拔、手不能自上下三症。難言皆老年病。《醫經理解·穴名解》:"太陽故謂之老,此則其氣所養也。"此指太陽爲老陽,此穴可養本經之氣。《會元鍼灸學》:"養老者,元老之稱也,因此有折冲經絡之能,故名養老。"按養又可訓爲隱,《大戴禮·曾子事父母》:"兄之行若不中道則養之。"盧辯注:"養,猶隱之。"老可引申爲曲。《左傳·僖二十八年》:"子犯曰:師直爲壯,曲爲老。"若是則養老有隱曲之義,以其穴在骨隙之中,隱曲而不顯,故名養老。

〔2〕手　明抄本、《外臺》卷三十九、《醫心方》卷二均無。

〔3〕踝　此下明抄本有"音跨,又魯"四小字音注。

〔4〕踝骨上一空　《經穴圖考》卷三:"《折衷》以指按踝骨令表腕内

轉,一空見矣。"又法,屈肘仰掌,以指摸外踝處有一骨縫即是,如翻轉手掌,其縫即閉。

〔5〕腕後一寸 《外臺》卷三十九、《千金》卷二十九、《醫心方》卷二均作"在後一寸",義反不明,今仍存其舊。腕,明抄本無。疑脱。

支正[1],手太陽絡[2],在腕後[3]五寸,別走少陰者。刺入三分,留七呼,灸三壯。

〔1〕支正 穴處爲手太陽脈正經之支絡,故名支正。

〔2〕手太陽絡 本經卷二第一下云:"手太陽之別,名曰支正,上腕五寸,內注少陰;其別者,上走肘,絡肩髃。"此言手太陽脈別走手少陰脈,故爲手太陽絡。

〔3〕腕後 原作"肘後",明抄本作"脈後",當爲肘之誤。此下原校云:"一本作腕後。"明抄本無此校文。《外臺》卷三十九、《太素·經脈根結》注、《千金》卷二十九、《醫心方》卷二、《銅人》卷五均作"腕後"。作"肘後"者,或因手太陽之別,其別者,上走肘所致,然本經卷二第一下明言支正在腕後五寸,是以作肘後者,誤也。今據改,並刪原校。

小海[1]者,土也,在肘內大骨外,去肘端五分陷者中,屈肘乃得之,手太陽脈之所入也,爲合。刺入二分,留七呼,灸五壯[2]。《氣穴論》註云:作少海[3]。

〔1〕小海 穴當脈氣滙聚之處,喻之以海,然此脈氣,非盛大者,故名小海。

〔2〕五壯 原作"七壯",據《外臺》卷三十九、《素問·氣穴論》與《素問·痹論》王冰注、《醫心方》卷二改。

〔3〕《氣穴論》註云:作少海 若作"少海",則與手少陰脈穴名重,且《素問·痹論》王冰注亦作"小海",故《氣穴論》注作少海誤也。

足太陰及股凡二十二穴第三十

提要:本篇主要闡述脾足太陰脈在股部十一個雙穴共二十二個腧穴的穴位及刺、灸分壯等,故以此名篇。

脾出[1]隱白[2],隱白者,木也,在足大指[3]端內側,去爪甲角[4]如韭葉,足太陰脈之所出也,爲井。刺入一分,留三呼,灸三壯。

〔1〕出　原作"在",據正抄本、《外臺》卷三十九及此後文例改。

〔2〕隱白　《經穴解·脾經》:"穴名隱白者,以脾經爲土,而土生金,金之色白。故土生金,金隱於土中,故曰隱白。"《會元鍼灸學》:"又在足大指内側白肉際,故名隱白。"按前説較迂,且全卷穴名,他經均無以五色代五行者,而本經、本穴亦不屬金,説理費解。又隱與陰通,《公羊傳·莊公二十五年》:"求乎陰之道也。"唐石經作"隱"。又本經卷第五:"太陰根於隱白。"存存軒本作"陰白",詳足部之穴,足太陽有"至陰",足少陽有"竅陰"。則此從陰爲訓,義亦通。白,當指白肉際。

〔3〕指　古通指手、足指。《左傳·定公十四年》:"闔廬傷將指,取其一履。"杜預注:"其足大指見斬,遂失履。"

〔4〕角　原脱,據《外臺》卷三十九、《素問·氣穴論》王冰注、《醫心方》卷二、《銅人》卷五補。

大都[1]者,火也,在足大指本節後[2]陷者中,足太陰脈之所溜也,爲滎。刺入三分,留七呼,灸三壯[3]。

〔1〕大都　都者,聚也。《廣雅·釋詁》王念孫疏證:"都之言豬也。《禹貢》:大野既豬,彭蠡既豬,滎波既豬。《史記·夏本紀》並作都。都、豬,皆聚也。僖十六年《穀梁傳》云:民所聚曰都。"《經穴解·脾經》:"凡氣血交會聚之地,則以都名之。穴名大都者,以此經在足大指之本節,故名大都。"

〔2〕本節後　《外臺》卷三十九、《素問·氣穴論》王冰注、《千金》卷二十九、《醫心方》卷二、《銅人》卷五均同。若此,似與太白穴分寸相重。《醫學綱目·穴法上》云:"按本節後,後字當作前更詳。"《經穴彙解》卷五改作"本節之前",並按云:"前,舊作後,《甲乙》、《千金》、《千金翼》、《外臺》、次註、《資生》以下諸書從之,《醫學綱目》獨作本節之前是也。不然,則太白不應容核骨下,故今訂之。"按此説可參,今多作"本節前"。

〔3〕三壯　原作"一壯",據正抄本、《外臺》卷三十九、《素問·氣穴論》王冰注、《醫心方》卷二、《銅人》卷五改。

太白[1]者,土也,在足[2]内側核骨下陷者中,足太陰脈之所注也,爲俞。刺入三分,留七呼,灸三壯。

〔1〕太白　《經穴解·脾經》:"穴名太白者,本經爲土,土所生者金,

井名隱白,已舍金之義矣。至此爲俞土,土所生者金,故名太白。"《會元針灸學》:"太白者,脾之和也。陰土遇陽而相合,以化土屬肺應象天之太白星。此穴有全土生金之功,故名太白。"按二說似覺迁誕。本經卷二第一上云:"脾足太陰之脉,起於大指之端,循指内側白肉際,過核骨後。"是此白,當指白肉際之白。太,大也。此穴當赤白肉際之大白處,故名太白。

〔2〕足 此下《千金》卷二十九有"大趾"二字。

公孫[1],在足大指本節後一寸,別走陽明,足太陰絡[2]也。刺入四分,留二十呼,灸三壯。《素問·刺瘧論》註云:作七呼[3]。

〔1〕公孫 《經穴解·脾經》:"脾經自井隱白木生大都火,以及太白土,又將生商邱金,有祖孫父子之義,故曰公孫。"《醫經理解·穴名解》:"凡同支之脉,自孫而分之,自祖而分之,分於斯合於斯,故謂其穴爲公孫也。"詳此穴之解,歧義頗多,謹按孫與遜通。《廣雅·釋詁》:"遜,去也。"《説文·八部》:"公,平分也。"此穴爲足太陰絡,自此而別走陽明。是足太陰行至此,一者仍走太陰,一者別走陽明,二脉平分而去也。公孫之義,或當屬此。

〔2〕足太陰絡 原作"太陰絡",據諸絡穴文例補"足"字。本經卷二第一下云:"足太陰之別,名曰公孫,去本節後一寸,別走陽明;其別者,入絡腸胃。"此言足太陰脉別走足陽明脉,故爲足太陰絡。

〔3〕《素問·刺瘧論》註云:作七呼 原脱,據明抄本補。

商丘[1],者,金也,在足内踝[2]下微前陷者中,足太陰脉之所行也,爲經。刺入三分,留七呼,灸三壯。《氣穴論》註云:刺入四分。

〔1〕商丘 本穴屬足太陰之經,於五行屬金,金音商。穴又在足内踝下微前,内踝隆起如丘,故名商丘。

〔2〕踝 此下明抄本有"音跨,又魯"四小字音注。

三陰交[1],在内踝上三寸[2],骨下[3]陷者中,足太陰厥陰少陰之會。刺入三分,留七呼,灸三壯。

〔1〕三陰交 此穴當足太陰、足少陰、足厥陰三脉交會之處,故名三陰交。

〔2〕三寸 《外臺》卷三十九、《千金翼》卷二十六、《銅人》卷五均同。

《千金》卷二十九、《醫心方》卷二、《聖惠方》卷一百均作“八寸”。

〔3〕骨下　指脛骨下緣。

按：本穴部位，一云在內踝上三寸，一云在內踝上八寸，二説差異較大。《經穴彙解》卷五：“按《千金》及《千金翼》灸癩卵法作捌寸誤。《千金》曰：狂邪驚癇，灸承命穴，在內踝後上行叄寸動脈上。又曰：女人漏下，灸太陰，名三陰交。《千金翼》云：大陰內踝上，一名三陰交。又云：鍼足太陰穴，在內踝上一夫，一名三陰交。今並移於別名。骨下，謂斮骨後也。《肘後》曰：踝尖上叄寸，《金鑑》從之，非也。凡踝上踝下之屬，皆除骨言之。……《外臺》引《集驗方》曰：內踝上大脉，並四指是也。”此論以肯定作踝上三寸爲是。然作八寸者，除前引文獻外，又如《醫心方》卷二十二引《產經》圖中之足太陰脾脉圖，商丘之上有一太陰穴，太陰之上爲漏谷，漏谷之上爲陰交。與《外臺》排列順序一致，《外臺》雖云三陰交在踝上三寸，漏谷在內踝上六寸，而三陰交却列漏谷之後，恐亦非巧合。又據本經卷二第一上經脉循行言足厥陰脉“上踝八寸，交出太陰之後”。足太陰脉“上腨内，循胻骨後，交出厥陰之前”。是兩脉相交處，亦非内踝上三寸也。是則有關本穴之部位，亦或古有三寸、八寸二説，今並存之，以待考焉。

漏谷[1]，在內踝上六寸，骨下陷者中，足[2]太陰絡。刺入三分，留七呼，灸三壯。

〔1〕漏谷　漏，空穴也。《淮南子·修務訓》：“禹耳參漏。”高誘注：“參，三也。漏，穴也。”此穴亦爲足太陰之絡，象谷之有孔隙者，必有水脉別出焉，故名漏谷。

〔2〕足　此前《外臺》卷三十九有“亦”字，義勝，以公孫爲足太陰絡也。

地機[1]，一名脾舍，足太陰郄，別走上一寸[2]，空[3]在膝下五寸。刺入三分，灸三壯。

〔1〕地機　地，對天而言，言天者，多指高位，言地者，乃指低位。機，要也。《戰國策·秦策》：“聽者存亡之機。”高誘注：“機，要也。”此穴爲足

太陰之郄穴，位處下部，爲脉氣運行要地，故名地機。

〔2〕別走上一寸　足太陰與足厥陰脉在踝上八寸處相交後，前後別行，此穴正當其相交別行處上一寸，故曰別走上一寸。

〔3〕空　此前《醫心方》有"一"字。義無異。

陰陵泉[1]者，水也，在膝下内側輔骨[2]下陷者中，伸足乃得之，足太陰脉之所入也，爲合。刺入五分，留七呼，灸三壯。

〔1〕陰陵泉　下肢内側屬陰，外側屬陽。《説文・𨸏部》："陵，大𨸏也。"𨸏，阜字。脛骨内髁隆起如大阜，故曰陵。脉氣所入，氣漸深也，喻之以泉。由於本穴位當下肢内側，脛骨内髁下，脉氣所入處，故名陰陵泉。

〔2〕輔骨　《醫宗金鑑》卷八十周身名位骨度："胻骨者，俗名臁脛骨也。其骨兩根，在前者名成骨，又名骭骨，形粗，膝外突出之骨也；在後者名輔骨，形細，膝内側之小骨也。"

血海[1]，在膝臏上内廉白肉際二寸中[2]，足太陰脉氣所發。刺入五分，灸五壯[3]。

〔1〕血海　脾統血，血海爲血氣滙聚之地，此穴乃足太陰脉氣通應血海之處，故善治經血之病，因名血海。

〔2〕二寸中　原作"二寸半"，正抄本作"一寸半"，明抄本作"三寸半"，疑皆有誤。《千金》卷二十九作"二寸半"，原校云："一作三寸。"《外臺》卷三十九、《醫心方》卷二、《銅人》卷五、《資生經》卷一均作"二寸中"，是則"半"係"中"之誤，《千金翼》卷二十六作"二寸"，亦可証，故據改。

〔3〕壯　此下明抄本有"臏，音牝"三小字音注。

箕門[1]，在魚腹[2]上越筋間[3]，動脉應手，太陰市内[4]，足太陰脉氣所發。刺入三分，留六呼，灸三壯。一云：在股上起筋間。此當是[5]。《素問・三部九候論》註云：直五里下，寬羣足單衣[6]，沈取乃得之，動脉應於手。

〔1〕箕門　《醫經理解・穴名解》："謂箕坐則此穴兩張如門也。"古人坐皆箕坐，今之所謂跪坐狀。

〔2〕魚腹　此指股内隆起之䐃肉，形如魚腹，故名。

〔3〕越筋間　原作"越兩筋間"，《外臺》卷三十九、《千金翼》卷二十六、《醫心方》卷二、《銅人》卷五均作"越筋間"，《素問・三部九候論》王冰注作"趣筋間"，又明抄本原校云："一云在股上起筋間。此當是。"《外臺》

云：“一云在股上起筋間。”《千金翼》原校云：“一云在陰股内起脉間。”脉當爲筋之誤。《東醫寶鑑·鍼灸篇》引《靈樞》亦作“在股上起筋間”。綜上所述，疑作“越”作“趨”者，係“起”之誤也。又據諸書，均無“兩”字，故删。

〔4〕太陰市内　《外臺》卷三十九、《千金》卷二十九、《千金翼》卷二十六、《醫心方》卷二均作“陰市内”，疑“太”字衍。然陰市乃足陽明經穴，在下肢上部，居膝上三寸，而本穴在下肢内側，居膝上九寸，若以陰市定標取本穴，於理亦難通。《銅人》卷五、《資生經》卷一均作“陰股内”。《經穴彙解》卷五：“《甲乙》曰：太陰市内。《千金》、《千金翼》、《外臺》並作陰市内，蓋字之訛。太陰市内，疑是入陰股内。”又《千金翼》原校云：“一云陰股内起脉間。”詳上文義，疑市爲“巿”之誤。《説文·巿部》：“巿，韠也。上古衣蔽前而已，巿以象之。……韍篆文巿。”《説文通訓定聲》：“祭服曰巿。上古衣獸皮，先知蔽前，繼知蔽後，巿象前蔽以存古。”是此當爲“陰巿内”，言穴在蔽前陰之巿内也。

〔5〕一云：在股上起筋間，此當是　此十一字原脱，據明抄本補。原作大字，今據底本體例，改作小字。

〔6〕寬韠足單衣　此文義難解。明抄本作“寬足衣”。《説文·韋部》：“韠，足衣也。”足衣，袜也，義亦難通。又《説文·韋部》韠，段玉裁注：“按《玉篇》云：韠，扶豆、扶武二切，尻衣也。……攷許書，韠，足衣也。絝，脛衣也。則當別有尻衣，即《史》、《漢》萬石君傳所謂中裙也。而《廣韻·麐韻》曰：褌，尻衣。”是則或指尻衣，即今之護前後陰之短褲。以此穴在股陰上部，故需寬緩尻衣，方可取之。然否，待考。

足厥陰及股凡二十二穴第三十一

提要：本篇主要闡述肝足厥陰脉在股部十一個雙穴共二十二個腧穴的穴位及刺、灸分壯等，故以此名篇。

肝出大敦[1]，大敦者，木也，在足大指端，去爪甲[2]如韭葉及[3]三毛[4]中，足厥陰脉之所出也，爲井。刺入三分，留十呼，灸三壯。

〔1〕大敦　敦，墩也，堆也。《説文·自部》：“自，小自也。”段玉裁

注："其字俗作堆,堆行而自廢。……李善注七發曰:追,古堆字。《詩》追琢其章。追亦同自。蓋古治金玉突起者爲自,穿穴者爲琢。自語之轉爲敦,如《爾雅》之敦丘。俗作墩。"《爾雅·釋丘》:"丘一成爲敦丘。"郭璞注："今江東呼地高堆者爲敦。"郝懿行注："敦之爲言堆也。"此穴居大指之上,大指狀如敦,故穴名大敦。

〔2〕甲　此下《素問·氣穴論》及《素問·繆刺論》王冰注均有"角"字。

〔3〕及　《經脉俞穴新考証》:"此穴蓋不在爪甲之兩側,而在爪甲後如韭葉之叢毛中,及字,蓋是衍文。"按及字亦可訓爲至,不必作連詞解。

〔4〕三毛　《圖翼》卷三:"足大指爪甲後爲三毛。毛後橫紋爲聚毛。"按三,衆也。《儀禮·鄉射禮》:"拜受者三人。"鄭玄注:"言三人則衆賓多矣。"與本經卷二第一上言叢毛義同。叢,聚也,衆也。聚亦可訓衆。故三毛者,即衆毛也。《圖翼》說,恐失之矣。

按:關於本穴之部位,自來說法不一,如《素問》王冰注作"足大指端,去爪甲角"。《太素·本輸》注則云"足大指端及三毛,皆是大敦。"似謂兩處皆大敦穴也。《經穴彙解》卷五云:"按次註曰爪甲角,非也。此穴取爪甲上,近三毛之中處,是古來之說也。《類經》載一說曰:內側爲隱白,外側爲大敦。《聚英》、《醫統》從之,非也。凡井穴,《靈樞》有言內外側,又有不言之,似不可混焉。《甲乙》有《靈樞》不言而言之者,乃古傳,不可廢。唯此穴曰及三毛中。又《繆刺篇》云三毛上,何取外側。《千金》曰:足大指聚毛中。是也。……《聚英》、《醫統》作大指縫間。非也。"又《素問·繆刺論》:"邪客於足厥陰之絡,令人卒疝暴痛,刺大指爪甲上與肉交者各一痏。"王冰注:"謂大敦穴。"本經卷二第一上云:"肝足厥陰之脉,起於大指叢毛之際。"《五十二病方·陰陽十一脉灸經》及《脉書》亦均謂"厥陰脉,繫於大指叢毛之上"。均可証本穴當在爪甲後三毛中是。

行間[1]者,火也,在足大指間動脉應手[2],陷者中,足厥陰脉[3]之所溜也,爲滎。刺入六分,留十呼,灸三壯。

〔1〕行間　以脉氣行處足大指與次指之間,故名行間。

〔2〕應手 原脱，據《太素·本輸》注引《明堂》、《素問·氣穴論》王冰注、《外臺》卷三十九、《千金》卷二十九、《醫心方》卷二、《銅人》卷五補。

〔3〕脉 原脱，據明抄本、《素問·氣穴論》王冰注、《銅人》卷五補。

太衝[1]者，土也，在足大指本節後二寸，或曰一寸五分[2]，陷者中，足厥陰脉之所注也，爲俞。刺入三分，留十呼，灸三壯。《素問·刺腰痛論》註云：在足大指本節後內間二寸陷者中，動脉應手。

〔1〕太衝 穴當脉氣運行之較大通道處，故名太衝。

〔2〕或曰一寸五分 《素問·刺瘧》、《素問·刺腰痛》、《素問·痹論》、《素問·氣穴論》王冰注，以及《聖惠方》卷一百、《資生經》卷一引《明堂》均無此六字。曰，《外臺》卷三十九、《千金》卷二十九、《醫心方》卷二、《銅人》卷五均無。

中封[1]者，金也，在足內踝前一寸[2]，仰足取之，陷者中[3]，伸足乃得之，足厥陰脉之所行[4]也，爲經。刺入四分，留七呼，灸三壯。《氣穴論》註云：在內踝前一寸五分。

〔1〕中封 封，封藏也。《左傳·文三年》：“封殽尸而還。”杜預注：“封，埋藏之。”《千金》卷十一第四謂本穴“在內踝前筋裏宛宛中”。《子午流注説難》：“穴在踝前陷中，兩大筋所封閉，故名中封。”

〔2〕一寸 《太素·本輸》注引《明堂》、《素問·氣穴論》新校正引本經、《外臺》卷三十九、《千金》卷二十九、《千金翼》卷二十六、《醫心方》卷二、《銅人》卷五均同。《靈樞·本輸》、《太素·本輸》、《素問·刺瘧》及《素問·氣府論》王冰注、《千金》卷三十均作“一寸半”。是古已有此二説，今皆從本經。

〔3〕陷者中 《素問·刺瘧》及《素問·氣穴論》王冰注，此三字均在“一寸”之下，義較勝，然《太素·本輸》注引《明堂》亦同本經，或古經原如是。

〔4〕行 原作“注”，據正抄本、《素問·氣穴論》王冰注改。

蠡溝[1]，足厥陰之絡[2]，在足內踝上五寸，別走少陽。刺入二分，留三呼，灸三壯。

〔1〕蠡溝 《太素·十五絡脉》注：“蠡，力洒反。瓢勺也。胻骨之內，上下虛處，有似瓢勺渠溝，此因名曰蠡溝。”按此穴名訓“溝”則同，均指骨旁肌肉凹陷處如溝。解“蠡”則不一，如《醫經理解·穴名解》：“蠡，蟲嚙木也，橫行直透，惟其所往，其絡透於光明之穴，故以蠡象。”詳楊訓“瓢

勺"，然此處似無此象。穴名解訓"蟲齧木"，似失之遠矣。又詳蠡與離通，《淮南子·脩務訓》："脩彭蠡之防。"《北堂書鈔》卷四引作"離"。離又通麗，《易經·離》："離王公也。"陸德明釋文："離，鄭作麗。"麗訓附，有近義。是此穴在骨旁近溝處，故名。

〔2〕足厥陰之絡　本經卷二第一下云："足厥陰之別，名曰蠡溝，去内踝上五寸，別走少陽；其别者，循脛上睪，結於莖。"此言足厥陰脉別走足少陽脉，故爲足厥陰絡。

中都[1]，一名中都[2]，足厥陰郄，在内踝上七寸骺[3]骨[4]中，與少陰相直[5]，刺入三分留六呼，[6]灸五壯。

〔1〕中都　原脱，據明抄本、《外臺》卷十九灸脚氣穴名引本經及卷三十九、《醫心方》卷二補。此穴爲厥陰之郄，居脛骨中部，故名中都。

〔2〕一名中都　一名，原脱，據明抄本、《外臺》卷十九灸脚氣穴名引本經及卷三十九、《醫心方》卷二補。此四字明抄本在"灸五壯"下，不合本卷文例，當係錯簡，不從。

〔3〕骺　此下明抄本有"音行"二小字音注。

〔4〕骨　原脱，據《外臺》卷三十九、《千金》卷二十九、《醫心方》卷二、《銅人》卷五補。

〔5〕與少陰相直　《外臺》卷三十九、《醫心方》卷二均無此五字。《千金》卷二十九、《千金翼》卷二十六、《銅人》卷五均同本經。按此文義不明，待考。

〔6〕留六呼　明抄本、《醫心方》卷二、《銅人》卷五、《資生經》卷一均無此三字。

膝關[1]，在犢鼻[2]下二寸[3]陷者中，足厥陰脉氣所發，刺入四分，灸五壯。

〔1〕膝關　穴傍膝部機關之處，故名膝關。

〔2〕犢鼻　犢，泛指牛，《三國志·吳志·魯肅傳》："乘犢車。"蓋牛車也。膝蓋連及其兩膝眼，若牛之鼻焉，故名犢鼻。又足陽明有穴名犢鼻者，在膝臏外側，因部位而得名，本文非指此。

〔3〕二寸　《千金》卷二十九、《千金翼》卷二十六均作"三寸"。

曲泉[1]者，水也，在膝内輔骨下，大筋上，小筋下，陷者中[2]，屈膝而[3]得之，足厥陰脉之所入也，爲合。刺入六分，留十呼,灸三壯。

〔1〕曲泉 穴當膝內輔骨下,膝關節屈曲處,爲足厥陰脉氣所入之合穴,其氣漸深,有若泉焉,故名曲泉。

〔2〕大筋上,小筋下,陷者中 位當半膜肌腱與半腱肌腱之間凹陷處。

〔3〕而 原脫,據明抄本、《素問·氣穴論》王冰注補。

陰包[1],在膝上四寸,股內廉兩筋間,足厥陰別走[2]此處有缺[3]。刺入六分,灸三壯。

〔1〕陰包 《聖惠方》卷一百、《資生經》卷一引《明堂》均作“陰胞”。按包亦通胞,故《鍼灸大全》“一名陰胞”之説,恐欠妥。《經穴解·肝經》:“穴名陰包者,蓋肝經過膝,而行乎兩陰之中,爲太陰、少陰所包,故曰陰包。又以穴在股之槽中,亦象包形。”《醫經理解·穴名解》:“蓋陰部之虛,大有容處也。”此説失之於籠統。另有以包有包姙之義爲釋者,且主治胞宮之病,故名陰包。詳本經及《外臺》、《醫心方》載本穴主治,僅言及“腰痛、少腹痛”,《千金》及《千金翼》有關婦女病主治中,亦未提及本穴,而明確提出本穴治婦女病者,現僅見於明代鍼灸文獻,故此説尚需進一步考証。又從陰陽相生之義理解,包通胞,有姙育之義。《素問·陰陽類論》云:“一陰至絕作朔晦。”是厥陰含陰盡陽生之理,以其陰中生陽,或屬包義。

〔2〕足厥陰別走 此下原校曰:“此處有缺”。明抄本亦云“缺文”。正抄本作“足厥陰別走太陰”,不知所謂缺文,是否係“太陰”二字,然詳有關經絡諸經文中,尚難找到足厥陰於此別走太陰之説,故暫不從補。又《外臺》卷三十九、《銅人》卷五、《聖濟總錄》卷九十九均同本經。《千金》卷二十九、《千金翼》卷二十六、《醫心方》卷二、《聖惠方》卷一百、《資生經》卷一均無此五字。今存疑。

〔3〕此處有缺 明抄本作“缺文”。

五里[1],在陰廉下[2],去氣衝五寸[3],陰股中動脉。刺入六分,灸五壯[4]。《外臺秘要》作陰廉下二寸,去氣衝三寸[5]。

〔1〕五里 《醫經理解·經穴解》:“蓋五藏之里道也。”按本經及本穴無與五臟相連之義,此説恐失之迂誕。里,里程也,此爲計長度名稱,以寸爲里,五里者,五寸也。《素問·鍼解》云:“所謂三里者,下膝三寸也。”王冰注:“三里,穴名。正在膝下三寸。”此三里之里與五里之里義同。然凡言幾里,必有定點,本穴以去氣衝五寸(原誤作三寸),故名五里。

〔2〕下　此下《外臺》卷三十九、《千金》卷二十九、《千金翼》卷二十六均有"二寸"二字。按陰廉穴去氣衝二寸，本穴又在陰廉下二寸，與下文原云"去氣衝三寸"之數不符，更與五里之名難合。疑本經因其不合而删。詳其穴位，二或係三之誤。今皆定陰廉下一寸，恐亦誤。

〔3〕去氣衝五寸　原作"去氣衝三寸"。《千金》卷二十九、《千金翼》卷二十六、《銅人》卷五、《資生經》卷一均無此五字。《外臺》卷三十九與本經同，然又與其上文"陰廉下二寸"之數不合。《醫心方》卷二亦同本經，而注云："去腹五寸，故曰。"此正可糾正"去氣衝三寸"之誤，又是對穴名的訓釋。又原校引《外臺》"去氣衝三寸"之文，定係與本經不同，若相同，何需乎校，故可推知本經原不作三寸。且三與五，亦常易互誤，如本穴下文"灸五壯"，《外臺》即作"灸三壯"。綜上所述，則三寸當係五寸之誤，作五寸又與五里之名合，故據改。氣衝，明抄本作"氣街"，義同。

〔4〕五壯　明抄本、《醫心方》卷二同。正抄本、《外臺》卷三十九均作"三壯"，疑誤。

〔5〕《外臺秘要》……三寸　原作"《外臺秘要》作去氣衝三寸，去外廉二寸"。今本《外臺》卷三十九作"陰廉下二寸，去氣衝三寸"，明抄本同，惟脱"下"字，衝作"街"。據改。

陰廉[1]，在羊矢[2]下，去氣衝[3]二寸動脉中，刺入八分，灸三壯。

〔1〕陰廉　穴當前陰之側邊，故名陰廉。

〔2〕羊矢　《醫心方》卷二注："羊矢亦曰鼠鼷，陰之兩廉，腹與股相接之處。"《圖翼》卷八："羊矢，在陰旁股内約文縫中，皮肉間有核如羊矢。"二説文異而義同。

〔3〕氣衝　明抄本作"氣街"，義同。

足少陰及股并陰蹻四穴陰維二穴凡二十穴

第三十二（按："四穴"及"二穴"四字原脱，據明抄本及此後足少陽與足太陽二脉文例補）

提要：本篇主要闡述腎足少陰脉在股部的七個雙穴、陰蹻脉兩個雙穴、陰維脉一個雙穴，共二十個腧穴的穴位及刺、灸分壯等,故以此名篇。

腎出湧泉[1],湧泉者,木也,一名地衝,在足心陷者中,屈
足捲[2]指宛宛中,足少陰脉之所出也,爲井。刺入三分,留三
呼,灸三壯。

〔1〕湧泉　足少陰之脉,起於小指之下,斜趣足心,脉氣至此,有如泉
水之噴湧而出,故名湧泉。

〔2〕捲　卷斂也。如《淮南子·兵略》:"五指之更彈,不若捲手之一
挃。"《素問·刺腰痛》及《素問·氣穴論》王冰注均同,惟《素問·繆刺論》
王冰注作"踡",《玉篇·足部》:"踡,具員切,踡跼,不伸也。"義同。

然谷[1]者,火也,一名龍淵[2],在足内踝前[3]起大骨[4]下
陷者中,足少陰脉之所溜也,爲榮。刺入三分,留三呼,灸三
壯。刺之多見血,使人立饑欲食[5]。

〔1〕然谷　然,燃之本字。《說文·火部》:"然,燒也。"原注:"臣鉉
等曰:今俗别作燃,蓋後人增加。"本穴爲足少陰脉氣所溜之榮穴,於五行
屬火,火則能燃。位當内踝前起大骨下凹陷如谷處,故名然骨。

〔2〕淵　《千金》卷二十九、《太素·本輸》注引《明堂》均作"泉",此
避唐高祖李淵諱改字。

〔3〕前　此下《千金》卷二第一有"直下一寸"四字。

〔4〕大骨　《釋骨》:"内踝下前起大骨曰然骨。"今指舟骨結節而言。

〔5〕刺之多見血,使人立饑欲食　正抄本、《素問·骨空論》王冰注、
《醫心方》均無此十一字。明抄本、《素問·氣穴論》及《素問·繆刺論》王
冰注、《資生經》卷一均同本經。惟明抄本、《素問·繆刺論》、《資生經》
"饑"均作"飢"。饑與飢通。

太谿[1]者,土也,在足内踝後,跟[2]骨上動脉陷者中,足
少陰脉之所注也,爲俞。刺入三分,留七呼,灸三壯。

〔1〕太谿　太,大也。穴當内踝後,跟骨上凹陷如谿處,故名太谿。

〔2〕跟　明抄本誤作"踝",此下有"音根"二小字音注,亦証其正
文誤。

大鍾[1],在足跟後衝中[2],别走太陽,足少陰絡[3]。刺入
二分,留七呼,灸三壯。《素問·水熱穴論》註云:在内踝後。《刺腰痛
論》註云:在足跟後街[4]中,動脉應手。

〔1〕大鍾 《醫經理解·穴名解》："鍾,聚也。經脉之聚而分處也。"《會元鍼灸學》："大鍾者,即足跟之踵,上身之陽氣鍾聚貫足踵中,其足後跟大如覆盅,故名大鍾。"按《釋名·釋形體》："足後曰跟,在下方著地,一體任之,象木根也。又謂之踵。踵,鍾也。鍾,聚也。體之所鍾聚也。"大鍾之名,當取義於此。

〔2〕足跟後衝中 《外臺》卷三十九、《千金》卷二十九、《銅人》卷五、《資生經》卷一均同。《素問·刺腰痛》王冰注、《醫心方》卷二均作"足跟後街中"。義均同。《醫心方》又云："有本作踵中。"又《素問·刺瘧論》及《素問·水熱穴論》王冰注均作"足内踝後街中。"詳本穴部位,實當跟骨上内踝後,故言足跟後,於義欠安。且本經卷二第一下亦云大鍾"當踝後繞跟"。故作"踵中",義亦爲勝。衝或爲踵之誤,街又因與衝義互通而誤。故疑本文當以作"内踝後踵中"爲是。

〔3〕足少陰絡 本經卷二第一下云："足少陰之別,名曰大鍾,當踝後繞跟,別走太陽;其別者,並經上走於心包,下貫腰脊。"此言足少陰脉別走足太陽脉,故爲足少陰絡。

〔4〕街 原作"衝",據明抄本及今《素問·水熱穴論》及《素問·刺腰痛》王冰注改。

照海[1],陰蹻脉所生[2],在足内踝下[3]。刺入四分,留六呼,灸三壯。

〔1〕照海 《醫經理解·穴名解》："其地如海之大,穴如火之焰於海也。"按本穴既屬於腎足少陰脉,又爲陰蹻脉所生,脉氣盛大如海,此前有足少陰榮穴然谷之火相照,故名照海。

〔2〕陰蹻脉所生 《難經·二十八難》："陰蹻脉者,亦起於跟中,循内踝上行。"丁德用注："循内踝者,照海穴也。"

〔3〕下 此下原有"一寸"二字。據《外臺》卷三十九、《千金》卷二十九、《千金翼》卷二十六、《素問·水熱穴論》及《素問·調經論》王冰注、《醫心方》卷二、《銅人》卷五删。

水泉[1],足少陰郄,去太谿下一寸,在足内踝下。刺入四分,灸五壯。

〔1〕水泉 《外臺》卷三十九、《千金》卷二十九、《千金翼》卷二十六、《醫心方》卷二札記引舊抄零本、《銅人》卷五均同。宋刊《外臺》、《千金》卷三十第八、《醫心方》均作"水原"。宋刊《千金》作"水源"。《史諱舉例》卷

五避嫌名例："唐高祖父名昞，兼避丙。韓愈《諱辨》專辨嫌名，而謂今上章及詔，不聞諱滸、勢、秉、機。不知《南史·沈濟傳》，稱仲高而不名，即諱虎之嫌名滸；貞觀廿三年，改興勢縣爲興道，即諱世之嫌名勢；稱彥節而不名，即諱昞之嫌名秉；德宗九日賜曲江宴詩，時此萬樞暇，即諱基之嫌名機也。然因愈之言，足證唐時嫌名之諱，尚未垂爲定制。"唐避嫌諱，雖未成定制，然在醫籍中亦有之，如《太素》丙之作景，即諱昞之嫌名丙也。足可証本穴本作水原，以原爲淵之嫌名，遂改爲泉。《説文·屬部》："屬（原），水泉本也。"此穴當陰蹻脉起始處，象水之原，故名水原。今作水泉，已約定俗成，不必回改。

復溜[1]者，金也，一名伏白，一名昌陽，在足内踝[2]上二寸動脉[3]陷者中，足少陰脉之所行也，爲經。刺入三分，留三呼，灸五壯。《刺腰痛論》註云：在内踝後[4]上二寸動脉。

〔1〕復溜　明抄本、《外臺》卷三十九、《千金翼》卷二十六，以及《素問·刺瘧》、《素問·刺腰痛》、《素問·氣穴論》、《素問·水熱穴論》、《素問·調經論》等王冰注均同。正抄本、《素問·氣穴論》新校正引本經、《千金》卷二十九及卷三十、《醫心方》卷二均作"復留"。按留與溜通，留與溜又通流。《子午流注説難》："穴名復溜，以足少陰别入跟中之脉，下歧爲二，後繞大鍾交足太陽，前下行水泉、照海，爲陰蹻奇經之起點，上達交信，亦在内踝上二寸，此别脉也。其太谿正經直上之脉，復從内踝稍後上二寸而溜於此，與出湧泉溜然谷同義，故名其穴曰復溜。"按此説義尚未盡，復與伏通。《左傳·哀公十二年》："火伏而後蟄者畢。"《中論·曆數》引伏作"復"。又《千金》卷二十九作"伏留"及下文"一名伏白"，亦可証。是復溜者，言脉至此，伏而流也。

〔2〕踝　此下《素問·刺腰痛》王冰注有"後"字，義勝。

〔3〕動脉　原脱，據《素問·刺腰痛》王冰注、《聖惠方》卷一百、《資生經》卷二，參之《靈樞·本輸》文義補。

〔4〕後　原脱，據今《素問·刺腰痛》王冰注補。

交信[1]，在足内踝上二寸，少陰前，太陰後廉[2]，筋骨間，陰蹻之郄。刺入四分，留五呼[3]，灸三壯。

〔1〕交信　信，伸也。足内踝上二寸處之筋骨間，有二穴焉，前爲交信，後爲復留，二穴相通，互爲交伸，故名交信。

〔2〕少陰前，太陰後廉　廉，原脱，據《外臺》卷三十九、《千金》卷二

十九、《千金翼》卷二十六、《銅人》卷五、《資生經》卷一補。本穴雖亦屬足少陰脉，然其爲陰蹻之郄穴，故言位當足少陰之前，足太陰脉之後邊。

〔3〕五呼　原作"三呼"，據明抄本及《素問·刺腰痛》、《素問·氣穴論》、《素問·氣府論》、《素問·水熱穴論》等王冰注改。

築賓[1]，陰維之郄，在足內踝上腨[2]分中。刺入三分，灸五壯。《刺腰痛論》註云：內踝之後[3]。

〔1〕築賓　《醫經理解·穴名解》："賓當作臏，膝腨也。築臏在足內踝後上六寸腨分中，言行則腨間築動也。"按此說似屬臆斷。蓋築者，居室也。如《杜工部詩史補遺三·畏人》："畏人成小築。"賓，客也。此穴既屬於足少陰，又爲陰維之郄穴。少陰者主也，陰維者客也。是陰維之郄，若賓客之居室也。故名築賓。

〔2〕腨　此下明抄本有"音尚，又善"四小字音注。

〔3〕內踝之後　原作"在內踝後"。據明抄本及《素問·刺腰痛》王冰注改。

陰谷[1]者，水也，在膝[2]內輔骨後，大筋之下，小筋之上[3]，按之應手，屈膝而[4]得之，足少陰脉之所入也，爲合。刺入四分，灸三壯。

〔1〕陰谷　穴當膝內陰部，處大筋下小筋上，深陷如谷，故名陰谷。

〔2〕膝　原作"膝下"，詳本經言膝上下者，皆係在膝之直上或直下，如足陽明之梁丘、陰市、伏兔等言膝上；三里、犢鼻等言膝下。本穴言在膝下，於義欠安。據《太素·本輸》注引《明堂》、《外臺》卷三十九、《千金》卷二十九、《千金翼》卷二十六、《醫心方》卷二、《銅人》卷五、《資生經》卷一刪"下"字。

〔3〕大筋之下，小筋之上　今指半腱肌腱與半膜肌腱之間。

〔4〕而　原脫，據明抄本、《外臺》卷三十九、《千金》卷二十九、《素問·氣穴論》及《素問·水熱穴論》王冰注、《醫心方》卷二、《銅人》卷五補。

足陽明及股凡三十穴第三十三

提要：本篇主要闡述胃足陽明脉在股部的十五個雙穴共三十個腧穴的穴位及刺、灸分壯等，故以此名篇。

胃出厲兑〔1〕，厲兑者，金也，在足大指次指之端，去爪甲角如韭葉，足陽明脉之所出也，爲井。刺入一分，留一呼，灸三壯〔2〕。

〔1〕厲兑　《經穴解·胃經》：“兑者，悦也，爲開口之象。又兑爲口，爲飲食之象，皆合於胃之義，故曰厲兑。”此以厲訓合，以兑訓口，似於義失之迂誕。《醫經理解·穴名解》：“厲兑，在足大指次指端，正足指堅鋭處也。”此説近是。兑，鋭也。厲，利也。如《戰國策·秦策》：“綴甲厲兵。”高誘注：“厲，利也。”

〔2〕三壯　《外臺》卷三十九，《素問·刺瘧》、《素問·氣穴論》、《素問·繆刺論》等王冰注，《醫心方》卷二，《銅人》卷五均作“一壯”。詳足部諸井穴，無灸一壯者，故仍依其舊。

内庭〔1〕者，水也，在足大指次指外間陷者中，足陽明脉之所溜也，爲滎。刺入三分，留二十呼，灸三壯。《氣穴論》註云：留十呼，灸三壯。

〔1〕内庭　庭，堂前也。《左傳·昭五年》：“攻諸大庫之庭。”孔穎達疏：“庭是堂前地名。”足陽明脉自大指次指端行至此，已達足背前沿，有若内入堂前之地，故名内庭。

陷谷〔1〕者，木也，在足大指次指外〔2〕間，本節後陷者中，去内庭二寸，足陽明脉之所注也，爲俞。刺入五分，留七呼，灸三壯。

〔1〕陷谷　穴處凹陷若谷，故名陷谷。

〔2〕外　原脱，據明抄本、正抄本、《太素·本輸》注引《明堂》、《千金》卷二十九、《千金翼》卷二十六、《素問·氣穴論》王冰注、《醫心方》卷二補。

衝陽〔1〕，一名會原，在足跗〔2〕上五寸，骨間動脉上，去陷谷三寸〔3〕，足陽明脉之所過也，爲原。刺入三分，留十呼，灸三壯。

〔1〕衝陽　穴爲足陽明脉氣運行之通道，又處足跗之上屬陽位，故名衝陽。

〔2〕跗　《外臺》卷三十九，《千金》卷二十九，《素問·刺瘧》、《素問·氣穴論》、《素問·骨空論》等王冰注，《醫心方》卷二，《銅人》卷五均作“跗”。義同。《儀禮·士喪禮》：“乃屨，綦結於跗。”鄭玄注：“跗，足上

也。"《玉篇·足部》:"跗,方俱切。《儀禮》曰:綦(當作綦)結于跗。跗,足上也。跋,同上。"

〔3〕三寸 《千金》卷二十九同,校云:"一云二寸。"《西方子灸經》卷三作"一寸"。又云:"一云二寸。"按此穴當第二三蹠骨與楔骨凹陷有動脉應手處是,可不必拘泥於寸數。然作一寸者,疑誤。

解谿[1]者,火也,在衝陽後一寸五分,腕上陷者中,足陽明脉之所行也,爲經。刺入五分,留五呼,灸三壯。《氣穴論》註云:二寸五分。《刺瘧論》註云:三寸五分。

〔1〕解谿 《醫經理解·穴名解》:"足腕上繫鞋帶處,骨解陷中也。"骨解,骨關節分解處,以其分解處凹陷如谿,故名解谿。

豐隆[1],足陽明絡[2]也,在外踝[3]上八寸,下廉骺[4]外廉[5]陷者中,別走太陰者。刺入三分,灸三壯。

〔1〕豐隆 《太素·十五胳脉》注:"足陽明穀氣隆盛,至此處豐溢出於大胳,故曰豐隆。"《醫脛理解·穴名解》:"言肌肉至此而豐隆也。"按此穴前寸處,上下爲一大虚,有巨虚上、下廉等穴,而此則適當肌肉豐隆處,故當以後說義勝。

〔2〕足陽明絡 本經卷二第一上云:"足陽明之別,名曰豐隆,去踝八寸,別走太陰;其別者,循經骨外廉上絡頭項,合諸經之氣,下絡喉嗌。"此言足陽明之脉別走足太陰之脉,故爲足陽明絡。

〔3〕踝 此下明抄本有"音胯,又魯"四小字音注。

〔4〕骺 此下明抄本有"音行,又杭"四小字音注。

〔5〕下廉骺外廉 按本經穴位,下廉在上廉之下三寸,上廉在三里之下三寸,三里又在膝下三寸,正當膝下九寸處。本經卷二第七云:"膝以下至外踝長一尺六寸。"膝下九寸處正當踝上七寸,故此言"下廉骺外廉",與"外踝上八寸"之尺寸不符。而《醫心方》卷二則作"下廉下骺外廉",與外踝上八寸之數更不合,因疑"下廉下"當爲"下廉上"之誤,若此,則與"外踝上八寸"亦自相符。又正抄本、《外臺》卷三十九均曰下廉在上廉下二寸,此說雖與"外踝上八寸"之數合,但又與《靈樞·本輸》所謂"復下上廉三寸,爲巨虚下廉"之說(《太素·本輸》亦同))不合。暫難論定,待考。

巨虚下廉[1],足陽明與小腸合[2],在上廉下三寸[3],足陽明脉氣所發[4],刺入三分[5],灸三壯。

〔1〕巨虚下廉　脛骨外側上下有一軟槽,狀若大墟,本穴適當下邊,故名巨虚下廉。

〔2〕足陽明與小腸合　《素問·氣穴論》與《素問·水熱穴論》王冰注、《外臺》卷三十九均同,正抄本、《醫心方》卷二均無。本經卷四第二下云:"大腸合入於巨虚上廉,小腸合入於巨虚下廉。"《靈樞·本輸》云:"膝下三寸胻骨外,三里也,爲合。復下三里三寸,爲巨虚上廉,復下上廉三寸,爲巨虚下廉也。大腸屬上,小腸屬下,足陽明胃脉也。大腸、小腸皆屬於胃,是足陽明也。"此所言大腸、小腸之合,非在本經所屬井、滎、俞、經、合之合穴,而是在胃足陽明經上之合穴,即所謂下合穴。本文即屬於此義。

〔3〕三寸　正抄本、《外臺》卷三十九均作"二寸"。

〔4〕足陽明脉氣所發　原脱,此條末原校云:"《氣穴論》註云:足陽明脉氣所發。"今據正抄本、《素問·氣穴論》及《素問·水熱穴論》王冰注補。並刪原校。

〔5〕分　此下正抄本有"留五呼"三字。

條口[1],在下廉上一寸,足陽明脉氣所發。刺入八分[2],灸三壯。

〔1〕條口　穴當上下巨虚條帶之間,空虚若口,故名條口。

〔2〕分　此下正抄本有"留二呼"三字。

巨虚上廉[1],足陽明與大腸合[2],在三里下三寸,足陽明脉氣所發[3]。刺入八分,灸三壯。《氣穴論》註云:在膝犢鼻下六寸[4]。

〔1〕巨虚上廉　穴當脛骨外側上下軟槽如大墟處之上邊,故名巨虚上廉。

〔2〕足陽明與大腸合　此即小腸之下合穴。義詳巨虚下廉。

〔3〕足陽明脉氣所發　原脱,據正抄本及《素問·刺熱》、《素問·氣穴論》、《素問·水熱穴論》王冰注補。

〔4〕在膝犢鼻下六寸　原脱,據明抄本及《素問·氣穴論》王冰注補。"寸"下原有"足陽明脉氣所發"七字,今已據補正文,故刪。《素問》新校正云:"按《甲乙經》并《刺熱篇》注、《水熱穴》注,上廉在三里下三寸。此云犢鼻下六寸者,蓋三里在犢鼻下三寸,上廉又在三里下三寸,故云六寸也。"

三里[1]者[2],土也,在膝下三寸,胻骨[3]外廉,足陽明脉氣所入也,爲合。刺入一寸[4],留七呼,灸三壯。《素問》註曰[5]：在膝下三寸，䯒[6]外廉兩筋間分間。

〔1〕三里　《素問·鍼解》："所謂三里者，下膝三寸也。"王冰注："三里，穴名，正在膝下三寸。"里，寸也，穴在膝下三寸，故名三里。

〔2〕者　原脱，據明抄本及諸五腧穴文例補。

〔3〕骺骨　骺，原作"跰"，《改併四聲篇海·足部》引《奚韻》："跰，行兒也。"《素問·刺瘧》、《素問·刺腰痛》、《素問·痹論》、《素問·氣穴論》、《素問·骨空論》、《素問·水熱穴論》等王冰注均作"䯒"。《外臺》卷三十九、《千金》卷二十九、《千金翼》卷二十六、《醫心方》卷二均作"骺"，䯒與骺義同。是跰，當爲後人抄錄時所假。《刺腰痛》新校正引本經作"骭"，《爾雅·釋訓》："骭瘍爲微。"郭璞注："骭，脚脛。"然本卷今本脛骨無稱骭者，均作"䯒"或"骺"，故據《外臺》及豐隆、犢鼻二穴文例改作"骺"。骨，原脱，據正抄本及《素問·刺瘧》、《素問·刺腰痛》、《素問·氣穴論》、《素問·骨空論》等王冰注補。

〔4〕一寸　原作"一寸五分"。據正抄本及《素問·刺瘧》、《素問·刺腰痛》、《素問·痹論》、《素問·氣穴論》、《素問·骨空論》、《素問·水熱穴論》等王冰注，《醫心方》卷二改。

〔5〕《素問》註曰　註，原脱，因本校文非《素問》經文，乃王冰注文，故據諸文例補。本文不具篇名者，以王注見於《素問》多篇，故不悉具。

〔6〕䯒　此下明抄本有"音杭"二小字音注。

犢鼻[1]，在膝臏[2]下骺上[3]俠解[4]大筋[5]中，足陽明脉氣所發。刺入六分，灸三壯。

〔1〕犢鼻　膝蓋下具兩膝眼，若牛鼻狀，故名犢鼻。

〔2〕臏　原脱，據明抄本、《外臺》卷三十九、《千金》卷二十九、《醫心方》卷二、《銅人》卷五補。

〔3〕骺上　指脛骨上端。

〔4〕解　此指膝蓋骨與脛骨分解處。

〔5〕大筋　此指髕韌帶。

梁丘[1]，足陽明郄，在膝上二寸兩筋間[2]。刺入三分，灸三壯。

〔1〕梁丘　梁，隄也。《爾雅·釋宮》："隄謂之梁。"郝懿行注："按隄本積土防水之名，梁亦爲隄以偃水。故周語曰：川不梁。又曰：十月成梁。"此穴處肌肉豐盛若丘隄，故名梁丘。

〔2〕兩筋間　原脱,據明抄本、《外臺》卷三十九、《千金》卷二十九、《千金翼》卷二十六、《醫心方》卷二、《銅人》卷五補。

陰市[1],一名陰鼎,在膝上三寸,伏兔下,若拜而取之[2],足陽明脉氣所發。刺入三分,留七呼,禁不可灸[3]。《刺腰痛論》註云:伏兔下陷者中,灸三壯。

〔1〕陰市　《經穴解·胃經》:"人之股上,膝下最寒者,皆過於此處,乃陰氣之所聚也,故曰陰市。"《醫經理解·穴名解》:"足爲陰,此爲陰之市肆也。"《鍼灸穴名國際標準化手册》:"陰,指寒邪;市,聚散之意。穴能疏散膝部寒邪。"按諸説皆從市作解,義亦相近。然考之足太陰脉之箕門穴云陰市内,則終難合拍,因疑"市"或爲"巿"之誤。《説文·巿部》:"巿,韠也。上古衣蔽前而已,巿以象之。"段玉裁注:"韋部曰:韠,韍也。二字相轉注也。……鄭注《禮》曰:古者佃漁而食之,衣其皮,先知蔽前,後知蔽後,後王易之以布帛,而獨存其蔽前者,不忘本也。"又《説文·巿部》韍:"俗作紱。"段玉裁注:"按經傳或借韍爲韠,如明堂位注曰:韍或作黻是也。或借芾爲之。如《詩》候人、斯干、采菽是也。或借沛爲之。如《易》豐其沛,一作芾。鄭云,蔽郄是也。芾與沛,蓋本用古文作巿,而後人改之。"郭沫若《師克盨銘考釋》:"巿,一般作芾,亦作紱或韍等,古之蔽膝,今之圍腰。古人以爲命服。"是則巿爲蔽前之服。若是則陰市正可以蔽陰,故箕門穴在陰市内,本穴亦或係因位在巿之下而得名。

〔2〕拜而取之　即跪而取之,借其屈膝,以便於取穴。拜,跪也。《荀子·大略》:"平衡曰拜。"郝懿行補注:"今按拜者必跪,拜手,頭至首也,不至地,故曰平衡。"衡,眉上也。

〔3〕禁不可灸　《外臺》卷三十九、《銅人》卷五、《資生經》卷一均云"不可灸"。《素問·刺腰痛》王冰注、《醫心方》卷二、《資生經》卷一引《明堂》及《明堂下經》均作"灸三壯"。証之本經卷五第一下云:"陰市禁不可灸。"是言不可灸者,當是古《明堂》文,灸三壯者,或係另一家言。此穴今皆不禁灸。

伏兔[1],在膝上六寸,起肉[2],足陽明脉氣所發。禁不可灸刺[3]。

〔1〕伏兔　穴處之肌肉隆起,若兔之伏焉,故名伏兔。

〔2〕起肉　此下原有"間"字,義不安,據《外臺》卷三十九、《千金翼》卷二十六、《太素·寒熱雜説》注、《醫心方》卷二、《銅人》卷五删。起肉,

隆起之肉,指股直肌之肌腹而言。

〔3〕禁不可灸刺　原作"刺入五分,禁不可灸"。《太素·寒熱雜説》注:"伏兔在膝上六寸,起肉,足陽明脉氣所發。禁不可灸,又不言得鍼。"本經卷五第一下亦云:"伏菟禁不可刺……伏菟禁不可灸。"又本穴在本經、《外臺》卷三十九、《醫心方》卷二中均無主治,足証本穴原不灸刺,故據《醫心方》改,以存古義。本穴今皆不禁灸刺。

髀關[1],在膝上伏兔後[2],交分中[3]。刺入六分,灸三壯。

〔1〕髀關　髀下明抄本有"音箄,又彼"四小字音注。《釋骨》:"自兩髂而下,在膝以上者,曰髀骨,曰股骨。"以此穴上臨股關節處,故名髀關。

〔2〕伏兔後　此指股部大肌肉若伏兔者之後,非單指穴名言。

〔3〕交分中　兩肌肉分相交處,當今縫匠肌與闊筋膜張肌之間。

足少陽及股並陽維二穴凡二十八穴第三十

四(按:"陽維二穴",本作"陽維四穴",詳本篇只陽交一穴爲陽維之郄。若作四穴,當有兩雙穴,故作"四穴"者誤,今改)

提要:本篇主要闡述膽足少陽脉在股部的十三個雙穴、陽維脉一個雙穴,共二十八個腧穴的穴位及刺、灸分壯等,故以此名篇。

膽出於竅陰[1],竅陰者,金也,在足小指次指之端,去爪甲角[2]如韭葉,足少陽脉之所出也,爲井。刺入一分[3],留三呼,灸三壯。《氣穴論》註云:作一呼[4]。

〔1〕竅陰　《經穴解·膽經》:"膽經有二竅陰,一在頭,一在足下。少陽木也,木之井穴,如木之根生於地也,故曰陰。必有竅焉,以爲生木之本,故曰竅陰。井亦竅也,陽不離乎陰,以見陰陽相須之義。"《醫經理解·穴名解》:"本經有二竅陰,在首曰竅陰,以其爲髓空;在足亦曰竅陰,以其爲足井也。"

〔2〕角　原脱,據《素問·繆刺論》新校正引本經、《太素·本輸》注引《明堂》、《素問·氣穴論》王冰注補。

〔3〕一分 原作"三分",據《素問·氣穴論》及《素問·繆刺論》王冰注、《醫心方》卷二、《銅人》卷五改。

〔4〕《氣穴論》註云:作一呼 《素問·繆刺論》王冰注同。

俠谿[1]者,水也,在足小指次指[2]岐骨[3]間,本節前陷者中,足少陽脉之所溜也,爲滎[4]。刺入三分,留三呼,灸三壯。

〔1〕俠谿 脉氣行當小指次指夾縫間,其處低陷如谿,故名俠谿。

〔2〕指 此下原有"二"字,據明抄本、正抄本、《太素·本輸》注引《明堂》、《外臺》卷三十九、《千金》卷二十九、《素問·刺瘧》及《素問·氣穴論》王冰注、《醫心方》卷二、《銅人》卷五删。

〔3〕岐骨 岐,歧也。《釋名·釋道》:"道……二達曰岐旁。物兩爲岐,在邊曰旁。"本經卷二第一上:"膽足少陽之脉……其支者,別跗上,入大指之間,循大指岐骨内出其端。"《靈樞·經脉》及《太素·經脉連環》"岐"均作"歧"。《釋骨》:"小指次指岐出者,曰足小指次指岐骨。"

〔4〕滎 此下明抄本有"音營"二小字音注。

地五會[1],在足小指次指本節後間[2]陷者中。刺入三分,不可灸。灸之人瘦,不出三年死[3]。

〔1〕地五會 《經穴解·膽經》:"少陽之穴,在足有五穴,而肝經之太衝穴,有絡橫連地五會,如木之有根在地。此穴乃肝經相會之地也,故曰地五會。"《醫經理解·穴名解》:"地五會,五藏之會也。"《鍼灸穴名國際標準化手册》:"地在下,指足部。足部膽經穴有五,此穴居其中,爲上下脉氣會合之處。"諸家説解務在求五之實,似難盡義。按五,假借爲午,縱橫交也。《説文·五部》:"五,五行也,從二,陰陽在天地間交午也。"張舜徽約注:"五當以×爲初文,而×又以交午爲本義。實象交錯之形。"《周禮·秋官·壺涿氏》:"則以牡橭午貫象齒而沈之。"鄭玄注:"故書,橭爲梓,午爲五。"《儀禮·大射》:"度尺爲午。"賈公彦疏:"一從(縱)一横爲午。"足少陽脉之別者,起於跗上,至大指之端,交於足厥陰脉。陽維起於諸陽之會,縱行與足少陽脉會。此脉亦可謂縱横交會也。此穴處足部低位,應於交會之所,故名地五會。義或屬此。

〔2〕間 《外臺》卷三十九、《千金》卷二十九、《千金翼》卷二十六、《醫心方》卷二等均無。然此下臨泣亦有間字,二穴相距甚近,可証本經是。

〔3〕灸之人瘦,不出三年死 《外臺》卷三十九作"使人瘦,不出三年

死”。本經卷五第一下僅有“使人瘦”三小字注文。正抄本無此十字。

臨泣[1]者,木也,在足小指次指本節後間陷者中,去俠谿一寸五分,足少陽脉之所注也,爲俞。刺入二分,留五呼[2],灸三壯。

〔1〕臨泣 《醫經理解·穴名解》:“本經有二臨泣。在頭曰臨泣,謂其穴下臨於目也;在足亦曰臨泣,謂其氣上通於目也。”

〔2〕留五呼 原脱,據正抄本、《素問·氣穴論》王冰注、《醫心方》卷二補。

丘墟[1],在足外[2]踝下如前陷者中,去臨泣三寸[3]。足少陽脉之所過也,爲原。刺入五分,留七呼,灸三壯。

〔1〕丘墟 《説文·丘部》:“虚,大丘也。”段玉裁注;“按虚者,今之墟字。”此穴當外踝前,外踝隆起若大丘焉,故名丘墟。

〔2〕外 此下原有“廉”字,據正抄本、《太素·本輸》注引《明堂》、《千金》卷二十九、《千金翼》卷二十六、《醫心方》卷二、《銅人》卷五删。

〔3〕三寸 原作“一寸”,據正抄本、《太素·本輸》注引《明堂》、《外臺》卷三十九、《千金》卷二十九、《千金翼》卷二十六、《醫心方》卷二、《銅人》卷五改。

懸鍾[1],在足外踝上三寸動脉中[2],足三陽絡[3],按之陽明脉絶[4]乃取之。刺入六分,留七呼,灸五壯。

〔1〕懸鍾 此下《千金》卷二十九、《千金翼》卷二十六均有“一名絶骨”四字。按本經卷七第五云:“鍼絶骨出其血。”《素問·刺瘧》王冰注謂陽輔穴。《素問·骨空論》云:“外踝上絶骨之端灸之。”楊上善與王冰注均謂陽輔穴。《難經·四十五難》云:“髓會絶骨。”丁德用注亦指陽輔穴。足証古醫經之絶骨,當陽輔穴處。《千金》之説,疑有誤。然後世多有沿襲此説,以絶骨爲懸鍾之別名者,待考。《醫經理解·穴名解》:“謂尖骨下外踝形如懸鍾也。”《鍼灸穴名國際標準化手册》:“穴當外踝上,是古時小兒懸掛脚鈴處。”按此穴義難詳,姑存二注。

〔2〕動脉中 原作“動者脉中”,正抄本同。明抄本作“動者中”,者下原校云:“一作脉。”《外臺》卷三十九、《千金》卷二十九、《千金翼》卷二十六均作“動者中”。宋刊《千金》、《醫心方》卷二均作“動者”。按本卷穴位處有動脉者,皆稱動脉,不稱動者,特別如俠白、陰廉穴,均謂“動脉中”。

是本文原衍"者"字,他本作"動者",亦誤。今據明抄本原校、《銅人》卷五、《資生經》卷一删改。

〔3〕足三陽絡 《外臺》卷三十九作"足三陽大絡"。《經穴解·膽經》:"足三陽從上下者,將胸而至于足,至此穴,皆有絡以相通。故曰三陽之大絡。"

〔4〕按之陽明脉絶 《經穴解·膽經》:"惟有絡以相通,故按此穴,則足上跗陽之脉絶,乃其紀也。如不絶,再於上下求之。其動脉甚細,須細求之方得。"按此指按於腓骨之前,足陽明跗上之脉可絶。

陽輔[1]者,火也,在足外踝上四寸,氣穴論註無四寸二字[2]。輔骨前,絶骨[3]端,如前三分所[4],去丘墟七寸[5],足少陽脉之所行也,爲經。刺入五分,留七呼,灸三壯。

〔1〕陽輔 《醫經理解·穴名解》:"陽輔,外輔骨也。"穴當輔骨前,外側屬陽,故名陽輔。

〔2〕氣穴論註無四寸二字 《素問·骨空論》王冰注及《千金》卷二十九、《千金翼》卷二十六、《醫心方》卷二亦均無"四寸"二字。

〔3〕絶骨 《太素·經脉連環》注:"絶骨,窮也。"《釋骨》:"外踝上細而短附骱者曰絶骨。"因腓骨此處較凹陷,從外踝向上推按,至此有似絶盡,故名絶骨。

〔4〕所 原脱,據明抄本、《素問·氣穴論》及《素問·骨空論》王冰注補。正抄本亦有"所"字,錯於上文"絶骨"之下。今據補。《外臺》卷三十九、《千金》卷二十九、《千金翼》卷二十六均作"許"字,義同。

〔5〕去丘墟七寸 按此與上文"外踝上四寸"之數不符,外踝上四寸,約當丘墟上五寸處。且去丘墟七寸處,亦非絶骨之端。故疑"七"爲"五"之誤。

按:本穴原在外丘之後,《外臺》、宋刊《千金》、《千金翼》均同。然外丘在外踝上七寸,而本穴即使按"去丘墟七寸"之數約之,則約當外踝上五寸,若按經穴一般排列順序,亦當在外丘之前,此其一也;本穴特有一自然標志"絶骨之端",若諸書對絶骨之解不誤,則絶骨適當踝上四寸處,如此則去丘墟七寸之數不可從,此其二也;丘墟上七寸處,似摸不到骨的特殊標志絶骨之端,此其三也;又《素問·骨空論》言少陽之絡,在外上五寸。王冰注云："五寸(按原誤作三寸)一云四寸,《中誥圖經》外踝上四寸無穴,五寸是光明穴也。"此所謂外踝上四寸無穴,乃無少陽絡穴,非言此處無穴,故不可據此以否定陽輔在外踝上四寸之説,此其四也。故仍從本經"踝上四寸"説,將本穴前移。

光明[1],足少陽絡[2],在足外踝上五寸,別走厥陰者。刺入六分,留七呼,灸五壯。《骨空論》註云:刺入七分,留十呼[3]。

〔1〕光明 《太素・十五絡脉》注:"光明,即眼也。少陽、厥陰主眼,故少陽胳得其名也。

〔2〕足少陽絡 本經卷二第一下云:"足少陽之別,名曰光明,去踝上五寸,別走厥陰,並經下絡足跗。"此言足少陽之脉別走足厥陰之脉,故爲足少陽之絡。

〔3〕留十呼 《醫心方》卷二亦作"留十呼"。

外丘[1],足少陽郄,少陽所生[2],在足外[3]踝上七寸。刺入三分,灸三壯。

〔1〕外丘 穴在陽交之外,此處肌肉隆起如丘,故名外丘。

〔2〕少陽所生 《外臺》卷三十九、《千金》卷二十九、《銅人》卷五均同。《千金翼》卷二十六、《醫心方》卷二均無此四字。按本卷其他十一脉之郄穴,均無此字樣,且四字文義亦難安,疑爲後人注文,混作正文。

〔3〕足外 足,原脱,據《銅人》卷五及本篇前後文例補。外,原作"內",據正抄本、《外臺》卷三十九、《千金》卷二十九、《千金翼》卷二十六、《醫心方》卷二、《銅人》卷五改。

陽交[1],一名別陽,一名足窌,陽維之郄[2],在足[3]外踝上七寸,斜屬三陽分肉間[4]。刺入六分,留七呼[5],灸三壯。

〔1〕陽交 此穴斜屬三陽分肉間,與足三陽脉曲屈交會,故名陽交。

〔2〕陽維之郄 此穴既屬足少陽脉,又爲陽維脉所行處,故爲陽維郄。

〔3〕足 原脱,據《銅人》卷五及此前"外丘"等文例補。

〔4〕斜屬三陽分肉間 《經穴彙解》卷五:"按陽明經下廉,本經外丘,太陽經飛揚,共踝上七寸,是三陽之分肉也。"《經穴纂要》:"瑩升按:三陽,異本三作二。二陽,足陽明胃經,足太陽膀胱經也。胃經行前……膀胱經行後……此膽經行前後兩經分肉之間。"按此文所謂斜屬,則非指直

行處也,義指此穴處,橫斜連屬足三陽脉之分肉間。

〔5〕留七呼 《醫心方》卷二無此三字。

陽陵泉[1]者,土也,在膝下一寸[2],骺[3]外廉陷者中,足少[4]陽脉之所入也,爲合。刺入六分,留十呼[5],灸三壯。

〔1〕陽陵泉 下肢外側屬陽,穴旁骨隆起若陵壯,穴處深陷若泉,故名陽陵泉。

〔2〕膝下一寸 此指膝蓋前緣下一寸處,非自膝蓋正中折算尺度。

〔3〕骺 《素問·痹論》及《素問·氣穴論》王冰注同。《太素·本輸》注引《明堂》、《外臺》卷三十九、《千金》卷二十九、《千金翼》卷二十六、《醫心方》卷二、《銅人》卷五均無。

〔4〕少 原作"小",據明抄本、正抄本、《銅人》卷五改。

〔5〕留十呼 《醫心方》卷二、《銅人》卷五均無此三字。

陽關[1],在陽陵泉上三寸,犢鼻[2]外陷者中。刺入五分,禁不可灸[3]。

〔1〕陽關 《千金》卷二十九原校云:"一本云關陵。"穴在下肢外側,爲足少陽脉關要處,故名陽關。

〔2〕犢鼻 此指若牛鼻狀之膝蓋骨而言,非指足陽明脉之犢鼻穴。

〔3〕禁不可灸 《外臺》卷三十九作"不宜灸"。《銅人》卷五作"不可灸"。《醫心方》卷二作"灸五壯"。詳本經卷五第一下、《千金》卷二十九灸禁忌法均云"陽關禁不可灸"。可証此當屬古《明堂》文。

中瀆[1],在髀[2]外,膝上五寸,分肉間陷者中,足少陽脉氣所發也。刺入五分,留七呼[3],灸五壯。

〔1〕中瀆 瀆,原作"犢",據目錄、正抄本及正重抄本、《外臺》卷三十九、《千金》卷二十九、《銅人》卷五等改。瀆,溝瀆也。以穴處喻脉氣運行於股外分肉中之溝瀆,故名中瀆。

〔2〕髀 此下原有"骨"字,據《外臺》卷三十九、《千金》卷二十九、《千金翼》卷二十六、《醫心方》卷二刪。

〔3〕留七呼 《醫心方》卷五無此三字。

環跳[1],在髀樞中,側臥伸下足,屈上足取之[2],足少陽脉氣所發。刺入一寸,留二十呼[3],灸五壯[4]。《氣穴論》註云:髀樞後,足少陽太陽二脉之會,灸三壯。

〔1〕環跳　《外臺》卷三十九、《銅人》卷五、《資生經》卷一均同。《千金》卷二十九,《千金翼》卷二十六,《太素・氣府》注,《素問・氣穴論》、《素問・氣府論》、《素問・繆刺論》等王冰注及《素問・氣府論》、《素問・繆刺論》新校正引本經,《醫心方》卷二均作"環銚"。詳諸取聲於"兆"之字,多可相假,跳,亦"銚"之假借。往者皆從環跳作解,義難安。蓋環者,環繞也,引伸爲圓形。《説文・金部》:"銚,盪器也。"段玉裁注:"今煮物瓦器,謂之銚子。"此言穴在髀樞中,髀樞骨圓而深,其形如銚,故名環銚。

〔2〕側臥伸下足,屈上足取之　《外臺》卷三十九、《千金翼》卷二十六、《銅人》卷五均同。《千金》卷二十九,《素問・氣穴論》、《素問・氣府論》及《素問・繆刺論》等王冰注,《醫心方》卷二均無此十字。本卷諸穴,一般不載取穴方法,此或爲後人注文之混人者。

〔3〕二十呼　正抄本作"二呼",疑誤。

〔4〕五壯　原作"五十壯"。《銅人》卷五、《資生經》卷一均同。《素問・氣穴論》及《素問・氣府論》王冰注均作"三壯"。《醫心方》卷二作"十壯"。按本卷三百餘腧穴,除個別曲垣灸十壯者外,灸七壯者,亦在少數。而本文言灸五十壯,似不合古制。今據《素問・氣穴論》新校正及《資生經》卷一引本經改。

足太陽及股並陽蹻六穴凡三十六穴第三十五(按:"三十六",原作"三十四",據明抄本及本篇實有穴數改)

提要:本篇主要闡述膀胱足太陽脉在股部的十五個雙穴、陽蹻脉三個雙穴,共三十六個腧穴的穴位及刺、灸分壯等,故以此名篇。

膀胱出於至陰[1],至陰者,金也,在足小指外側,去爪甲角[2]如韭葉,足太陽脉之所出也,爲井。刺入一分[3],留五呼,灸三壯[4]。

〔1〕至陰　《經穴解・膀胱經》:"以其在最下也,故曰至陰;以其將傳於少陰經也,亦曰至陰。"《醫經理解・經穴解》:"至陰,在足小指外側端,指之小,陽之盡,故謂至陰也。"二説互見,其義則善。

〔2〕角　原脱。據《素問・繆刺論》新校正引本經,《太素・本輸》注引《明堂》,《外臺》卷三十九,《千金》卷二十九,《千金翼》卷二十六,《素

問·刺瘧》、《素問·氣穴論》、《素問·繆刺論》等王冰注,《醫心方》卷二,《銅人》卷五補。

〔3〕一分 原作"三分"。據明抄本、《素問·刺瘧》、《素問·氣穴論》、《素問·繆刺論》等王冰注,《醫心方》卷二改。

〔4〕三壯 原作"五壯"。據《外臺》卷三十九、《素問·刺瘧》、《素問·氣穴論》、《素問·繆刺論》等王冰注,《醫心方》卷二改。

通谷[1]者,水也,在足小指外側,本節前陷者中,足太陽脈之所溜也,爲滎。刺入二分,留五呼,灸三壯[2]。

〔1〕通谷 穴當脉氣運行之通道,其處凹陷若谷,故名通谷。

〔2〕灸三壯 原脱,據明抄本、正抄本、《外臺》卷三十九、《素問·氣穴論》及《素問·骨空論》王冰注、《醫心方》卷二、《銅人》卷五補。

束骨[1]者,木也,在足小指外側,本節後陷者中,足太陽脈之所注也,爲俞。刺入三分,留三呼[2],灸三壯。《氣穴論》註云:本節後,赤白肉際[3]。

〔1〕束骨 《釋骨》:"京骨之前,當小指本節後者,曰束骨。"此穴正當束骨處,因骨而得名。

〔2〕留三呼 原脱,據《素問·刺腰痛》及《素問·氣穴論》王冰注、《醫心方》卷二補。

〔3〕《氣穴論》……赤白肉際 《素問·刺腰痛》同。據此下京骨穴文例及《素問》王冰注,疑本經脱"赤白肉際"四字。

京骨[1],在足外側大骨下,赤白肉際陷者中,按而得之[2],足太陽脈之所過也,爲原。刺入三分,留七呼,灸三壯。

〔1〕京骨 足外側大骨曰京骨。今指第五蹠骨粗隆。此穴正當此大骨下,因骨而得名。京,大也。

〔2〕按而得之 《素問·刺腰痛》及《素問·氣穴論》王冰注同。《外臺》卷三十九、《千金》卷二十九、《千金翼》卷二十六、《醫心方》卷二、《銅人》卷五均無此四字。按此四字在此亦無義,疑錯簡文。

金門[1],一名關梁[2],足[3]太陽郄,在[4]足外踝下,陽維之所別屬也[5],刺入三分,灸三壯。

〔1〕金門 《經穴解·膀胱經》認爲太陽本爲寒水,寒水生長於申,故

有申脉之名，申脉下穴名金門者，有金水相生之義。《醫經理解·穴名解》云：“金者，水所從出。金門……是寒水所生之門也。”或者以爲金爲珍重之義，也有的以爲申支屬金，申時氣血流注於此等。按以上諸説，似難盡義。金與噤通。《荀子·正論》：“金舌弊口。”楊倞注：“金，或讀爲噤。”《文選·潘岳·西征賦》：“有噤門而莫啟。”李善注：“噤亦閉也。”是噤猶有禁義。又《釋名·釋天》：“金，禁也。氣剛毅能禁制物也。”此穴既爲足太陽郄，又爲陽維之別屬，其脉氣能禁制諸陽脉。穴當骸骨外側，凹陷若門户焉。故名金門。

〔2〕一名關梁　原在“外踝下”下，《千金翼》卷二十六、《醫心方》卷二均同。《千金》卷二十九亦同，惟下後有“陷中”二字。《外臺》卷三十九在“郄”下。今據《銅人》卷五、《資生經》卷一及一般文例移此。

〔3〕足　此前原有“在”字，據《外臺》卷三十九、《千金》卷二十九、《素問·繆刺論》王冰注、《醫心方》卷二、《銅人》卷五删。

〔4〕在　此前原有“一空”二字。據《外臺》卷三十九、《千金》卷二十九、《千金翼》卷二十六、《素問·繆刺論》王冰注、《醫心方》卷二、《銅人》卷五删。

〔5〕陽維之所別屬也　《銅人》卷五同。《外臺》卷三十九、《千金》卷二十九、《千金翼》卷二十六、《醫心方》卷二均無此七字。按《難經·二十八難》云：“陽維起於諸陽會也。”滑壽注：“陽維所發，別於金門。”加藤宗博注：“陽維起於諸陽之會，其脉發於足太陽金門穴。”若按此説，則此文亦應屬古義。

申脉[1]，陽蹺所生也[2]，在足外踝下陷者中，容爪甲[3]，刺入三分[4]，留六呼[5]，灸三壯。《刺腰痛論》註云：外踝下五分。

〔1〕申脉　《經穴解·膀胱經》：“太陽標爲巨陽，本爲寒水。故曰在上則爲陽，在下則爲水。水之長生在申，此穴在足踝之下，以申脉名之，言其水所生之源也。”《醫經理解·穴名解》：“申，伸也。申脉在足外踝下五分，爲陽蹺脉所生，陽蹺自足上行，故謂脉之申而上者也。”今從後説。此脉前行至金門有所禁，此行至申脉氣乃伸，故名。

〔2〕陽蹺所生也　《難經·二十八難》：“陽蹺脉者，起於跟中，循外踝上行。”滑壽注：“陽蹺脉，起於足跟中申脉穴，循外踝而行。”此説與本文義同。

〔3〕甲　此後原有“許”字。據《外臺》卷三十九、《千金》卷二十九、

《千金翼》卷二十六、《素問·刺腰痛》及《素問·繆刺論》王冰注、《醫心方》卷二、《銅人》卷五删。

〔4〕三分 《素問·刺腰痛》王冰注作"六分"。

〔5〕六呼 《素問·刺腰痛》王冰注作"十呼"。

按：申脉原列金門之前。詳本經卷五第三云："邪客於足陽蹺之脉……刺外踝之下半寸所。"《太素·量繆刺》注及《素問·繆刺論》注均指爲申脉穴。《素問·刺腰痛》王冰注亦云申脉"在外踝下同身寸之五分"。是五分與半寸，兩相互証。既在外踝下五分，則金門雖亦在外踝下，但不能再居申脉之上，必在申脉之下。既在申脉之下，按本經腧穴排列次序，知二穴互易，今爲改正。

僕参[1]，一名安邪，在跟骨下陷者中，拱足得之[2]，足太陽、陽蹺之會[3]。刺入三分[4]，留六呼[5]，灸三壯[6]。

〔1〕僕参 《經穴解·膀胱經》："主在前而僕在後，僕之所視，主之跟脚也，故曰僕参。猶立則見其参於前也之義。"《醫經理解·穴名解》："僕者，卑稱也。僕参，言立於下以参乘者也。"按此説亦頗爲費解，疑僕爲仆之假。仆，仆伏也。仆伏参拜時穴處較顯，或屬此義。

〔2〕拱足得之 拱，明抄本作"鞏"。拱訓固時，與鞏通，然在此義不通。《外臺》卷三十九、《銅人》卷五、《資生經》卷一、《聖惠方》卷一百均同。《醫心方》卷二作"供足得之"。《素問·刺腰痛》無此四字。按拱、鞏、供古韻東部，與弓音近，疑拱足者，弓足也。弓，彎曲也。或言足向上曲屈則穴易得。

〔3〕足太陽、陽蹺之會 原作"足太陽脉之所行也，爲經"，與此後崑崙穴文重。明抄本、《素問·刺腰痛》王冰注均作"足太陽、陽蹺二脉之會"，《外臺》卷三十九作"足太陽、陽蹺脉所會"。今據明抄本等改。

〔4〕三分 原作"五分"，據明抄本、《素問·刺腰痛》王冰注改。

〔5〕六呼 原作"十呼"，據明抄本、《素問·刺腰痛》新校正引本經、《醫心方》卷二改。

〔6〕壯 此下原有"《刺腰痛論》註云：陷者中，細脉動應手"十四字校文，爲此下崑崙穴校文，誤錯於此，且明抄本亦無，今移崑崙下。又明抄本有"《素問·刺腰痛》註云：留七呼"十字校文。

崑崙[1]者[2]，火也，在足外踝後跟骨上陷中[3]，足太陽脉之所行也，爲經。刺入五分，留十呼，灸三壯。《素問·刺腰痛論》註云：陷者中，細脉動應手[4]。

〔1〕崑崙　《説文·丘部》：“虚，大丘也，崑崙丘謂之崐崘虚。”段玉裁注：“崑崙丘，丘之至大者也。……按虚者，今之墟字，猶崑崘，今之崐崘字也。”此以崑崙比之大丘。本穴亦以外踝大骨比之崑崙，穴在外踝大骨之後跟骨上，因以得名。

〔2〕者　原脱，據明抄本及諸五腧穴文例補。

〔3〕中　此下原有“細脉動應手”五字，《素問·刺腰痛》、《素問·氣穴論》、《素問·骨空論》等王冰注均同。明抄本、《外臺》卷三十九、《千金》卷二十九、《千金翼》卷二十六、《醫心方》卷二均無。且明抄本此條末有此校文，可証本無此正文，今據删。

〔4〕《素問·刺腰痛論》……細脉動應手　此校文原錯於前僕參穴下，今據明抄本移此。

付陽[1]，陽蹻之郄[2]，在足外踝上三寸，太陽前，少陽後[3]，筋骨間。刺入六分，留七呼，灸三壯。《氣穴論》註作附[4]陽。

〔1〕付陽　原作“跗陽”，據《素問·氣穴論》新校正引本經、《外臺》卷三十九、《千金》卷二十九、《千金翼》卷二十六、《醫心方》卷二、《銅人》卷五改。《素問·氣穴論》及《素問·氣府論》均作“附陽”。付與附通。《書·梓材》：“皇天既付中國民。”《釋文》：“馬本作附。”本文當從附義，附，合也。《史記·張儀傳》：“是我一舉而名實附也。”本穴既屬足太陽，又爲陽蹻郄，是兩陽相附也。《醫經理解·穴名解》：“是兩陽脉之相附而行者也。”

〔2〕陽蹻之郄　本穴既屬足太陽，又有陽蹻脉附合於此，且爲陽蹻脉之重要孔穴，故爲陽蹻之郄。

〔3〕太陽前，少陽後　陽蹻脉雖在本穴處附合於足太陽脉，但亦有其自行路綫。本文即指該脉運行路綫在足太陽脉之前，足少陽脉之後。

〔4〕附　原作“付”，據明抄本、《素問·氣穴論》及《素問·氣府論》王冰注改。

飛揚[1]，一名厥陽，在足外踝上七寸，足太陽絡[2]，别走少陰者。刺入三分[3]，灸三壯。

〔1〕飛揚　《靈樞·本輸》、《太素·本輸》均作"飛陽"。陽與揚通，《詩經·小雅·正月》："燎之方揚。"《漢書·谷永傳》引作"陽"。楊上善注："此太陽胳別走少陰經，迅疾如飛，故曰飛陽也。"此穴爲足太陽之別絡，其別走少陰之脉，自此飛揚而去，故名飛揚。

〔2〕足太陽絡　本經卷二第一下云："足太陽之別，名曰飛揚，去踝七寸，別走少陰。"此言足太陽脉，別走少陰，故爲足太陽絡。

〔3〕分　此下《醫心方》卷二有"留十呼"三字。

承山[1]，一名魚腹[2]，一名肉柱，在兌腨腸[3]下分肉間陷者中。刺入七分，灸五壯[4]。

〔1〕承山　《經穴解·膀胱經》："此穴在腿肚之下，上視腿肚隆起，而高有山之象，又有下垂之相，故曰承山。"

〔2〕腹　此下《醫心方》卷二有"一名腸山"四字。《千金》卷二十九作"一名傷山"，傷當爲"腸"之誤。疑本經或有脱文。

〔3〕兌腨腸　腨下明抄本有"音喘"二小字音注。兌，鋭也。《素問·刺腰痛》王冰注正作"鋭"。《説文·肉部》："腓，脛腨也。"段玉裁注："咸，六二，咸其腓。鄭曰：腓膞腸也。按諸書或言膞腸，或言腓腸，謂脛骨後之肉也。腓之言肥，似中有腸者然，故曰腓腸。"《説文·肉部》："腨，腓腸也。"玄應《一切經音義》卷四十五："兩膞。又作腨，同。時臾反。《説文》：腨，腓腸也。腓音肥。江南言腓腸，中國言腨腸，或言脚腨也。"又玄應《一切經音義》卷一："《文字集略》云：脛之腹也。《説文》：足腓腸也。或作蹲、踹、膞，四形並同。今從肉。"兌腨腸，俗云腿肚下鋭端處。

〔4〕五壯　原作"三壯"，據《外臺》卷三十九、《素問·刺腰痛》王冰注、《醫心方》卷二、《銅人》卷五改。

承筋[1]，一名腨腸，一名直腸[2]，在腨腸中央陷者中，足太陽脉氣所發。禁不可刺，灸三壯。《刺腰痛論》註云：在腨[3]中央如外[4]。

〔1〕承筋　《經穴解·膀胱經》："膝後有大筋兩條，下膝合於腨腸之中，而此穴承之，故曰承筋。"

〔2〕直腸　直，膱之假借，《廣韻·職韻》："膱，肥腸。"《説文解字

注》："腓之言肥，似中有腸者然，故曰腓腸。"是直腸即膊腸，膊腸即肥腸，肥腸即腓腸也。

〔3〕膊　原作"臑"，據《素問·刺腰痛》王冰注改。

〔4〕如外　原脱，據明抄本、《素問·刺腰痛》王冰注補。

合陽[1]，在膊[2]約文[3]中央下二寸。刺入六分，灸五壯。

〔1〕合陽　《經穴解·膀胱經》："太陽直行之支別者，旁行過髀樞之支別者，俱合於委中，過膝之後而下行，故曰合陽，以太陽兩脉合而得名也。"

〔2〕膊　原作"膝"，在此義不甚確，此下委中穴言此部位則稱膊，於義爲是。然《外臺》卷三十九、《千金》卷二十九等，亦均作"膝"，足証其誤也久矣，今據委中穴文例改。

〔3〕約文　《外臺》卷三十九、《千金》卷二十九、《醫心方》卷二、《銅人》卷五等均無"文"字。然下文委中穴仍稱約文，且《千金》卷二十九、《千金翼》卷二十六、《醫心方》卷二、《銅人》卷五亦均作"約文"。約文者，指膊中央之大橫文也。故當以本經爲是。

委中[1]者，土也，在[2]膊中央約文中動脉，足太陽脉之所入也，爲合。刺入五分，留七呼，灸三壯。《素問·骨空論》註云：膊[3]謂膝解之後，曲脚之中，背而取之[4]。《刺腰痛論》註云：在足膝後屈處。

〔1〕委中　《醫經理解·穴名解》："委中……正當足膝委折之中也。"諸解多以委訓委折、委屈之義，似是而實非也。委，水流聚合處也。《禮記·學記》："三王之祭川也，皆先河而後海，或源也，或委也，此之謂務本。"鄭玄注："委，流所聚也。"足太陽脉自巔下項至肩膊內，分爲兩支，下行至膊中相合，正象水脉之聚合，此穴適當膊中央，故名委中。

〔2〕在　此下《素問·刺熱》、《素問·刺腰痛》、《素問·水熱穴論》等王冰注均有"足膝後屈處"五字。

〔3〕膊　此下明抄本有"音或"二小字音注。

〔4〕《素問·骨空論》……背而取之　本文是王冰對經文"膝痛，痛及拇指，治其膊"的解釋，並非委中穴部位原文的直接引用。王冰在《素問》注中引用委中處有近十次，而本注特異者，蓋由乎此。

委陽[1]，三焦下輔俞也[2]，在足太陽之前，少陽之後[3]，出於膊中外廉兩筋間，扶承下六寸[4]，此足太陽之別絡也[5]。

刺入七分,留五呼,灸三壯。屈身而取之[6]。

〔1〕委陽　此穴當委中之外側,亦即陽面,故名委陽。

〔2〕三焦下輔俞也　《素問·氣穴論》王冰注、《銅人》卷五均同。《外臺》卷三十九、《千金》卷二十九、《千金翼》卷二十六、《素問·刺腰痛》及《素問·痹論》王冰注、《醫心方》卷二均無。《靈樞·本輸》:"三焦者,足少陽、太陰之所將,太陽之別也,上踝五寸,別入貫腨腸,出於委陽,並太陽之正,入絡膀胱,約下焦。"明乎此,則知委陽之所以爲三焦下輔俞之義。

〔3〕在足太陽之前,少陽之後　《外臺》卷三十九、《千金》卷二十九、《醫心方》卷二均同。《千金翼》卷二十六、《銅人》卷五均作"太陽之後",不若前文義勝。《素問·刺腰痛》、《素問·痹論》及《素問·氣穴論》王冰注均無此十字。委陽穴在足太陽支脉綫上,此言其位,當足太陽直行脉之前,足少陽直行脉之後。

〔4〕扶承下六寸　《外臺》卷三十九、《千金》卷二十九、《醫心方》卷二、《銅人》卷五均同,唯《外臺》、《銅人》作"承扶",義亦同。《素問·痹論》及《素問·氣穴論》王冰注均無此五字。又《素問·刺腰痛》云:"衡絡之脉,令人腰痛,……刺之在郄陽筋之間,上郄數寸,衡居爲二痏出血。"王冰注:"衡居二穴,謂委陽、殷門,平視橫相當也。……二穴各去臀下橫文同身寸之六寸。"本篇承扶穴云在尻臀下股陰上約文中,可証王冰此注,言殷門、委陽二穴,均當在扶承下六寸。諸說雖盡同,但與上文"膕中外廉兩筋間"之穴位,大相逕庭,故《醫學綱目》卷八云:"考諸尺寸,則承扶下至其穴,正得一尺六寸,故愚斷然謂《甲乙》脫去一尺二字,無疑也。"若據本經卷二第七所謂"髀樞以下至膝中長一尺九寸"之數度之,則承扶下至委陽,實未及一尺六寸,故《綱目》之說難從。是則"扶承下六寸"說,疑有誤。宋刊《千金》及《千金翼》卷二十六無"六寸"二字,於義爲勝。

〔5〕足太陽之別絡也　《靈樞·本輸》:"三焦下腧,在於足太陽(按原作"大指",據《太素·本輸》改)之前,少陽之後,出於膕中外廉,名曰委陽,是太陽絡也。"即此義也。

〔6〕屈身而取之　正抄本、《外臺》卷三十九、《素問·氣穴論》王冰注均同。身,明抄本、《素問·痹論》王冰注、《銅人》卷五均作"伸"。按本經文例,此文似應在"六寸"之下。

浮郄[1],在委陽上一寸,屈膝得之[2]。刺入五分,灸三壯。

〔1〕浮郄　浮，順流也，《尚書・禹貢》：“浮於濟漯。”孔安國傳：“順流曰浮。”郄，竅隙也。本經支脉脉氣經此順流而下，過委陽則折轉而内合於委中，故名浮郄。

〔2〕屈膝得之　《外臺》卷三十九、《醫心方》卷二、《銅人》卷五均作“展膝得之”。《千金》卷二十九、《千金翼》卷二十六均作“展足得之”。

殷門[1]，在肉郄下[2]六寸。刺入五分，留七呼，灸三壯。

〔1〕殷門　殷，豐盛、廣大之義。穴處肌肉豐盛，脉域廣大，又爲脉氣運行之門户，故名殷門。

〔2〕在肉郄下　肉郄，承扶之別名。《素問・刺腰痛》王冰注作“去臀下横文”。臀下横文，正承扶穴處。二説義同。

承扶[1]，一名肉郄，一名陰關，一名皮部，在尻臀下股陰上[2]約文[3]中。刺入二寸，留七呼，灸三壯。

〔1〕承扶　正抄本、《外臺》卷三十九、《銅人》卷五均同。明抄本、宋刊《外臺》、《醫心方》卷二均作“扶承”。本經卷九第八、第九、第十二俞穴主治亦皆作“扶承”。《千金》卷二十九、《千金翼》卷二十六亦均作“扶承”，而《千金》卷三十則承扶、扶承兩見。是此名古已混矣。今已俗成，義亦不悖，不改。《醫心方》注云：“扶承其身。”《醫經理解・穴名解》：“言此乃承身部而相扶也。”

〔2〕上　此上原有“腄”字，明抄本、正抄本均作“衝”字。《外臺》卷三十九、《千金》卷二十九、《千金翼》卷二十六、《醫心方》卷二均無，據删。

〔3〕約文　《外臺》卷三十九作“衝文”，《千金》卷二十九原校一云作“横文”，《醫心方》卷二作“衡文”。作衝、衡者，當係横之誤。約文，指臀下横紋也。

欲令灸發者，灸履䠂[1]音徧[2]。熨之，三日即發[3]。

〔1〕䠂（biǎn 扁）　原作“韁”，正抄本同，字書無此字。據明抄本、《醫心方》卷二引本經改。《外臺》卷十九及卷三十九、《聖惠方》卷一百、《資生經》卷二等引本經均作“底”。《廣雅・釋器》：“緻謂之䠂。”王念孫疏證：“《玉篇》：䠂，履底緻也。緻，䠂緻也。《集韻》引《字林》云：緻，刺履底也。”足証䠂乃履底，文異而義同。

〔2〕音徧　明抄本脱“徧”字。

〔3〕欲令灸發者……三日即發　《外臺》卷十九引本經作“灸不發者，灸故履底熨之，三日即發也”。而卷三十九引本經又作“灸則不發者，

灸故履底令熱好熨之，三日即發也”。《醫心方》卷二引本經作“灸不發者，灸鯿熨之，三日即發也”。《聖惠方》卷一百引本經作“灸瘡不發者，用故履底令熱熨之，三日即發”。《資生經》卷二引本經與《聖惠方》同，唯令上有“灸”字。諸書所引，文雖不同，而義無大異。似以《醫心方》引文較明。然“灸不發”，似應作“灸瘡不發”。履底，疑是鯿之注文而互混。故言鯿不言履底，言履底而不言鯿。

按：《外臺》卷十九引本經云：“用灸補者，無吹其火，須自滅也；以灸寫者，疾吹其火，拊其艾，須其火滅也。”今本《甲乙》已無此文，疑系原引《明堂》舊文，唐以後奪矣。

卷之四

經脉第一上

本篇自"雷公問曰"至"無勞用力",見《靈樞·禁服》、《太素·人迎脉口診》;自"黃帝問曰:病之益甚"至"脉口盛緊者,傷於食",見《靈樞·五色》、《太素·人迎脉口診》;自"其脉滑大以代而長者"至"可變而已",見《靈樞·五色》;自"曰:平人何如"至"無胃氣曰逆,逆者死",見《素問·平人氣象論》、《太素·尺寸診》;自"持其脉口"至"乍數乍疏也",見《靈樞·根結》、《太素·人迎脉口診》;自"肝脉弦"至"腎脉石",見《素問·宣明五氣》、《太素·五藏脉診》;自"心脉來"至"辟辟如彈石,曰死",見《素問·平人氣象論》、《太素·五藏脉診》;自"脾脉虛浮似肺"至"肝脉急沈散似腎",見《素問·示從容論》;自"曰:見真藏曰死"至"故曰死",見《素問·玉機真藏論》、《太素·藏府氣液》;自"春脉,肝也"至"名曰重强",見《素問·玉機真藏論》、《太素·四時脉形》。

提要:本篇分上中下三篇,重點論述各種脉象之診斷意義,故以此名篇。上篇主要内容包括:根據人迎、氣口之變化,説明疾病進退與輕重;平人與病人之脉象區别,以及脉有胃氣之重要;五臟之平、病、死脉,以及四時臟氣太過不及所致之脉証變化。

雷公問曰:外揣[1]言渾束爲一[2],未知其所謂,敢問約[3]之柰何?黃帝答曰:寸口主中[4],人迎主外,兩者相應,俱往俱來,若引繩,大小齊等[5]。春夏人迎微大,秋冬寸口微大者,故名曰平也[6]。人迎大一倍於寸口,病在少陽;再倍[7],病在太陽;三倍,病在陽明。盛則爲熱,虛則爲寒,緊則爲痛痺,代則乍甚乍間[8]。盛則瀉之,虛則補之,緊則取之分肉,代則取之血絡,且飲以藥[9],陷下者[10]則[11]灸之,不盛不虛者以經取之,名曰經刺[12]。人迎四倍,名曰外格,外格者,且大且數,則死不治[13]。必審按其本末,察其寒熱,以驗其藏府之病[14]。寸口大一倍於人迎,病在厥陰;再倍,病在少陰;三倍,病在太陰[15]。盛則脹滿,寒中[16],食不消化[17];虛則熱中[18],出麋[19],少氣,溺[20]色變;緊則爲痛痺;代則乍寒乍熱,下熱上寒[21],《太素》作代則乍痛乍止。盛則瀉之,虛則補之,緊則先刺之而後灸之,代則取血絡而後調《太素》作泄字。之,陷下者則從[22]灸之。陷下者,其脉血結於中,中有着血[23],血寒[24]故宜灸。不盛不虛,以經取之。寸口四倍者,名曰内關[25],内關者,且大且數,則死不治。必審按[26]其本末,察其寒熱[27],以驗其藏府之病[28]。通其榮俞,乃可傳於大數[29]。大數[30]曰:盛則從[31]瀉;小曰[32]:虛則從[31]補,緊則從[33]灸刺之[34],且飲藥;陷下則從[31]灸之[35];不盛不虛以經取之。所謂經治[36]者,飲藥,亦用[37]灸刺。脉急則引[38],脉代[39]一本作脉大以弱[40]。則欲安静,無勞用力[41]。

〔1〕外揣 係古醫籍名,今《靈樞》有此篇名,且謂"遠者,司外揣内;近者,司内揣外。"此正以名"外揣"之義。揣,度也。

〔2〕渾束爲一 渾,齊同也。如《關尹子・二柱》:"渾人我,同天地。"又如《文選・出師頌》:"渾一區宇。"束,聚也。《漢書・食貨志》:"于布,束于帛。"李奇注:"束,聚也。"又約束也。《周禮・司約》注:"言語之約束。"《史記・高帝紀》:"待諸侯至,定要束耳。"下文"約之奈何",正其義也。一,同一也。《戰國策・秦策》:"諸侯不可一。"高誘注:"一,同也。"渾束爲一,即綜合歸納使之同一之義。

〔3〕約 精簡約束也。如《吳子・論將》:"約者,法令省而不煩。"又與束義同。如《靈樞・禁服》亦云"束之"。凡繁雜者簡約之,散亂者約束之,即約、束之義。

〔4〕中　原作"内"，據《素問・至真要大論》新校正引本經、《靈樞》、《太素》改。按《史諱舉例・歷朝諱例》，隋高祖楊堅"父忠，兼諱中字，凡中皆改爲内。"内、中混用，係隋代諱字有經後人回改者，有未回改者，故有不同，而其義實同。

〔5〕若引繩，大小齊等　《太素》注："寸口人迎，兩者上下陰陽雖異，同爲一氣，出則二脉俱往，入則二脉俱來。是二人共引一繩，彼牽而去，其繩並去，此引而來，其繩俱來，寸口人迎，因呼吸牽脉往來，其動是同，故曰齊等也。"

〔6〕秋冬寸口微大者，故名曰平也　原作"秋冬寸口微大，如是者，名曰平人"，據《素問・至真要大論》新校正引本經改。

〔7〕再倍　兩倍也。《廣雅・釋詁》："再，二也。"

〔8〕乍甚乍間　間，本作"閒"，《廣韻・襉韻》："閒，瘳也。"《論語・子罕》："病閒。"何晏等集解："病閒，少差也。"乍甚乍間，言病忽輕忽重也。

〔9〕渾束爲一……且飲以藥　此一百二十八字，明抄本文斷殘缺。

〔10〕者　《靈樞》、《太素》無。

〔11〕則　此下原有"從而"二字，於義難安，據《靈樞》、《太素》及此上文例删。

〔12〕經刺　《太素》注："不盛不虛，正經自病也。……宜療自經，故曰以經取之，名曰經刺也。"

〔13〕人迎四倍，名曰外格，外格者，且大且數，則死不治　《靈樞》作"人迎四倍者，且大且數，名曰溢陽，溢陽爲外格，死不治"。參之下文"内關"文例，疑《靈樞》有誤。《太素》注："人迎三倍，各病一陽，至四倍，其陽獨盛，外拒於陰，陰氣不行，故曰格陽。格，拒也。"

〔14〕必審按其本末，察其寒熱，以驗其藏府之病　《靈樞集註》張志聰注："本者，以三陰三陽之氣爲本；末者，以左右之人迎氣口爲標。蓋言陰陽血氣渾束爲一，外可以候三陰三陽之六氣，内可以候五藏六府之有形。"

〔15〕三倍，病在太陰　此六字原脱，據《太素》及此上文例補。

〔16〕寒中　原作"寒則"，明抄本、《靈樞》、《太素》均作"寒中"，與下文"虛則熱中"爲對文，係盛者之一症，非別出寒因之義也，故據改。寒中者，内寒也。中，平聲。

〔17〕消化　消，《靈樞》、《太素》無。按《内經》不見用"消化"一詞，

本文稱"消化"者,疑衍"消"字。

〔18〕熱中　即內熱也。中,平聲。

〔19〕麋　《靈樞》作"糜"。按麋、糜與麋,古皆歌韵,故相假借。如《禮記·月令》:"行糜粥飲食。"《呂氏春秋·仲秋季》則作"麋"。《素問·氣厥論》:"上爲口麋。"王冰注:"麋,謂爛也。"

〔20〕溺　明抄本無。

〔21〕乍寒乍熱,下熱上寒　《靈樞》、《太素》均作"乍痛乍止"。《內經》言代脉,有更代之義,故前言"代則乍甚乍間",此言"代則乍寒乍熱",皆合更代之義。而"下熱上寒"一症,則與更代之義不合,且與上文句式不一,故疑此四字係後人誤增。

〔22〕從　《靈樞》、《太素》均作"徒"。按從、徒,在此均係副詞,兩義均通。從,隨即也。《左傳·隱公六年》:"長惡不悛,從自及也。"杜預注:"從,隨也。"徒,乃也。《經傳釋詞》:"徒,猶乃也。《莊子·天地篇》曰:吾聞之夫子,事可求,功求成,用力少,見功多者,聖人之道,今徒不然。"

〔23〕着血　滯留之血。着,著之俗體。著,滯留也。《韓非子·十過》:"兵之著於晉陽三年。"陳奇猷集釋:"著即佇字,滯留也。"

〔24〕寒　此下原有"則"字,義不安,據《靈樞》、《太素》删。

〔25〕內關　《太素》注:"陰氣三倍大於陽氣,病在三陰;至於四倍,陰氣獨盛,內皆閉塞,陽不得入,故曰內關。關,閉也。"

〔26〕審按　《靈樞》作"審察",《太素》作"察"。按,考察也。《漢書·薛宣傳》:"遣吏考按。"故按、察,義同也。

〔27〕察其寒熱　《靈樞》、《太素》均作"之寒温",連上讀,不若本經義順。

〔28〕以驗其藏府之病　《太素》注:"必須審按人迎寸口內外本末,察其脉中寒暑,然後驗知藏府中之病也。"

〔29〕大數　數,法則、規則也。《太玄經·玄掜》:"數爲民式。"大數,猶大法也。

〔30〕數　原脱,據《靈樞》、《太素》補。

〔31〕從　《靈樞》、《太素》均作"徒"。

〔32〕小曰　《靈樞》、《太素》均無此二字。按此雖與上原文"大曰"爲對文,然《靈樞》與《太素》均作"大數曰",於義爲是,而"小曰"則難作"小數曰"解,義甚難明,疑二字爲衍文。

〔33〕從 《靈樞》、《太素》均無。

〔34〕之 明抄本、《靈樞》、《太素》均無。

〔35〕之 明抄本無。

〔36〕經治 《靈樞發微》注:"以經取之,則取陽經者,不取陰經;取陰經者,不取陽經。此之謂經治。"

〔37〕用 《靈樞》作"曰"。

〔38〕脉急則引 《太素》注:"寸口脉急,可以鍼導引令和也。"

〔39〕脉代 《靈樞》作"脉大以弱",與本經校同。《太素》作"脉代以弱"。按本文作"脉代"爲是,别本及《靈樞》作"脉大以弱"則於義不順。大,古音與"代"同,疑"大"爲"代"之誤,《太素》作"代"可証。"以"與"而"通。脉代以弱,即脉代而弱。

〔40〕一本作脉大以弱 明抄本無此七字。

〔41〕無勞用力 《靈樞》作"用力無勞",義同。勞,太過也。《管子·小匡》:"犧牲不勞,則牛馬育。"尹知章注:"過用謂之勞。"無勞用力,即不可過份用力。

按:本節主要據人迎、寸口兩脉之大小對比,以測知人體陰陽之盛衰。統而言之,寸口脉大於人迎者,爲陰氣盛;人迎脉大於寸者,爲陽氣盛。指出凡脉大者爲邪氣盛,脉小者爲正氣虛;人迎脉盛則熱,虛則寒;寸口脉盛則寒,虛則熱;脉緊主寒主痛,脉代主邪在血絡等。治法上指出盛則瀉之,虛則補之,緊則先刺後灸,脉陷下者宜灸,代則先刺血絡而後調之,邪在本經發病者,則用經治法,取本經腧穴以治之,體現了辨証論治的原則。最後又示人診病時,當先察其致病之因,再辨証候之寒熱虛實,然後歸納分析,即可診斷出疾病所在,從而確定治療原則。

黄帝問曰[1]:病之益甚與其方衰何如? 岐伯對曰[2]:外內皆在[3]焉。切其脉口,滑小緊以沈者,病益甚,在中[4]。人迎氣大緊以浮者,病益甚,在外[5]。其脉口浮而滑[6]者,病日損[7];人迎沈而滑者,病日損。其脉口滑而沈者,病日進,在內;其人迎脉滑盛以浮者,病[8]日進,在外。脉之浮沈及人迎與氣口[9]氣大小齊[10]等者,其病難已[11]。病在藏,沈而大者,其病易已,以[12]小爲逆。病在府,浮而大者,其病易已[13]。人迎盛緊者,傷於寒;脉口盛緊者,傷於食[14]。其脉滑大以代而長者,病從外來,目有所見,志有所存[15],此陽之并也[16],可變而已[17]。

〔1〕黄帝問曰 《靈樞》作"雷公曰"。

〔2〕岐伯對曰 《靈樞》作"黄帝曰"。

〔3〕外内皆在 《太素》注:"外府内藏,並有其衰,故曰皆在。"

〔4〕在中 《太素》注:"脉口,陰位也。……病在五藏,故曰在中也。"《類經》卷六第三十二注:"脉口者,太陰藏脉也,故曰在中而主五藏。"

〔5〕在外 《太素》注:"人迎,陽位也。……病在六府,故曰在外也。"《類經》卷六第三十二注:"人迎者,陽明脉也,故曰在外而主六府。"

〔6〕浮而滑 明抄本、《太素》均作"滑而浮",《靈樞》作"浮滑"。義同。

〔7〕損 原作"進",明抄本、《太素》均作"損"。按此節上下文義,乃是根據人迎、脉口之脉象不同,以判別病之甚、損、進、難已、易已等不同轉歸,因而此處當以作"損"爲是,故據改。損,減也。

〔8〕病 此上明抄本、《靈樞》、《太素》均有"其"字。

〔9〕氣口 《靈樞》、《太素》均作"寸口"。按氣口亦稱寸口,然此上均以人迎與脉口對診,據文例此處亦當作"脉口"爲是。

〔10〕齊 《靈樞》、《太素》無。

〔11〕其病難已 《太素》注:"諸有候脉浮沈及人迎、寸口中氣大小齊等者,是陰陽不得相傾,故病難已也。"《類經》卷六第三十二注:"人迎寸口之脉,其浮沈大小相等者,非偏於陰,則偏於陽,故病難已。按《禁服篇》曰:春夏人迎微大,秋冬寸口微大,如是者,命曰平人。則義有可知矣。"《靈樞集註》張志聰注:"此藏府之形氣俱病,故爲難已。"按楊注言陰陽不得相傾者,陰陽不得相勝也。傾者,勝也。張注言或偏於陰,或偏於陽,與楊注義相近,均通。志聰注從寸口主臟主内、人迎主腑主外立論,義亦通。今並存之。

〔12〕以 《靈樞》、《太素》無。

〔13〕已 此下按文例似當有"以小爲逆"四字,方與上"病在藏"句相對爲文,或古人蒙上而省。

〔14〕食 此下《太素》有"飲"字。

〔15〕存 《靈樞》作"惡"。

〔16〕此陽之并也 陽,《靈樞》作"陽氣"。此指脉滑大代長,目有妄見,神志失常等,乃外邪入裏,與陽氣相并所致。

〔17〕其脉滑大以代而長者……可變而已 《太素》無此三十字。《類經》卷六第三十二注:"滑大以代而長者,陽邪之脉也。陽邪自外傳裏,故令人目有妄見,志有所惡,此陽并於陰而然。治之之法,或陰或陽,或先或後,擇其要者先之,可變易而已也。"此指治病當根據病情變易其法,使陰陽平秘,則病可愈。變,變更。《説文·餐部》:"變,更也。"

曰:平人[1]何如[2]?曰:人一呼脉再動,一吸脉亦再動,呼吸定息,脉五動,閏疑誤[3]以太息[4],名曰平人。平人者,不病也。常以不病之人以調病人[5],醫不病,故爲病人平息以調之[6]。人一呼脉一動、一吸脉一動者,曰少氣。人一呼脉三動,一吸脉三動[7]而躁[8],尺熱[9],曰病温;尺不熱,脉滑,曰病風[10]。《素》作脉濇爲痺[11]。人一呼脉四動以上曰死,脉絶不至[12]曰死,乍疏乍數曰死。人常禀氣於胃,脉以胃氣爲本[13]。無胃氣曰逆,逆者死。

〔1〕平人 陰陽平衡,形肉血氣相稱,脉候平和應時者,爲平人。如本經卷五第五云:"所謂平人者,不病也。不病者,脉口人迎應四時也。上下相應而俱往來也。……形肉血氣必相稱也。是謂平人。"卷六第三云:"陰陽紃平,以充其形,九候若一,名曰平人。"

〔2〕何如 明抄本作"如何"。

〔3〕疑誤 明抄本無此二字校文。

〔4〕呼吸定息,脉五動,閏以太息 《太素》無此十一字。閏,《説文·王部》:"餘分之月,五歲再閏。"《史記·曆書》:"起消息,正閏餘。"裴駰集解:"《漢書》音義曰:以歲之餘爲閏,故曰閏餘。"是閏爲餘也。《類經》卷五第三注:"出氣曰呼,入氣曰吸,一呼一吸,總名一息。動,至也。再動,兩至也。常人之脉,一呼兩至,一吸亦兩至。呼吸定息,謂一息既盡,而換息未起之際也。脉又一至,故曰五動。閏,餘也,猶閏月之謂。言平人常息之外,間有一息甚長者,是爲閏以太息。"

〔5〕常以不病之人以調(diào 吊)病人 《太素》無此十字。之人以,《素問》無此三字。調,度量求取也。下文"調"字同。《玉篇·言部》:

"調,又大吊切。……又度也,求也。"

〔6〕調之 《太素》作"論法也"。此下《素問》有"爲法"二字。

〔7〕一吸脉三動 原脫此五字,若無,則有呼無吸,語意未盡,與前文例亦不符,故據《素問》、《太素》補。

〔8〕躁 明抄本作"趁",此下有"一作躁"三小字校文。按作"趁",義不通,非是。躁,擾動不安貌。《廣雅·釋詁》:"躁,擾也。"《六書故·人九》:"躁,异動輕擾也。"

〔9〕尺熱 尺,尺膚,即手腕至肘之部位。尺熱,即尺部皮膚發熱。

〔10〕曰病風 《太素》作"曰風,濇曰痹"。

〔11〕《素》作脉濇爲痹 明抄本《素》作"《素問》"。今本《素問》作"脉濇曰痹",在上句"曰病風"之下。

〔12〕脉絕不至 絕,止也。此言脉來之後旋即絕止,久不復至也。然非永不再至者,若永不再至,已是死人,當不在預診之例。

〔13〕人常禀氣於胃,脉以胃氣爲本 《素問》、《太素》均作"平人之常氣禀於胃,胃者,平人之常氣也"。《類經》卷五第十一注:"土得天地中和之氣,長養萬物,分王四時,而人胃應之。凡平人之常,受氣於穀,穀入於胃,五藏六府皆以受氣,故胃爲藏府之本。此胃氣者,實平人之常氣。"

持其脉口[1],數其至也。五十動而不一代者,五藏皆受氣[2]矣;四十動而一代者,一藏無氣[3];三十動而一代者,二藏無氣;二十動而一代者,三藏無氣;十動而一代者,四藏無氣;不滿十動而一代者,五藏無氣。與之短期[4],要在終始[5]。所謂五十動而不[6]一代者,以爲常也,以知五藏之期也。與之短期者,乍數乍疏也[7]。

〔1〕脉口 《太素》注:"脉口,寸口,亦曰氣口。"

〔2〕五十動而不一代者,五藏皆受氣 《太素》注:"五十動者,腎藏第一,肝藏第二,脾藏第三,心藏第四,肺藏第五,五藏各爲十動,故曰從脉十動以下,次第至腎,滿五十動,即五藏皆受於氣也。"動,此指脉之一至也。脉至必動,故謂之動。上文言"數其至也"可証。代,更代也,更代之間,脉乃止焉。故此"代"字寓有止義,《難經·十一難》、《脉經》卷四第六、《千金翼》卷二十五第七均作"止"可証。

〔3〕四十動而一代者,一藏無氣 《太素》注:"其脉得四十動已,至

四十一動已去有一代者，即五十數少，故第一腎藏無氣也。"下文二臟、三臟、四臟、五臟無氣者，即由腎及肝，由肝及脾，由脾及心，由心及肺，五臟次第衰竭也。代，代脉，脉來動而中止，不能自還，按之有忽遲忽數之感，爲精氣衰微之象。

〔4〕與之短期　與，《靈樞》、《太素》均作"予"。按與、予，均通"預"。《説文通訓定聲·豫部》："予，叚借爲與。"《易·大壯》注："持疑猶與。"陸德明釋文："與，一本作預。"短，《書經·洪範》："凶短折。"孔穎達正義："傳以壽爲百二十年，短者半之，爲未六十；折又半，爲未三十。"孔安國傳："凶者不得其死也。短折者，橫夭也。"是"短"乃指非壽限之死也。與之短期，即預見其死期也。

〔5〕終始　今《靈樞》有此篇名，居卷二第九篇。然本文所謂"與之短期，要在終始"，今《靈樞·終始》並無此内容，是則"終始"當係古醫籍名。

〔6〕不　原脱，據《靈樞》、《太素》補。

〔7〕與之短期者，乍數乍疏也　《太素》注："與短期者，謂五藏脉乍疏乍數，不合五十之數，故可與之死期也。"《類經》卷五第四注："若欲知其短期，則在乎乍疏乍數，此其時相變代，乃與常代者不同，蓋以藏氣衰敗，無所主持而失常如此。"此則出新義，可參。

按：經文論"代"，所指非一，不可混言，景岳之辨，義頗可取，今特引以供參。《類經》卷五第四："愚按：代本不一，各有深義。如五十動而不一代者，乃至數之代，即本篇之所云者是也。若脉本平匀而忽强忽弱者，乃形體之代，即《平人氣象論》所云者也。又若脾主四季而隨時更代者，乃氣候之代，即宣明五氣等篇所云者是也。凡脉無定候，更變不常，則均謂之代，但當各因其變而察其情，庶得其妙。設不明此，非惟失經旨之大義，即於脉象之吉凶，皆茫然莫知所辨矣，又烏足以言診哉！"

肝脉弦，心脉鈎，脾脉代，肺脉毛，腎脉石。

心脉來[1]，累累然[2]如連珠[3]，如循琅玕[4]，曰平。喘喘[5]連屬，其中微曲，曰病。前鈎後居[6]，如操帶鈎[7]，曰死。

肺脉來[1]，厭厭聶聶[8]，如落榆莢[9]，曰平。不上不下，如循雞羽[10]，曰病。如物之浮[11]，如風吹毛，曰死。

肝脉來[1]，叒[12]弱招招，如揭長竿末梢[13]，曰平。盈實而滑，如循長竿，曰病。急而益勁，如新張弓弦，曰死。

脾脉來[14]，和柔相離，如鷄足踐地[15]，曰平。實而盈數，如鷄舉足[16]，曰病。堅兊[17]如烏之啄[18]，如鳥之距[19]，如屋之漏，如水之流[20]，曰死。

腎脉來[1]，喘喘累累如鈎[21]，按之而[22]堅，曰平。來如引葛[23]，按之益堅，曰病。發如奪索[24]，辟辟如彈石[25]，曰死。

〔1〕來　明抄本無。

〔2〕累累然　然，《素問》、《太素》無。《中藏》卷上第二十四本文原校：“一本作喘喘”。此下明抄本有“又”字。累累然，聯貫成串貌。《禮記·樂記》：“纍纍乎端如貫珠。”纍亦作累。《孔叢子·答問》：“累累若貫珠。”

〔3〕連珠　《香草續校書·内經素問》：“邕按：連珠，蓋本作珠連，連字與下文如循琅玕字爲韻。《楚辭·招魂》曰：高堂邃宇，檻層軒些；網户朱綴，刻方連些。連與玕叶，猶連與軒叶也。乙作連珠，則失韻矣。”此說可參。

〔4〕琅玕　玉石光潤如珠者。《書經·禹貢》：“厥貢惟球琳琅玕。”孔安國傳：“琅玕，石而似玉。”此喻脉來柔和圓滑之象。

〔5〕喘喘　原作“累累”，原校云：《素》作喘喘。今《素問》、《太素》、《脈經》卷三第二、《千金》卷十三第一均作“喘喘”，且作“累累”則與上文心平脉之文重，故據改，並删原校。《太素》注：“病心脉來，動如人喘息連屬。”按喘與揣通。如後文“腎脉來，喘喘累累如鈎”。《太素》注：“有本爲揣揣果果之也。”又揣與摶通。《史記·屈原賈生列傳》：“何足控摶。”司馬貞索隱：“控摶，本作控揣。”摶猶團也。此云喘喘連屬，猶團團連綴也。

〔6〕前鈎後居　鈎，《素問》、《太素》、《脈經》卷三第二、《千金》卷十三第一、《中藏》卷上第二十四均作“曲”。按鈎、曲義同，猶曲屈也。居，爲倨之借字，直也。《周禮·考工記》：“已倨則不入，已句則不决。”鄭玄注：“已倨，謂胡微直而邪多也。”《大戴禮記·勤學》：“其流行痺下倨句，皆循其理。”王聘珍解詁：“倨，直也。句，曲也。”《太素》注：“心脉來時，按之指

下，覺初曲後直。”此無胃氣之脉象也。

〔7〕帶鈎　衣帶之鈎。《太素》注：“如操捉帶勾，前曲後直。”

〔8〕厭厭聶聶　《素問紹識》：“《聖惠方》載十四難文作厴厴槀槀。考《廣韻》：厴，葉動貌，于琰切。《說文》：槀，木葉搖白也，從木聶聲。據此，如循榆葉，義似相叶，然要不過蹁躚輕浮之謂。”又《素問吳註》注：“翩翻之狀，浮薄而流利也。”按作厭厭聶聶者，亦義存聲，輕浮之象也。

〔9〕如落榆莢　原作“如循榆葉”，《難經·十五難》同，“循”後本經原校云：“《素問》作落。”今本《素問》、《太素》、《脈經》卷三第四、《千金》卷十七第一、《中藏》卷上第二十八均作“如落榆莢”，於義較明。此涉下文“如循鷄羽”而誤，故據改，并删原校。

〔10〕不上不下，如循鷄羽　《素問》王冰注：“謂中央堅而兩旁虛。”《素問發微》注：“蓋鷄羽者，輕虛之物也。不上不下，如循鷄羽，則鷄羽兩旁雖虛，而中央頗有堅意。”《素問識》：“簡按：《玉機真藏論》秋病脉曰：其氣來毛，而中央堅兩旁虛，此謂太過。王冰蓋本於此，而馬衍其義。”

〔11〕如物之浮　《太素》注：“脉之動也，如芥葉之浮於水。”或《太素》“物”原作“芥”。芥，小草也。較作“物”義猶勝。且諸脉皆舉具體物名以喻之，而此渾言爲“物”，似不確。

〔12〕㨉　此下明抄本有“音軟”二小字音注。

〔13〕㨉弱招招，如揭長竿末梢　㨉，《太素》作“濡”，無“末稍”二字。按㨉、濡、軟，音義皆同。招招，㨉弱貌，此亦義存乎聲也。《太素》注：“揭……高舉也。肝之脉弦，獨如琴瑟調和之弦，不緩不急，又如人高舉竹竿之梢，招招勁而且㨉，此爲平也。”

〔14〕來　此上明抄本有“往”字。

〔15〕和柔相離，如鷄足踐地　足，《素問》、《太素》、《千金》卷十五第一均無；《脈經》卷三第三同本經。離，歷也。《史記·蘇秦傳》：“我離兩周。”張守節正義：“離，歷也。”歷，經過也，言脉過時和柔。《類經》卷五第十三注：“如鷄踐地，從容輕緩也。此即充和之氣，亦微㨉弱之義，是爲脾之平脉。”

〔16〕實而盈數，如鷄舉足　而，明抄本無；盈作“溢”。《類經》卷五第十三注：“實而盈數，强急不和；如鷄舉足，輕疾不緩也。……皆失中和之氣，故曰脾病。”

〔17〕堅兌　《素問》作“銳堅”。按兌，與銳通。《說文通訓定聲·泰

部》:"兑,叚借爲鋭。"此喻脉來堅硬鋭利而毫無柔和之象。

〔18〕烏之啄(zhòu 驟)　烏,《太素》作"鳥"。啄,《中藏》卷上第二十六同,《素問》、《太素》、《脈經》卷三第三均作"喙",義同。《千金》卷十五第一作"鷄之喙",注:"鷄一作鳥。"啄,亦鳥嘴也。《韓詩外傳》卷七:"《傳》曰:鳥之美羽句啄者,鳥畏之。"《漢書·東方朔傳》:"尻益高者,鶴俛啄也。"顏師古注:"啄,鳥觜也。"烏之啄,即烏鴉之嘴,堅硬而鋭利。此處言烏,取偏以概全也,非必如鳥之嘴。

〔19〕距　《漢書·五行志》顏師古注:"距,鷄附足骨,鬬時所用刺之。"《淮南子·原道》:"雖有鉤箴芒距。"高誘注:"距,爪也。"此亦渾言鳥之爪也。

〔20〕如屋之漏,如水之流　《素問》王冰注:"水流,謂平至不鼓;屋漏,謂時動復住。"《類經》卷五第十三注:"如屋之漏,點滴無倫也。如水之流,去而不返也。皆脾氣絶而怪脉見。"兩義並通。

〔21〕喘喘累累如鈎　累累下明抄本有"一作果果"四字校文。鈎,《太素》作"旬"。按旬,疑爲勾之誤。勾與鈎通。又楊上善注:"有本作揣揣果果之也。"按喘與揣均取聲於耑,故相通。果與累,聲轉亦通。《類經》卷五第十三注:"喘喘累累,如心之鈎,陰中藏陽,而得微石之義。"張介賓此解義似未盡。鈎者,曲也,亦含圓義。此言脉象團團連累,而如鈎之彎曲。又詳此脉之見於心者爲病爲死,而見於腎者爲平脉,此亦因臟而異也。

〔22〕而　原脱,據明抄本、《素問》、《太素》、《脈經》卷三第五、《千金》卷十九第一補。

〔23〕來如引葛　引,牽引也。《素問·痿論》:"帶脉不引。"王冰注:"引,謂牽引也。"葛,葛藤。《類經》卷五第十三注:"脉如引葛,堅搏牽連也。"

〔24〕發如奪索　《中藏》卷中第三作"來如轉索"。《太素》注:"指下如索,一頭系之,彼頭控之,索奪而去。"《素問吳註》注:"兩人争奪其索,引長而堅勁也。"兩説義並通。

〔25〕辟辟如彈石　辟辟,堅實貌。彈石,以指彈石之謂。《素問·玉機真藏論》云:"真腎脉至,搏而絶,如指彈石辟辟然。"正與此合。《素問》王冰注:"辟辟如彈石,言促又堅也。"

脾脉[1]虛浮似肺,腎脉[1]小浮似脾,肝脉[1]急沈散似腎。

〔1〕脉　《素問》無。

按：本節指出脉有相類，故診脉時須辨其真偽，別其相似，找出所主之臟，始不致誤診也。

曰：見真藏[1]曰死，何也？曰：五藏者，皆稟氣[2]於胃，胃者五藏之本，藏氣者[3]，皆[4]不能自致於手太陰，必因於胃氣，乃能至於手太陰。故五藏各以其時，自爲而至於手太陰[5]。故邪氣勝者，精氣衰也。故病甚者，胃氣不能與之俱至於手太陰，故真藏之氣獨見。獨見者，病勝藏也，故曰死。

〔1〕真藏　指真臟脉，爲五臟真氣敗露之脉，亦即無胃氣之脉。《太素》注：“無餘物和雜，故名真也。五藏之氣，皆胃氣和之，不得獨用。……五藏之氣和於胃氣，即得長生，若真氣獨見，無和胃氣，必死期也。”

〔2〕氣　明抄本無。

〔3〕藏氣者　《素問》、《太素》均作“五藏”。

〔4〕皆　《素問》、《太素》均無。

〔5〕自爲而至於手太陰　此下明抄本、《素問》均有“也”字。《素問集註》張志聰注：“五藏之氣，必因於胃氣乃至於手太陰也，又非惟微和之胃氣也，即五藏之絃、鈎、毛、石，各以其時，自爲其象，而至於手太陰者，皆胃氣之所資生。”

按：本節指出，五臟營養賴胃之水穀精微，胃爲五臟精氣之本。然五臟精氣却不能自行到達手太陰寸口，須借胃氣之助始能到達。因此，當病重之時，胃氣衰敗，不能與五臟之氣合和至於寸口，即會出現五臟真氣敗露之脉，亦即真臟脉。有關真臟脉之脉象，本書卷八第一另有專論，可參之。因爲真臟脉係五臟真氣敗露，胃氣竭絶，故多主死証。

春脉[1]，肝[2]也，東方木也，萬物之所始生也，故其氣來[3]耎[4]弱輕[5]虛而滑，端直以長，故曰弦。反此者病。其氣來實而强[6]，此謂太過，病在外。其氣來不實而微，此謂不及，病在中。太過則令人善忘[7]，忽忽眩冒[8]而巔疾[9]。不及則令人胸痛[10]引背，下則兩脇胠滿。

〔1〕脉　此下《素問》、《太素》均有“者”字。後心、肺、腎、脾諸臟同。

《脈經》卷三第一、《千金》卷十一第一均同本經。

〔2〕肝　此下《太素》有"脉"字。

〔3〕來　原脫，據《素問》、《太素》、《脈經》卷三第一、《千金》卷十一第一及此下文例補。

〔4〕耎　此下明抄本有"音軟"二小字音注。

〔5〕輕　《素問》新校正云："《四時經》輕作寬。"

〔6〕而强　明抄本、《素問》周對峰本、《千金》卷十一第一均作"而弦"。《太素》注："一曰而弦，疑非也。"按作而强，與下文"而微"爲對文，若作"而弦"，則義不安矣。

〔7〕忘　《素問》王冰注："忘當爲怒字之誤也。"林億新校正云："按《氣交變大論》云：木太過，甚則忽忽善怒，眩冒巓疾。則忘當作怒。"詳《素問·氣交變大論》，其論五運太過不及諸病証，大多與《素問·玉機真藏論》（即本文所出篇）同，故王、林之説甚可參。

〔8〕忽忽眩冒　《素問》王冰注："忽忽，不爽也。眩謂目眩，視如轉也。冒謂冒悶也。"冒，古帽字，本爲頭衣，覆於首，今曰冒者，亦如物覆，頭目不清明也。

〔9〕癲疾　《素問》作"巓疾"。按顛、癲、巓三字，經文中常通用。本文當指頭部之病，如頭痛眩暈之類。

〔10〕胸痛　原作"胸滿"，原校云："一作痛。"《素問》、《太素》、《千金》卷十一第一均作"胸痛"。《脈經》卷三第一作"胸脇痛"。今據《素問》等改，並删原校。

夏脉，心[1]也，南方火也，萬物之所盛長也，故其氣來盛去[2]衰，故曰鈎。反此者病。其氣來盛去亦盛，此謂太過，病在外。其氣來不盛去反盛，此謂不及，病在內[3]。太[4]過則令人身熱而骨痛[5]，一作膚痛。爲浸淫[6]。不及則令人[7]煩心，上見咳[8]唾，下爲氣泄[9]。

〔1〕心　此下《太素》有"脉"字。

〔2〕去　此上明抄本有"其氣"二字，疑涉上衍。

〔3〕內　《千金》卷十三第一同。《素問》、《太素》、《脈經》卷三第二均作"中"。按作"內"，係避隋文帝父楊忠諱而改字。中、內義同，今仍其舊。

〔4〕太　《太素》作"大"。二字古通。

〔5〕骨痛　《太素》、《中藏》卷上第二十四同，《素問》、《脈經》卷三第二、《千金》卷十三第一均作"膚痛"。《太素》注："腎主骨，水也。今太陽大盛，身熱乘腎，以爲微邪，故爲骨痛。"按脉來太過，病當在外，且心氣布於表，似當以"膚痛"爲是。又《素問·氣交變大論》言歲火太過，雖亦作"骨痛"，但林億新校正則指出"骨痛者誤也"。

〔6〕浸淫　《太素》注："浸淫者，滋長也。"《素問》王冰注："浸淫流布於形。"《素問集註》張志聰注："浸淫，膚受之瘡，火熱盛也。"考《金匱》卷中第十八有"浸淫"之瘡名，又與上文"身熱而膚痛"相協，故當以張注爲是。

〔7〕人　明抄本無。

〔8〕咳　明抄本作"欬"，此下有"音凱"二小字音注。

〔9〕氣泄　泄，《太素》無。明抄本此下有"也"字，詳餘臟末句均無"也"字，此當爲衍文。氣泄，氣從肛門泄出，即失氣也。《太素》注："氣謂廣腸洩氣也。"

秋脉，肺[1]也，西方金也，萬物之所收成[2]也，故其氣來輕虛以浮，來[3]急去散，故曰浮。反此者病。其氣[4]來毛而中央堅，兩傍虛，此謂太過，病在外。其氣來毛而微，此謂不及，病在中。太過則令人逆氣而背痛[5]，慍慍然[6]。不及則令人喘呼[7]，少氣[8]而咳，上氣見血，下聞病音[9]。

〔1〕肺　此下《太素》有"脉"字。

〔2〕成　《太素》無。

〔3〕來　此上明抄本、《太素》均有"其氣"二字。

〔4〕氣　原脫，據《素問》、《太素》及下文例補。

〔5〕而背痛　《中藏》卷上第二十八作"胸滿背痛"，義勝。

〔6〕慍慍然　《太素》、《脈經》卷三第四均作"溫溫然"。按慍，通溫。《禮記·內則》："柔色以溫之。"陸德明釋文："以溫，又作蘊，又作慍。"慍慍然，鬱悶不舒貌。《集韻·迄韻》："慍，慁、宛，心所鬱積也，或作慁，亦省。"

〔7〕喘呼　《太素》、《中藏》卷上第二十八均同。明抄本、《素問》、《脈經》卷三第四、《千金》卷十七第一均作"喘，呼吸"，連下讀。

〔8〕少氣　《太素》、《中藏》卷上第二十八均無此二字。

〔9〕上氣見血，下聞病音　上氣，氣上逆而喘息也。見血，咯血也。下聞病音，謂喉下有聲也。《太素》注："上氣唾而有血，下聞胸中喘呼氣聲也。"《類經》卷五第十注："氣不歸元，所以上氣。陰虚内損，所以見血。下聞病音，謂喘息喉下有聲也。"

冬脉，腎[1]也，北方水也，萬物之所合[2]藏也，故其氣來沈以濡[3]，《素問》作搏。故曰營[4]。反此者病。其氣來如彈石者，此謂太過，病在外。其氣[5]去如數[6]者，此謂不及，病在中。太過則令人解㑊[7]，脊脉痛[8]而少氣，不欲言。不及則令人心懸如[9]病饑[10]。《素問》下有"眇中清，脊中痛，小[11]腹滿，小便變赤黄[12]"四句[13]。

〔1〕腎　此下《太素》有"脉"字。

〔2〕合　《太素》無。

〔3〕濡　《中藏》卷中第三十同。《太素》、《脉經》卷三第五、《千金》卷十九第一均作"搏"，與原校同。《素問》王冰注："言沈而搏擊於手也。"按本經作"濡"，與前文"平腎脉來，喘喘累累如鈎，按之益堅"之義不合，且與下文"故曰營"之義難安。然作"搏"之義亦與"營"義不甚貼切。詳"搏"與"搏"在經文中常互訛，故疑"搏"爲"搏"之誤。搏，聚也。於義或是。

〔4〕營　《讀素問綜録》："今按營之言回繞也。《詩・齊譜》正義曰：水所營繞，故曰營丘。《漢書》吳王濞傳、劉向傳注，並曰營謂回繞之也。字亦通作縈，《詩・樛木》傳曰：縈，旋也。旋亦回繞之義。冬脉深沈，狀若回繞，故曰如營。"此説可參。

〔5〕氣　原脱，據明抄本、《太素》及前後文例補。

〔6〕如數　《太素》作"如毛"，楊注："一曰如數也。"如數，而數也，如與而通。數雖主熱，亦主虚，而此處乃不及，故云如數也。

〔7〕解㑊　㑊下明抄本有"音亦"二小字音注。解，通懈，《詩・大雅・假樂》："不解於位。"陸德明釋文："解，本作懈。"《太素》注："解，音懈。㑊，相傳音亦。謂怠惰運動難也。"《素問・平人氣象論》云："尺脉緩濇，謂之解㑊。"王冰注："尺爲陰部，腹腎主之，緩爲熱中，濇爲無血，熱而無血，故解㑊並不可名之，然寒不寒，熱不熱，弱不弱，壯不壯，㑊不可名，謂之解㑊也。"《素問識》云："杭世駿《道古堂集》云：解㑊二字，不見他書。

解,即懈;体音亦。倦而支節不能振聋,憊而精氣不能檢攝,筋不束骨,脉不從理,解解体体,不可指名,非百病中有此一証也。……簡按:蓋解体,即懈惰懈倦之謂。"又按体,亦作"亦",如本經卷六第十"食体",《素問·氣厥論》、《太素·寒熱相移》均作"食亦"。王冰與楊上善注,亦,訓"易"義。《方言》卷十三:"隋、尵,易也。"郭璞注:"謂解尵也。"錢繹箋疏:"尵,猶惰也。"《說文通訓定聲·隋部》:"隋,叚借爲墮。"墮與惰通。是解体,亦可作解亦,亦猶解易,即懈惰也。

〔8〕脊脉痛 《太素》作"腹痛"。

〔9〕心懸如 《太素》作"心如懸"。

〔10〕饑 此下《太素》有"脊中痛,少腹滿,小便變"九字。

〔11〕小 今《素問》作"少"。

〔12〕赤黃 今本《素問》、《太素》均無此二字。此下明抄本有"胗,音停"二小字音注。

〔13〕《素問》下有……四句 《脉經》卷三第五、《千金》卷十九第一、《中藏》卷中第三十亦有此四句,唯文少異耳。

　　脾脉,土也,孤藏[1]以灌四傍[2]者也。其善者[3]不可見,惡者可見[4]。其來如水之流者[5],此謂太過,病在外。如烏之喙[6]者,此謂不及,病在中。太過則令人四肢[7]不舉,不及則令人九竅[8]不通,名曰重強[9]。

〔1〕孤藏 《太素》注:"孤,尊獨也,五行之中,土獨爲尊,以王四季。"《素問》王冰注:"納水穀,化津液,漑灌於肝心肺腎也,以不正主四時,故謂之孤藏。"按楊、王二注,於理雖是,然義猶未盡,蓋孤有特意,《玉篇·子部》:"孤,特也。"《書·禹貢》:"嶧陽孤桐。"孔安國傳:"孤,特也。嶧山之陽特生桐,中琴瑟。"脾居中央,常以四時長四臟,各十一日寄治,故爲特殊之臟。

〔2〕四傍 四周也。《素問》王冰注:"納水穀,化津液,漑灌於心肝肺腎也。"

〔3〕者 明抄本無。

〔4〕善者不可見,惡者可見 《太素》注:"善謂平和不病之脉也。弦、鈎、浮、營四脉見時,皆爲脾胃之氣滋灌俱見,故四藏脉常得和平。然則脾脉以他爲善,自更無善也,故曰善者不可見也。惡者,病脉也。脾受邪氣,脉見關中,診之得知,故曰可見也。"此解"善者不可見,惡者可見",義頗詳焉。然以寸口分寸關尺,於關中診脾脉,則不合經旨矣。

〔5〕其來如水之流者 之,明抄本、《太素》無。《類經》卷五第十注:

"本篇脾脉一條云：其來如水之流者，此謂太過。《平人氣象論》曰：如水之流曰脾死。此其一言太過，一言危亡，詞同意異，豈無所辨？蓋水流之狀，滔滔洪盛者，其太過也。濺濺不返者，其將竭也。凡此均謂之流，而一盛一危，迥然有異，故當詳別其狀，而勿因詞害意也。"

〔6〕如鳥之喙　喙，明抄本作"啄"；鳥，《素問》作"鳥"；如鳥之喙，《太素》作"如鳥之啄"。義均同，已見前注。

〔7〕四肢　此下《脈經》卷三第三、《千金》卷十五第一均有"沈重"二字。

〔8〕九竅　此下《脈經》卷三第三、《千金》卷十五第一均有"壅塞"二字。

〔9〕重强　《太素》注："不行氣於身，故身重而强也。"《素問》王冰注："重謂藏氣重叠，强謂氣不和順。"《素問發微》注："重强之重，平聲。……夫脾不和平，固爲强矣。而九竅不通則病邪方盛，名曰重强，此皆脾之惡者可見也。"按本文言"九竅不通，名曰重强"，九竅不通者，病情重而且危也。諸家説解，於九竅不通似未盡義。蓋重者，深也，甚也。强，亦甚也。故疑重强者，謂病情深重也。又脾氣不行則不能灌漑四傍，内而九竅閉塞不通，外而經脉不運，則身重强直。楊注或寓此義，於理亦通。

經脉第一中

本篇自"春得秋脉"至"死不治"，見《素問·宣明五氣》、《太素·四時脉診》；自"春胃微弦曰平"至"絶不至曰死"，見《素問·平人氣象論》、《太素·尺寸診》；自"診得胃脉"至"虛則泄也"，見《素問·脉要精微論》、《太素·雜診》；自"心脉揣堅而長"至"病少血，至令不復"，見《素問·脉要精微論》、《太素·五藏脉診》；自"夫脉者，血氣之府也"至"其去如弦絶者死"，見《素問·脉要精微論》、《太素·雜診》；自"寸口脉中手短者"至"陽明脉至，浮大而短"，見《素問·平人氣象論》、《太素·尺寸診》。自"厥陰有餘，病陰痺"至"濇則病積，時筋急目痛"，見《素問·四時刺逆從論》、《太素·雜診》；自"太陰厥逆，胻急攣"至"嗌腫痛，治主病者"，見《素問·厥論》、《太素·經脉厥》；自"來疾去徐，上實下虛"至"腰脊痛而身有痺也"，見《素問·脉要精微論》、《太素·五藏脉診》。

提要：本篇根據五臟與四時之相應關係，指出四時之平、病、死脉，有無胃氣之意義及診虛里之價值，並説明六經有餘、不足所出現之脉証，以及經脉厥逆之辨証要點。

春得秋脉，夏得冬脉，長夏得春脉[1]，秋得夏脉，冬得長夏脉，名曰陰出之陽，病善怒不治[2]。是謂五邪，皆同[3]，死不治。

〔1〕長夏得春脉 《太素》無此五字，疑脱。

〔2〕名曰陰出之陽，病善怒不治 彼十一字在此義甚難明，《素問》新校正云：“按陰出之陽，病善怒，已見前條，此再言之，文義不倫，必古文錯簡也。”又“不治”二字，與後文“死不治”亦重，此或錯簡，或爲後人黏注混入正文。

〔3〕同 此下《素問》、《太素》均有“命”字。

按：本節主要論述五臟之脉不應四時，出現與該季節相乘之脉，如春得秋脉之毛，夏得冬脉之石，長夏得春脉之弦，秋得夏脉之鈎，冬得長夏脉之代等，則爲脉逆四時之邪脉，多主病情危重，難以治療。

春胃微弦[1]曰平，弦多胃少曰肝病，但弦無胃[2]曰死。胃而有毛曰秋病[3]，毛甚曰今病[4]。藏真散於肝[5]，肝藏筋膜[6]之氣也。

夏胃微鈎曰平，鈎多胃少曰心病，但鈎無胃曰死。胃而有石曰冬病，石甚曰今病。藏真通於心[7]，心藏血脉之氣也。

長夏胃微耎弱曰平，耎弱多胃少[8]曰脾病，但代無胃[9]曰死。耎弱有石曰冬病，耎[10]《素》[11]作弱。甚曰今病。藏真濡於脾[12]，脾藏肌肉之氣也。

秋胃微毛曰平，毛多胃少曰肺病，但毛無胃曰死。毛而[13]有弦曰春病，弦[14]甚曰今病。藏真高於肺[15]，肺行營衛陰陽也[16]。

冬胃微石曰平，石多胃少[17]曰腎病，但石無胃曰死。石而有鈎曰夏病，鈎[18]甚曰今病。藏真下於腎[19]，腎藏骨髓之氣也。

〔1〕春胃微弦 胃，胃氣也。脉以胃氣爲本，有胃氣則脉現從容和緩

之象。肝脉應春而象弦,因得胃氣之和,故爲微弦矣。下"夏胃微鉤"、"長夏胃微耎弱"等,義本此。

〔2〕無胃 《脈經》卷三第五注:"凡人以水穀爲本,故人絕水穀則死,脉無胃氣亦死。所謂無胃氣者,但得真藏脉,不得胃氣也。所謂脉不得胃者,肝但弦、心但鉤、胃但弱,肺但毛,腎但石也。"

〔3〕胃而有毛曰秋病 毛,毛脉,肺秋之脉象也。若春天脉雖有胃氣,但柔和之中兼見毛脉而非弦脉,爲春見秋脉,金來乘木,是謂賊邪,因胃氣尚强,故可延至秋天發病。下"胃而有石"、"毛而有弦"等,義本此。

〔4〕毛甚曰今病 春見毛脉而甚,則不只胃氣弱,且肺邪亦盛,木被金傷,故當時就會發病。下"石甚曰今病"、"耎甚曰今病"等,義本此。

〔5〕藏真散於肝 藏真,謂五臟真元之氣。肝主發散,故曰散於肝。《素問經註節解》注:"五藏既以胃氣爲本,是胃者,五藏之真氣也,故曰藏真。無病之人,胃本和平,其氣隨五藏而轉,是故入於肝,則隨其散發之機,於是肝得和平之氣以養其筋膜,而無勁急之患。"《素問紹識》:"按藏真非真藏之真,即言五藏真元之氣,各隨五時而見脉也。"

〔6〕筋膜 膜,《太素》無。膜下明抄本有"脉"字,疑衍。

〔7〕藏真通於心 《素問經註節解》注:"心爲五藏主,無所不通,心得和平之氣,包藏血脉而無壅閉之氣也。"

〔8〕耎弱多胃少 原作"胃少耎弱多",《素問》、《脈經》卷三第三、《千金》卷十五第一均作"弱多胃少",據此并參以文例乙正。

〔9〕但代無胃 按若據春、夏、秋、冬四脉文例,此似應作"但耎弱無胃"或"但弱無胃",疑"代"字誤。

〔10〕耎 《太素》作"弱",《脈經》卷三第三、《千金》卷十五第一均作"石"。《素問》新校正云:"《甲乙經》弱作石。"似以作"石"爲是。然春、夏二脉,皆以見克我者之脉爲今病,是又應作"弦"是。

〔11〕《素》 明抄本作《素問》。

〔12〕藏真濡於脾 《素問經註節解》注:"脾乃濕土,內運水穀,外養肌肉,和緩之氣本根於脾,如上無所制,下無所侮,脾自濡潤,而一身之氣皆其所養矣。"

〔13〕而 明抄本無。

〔14〕弦 據春、夏二脉文例,以克我者之脉爲今病,則此似當作"鉤"。

〔15〕藏真高於肺　肺處上焦,故臟真之氣上於肺。高猶上也。《廣韻·豪韻》:"高,上也。"

〔16〕肺行營衛陰陽也　肺,《素問》、《太素》均作"以"。據春、夏、長夏、冬脉文例,此文似應作"肺藏皮毛之氣也"。

〔17〕石多胃少　原作"胃少石多",據《素問》、《脈經》卷三第五、《千金》卷十九第一及春、夏、秋三脉文例乙正。

〔18〕鈎　據春、夏二脉文例,以克我者之脉爲今病,則此似當作"弱"或"喪弱"。

〔19〕藏真下於腎　腎居下焦,故曰臟真之氣下於腎也。

按:本節主要論述四時所見之平、病、死脉,以及與時相乘、相侮之脉象。指出四時之脉雖有不同,但均以柔和有胃氣者爲平脉,如春脉微弦、夏脉微鈎之類。以胃氣少爲病脉,如春脉弦多胃少、夏脉鈎多胃少之類。病脉之出現,不僅表明胃氣已虛,亦說明主時之臟已病。若胃氣已絕,臟真敗露,則爲死脉,如春脉但弦無胃、夏脉但鈎無胃之類。

本文言脉之病與今病,似寓五行相克之義,本應理貫一致,然今文春夏二脉與長夏、秋、冬三脉不一,姚止庵氏以相乘、相侮之説分而解之,別出一義,今錄其文以供參考。《素問經註節解》姚止庵云:"凡人之病,多見於其所不勝,故肝、心二藏皆病於毛、石。而脾、肺、腎反病於其所勝者何也? 五藏之氣無常也,盛則足以抗所不勝,衰則見侮於所勝。如脾者,土也,土之所不勝者木,所勝者水。乃木不勝而水盛,故脉來見石也。石者冬脉,水之氣也,水本畏土,今脾弱土虛而水無所畏,至於冬則水愈王而脾病。若水邪王極,土不能制,且不必至冬而即病矣。……或曰:同一五藏也,心肝見制於所不勝,獨不見侮於所勝;脾肺腎見侮於所勝,獨不見制於所不勝乎? 曰:見制於所不勝者常也,見侮於所勝者變也。天地之理,有常必有變,岐伯欲並著其理,而偶以肝心當其常,脾肺腎盡其變耳。讀者幸毋拘文牽義可也。知土之見侮於水,則知金水之見侮於木火,可類推矣。"

胃之大絡,名曰虛里^[1],貫膈絡肺,出於左乳下,其動應手[2],脉之宗氣[3]也。盛喘數絶[4]者,則病在中;結而橫,有積矣[5];絶不至,曰死[6]。

　　診得胃脉,實則脹[7],虛則泄也。

　　〔1〕虛里　部位名稱,在左乳下心尖搏動處,爲胃之大絡。《太素》注:"虛里,城邑居處也。此胃大絡,乃是五藏六府所稟居處,故曰虛里。其脉出左乳下,常有動以應衣也。"

　　〔2〕手　明抄本、《素問》、《太素》均作"衣",義均通,然以本經義勝。

　　〔3〕脉之宗氣　之,《素問》、《太素》均無。《素問》王冰注:"宗,尊也,主也。謂十二經脉之尊主也。"《太素》注:"一身之中血氣所尊,故曰宗氣。"按楊、王二家訓"宗"爲"尊",似與經義不合。宗氣,乃脾胃化生之水穀精氣與肺吸入之自然界清氣相合,積於胸中之大氣。《廣雅·釋詁》:"宗,聚也。"聚亦積也。如本經卷十二第三云:"五穀入於胃也,其糟粕、津液、宗氣分爲三隧。故宗氣積於胸中,出於喉嚨,以貫心肺而行呼吸焉。"

　　〔4〕盛喘數絶　盛,《增韻》:"大也。"喘與"揣"通,如《素問·大奇論》:"脉至如喘。"本篇下作"揣"。《廣雅·釋詁》:"揣,動也。"數,《爾雅·釋詁》:"疾也。"絶,此指脉時有斷絶。《素問》王冰注:"絶,謂暫斷絶也。"盛喘數絶者,謂虛里脉動盛大而疾,時有短暫停頓之象也。

　　〔5〕結而橫,有積矣　結者,結脉也,脉來遲緩歇止,止無常數。《素問吳註》注:"橫,橫格於指下也。"《素問識》:"簡按:橫,蓋謂其動橫及於右邊。"按經文中未有言橫脉之象者,然《千金》亦言橫脉有積。如卷二十八第七云:"橫脉見左,積在右;見右,積在左。"又本篇下云:"脉至如橫格。"楊上善與王冰均訓"橫"爲"橫木"。然在此義甚難合。詳橫有充滿之義,《漢書·禮樂志》:"橫泰河。"顏師古注:"橫,充滿也。"此言虛里出現結脉,且按之充滿有力,乃邪氣盛,則爲內有積聚之徵象。

　　〔6〕絶不至,曰死　絶,《廣雅·釋詁》:"斷也。"《太素》注:"此虛里脉,來已更不復來,是謂氣絶,所以致死。"

　　〔7〕實則脹　原作"則能食",與下文義不相協,據《素問》、《太素》改。王冰注:"脉實者,氣有餘,故脹滿。"

　　心脉揣[1]《素問》作搏堅而長[2],病[3]舌卷[4]不能言。其耎[5]而散者,病[6]消渴《素》作煩[7]自已[8]。

　　肺脉揣《素》[9]作搏,下同。堅而長[10],病唾血。其耎而散者,病灌汗[11],至令[12]不復散發[13]。

肝脉揣[14]堅而長，色不青[15]，病墜若搏[16]，因血在脇下，令人喘逆。其耎[17]而散，色澤者，病溢飲[18]。溢飲者，渴暴[19]多飲，而溢[20]入肌皮腸胃之外也。

胃脉揣堅而長，其色赤，病折髀[21]。其耎而散者，病食痹[22]、痛髀[23]。

脾脉揣堅而長，其色黄，病少氣。其耎而散[24]，色不澤者，病足胻[25]腫，若水狀。

腎脉揣堅而長，其色黄而赤者，病折腰[26]。其耎而散者，病少血，至令不復[27]。

〔1〕揣 《太素》同。楊上善注：“揣，動也。”《素問》、《脈經》卷六第三、《千金》卷十三第一、《中藏》卷上第二十四均作“搏”。按搏猶擊也。擊有動義，《莊子·田子方》：“目擊而道存矣。”陸德明釋文：“擊，動也。”又搏，古音鐸部。揣，古音歌部。鐸與歌一聲之轉，是二字音相近，義亦通，故多互借。

〔2〕長 此下據後文肝、脾、腎脉文例，當有言色之文，疑此有脱文。

〔3〕病 此上《素問》、《太素》均有“當”字。此後肺、肝、胃、脾、腎諸脉，“病”上亦同此校，不復出。

〔4〕舌卷 《中藏》卷上第二十四作“舌强”。

〔5〕耎 此下明抄本有“音芮，又軟”四小字音注。

〔6〕病 《素問》、《太素》均作“當”。

〔7〕《素》作煩 《素》，明抄本作《素問》。今本《素問》作“環”，疑本經校文有誤。

〔8〕消渴自已 《太素》、《脈經》卷六第三、《千金》卷十三第一均同。渴，《素問》作“環”，《千金》原注：“渴，一作環。”王冰注：“環，謂環周，言其經氣如環之周。”疑非是。按環通“還”。《詞詮》卷三：“還，時間副詞，表疾速，讀如旋同，今言隨即。”是作“消環自已”者，言病消而隨即自已。於義亦通。

〔9〕《素》 明抄本作《素問》。此上有“音搏”二小字音注。

〔10〕長 此下據後文肝、脾、腎脉文例，當有言色之文。《素問》新校正云：“詳下文諸藏各言色，而心肺二藏不言色者，闕文也。”此説當是。

〔11〕灌汗 《脈經》卷六第七作“漏汗”，原校云：“漏，一作灌。”《千

金》卷十七第一同本經，原校云："一作漏。"作"漏汗"，其義亦通。灌汗，謂汗出浸淫，如水澆灌也。《太素》注："虛故腠理相逐，汗出如灌，至今不復也。"

〔12〕令 《素問》作"今"，疑誤。

〔13〕散發 《太素》楊上善此二字無注。考下文腎脉條亦言"至令不復"，而無"散發"二字，故疑此二字衍。

〔14〕揣 此下明抄本有"音搏，又音吹"五小字音注。按言"音搏"者，揣古音在歌部，是切古音聲；音吹者，中古以後音也。

〔15〕色不青 《讀素問鈔》云："當作其色青。"律以下文，此説似是。

〔16〕病墜若搏 若，《經傳釋詞》："猶或也。"此言下文"血在脇下，令人喘逆"之病，乃因墜傷或搏擊所致。

〔17〕奭 此下明抄本有"音芮"二小字音注。

〔18〕溢飲 病名。《金匱》第十二云："飲水流行，歸於四肢，當汗出而不汗出，身體疼重，謂之溢飲。"

〔19〕渴暴 原作"渴渴"，據明抄本、《素問》、《太素》改。

〔20〕溢 原作"易"，原校云："一本作溢。"《素問》新校正云："按《甲乙經》易作溢。"《太素》蕭延平亦按："《甲乙》易作溢。"是本經"易"字原作"溢"，故據改，並刪原校。按作"易"有移、延等義，亦通。

〔21〕折髀 髀下明抄本有"音箄，又彼"四小字音注。折髀，髀痛如折也。《素問》王冰注："胃陽明脉，從氣衝下髀，抵伏兔，故病則髀如折也。"

〔22〕食痺 病名。《素問·至真要大論》王冰注："食痺，謂食已心下痛，陰陰然不可名也，不可忍也，吐出乃止。此爲胃氣逆，而不下流也。"《太素》注："胃虛不消水穀，故食積胃中爲痺而痛。"

〔23〕痛髀 《素問》、《中藏》卷上第二十七均無此二字，《太素》作"臏痛"，《脉經》卷六第六、《千金》卷十六第一均作"髀痛"。按本條上有"折髀"，故此處當以作"痛髀"爲是。

〔24〕散 此下明抄本有"也"字，疑衍。

〔25〕胻 明抄本作"髀"，疑誤。《素問》作"骱"。按胻與骱通。

〔26〕折腰 腰痛如折也。《素問》王冰注："腰如折也。腰爲腎府，故病發於中。"

〔27〕至令不復 令，《素問》作"今"，疑誤。《脉經》卷六第九、《千

金》卷十九第一均無此四字。

按：本節係從脈搏之"揣堅"與"耎散"，結合面部之色澤，而論臟腑虛實之病變。脈搏揣堅者爲太過，乃邪盛之實証；脈搏耎散者爲不及，乃正衰之虛証。故明知脈搏主病之規律，做到色脈合參，即可見微得過，診斷無誤耳。

夫脈者，血氣[1]之府也。長則氣治[2]，短則氣[3]病，數則煩心，大則病進，上盛則氣高，下盛則氣脹[4]，代則氣衰，細[5]則氣少，濇則心痛，渾渾革革[6]至如涌泉，病進而危[7]，弊弊綽綽[8]一本作綿綿。其去如弦絶[9]者死。

〔1〕氣　《素問》、《太素》、《脈經》卷一第十三、《千金》卷二十八第五均無。按《靈樞·逆順》云："脈之盛衰者，所以候血氣之虛實。"是脈不僅行血，亦可載氣，下文氣治、氣病等可証。本經具"氣"字，於理爲順。

〔2〕治　原作"和"，疑避唐高宗李治諱改字，據明抄本、《素問》、《太素》、《脈經》卷一第十三、《千金》卷二十八第五改。

〔3〕氣　原無，與上下文例不符，據明抄本、《素問》、《太素》補。

〔4〕上盛則氣高，下盛則氣脹　《素問》新校正云："按全元起本，高作鬲。"按鬲與高篆書形相近，故疑高爲鬲之誤。鬲，通隔，《説文·鬲部》："隔，障也。"義勝。又對本文上、下之義，諸説非一：楊上善以人迎脈爲上，寸口脈爲下；王冰、張志聰以寸爲上，尺爲下；馬蒔以寸爲上，關爲下；張介賓以寸爲上，關尺爲下；吳崑以脈升者爲上，脈降者爲下。《素問識》："簡按：諸家以上下爲寸尺之義，而《內經》有寸口之稱，無分三部而爲寸關尺之説，乃以《難經》以降之見讀斯經，並不可從。此言上下者，指上部、下部之諸脈。"此説甚是，從之。上部之脈盛，則氣隔塞於胸，爲胸滿喘促；下部之脈盛，則氣壅滯於腹，爲腹部脹滿。

〔5〕細　《太素》作"滑"。按下文"氣少"之義，當以本經爲是。

〔6〕渾渾革革(jí jí 吉吉)　《脈經》卷一第十三、《千金》卷二十八第五均同。革革，《素問》作"革"，《太素》作"單"，非是。渾渾，《廣雅·釋訓》："大也。"王念孫疏證："班固幽通賦：渾元運物。曹大家注云：渾，大也，重言之則曰渾渾。《淮南子·俶真訓》：渾渾蒼蒼，純樸未散。高誘注云：渾渾蒼蒼，混沌大貌。"本經卷五第一"無刺渾渾之脈"者，亦言大脈也。革，通覲，《集韻·職韻》："覲，急也，或作革。"渾渾革革，言脈來滾滾急大，

故下文云"至如涌泉"。

〔7〕危　原作"色",形近致誤,據明抄本、《脈經》卷一第十三、《千金》卷二十八第五改。《素問》同本經,《太素》作"絶",均誤。

〔8〕弊弊綽綽　原作"弊之綽綽","之"字乃因重文符號形近致誤,明抄本、《太素》、《脈經》卷一第十三、《千金》卷二十八第五均作"弊弊綽綽",《素問》作"弊,綿綿",新校正云:"按《甲乙經》及《脈經》作……弊弊綽綽。"故據改。按弊與瞥,占音均屬月部,故可假借也。瞥瞥,飄忽不定貌。如《素問·大奇論》云:"脈至如火薪然。"王冰注:"瞥瞥不定其形。"《病源》卷四虛勞陰萎候:"診其脈,瞥瞥如羹上肥。"綽,緩也。《爾雅·釋訓》:"綽綽爰爰,緩也。"此言脈來飄忽輕緩貌。

〔9〕弦絶　明抄本作"懸絶"。按經文中有多處言"懸絶"(詳見本篇下"懸不絶"注)。懸,具懸浮無根之義。而作"弦絶"者,僅有此文,故明抄本作"懸絶",與他文合,與此上形容脈象之義亦合,或是。

寸口脈中手[1]短者,曰頭痛。寸口脈中手長者,曰足脛痛。寸口脈[2]沈而堅[3]者,曰[4]病在中。寸口脈[5]浮而盛者,曰[6]病在外。寸口脈中手促上擊[7]者,曰[8]肩背痛。寸口脈緊[9]而橫堅《素問》作沈而橫。者,曰脇下[10]腹中有橫積痛[11]。寸口脈浮而喘《素問》作沈而弱[12]。者[13],曰寒熱。寸口脈盛滑堅者,曰病在外[14]。寸口脈小實[15]而堅者[16],曰病在內[17]。脈小弱以濇者,謂之久病。脈浮滑而實大[18]《素問》作浮而疾[19]。者[20],謂之新病。病甚有胃氣而和者,曰病無他[21]。脈急者[22],曰疝瘕[23]少腹痛。脈滑曰風,脈濇曰痺,盛而緊曰脹,緩而滑曰熱中。按寸口得四時之順,曰病無他。反四時及不間藏[24]曰死[25]。

〔1〕中手　應手也。《禮記·月令》:"律中太簇。"鄭玄注:"中,應也。"

〔2〕脈　此下《太素》有"中手"二字。

〔3〕堅　《太素》作"緊"。按下文云"病在中",故當以本經爲勝。

〔4〕曰　原無,據《素問》及上下文例補。

〔5〕脈　此下明抄本有"中手"二字。

〔6〕曰　原無,據《素問》及上下文例補。

〔7〕促上擊　擊,原作"數",原校云:"《素問》作擊"。今本《素問》同原校。《脈經》卷四第一、《千金》卷二十八第六亦均作"擊"。《太素》"促上數"作"如從下上擊"。按促上數,義不明;促上擊,謂脉來急促而向上搏擊指下,爲陽盛於上之象,故云"肩背痛"。據改。

〔8〕曰　明抄本無。

〔9〕緊　《太素》作"沈"。按緊脉主寒,沈脉主裏,均屬陰脉,而與"腹中有横積痛"義合,故兩義均通。

〔10〕脇下　脇,《太素》作"胠"。此下《素問》、《太素》均有"有積"二字。

〔11〕寸口脉緊而堅者,曰脇下腹中有横積痛　《脈經》卷四第一、《千金》卷二十八第六均作"寸口脉沈而緊,苦心下有寒時痛,有積聚"。

〔12〕弱　明抄本及今本《素問》、《太素》、《脈經》卷四第一、《千金》卷二十八第六均作"喘"。

〔13〕者　明抄本無。

〔14〕曰病在外　《太素》作"病曰甚,在外"。

〔15〕實　此下明抄本重出"實"字,當涉上衍。

〔16〕者　明抄本無。

〔17〕曰病在內　《素問》無"曰"字,《太素》作"病曰甚,在內"。

〔18〕浮滑而實大　《太素》作"濇浮而大疾"。實下明抄本有"而"字,當涉上"而"字衍。

〔19〕《素問》作浮而疾　明抄本無此六字校文。今本《素問》作"滑浮而疾"。

〔20〕者　明抄本無。

〔21〕病甚有胃氣而和者,曰病無他　《素問》無此十二字,疑脱。病甚,《太素》無此二字。楊上善注:"若有胃氣和之,雖病不至於困也。"

〔22〕者　明抄本無。

〔23〕疝瘕　瘕,明抄本作"癥",按癥乃痴古字,在此與經文義不相涉,非是。又疝瘕,《素問》、《太素》均作"疝瘕",亦通。瘕疝,疝病之屬。瘕,字亦作瘨或瘨。《太素・經脉病解》注:"瘨謂丈夫少腹寒氣盛,積陰器之中而痛也。疝謂寒積,氣上入腹而痛也。"

〔24〕不間藏　間,隔也。《漢書・韋玄成傳》:"間歲而給。"顏師古注:"間歲,隔歲也。"《類經》卷五第十二注:"不間藏者,如木必乘土,則肝

病傳脾;土必乘水,則脾病傳腎之類。是皆傳其所勝,不相假借,脉証得此,均名鬼賊,其氣相殘,爲病必甚。若間其所勝之藏而傳其所生,是謂間藏,如肝不傳脾而傳心,心不傳肺而傳脾,其氣相生,雖病亦微。"

〔25〕曰死 《素問》作"難已"。又自"按寸口得四時之順曰病無他"至此,《太素》作"脉逆四時,病難已"。疑《太素》有脱文。

按:本節經文與《素問》、《太素》在文句及文字上互有出入,《素問》、《太素》內容較多,與本經排列亦不盡同。又《脉經》、《千金》文,相互間亦不盡同,其內容較《素問》、《太素》尤多。說明本文錯落與訛奪較多。故研討時,必當互參。

太陽脉至,洪大以長[1]。少陽脉至,乍數乍疏,乍短乍長[2]。陽明脉至,浮大而短[3]。

〔1〕太陽脉至,洪大以長 《難經·七難》吕廣注:"太陽王五月、六月,其氣大盛,故其脉來洪大而長也。"

〔2〕少陽脉至,乍數乍疏,乍短乍長 乍數乍疏,《脉經·扁鵲陰陽脉法》、《難經·七難》均作"乍小乍大"。《難經·七難》吕廣注:"少陽王正月、二月,其氣尚微,故其脉來進退無常。"

〔3〕陽明脉至,浮大而短 《難經·七難》吕廣注:"陽明王三月、四月,其氣始萌未盛,故其脉來浮大而短。"

按:本節概言脉應四時陰陽之變化。然只言三陽,未及三陰,林億等以爲有脱簡,《素問》新校正云:"詳無三陰脉,應古文闕也。按《難經》云:太陰之至,緊大而長;少陰之至,緊細而微;厥陰之至,沈短以敦。"但亦有人提出反對意見,認爲此乃指人迎脉而言,故只有三陽,本無三陰。《癸巳類稿·人迎候》云:"按《難經·七難》有:太陰之至,緊大而長;少陰之至,緊小而微;厥陰之至,沈短以敦。後之論者,謂《素問》古本所有,今乃脱落。不知《素問》此條言人迎六陽脉,並無六陰。若寸口六陰,別有弦鈎平體,安得謂肺脾緊大而長,豈不死乎?"詳今《脉經》卷五第二採《扁鵲陰陽脉法》,另有"少陰之脉,緊細動搖;太陰之脉,緊細以長;厥陰之脉,沈短以緊"三條,雖與《內經》非是一書,然亦可証古論此脉時,乃三陽與三陰並俱,故《素問》闕文之説,亦非無據。《癸巳類稿》所言似不可取。

厥陰有餘,病陰痹[1];不足,病生[2]熱痹。滑則病狐疝風[3],澀則病少腹積氣[4]。一本作積厥[5]。

少陰有餘,病皮痹癮疹[6];不足,病肺痹[7]。滑則病肺風疝[8],澀則病積、溲血。

太陰有餘,病肉痹寒中[9];不足,病脾痹[10]。滑則病脾風疝[11],澀則病積,心腹時滿。

陽明有餘,病脉痹[12],身時熱;不足,病心痹[13]。滑則病心風疝[14],澀則病積,時善驚。

太陽有餘,病骨痹身重[15];不足,病腎痹[16]。滑則病腎風疝[17],澀則病積,時善癲[18]疾。

少陽有餘,病筋痹脇滿[19];不足,病肝痹[20]。滑則病肝風疝[21],澀則病積,時筋急目痛。

〔1〕陰痹　指陰寒一類痹痛,如寒痹、濕痹等。一云陰器中寒痛。《素問》王冰注:"痹謂痛也,陰謂寒也,有餘謂厥陰氣盛滿,故陰發於外而寒痹。"《太素》注:"足厥陰肝脉也,脉循股陰入毛中,環陰器,上抵少腹,故脉氣有餘者,是其陰氣盛,故爲陰痹者,謂陰器中寒而痛。"詳下文有"不足,病生熱痹"句,《素問》王注訓爲寒痹,於義爲勝,《太素》楊注"謂陰器中寒而痛",恐非是。

〔2〕生　按此下少陰、太陰及三陽之不足病下皆不言"生",且本文與上文爲對文,上句"病陰痹"亦無"生"字,疑衍。

〔3〕狐疝風　《太素》注:"厥陰脉氣滑者,陽氣盛微熱,以其氣盛,微熱乘陰,故爲狐疝風也。風,氣也。狐夜不得尿,日出方得,人之所病與狐同,故曰狐疝。一曰狐疝,謂三焦孤府爲疝,故曰狐疝也。"楊氏此解,不知何據,姑存之。狐疝,詳見卷二第五注。

〔4〕少腹積氣　積氣,明抄本作"積厥",《太素》作"積厥氣"。澀脉爲精血虧少,氣滯血瘀,邪留於少腹,故病氣積。

〔5〕一本作積厥　明抄本無此校,另有"《素問》無厥字"五字校文。今本《素問》作"積氣",與本經合。

〔6〕皮痹癮疹　皮,明抄本無。癮下有"音隱"二小字音注,疹作

"瘮",下有"音軫"二小字音注。按瘮,疹之俗體。皮痹,病名。癮疹,亦作
廮胗,《集韻·隱韻》:"廮,廮胗,皮小起兒。"《素問》王冰注:"腎水逆,連
於肺母故也。足少陰脉從腎上貫肝鬲,入肺中,故有餘病皮痹隱軫。"《張
氏醫通》卷六云:"皮痹者,寒痹也。邪在皮毛,癮疹風瘡,搔之不痛,初起
皮中如蟲行狀。"

〔7〕肺痹　《太素》作"腎痹",楊上善注:"少陰之肺,虛受寒濕之氣
入腎,故爲腎痹。"楊氏雖有此解,然後文太陽不足亦病腎痹,與本經、《素
問》合,是此處當作"肺痹"。肺痹,病名。《素問·痹論》云:"肺痹者,煩
滿喘而嘔。"此病多由皮痹日久不愈,復感於邪,內傳於肺所致。

〔8〕肺風疝　《太素》作"腎風疝",疑誤。肺風疝,病名。多因肺經
受寒,內傳入腹所致。腎脉上貫肝膈,入肺中。故少陰脉滑,腎病及肺,而
病如是。《素問·大奇論》云:"肺脉沈搏爲肺疝。"

〔9〕肉痹寒中　肉痹,亦稱肌痹,其証肌膚盡痛,或麻木不仁,或汗
出,四肢痿弱。《素問·長刺節論》云:"病在肌膚,肌膚盡痛,名曰肌痹。"
寒中,謂邪在脾胃之裏寒病証。《靈樞·五邪》云:"陽氣不足,陰氣有餘,
則寒中,腸鳴腹痛。"太陰屬脾,主肌肉,太陰有餘,則寒濕內盛,風冷乘之,
故病肉痹寒中矣。

〔10〕脾痹　病名。《素問·痹論》云:"脾痹者,四肢解墮,發咳嘔汁,
上爲大塞。"此病多由肌痹日久不愈,復感於邪,內傳於脾所致。

〔11〕脾風疝　病名。多因脾經外受風寒濕邪入裏所致。《素問》王
冰注:"太陰之脉入腹屬脾絡胃,其支別者復從胃別上鬲,注心中,故爲
脾疝。"

〔12〕脉痹　病名。《張氏醫通》卷六云:"脾痹者,即熱痹也。藏府移
熱,復感外邪,客搏經絡,留而不行,其証肌肉熱極,皮膚如鼠走,唇口反
裂,皮膚色變。"

〔13〕心痹　病名。《素問·痹論》云:"心痹者,脉不通,煩則心下鼓,
暴上氣而喘,嗌乾善噫,厥氣上則恐。"此病多由脉痹日久不愈,或心氣虧
虛,復感於邪,內犯於心,致使心氣痹阻,脉道不通所致。

〔14〕心風疝　病名。多因心經外受風寒入腹所致。《素問·脉要精
微論》云:"診得心脉而急,此爲何病,病形何如? 岐伯曰:病名心疝,少腹
當有形也。"當屬此病。

〔15〕骨痹身重　骨痹,病名。《素問·長刺節論》云:"病在骨,骨重

不可舉,骨髓痠痛,寒氣至,名曰骨痺。"太陽主寒水之氣,合於腎,主於骨,太陽有餘,則寒濕乘虛襲之,故發爲骨痺,而身體重痛也。

〔16〕腎痺　病名。《素問·痺論》云:"腎痺者,善脹,尻以代踵,脊以代頭。"此病多由骨痺日久不愈,復感於邪,或腎氣不足,爲邪所傷而致。太陽與少陰爲表裏,故太陽不足,則病腎痺。

〔17〕腎風疝　病名。多因腎經外受風寒入腹所致。

〔18〕癲　此下明抄本有"音顚"二小字音注。

〔19〕筋痺脅滿　筋痺,病名。《素問·長刺節論》云:"病在筋,筋攣節痛,不可以行,名曰筋痺。"少陽屬膽,合於肝,主於筋,肝經布兩脅,少陽有餘,爲寒濕侵襲肝胆筋脉,故病筋痺而脅滿也。

〔20〕肝痺　病名。《素問·痺論》云:"肝痺者,夜卧則驚,多飲數小便,上爲引如懷。"此病多由筋痺日久不愈,復感於邪,或肝氣不調,爲邪所中而致。少陽與厥陰爲表裏,故少陽不足,則病肝痺矣。

〔21〕肝風疝　病名。多因肝經外受風寒入腹所致。

按:本節主要提出六經有餘不足所發生之病証。指出經脉有餘爲邪氣盛,病程尚短,邪犯五體,則發爲五體痺。經脉不足爲正氣衰,病程已長,邪侵五臟,則發爲五臟痺。同時指出,外感邪氣有餘,循經入腹,亦可發爲疝病,其脉必浮動而滑;内傷正氣不足,氣血凝滯,亦可發爲積病,其脉必沈滯而濇。然上証均屬邪在經脉,以致氣血凝滯,閉塞不通,故其治必從經脉入手。

關於疝之爲病,本篇論及者有六。考《内經》言此較多,雖有五臟疝、七疝等名稱,然詳者蓋少。從内容觀之,亦反映出我國古代對疝病之認識,與後世醫家所論不盡相同。就其基本概念而言,《素問·長刺節論》(見本經卷九第九)云:"病在少腹,腹痛,不得大小便,病名曰疝,得之寒。"乃爲比較具體的論述。本文指出了三個主要問題:病位在少腹,一也;病証爲腹痛,不得大小便,二也;病因爲得之寒,三也。詳《説文·疒部》:"疝,腹痛也。"《釋名·釋疾病》:"心痛曰疝。疝,詵也。氣詵詵然上而痛也。"又云:"陰腫曰隤,氣下隤也。又曰疝,亦言詵也,詵詵引小腹急痛也。"詵詵,緊貌。如《釋名·釋宮室》:"栅,蹟也,以木作之，上平蹟然也。又謂之徹，徹，緊也，詵詵然緊也。"緊，急也。《廣雅·釋詁》："緊，急也。"是《說文》與《釋名》所言，與《內經》甚合。即《釋名》言心痛者，亦指當心處而痛，非直言心臟也。其所言㿉者，《內經》作"㿉"，《太素》作"頹"，頹即癩也。㿉、㿉、癩、頹，實則一也。《集韻·灰韻》："㿉、頹、頹、墤，《說文》下墜也。或作頹、頹、墤，通作㿉。"又"㿉、癩、㿗、㿗，《倉頡篇》：陰病。或作癩、㿗、㿗。"所謂㿉疝或癩疝乃病在陰處，非在少腹也。不得大小便之証，與《史記·扁鵲倉公列傳》所記亦同，倉公傳驗案中有疝病二，一爲齊郎中令循病，診爲涌疝，其症"令人不得前後溲"。一爲齊北宮司空命婦出於病，診爲"氣疝客於膀胱，難於前後溲"。這與《素問·骨空論》言衝疝"不得前後"之症，用語亦完全相同，皆可明証疝病有是症。在病機方面，《素問·大奇論》則有"腎脉大急沈，肝脉大急沈，皆病疝"一條（見本經本篇下）王冰注云："疝者，寒氣結聚之所爲也。"又"三陰急爲疝"一條，王冰注云："氣聚爲疝"。又《漢書·藝文志》載"五藏六府疝十六病方"，顏師古注："疝，心腹氣病。"《急就篇》顏師古注："疝，腹中氣疾上下引也。"與王注之義亦合。從《漢·志》著錄書名看，可知五臟六腑皆有疝，這不僅說明疝病的範圍較廣，而且是一種大病，故有專著行世。又可証《內經》言諸疝，雖無專篇記載，亦或有亡佚，然皆有所本，重在反映當時有關疝病的一些主要論述。綜觀《內經》現有疝病內容，所言一般疝病，似爲病在腹部，屬氣分之病，有腹部急痛，或少腹有形，大小便不通等症，皆因寒得之，與癩疝及狐疝之病在陰部者有所別。此《內經》疝病之大要也。至於後世醫書論疝，又別有創新，不得混同，以曲解經義。

太陰[1]厥逆[2]，腨[3]急攣，心痛引腹[4]，治主病者[5]。

少陰厥逆，虛滿嘔變，下泄清[6]，治主病者。

厥陰厥逆，攣、腰痛[7]，虛滿，前閉，譫語[8]，治主病者。

三陰俱逆，不得前後[9]，使人手足寒，三日死[10]。

太陽厥逆,僵仆,嘔血,善衄[11],治主病者。

少陽厥逆,機關不利[12],機關不利者,腰不可以行[13],項不可以顧,發腸癰,不可治[14],驚者死[15]。

陽明厥逆,喘欬身熱,善驚,衄血,嘔血[16],不可治,驚者死[17]。

手太陰[18]厥逆,虛滿而欬,善嘔吐沫[19],治主病者。

手心主少陰厥逆,心痛引喉,身熱者死,不熱者可治[20]。

手太陽厥逆,耳聾泣出,項不可以顧[21],腰不可以俛仰[22],治主病者。

手陽明少陽厥逆,發喉痹,嗌腫痛[23],治主病者。

〔1〕太陰 《太素》作"足太陰脉"。下文少陰、厥陰及三陽同此例。按後文俱有手經之名,則此處當屬足經。

〔2〕厥逆 同義複詞,《説文・疒部》:"瘚,逆氣也。"瘚通厥。

〔3〕胻 此下明抄本有"胻音行,又杭"五小字音注。

〔4〕胻急攣,心痛引腹 胻,《素問》作"骭"。按胻與骭通。足太陰脉從足上行,循胻骨後,屬脾絡胃注心中,故經脉之氣逆上,則小腿拘急攣縮,心痛牽引腹部。

〔5〕治主病者 言取本經主病腧穴以治之也。《太素》注:"足太陰脉所發之穴,主療此病者也。餘仿此。"《類經》卷十五第三十五注:"謂如本經之左右上下及原俞等穴,各有宜用,當審其所主而刺之也。"

〔6〕虛滿嘔變,下泄清 清,《太素》作"青"。楊上善注:"下利出青色者,少腹間冷也。"楊氏雖有此解,然義未甚妥。少陰屬腎,少陰經氣厥逆,則腎陽衰於下,不能助脾温運水穀,故下泄清冷也。嘔變,變嘔也。《素問集註》張志聰注:"按嘔變當作變嘔。《靈樞經》云:苦走骨,多食之令人變嘔。言苦寒之味,過傷少陰,轉致中胃虛寒,而變爲嘔逆,與此節大義相同。"《素問識》:"簡按:佛典有變吐之語,知是嘔變、變嘔,乃嘔逆之謂。"少陰,腎也。少陰經氣厥逆,則腎陽虛,不能助中焦腐化水穀,故腹部虛滿而嘔逆。

〔7〕攣,腰痛 痛,《太素》無。攣上《内經評文・素問》有"急"字。攣,《集韻・獮韻》:"手足曲病。"厥陰脉屬肝,絡諸筋,故經氣厥逆,則筋脉拘攣而腰痛。

〔8〕虚滿,前閉,譫語　譫語,《素問》、《太素》均作"譫言",義同。厥陰脉環陰器,抵少腹,循喉嚨之後上入頏顙,故經氣厥逆,則腹部虚滿,小便不通,言語譫妄。前,小便也。

〔9〕不得前後　前,小便;後,大便。此言大小便不通。

〔10〕三日死　三陰俱逆則臟氣絶,《素問·陽明脉解》云:"厥逆連藏則死,連經則生。"以其三陰絶,故三日死也。

〔11〕僵仆,嘔血,善衄　仆下明抄本有"音付"二小字音注。僵仆,强直倒也。《太素》注:"後倒曰僵,前倒曰仆。"按楊注爲析言其義,而此處則係同義複詞,僵亦仆、仆亦僵也。《史記·蘇秦列傳》:"佯僵而棄酒"司馬貞索隱:"僵,仆也。"《漢書·鄒陽傳》:"卒仆濟北"顏師古注:"仆,僵也。"《素問·六元正紀大論》:"善暴僵仆。"王冰注:"筋骨强直而不用,卒倒而無所知也。"足太陽脉起目内眥,從巓入絡腦,挾脊抵腰中。故經氣厥逆,則僵仆;迫血上溢,則嘔血、善衄。

〔12〕機關不利　機關,《素問·骨空論》云:"俠髖爲機……膕上爲關。"此泛指關節而言。《類經》卷十五第三十五注:"機關者,筋骨要會之所也。膽者,筋其應,少陽厥逆則筋不利,故爲此機關腰項之病。"

〔13〕行　運動也。《周易·乾》:"天行健。"孔穎達正義:"行者,運動之稱。"

〔14〕發腸癰,不可治　腸,明抄本無。《太素》注:"發腸癰病,猶可療之。"蕭延平按:"不可治,不字……據本注應作猶。"《素問釋義》云:"腸癰五字衍。"《素問》王冰注:"發腸癰則經氣絶,故不可治。"兩説並存,待考。

〔15〕驚者死　《太素》注:"腸癰氣逆,傷膽死也。"蓋少陽屬膽,主驚,腸癰氣逆連臟,故發驚。驚則神亂,故死也。

〔16〕喘欬身熱,善驚,衄血,嘔血　衄血,《素問》、《太素》均作"衄",義同。足陽明經脉循喉嚨,入缺盆。故經氣厥逆,則爲喘咳,逆氣乘肺也。陽明主肌肉,故爲身熱。熱甚動肝,故發驚。陽明之脉起於鼻,屬於胃,經氣厥逆,故爲衄血、嘔血。

〔17〕不可治,驚者死　《素問》無此六字。按六字已見前條,且上文已有"善驚"二字,疑此六字衍。

〔18〕陰　此下《太素》有"脉"字。下手心主少陰、手太陽、手陽明少陽同此例。

〔19〕虚滿而欬,善嘔吐沫　吐,《素問》無,《太素》作"唾"。唾,亦吐

也。《禮記·曲禮》:"讓食不唾。"手太陰脉起於中焦,下絡大腸,還循胃口,上膈屬肺。故經氣上逆,則胃中虛滿,咳嗽,喜嘔吐涎沫也。

〔20〕身熱者死,不熱者可治 《素問》作"身熱死,不可治"。《太素》注:"心包之脉歷絡三焦,故心受邪而痛,遍行三焦,致令身熱,名真心痛,死不可療。若身不熱,是則逆氣不周三焦,故可療之也。"

〔21〕耳聾泣出,項不可以顧 《素問》王冰注:"手太陽脉支別者,從缺盆循頸上頰,至目銳眥,却入耳中。其支別者,從頰上頗抵鼻至目內眥,故耳聾泣出,項不可以顧也。"

〔22〕腰不可以俛仰 《素問》王冰注:"腰不可以俛仰,脉不相應,恐占錯簡文。"按膀胱足太陽之脉,挾脊抵腰中,其是動病有脊痛、腰似折之症,是主筋所生病,亦有腰痛症,故王注"脉不相應"之說非是。

〔23〕發喉痺,嗌腫痛 痛,明抄本作"痙",疑誤。《素問》、《太素》均作"痙",《素問》新校正云:"按全元起本痙作痓。"按痓,痙之誤也。然上文有"喉痺、嗌腫"句,則此處仍以本經作"痛"義勝。手陽明脉從缺盆上頸,手少陽脉從膻中上出缺盆,上項,二脉皆近喉嗌,故經氣厥逆,則發喉痺,咽嗌腫痛也。

按:本文言厥,非指手足寒冷之厥,乃經脉之氣逆上之厥。《內經》論厥,其病非一。如本經卷七第三云:"厥或令人腹滿,或令人暴不知人,或至半日,遠至一日乃知人者。"是亦氣逆上之厥也。又"三陰厥逆,不得前後,使人手足寒"一條,亦可証本文非手足寒之厥,否則,再云"手足寒"症,於理則不通矣。故氣逆上之厥與手足寒之厥,需詳辨焉。

來疾去徐,上實下虛,爲厥癲疾[1]。來徐去疾[2],上虛下實,爲惡風[3]也。故中惡風者,陽氣受也[4]。有脉俱沈細數者,少陰厥也[5]。沈細數散者,寒熱也[6]。浮而散者,爲眴音順。仆[7]。諸浮而不躁者,皆在陽,則爲熱;其有躁者在手[8]。諸細而沈者,皆在陰,則爲骨痛;其有静者,在足[9]。數動一代者,病在陽之脉也,溏泄及便膿血[10]。諸過者切之[11],其[12]濇者,陽氣有餘也[13];滑者,陰氣有餘也[14]。陽氣有餘,則爲身熱無汗[15];陰氣有餘,則爲多汗身寒[16];陰陽有餘,則爲無汗而寒[17]。推而外之,内而不外者,有心腹積也[18]。推而内之,外而不内者,中有熱也[19]。推而上之,下而不上者,腰足清也[20]。推而下之,上而不下者,頭項痛也[21]。按之至骨,脉氣少者,腰脊痛而身有痹也[22]。

〔1〕來疾去徐,上實下虛,爲厥癲疾 上實下虛,爲厥癲疾,明抄本無此八字,疑脱。癲,《素問》作"巔"。厥癲疾,此指厥氣上逆而致顛仆一類疾病。《太素》注:"來疾陽盛,故上實也;去徐陰虛,故下虛也。上實下虛,所以發癲疾也。"

〔2〕來徐去疾 明抄本無此四字,疑脱。

〔3〕惡風 諸説非一。一指惡厲風邪。《素問集註》張志聰注:"風之惡厲者,從陽而直入於陰,是以去疾下實也。"《素問直解》注:"上虛下實,則經脉不和,故爲惡風。惡風,癘風也。"二指惡風証。《太素》注:"上虛受風,故惡風也。"《素問發微》注:"其病當爲惡風証焉。正以人之感風者,陽氣受之,陽爲表,今上虛則表虛,風必易感,故不得不惡風也。"聯係下文,當以前説義勝。

〔4〕故中惡風者,陽氣受也 《太素》無此九字。詳此文與上下文不屬,疑是後人黏注。

〔5〕有脉俱沈細數者,少陰厥也 有脉俱,明抄本無此三字,沈上有"一作厥俱"四字校文,是别本有作"厥俱沈細數者,少陰厥也"。脉,《太素》無。今從本經。《類經》卷六第二十一注:"沈細者,腎之脉體也,兼數則熱,陰中有火也,故爲少陰之陽厥。"《素問・厥論》云:"陰氣衰於下,則爲熱厥。"又云:"熱厥足下熱。"正此義也。

〔6〕沈細數散者,寒熱也 脉沈細爲陰,數散爲陽,陰不制陽,故發爲寒熱。《素問》王冰注:"陽干於陰,陰氣不足,故寒熱也。"

〔7〕浮而散者,爲眴仆 眴,《集韻・真韻》:"目眩也。"仆,仆倒也。《素問・經脉別論》:"度水跌仆。"王冰注:"仆,謂身倒也。"《素問》王冰注:"脉浮爲虛,散爲不足,氣虛而血不足,故爲頭眩而仆倒也。"

〔8〕諸浮而不躁者,皆爲陽,則爲熱;其有躁者在手 躁,明抄本作"趮",此下有"音躁"二小字音注。按趮當爲"趚"之誤,趚爲趒之俗體,猶踩爲躁之俗體。《説文・走部》:"趒,疾也。"《管子・心術》:"趒者不静。"是趒亦有動義。《集韻・号韻》:"趒,躁。《説文》:疾也。或作躁。"是趒與躁同。諸浮而不躁,《太素》作"諸浮而躁";其有躁者在手,作"其右躁

者,在左手"。考前後文義,當以本經爲是。此言發熱証,若脉浮不躁疾,爲病在足三陽經;若浮而躁疾,爲病在手三陽經。此與《靈樞·終始》"人迎一盛病在足少陽,一盛而躁病在手少陽"義同。《素問》王冰注:"言大法也。但浮不躁,則病在足陽脉之中;躁者,病在手陽脉之中也。"《類經》卷六第二十一注:"脉浮爲陽,而躁則陽中之陽,故但浮不躁者,皆屬陽脉,未免爲熱。若浮而兼躁,乃爲陽極,故當在手。在手者,陽中之陽,謂手三陽經也。"此說亦通。

〔9〕諸細而沈者,皆在陰,則爲骨痛;其有静者,在足　此言骨痛之病,若脉沈細者,爲病在陰分;若沈細而静,爲病在足三陰經。《素問》王冰注:"細沈而躁,則病生於手陰脉之中;静者,病生於足陰脉之中也。"《類經》卷六第二十一注:"沈細爲陰,而静則陰中之陰,故脉但沈細者,病在陰分,當爲骨痛。若沈細而静,乃爲陰極,故當在足。在足者,陰中之陰,謂足三陰經也。

〔10〕數動一代者,病在陽之脉也,溏泄及便膿血　溏泄及便膿血,原脱,據明抄本、《素問》、《太素》補。泄,《素問》作"洩",乃避唐太宗李世民諱改字,義同"泄"。《素問》王冰注:"代,止也。數動一代,是陽氣之生病,故言病在陽之脉。所以然者,以洩利及膿血,脉乃爾。"王注義猶未盡,《素問集註》張志聰注:"陽熱在經,故脉數動。熱傷血分,故便膿血。經血下洩,故一代也。"溏泄,便稀泄也。《廣雅·釋言》:"溏,淖也。"淖者,泥淖也,亦若稀泥狀。

〔11〕諸過者切之　原脱,據明抄本、《素問》、《太素》補。《素問吳註》注:"過,脉失其常也。"

〔12〕其　明抄本、《素問》、《太素》均無,疑衍。

〔13〕濇者,陽氣有餘也　《素問》王冰注:"陽有餘則血少,故脉濇。"

〔14〕滑者,陰氣有餘也　《類經》卷六第二十一注:"陰氣有餘則血多,故脉滑。"

〔15〕陽氣有餘,則爲身熱無汗　《類經》卷六第二十一注:"陽有餘者,陰不足也,故身熱無汗。"

〔16〕陰氣有餘,則爲多汗身寒　《類經》卷六第二十一注:"陰有餘者,陽不足也,故多汗身寒,以汗本屬陰也。"

〔17〕陰陽有餘,則爲無汗而寒　而,明抄本無。《素問》王冰注:"陽餘無汗,陰餘有寒,若陰陽有餘,則當無汗而寒也。"《類經》卷六第二十一

注:"陽餘無汗,以表實也;陰餘身寒,以陰盛也。陰陽有餘,陰邪實表之謂也。"

〔18〕推而外之,内而不外者,有心腹積也　也,明抄本無。《類經》卷六第二十一注:"此下言察病之法,當推求於脉以决其疑似也。凡病若在表而欲求之於外矣,然脉則沈遲不浮,是在内而非外,故知其心腹之有積也。"

〔19〕推而内之,外而不内者,中有熱也　中下明抄本有"《素問》作身"四字校文,無"也"字。據上文"推而内之,外而不内"文義推之,中作"身"義勝。中者,内也。《類經》卷六第二十一注:"凡病若在裏而欲推求於内矣,然脉則浮數不沈,是在外而非内,故知其身之有熱也。"

〔20〕推而上之,下而不上者,腰足清也　下而不上者,明抄本作"下者",此後有"《素問》作上而不下"七字校文。今本《素問》、《太素》均同明抄本校文。又"腰足清也",明抄本作"腰清至足"。清,《太素》則作"清"。按清本作"清",《説文・仌部》:"清,寒也。"《集韻・勁韻》:"清,或作清。"《類經》卷六第二十一注:"凡推求於上部,然脉止見於上,而下部則弱,此以有升無降,上實下虚,故腰足爲之清冷也。"

〔21〕推而下之,上而不下者,頭項痛也　也,明抄本無。痛下有"《素問》作下而不上"七字校文。今本《素問》、《太素》均同明抄本校文。《類經》卷六第二十一注:"凡推求於下部,然脉止見於下,而上部則虧,此有降無升,清陽不能上達,故爲頭項痛也。"

〔22〕按之至骨,脉氣少者,腰脊痛而身有痺也　者,明抄本無。身有痺也,《太素》作"身寒有痺",義均通。《類經》卷六第二十一注:"按之至骨沈,陰勝也。脉氣少者,血氣衰也。正氣衰而陰氣盛,故爲是病。"

按:本文言推而外之、推而内之、推而上之、推而下之等内容,文簡而義晦,諸家説解不一。楊上善從刺法解之,言推鍼而外、推鍼而内、推鍼向上、推鍼向下。然本文前後俱言脉診,故此解似有不妥。王冰則謂"脉附臂筋,取之不審",故需推筋而遠、推筋而近、按之尋之。馬蒔、吳崑等説亦近乎是。此説亦似不切于事。惟張介賓之解於理尚順,故暫從之。

經脉第一下

本篇自"三陽爲經"至"沈爲膿胕也",見《素問·陰陽類論》、《太素·脉論》;自"三陽獨至者"至"三陽之病也",見《素問·著至教論》、《太素·脉論》;自"黄帝問曰:脉有四時動奈何"至"此六者,持脉之大法也",見《素問·脉要精微論》、《太素·四時脉診》;自"赤,脉之至也"至"得之沐浴清水而卧",見《素問·五藏生成》、《太素·色脉診》;自"形氣有餘"至"形氣不足生",見《素問·方盛衰論》;自"形氣相得,謂之可治"至"名曰逆四時也",見《素問·玉機真藏論》、《太素·四時脉診》;自"曰:願聞虚實之要"至"左手閉鍼孔也",見《素問·刺志論》、《太素·虚實脉診》;自"脉小色不奪者,新病也"至"陽有餘,爲熱中也",見《素問·脉要精微論》、《太素·五藏脉診》;自"腹脹身熱脉大"至"是謂逆治",見《靈樞·玉版》;自"熱病脉静汗已出"至"脉堅搏,是五逆也",見《靈樞·五禁》;自"五實死,五虚死"至"此其候也",見《素問·玉機真藏論》、《太素·虚實脉診》;自"心脉滿大,癎瘲筋攣"至"季秋而死",見《素問·大奇論》;其中自"心脉滿大,癎瘲筋攣"至"肝脉大急沈",見《太素·五藏脉診》;自"肝腎脉并沈爲石水"至"并小弦欲爲驚",見《太素·經脉厥》;自"心脉揣滑急爲心疝"至"二陽急爲驚",見《太素·寒熱相移》;自"脾脉外鼓沈,爲腸澼"至"季秋而死",見《太素·五藏脉診》。

提要:本篇主要説明三陰三陽之生理功能及其病理變化,指出色、脉、形氣、虚實等脉証結合之辨証方法,以及五逆、五實、五虚之脉証,並據五臟所見各種脉象之主病,推斷其病機和預後。

三陽爲經[1],二陽爲維[2],一陽爲遊部[3]。三陽者,太陽也[4],至手太陰[5]弦浮而不沈,決以度,察以心,合之《陰陽》之論[6]。二陽者,陽明也,至手太陰弦而沈急不鼓,炅至以病皆死[7]。一陽者,少陽也,至手太陰上連人迎弦急懸不絶[8],此少陽之病也,搏陰則死[9]。三陰者,六經之所主也[10],交於太陰[11],伏鼓不浮,上空至心[12]。二陰至肺[13],其氣歸於膀胱,外連脾胃[14]。一陰獨至[15],經絶氣浮,不鼓鈎而滑[16]。此六脉者,乍陰乍陽,交屬相并[17],繆通五藏,合於陰陽[18]。

先至爲主,後至爲客[19]。

〔1〕三陽爲經 《太素》注:"三陽,足太陽也,膀胱脉也。足太陽從二目内眥,上頂分爲四道,下項,并正別脉上下六道,以行於背與身,爲經也。以是諸陽之主,故得惣名也。"惣爲搇之譌,搇爲總之別體。《類經》卷十三第七注:"經,大經也。周身之脉,惟足太陽爲巨,通巔下背,獨統陽分,故曰經。"

〔2〕二陽爲維 《太素》注:"二陽,足陽明脉也,以是二陽之惣,故得名也。足陽明脉,胃脉者也,爲經胳海,從鼻而起下咽,分爲四道,并正別脉六道,上下行腹,綱維於身,故曰爲維也。"《類經》卷十三第七注:"維,維絡也。陽明經上布頭面,下循胸腹,獨居三陰之中,維絡於前,故曰維。"

〔3〕一陽爲遊部 遊,《素問》、《太素》均作"游"。按游與遊通。《書經·五子之歌》:"乃盤遊無度。"《文選·補亡詩》李善注引作"游"。《太素》注:"一陽,足少陽膽脉也。足少陽脉以是少陽,故曰一陽。游部有三部:頭法於天,以爲上部;腰下法地,以爲下部;腰中法人,以爲中部。此一少陽,起目外眥,胳頭分爲四道,下缺盆,并正別脉上下,主經營百節,流氣三部,故曰游部也。"《類經》卷十三第七注:"少陽在側,前行則會於陽明,後行則會於太陽,出入於二陽之間,故曰遊部。"

〔4〕三陽者,太陽也 《素問》、《太素》均作"三陽者,太陽爲經,三陽脉",連下句讀。考下文有"二陽者,陽明也","一陽者,少陽也",當以本經爲是。

〔5〕陰 此下原有"而"字,律以下文"陽明"、"少陽"脉,當無此字,明抄本、《素問》均無,據删。

〔6〕合之《陰陽》之論 明抄本無此六字。《素問》王冰注:"太陽之脉洪大以長,今弦浮不沈,則當約以四時高下之度而決斷之,察以五藏異同之候而參合之,以應《陰陽》之論,知其臧否耳。"按:《陰陽》之論,王注義不甚明,詳《素問》此篇本文前有"帝曰:却念《上下經》、《陰陽》、《從容》,子所言貴,最其下也"之文,楊上善、王冰對《陰陽》、《從容》均未詳解,《類經》卷十三第七注:"《上下經》,古經也。《陰陽》、《從容》,其篇名也。"此解似不確。文中《陰陽》、《從容》與《上下經》並列,當亦是古醫籍名,故此所謂"《陰陽》之論",即上引《素問》此前文之"《陰陽》"也。

〔7〕炅至以病皆死 炅,明抄本作"熱",疑係避宋太宗趙炅諱改字。《素問》王冰注:"炅,熱也。陽明之脉浮大而短,今弦而沈急不鼓者,是陰

氣勝陽,木來乘土也。然陰氣勝陽,木來乘土,而反熱病至者,是陽氣之衰敗也,猶燈之焰欲滅反明,故皆死也。"以,猶而也。灵至以病,即灵至而病也。

〔8〕上連人迎弦急懸不絶 《太素》注:"陽氣始生,故曰少陽。少陽脉至寸口,乍疏乍數,乍長乍短,平也。今見手太陰寸口並及喉側胃脉人迎二處之脉,並弦急懸微不斷絶,是爲少陽之病也。"《素問》王冰注:"懸者,謂如懸物之動摇也。"按"懸不絶",與"懸絶"相對。詳經文多處言脉象"懸絶",如《素問·陰陽别論》言肝至懸絶、心至懸絶、肺至懸絶、腎至懸絶、脾至懸絶,皆死証。又如《素問·玉機真藏論》言"春得肺脉,夏得腎脉"等,"其至皆懸絶沈濇者,命曰逆四時"(在本篇後文),意指脉之懸浮無根而又有所絶止之象,故皆爲不治之証。此言"懸不絶",當指脉雖懸浮無根,但尚未有絶止之象,故爲病脉而不爲死証也。

〔9〕搏陰則死 搏,明抄本作"揣",此下並有"《素問》作搏"四字校文。今本《素問》、《太素》均作"專"。按揣與搏、摶,經文中常混用。如本篇後文有"心脉揣滑急"、"肺脉沈揣"等語,其"揣"字《素問》俱作"搏",可証。又,揣與搏、專,音近義通。《漢書·賈誼傳》:"何足控揣。"如淳曰:"控,引也;揣音團。控搏,玩弄爱生之意也。"《史記·秦始皇本紀》:"搏心壹志。"司馬貞索隱:"搏,古專字。"而搏與摶,古亦混用。《周禮·考工記》:"搏埴之工二。"鄭玄注:"搏之言拍也。"校勘記則云:"嘉靖本、閩監毛本搏作摶。"又《史記·田敬仲完世家》:"因搏三國之兵。"漢墓帛書《戰國策》搏作"摶"。摶與搏通,《楚辭·九章·橘頌》:"圓果搏兮。"舊注:"搏,一作摶。"《太素》注:"專陰無陽。"《素問》王冰注:"專,獨也。言其獨有陰氣而無陽氣則死。"《類經》卷十三第七注:"少陽厥陰皆從木化,若陽氣厥絶,則陰邪獨盛,弦搏至極,是曰專陰,專陰者死也。"結合下文"一陰獨至"之義,此文義取"專陰"爲是。又少陽當在陽部,然若獨見於陰部,或亦專陰之義也。

〔10〕三陰者,六經之所主也 《太素》注:"三陰,太陰也。六經謂太陰、少陰、厥陰之脉,手足兩箱,合有六脉也。此六經脉,惣以太陰爲主。太陰有二,足太陰受於胃氣,與五藏六府以爲資糧;手太陰主五藏六府之氣,故曰六經所主。"《素問》王冰注:"三陰者,太陰也。言所以諸脉皆至於手太陰者何耶? 以是六經之主故也。六經謂三陰三陽六脉也。所以至手太陰者何? 以肺朝百脉之氣,皆交會於氣口也。"按此言脉之義,當以

王注爲是。

〔11〕交於太陰　太陰,此謂手太陰氣口也。交於太陰者,言脉氣皆交會於氣口也。交,會合也。《太素》注:"交,會也。"《楚辭·思美人》:"備以爲交佩。"王逸注:"交,合也。"

〔12〕伏鼓不浮,上空至心　空,《素問》王冰注作"控",是空亦作控。《素問校訛》云:"古抄本空作控。"與王注合。據此,則空當爲控之同音通假。至心,明抄本、《素問》、《太素》均作"志心",王冰謂"志心"乃"七節之傍中有小心"之小心;楊上善注:"肺氣手太陰脉寸口,見時浮濇,此謂平也。今見寸口伏鼓不浮,是失其常也,腎脉足少陰貫脊屬骨(按當爲腎之誤)胳膀胱,從腎貫肝上鬲入肺中,從肺出肺(按當爲胳之誤)心,肺氣下入腎志,上入心神之空也。"按楊、王二注似難從。又後文"一陰一陽代絶,陰氣至心",文亦可証"至心"爲是。今仍從本經"至心"義,蓋此言三陰者,當指足太陰也,該脉"其支者,復從胃別上鬲,注心中",故脉見伏鼓不浮者,則向上控引而至於心也。

〔13〕二陰至肺　明抄本作"三陰至肝",恐係抄誤。《太素》"肺"作"脉"。按此前三陰與此後一陰,均詳言脉狀,而此不言者,疑有脱文。《素問釋義》注:"二陰不言脉,缺文可知。"此説是。《類經》卷十三第七注:"二陰至肺者,言腎脉之至氣口也。……腎脉上行,其直者從腎上貫肝膈,入肺中,出氣口,是二陰至肺也。"

〔14〕外連脾胃　二陰而云外連脾胃,義不甚明,姑引二注,以供參考。《太素》注:"外連脾胃者,脾胃爲藏府之海,主出津液,以資少陰,少陰在內,外與脾胃藏府相之者也。"《類經》卷十三第七注:"肺在上,腎在下,脾胃居中,主其升降之柄,故曰外連脾胃也。外者,腎對脾言,即上文三陰爲表、二陰爲裏之義。"

〔15〕一陰獨至　《素問·經脉別論》云:"一陰至,厥陰之治也。"《太素》注:"一陰,厥陰也。厥陰之脉,不兼餘脉,故爲獨也。"又《類經》卷十三第七注:"一陰獨至,厥陰脉勝也。……但弦無胃。"義亦通。

〔16〕經絶氣浮,不鼓鈎而滑　《類經》卷十三第七注:"厥陰本脉,當臾滑弦長,陰中有陽,乃其正也。若一陰獨至,則經絶於中,氣浮於外,故不能鼓鈎而滑,而但弦無胃,生意竭矣。"

〔17〕乍陰乍陽,交屬相并　交屬,交互連屬也。班固《西都賦》:"陂池交屬。"并,聚也。《後漢書·張衡傳》:"魚矜鱗而并凌兮。"李賢注:

"并,猶聚也。"此言三陰三陽六脉,時見陰脉,時見陽脉,交互連屬相聚於氣口也。

〔18〕繆(jiū 糾)通五藏,合於陰陽 繆,交錯也。《後漢書·與服志上》:"金薄繆龍。"李賢注引徐廣曰:"繆,交錯之形。"此言三陰三陽六脉與五臟六腑交錯相通,陰脉通於五臟,陽脉通於六腑,而與陰陽之論相合也。

〔19〕先至爲主,後至爲客 此言陰陽六脉交互見於氣口,而至有先後,故當分清主客以治之。《太素》注:"陰陽之脉見寸口時,先至爲主,後至爲客也。假令先得肝脉,肝脉爲主,後有餘脉來乘,即爲客也。"《素問》王冰注:"脉氣乍陰見陽,乍陽見陰,何以別之?當以先至爲主,後至爲客也。至,謂至寸口也。"《類經》卷十三第七注:"陽脉先至,陰脉後至,則陽爲主而陰爲客;陰脉先至,陽脉後至,則陰爲主而陽爲客。此先至爲主、後至爲客之謂也。"以上三說,雖於義皆可通,然結合上文言"此六脉者,乍陰乍陽"之義,似當以王注爲是。

三陽爲父[1],二陽爲衛[2],一陽爲紀[3]。三陰爲母[4],二陰爲雌[5],一陰爲獨使[6]。二陽一陰,陽明主病[7],不勝一陰,脉耎而動,九竅皆沈[8]。三陽一陰,太陽脉勝,一陰不能止,內亂五藏,外爲驚駭[9]。二陰二陽,病在肺[10],少陽一作陰[11]。脉沈,勝肺傷脾,故外傷四肢[12]。二陰一陽皆交至,病在腎[13],罵詈妄行,癲疾爲狂[14]。二陰一陽,病出於腎[15],陰氣客遊於心脘,下空竅隄,閉塞不通[16],四支別離[17]。一陰一陽代絕[18],此陰氣至心,上下無常,出入不知,喉嗌乾燥,病在土脾[19]。二陽三陰至陰皆在[20],陰不過陽,陽氣不能止陰,陰陽竝絕[21],浮爲血痕,沈爲膿胕也[22]。

〔1〕三陽爲父 《太素》注:"三陽,太陽也。太陽之脉在背,管五藏六府氣輸以生身,尊比之於天,故爲父也。"《素問》王冰注:"父所以督濟群小,言高尊也。"二說似異,義亦近矣。

〔2〕二陽爲衛 《太素》注:"二陽,陽明也。陽明脉在腹,經絡於身,故爲衛。"《素問》王冰注:"衛所以却禦諸邪,言扶正也。"按二陽爲衛之說,雖諸書皆同,楊、王二家亦隨文順釋,然証之上文,終疑有誤。詳《素問》此前有"雷公曰:臣悉盡意,受傳經脉,頌得從容之道,以合從容,不知

陰陽,不知雌雄"之間,王冰注謂"不知陰陽尊卑之次,不知雌雄殊目之義",而此文則是黃帝對陰陽雌雄等之答語,故父母、雌雄,按陰陽屬性亦皆當相對爲文。然二陰爲雌與二陽爲衛,義難協矣。且"二陰爲雌"句,王冰注云:"雌者,陰之目也。"若"二陽爲衛",則陽無目矣。又《素問·金匱真言論》、《素問·著至教論》、《素問·疏五過論》等,亦均有雌雄之說,是雌雄者,實具有陰陽對等之義。故疑"二陽爲衛",乃涉上"二陽爲維"致誤。詳從韋得聲與從佳得聲之字,亦多有相假者,而維與雄形相近,是本文當爲"二陽爲雄"之誤。

〔3〕一陽爲紀 一陽,少陽也。紀,綱紀也。《書經·五子之歌》:"亂其紀綱。"蔡大寶傳:"大者爲綱,小者爲紀。"少陽遊行出入於太陽、陽明之間,綱紀形氣,故云一陽爲紀。《素問》王冰注:"紀所以綱紀形氣,言其平也。"

〔4〕三陰爲母 三陰,太陰也。脾爲胃行其津液,滋養諸經,故稱爲母。《素問》王冰注:"母所以養諸子,言滋生也。"

〔5〕二陰爲雌 二陰,少陰也。腎藏精,主生殖,故爲雌。《素問》王冰注:"雌者,陰之目也。"

〔6〕一陰爲獨使 《太素》注:"一陰,厥陰也,厥陰之脉,唯一獨行,故曰獨使也。"《素問》王冰注:"一陰之藏,外合三焦,三焦主謁導諸氣,名爲使者,故云獨使也。"《素問發微》注:"厥陰爲裹之遊部,將軍謀慮,所以爲獨使也。"《類經》卷十三第七注:"使者,交通終始之謂。陰盡陽生,惟厥陰主之,故爲獨使。"諸家説解不一,義尚未安。按諸陰脉中,唯足厥陰脉起於大趾叢毛之際,行腹脇,循喉嚨之後,上入頏顙,連目系,上出額,與督脉會於巔,有如陰脉之使者,獨得與陽脉相交通矣。"一陰爲獨使",義或本乎此。

〔7〕二陽一陰,陽明主病 主下原有"脾"字,原校云:"一本無脾字。"明抄本無此校文。《素問》、《太素》均無"脾"字。按"脾"字在此義甚難通,故據刪。二陽,陽明胃也;一陰,厥陰肝也。二經合病,木邪乘土,肝氣犯胃,故爲陽明主病。《素問》王冰注:"一陰,厥陰肝木氣也。二陽,陽明胃土氣也。木土相薄,故陽明主病也。"

〔8〕不勝一陰,脉耎而動,九竅皆沈 脉、而,明抄本無。《素問》王冰注:"木伐其土,土不勝木,故云不勝一陰。脉耎而動者,耎爲胃氣,動謂木形,土木相持,則胃氣不轉,故九竅沈滯而不通利也。"

〔9〕内亂五藏,外爲驚駭　駭下明抄本有"音海"二小字音注。此言足太陽膀胱與厥陰肝合病,陽熱内盛,燔灼五臟肝木,故發爲驚駭之病。《素問》王冰注:"三陽,足太陽之氣,故曰太陽勝也。木生火,今盛陽燔木,木復受之,陽氣洪盛,内爲狂熱,故内亂五藏也。肝主驚駭,故外形驚駭之狀也。"

〔10〕二陰一陽,病在肺　二陰一陽,原作"二陰二陽",《素問》新校正云:"全元起本及《甲乙經》、《太素》等,並云二陰一陽。"今本《太素》同新校正,是知本經亦原作"二陰一陽",故據改。二陰,少陰心也。一陽,少陽膽也。心主君火,膽主相火,火乘金位,故病在肺。

〔11〕一作陰　明抄本無此校文。

〔12〕少陽脉沈,病肺傷脾,故外傷四肢　少陽,《素問》作"少陰",不若本經義勝。少陽之脉沈濇滯不利,乃膽火鬱結之象。火邪乘金則病肺,木鬱犯土則傷脾。脾主四肢,脾病故傷四肢。

〔13〕二陰二陽皆交至,病在腎　《素問》王冰注:"二陰爲腎水之藏也,二陽爲胃土之府也。土氣刑水,故交至而病在腎也。"

〔14〕罵詈妄行,癲疾爲狂　以胃盛水虚,陽明邪實,動火擾神,故病罵詈妄行,癲病轉而爲狂也。

〔15〕二陰一陽,病出於腎　二陰,少陰腎也。一陽,少陽三焦、心包也。腎主水,三焦、心包主相火,二者合病,則水上干火,故云病出於腎。《素問》王冰注:"一陽,謂手少陽三焦、心主,火之府也。水上干火,故火病出於腎。"

〔16〕陰氣客遊於心脘,下空竅隄,閉塞不通　隄下明抄本有"音堤"二小字音注。陰氣,《太素》作"陽氣"。隄,《素問》、《太素》均作"堤"。按隄與堤二字古通。脘,《太素》作"管",脘、管,音義亦同。《太素》注:"心管下空竅,皆悉堤障閉塞不通利也。心管,心系也。"《素問》王冰注:"空竅陰客上游,胃不能制,胃不能制是土氣衰,故脘下空竅皆不通也。言堤者,謂如堤堰不容泄漏。"《類經》卷十三第七注:"腎脉之支者,從肺出絡心,注胸中,故陰氣盛則客遊於心脘也。陰邪自下而上,陽氣不能下行,故下焦空竅若有堤障而閉塞不通。"按諸注以名詞解"堤"者,誤也。故句讀不清,語義不明。堤,動詞,《説文·土部》:"堤,滯也。"又《説文·水部》:"滯,凝也。"是堤者,凝滯也。空通孔,與竅義同。此言陰氣客於心脘,下部孔竅凝滯,閉塞不通也。

〔17〕四支別離 《太素》注：“胃主四支，故不通爲四支之病也。手足各不用，不相得，故曰別離之也。”《類經》卷十三第七注：“清陽實四支，陽虛則四支不爲用，狀若別離於身者矣。”《黃帝内經素問校注語譯》注：“別離，疑應作剖梨，聲誤。《淮南·齊俗訓》：剖，判梨，分也。四支剖梨，是描寫四支懈散，如剖分然也。”又按別，亦或爲“北”字，如《三國志·虞翻傳》裴松之引翻《別傳》：“分北三苗。”北，古別字，又可訓背。背離，則與楊注“手足各不用，不相得”義近。

〔18〕一陰一陽代絶 《素問》王冰注：“一陰，厥陰脉；一陽，少陽脉，並木之氣也。代絶者，動而中止也。以其代絶，故爲病也。”

〔19〕此陰氣至心……病在土脾 陰，明抄本無，疑脱。嗌下有“音益”二小字音注。《素問》王冰注：“木氣生火，故病生而陰氣至心也。夫肝膽之氣，上至頭首，下至腰足，中主腹脇，故病發上下無常處也。若受納不知其味，竅寫不知其度，而喉咽乾燥者，喉嚨之後屬咽，爲膽之使，故病則咽喉乾燥，雖病在脾土之中，蓋由肝膽之所爲爾。”

〔20〕二陽三陰至陰皆在 二陽，足陽明胃也；三陰，手太陰肺也；至陰，足太陰脾也。三經合病，故曰皆在。

〔21〕陰不過陽，陽氣不能止陰，陰陽竝絶 過下明抄本有“於”字；竝下有“音並”二小字音注。竝與“並”同。《類經》卷十三第七注：“脾胃相爲表裏，病則倉廩不化；肺布氣於藏府，病則治節不行。故致陰不過陽，則陰自爲陰，不過入於陽分也。陽氣不能止陰，則陽自爲陽，不留止於陰分也。若是者，無復交通，陰陽並絶矣。”按止，與“至”通。《詩經·小雅·青蠅》：“止于樊。”《漢書·昌邑王傳》引作“至”。詳上文曰“陰不過陽”，則此“陽不能止陰”者，即陽不至陰，故下文復云“陰陽並絶”，義合於此。

〔22〕浮爲血瘕，沈爲膿胕也 瘕下明抄本有“音賈”二小字音注。也下《素問》有“陰陽皆壯，下至陰陽”八字。血瘕，腹内包塊一類病証。《難經·二十九難》虞庶注：“瘕者，謂假於物形是也。”《中藏》卷上第十八：“瘕者，系於血也。”《雜病源流犀燭·積聚癥瘕痃癖痞源流》：“血瘕，留着腸胃之外及少腹間，其苦横骨下有積氣，牢如石，因而少腹急痛，陰中若有風冷，亦或背脊痛，腰痛不可俯仰。”胕，通腐，腐潰也。按病血瘕爲陰盛，本當脉沈；病膿胕爲陽盛，本當脉浮。然此病乃陰陽隔絶，故脉証相反也。《素問》王冰注：“脉浮爲陽氣薄陰，故爲血瘕；脉沈爲陰氣薄陽，故爲膿聚而胕爛也。”

三陽獨至者，是三陽并至[1]，并至如風雨，上爲癲疾，下爲漏血病[2]。三陽者，至陽也[3]。積并則爲驚[4]，病起如風，至如礔礰[5]，九竅皆塞，陽氣滂溢，嗌乾喉塞[6]。并於陰則上下無常，薄爲腸澼[7]。此謂三陽直心[8]，坐不得起臥者，身重[9]，三陽之病也。

〔1〕三陽獨至者，是三陽并至　《太素》注："三陽獨至，謂太陽獨至也。太陽獨至，即太陽、陽明、少陽并於太陽，以太陽爲首而至，故曰并至也。"《素問》王冰注："并至，謂手三陽、足三陽氣并合而至也。"按楊注將上下兩"三陽"分釋立論，似於義未妥。詳本篇言三陽之義，乃渾言諸陽之氣，如《素問》此前有"上下無常，合而病至"之說，此後又有"積并則爲驚"之論，皆可証此"三陽"是對陽氣之渾指。并，聚也。《後漢書·張衡傳》："魚矜鱗而并凌兮"李賢注："并，猶聚也。"聚於下文"積并"義亦同。然所謂"三陽獨至者"，有陽無陰也，非太陽獨至也。故此三陽，與前所謂"三陽者，太陽也"，其義有別。

〔2〕上爲癲疾，下爲漏血病　癲，《素問》作"巔"。此當指頭巔之病。漏血病，《素問》《太素》均作"漏病"。楊上善注："漏病，謂膀胱漏洩，大小便數不禁守也。"《素問》王冰注："下爲漏病也。漏，血膿出。"詳本文言上下之病，乃概言之也，非指某具體病症，王注欠妥，故疑本經"血"字爲剩文。

〔3〕三陽者，至陽也　此言太陽、陽明、少陽三陽并至，陽氣盛極之義也。《素問》王冰注："六陽并合，故曰至盛之陽也。"

〔4〕積并則爲驚　積并，同義複詞。《素問》王冰注："積謂重也，言六陽重并，洪盛莫當。"《類經》卷十三第八注："若諸陽更爲積并，則陽盛之極，必傷陰氣。手太陽之陰心也，足太陽之陰腎也，心傷其神，腎傷其志，則爲驚駭。"

〔5〕病起如風，至如礔礰　原作"病起如風礔礰"。《素問》作"病起疾風，至如礔礰"，《太素》作"病起而風至如礔礰"。今據補"至如"二字，則句式安貼。礔礰，明抄本作"霹靂"，且分別有"音僻"、"音力"四小字音注。礔礰與霹靂，音義均同，《爾雅·釋天》："疾雷爲霆。"郭璞注："雷之急激者爲霹靂。"慧琳《一切經音義》卷三十二："雷霆……《蒼頡篇》：礔礰也。"此言陽邪爲病迅猛速暴也。

〔6〕九竅皆塞,陽氣滂溢,嗌乾喉塞　乾下明抄本有"一作磚,音文"五字校文,疑有誤。此言三陽并至,陽盛爲邪,陽邪速暴,充斥於内,流溢於外,故致耳目口鼻及前後二陰九竅閉塞。陽盛則熱,耗劫陰津,故致嗌乾喉塞也。

〔7〕并於陰則上下無常,薄爲腸澼　《素問》王冰注:"陰謂藏也。然陽薄於藏,爲病亦上下無常定之診,若在下爲病,便數赤白。"《類經》卷十三第八注:"陽邪自表入藏,并聚於陰,則或上或下,亦無定診,若留薄下焦,則爲腸澼而下利。"薄,迫也。腸澼,即今之痢疾。

〔8〕三陽直心　三陽,《太素》作"二陽",按前文俱言三陽爲病,此仍承上文,故當以"三陽"爲是。直心,《素問吳註》改作"爲病",亦妄。《類經》卷十三第八注:"直心,謂邪氣直衝心膈也。"按張注增字釋義,似亦不妥。直心者,直爲狀語也,不若訓直爲"當",即三陽之氣當心爲病,或合本義。

〔9〕身重　《素問》作"便身全",《太素》作"身全",其義皆晦澀難通,不若本經義勝。

黄帝問曰:脉有[1]四時動奈何?岐伯對曰:六合之内,天地之變,陰陽之應[2],彼春之暖,爲夏之暑;彼秋之忿,爲冬之怒[3]。四變之動,脉與之上下[4]。以春應中規,夏應中矩,秋應中衡,冬應中權[5]。是故[6]冬至四十五日,陽氣[7]微上,陰氣[8]微下。夏至四十五日,陰氣微上,陽氣微下[9]。陰陽有時,與脉爲期[10]。期而相失,知脉所分[11],分之有期,故知死時[12]。微妙在脉,不可不察,察之有紀[13],從陰陽始。是故聲合五音,色合五行,脉合陰陽[14]。持脉有道,虚靜爲寶[15]。春日浮,如魚之遊,在波[16]。夏日在膚,泛泛乎萬物有餘[17]。秋日下膚,蟄蟲將去[18]。冬日在骨,蟄蟲周密,君子居室[19]。故曰:知内者,按而紀之[20];知外者,終而始之[21]。此六者,持脉之大法也[22]。

〔1〕有　《素問》、《太素》均作"其"。

〔2〕六合之内,天地之變,陰陽之應　明抄本無此十二字。六合,《素問》王冰注:"謂四方上下也。"

〔3〕彼秋之忿,爲冬之怒　忿,《太素》作"急",《素問》王冰注:"忿,

一爲急,言秋氣勁急也。"詳上文"彼春之暖",全元起本"暖"作"緩",與"急"字相對爲文,義亦通。是知古本已有此異文。忿、怒,此以情志變化喻天氣肅殺與寒冽之勢。即由秋氣之肅殺,發展爲冬氣之寒冽。《素問》王冰注:"秋忿而冬怒,言陰少而之壯也。"

〔4〕四變之動,脉與之上下　脉之上下,有二説。一以人迎、寸口盛衰爲上下。《太素》注:"春夏之脉,人迎大於寸口,故爲上也;寸口小於人迎,故爲下也。秋冬之脉,寸口大於人迎,故爲上也;人迎小於寸口,故爲下也。此乃盛衰爲上下也。"一以脉之浮沈爲上下。《素問發微》注:"四時有變,而吾人之脉特隨之而上下耳。上下者,浮沈也。"按本節下文有"春應中規,夏應中矩,秋應中衡,冬應中權"及"春日浮"、"夏日在膚"、"秋日下膚"、"冬日在骨"之論,則此上下,當以馬注脉之浮沈爲是。

〔5〕春應中規……冬應中權　規,作圓之器;矩,作方之器;衡,求平之器,即秤杆;權,計重之器,即秤錘。此以四物喻四季之正常脉象。《素問》王冰注:"春脉㬠弱輕虛而滑,如規之象,中外皆然,故以春應中規;夏脉洪大,兼之滑數,如矩之象,可正平之,故以夏應中矩;秋脉浮毛,輕濇而散,如秤衡之象,高下必平,故以秋應中衡;冬脉如石,兼沈而滑,如秤權之象,下遠於衡,故以冬應中權也。……此則隨陰陽之氣,故有斯四應不同也。"

〔6〕故　明抄本作"以",義同。

〔7〕陽氣　原作"陰氣"。據明抄本、《素問》、《太素》改。

〔8〕陰氣　原作"陽氣"。據明抄本、《素問》、《太素》改。

〔9〕夏至四十五日,陰氣微上,陽氣微下　明抄本無此十四字,爲脱。

〔10〕陰陽有時,與脉爲期　《説文·月部》:"期,會也。"段玉裁注:"會者,合也。"四季陰陽升降有一定之時,人體脉搏亦應與之相合而有浮沈之變。《素問》王冰注:"察陰陽升降之準則,知經脉遞遷之象。"

〔11〕期而相失,知脉所分　知,原作"如",《素問》作"知",《太素》作"和",據楊上善注文,原亦作"知",蕭延平按:"知脉所分,知字原鈔作和,謹依《素問》、《甲乙》及本注作知。"據此,是蕭氏所據《甲乙》原亦作"知"。作"如"義不妥,今據改。此言脉搏若不與四時陰陽相合,則屬病態,可據五臟分主四時之規律,以診五臟之病。《類經》卷五第九注:"期而相失者,謂春規、夏矩、秋衡、冬權不合於度也。知脉所分者,謂五藏之脉,各有所屬也。"

〔12〕分之有期，故知死時　指五臟之脉分屬四時，各有衰旺之期，如肝脉旺於春而衰於秋，心脉旺於夏而衰於冬等。明察衰旺之期，推以五行生尅之理，則可知其死生之時也。一般而言，凡按相生規律出現者，則病輕易治；按乘侮規律出現者，則病重難已。《類經》卷五第九注：“分之有期者，謂衰王各有其時也。知此者，則知死生之時矣。”

〔13〕紀　綱紀也。《素問》王冰注：“推陰陽升降精微妙用，皆在經脉之氣候，是以不可不察，故始以陰陽爲察候之綱紀。”

〔14〕聲合五音，色合五行，脉合陰陽　《素問》王冰注：“聲表宮商角徵羽，故合五音；色見青黃赤白黑，故合五行；脉彰寒暑之休王，故合陰陽之氣也。”

〔15〕持脉有道，虛靜爲寶　寶，明抄本、《素問》、《太素》均作“保”。按“寶”與“保”爲同音通假字。《說文通訓定聲·孚部》：“保，又爲寶。《史記·周紀》：展九鼎保玉。”《易·繫辭下》：“聖人之大寶曰位。”陸德明釋文：“寶，《孟》作保。”寶，重要之意。《淮南子·說山訓》：“侯王寶之。”高誘注：“寶，重也。”此言持脉之道，必虛其心，靜其志，始能知浮沈內外之候，故以虛靜爲寶。

〔16〕春日浮，如魚之遊，在波　波，《太素》作“皮”。按本節係韻文，本句“浮”、“遊”，古音屬幽部，而“波”或“皮”則屬歌部，故江有誥以爲“在波”二字衍。又詳下文曰“夏日在膚”、“秋日下膚”、“冬日在骨”，以此律之，則“在波”二字似應在“春日”二字下，且“波”字不若《太素》作“皮”義勝，且與下“膚”、“骨”等字義合。浮上亦疑有脫文。又詳下“泛泛乎”，《太素》作“沈沈乎”。泛泛，漂浮也。如《說苑·正諫》：“必浮子泛泛乎不知所止。”沈沈，盛也。如《淮南子·俶真訓》：“茫茫沈沈，是謂大治。”高誘注：“茫茫沈沈，盛貌。”是則“泛泛乎”或係錯落於下文。故疑此原作“春日在皮，泛泛乎浮，如魚之遊”。若是則文安義協矣。下文作“沈沈乎萬物有餘”，沈沈與有餘，義亦合。是否，待考。

〔17〕泛泛乎萬物有餘　泛泛，《太素》作“沈沈”。沈沈，盛也。義亦通。萬物有餘，言脉如萬物蓬勃茂盛之象。《素問》王冰注：“陽氣大盛，脉氣亦象萬物之有餘，易取而洪大也。”

〔18〕蟄蟲將去　《素問》王冰注：“蟄蟲將欲藏去也。”《漢書·蘇建傳附蘇武》：“掘野鼠去屮實而食之。”顏師古注：“去，謂藏之也。”《三國志·魏志·華佗傳》裴松之注：“古人以藏爲去。”蟄蟲，藏伏土中越冬之

蟲。秋天脉象由在膚而變下膚,若蟄蟲之將斂藏也。

〔19〕蟄蟲周密,君子居室 周,《太素》作"固",義同。《左傳·哀十二年》:"盟所以周信也。"孔穎達正義:"周,固。"冬令閉藏,其脉沈伏在骨,如蟄蟲畏寒深居密處,君子去堂而卧密室,故云。

〔20〕知内者,按而紀之 《太素》注:"秋冬脉氣爲陰在内,故按得綱紀。"《素問》王冰注:"知内者,謂知脉氣也,故按而爲之綱紀。"二注似未妥。内,言在内之五臟也。按,按而取也。紀,綱紀也。此指在内五臟之虚實,非按脉不能得其要領也。

〔21〕知外者,終而始之 《太素》注:"春夏脉氣爲陽在外,故趣終得始也。春夏之脉爲秋冬脉終,即爲陽之始也。"《素問》王冰注:"知外者,謂知色象,故以五色終而復始。"按楊、王二注義鑿矣。詳《靈樞·終始》云:"終始者,經脉爲紀。持其脉口人迎,以知陰陽有餘不足,平與不平,天道畢矣。"外,言在外之經脉也。終、始,謂經脉起止部位也。故欲知外部經氣之盛衰,可從經脉循行之分部加以診察。

〔22〕此六者,持脉之大法也 六者,春夏秋冬四時及内外也。知此六者,可明脉之常變,病之所在,故爲持脉之大法。《類經》卷五第九注:"知此四時内外六者之法,則脉之時動,病之所在,及病之或内或外,皆可得而知也,故爲持脉之大法。"

按:本節經文從人與自然密切相關之整體觀出發,闡述四時正常脉象,並指出診脉重要法則。人處自然之中,四時陰陽之消長變化,隨時影響人體生理活動,這種影響從脉搏上即可反映出來。如春天陽氣微升,氣候轉温,人之脉搏則微浮輕虚而滑,似規之圓;夏天陽氣盛極,氣候炎熱,人之脉搏則洪大滑數,似矩之方;秋天陽氣微降,氣候涼爽,人之脉搏則由浮漸沈,浮散而濇,似秤衡之平;冬天陽氣閉藏,氣候寒冽,人之脉搏則沈石而堅,似秤權之重。明乎此,始能以常達變,詳察病脉。

關於診脉之法則,本文則從兩方面予以闡述。一是"持脉有道,虚靜爲寶"。此涉醫患雙方,醫家要平心静氣,心無雜念,全神貫注切脉診病,並以自身呼吸測定患者脉搏;患者亦應清心安静,避免外界刺激對脉象之干擾。二是"知四時内外持脉之法"。人之經脉内聯五臟,外絡肢節,首尾相貫,周而復始。五臟精氣充足,則各部脉搏跳動正常,並與四時陰陽變化相應;若內臟有病,則脉搏必然失常,並出現四時反常脉象。故診脉之時,必內知臟腑所屬部位與盛衰,外明經脉循行分佈與終始,結合四時脉象之常變,方可診斷無誤,施治確當。

赤,脉之至也[1],喘而堅[2],診曰[3]:有積氣在中,時害於食,名曰心痺[4],得之外疾[5],思慮而心虛,故邪從之[6]。

白,脉之至也,喘而浮,上虛下實[7],驚[8],有[9]積氣在胸中,喘而虛,名曰肺痺,寒熱,得之醉而使內也[10]。

黃,脉之至也,大而虛,有積氣在腹中,有厥氣,名曰厥疝[11],女子同法[12],得之疾使,四肢汗出當風[13]。

青,脉之至也,長而弦[14],左右彈[15],有[16]積氣在心下支胠,名曰肝痺,得之寒濕[17],與疝同法[18],腰痛,足清,頭痛[19]。一本云頭脉緊[20]。

黑,脉之至也,上堅而大[21],有積氣在少腹與陰[22],名曰腎痺,得之沐浴清水而臥[23]。

〔1〕赤,脉之至也 《太素》赤與脉字連讀,楊上善注:“心脉手少陰屬火色赤,故曰赤脉。”係指心脉而言。然本節取自《素問·五藏生成》,此上原有“能合色脉,可以萬全”句,王冰注云:“色青者,其脉弦;色赤者,其脉鈎;色黃者,其脉代;色白者,其脉毛;色黑者,其脉堅。此其常色脉也。然其參校異同,斷言成敗,則審而不惑,萬舉萬全,色脉之病,例如下説。”據此,則赤當指面色赤,脉當指脉搏,故應分讀,楊注非是。下白、黃、青、黑同此例。

〔2〕喘而堅 《太素》注:“動如人喘又堅。”《素問》王冰注:“喘謂脉至如卒喘狀也。藏居高,病則脉爲喘狀,故心肺二藏而獨言之。”按楊、王解喘若喘息之狀恐未當。蓋經文言脉喘者,揣也;揣者動也。此言脉來急動而實堅。

〔3〕診曰 《太素》作“診之”。証之《脉經》卷六第一“青,脉之至也”一條,亦有“診曰”二字,當以本文爲是。

〔4〕有積氣在中,時害於食,名曰心痺 《太素》注:“有積氣在胸中,滿悶妨食,名曰心痺。”《素問》王冰注:“心脉起於心胸之中,故積氣在中,

時害於食也。積謂病氣積聚,痺謂藏氣不宣行也。"按下文"白,脉之至也"
曰"積氣在胸中","黃,脉之至也"曰"積氣在腹中","青,脉之至也"曰"積
氣在心下支胠","黑,脉之至也"曰"積氣在少腹與陰",唯本文曰"積氣在
中",句文未安,義亦不明,疑"中"上有脱文。楊上善解爲"胸中",與"白,
脉"條重,非是。蓋此文系之於心,又云"名曰心痺",或當作"心中"耳。

〔5〕得之外疾 《太素》連下句讀。楊上善注:"得之急疾思慮外事,
勞傷心虛。"《素問釋義》云:"外疾二字疑衍。"然下文有"邪從之"句,則此
外疾當指外邪言。

〔6〕思慮而心虛,故邪從之 《素問》王冰注:"思慮心虛,故外邪因
之而居止矣。"

〔7〕喘而浮,上虛下實 浮下《脉經》卷六第七有"大"字。《素問》王
冰注:"肺不足是謂上(原作心,據周曰校本改)虛,上虛則當實矣。"此言
肺虛心實也。肺爲心之蓋,心在肺之下。脉喘而浮,爲肺之氣陰不足,火
乘金也。肺虛於上,則氣不行而積并於下,而爲心實矣。

〔8〕驚 心藏神,心受邪氣,故易驚也。《太素》注:"肺氣并心,心實
故驚。"按本節上下文例,此處不當有"驚"字,似應在下文"喘而虛"句後,
疑誤錯。

〔9〕有 原作"爲",據《素問》、《太素》、《脉經》卷六第七、《千金》卷
十七第一及下文例改。

〔10〕名曰肺痺,寒熱,得之醉而使内也 醉上《脉經》卷六第七有
"因"字。《香草校書·内經素問》:"寒熱二字,似當在得之之下,方與上
下文例合。下文云:名曰肝痺,名曰腎痺,痺下更不著字,則此名肺痺下,
不合著寒熱二字,方爲類也。又上文云得之外疾,下文云得之寒熱,則此
云得之寒熱,亦爲類也。二字倒轉,爲失例矣。"此說可參。

〔11〕有厥氣,名曰厥疝 厥氣,厥逆之氣也。《太素》注:"積氣在於
腹中,腹中厥氣,名曰厥疝。"《素問》王冰注:"腎氣逆上,則是厥疝。"按厥
疝,經無別論,楊、王二注,義亦未盡。詳《素問·大奇論》云:"三陰急爲
疝。"王冰注:"太陰受寒,氣聚爲疝。"或與本文義近。又本文言疝者,乃腹
中逆氣急痛之疝,非連睾之疝,下文云"女子同法",可証。

〔12〕女子同法 《素問》王冰注:"女子同法,言同其候也。"

〔13〕得之疾使,四肢汗出當風 本條自"黃,脉之至也"至此,《素
問》在"青,脉之至也"條下,詳其順序爲赤、白、青、黃、黑,以五色應五行,

爲五行相尅之序,當是。疑本經錯出於此。《太素》注:"脾主四支,急促用力,四支汗出受風所致。"《廣韻·質韻》:"疾,急也。"使,役也。役,勞役也。《荀子·修身》:"程役而不錄。"楊倞注:"役,勞役。"勞役爲勞作用力之事,楊注解爲"急促用力",於義爲順。

〔14〕弦 《素問》、《太素》、《脈經》卷六第一、《千金》卷十一第一均無,疑衍。

〔15〕左右彈 彈,以指彈擊也。此言脈搏彈擊於左右寸口,爲弦緊之脈象也。《素問》王冰注:"脉長而彈,是爲弦緊。"

〔16〕有 此上《脈經》卷六第一有"診曰"二字。

〔17〕名曰肝痹,得之寒濕 脉長而弦緊,乃寒濕侵於肝經之象。肝經佈兩脇,邪盛乘脾犯胃,故有積氣在心下胃脘,且支撑胠脇。其病在肝,故名肝痹。胠,即脇肋也。《素問·咳論》云:"肝咳之狀……甚則不可以轉,轉則兩胠下滿。"王冰注:"胠,亦脇也。"

〔18〕與疝同法 《太素》注:"得之因於寒濕,足冷而上,以成其病,與疝病同。"《素問》王冰注:"脉緊爲寒,脉長爲濕,疝之爲病,亦寒濕所生,故言與疝同法也。"

〔19〕腰痛,足清,頭痛 《素問》王冰注:"寒濕在下,故腰痛也。肝脉者,起於足,上行至頭,出額,與督脉會於巓,故病則足冷而頭痛也。清,亦冷也。"清,假借爲"凊",寒也,冷也。如《呂氏春秋·有度》:"凊有餘也。"高誘注:"凊,寒。"

〔20〕一本云頭脉緊 明抄本無此校文。《素問》元刻本、吳悌本、道藏本及《永樂大典》卷一萬三千八百七十七引《素問》均同此校。

〔21〕上堅而大 上,《素問》王冰注:"上謂寸口也。"《素問發微》注:"尺脉之上,堅而且大。"《素問集註》張志聰注:"堅大在上而不沈。"《類經》卷六第三十四注:"上言尺之上,即尺外以候腎也。"按以上諸説不一,然經文中無寸關尺分屬臟腑之明証,《類經》所解,乃尺膚之位,與脉診亦不合,且病在少腹與陰而曰"上",理亦難通,故疑"上"或爲"下"之誤。

〔22〕有積氣在少腹與陰 少腹,《素問》作"小腹",《太素》作"腹中"。腎主下焦,其脉當沈,今脉堅大,是腎邪有餘,故下焦少腹及前陰之處有積氣也。

〔23〕名曰腎痹,得之沐浴清水而臥 腎主水,其性寒,沐浴清冷之水而臥之,則寒濕內侵腎經,乃致氣積少腹前陰。其病在腎,故名腎痹。

形氣有餘,脉氣不足死。脉氣有餘,形氣不足生[1]。形氣相得[2],謂之可治。色澤以浮,謂之易已。脉從四時,謂之可治[3]。脉弱以滑,是有胃氣,命曰易治。治之趣之,無後其時[4]。形氣相失[5],謂之難治。色夭不澤[6],謂之難已。脉實以堅,謂之益甚。脉逆四時,謂之不治[7]。所謂逆四時者,春得肺脉[8],夏得腎脉,秋得心脉,冬得脾脉,其至皆懸絕[9]沈濇者,名曰逆四時[10]。未有藏形[11],於春夏而脉沈濇[12],秋冬而脉浮大,名曰逆四時也[13]。病熱脉靜,泄而脉大,脫血而脉實,病在中而脉實堅,病在外而脉不實堅者[14],皆爲難治[15]。

〔1〕形氣有餘……形氣不足生　形,形體也。形氣有餘,則形體盛;脉氣不足,則臟氣衰。形體雖盛,臟氣已衰,故主死也。若形體雖衰,而臟氣未傷,則可生也。

〔2〕形氣相得　相得,彼此契合也。《文選·王褒頌》:"聚精會神,相得益彰。"《素問》王冰注:"氣盛形盛,氣虛形虛,是相得也。"

〔3〕色澤以浮,謂之易已。脉從四時,謂之可治　此十六字原脱,據《素問》補。《太素》與《素問》同,惟色上有"脉"字,從作"順"。詳此文與後文爲對文,"色澤以浮"與後文"色夭不澤"相對,"脉從四時"與後文"脉逆四時"相對。若無,則義不完矣。

〔4〕治之趣之,無後其時　此八字《素問》作"取之以時",《太素》作"趣之以時"。按趣、趨、取,三字互通。《周禮·天官》:"趣耳辟。"鄭玄注:"趣本作趨。"《説文通訓定聲·需部》:"趨,叚借爲取。"《史記·伯夷傳》:"趣舍有時。"即取捨有時也。聯係經文,當訓爲"取"字。《素問》王冰注:"候可取之時而取之。"

〔5〕形氣相失　《素問》王冰注:"形盛氣虛,氣盛形虛,皆相失也。"

〔6〕色夭不澤　謂面色晦暗枯槁也。《素問》王冰注:"夭謂不明而惡,不澤謂枯燥也。"

〔7〕謂之不治　《素問》作"爲不可治",義同。此下《素問》並有"必察四難而明告之"八字,《太素》與《素問》同,"告之"下且有"勿趣以時"四字。

〔8〕春得肺脉　春脉當弦,若得肺脉浮毛,則是春見秋脉,金來尅木,

553

故爲逆四時也。下夏、秋、冬脉同此例。

〔9〕懸絶 《素問》王冰注："謂如懸物之絶去也。"意指脉來無根而有所絶止。

〔10〕名曰逆四時 四時二字，原與下文連讀，《素問》、《太素》均與上文連讀，於義爲順，今從之。

〔11〕未有藏形 藏形，明抄本作"藏和"，其義費解，疑誤。《素問》王冰注："謂未有藏脉之形狀也。"此言五臟雖已有病，而未見四時五臟之病脉，則是脉証不符，如下文之"春夏而脉沈濇，秋冬而脉浮大"，即屬是脉。

〔12〕脉沈濇 《素問》、《太素》同。又《素問·平人氣象論》、《太素·尺寸診》均作"脉瘦"，其義有別。

〔13〕名曰逆四時也 此六字原在下文"病熱脉静……病在外而脉不實堅者，皆爲難治"之下，詳本文諸病，非關乎四時，縱有脉証不符，亦非"逆四時"，此錯簡文也，今據《素問》移此。

〔14〕病在中而脉實堅，病在外而脉不實堅者 明抄本"脉實堅"下有"一作脉虚"四字校文，"脉不實堅"下有"一云脉濇堅"五字校文。按《素問·玉機真藏論》同本經，《素問·平人氣象論》同明校。文雖相背，而兩義均通。《類經》卷五第十二注："病在中脉實堅，病在外脉不實堅者，皆難治，與上文平人氣象論者似乎相反，但上文云病在中脉虚，言內積之實者，脉不宜虚也；此云病在中脉實堅，言內傷之虚者，脉不宜實堅也。前云病在外脉濇堅，言外邪之盛者，不宜濇堅，以濇堅爲沈陰也；此言病在外脉不實堅，言外邪力熾者，不宜無力，以不實堅爲無陽也。四者之分，總皆正不勝邪之脉，故曰難治。詞雖相反，理則實然。"

〔15〕皆爲難治 皆，明抄本、《太素》無。爲，《素問》無。文雖小異，義均同。

按：本節主要從兩方面論述脉証結合以推測病之預後。首論形氣與脉是否相稱以及脉搏有無胃氣，形氣與脉相稱者則易治，不相稱者則難治；有胃氣者則易治，無胃氣者則難治。其次論述脉逆四時及脉証不合亦爲難治之証。要在示人以診病之法。

曰：願聞虚實之要。曰：氣實形實，氣虚形虚，此其常也，反此者病。穀盛氣盛,穀虛氣虛,此其常也,反此者病。脉實血實,脉虛血虛,此其常也,反此者病。氣盛身寒[1],氣虛身熱,曰反。穀入多而氣少曰反,穀不入[2]而氣多曰反。脉盛血少曰反,脉少[3]血多曰反。氣盛身寒,得之傷寒;氣虛身熱,得之傷暑[4]。穀入多而氣少者,得之有所脱血,濕居其下也[5]。穀入少而氣多者,邪在胃及與肺也[6]。脉少[7]血多者,飲中熱也[8]。脉大血少者,脉有風氣,水漿不入[9]。此謂反也[10]。夫實者,氣入也[11];虛者,氣出也[12]。氣實者,熱也;氣虛者,寒也[13]。入實者,左手開鍼孔也;入虛者,左手閉鍼孔也[14]。

〔1〕氣盛身寒 《素問》、《太素》均無此四字,疑脱。

〔2〕不入 律之上句文例,似應作"入少"。疑先倒爲"少入",後誤爲"不入"。

〔3〕脉少 脉少,脉小也。少與小通。《説文通訓定聲·小部》:"少,段借爲小。《禮記·少儀》釋文:猶小也。晉語:午之少也。注:稚也。少涘(按溲之本字)于豕牢而得文王。注:小也。"

〔4〕氣盛身寒,得之傷寒;氣虛身熱,得之傷暑 《素問》王冰注:"傷謂觸冒也。寒傷形,故氣盛身寒;熱傷氣,故氣虛身熱。"《類經》卷十四第二十一張介賓按:"《熱論篇》曰:人之傷於寒也,則爲病熱。本節復以身寒者爲傷寒,身熱者爲傷暑,其説若乎相反,不知四時皆有傷寒,而傷暑惟在夏月,病不同時者,自不必辨。惟于夏至之後,有感寒暑而同時爲病者,則不可不察其陰陽也。蓋陰邪中人,則寒集於表,氣聚於裏,故邪氣盛實而身本因寒也。暑邪中人,則熱觸於外,氣傷於中,故正氣疲困而因熱無寒也。此夏月寒暑之明辨,故以二者并言於此,非謂凡患傷寒者,皆身寒無熱也。"

〔5〕得之有所脱血,濕居其下也 濕居其下也,《素問》無"其"字,《太素》作"居濕下也"。王冰注:"脱血則血虛,血虛則氣盛内鬱,化成津液,流入下焦,故云濕居下也。"楊上善注:"多食當噎,胃氣多也。而反少者,此爲脱血虛劣。安臥處濕,濕傷脾氣,故少氣也。"《素問識》:"簡按:血脱液乾,水濕歸下,并胃中津乏,故消穀善饑。……王注以脱血濕居下爲一事,恐非。"按"濕居其下也"在此義頗費解,詳《太素》文義勝。濕下,濕

也,下亦濕也。《淮南·脩務訓》:"燥濕肥墝高下。"高誘注:"高,陵也。下,濕也。"則濕、下在此爲同義詞,是"居濕下",應是別具一因也。

〔6〕邪在胃及與肺也　邪在胃,則受納失司而穀入少;病在肺,則肺氣壅滯而氣反多。氣多者,言喘息胸滿也。

〔7〕脉少　《素問》、《太素》均作"脉小",義同。

〔8〕飲中熱也　《太素》注:"因傷熱飲,故經胳血盛也。"《素問》王冰注:"飲謂留飲也,飲留脾胃之中,則脾氣溢,脾氣溢則發熱中。"《素問直解》注:"夫脉小血反多者,其内必飲酒中熱之病。酒行絡脉,故血多;行於外而虛於内,故脉小。"按本文語義不明,故諸家說解亦難論定,存疑待考。

〔9〕脉有風氣,水漿不入　脉,明抄本無。水漿,飲料也。《周禮·天官·酒正》:"漿人掌其王之六飲:水、漿、醴、涼、醫、酏。"《詩·小雅·大東》:"或以其酒,不以其漿。"《素問·上古天真論》:"以酒爲漿。"均指此。《類經》卷十四第二十一注:"風爲陽邪,居於脉中,故脉大。水漿不入,則中焦無以生化,故血少。"

〔10〕此謂反也　明抄本、《素問》、《太素》均作"此之謂也"。《素問釋義》注:"此之謂三字衍。"按此句或總上諸虛實反証而言,故仍從本經。

〔11〕夫實者,氣入也　氣,邪氣也。入,侵入也。《太素》注:"邪氣入中爲實也。"《類經》卷十四第二十一注:"此下言虛實寒熱之因,用鍼補瀉之法。氣入者充滿於内,所以爲實。"此所謂"邪氣盛則實"也。

〔12〕虛者,氣出也　氣,正氣也。出,外泄也。《太素》注:"正氣出中爲虛也。"《類經》卷十四第二十一注:"氣出者漏泄於中,所以爲虛。"此所謂"精氣奪則虛"也。

〔13〕氣實者,熱也;氣虛者,寒也　氣實者,熱也,明抄本無此五字,疑脱。《類經》卷十四第二十一注:"氣爲陽,氣實則陽實,故熱;氣虛則陽虛,故寒。"

〔14〕入實者,左手開鍼孔也;入虛者,左手閉鍼孔也孔,明抄本、《素問》均作"空"。孔與空古通。《素問》王冰注:"言用鍼之補瀉也。右手持鍼,左手捻穴,故實者左手開鍼空以瀉之,虛者左手閉鍼空以補之也。"

脉小色不奪者[1],新病也。脉不奪色奪者,久病也。脉與五色俱奪者,久病也。脉與五色俱不奪者[2],新病也。肝與腎脉並至[3],其色蒼赤,當病毀傷[4],不見血,已見血,濕若中水也[5]。

〔1〕脉小色不奪者　奪，脱也，失也。《孟子·梁惠王上》:"無奪其時。"即無失其時也。色不奪，指面色明潤光澤而無枯槁之象。《素問》王冰注:"氣乏而神猶强也。"《太素》注:"邪始入於五藏，故脉小;未甚傷於血氣，故部内五色不奪，是知新病。"按王注以脉小爲氣乏，色不奪爲神猶强;楊注以脉小爲邪始入，色不奪爲氣血病未甚。二注互發其義，均通。《類經》卷六第三十六注:"脉小者邪氣不盛，色不奪者形神未傷，故爲新病。"其義猶明，下文依此例。

〔2〕久病也。脉與五色俱不奪者　明抄本脱此十一字，疑誤。

〔3〕肝與腎脉並至　並至，明抄本作"俱者"，疑誤。肝脉弦，腎脉沈，並至者，言脉沈弦也。

〔4〕其色蒼赤，當病毀傷　毁，明抄本、《太素》均作"擊"，義同。毀傷，毀壞損傷也。肝主筋，其脉弦;腎主骨，其脉沈。色蒼赤者，瘀血之色也。故肝腎脉並至，其色青紫而兼赤者，乃爲撲擊毀傷筋骨血氣之病也。

〔5〕已見血，濕若中水也　已，明抄本、《太素》無;濕上有"而"字。《類經》卷六第三十六注:"凡毀傷筋骨者，無論不見血、已見血，其血必凝，其經必滯，氣血凝滯，形必腫滿，故如濕氣在經而同於中水之狀。中，去聲。"

按:本節要在提示當從色脉鑒別疾病之新久。色脉與臟腑氣血密切相關，乃臟腑氣血之外候，如新病邪淺，氣血未傷，則色脉無大變化;若病久深入五臟，損傷氣血，則色脉必有奪失之象。關於文末"肝與腎脉並至"二十五字，《素問識》丹波元簡以爲"上下文不相順承，疑有脱誤"。《素問吴註》則將其移於他處。考《素問·脉要精微論》，本節乃以色脉測知新久之病，似與此文義不相涉，疑錯簡文也。

尺内[1]兩傍則季脇也，尺外[2]以候腎，尺裏[3]以候腹。中附上[4]，左[5]外以候肝，内以候鬲。右[5]外以候胃，内以候脾。上附上[4]，右外以候肺，内以候胸中。左外以候心，内以候膻中。前以候前，後以候後[6]。上竟上者，胸喉中事也;下竟下者，少腹腰股膝脛中事也[7]。粗大者，陰不足，陽有餘，爲熱中也[8]。

〔1〕尺内　尺，謂前臂一尺之部位。《太素》注:"從關至尺澤爲尺

也。"屬診尺膚部位,爲《內經》切診之一。尺內,指尺澤部的內側。《素問》王冰注:"謂尺澤之內也。"此屬季脇之分區。

〔2〕尺外 指尺澤部外側。《素問》王冰注:"謂尺之外側。"屬腎之分區。

〔3〕尺裏 指尺澤部內外之裏,即中間。屬腹部之分區。

〔4〕中附上、上附上 中,原屬上讀,考下文有"上附上"句,則知"中"字當下讀,故改。附,《太素》作"跗",楊上善:"跗當爲膚,古通用字,故爲跗耳。"據此,附、跗,均爲"膚"之同音通假字。中附上、上附上,指尺膚診的兩個不同部位。將尺膚分爲三部,近肘者爲尺澤部,近腕者爲上部,即上附上;兩部之間爲中部,即中附上。又自"中附上"至"內以候膻中",《太素》作"中跗上以候胸中"。

〔5〕左、右 指左手、右手而言。下同。

〔6〕前以候前,後以候後 上"前"字,指尺膚前面,即前臂內側陰經之份;下"前"字,指所主之病,即胸腹之病。上"後"字,指尺膚後面,即前臂外側陽經之份;下"後"字,指所主之病,即腰背之病。

〔7〕上竟上者,胸喉中事也;下竟下者,少腹腰股膝脛中事也 此二十二字,《太素》作"跗上,爲上也;鬲下者,腹中事也"。又"脛"下《素問》有"足"字。竟,界也,與境同。《周禮·夏官》:"凡國都之竟。"鄭玄注:"竟,界也。"《荀子·富國》:"其竟關之政盡察。"楊倞注:"竟與境同。"《素問》王冰注:"上竟上,至魚際也。下竟下,謂盡尺之動脉處也。"即尺膚上界直達魚際之部位,謂之上竟上,以其部位在上,故能察胸部喉中疾病;尺膚下界直達肘橫紋之部位,謂之下竟下,以其部位在下,故能察少腹腰股膝脛中疾病。

〔8〕粗大者,陰不足,陽有餘,爲熱中也 粗大,《太素》作"麤發",陽下有"大"字。楊上善注:"尺之皮膚文理麤發者,是陰衰陽盛,熱氣薰膚,致使皮膚麤起,故爲熱中。"麤,爲粗之假借。

按:本節經文歷代注家各有不同的理解。楊上善、王冰視爲診尺膚之內容,馬蒔、張介賓視爲診寸口之分部。《素問識》:"簡按:王注尺內,謂尺澤之內也,此即診尺膚之部位。《平人氣象論》云:尺濇脉滑,尺寒脉細。王注亦云:謂尺膚也。《邪氣藏府病形篇》云:善調尺者,不待於寸。又云:夫色脉與尺之相應,如枹鼓影響之相應也。《論疾診尺篇》云:尺膚澤。又云:尺肉弱。《十三難》云：脉數，尺之皮膚亦數；脉急，尺之皮膚亦急。《史記·倉公傳》亦云：切其脉，循其尺。仲景曰：按寸不及尺。皆其義也。而其所以謂之尺者，《說文》：尺，十寸也。人手卻十分動脉爲寸口，十寸爲尺，尺所以指尺，規矩事也，從尸從乙，乙，所識也，周制，寸、尺、咫、尋、常、仞諸度量，皆以人之體爲法。徐鍇曰：《家語》曰：布指知尺，舒肱知尋。《大戴禮》云：布指知寸，布手知尺，舒肱知尋。明是尺即謂臂内一尺之部分，而决非寸關尺之尺也。寸口分寸關尺三部，防於《難經》，馬、張諸家，以寸關尺之尺釋之，與經旨差矣。"此說甚是。

腹脹，身熱，脉大[1]，一作小。是一逆也[2]。腹鳴而[3]滿，四肢清[4]，泄，脉大者，是二逆也。血衄[5]不止，脉大者，是三逆也。欬[6]且溲血脱形[7]，脉小而勁者[8]，是四逆也。欬脱形，身熱，脉小而疾者，是五逆也。如是者，不過十五日死矣。

腹[9]大脹，四末清[10]，脱形泄甚，是一逆也。腹脹便一作後[11]。血，其脉大時絶[12]，是二逆[13]也。欬，溲[14]血，形肉脱，脉喘[15]，是三逆也。嘔血，胸滿引背[16]，脉小而[17]疾，是四逆也。欬，嘔，腹脹且飧泄[18]，其脉絶，是五逆也。如是者，不及一時[19]而死矣。工不察此者而刺之[20]，是謂逆治。

〔1〕脉大　原校云："一作小。"按似應作"小"爲是。腹脹、身熱而脉小，脉証不符，故爲逆也。

〔2〕也　明抄本無。此後諸逆"也"字同此例，不復出校。

〔3〕而　明抄本無。

〔4〕清　與清通，冷也。

〔5〕血衄　明抄本作"衄血"；《靈樞》作"衄而"，而當爲"血"之誤。

〔6〕欬　此下明抄本有"音凱"二小字音注。

〔7〕脱形　《說文·肉部》："脱，消肉臞也。"段玉裁注："消肉之臞，臞之甚者也。今俗語謂瘦太甚者曰脱形。言其形象如解蜕也。"

〔8〕脉小而勁者　而，明抄本無。《靈樞》作"其脉小勁"。義均同。

〔9〕腹　此上明抄本、《靈樞》均有"其"字。

〔10〕清　此下明抄本有"一作精"三小字校文。按精與清通。《禮

559

記·緇衣》：“精知略而行之。”鄭玄注：“精或爲清。”

〔11〕一作後　明抄本同此校，“便血”作“後血”。義同。

〔12〕時絶　時，明抄本作“而”，其義稍遜。此指脉時有中斷之象，非絶不再至者，若絶不再至則死矣，非逆也。

〔13〕逆　原作“絶”，乃涉上“絶”字致誤，據明抄本、《靈樞》改。

〔14〕溲　明抄本作“嗽”，疑涉上文“欬”字致誤。

〔15〕脉喘　脉，原脱。《靈樞》作“脉搏”。按喘通“揣”，揣與“搏”常混用。《素問》、《靈樞》凡云“脉搏”者，本經多言“脉喘”或“脉揣”。且本節所云“諸逆”俱有脉狀，此處無之，脱文可知，故據補“脉”字。

〔16〕背　此上明抄本有“肩”字。

〔17〕而　明抄本作“以”。義同。

〔18〕飧泄　泄而食不化也。《詩·魏風·伐檀》陸德明釋文：“飧，水澆飯也。”此以泄物如水澆飯狀，故名飧泄。

〔19〕一時　有三解。一指三個月，《説文·日部》：“時，四時也。”段玉裁注：“春夏秋冬之稱。”年分四時而主十二月，故一時爲三個月。二指一個時辰，《廣韻·之韻》：“時，辰也。”即一晝夜十二分之一。三指一日。《靈樞發微》注：“一時者，一周時，乃一日之意也。”此説不知何據。按前五逆云“不過十五日死矣”。後五逆較前尤甚，當死于一辰之内。

〔20〕者而刺之　明抄本作“而刺者”。義同。

熱[1]病脉静，汗已[2]出，脉盛躁，是一逆也[3]。病泄，脉洪大，是二逆也。着痺不移，䐃肉破[4]，身熱，脉偏絶[5]，是三逆也。淫而脉奪[6]，身熱，色夭然白，及後下血衃篤重[7]，是四逆也。寒熱奪形[8]，脉堅搏[9]，是五逆也。

〔1〕熱　此上原有“治”字，乃涉上文“是謂逆治”誤衍，據《靈樞》删。

〔2〕已　明抄本作“以”。按已、以二字古通。

〔3〕也　明抄本無。此後諸逆“也”字同此例，不復出校。

〔4〕䐃肉破　䐃，原作“膕”，形近致誤，據《靈樞》改。䐃謂突起高大之肌肉。此言身之大肌肉消瘦破敗也。

〔5〕脉偏絶　《靈樞發微》注：“蓋偏則一手全無，絶則二手全無。”按偏，半也，側也。《左傳·閔公二年》：“衣身之偏。”杜預注：“偏，半也。”此處偏爲絶之狀語，表示絶之部位，指手之一側脉絶也。

〔6〕淫而脉奪　脉奪，原作“奪形”，《靈樞》同。按本節言五逆，餘四

逆均有脉象,此無者,誤也,據明抄本改。詳此前有"脉與五色俱奪者,久病也"之詞,乃言脉奪之義,亦可証也。淫,明抄本作"婬"。《説文·女部》:"婬,私逸也。"段玉裁注:"婬之字,今多以淫代之,淫行而婬廢矣。"淫,貪色也。《詩經·邶風·雄雉序》:"淫亂不恤國事。"孔穎達正義:"淫,謂色欲過度。"

〔7〕血衃篤重　明抄本作"衃蚍",衃下有"音披,又音普"五小字音注。《靈樞》作"血衃,血衃篤重"。按明抄本疑誤。血衃,即衃血。《説文·血部》:"衃,凝血也。"《素問·五藏生成》王冰注:"衃血,謂敗惡凝聚之血,色赤黑也。"

〔8〕奪形　與前文脱形之義同。

〔9〕搏　明抄本作"揣",並有"音搏,又音吹,上聲"七小字音注。按搏、揣常混用,義見前注。

五實死,五虛死。脉盛,皮熱,腹脹,前後[1]不通,悶瞀[2],是謂五實。脉細,皮寒,氣少,泄利[3]前後,飲食不入,是謂五虛。漿粥入胃[4],泄注止,則虛者活[5]。身汗得後利,則實者活。此其候也。

〔1〕前後　指大小便。詳見卷二第二注。

〔2〕悶瞀　瞀下明抄本有"音牟,又茂"四小字音注。《太素》作"悗瞀",楊上善注:"悗,音悶。瞀,低目也。"按悗,悗之變體,與悶義同,煩悶也。瞀,眩惑也。《尚書·益稷》:"下民昏墊。"孔安國傳:"昏瞀墊溺。"孔穎達正義:"瞀者,眩惑之意。"楊注作"低目",疑非是。

〔3〕泄利　《太素》作"洩注利"。按下文有"漿粥入胃,泄注止"句,泄利或當作"泄注"。又洩同泄。

〔4〕胃　明抄本無。疑脱。

〔5〕活　明抄本作"治",下"則實者活"同此例。係形近致誤。

按:本節所言五實、五虛,係指臟氣虛實之証。《素問·玉機真藏論》王冰注云:"五實,謂五藏之實。五虛,謂五藏之虛。實謂邪氣盛實也,然脉盛,心也;皮熱,肺也;腹脹,脾也;前後不通,腎也;悶瞀,肝也。虛謂真氣不足也,然脉細,心也;皮寒,肺也;氣少,肝也;泄利前後,腎也;飲食不入,脾也。"此說可參。上述五實五虛之証,雖言死証,但未必盡然,若虛証漿粥得以入胃,泄利得止,爲脾腎之氣漸復,先後天根本得固,則病有回生之機。若實証而得汗出表邪解,大便得通裏邪除,則內外通和,亦可活也。

心脉滿大,癇瘈筋攣[1]。肝脉小急,癇瘈筋攣[2]。肝脉督暴,有所驚駭[3],脉不至若瘖,不治自已[4]。腎脉小急,肝脉小急,心脉小急[5],不鼓皆爲瘕[6]。腎脉大急沈,肝脉大急沈,皆爲疝。肝腎脉并沈爲石水[7],并浮爲風水[8],并虚爲死[9],并小弦欲爲驚[10],心脉揣滑急爲心疝[11]。《素問》揣作搏,下同[12]。肺脉沈揣爲肺疝[13]。三陽急爲瘕,三陰急爲疝[14]。二陰急爲癇厥,一本作二陰急爲疝[15]。二陽急爲驚[16]。

〔1〕心脉滿大,癇瘈筋攣　瘈,此下明抄本有"音熾,又翅"四小字音注。《素問》、《太素》均作"瘛",《脉經》卷五第五作"痸"。《金匱》第二云:"病者身熱足寒,頸項強急,惡寒,時頭熱,面赤目赤,獨頭動搖,卒口噤,背反張者,痓病也。"《素問·玉機真藏論》云:"病筋脉相引而急,病名曰瘛。"《類經》卷六第二十四注:"心脉滿大,火有餘也。心主血脉,火盛則血涸,故癇瘛而筋攣。癇音閑,癲癇也。瘛音熾,抽搐也。攣音戀,拘攣也。"按痓爲痙之誤。《素問·厥論》:"嗌腫痓。"新校正云:"按全元起本痓作痙。"《素問·氣厥論》:"傳爲柔痓。"《太素·寒熱相移》痓作痙。《傷寒論·辨痓濕暍脉証第四》成無己注:"痓,當作痙,傳寫之誤也。"《説文·疒部》:"痙,彊急也。"徐鍇繫傳:"《字書》曰:中寒體強急也。"故痓與瘛義同。又《玉篇·疒部》:"瘛,小兒瘛瘲病也。痸,同瘛。"是瘛、痸亦互通。

〔2〕肝脉小急,癇瘈筋攣　瘈,《素問》、《太素》均作"瘛"。《類經》卷六第二十四注:"肝藏血,小爲血不足,急爲邪有餘,故爲是病。夫癇瘛筋攣病一也,而心肝二經皆有之,一以内熱,一以風寒,寒熱不同,血衰一也,故同有是病。"

〔3〕肝脉督暴,有所驚駭　督,原作"瞀",考字書無此字,乃形近致誤,今改。《素問》作"騖",《太素》作"鶩"。按督與騖通,亂也。《説文通訓定聲·孚部》:"督,叚借爲騖。"《楚辭·九歌》:"中悶督之忳忳。"王逸注:"督,亂也。"《文選·班固答賓戲》:"戰國横騖。"李善注:"東西交馳謂之騖。"《太素》乃涉下文"驚駭"致誤。暴者,疾也。《詩經·邶風·終風》:"終風且暴。"毛亨傳:"暴,疾也。"《類經》卷六第二十四注:"驚駭者

肝之病,故肝脉急亂者,因驚駭而然。"

〔4〕脉不至若瘖,不治自已 瘖下明抄本有"音陰"二小字音注。《説文・疒部》:"瘖,不能言也。"《釋名・釋疾病》:"唵然無聲也。"若,連詞,而也。如《易經・夬》:"君子夬夬獨行,遇雨若濡。"《類經》卷六第二十四注:"甚有脉不至而聲瘖者,以猝驚則氣逆,逆則脉不通,而肝經之脉循喉嚨,故聲瘖而不出也。然此特一時之氣逆耳,氣通則愈矣,故不治自已。"

〔5〕小急 《太素・五藏脉診》無此二字,上"心脉"與下"不鼓"連讀,亦通,然不若本經義勝。

〔6〕不鼓皆爲瘕 《素問》王冰注:"小急爲寒甚,不鼓則血不流,血不流而寒迫,故血内凝而爲瘕也。"《素問識》:"簡按:《巢源》云:瘕,假也,謂虚假可動也。又云:謂其有形,假而推移也。蓋癥瘕,分而言之,癥,積也;瘕,聚也。然癥積亦可稱瘕。《氣厥論》:慮瘕。《陰陽類論》:血瘕。《邪氣藏府病形篇》:蟲瘕。《傷寒論》:固瘕。《神農本經》:蛇瘕。《倉公傳》:遺積瘕、蟯瘕之類是也。"

〔7〕石水 《素問》王冰注:"肝脉入陰,内貫小腹;腎脉貫脊中,絡膀胱。兩藏并,藏氣熏衝脉,自臍下絡於胞,令水不行化,故堅而結。然腎主水,水冬冰,水宗於腎,腎象水而沈,故氣并而沈,名爲石水。"《素問吳註》注:"石水者,水凝不流,結於少腹,其堅如石也。腎肝在下,居少腹之分,脉沈爲在裏,故腎肝俱沈,爲石水之象。"《素問發微》注:"水氣凝結,如石之沈,故名爲石水也。"按王、吳二注,解石水爲石之堅,馬蒔則以爲如石之沈,詳經文言石水証,不曾言堅,似當以馬注爲是。本卷第二下有石水病,可參。又《金匱・水氣病脉證并治》言:"石水,其脉自沈,外証腹滿不喘。"與《内經》所論亦同。

〔8〕風水 《素問》王冰注:"脉浮爲風,下焦主水,風薄於下,故名風水。"《靈樞・論疾診尺》云:"視人之目窠上微癰,如新卧起狀,其頸脉動,時咳,按其手足上窅而不起者,風水膚脹也。"按風水,又見本經卷八第五。

〔9〕并虚爲死 《素問》王冰注:"腎爲五藏之根,肝爲發生之主,二者不足,是生主俱微,故死。"

〔10〕并小弦欲爲驚 欲爲,《素問》、《脉經》卷五第五均作"欲",《太素》作"亦"。《類經》卷六第二十四注:"肝腎并小,真陰虚也。小而兼弦,木邪勝也。氣虚膽怯,故爲欲驚。"

〔11〕心疝 《素問·脈要精微論》云："診得心脉而急……病名心疝，少腹當有形也。"《素問直解》注："心脉搏滑急，則心氣受邪，故爲心疝。"

〔12〕《素問》揣作搏，下同 明抄本無此七字校文。《脈經》卷五第五與《素問》同。

〔13〕肺疝 《素問集註》張志聰注："肺脉當浮，而反沈搏，是肺氣逆聚於内，而爲肺疝矣。"《素問直解》注："肺疝，氣疝也。"《病源》卷二十疝病諸候云："腹中乍滿乍減而痛，名曰氣疝也。"

〔14〕三陽急爲瘕，三陰急爲疝 三陰急爲疝，五字原脱，觀下文有"二陰急"、"二陽急"，此當有之，故據《素問》補。《素問》王冰注："太陽受寒，血凝爲瘕；太陰受寒，氣聚爲疝。"急，脉緊急也，乃寒盛所致。

〔15〕一本作二陰急爲疝 明抄本無此八字校文。按此句當在"二陰急爲癇厥"句上，"二"當作"三"，疑爲前脱簡文。

〔16〕二陰急爲癇厥，二陽急爲驚 二陰，明抄本作"三陰"，疑涉上文致誤。《類經》卷六第二十四注："二陰，少陰也。二陽，陽明也。脉急者爲風寒，邪係心腎，故爲癇爲厥。木邪乘胃，故發爲驚。《陽明脉解篇》曰：胃者，土也，故聞木音而驚者，土惡木也。是亦此義。"

脾脉外鼓沈，爲腸澼，久自已[1]。肝脉小緩爲腸澼，易治[2]。腎脉小揣沈，爲腸澼下血[3]，血温身熱者死[4]。心肝澼亦下血，二藏同病者可治[5]。其脉小沈濇爲腸澼[6]，其身熱者死，熱甚七日死[7]。《素》作熱見[8]。胃脉沈鼓濇[9]，胃外鼓大，心脉小堅[10]急，皆鬲偏枯[11]；男子發左，女子發右；不瘖舌轉者可治[12]，三十日起；其從者，瘖，三歲起[13]；年不滿二十者，三歲死[14]。脉至而揣[15]，衄血身有熱者死[16]。脉來懸鈎浮爲熱[17]。《素》[18]作常脉。脉至而揣[19]，名曰暴厥，暴厥者[20]，不知與人言。脉至而[21]數，使人暴驚[22]，三四日自已。

〔1〕爲腸澼，久自已 《素問發微》注："腸澼者，腸有所積而下之也，然有下血者，有下白沫者，有下膿血者，病在於腸，均謂之腸澼也。"即今之痢疾也。《素問吴註》注："外鼓者，脉形向外而鼓也。外鼓有出表之象，故不必危之，久當自止也。"

〔2〕肝脉小緩爲腸澼，易治　患腸澼而肝脉小緩，則肝邪不盛，脾無賊尅之患，故易治也。

〔3〕腎脉小揣沈，爲腸澼下血　揣，《太素》同。《素問》、《脉經》卷五第五均作"搏"，義同。《素問》王冰注："小爲陰氣不足，搏爲陽氣乘之，熱在下焦，故下血也。"

〔4〕血温身熱者死　血温，原作"血濕"，原校云："《素問》作温。"今本《素問》同原校。《太素》、《脉經》卷五第五作"温"，均無"血"字，疑涉上"血"字重文號脱。田晉蕃云："作温是。温、蘊字古通，蓋蓄血也。尤怡謂作溢，由不識古書通假之例而妄改之。"又郝懿行《荀子補注·榮辱篇》："其汙長矣，其温厚矣，其功盛姚遠矣。"今按温與蘊同，假借字耳。……蘊者，積也。《左傳》：蘊利生孽。經典通作蘊。此作温，皆假借耳。如禮器云：温之至也。温讀爲蘊，亦其例。"按作"血濕"，義不通，作"温"是，今據改，並删原校。血温者，血蓄積也，蓄積不行，陽獨盛，故身熱，殆陰耗盡則死矣。

〔5〕心肝澼亦下血，二藏同病者可治　《太素》"澼"作"辟"，亦假借字。楊上善注："心肝二氣，共爲腸辟下血，是母子相扶，故可療也。"《素問》王冰注："肝藏血，心養血，故澼皆下血也。心火肝木，木火相生，故可治之。"

〔6〕其脉小沈濇爲腸澼　《太素》無此八字。《類經》卷六第二十四注："心肝之脉，小沈而濇，以陰不足而血傷也，故爲腸澼。"

〔7〕其身熱者死，熱甚七日死　《類經》卷六第二十四注："脉沈細者不當熱，今脉小身熱是爲逆，故當死。而死於熱見七日者，六陰敗盡也。"

〔8〕《素》作熱見　明抄本作"《素問》甚作見"，義同。今本《素問》、《太素》、《脉經》卷五第五均同此校。按本經作"熱甚"義勝。

〔9〕沈鼓濇　沈濇而言鼓，於義難明，疑涉下鼓字衍。

〔10〕堅　《脉經》卷五第五作"緊"，乃涉隋文帝楊堅諱改字。

〔11〕皆爲偏枯　爲，明抄本無；《脉經》卷五第五作"膈"，義同。按"爲"字在此，文拗義晦，故楊上善、王冰皆不釋，後世有解者，亦近乎鑿。詳《全生指迷方》卷一診諸病証脉法引作"皆爲偏枯"，律以上下文例，作"爲"是。偏，瘺之假借，《説文·疒部》："瘺，半枯也。"段玉裁注："《尚書大傳》：禹其跳，湯扁。其跳者，踦也。鄭注……扁者，枯也。注言湯體半小扁枯。按扁即瘺字之假借，瘺之言偏也。"

〔12〕不瘖舌轉者可治　偏枯之病,其甚者多瘖不能言,舌體强硬而不轉。若不瘖而舌轉,則其病尚輕,故可治。《類經》卷六第二十四注:"若聲不瘖,舌可轉,則雖逆於經,未甚於藏,乃爲可治,而一月當起。若偏枯而瘖者,腎氣内竭而然,其病必甚……正以腎脉循喉嚨挾舌本故耳。"

〔13〕其從者,瘖,三歲起　從,《素問》同;《太素》、《脉經》卷五第五均作"順"。從字係避梁武帝父順之諱改字。《素問》王冰注:"從謂男子發左,女子發右也。病順左右而瘖不能言,三歲治之乃能起。"三歲者,約言之,不可死看。

〔14〕年不滿二十者,三歲死　《類經》卷六第二十四注:"以氣血方剛之年,輒見偏枯廢疾,此稟賦不足,早雕之兆也,不出三年死矣。"

〔15〕揣　《太素》同。《素問》、《脉經》卷五第五作"搏",義同。

〔16〕衄血身有熱者死　衄血,《素問》、《太素》、《脉經》卷五第五均作"血衄",義同。《類經》卷六第二十四注:"搏脉弦强,陰虛者最忌之。凡諸失血鼻衄之疾,其脉搏而身熱,真陰脱敗也,故當死。"

〔17〕脉來懸鉤浮爲熱　浮下原有"者"字,據明抄本、《素問》、《太素》、《脉經》卷五第五及上下文例删。爲熱,《脉經》同,《素問》作"爲常脉",《太素》作"爲脉鼓",並非。按懸,懸空也。脉如物之懸空,乃浮泛於上也。鉤,鉤脉也,其脉洪大,來盛去衰。故脉來懸鉤浮者,當係陽盛之象,是以爲熱。《素問》言常脉者,若以其爲血衄之常脉尚可,若以爲平人不病之常脉則誤矣。《太素》作脉鼓,與前後文義不倫,亦誤。

〔18〕《素》　明抄本作《素問》。

〔19〕而揣　《素問》、《太素》均作"如喘"。揣下明抄本有"音傳"二字音注。按如與"而"通,《經傳釋詞》卷七:"如,猶而也。"

〔20〕暴厥,暴厥者　《太素》作"氣逆者"。暴,《脉經》卷五第五作"氣"。按厥証多由氣逆而致,《太素》、《脉經》或涉此而異。暴厥,病証名,其証猝然昏憒,不知與人言。暴,猝也。

〔21〕而　《素問》、《太素》均作"如",二字義通。

〔22〕暴驚　《素問》王冰注:"脉數爲熱,熱則内動肝心,故驚。"暴驚者,猝然而驚也。

脉至浮合[1],浮合如數,一息十至已[2]上,是經氣予[3]不足也,微見九十日死[4]。脉至如火薪然[5],是心精予奪也,草乾而死[6]。脉至如叢棘[7],《素》作如散葉。是肝氣予虛也,木葉落而死[8]。脉至如省客,省客者[9],脉塞如鼓[10]也,是腎氣予不足也,懸去棗華而死[11]。脉至如丸泥[12],是[13]胃精予不足也,榆莢落而死[14]。脉至如橫格[15],是膽氣予不足也,禾熟而死[16]。脉至如弦縷[17],是胞[18]精予不足也,病善言,下霜而死[19],不言可治。脉至如交棘[20],《素》作交漆。交棘者,左右傍至也,微見三十日[21]而死。脉至如湧泉[22],浮鼓肌[23]中,是太陽氣予不足也,少氣味[24],韭花生而死[25]。脉至如委土之狀[26],按之不足[27],是肌氣[28]予不足也,五色先見黑白,累發而死[29]。脉至如懸癰[30],懸癰者浮揣,切之益大,是十二俞之氣[31]予不足也,水凍而死[32]。脉至如偃刀[33],偃刀者,浮之小急,按之堅大[34],五藏寒熱[35],《素》作菀熱。寒熱獨并於腎,如此其人不得坐,立春而死[36]。脉至如丸滑不著《素》作手不直[37]。手[38],丸滑不著手者[39],按之不可得也,是大腸[40]氣予不足也,棗葉生而死[41]。脉至如春者[42],令人善恐,不欲坐臥[43],行立常聽[44],是小腸氣予不足也,季秋而死[45]。

〔1〕脉至浮合 《素問》王冰注:“如浮波之合,後至者凌前,速疾而動,無常候也。”

〔2〕已 明抄本、《素問》、《太素》均作“以”。按二字互通,經文多混用。

〔3〕予 與“與”、“余”通。與、余皆可作語助詞,《經傳釋詞》卷一:“與,語助也。僖二十三年《左傳》曰:夫有大功而無貴任,其人能靖者與有幾? 言能靖者有幾也。”黃季剛批注:“此借爲歟字或余字。余,語之舒也。”是予字在此無實義。

〔4〕微見九十日死 《類經》卷六第二十四注:“微見,始見也。言初見此脉,便可期九十日而死。若見之已久,則不必九十日矣。所以在九十日者,以時更季易,天道變而人氣從之也。”

〔5〕脉至如火薪然 明抄本無“如”字;“火”作“大”,誤。薪然,《太素》作“新燃”,楊上善注:“心脉如鈎,今如火新燃,是心脉急疾。”《脉經》卷五第五作“新然”。《禮記·月令》:“收秩薪柴。”鄭玄注:“大者可析謂

之薪,小者合束謂之柴。"然,俗作燃,《説文·火部》:"然,燒也。"《素問》王冰注:"薪然之火焰,瞥瞥不定其形而便絕也。"《類經》卷六第二十四注:"如火薪然者,來如焰之銳,去如滅之速。此火藏無根之脉,而心經之精氣與奪也。"按張注並非薪燃之殊貌,王注雖今文作"薪然",而似爲新燃之狀,義有可從,故疑本作"新然"。

〔6〕草乾而死 《太素》注:"火精奪,故至草乾水時,被剋而死。"《素問發微》注:"心精被奪,火王於夏,猶有可支。至秋盡冬初,心氣全衰,故曰草乾而死。"

〔7〕脉至如叢棘 叢棘,《素問》作"散葉",王冰注:"如散葉之隨風不常其狀。"《太素》作"散采",楊上善注:"有本爲叢棘、散葉也。"叢,灌木也。《楚辭·招魂》:"叢菅是食些。"王逸注:"柴棘爲叢。"《説文·束部》:"棘,小棗叢生者。"叢棘,即叢生之棘。此言脉來弦濇,如荆棘叢生也,爲肝臟精氣虧虛之象。

〔8〕木葉落而死 《脉經》卷五第五同,注云:"木葉落作棗華。"《太素》注:"是爲肝木氣之虛損,至木葉落金時,被剋而死。"《素問吳註》注:"木遇金而負,遇秋而凋,故深秋則死。"

〔9〕脉至如省客,省客 如省客,省客者,明抄本作"而省客者"。《太素》作"省容者",容當爲"客"字之誤。《類經》卷六第二十四注:"省客,如省問之客,或去或來也。"脉至如此,乃爲斷續不定或節律不整之象。又孫鼎宜以爲"省客"二字合之得塞音,塞有實義。此又一説也。

〔10〕脉塞如鼓 原作"脉寒如故",寒下原校云:"一本作塞。"故,明抄本作"鼓",《素問》、《脉經》卷五第五均作"脉塞而鼓",《太素》作"脉寒如鼓"。今據《素問》、《脉經》改,并删原校。《類經》卷六第二十四注:"塞者,或無而止。鼓者,或有而搏。"此即上文"省客"之義,乃腎中精氣虧敗之象。

〔11〕懸去棗華而死 華,花也。《禮記·月令》:"桃如華。"《類經》卷六第二十四注:"棗華之候,初夏時也。懸者,華之開;去者,華之落。言於棗華開落之時,火王而水敗,腎虛者死也。"

〔12〕脉至如丸泥 如,明抄本作"而",二字古通,此作"如"解。《太素》注:"胃脉喪弱,今反如丸泥,乾堅之丸,即是胃土氣之有損。"《素問》王冰注:"如珠之轉,是謂丸泥。"《類經》卷六第二十四注:"丸泥者,泥彈之狀,堅強短濇之謂,此胃精中氣之不足也。"是當以楊、張二注義勝。若

如珠之轉,則近乎滑矣,不可從。又泥通涅。涅,窒也,引申爲滯濇之義,可與下文"丸滑"義對,亦或是。

〔13〕是 明抄本無。

〔14〕榆莢落而死 《脈經》卷五第五同。注:"《素問》莢作葉。"今本《素問》仍作"莢"。《類經》卷六第二十四注:"榆莢,榆錢也。春深而落,木王之時,上敗者死。"

〔15〕脉至如橫格 《素問》王冰注:"脉長而堅,如橫木之在指下也。"《太素》注:"膽脉如弦,今如橫格之木,即是木之膽氣有損。"

〔16〕禾熟而死 《類經》卷六第二十四注:"禾熟於秋,金令王也,故木敗而死。"

〔17〕脉至如弦縷 縷,《説文・糸部》:"綫也。"《太素》注:"如弦之縷縷,散而不聚。"《類經》卷六第二十四注:"弦縷者,如弦之急,如縷之細,真元虧損之脉也。"張注謂"如縷之細",勝於楊注,然"如弦之急",疑非是,此當是如弦之纖細者。

〔18〕胞 《太素》注:"心胞脉。"《類經》卷六第二十四注:"胞,子宮也,命門元陽之所聚也。"按下文有"善言"與"不言"之証,亦關乎神,《太素》楊注不無道理,今兩説並存之。

〔19〕下霜而死 《太素》注:"心胞火府有損,故至霜雪水時被剋而死。"《素問》王冰注:"胞之脉繫於腎,腎之脉俠舌本,人氣不足,當不能言,今反善言,是真氣內絶去腎,外歸於舌也,故死。"按義難定論,今兩説並存之。

〔20〕脉至如交棘 交棘,《素問》、《脈經》卷五第五均作"交漆",《太素》作"交莢"。下"交棘"同。按下文有"左右傍至"之語,當以交棘義勝,而"交漆"、"交莢",其義費解。交棘者,脉來如荊棘之交,纏綿艱濇,左右勁急反轉。此爲胃氣敗絶之脉,故於初見三十日月建之交而死矣。《素問識》:"簡按:'左右傍至也下,'恐脱'是其予不足也' 一句。"當是。

〔21〕三十日 《脈經》卷五第五作"四十日"。

〔22〕脉至如湧泉 《太素》無"湧"字。《素問》王冰注:"如水泉之動,但出而不入。"《類經》卷六第二十四注:"湧泉者,如泉之湧,有升無降,而浮鼓於肌肉之中,是足太陽膀胱之氣不足也。"

〔23〕肌 《太素》作"胞",疑誤。

〔24〕少氣味 此三字義不明,故楊上善、王冰均不釋,《素問釋義》以

爲"三字衍"。今存疑。

〔25〕韭花生而死 《素問》、《脈經》卷五第五均作"韭英而死",《太素》作"韭華死"。按"韭"乃"韭"之俗體。英,華也,與花同。《詩經·鄭風·有女同車》:"顏如舜英。"據此,各經文雖有異,其義則同。韭花生於長夏,土盛之時,膀胱内虚不勝土剋,故死也。

〔26〕脉至如委土之狀 委,原作"頹",《素問》新校正云:"按《甲乙經》頹土作委土。"明抄本同新校正。《太素》亦作"委",據改。委,委棄、委廢也。頹亦有委廢之義,《集韻·過韻》作吐臥切:"頹,委廢兒。《周禮》:頹爾如委。李軌讀。"是委、頹二字義通。此言脉至如廢棄之土,鬆散無力狀。《素問》王冰注:"頹土之狀,謂浮之大而虚耎,按之則無。"義猶是也。

〔27〕不足 《素問》、《太素》、《脈經》卷五第五均作"不得"。以本經義勝。脉來鬆散按之不足,乃爲脾氣虚衰之象也。

〔28〕肌氣 即脾氣。脾主肌肉,故云。

〔29〕五色先見黑白,累發而死 先,原脱,據《素問》、《太素》補。此文訓釋、句讀,諸説不一。《太素》注:"今按止如委土之狀,無有脾胃耎弱之氣,又先累見黑白之色,是肺腎來乘,故死也。"按楊注將"先"、"累"二字連釋,與原句義不合,且本節諸死時皆指出其具體時間,或以物象時,故將累作"發"之狀語解,非是。累,《素問》作"疊",《脈經》卷五第五亦作"疊",注:"一作藟。"《類經》卷六第二十四注:"疊、藟同,即蓬藟之屬。藟有五種,而白者發於春,木王之時,土當敗也。"蓬藟,《本經》、《別録》及《証類本草》均不言有五種,故《素問識》云:"未知白疊是何物,張説難信。"按累同疊,《集韻·賄韻》:"疊、纍、累,峻疊,山名,或作藟,亦省。"又《集韻·脂韻》:"藟、蘽、藛、菜,蔓也,通作藟。"是累又作藟。《説文·艸部》:"藟,艸也。"段玉裁注:"《詩》七言葛藟。陸璣云:藟,一名巨荒,似燕萸,亦延蔓生,葉如艾,白色,其子赤,可食,酢而不美,幽州謂之椎藟,《開寶本草》及《圖經》皆謂即千歳藟也。按凡藤者謂之藟,系之草則有藟字,系之木則有藛字。"《廣雅·釋草》:"藟,藤也。"王念孫疏證:"藟與蘽同。《爾雅》云:諸慮山蘽。郭注云:今江東呼蘽爲藤,似葛而麤大。又攝虎纍,注:今虎豆纏蔓林樹而生,夾有毛刺,今江東呼爲欀櫨。藟似葛,故古人以葛藟並稱。"按據上説,本文當作"累發而死",累發者,藟發也。藟皆發於春,以土不勝木,故死。

〔30〕脉至如懸癰　懸癰,《素問》、《脉經》卷五第五均作"懸雍",王冰注:"如顙中之懸雍也。"新校正云:"按全元起本懸雍作懸離。元起注云:懸離者,言脉與肉不相得也。"《太素》同全元起注本。下"懸癰"同。按癰與雍通,《素問·大奇論》:"肺之雍,喘而兩胠滿。"《太素·五藏脉診》、本經卷十一第八"雍"均作"癰"。《素問識》:"簡按:蓋雍、甕通,《山海經》:懸甕之山,晉水出焉。郭樸注云:山腹有巨石,如甕形,因以爲名。甕,亦作瓮,《說文》:罌也。《廣雅》:瓶也。蓋取其大腹小口,而形容浮揣切之益大之象也。"考本節言脉,皆以物象形,故從此説。

〔31〕十二俞之氣　氣,《素問》、《太素》均無。十二俞,即臟腑在背部足太陽經之俞穴也,如肺俞、心俞之類。

〔32〕水凍而死　凍,《素問》、《太素》、《脉經》卷五第五均作"凝",義同。死下《太素》并有"惡"字,疑衍。水凍於冬,足太陽屬水,其氣不足,故至冬令陰盛之時,必致陽絕而死矣。

〔33〕脉至如偃刀　《類經》卷六第二十四注:"偃刀,卧刀也。浮之小急,如刀口也;按之堅大急,如刀背也。"

〔34〕堅大　《素問》、《脉經》卷五第五均作"堅大急",《太素》作"堅急大"。

〔35〕寒熱　《素問》、《脉經》卷五第五均作"菀熟",《太素》作"宛熟"。按菀通宛,即鬱也。《素問》王冰注:"菀,積也。熟,熱也。"疑寒爲"菀"之誤。熟有甚義,《荀子·榮辱》:"非熟修爲之君子。"楊倞注:"熟,甚也。"故"菀熟"者,鬱甚也。於義爲勝。

〔36〕立春而死　《類經》卷六第二十四注:"此以五藏菀熱發爲寒熱,陽王則陰消,故獨并於腎。腰者腎之府,腎陰既虧,則不能起坐。立春陽盛,陰日以衰,所以當死。"

〔37〕手不直　今本《素問》作"不直手"。

〔38〕脉至如丸滑不著手　著,《素問》、《太素》均作"直",楊上善注:"直,當也。脉如彈丸,按之不可當於指下,此是滑不直。"著,附着也。《漢書·賈誼傳》:"而淮陽之比大諸侯,廑如黑子之著面。"著即附着之意也。據此,兩義均指脉滑而不顯於指下,故其義相通也。

〔39〕丸滑不著手者　原無"手"字,據明抄本、《素問》、《脉經》卷五第五補。著,《素問》、《脉經》并作"直"。《太素》則無此六字。不著手,言其脉來圓滑而不滯着於手也。

〔40〕大腸 《太素》作"膽"。考上文已有膽氣不足之脉象,此再言之,重矣。

〔41〕棗葉生而死 《類經》卷六第二十四注:"大腸應庚金,棗葉生初夏,火王則金衰,故死。"

〔42〕脉至如春者 春,明抄本、《素問》、《太素》均作"華",其義費解,非是。《脈經》卷五第三同本經。脉至如春者,如《素問·三部九候論》云:"上下左右之脉相應如參春者,病甚。"義可証也。《説文·臼部》:"春,擣粟也。"此言脉來時而一至,至則搏擊有力,爲小腸精氣内虧,陽氣外浮之象也。

〔43〕令人善恐,不欲坐臥 小腸與心氣相通,其氣不足必及於心,心虛故善恐;恐則神亂,故不欲坐臥也。

〔44〕行立常聽 《太素》注:"心虛,耳中如有物,故恒聽。"《類經》卷六第二十四注:"行立常聽者,恐懼多而生疑也。"義亦通。

〔45〕季秋而死 小腸屬火,其氣不足,至季秋陰盛火衰之時,金反侮火,故其精氣必敗絕而死矣。

病形脉診第二上

本篇自"黄帝問曰"至"大熱甚寒不能勝之也",見《靈樞·邪氣藏府病形》、《太素·邪中》;自"虚邪之中身也"至"行一者爲下工,十全其六",見《靈樞·邪氣藏府病形》、《太素·色脉尺診》;自"尺膚温以淖澤者"至"胃中有寒也",見《靈樞·論疾診尺》、《太素·尺診》;自"曰:人有尺膚緩甚"至"此病甚",見《素問·奇病論》、《太素·疹筋》。

提要:本篇重點論述邪中臟腑經脉所致之各種病証,以及脉診之重要意義,故以此名篇。其主要内容包括:由於邪氣中人之原因部位不同,可導致不同臟腑經脉病變;望色、切脉、按尺膚三者之關係,以及在診斷上的重要性。

黄帝問曰:邪氣之中人奈何?高下[1]有度乎?岐伯對曰:身半已[2]上者,邪中之[3];身半已下者,濕中之。中於陰則留於府[4],中於陽則留於經[5]。曰:陰之與陽,異名同類[6],上下相會[7]，經絡之相貫也，如環之無端。夫邪之中人也，或中於陰，或中於陽，上下左右，無有恒常[8]。曰：諸陽之會，皆在於面[9]。人之方乘虛時及新用力，若熱[10]飲食汗出，腠理開而中於邪，中於面則下陽明，中於項[11]則下太陽，中於頰則下少陽[12]。中於膺背兩脇，亦中其經[13]。中於陰者[14]，常從臂胻[15]始。夫臂與胻，其陰皮[16]薄，其肉淖澤[17]，故俱受於風，獨傷於其陰也。曰：此故[18]傷其藏乎？曰：身之中於風也，不必動藏。故邪入於陰經，其藏氣實，邪氣入而不能客[19]，故還之於府。是故陽中則留於經，陰中則留於府[20]。

〔1〕高下　與後文"上下"義同。高，上也。

〔2〕已　明抄本、《靈樞》、《太素》均作"以"。按二字互通。後"身半已下者"，已字同此例。

〔3〕邪中之　邪，析言之，則指風雨寒暑等天之邪氣而言；渾言之，則諸致病因素統謂之邪。天之邪氣清輕在上者，中人多在身半以上。《太素》注："身半以上，風雨之邪所中，故曰中於高也。風爲百病之長，故偏得邪名也。"

〔4〕留於府　原作"留府"。《靈樞》作"溜於府"，明抄本、《太素》均作"留於府"，據補介詞"於"字。按留、溜，古與"流"通。留府，即流入於六腑。下文"留於經"義同。

〔5〕留於經　原作"留藏"，《靈樞》作"溜於經"，《太素》作"留於經"，據補介詞"於"字。本節下文云："是故陽中則留於經，陰中則留於府"，是知"藏"乃"經"字之誤，據改。

〔6〕陰之與陽，異名同類　《太素》注："陰陽異名，同爲氣類。"《類經》卷十三第三注："經脉相貫合一，本同類也。然上下左右部位，各有所屬，則陰陽之名異矣。"按此陰陽，指經脉言，故名雖異，類則同也。

〔7〕上下相會　《太素》注："三陽爲表居上，三陰爲裏在下，表裏氣通，故曰相會。"按經脉之在上行下者、在下行上者，均有會遇聯接處，故上下脉可以互相遇合。會，遇合也。

〔8〕常　此下《靈樞》、《太素》均有"其故何也"四字。於義爲順。

〔9〕諸陽之會，皆在於面　《太素》注："手足三陽之會，皆在於面。"

〔10〕熱　《靈樞》無。

〔11〕項　原作"面"，乃涉上文"中於面則下陽明"條致誤，據明抄本、《靈樞》、《太素》改。

〔12〕中於面則下陽明……中於頰則下少陽　《太素》注："邪之總中於面，則著手足陽明之經循之而下；若中頭後項者，則著手足太陽之經循之而下；若別中於兩頰，則著手足少陽之經循之而下。"《類經》卷十三第三注："凡足之三陽，從頭走足，故中於面，則自胸腹下行於陽明經也；中於項，則自脊背下行於太陽經也；中於頰，則自脇肋下行於少陽經也。脉遍周身者，惟足六經耳，故但言足也。"張注有病足不病手之義，然據經脉上下相會之理，楊上善以手足經解之，亦不無道理。

〔13〕中於膺背兩脇，亦中其經　《太素》注："若中胸背及兩脇三處，亦著三陽之經循經而下也。"

〔14〕陰者　此指陰經而言。

〔15〕胕　此下明抄本有"音行，又斱"四小字音注。

〔16〕陰皮　即內側之皮膚。陰，此指內側言。

〔17〕淖澤　濕潤也。《素問·經絡論》："熱多則淖澤，淖澤則黃赤。"王冰注："淖，濕也。澤，潤液也。謂微濕潤也。"

〔18〕故　此表示反詰語氣。

〔19〕客　原作"容"，明抄本、《靈樞》、《太素》均作"客"。"邪客"爲經文常用語，其義亦勝，故據改。

〔20〕陽中則留於經，陰中則留於府　陽中、陰中，《靈樞》作"中陽"、"中陰"。《太素》注："陽之邪中於面，流於三陽之經；陰之邪中於臂胕，溜於六府也。"楊上善雖有是解，然據前文義，終不若《靈樞》之作"中陽"、"中陰"於義爲順。

曰：邪之中藏者柰何？曰：恐懼憂愁[1]則傷心，形寒飲冷[2]則傷肺，以其兩寒相感，中外皆傷，故氣迎[3]而上行。有所墮墜，惡血留內，若[4]有所大怒，氣上而不能[5]下，積於脇[6]下則傷肝。有所擊仆[7]，若醉以[8]入房，汗出當風則傷脾。有所用力舉重，若入房過度，汗出浴水[9]則傷腎。

〔1〕恐懼憂愁　《靈樞》、《太素》均作"愁憂恐懼"，憂愁，明抄本作"愁憂"，《脈經》卷六第三、《千金》卷十三第一均作"愁憂思慮"，《難經·四十五難》作"憂愁思慮"。義均通。

〔2〕飲冷 《難經·四十九難》同。《靈樞》作"寒飲"，《太素》作"飲寒"，義亦同。

〔3〕迎 《太素》作"逆"。按迎、逆義同。《方言》："自關而東曰逆，自關而西曰迎。"《淮南子·時則訓》："以迎歲於東郊。"高誘注："迎歲，逆春也。"《靈樞》作"道"，非是。

〔4〕若 原脫，據明抄本、《靈樞》、《太素》、《脈經》卷六第一、《千金》卷十一第一及此下文例補。若，或然也。

〔5〕能 《脈經》卷六第一、《千金》卷十一第一均同。《靈樞》、《太素》均無。

〔6〕脇 《脈經》卷六第一、《千金》卷十一第一均作"左脇"。

〔7〕仆 此下明抄本有"音付"二小字音注。

〔8〕醉以 《靈樞》、《太素》同。《脈經》卷六第五、《千金》卷十五第一均作"醉飽"，義勝。

〔9〕汗出浴水 《脈經》卷六第九、《千金》卷十九第一均作"汗出如浴水"。如，而也。義亦勝。

曰：五藏之中風奈何？曰：陰陽俱相感，邪乃得往[1]。十二經脉[2]，三百六十五絡，其血氣皆上於面而走空竅[3]，其精陽之氣，上走於目而爲睛[4]，其別氣[5]走於耳而爲聽，其宗氣上出於鼻而爲臭[6]，其濁氣[7]下[8]出於胃走唇舌而爲味[9]。其氣之津液皆上熏[10]於面，而[11]皮又厚，其肉堅，故大熱[12]甚寒不能勝之也。虛邪[13]之中身也，洒淅[14]動其形。正邪[15]之中人也微，先見於色，不知於身，若有若無，若亡若存[16]，有形無形，莫知其情。夫色脉與尺[17]之皮膚[18]相應，如桴鼓影響[19]之相應，不得相失，此亦本末根葉之出候[20]也，根死則葉枯矣。故色青者，其脉弦。色赤者，其脉鈎。色黃者，其脉代。色白者，其脉毛。色黑者，其脉石。見其色而不得其脉，反得其[21]相勝之脉則死矣，得其相生[22]之脉則病已矣。

〔1〕陰陽俱相感，邪乃得往 相，《靈樞》、《太素》均無。《太素》注："前言五藏有傷，次言五藏中風，陰陽血氣皆虛，故俱感於風，故邪因往入

也。"《類經》卷十三第三注:"此承上文而言五藏之中風者,必由中外俱感,而後邪乃得往,往言進也。"按統觀前文,當以張説義勝。

〔2〕脉 明抄本作"絡",疑誤。

〔3〕其血氣皆上於面而走空竅 空,與"孔"通。《太素》注:"六陽之經,並上於面;六陰之經,有足厥陰經上面,餘二至於舌下,不上於面,而言皆上面者,舉多爲言耳。其經絡血氣貫通,故皆上走七竅以爲用也。"空竅,此言耳、目、口、鼻七竅也。

〔4〕其精陽之氣,上走於目而爲睛 睛,《太素》作"精"。按精與"睛"通,《説文通訓定聲·鼎部》:"精,字亦作睛。"《荀子·解蔽》:"用精惑也。"楊倞注:"精,目之明也。"睛,與下文聽、味等合看,皆名詞動用,此有視物精明之義。又睛下明抄本有"者"字。《類經》卷四第二十注:"精陽氣者,陽氣之精華也,故曰五藏六府之氣皆上注於目而爲之精。"走,至也。《莊子·達生》:"無不走也。"郭象注:"司馬曰:走,至也。"

〔5〕別氣 《類經》卷四第二十注:"別氣者,旁行之氣也。氣至兩側上行于耳,氣達則竅聰,所以能聽。"

〔6〕臭 通齅、嗅。《説文·鼻部》:"齅,以鼻就臭也。"《荀子·禮論》:"三臭之不食也。"楊倞注:"謂歆其氣。"《集韻·送韻》:"嗅,鼻審氣也。"臭本指氣味,此亦假借義也,乃指嗅覺,聞氣味也。

〔7〕濁氣 濁,潤厚也。《山海經·西山經》:"濁澤而有光。"郭樸注:"濁,謂潤厚。"按此濁氣,乃指穀氣所化精微中之厚濁之氣。

〔8〕下 《靈樞》、《太素》均無。

〔9〕走脣舌而爲味 《太素》注:"耳目視聽,故爲清氣所生;脣舌識味,故爲濁氣所成。味者,知味也。"味,名詞動用,嘗也。如《老子》第六十三章:"味無味。"上味字亦作是解。

〔10〕熏 明抄本、《太素》均作"薰",《靈樞》作"燻"。薰本香草,假借爲熏。燻,熏之俗字。故三字義通。《爾雅·釋訓》釋文:"熏,本亦作燻,或作薰。"

〔11〕而 明抄本、《太素》均作"面"。疑涉上文"面"字誤。

〔12〕大熱 《靈樞》作"天氣"。大,《太素》無。按《靈樞》此前有"黄帝問天寒而面不衣"之文,并未言及天熱、大熱之事,故疑"大熱"爲"天氣"之誤。

〔13〕虚邪 《太素》注:"虚邪謂八虚邪風也。……八虚之風,從虚鄉

來,傷損於物,故曰虛風。"

〔14〕洒淅 《靈樞》作"灑淅",《太素》作"泝沴"。按灑通洒,此皆言惡寒,義存乎聲,文雖異而義則同。

〔15〕正邪 《太素》注:"正邪謂四時風也。四時之風,生養萬物,故爲正也。"

〔16〕若有若無,若亡若存 原作"若存若亡"。《靈樞》、《太素》均作"若有若無,若亡若存"。按本文上下爲韻文,隔句入韻,上句"身"屬真韻,下句"情"屬耕韻,本句"存"屬文韻,是真、文、耕通韻。故據補"若有若無"四字,并將"若存若亡"四字乙正。

〔17〕脉與尺 脉,明抄本無,疑脱。《太素》注:"色謂面色,脉謂寸口,尺謂尺中也。五藏六府善惡之氣,見於色部、寸口、尺中。"尺者,尺膚也。

〔18〕皮膚 《靈樞》、《太素》均無此二字。按作爲診法名詞,經文中只言"尺"或"尺膚",本文係言診法者,故"皮膚"二字疑涉後文衍。

〔19〕桴鼓影響 桴,與"枹"通,鼓槌也。《説文通訓定聲·孚部》:"桴,假借爲枹。"《説文·木部》:"枹,擊鼓杖也。"桴鼓,即以桴擊鼓。影,《集韻·梗韻》:"物之陰影也。"響,聲也,與"響"通。《莊子·在宥》:"聲之於響。"陸德明釋文:"響,本作響。"影響,喻相應也。《莊子·在宥》:"大人之教,若影之於形,聲之於響,有間而應之。"故桴鼓、影、響,均喻事物之相應。《太素》注:"五藏六府善惡之氣,見於色部、寸口、尺中,三候相應,如槌鼓、形影、聲響不相失也。"

〔20〕本末根葉之出候 出候,出現之徵候也。候,徵候也。《晉書·天文志》:"凡游氣蔽天,日月失色,皆是風雨之候也。"《靈樞集註》張志聰注:"夫精明五色者,氣之華也,乃五藏五行之神氣而見於色也。脉者,榮血之所循行也。尺者,謂脉外之氣血,循手陽明之絡而變見於尺膚。脉内之血氣,從手太陰之經而變見於尺寸。此皆胃府五藏所生之氣血本末根葉之出候也。"

〔21〕其 原脱,據《靈樞》、《太素》及上下文例補。

〔22〕相生 原作"相勝",乃涉上文致誤,據明抄本、《靈樞》、《太素》改。

曰:五藏之所生變化之病形[1]何如?曰:先定其五色五脉之應,其病[2]乃可別也。

曰:色脉已定,别之柰何? 曰:調其脉之緩急大小滑濇[3],而病形[4]定矣。

曰:調之何如? 曰:脉急者,尺之皮膚亦急;脉緩者,尺之皮膚亦緩;脉小者,尺之皮膚亦減而少氣[5];脉大者,尺之皮膚亦大[6];脉沈者,尺之皮膚亦沈[7];脉滑者,尺之皮膚亦滑;脉濇者,尺之皮膚亦濇。凡此六[8]變者,有微有甚。故善調尺者不待於寸[9];善調脉者不待於色。能參合而行之者,可以爲上工,十[10]全其九;行二者爲中工,十[11]全其七;行一者爲下工,十[12]全其六。

〔1〕病形　與“病能”(即病態)義同。後世謂之病証也。

〔2〕病　據前文“五藏之所生變化之病形”,及後文“而病形定矣”,此所言“可别”者,亦當指“病形”,故疑此下脱“形”字。

〔3〕調其脉之緩急大小滑濇　調,《脉經》卷四第一作“審”,義亦通。《類經》卷五第十七注:“緩急以至數言,小大滑濇以形體言。……六者相爲對待,調此六者,則病變可以定矣。”

〔4〕形　明抄本作“形變”,乃誤衍變字。《靈樞》、《太素》均作“變”。按前文所問乃“五藏之所生變化之病形”,故當以作“形”爲是。

〔5〕氣　《脉經》卷四第一無。按此論尺膚,似不當有“氣”字。

〔6〕大　《靈樞》、《太素》均作“賁而起”,於義較明。

〔7〕脉沈者,尺之皮膚亦沈　《靈樞》、《太素》均無此九字。按上文言緩急小大滑濇六脉,故此句疑爲衍文。

〔8〕六　原脱,據明抄本、《太素》補。

〔9〕寸　《太素》作“寸口”。

〔10〕十　此上《靈樞》、《太素》均有“上工”二字。

〔11〕十　此上明抄本、《靈樞》、《太素》均有“中工”二字。

〔12〕十　此上《靈樞》、《太素》均有“下工”二字。

尺膚溫[1]一作滑。以淖澤[2]者,風也。尺肉弱者,解㑊也。安臥、脱肉者,寒熱也[3]。一本下作不治[4]。尺膚濇者,風痺也。尺膚粗如枯魚鱗者,水泆飲也[5]。尺膚寒甚[6]脉急[7]一作小。者,泄少氣也[8]。尺膚熱甚脉盛躁[9]者,病溫也;其脉盛而滑者,汗[10]且出也。一作病且出[11]。尺膚燒灸人手[12],一作炬然[13]。先熱後寒者,寒熱也。尺膚先寒,久持之而熱者,亦寒熱也。尺膚炬然熱[14],人迎大者,當奪血也。尺堅大,脉小甚,則少氣[15],悗有加者,立死[16]。《脉經》云:尺緊於人迎者,少氣[17]。

〔1〕尺膚温 《靈樞》、《脉經》卷四第一均作"尺膚滑",《太素》作"尺濕"。按此與下"尺膚澀"應爲對文,似當以作"尺膚滑"爲是,作"濕"誤。

〔2〕以淖澤 以,《靈樞》作"其",義同。淖澤,《太素》注:"光澤也。"按《靈樞》、《太素》此後均有"尺膚滑而澤脂者,風也"九字。《靈樞發微》馬蒔注:"澤脂,潤澤如脂膏者。"《類經》卷五第十八注:"澤脂,即前淖澤之謂。"則淖澤亦有潤澤之義,義似重矣,《脉經》卷四第一無此九字,可証。

〔3〕尺肉弱者,解㑊也。安臥、脱肉者,寒熱也 《靈樞》、《太素》均無二"也"字,"寒熱"後均有"不治"二字,《太素》"安臥"連上句讀,楊上善注:"解㑊,懈惰也。尺肉㑊弱者,身體懈惰而欲安臥。"《脉經》卷四第一作"尺内弱,解㑊安臥脱肉者,寒熱也"。按《素問·平人氣象論》云:"尺脉緩澀,謂之解㑊安臥。"似"解㑊"與"安臥"當連讀爲是。

〔4〕一本下作不治 明抄本無此六字校文。《靈樞》、《太素》同此校。楊上善注:"羸瘦脱肉,不可療也。"此説是。

〔5〕尺膚粗如枯魚鱗者,水泆飲也 泆下明抄本有"一作淡"三字校文,《脉經》同。按"淡"與"痰"通,《説文通訓定聲·謙部》:"《方言》謇師注:淡字又作痰也。"泆通"溢"。《莊子·天地》:"挈水若抽,數如泆湯。"陸德明釋文:"泆音逸,本或作溢,疾速如湯沸溢也。"痰飲、溢飲,義均通,皆爲四飲之一。《金匱》卷中第十二云:"其人素盛今瘦,水走腸間,瀝瀝有聲,謂之痰飲。飲水流行,歸於四肢,當汗出而不汗出,身體疼重,謂之溢飲。"《類經》卷五第十八注:"如枯魚之鱗,乾澀甚也。以脾土衰而肌肉消,水得乘之,是謂泆飲。"

〔6〕甚 《靈樞》作"其",連下句讀。按後文有"尺膚熱其"之句,與此句爲對文,故《靈樞》非是,疑形近致誤。

〔7〕脉急 《靈樞》、《太素》、《脉經》卷四第一均作"脉小",《脉經》此下並有"一作急"三字校文。按下文有"尺膚熱甚脉盛躁"句,與本句相對爲文,且此下言"泄少氣也",似當以作"脉小"爲是。

〔8〕泄少氣也　泄,明抄本作"寒",校云:"一作泄"。《類經》卷五第十八注:"膚寒脉小,陽氣衰也,故爲泄,爲少氣。"

〔9〕臊　此下明抄本有"音造"二小字音注。

〔10〕汗　《靈樞》作"病",與原校同。然義不可從。

〔11〕一作病且出　明抄本無此五字校文。

〔12〕燒炙人手　《靈樞》作"炬然",《太素》作"烓然",《脉經》卷四第一作"烜然",校云:"烜然,《甲乙》作熱炙人手。"按"燒"與"熱"義雖可通,然作"熱"爲勝。炬,本指火把,可引申爲火燒。如杜牧《阿房宮賦》:"楚人一炬,可憐焦土! 炬,《玉篇·火部》:"炬,火盛皃。"《周禮·秋官》:"有司烜氏。"鄭玄注:"烜,火也。"均與"燒炙"義近。烓,《龍龕手鏡·火部》:"烓,俗,去王反。"當爲"烓"之俗體。考今字書亦無"炬"字,疑爲"炬"或"烜"之誤。炬與烜,義雖兩通,終疑"炬"爲"烜"之誤,"炬"又誤爲"烓"。

〔13〕一作炬然　明抄本無此四字校文,另有"《脉經》作烜熱"五字校文。

〔14〕尺膚炬然熱　明抄本作"尺淫然熱",淫字誤。《靈樞》無"膚"字,《太素》作"尺烓然熱"。《脉經》卷四第一作"尺烜然熱"。

〔15〕尺堅大,脉小甚,則少氣　尺堅大,明抄本作"赤堅",非是。則,《靈樞》、《太素》均無。不若本經義順。《脉經》卷四第一作"尺緊,人迎脉小甚,則少氣",義亦通。

〔16〕悗有加者,立死　明抄本作"色有白加者,立死",《靈樞》無"者"字,《太素》作"悗有因加,立死",《脉經》卷四第一作"色白有加者,立死",與明抄本略同。按色字,疑爲悗字殘去心旁,由免而誤爲色,又誤加白字,而成色白矣。悗,煩悶也。《靈樞·五亂》:"清濁相干,亂於胸中,是謂大悗。"前言奪血、少氣,是氣血已衰,今煩悶又加,是神失其守,故當立死。

〔17〕《脉經》云:尺緊於人迎者,少氣　此下明抄本並有"悶逸怠用加少死"七字連注,義甚不明,疑誤。今本《脉經》卷四第一作"尺緊,人迎脉小甚,則少氣;色白有加者,立死"。

肘所[1]獨熱者,腰已上熱。肘後[2]獨熱者,肩[3]背熱。肘前[4]獨熱者,膺前熱。肘後廉[5]已下三四寸熱[6]者,腸中有蟲[7]。手所獨熱者,腰已下[8]熱。臂中[9]獨熱者,腰腹熱。

掌中熱者,腹[10]中熱也。掌中寒者,腹中寒也。魚上[11]白肉有青血脉者,胃中有寒也。

〔1〕所 玄應《一切經音義》卷二引《三蒼》:"所,處也。"《説文通訓定聲·豫部》:"假借爲處。"

〔2〕肘後 《太素》注:"從肘向肩爲肘後。"

〔3〕肩 《太素》無。

〔4〕肘前 《太素》注:"從肘向手爲肘前。"

〔5〕肘後廉 廉,明抄本、《脈經》卷四第一均作"廉",《靈樞》、《太素》均作"臝"。按本經"肘後廉"於義似順,然前文有"尺膚粗"句,故未知孰是,今存疑。

〔6〕熱 明抄本、《太素》、《脈經》卷四第一均無。不若本經義勝。

〔7〕腸中有蟲 腸,《太素》作"腹"。《素問識》:"簡按:肘後粗以下三四寸,乃上文手之地,後乃應背面,而云腸中有蟲,則似與上文所指上下前後相乖錯,可疑。"按本節皆言寒熱二証,獨此言蟲,殊異,據此上文義,蟲疑爲"熱"之誤。

〔8〕下 原作"上",原校云:"一作下。"《靈樞》、《太素》亦作"下"。按上文云:"肘所獨熱者,腰以上熱。"是"肘所"乃應在腰以上,且此下言掌,則應在腹,是此言手,當作腰以下熱爲是,故據改爲"下",并删原校。

〔9〕臂中 《太素》注:"從肘至腕中間爲臂。"

〔10〕腹 《太素》作"腸",疑誤。

〔11〕魚上 原作"魚際",《靈樞》、《太素》、《脈經》卷四第一均作"魚上"。按魚際者,乃手魚之邊緣也,在此義不安。魚上,即魚處也,義勝,據改。

按:本文主要説明從肘至手一段,診腰背胸腹寒熱病法。據經文示義,肘部主腰,肘後主肩背,肘前主膺,手部主腰以下,臂部主腰腹,掌中主腹中,魚上主胃。體現出該部位與軀幹胸腹等在生理病理方面的應合,也是中醫整體觀念的一項具體內容,值得進一步驗証和研究。

又本節經文與《靈樞》、《太素》、《脈經》所載,其文序不同,文字亦有較大出入,大抵《靈樞》與《太素》略同,而本經差異較大,或皇甫謐有所精選,另行編次。而《脈經》後人編序,其內容則參之以《靈樞》也。

曰：人有尺膚緩甚[1]，一云尺膚瘦甚[2]。筋急而見，此爲何病？曰：此所謂疹筋，疹筋者[3]，是人腹必急，白色黑色見，此病甚[4]。

〔1〕尺膚緩甚　《素問》作“尺膚數甚”，《太素》作“尺數甚”，楊上善注：“有本爲尺瘦也”。按緩甚、數甚，似均不及原校作“瘦甚”義勝，且楊注亦言“有本爲尺瘦”，或古經原作“尺膚瘦甚”也。

〔2〕尺膚瘦甚　原作“又存瘦甚”，義不通，參之上文，“又存”當係“尺膚”形近致誤，《太素》注“有本爲尺瘦也”可証，故據改。

〔3〕疹筋，疹筋者　疹，原作“狐”，義難解。本節後原校云：“狐，《素問》作疹。”按此五字《素問》作“疹筋”，《太素》作“疹筋者”。疹者，病也。《文選・張衡思玄賦》：“思百憂以自疹。”原注：“疹，疾也。”疾亦病也。又《素問・奇病論》：“無損不足，益有餘，以成其疹。”王冰注：“疹謂久病也。”作“疹”是，故據改，並删節後原校。疹筋者，病筋，亦即筋病也。

〔4〕白色黑色見，此病甚　見，《太素》無。此，《素問》、《太素》並作“則”。楊上善注：“疹筋，筋急腹急，此必金水乘肝，故色白黑即甚也。”王冰注：“色見，謂見於面部也。夫相五色者，白爲寒，黑爲寒，故二色見，病彌甚也。”兩義當合參。

病形脉診第二下　　本篇自“黄帝問曰”至“而調之以甘

藥”，見《靈樞・邪氣藏府病形》、《太素・五藏脉診》。自“曰：五藏六府之氣”至“此胃脉也”，見《靈樞・邪氣藏府病形》、《太素・府病合輸》。

提要：本篇主要介紹五臟出現緩急大小滑濇六脉所主之病証及鍼刺治療方法，六腑在下肢的合穴部位和取穴要點。

黄帝問曰：脉之緩急小大滑濇之病形何如？岐伯對曰：心脉急甚爲瘈瘲[1]，微急爲心痛引背，食不下[2]。緩甚爲狂笑[3]，微緩爲伏梁[4]，在心下，上下行，有時[5]唾血。大甚爲喉吤吤[6]，微大爲心痹[7]引背，善淚出[8]。小甚爲善噦[9]，微小爲消癉[10]。滑甚爲善渴[11]，微滑爲心疝引臍[12]，少腹[13]

鳴。濇甚爲瘖^[14]，微濇爲血溢維經絡有陽維陰維^[15]厥，耳鳴癲疾^[16]。

〔1〕心脉急甚爲瘈瘲 甚下《靈樞》、《太素》有"者"字。詳此下肺肝脾腎四臟亦無"者"字，當是衍文。又瘲，《太素》無，疑脱。瘈下明抄本有"音契"、瘲下有"音從"各二小字音注。瘈，《靈樞》作"瘛"，義互通。瘈瘲，病名。《素問·玉機真藏論》云："病筋脉相引而急，病名曰瘛。"蓋筋急引縮爲瘈，筋緩縱伸曰瘲，手足時伸時縮，抽動不止者，稱爲瘈瘲。《類經》卷六第十九注："急者，弦之類。急主風寒，心主血脉，故心脉急甚則爲瘛瘲。筋脉引急曰瘛，弛長曰瘲。"

〔2〕微急爲心痛引背，食不下 《太素》注："其心脉來，如弦微急，即脉微弦急。心微寒，故心痛引背心輸而痛。胸下寒，咽中不下食也。"《類經》卷六第十九注："大抵弦急之脉，當爲此等病，故急甚亦可爲心痛，微急亦可爲瘈瘲，學者當因理活變可也。"

〔3〕緩甚爲狂笑 《太素》注："心脉緩甚者，緩爲陽也，緩甚熱甚也。熱甚在心，故發狂多笑。"《類經》卷六第十九注："心氣熱則脉縱緩，故神散而爲狂笑，心在聲爲笑也。"

〔4〕微緩爲伏梁 《太素》注："心脉微緩，即知心下熱聚，以爲伏梁之病，大如人臂，從齊上至於心，伏在心下，下至於齊，如彼橋梁，故曰伏梁。其氣上下行來，衝心有傷，故時唾血。"《難經·五十六難》云："心之積名曰伏梁，起臍上，大如臂，上至心下。"按齊，爲臍之借字。

〔5〕有時 《千金》卷十三第一同。《靈樞》、《太素》、《脈經》卷三第二均作"時"。按經文行文常例，症狀前"時"字爲副詞，用於動詞前作狀語，以不帶"有"字爲是，時即有時也，今詞不害義，仍依其舊。

〔6〕大甚爲喉吤吤 吤吤，《靈樞》、《太素》均作"吤"，《脈經》卷三第二、《千金》卷十三第一均作"介"。按作"介"義長。《靈樞識》："簡按：吤，字書無義，下文云：喉中吤吤然唾出。《素·欬論》云：喉中吤吤如梗狀。介、芥，古通，乃芥蒂之芥，喉間有物，有妨碍之謂。吤唯是介字從口者，必非有聲之義。"按吤，《集韻·怪韻》："吤，聲也。"介介，有阻隔、梗塞之義。劉向《九嘆·惜賢》："讒介介而蔽之。"王逸注："讒人尚復介隔蔽而障之。"又《素問·欬論》"喉中介介如梗狀"，可証得梗阻義是。《太素》注："心脉至氣甚，氣上衝於喉咽，故使喉中吤吤而鳴也。"疑非是。

〔7〕痺 《中藏》卷上第二十四作"痛"。

〔8〕微大爲心痺引背，善淚出　善淚出，原作“善淚”。明抄本作“善泪出”，泪下有“音骨”二小字音注。蓋“泪”爲“淚”之誤；淚爲“淚”之異體。又《靈樞》、《太素》、《脈經》卷三第二、《千金》卷十三第一、《中藏》卷上第二十四均作“善淚出”，故據補“出”字。《太素》注：“心脉微盛，發風濕之氣，衝心爲痺痛，痛後引背輸及引目系，故喜淚出也。”《素問·痺論》云：“心痺者，脉不通，煩則心下鼓，暴上氣而喘，嗌乾善噫，厥氣上則恐。”

〔9〕小則爲善噦　噦，《説文·口部》：“氣悟也。”段玉裁注：“悟，逆也。”即今所謂呃逆。《靈樞·口問》云：“今有故寒氣與新穀氣俱還入於胃，新故相亂，真邪相攻，氣并相逆，復出於胃，故爲噦。”《太素》注：“小爲陰也，小甚，心之氣血皆少，心氣寒也。心氣寒甚，則胃咽氣有聚散，故爲噦也。”

〔10〕微小爲消癉　癉下明抄本有“痺”字。誤衍。《太素》注：“小而不盛曰微。小者，陰也。心氣内熱而有寒來擊，遂内熱更甚，發爲消癉。癉，熱也。内熱消瘦，故曰消癉。”

〔11〕滑甚爲善渴　《太素》注：“滑，陽也。陽氣内盛，則中熱喜渴也。”

〔12〕微滑爲心疝引臍　心疝，病名。《素問·脉要精微論》云：“病名心疝，心爲牡藏，小腸爲之使，故曰少腹當有形也。”《太素》注：“陽氣盛，内有微熱衝心之陰，遂發爲心疝，痛引少腹腸鳴者也。”

〔13〕少腹　《靈樞》作“小腹”。義同。

〔14〕濇甚爲瘖　瘖，聲音不能出也。《太素》注：“濇者，血多氣少。心主於舌，心脉血盛，上衝於舌，故瘖不能言也。”《類經》卷六第十九注：“心脉濇甚，則血氣滯於上，聲由陽發，滯則爲瘖也。”當以張介賓注義勝。

〔15〕經絡有陽維陰維　明抄本無此七字校文。《靈樞》音釋有“維厥，詳此經絡有陽維、陰維，故有維厥”之文，疑此校文本於此。

〔16〕微濇爲血溢維厥，耳鳴癲疾　癲，《太素》、《千金》卷十三第一同。《靈樞》作“顚”，《脈經》卷三第二作“巔”。按癲、巔、顚三字古常混用，此當指頭巔而言。《太素》注：“微濇，血微盛也。血微盛者，溢於鼻口而出，故曰血溢。維厥，血盛陽維脉厥也。陽維上衝則上實下虛，故爲耳鳴癲疾。”《類經》卷六第十九注：“微濇爲血溢，濇當傷血也。維厥者，四維厥逆也，以四支爲諸陽之本，而血衰氣滯也。爲耳鳴、爲顚疾者，心亦開竅於耳，而心虛則神亂也。”按楊、張二家釋“維厥”，義有不同，楊解維爲陽維

脉。詳《內經》中，只《素問·刺腰痛》言及陰維與陽維二脉之名，具體部位與路綫不詳，即《難經·二十八難》亦只云："陽維、陰維者，維絡於身……故陽維起於諸陽會也，陰維起於諸陰交也。"究其行於何部，止於何處，亦不詳。是維脉循行，或古已失之矣，今僅將維字作陽維解，據有不足。張言四維，亦出臆斷。故維厥之義，不甚詳焉。又"維"字或係副詞，維與惟通，有乃義，《經傳釋詞》卷三："惟，猶乃也。《書·盤庚》曰：非予自荒茲德，惟女含德，不惕予一人。《詩·文王》曰：周雖舊邦，其命維新。是也。"若如此，則維厥者，乃厥也。故《中藏》卷上第二十四作"手足厥"，或屬此義，今僅存疑焉。

肺脉急甚爲癲疾[1]，微急爲肺寒熱[2]，怠惰，欬唾血，引腰背胸[3]，若鼻息肉不通[4]。緩甚爲多汗[5]，微緩爲痿瘻偏風[6]，頭已下汗出不止[7]。大甚爲脛腫[8]，微大爲肺痺[9]，引胸背，起惡日光[10]。小甚爲泄[11]，微小爲消癉。滑甚爲息賁上氣[12]，微滑爲上下出血[13]。濇甚爲嘔血[14]，微濇爲鼠瘻[15]，一作漏[16]。在頸、支腋之間，下不勝其上，甚能善酸[17]。

〔1〕肺脉急甚爲癲疾　甚，《太素》無。疑脫。楊上善注："肺脉毛，脉有弦急，是爲冷氣上衝，陽瞋發熱在上，上實下虛，故爲癲疾。"

〔2〕微急爲肺寒熱　《太素》注："肺以惡寒弦急，即是有寒乘肺，肺陽與寒交戰，則二俱作病，爲肺寒熱也。"

〔3〕怠惰，欬唾血，引腰背胸　惰，《脈經》卷三第四、《千金》卷十七第一均作"墮"，按惰與墮通，《周禮·春官·守祧》："既祭則藏其惰。"《儀禮·士虞禮》鄭玄注引作"墮"。背，明抄本作"痛"。引上《普濟方·肺藏門》有"痛"字，於義爲勝。《太素》注："肺病不行於氣，身體怠惰。肺得寒，故發欬。欬甚傷中，故唾血。欬復引腰及背輸而痛。"

〔4〕若鼻息肉不通　若，《脈經》卷三第四作"苦"，非是。息，明抄本、《太素》均作"宿"，宿下明抄本并有"一作息"三字校文。按息，瘜也。《說文·疒部》："瘜，奇肉也。"段玉裁注："肉部腥下曰：星見食豕，令肉中生小息肉也。息肉即瘜肉。《廣韻》曰惡肉。"《素問·病能論》云："夫癰氣之息者。"王冰注："息，瘜也，死肉也。"宿與息，雙聲，或假借也。鼻息肉，係鼻中所生之贅生物。《病源》卷二十九鼻息肉候云："肺氣通於鼻，肺藏爲風冷所乘，則鼻氣不和，津液壅塞，而爲鼻齆。冷搏於血氣，停結鼻

內,故變生息肉。"

〔5〕緩甚爲多汗 《太素》注:"緩爲陽也,肺得熱氣,外開腠理,故爲多汗。"

〔6〕微緩爲痿瘻偏風 痿瘻偏風,《太素》作"痿漏風",《脈經》卷三第四作"痿偏風",校云:"一作漏風"。《千金》卷十七第一作"痿漏風",校云:"一作偏風"。《靈樞識》:"簡按:據汗出不可止,作漏風近似。"痿,痿躄也。肺脉微緩爲肺中有熱,《素問·痿論》云:"五藏因肺熱葉焦,發爲痿躄。"瘻,鼠瘻,又名瘰癧,多生於頸項及腋下,初起結塊堅硬,其形如鼠,故名鼠瘻。《靈樞集註》張志聰注:"鼠瘻,寒熱病也。其本在藏,其末在脉。肺主百脉,是以微緩之有熱,微濇之有寒,皆爲鼠瘻。"偏風,亦名偏枯,《素問·生氣通天論》云:"汗出偏沮,使人偏枯。"偏,痛也。身半枯謂之痛。肺脉微緩爲有熱,熱在肌表,汗出受風,故爲偏風。

〔7〕頭已下汗出不止 已,明抄本、《靈樞》、《太素》、《脈經》卷三第四、《千金》卷十七第一均作"以"。按二字互通。止上《靈樞》、《太素》、《脈經》均有"可"字,義同。《太素》注:"肺脉不上於頭,故肺之熱開腠,自頭以下漏風汗不止也。"

〔8〕大甚爲脛腫 肺脉大甚爲邪盛,邪壅於肺,肺失肅降,水不通調而積於下,則爲脛部浮腫也。

〔9〕微大爲肺痹 肺脉微大爲邪氣阻肺,故爲肺痹。《素問·痹論》云:"肺痹者,煩滿喘而嘔。"

〔10〕起惡日光 光,《太素》無。《脈經》卷三第四、《千金》卷十七第一均作"起腰內"。《類經》卷六第十九注:"起畏日光,以氣分火盛而陰精衰也。"按此文義頗牴牾,且"起"字連上連下皆難解,若《脈經》等作"起腰內",証之上文"引腰背胸",於義較勝。起,動也。

〔11〕小甚爲泄 泄,《脈經》卷三第四、《千金》卷十七第一均作"飧泄"。《類經》卷六第十九注:"肺脉小甚,則陽氣虛而府不固,病當爲泄。"蓋肺與大腸爲表裏也。

〔12〕滑甚爲息賁上氣 《太素》注:"滑甚,陽氣盛也。陽盛擊陰爲積,左右箱近膈,猶如覆盂,令人上氣喘息,故曰息賁。"《難經·五十六難》云:"肺之積名曰息賁,在右脅下,覆大如杯,久不已,令人洒淅寒熱,喘欬,發肺壅。"

〔13〕微滑爲上下出血 《太素》注:"陽氣微盛,則內傷胳脉,胳脉傷

则上下出血,陽胳傷則上衄血,陰胳傷則下洩血也。"

〔14〕澀甚爲嘔血 《類經》卷六第十九注:"澀脉因於傷血,肺在上焦,故澀甚當爲嘔血。"

〔15〕微澀爲鼠瘻 鼠下明抄本有"一作鼠"三小字校文。《類經》卷六第十九注:"若其微澀,氣當有滯,故爲鼠瘻在頸腋間。"

〔16〕一作漏 明抄本作"漏",與此校同。

〔17〕下不勝其上,甚能善酸 甚能善酸,《靈樞》作"其應善痠矣"。《太素》、《脈經》卷三第四、《千金》卷十七第一均作"其能喜酸"。善,明抄本作"喜"。按善、喜,二字義同。又酸與痠通。《廣雅·釋詁》:"痠,痛也。"王念孫疏証:"《素問·刺熱篇》云:"腎熱病者,先腰痛骱痠。痠字通作酸。"《太素》注:"其脉下虛,不勝上實,金實遂欲剋木,爲味故喜酸也。酸,木味也。"《類經》卷六第十九注:"氣滯則陽病,血傷則陰虛,故下不勝其上,而足膝當痠軟也。"張注義勝。

肝脉急甚爲惡言[1],一作忘言[2]。微急爲肥氣,在脇下若覆杯[3]。緩甚爲善嘔[4],微緩爲水瘕痹[5]。大甚爲内癰,善嘔衄[6],微大爲肝痹陰縮[7],欬引少腹[8]。小甚爲多飲[9],微小爲消癉。滑甚爲癩疝[10],微滑爲遺溺[11]。澀甚爲溢飲[12],微澀爲瘈瘲攣筋[13]。

〔1〕肝脉急甚爲惡言 惡言,《千金》卷十一第一校文云:"一作妄言。"《太素》注:"診得弦脉急者,是寒氣來乘於肝,魂神煩亂,故惡出言語也。"然不若作"妄言"義勝。

〔2〕一作忘言 言,明抄本無。校文在原文"惡"字下。疑"忘"乃"妄"字形誤。

〔3〕微急爲肥氣,在脇下若覆杯 肥氣,五積之一,《難經·五十六難》云:"肝之積名曰肥氣,在左脇下,如覆杯,有頭足,久不愈,令人發欬逆痎瘧,連歲不已。"《太素》注:"肝脉微急,是肝受寒氣,積在左脇之下,狀若覆杯,名曰肥氣。"若,如也。《千金》卷十一第一正作"如"。《經傳釋詞》卷七:"《考工記·梓人》注曰:若,如也。常語。"黃季剛批云:"若爲如之借。"

〔4〕緩甚爲善嘔 《太素》注:"緩甚者,肝熱氣衝咽,故喜嘔也。"

〔5〕微緩爲水瘕痹 《太素》注:"陽氣微熱,肝氣壅塞,飲溢爲水,或

結爲瘕,或聚爲痹。”

〔6〕大甚爲内癰,善嘔衄 《太素》注:“大甚氣盛,熱氣結爲内癰也。肝氣上逆,故喜嘔喜衄。”

〔7〕微大爲肝痹陰縮 陰縮,明抄本作“筋縮”,《太素》、《脈經》卷三第一、《千金》卷十一第一均無“陰”字,然楊上善注則作“筋縮”,與明抄本同。按作“筋縮”者,於理亦可通,以肝主筋也。然証之本卷第一下,其言肝痹有“與疝同法”之説,則“陰縮”與此説義近矣。據此,則似當以作“陰縮”爲是。肝痹,病名。《素問·痹論》云:“肝痹者,夜卧則驚,多飲數小便,上爲引如懷。”《太素》注:“微大,少陽微盛擊肝,乃爲陰病肝痹者也。”陰縮,前陰内縮之病。肝脉過陰器,肝脉微大爲微盛,邪閉經脉,故爲陰縮。

〔8〕欬引少腹 少腹,《靈樞》作“小腹”,義同。《靈樞集註》張志聰注:“肝脉抵少腹,上注肺。咳引少腹者,經氣逆於上下也。”

〔9〕小甚爲多飲 《太素》注:“肝脉小甚,是爲氣血皆少,故渴而多飲也。”

〔10〕滑甚爲癩疝 癩,《靈樞》作“㿉”,《太素》、《脈經》卷三第一均作“頹”。按癩、㿉、頹,三字古通。詳見卷一第十五註。後脾腎兩臟脉亦同。癩疝,病名。《素問玄機原病式·六氣爲病》劉完素云:“癩疝,少腹控卵,腫急絞痛也。”《儒門事親》卷二張從正云:“癩疝,其狀陰囊腫縋,如升如斗,不癢不痛者是也。”楊上善注:“滑甚,少陽氣盛也。少陽氣盛則肝虚不足,發爲癩疝。”

〔11〕微滑爲遺溺 《太素》注:“陽氣微盛,陰虚不禁,故爲遺寒(蕭延平按:當作溺。)也。”《靈樞發微》注:“若得滑脉而微,則疏泄無束,當爲遺溺也。”兩説義皆通。

〔12〕濇甚爲溢飲 溢,明抄本作“泆”,此後并有“一作淡”三小字校文。《脈經》卷三第一、《千金》卷十一第一均作“泆”。按溢,通“泆”。淡,通“痰”。又《中藏》卷上第二十二作“流飲”。流,亦通“留”。考《金匱》第十二,四飲中有痰飲、溢飲,又有留飲之説。故三者均通。今仍從溢飲。《類經》卷六第十九注:“肝脉濇甚,氣血衰滯也,肝木不足,土反乘之,故濕溢支體,是爲溢飲。”

〔13〕微濇爲瘛瘲攣筋 瘛瘲下明抄本分别有“音契”、“音從”二小字音注。瘛瘲攣筋,《靈樞》作“瘛攣筋痹”,《太素》、《脈經》卷三第一同本

經，《千金》卷十一第一作"筋攣"，乃二字互倒，義亦同。故仍從本經。蓋肝脉微濇爲氣血衰少，不足以養筋，故致痿瘲抽搐及筋脉拘攣也。

脾脉急甚爲瘛瘲，微急爲鬲中[1]，食飲入[2]而還出，後沃沫[3]。緩甚爲痿厥[4]，微緩爲風痿[5]，四肢不用，心慧然若無病[6]。大甚爲擊仆[7]，微大爲疝氣[8]，腹裏大膿血在腸胃之外[9]。小甚爲寒熱，微小爲消癉。滑甚爲㿉癃[10]，微滑爲蟲毒蛕蝎腸鳴腹熱[11]。濇甚爲腸㿉[12]，一作潰[13]。微濇爲内潰，多下膿血[14]。

〔1〕微急爲鬲中　鬲中，《靈樞》作"膈中"，按鬲、膈，二字互通。《脉經》卷三第三作"脾中滿"，蓋脾爲"膈"字之誤，《千金》卷十五第一正作"鬲中滿"。《中藏》卷上第二十六作"胸膈中不利"。詳"鬲"字在經文中有作名詞與動詞二用，本文楊上善作名詞解，又《素問・刺熱》有"四椎下間主鬲中熱"之文，"鬲中"亦名詞也，是本文以《千金》作"鬲中滿"義勝。《中藏》正是對"鬲中滿"的釋義，亦可証古經原文非只"鬲中"二字。《太素》注："微急者，微寒也。脾氣微寒，即脾胃中冷，故食入還歐出，大便沃冷沫也。鬲中當咽，冷不受食也。"

〔2〕食飲入　明抄本作"入飲食"。疑誤。

〔3〕後沃沫　《太素》注："大便沃冷沫也。"《内經難字音義》卷一云："後沃沫，大便下肥汁也。"《類經》卷六第十九注："土不制水，而復多涎沫也。"按此文三注不一，詳《靈樞・癲狂》骨癲疾、筋癲疾、脉癲疾均有"嘔多沃沫"之症，《太素・癲疾》分別作"涎沫"、"液沫"、"沃沫"，本經卷十一第二、《千金》卷十四第五均作"涎沫"。據此，則沃、涎二字可通。沃沫者，涎沫也。又《說文・次部》："次，慕欲口液也。"《玉篇・水部》："涎，口液也。……亦作次。"是涎本作次，次與沃，形相近，故疑沃爲次之誤。若此則本文似言飲食入而還出，後則吐出涎沫也。

〔4〕緩甚爲痿厥　痿，明抄本作"疾"。疑誤。《太素》注："緩甚者，脾中虛熱也。脾中主營四支，脾氣熱不營，故曰四支痿弱。厥，逆冷也。"

〔5〕微緩爲風痿　風痿，病名，其証即下所謂四肢不用也。《太素》注："微緩，脾中微熱也。脾中有熱受風，營其四支，令其痿弱不用。"

〔6〕心慧然若無病　心慧然，心中清爽明瞭也。《素問・八正神明論》："慧然獨悟。"王冰注："慧然，謂清爽也。"《類經》卷六第十九注："痿

弱在經而藏無恙，故心慧然若無病。"

〔7〕大甚爲擊仆　仆下明抄本有"音付"二小字音注。擊仆，即卒中病。《本草綱目》卷十云："卒然仆倒者，稱爲擊仆，世又稱爲卒中。"《類經》卷六第十九注："脾主中氣，脾脉大甚爲陽極，陽極則陰脱，故如擊而仆地。"

〔8〕微大爲疝氣　疝氣，《靈樞》、《太素》同。《千金》卷十五第一、《中藏》卷上第二十六均作"脾疝氣"，《脉經》卷三第三作"痞氣"。《靈樞識》："簡按：他四藏舉積名，而此獨云疝氣，可疑。《脉經》作痞氣是。"《難經·五十六難》云："脾之積名曰痞氣，在胃脘，覆大如盤，久不愈，令人四肢不收，發黃癉，飲食不爲肌膚。"《靈樞識》簡按頗近乎理，故疑"疝"爲"痞"之誤。

〔9〕腹裏大膿血　在腸胃之外　腹，《脉經》卷三第三、《千金》卷十五第一均無。裏，原作"裹"，據《脉經》、《千金》改。《素問·腹中論》云："伏梁……裏大膿血，居腸胃之外。"按"裏大膿血在腸胃之外"，若據《素問》此文，本爲"伏梁"之証，疑本文或係心脉伏梁條之文，而錯簡於此也。

〔10〕滑甚爲癀癃　癀，明抄本、《千金》卷十五第一均作"癩"，《太素》、《脉經》卷三第三均作"頹"。義同，即癩疝也。癃，《太素》、《脉經》、《千金》均作"癊"，按癃，與癊通。《廣韻·東韻》："癃，亦作癊。"癃者，即後世言淋，即痲病也。《難經·十七難》："癃溲便難。"滑壽《難經本義》"癃"作"淋"。丁廣注："淋溲難者，足厥陰上系舌本，下環於陰器，故淋溲便難也。"是癃即淋也。《類經》卷六第十九注："脾脉滑甚，太陰實熱也。太陰合宗筋，故爲癀癃疝。"

〔11〕微滑爲蟲毒蛔蠍腸鳴腹熱　微滑，明抄本作"滑小"，據前後文例，疑誤；蛔作"蚘"，下有"音回"二小字音注。按蛔、蚘，均爲"蛔"之俗體，即蛔蟲也。腸鳴，原作"蝎"，義費解，明抄本、《脉經》卷三第三、《千金》卷十五第一均作"腸鳴"，故知"蝎"乃"腸鳴"之誤，據改。脾脉微滑，爲陽氣微盛有熱也。熱擾於中，故蛔蟲動而腸鳴，且腹中覺熱也。

〔12〕濇甚爲腸癀　癀，《靈樞》作"癀"，《太素》、《脉經》卷三第三、《千金》卷十五第一均作"頹"，義同。《太素》注："脉濇，氣少血多而寒，故冷氣衝下，廣腸脱出，名曰腸頹，亦婦人帶下病也。"《類經》卷六第十九注："以濇爲氣滯血傷，而足太陰之別入絡腸胃也。腸癀、内癀，遠近之分耳。一曰下腫病，蓋即疝之屬。"腸癀，二注不同，按癀本疝病，故疑腸癀者，或

爲腸疝之病也。

〔13〕一作潰　明抄本無此三字校文。

〔14〕微濇爲内潰，多下膿血　潰，《靈樞》作"癢"，《太素》注："微濇，是血多聚於腹中，潰壞而下膿血也。"

腎脉急甚爲骨癃癲疾[1]，微急爲奔豚沈厥[2]，足不收，不得前後[3]。緩甚爲折脊[4]，微緩爲洞泄[5]，洞泄[6]者，食不化，下嗌還出[7]。大甚爲陰痿[8]，微大爲石水，起臍下至小腹垂垂然[9]，上至胃脘，死不治[10]。小甚爲洞泄[11]，微小爲消癉。滑甚爲癃癀[12]，微滑爲骨痿[13]，坐不能起，起則目無所見，視黑花[14]。濇甚爲大癃，微濇爲不月沈痔[15]。

〔1〕腎脉急甚爲骨癃癲疾　癃，《靈樞》、《太素》、《外臺》卷十五五癃方均無。《脈經》卷三第五、《千金》卷十九第一均同本經。骨癃，病名。《素問·痿論》云："腎氣熱，則腰脊不舉，骨枯而髓減，發爲骨痿。"骨癲疾，亦病名。本經卷十一第二："骨癲疾者，頜齒諸俞分肉皆滿，而骨倨強直，汗出煩悶，嘔多涎沫，氣下泄不治。"據此，本文義似應當作"骨癲疾"。

〔2〕微急爲奔豚沈厥　奔豚沈厥，《靈樞》作"沈厥奔豚"，《太素》無"奔豚"二字。奔豚，五積之一，屬腎之積。《難經·五十六難》云："腎之積名曰奔豚，發於少腹，上至心下若豚狀，或上或下無時，久不已，令人喘逆骨痿。"腎脉微急爲腎寒，寒厥之氣循經上逆，則腹中若有豚之上奔，故名奔豚。沈厥，下肢沈重厥冷之病。《太素》注："微急者，腎冷發沈厥之病，足脚沈重，逆冷不收。"

〔3〕不得前後　前後，二便也。《類經》卷六第十九注："爲不得前後者，寒邪在陰也。"

〔4〕緩甚爲折脊　折脊，腰脊疼痛如折也。《太素》注："陽氣盛熱，陰氣虛弱，腎受寒氣，致令腰脊痛如折。"《靈樞集註》張志聰注："督脉屬腎貫脊，緩則督脉懈弛，故脊折也。"

〔5〕微緩爲洞泄　洞泄，《靈樞》、《太素》均作"洞"，疑脱"泄"字。《脈經》卷三第五、《千金》卷十九第一均作"洞下"，與本經義同。《靈樞識》："簡按：蓋洞即史所謂迵風。倉公云：迵風者，飲嗌下倉而輒出不留。又云：迵風之狀，飲食下嗌輒後之。又云：即數十出。還出，即後之之謂，其爲洞泄、洞下明矣。"《集韻·送韻》："迵，通也。"《説文通訓定聲·豐

韻》：“洞，叚借爲週。”是泄之言洞者，通達疾流也。腎脉微緩，爲腎氣不足，命門火衰，故發爲泄利無度之洞泄病。按“洞泄”義雖可通，終與下文“小甚爲洞泄”有重出之嫌。

〔6〕洞泄　《靈樞》、《太素》均作“洞”，《脈經》卷三第五作“洞下”。其義同。

〔7〕下嗌還出　飮食物下咽後，未得消化而短時即排出。還，旋也。

〔8〕大甚爲陰痿　痿下明抄本有“音違”二小字音注。陰痿，亦稱陽痿，指男子陰莖不能勃起，或勃起無力。《史記·五宗世家》：“膠西王端陰痿。”張守節正義：“不能御婦人。”《類經》卷六第十九注：“腎脉大甚，水虧火王也，故爲陰痿。”

〔9〕微大爲石水，起臍下至小腹垂垂然　臍下，《靈樞》作“臍已下”，《太素》作“臍以下”，《脈經》卷三第五作“臍下以”。義均同。小腹，明抄本、《太素》均作“少腹”，《脈經》作“小腹膻”，《千金》卷十九第一作“少腹膻”。垂垂，《靈樞》作“腄腄”，《中藏》卷下第三十作“埀埀”。按垂、腄、埀、陲，義均同，此義存乎聲也。《説文通訓定聲·隨部》：“垂，書傳皆以陲爲之。”《史記·秦始皇本記》：“過黃陲。”張守節正義：“陲，字或作陲。”《太素》注：“垂垂，少腹垂也。”石水，水腫病之一。詳上篇下。又《類經》卷六第十九注：“若其微大，腎陰亦虚，陰虚則不化，不化則氣停水積而爲石水。”

〔10〕上至胃脘，死不治　脘，《靈樞》作“腕”，疑誤。《太素》、《脈經》卷三第五、《千金》卷十九第一均作“管”。按脘、管，爲同音假借字。《廣韻·緩韻》：“脘，胃府。”《類經》卷六第十九注：“若至胃脘，則水邪盛極，反乘土藏，泛濫無制，故死不治。”

〔11〕小甚爲洞泄　泄，《太素》作“洩”，係避唐李世民諱改字，義同。《類經》卷六第十九注：“腎脉小甚，則元陽下衰，故爲洞泄。”

〔12〕滑甚爲癃㿗　癃㿗，原作“癃㿉”，原校云：“一作癃㿗。”明抄本、《脈經》卷三第五作“癃㿗”，《靈樞》同原校，《太素》作“癃頹”。上節云：“脾脉……滑甚爲㿗癃。”與本節義同，是知“㿉”乃“㿗”之誤，故據明抄本及《脈經》改，并刪原校。癃㿗，即癲癃疝。《類經》卷六第十九注：“腎脉滑甚，陰火盛也，故爲癃㿗。”

〔13〕微滑爲骨痿　骨痿，病名。《素問·痿論》云：“腎主身之骨髓……腎氣熱，則腰脊不舉，骨枯而髓減，發爲骨痿。”《類經》卷六第十九

注："若其微滑，亦由火王，火王則陰虛，故骨痿不能起，起則目暗無所見。"

〔14〕起則目無所見，視黑花　則，《太素》無。視黑花，原作"視視黑丸"，義不明，明抄本作"視黑花"，《脈經》卷三第三、《千金》卷十九第一均作"視見黑花"，於義甚明，據改。《靈樞》、《太素》均無此三字。

〔15〕濇甚爲大癰，微濇爲不月沈痔　沈，久也。《素問·至真要大論》："濕淫所勝，則沈陰。"王冰注："沈，久也。"不月，《脈經》卷三第五、《千金》卷十九第一均作"不月水"，義同，謂女子月經不以時下也。沈痔，痔之沈久不已也。《類經》卷六第十九注："腎脉濇者爲精傷，爲血少，爲氣滯，故甚則爲大癰，微則爲不月，爲沈痔。"

曰：病之六變[1]者，刺之奈何？曰：諸急者多寒[2]，緩者多熱[3]，大者多氣少血[4]，小者血氣皆少[5]，滑者陽氣盛而微有熱[6]，濇者多血少氣而微有寒[7]。是故刺急者，深內[8]而久留之；刺緩者，淺內而疾發鍼，以去其熱；刺大者，微瀉其氣，無出其血；刺滑者，疾發鍼而淺內之[9]，以瀉其陽氣而[10]去其熱；刺濇者，必中其脉，隨其逆順[11]而久留之，必先按而循之[12]，已發鍼，疾按其痏[13]，無令出血[14]，以和其脉[15]；諸[16]小者，陰陽形氣俱不足，勿取以鍼，而調之以甘藥[17]。

〔1〕病之六變　原作"病亦有甚變"，原校云："一作病之六變。"《靈樞》、《太素》同原校，爲是，據改，並刪原校。明抄本作"病有六變"，義同。六變，即五臟之急、緩、大、小、滑、濇六種不同之脉象變化。

〔2〕諸急者多寒　《太素》注："脉之弦急，由於多寒，有甚有微，即五藏急合有十種，故曰諸急。自餘諸變，皆放此也。"《類經》卷六第十九注："急者，弦緊之謂。仲景曰：脉浮而緊者，名曰弦也。緊則爲寒。"

〔3〕緩者多熱　《類經》卷六第十九注："緩者，縱緩之狀，非後世遲緩之謂。仲景曰：緩則陽氣長。又曰：緩者胃氣有餘。故凡縱緩之脉多中熱。"

〔4〕大者多氣少血　《類經》卷六第十九注："大爲陽有餘，陽盛則陰衰，故多氣少血。仲景曰：若脉浮大者，氣實血虛也。"

〔5〕小者血氣皆少　《類經》卷六第十九注："小者近於微細，在陽爲陽虛，在陰爲陰弱。"

〔6〕滑者陽氣盛而微有熱　盛，明抄本作"甚"，疑誤。而，《靈樞》、

《太素》均無。《類經》卷六第十九注:"滑脉爲陽,氣血實也,故爲陽氣盛而微有熱。仲景曰:滑者胃氣實。"

〔7〕濇者多血少氣而微有寒 而,《靈樞》《太素》均無。《類經》卷六第十九注:"濇爲氣滯,爲血少,氣血俱虛則陽氣不足,故微有寒也。仲景曰:濇者榮氣不足。亦血少之謂,而此曰多血,似乎有誤。觀下文刺濇者無令其出血,少可知矣。"張說甚是,疑經文有誤。

〔8〕内 納也。《荀子·富國》:"婚姻娉内。"楊倞注:"内,讀曰納。"《周禮·春官·鐘師》:"納夏。"鄭玄注:"故書,納作内。"

〔9〕疾發鍼而淺内之 此亦淺納鍼而疾行鍼也,與"淺内之而疾發鍼"義同。

〔10〕而 原脱,據明抄本、《靈樞》《太素》補。

〔11〕隨其逆順 即刺中其脉,故必隨脉行之逆順,久留而調之,方得愈疾。

〔12〕按而循之 按,《太素》作"捫",義同,摸按也。《素問·離合真邪論》云:"必先捫而循之。"王冰注:"捫循,謂手摸。"脉濇者氣血俱少,難於得氣,故宜先按摩鍼處肌膚。

〔13〕已發針,疾按其痏 痏下明抄本有"音侑,又音洧"五小字音注。痏,原指瘢痕。《文選·西京賦》:"所惡成瘡痏。"李善注:"薛綜曰:瘡痏,謂瘢痕也。"鍼刺必留瘢痕,故此所謂"痏"者,以代鍼孔言之。《太素》注:"以其氣少,恐其洩氣,故發鍼已,疾按其痏。痏,於軌反,謂瘡瘢之也。"

〔14〕無令出血 明抄本作"無全其血出",全乃"令"之誤。《靈樞》作"無令其血出",於義爲順。無,《太素》作"毋",餘同《靈樞》。脉濇者氣血少,故無得出其血也。

〔15〕以和其脉 和,明抄本作"知",形近致誤。又脉上原有"諸"字,乃下句"諸"字與"脉"字誤倒,據明抄本、《靈樞》《太素》乙正。

〔16〕諸 原誤在上句"脉"字上,據明抄本、《靈樞》《太素》乙正。

〔17〕而調之以甘藥 之,《靈樞》無。《太素》作"調其甘藥",義均同。《太素》注:"諸脉小者,五藏之陰,六府之陽,及骨肉形,並其氣海之氣,四者皆虛虛少。若引陰補陽,是則陰竭;引陽補陰,即使陽盡。陰陽既竭,形氣又微,用鍼必死,宜以甘味之藥調其脾氣,脾胃氣和,即四藏可生也。"《類經》卷六第十九注:"脉小者爲不足,勿取以鍼,可見氣血俱虛者,必不宜刺而當調以甘藥也。愚按:此節陰陽形氣俱不足者,調以甘藥,甘

之一字，聖人用意深矣。蓋藥食之入，必先脾胃，而後五藏得稟其氣，胃氣強則五藏俱盛，胃氣弱則五藏俱衰。胃屬土而喜甘，故中氣不足者，非甘溫不可。土強則金王，金王則水充，此所以土爲萬物之母，而陰陽俱虛者，必調以甘藥也。”按甘藥之義，諸注以甘味藥爲訓，似未爲得。詳甘藥在《素問》《靈樞》中有四見，皆指陰陽氣血不足者，可將以甘藥。凡此者，“不可飲以至劑”，不可予以灸刺，恐再耗氣血也。若氣血陰陽俱虛，豈能僅以甘味藥治之？蓋甘者，緩也。《莊子·天道》：“斲輪，徐則甘而不固，疾則苦而不入。”成玄英疏：“甘，緩也。”又《淮南子·道應訓》與《莊子》同，高誘注：“甘，緩意也。”是則甘藥者，甘緩之藥也。

曰：五藏[1]六府之氣，榮俞所入爲合[2]，令[3]何道從入？入安從道[4]？曰：此陽脉之別入於內[5]，屬於府者也。

曰：榮俞與合，各有名乎？曰：榮俞治外經，合治內府[6]。

曰：治內府柰何？曰：取之於合。

曰：合各有名乎？曰：胃合入於三里[7]，大腸合入於巨虛上廉[8]，小腸合入於巨虛下廉[9]，三焦合入於委陽[10]，膀胱合入於委中央[11]，膽合入於陽陵泉。按大腸合於曲池，小腸合於小海，三焦合於天井。今此不同者，古之別法也。又[12]詳巨虛上下廉[13]，乃足陽明與大小腸[14]相合之穴也，與胃合[15]三里、膀胱合委中、膽合陽陵泉，以脉之所入爲合不同。三焦合委陽，委陽者，乃三焦下輔輸也，亦未見有爲合之説[16]。

曰：取之柰何？曰：取之三里者，低跗取之；巨虛者，舉足取之；委陽者，屈伸而取之[17]；委中者，屈膝[18]而取之；陽陵泉者，正立豎膝予之齊[19]，下至委陽之陽[20]取之；諸[21]外經者，揄伸而取之[22]。

〔1〕五藏　考下文乃言六腑在下肢之合穴，并未涉及五臟，疑“五藏”二字衍。

〔2〕榮俞所入爲合　榮俞二字在此義不相協，疑誤。榮，明抄本作“榮”，亦誤。《類經》卷二十第二十四注：“五藏六府皆有五腧，五腧之所入爲合，即各經之合穴也。然手之三陽，復有連屬上下、氣脉相通者，亦謂之合。”

〔3〕令　明抄本、《太素》均作“今”，疑誤。

〔4〕入安從道 從道，《靈樞》、《太素》均作"連過"。兩義均通。從道，指經脉合入內臟之道路；連過，謂上下脉氣相互之連通。安，疑問代詞，如何也。如《史記·黥布列傳》："汝安知之？"

〔5〕此陽脉之別入於內 陽脉，原作"陽明"，明抄本作"脉"，《靈樞》、《太素》均作"陽脉"。考下文合穴，涉及手足三陽經，非止陽明脉，故據改。《類經》卷二十第二十四注："此下言六陽之經，內屬於府，因以明手之三陽下合在足也。"

〔6〕滎俞治外經，合治內府 外下原衍"藏"字，據明抄本、《靈樞》、《太素》刪。《類經》卷二十第二十四注："滎腧氣脉浮淺，故可治外經之病。合則氣脉深入，故可治內府之病。"

〔7〕胃合入於三里 入，《靈樞》無。胃，足陽明脉也；三里，足三里也，爲足陽明經下合腧穴，故云胃合入於三里也。按足三里穴，既爲足陽明脉本輸穴之合穴，又爲該脉之下合腧。

〔8〕大腸合入於巨虛上廉 《類經》卷二十第二十四注："大腸，手陽明也。本經之合在曲池，其下腧則合於足陽明之巨虛上廉。"

〔9〕小腸合入於巨虛下廉 《類經》卷二十第二十四注："小腸，手太陽也。本經之合在小海，其下腧則合於足陽明之巨虛下廉。"

〔10〕三焦合入於委陽 《類經》卷二十第二十四注："三焦，手少陽也。本經之合在天井，其下腧則合於足太陽之委陽穴。按：大腸、小腸、三焦，皆手三陽之經。然大小腸爲下焦之府，連屬於胃，其經雖在上，而氣脉不離於下，故合於足陽明之巨虛上下廉。三焦爲孤獨之府，其於三部九候無所不統，故經之在上者屬手，腧之在下者居足。所以十二經中，惟此手之三陽乃有下腧。故《本輸篇》曰：大腸小腸，皆屬於胃。三焦下腧，在於足小指之前，少陽之後，出於膕中外廉，名曰委陽。即此謂也。"此說可參。

〔11〕委中央 《太素》作"委中"。按委中央居膕中央，爲足太陽膀胱經之合穴。然穴名無稱委中央者，疑"央"字衍。

〔12〕又 明抄本無。

〔13〕巨虛上下廉 下，原脫。若無，則不足六合穴，而與下文"小腸相合之穴"亦不相符，故據前後文義補之。

〔14〕大小腸 原脫"大"字，若無，則不足六府，與上文"巨虛上廉"亦不相符，故據前後文義補之。

〔15〕合 原脫，據上下文例補。

〔16〕按大腸合於曲池……亦未見有爲合之説　有，明抄本無。此九十二小字注文，明抄本均作大字。

〔17〕委陽者，屈伸而取之　取，《靈樞》、《太素》均作"索"，義同。《集韻·陌韻》："索，取也。一曰求也。"《類經》卷二十第二十四注："委陽在承扶下六寸。屈伸索之者，屈其股以察承扶之陰紋，伸其足以度委陽之分寸也。"

〔18〕膝　《靈樞》、《太素》均無。不若本經義勝。

〔19〕陽陵泉者，正立竪膝予之齊　立，《靈樞》無。予，通與。《廣雅·釋詁》："予，與也。"《類經》卷二十第二十四注："正竪膝予之齊，謂正身蹲坐，使兩膝齊也。"

〔20〕委陽之陽　委陽之外側，即陽側也，故稱委陽之陽。此亦概言之。

〔21〕諸　此上《靈樞》、《太素》均有"取"字。

〔22〕揄伸而取之　伸，《靈樞》作"申"。按伸，與申通。《廣雅·釋詁》："申，伸也，伸展也。"取，明抄本、《靈樞》、《太素》均作"從"。揄，《説文·手部》："引也。"《靈樞集註》張志聰注："舒伸其四體，使經脉之流通也。"按揄者引也，引亦伸也。《國語·齊語》："國家日引。"韋昭注："引，伸也。"故揄、伸爲同義復詞。

曰：願聞六府之病。曰：面熱者，足陽明病。魚絡血者[1]，手陽明病。兩跗之上，脉堅若陷者[2]，足陽明病，此胃脉也。

〔1〕魚絡血者　魚，手魚也，在拇指後肌肉隆起處，其狀若魚腹，故名。魚絡血，即手魚處絡脉有瘀血留滯，顯現青紫顔色。《太素》注："手陽明脉行於魚後，故魚胳見血，手陽明病候也。"

〔2〕兩跗之上，脉堅若陷者　堅若，《靈樞》作"竪"，疑誤。《類經》卷二十第二十四注："足面爲跗，兩跗之上，脉即衝陽也。"按衝陽爲足陽明經穴，故其脉堅實或陷下，皆屬胃脉之病。

三部九候第三　本篇全文，見《素問·三部九候論》、《太素》卷十四首篇。

提要：本篇重點介紹三部九候之部位、診察方法及臟腑分屬,并以此判斷臟腑疾病和預測死生,故以此名篇。其主要内容有:三部九候之具體部位及所屬臟腑;論三部九候以決死生;根據形體、脉搏相得相失,診察病變,判斷預後;某些疾病之刺治方法。

黃帝問曰:何謂三部? 岐伯對曰:上部,中部,下部,其部各有三候。三候者,有天,有地,有人。

上部天,兩額之動脉[1];上部地,兩頰之動脉[2];上部人,耳前之動脉[3]。中部天,手太陰[4];中部地,手陽明[5];中部人,手少陰[6]。下部天,足厥陰[7];下部地,足少陰[8];下部人,足太陰[9]。

下部之天以候肝,地以候腎,人以候脾胃之氣。中部之天以候肺,地以候胸中之氣[10],人以候心。上部之天以候頭角之氣[11],地以候口齒之氣[12],人以候耳目之氣。

此三部者[13],三而成天,三而成地,三而成人。三而三之,合[14]爲九,九分爲九野[15],九野爲九藏[16]。故神藏五,形藏四[17],合爲九藏。五藏已敗,其色必夭,夭必死矣[18]。

〔1〕兩額之動脉 《太素》注:"兩額,足少陽、陽明二脉之動。"《素問》王冰注:"在額兩傍,動應於手,足少陽脉氣所行也。"《類經》卷五第五注:"額傍動脉,當頷厭之分,足少陽脉氣所行也。"按張注可參。頷厭穴,亦當額傍近額角,本經卷三第十云:"手少陽、足陽明之會。"《素問·氣府論》王冰注:"手足少陽、足陽明三脉之會。"據王注此説,與楊注亦不悖。

〔2〕兩頰之動脉 《太素》注:"兩頰,足陽明在大迎中動。"《素問》王冰注:"在鼻孔下兩傍,近於巨髎之分。"《類經》卷五第五注:"兩頰動脉,即地倉、大迎之分,足陽明脉氣所行也。"

〔3〕耳前之動脉 《太素》注:"目後耳前,手太陽、手少陽、足少陽三脉在和窌中動。"本經卷三第十一云:"和髎在耳前兌髮下橫動脉,手足少陽、手太陽之會。"故和髎是。

〔4〕手太陰 《太素》注:"手太陰脉動在中府、天府、俠白、尺澤四處,以候肺氣。"《素問》王冰注:"謂肺脉也。在掌後寸口中,是謂經渠,動應於手。"按楊注失於無處定位,王注近似,然此不必限於經渠,應在寸口部

爲是。

〔5〕手陽明 《素問》王冰注:"謂大腸脉也。在手大指次指歧骨間,合谷之分,動應於手也。"按下部天地人屬足三陰脉,以此律之,則中部天地人似應屬於手三陰脉,且手陽明所過不及胸中,下文言中部地"以候胸中之氣",與手陽明亦不合。詳手厥陰脉起於胸中,故疑手陽明當作手厥陰。其經勞宮穴在掌中央動脉,或應於此。

〔6〕手少陰 《太素》注:"手少陰動在極泉、少海二處。"《素問》王冰注:"謂心脉也。在掌後銳骨之端,神門之分,動應於手也。"今從王注。

〔7〕足厥陰 《太素》注:"足厥陰脉動在曲骨、行間、衝門三處。"按曲骨爲任脉、足厥陰之會,衝門爲足太陰、厥陰之會,楊注有此二穴,義在乎此。《素問》王冰注:"謂肝脉也。在毛際外,羊矢下一寸半陷中,五里之分,臥而取之,動應於手也。女子取太衝,在大指本節後二寸陷中是。"按兩注出入較大,古法取何處,難以定說,待考。

〔8〕足少陰 《太素》注:"足少陰之脉,動在大谿一處。"按大谿即太谿。《素問》王冰注:"謂腎脉也。在足內踝後跟骨上陷中,太谿之分,動應手。"

〔9〕足太陰 《太素》注:"足太陰脉,動在中府、箕門、五里、陰廉、衝門、雲門六處。"按中府爲手足太陰之會,雲門亦爲足太陰脉氣所發,五里、陰廉,本經卷三第三十云皆屬足厥陰,故楊氏此注,不知何據。《素問》王冰注:"謂脾脉也。在魚腹上趣筋間,直五里下箕門之分,寬鞏足,單衣,沈取乃得之,而動應於手也。候胃氣者,當取足跗之上衝陽之分,穴中動脉乃應手也。"

〔10〕地以候胸中之氣 《太素》注:"手陽明脉主氣,故候胸中氣也。"《素問》王冰注:"手陽明當其處也。經云:腸胃同候。故以候胸中也。"《類經》卷五第三注:"手陽明大腸脉也,大腸小腸皆屬於胃,胃脘通於胸中,故以候胸中。"按諸注雖强作解,終疑上文有誤,故難圓其說。若作手厥陰,則義甚明矣。

〔11〕頭角之氣 《敦煌古醫籍考釋·玄感脉經》云:"頭角、耳目者,人身之天,日月所附著……頭角者,精識之主,日月光明,上部之天以候之。"

〔12〕口齒之氣 《敦煌古醫籍考釋·玄感脉經》云:"口齒者,骨之本,能摧腐五穀,周養身體,故上部(此下脱文疑爲"之地以候之"五字)。"

〔13〕此三部者　此，明抄本、《素問》均無。者下《素問》有"各有天，各有地，各有人"九字。

〔14〕合　此下《素問》有"則"字。於義較順。

〔15〕九野　九方分野也。上爲九天，下爲九州。《後漢書·馮衍傳》："疆理九野。"李賢注："九野，謂九州之野。"野，區域也。如《淮南子·原道訓》："上游於霄霓之野。"九野，指人體九個區域，象地之九野也。

〔16〕九野爲九藏　九藏，即下文"神藏五，形藏四"。此言人之九臟，上應九天，下應九州，以合於天地之至數。

〔17〕神藏五，形藏四　神藏五，《素問》王冰注："所謂神藏者，肝藏魂，心藏神，脾藏意，肺藏魄，腎藏志也。以其皆神氣居之，故云神藏五也。"《敦煌古醫籍考釋·玄感脉經》云："九藏者，形藏四，頭角、耳目、口齒、胸中也。神藏五，心、肝、脾、肺、腎也。"《太素》注："頭角一，口齒二，耳目三，(此下有缺文，疑爲"胸中四")並有其形，各藏其氣。"《素問》王冰注："所謂形藏者，皆如器外張，虛而不屈，含藏於物，故云形藏也。所謂形藏四者，一頭角，二耳目，三口齒，四胸中也。"《素問吳註》、《類經》注宗此說。又《素問集註》張志聰注："胃主化水穀之津液，大腸主津，小腸主液，膀胱者津液之所藏，故以四藏爲形藏。"《素問直解》注宗其說。《素問識》："簡按：形藏四，諸家并仍王義。然頭角、耳目、口齒，理不宜謂之藏。考《周禮·天官·疾醫職》云：參之以九藏之動。鄭注：正藏五，又有胃、膀胱、大腸、小腸。志注有所據，今從之。"按兩說皆有所本，今并存之。

〔18〕五藏已敗，其色必夭，夭必死矣　敗下《敦煌古醫籍考釋·三部九候論》有"形藏以竭者"五字，於義爲勝。《素問》王冰注："夭謂死色，異常之候也。色者神之旗，藏者神之舍，故神去則藏敗，藏敗則色見異常之候，死也。"

按：本文言三部九候，古診法也。然上、中、下三部之天、地、人，其具體部位究指何處，唐人已不詳，故楊上善、王冰注文所指非一，至於後世醫家之解，則更難論定，今僅選諸說於注中，以供參考。

曰：以候奈何？曰：必先度其形之肥瘦，以調其氣之虛實。實則寫之，虛則補之。必先去其血脉[1]而後調之，無問其病，以平爲期。

曰：決死生奈何？曰：形盛脉細，少氣不足以息者死[2]。形瘦脉大，胸中多氣者死[3]。形氣相得者生[4]。參伍不調者病[5]。三部九候皆相失者死[6]。上下左右之脉相應如參舂者病甚[7]。上下左右相失不可數者死[8]。中部之候雖獨調，與衆藏相失者死[9]。中部之候相減者死[10]。目內陷者死[11]。

〔1〕必先去其血脉　《素問》王冰注：“血脉滿堅，謂邪留止，故先刺去血，而後乃調之。”《素問吳註》注：“謂去其瘀血之在脉者。蓋瘀血壅塞脉道，必先去之，而後能調其氣之虛實也。”兩説義皆通。

〔2〕形盛脉細，少氣不足以息者死　少氣，《敦煌古醫籍考釋·三部九候論》作“氣少”，此前有“胸中”二字，律以下文，似當有此二字爲是。死，原作“危”，明抄本同。《素問》新校正云：“按全元起注本及《甲乙經》、《脈經》危作死。”是知本經原作“死”，據改。按《素問·玉機真藏論》云：“形氣相得，謂之可治。”《素問·刺志論》亦云：“氣實形實，氣虛形虛，此其常也。反此者病。”今脉細，少氣不足以息，是氣虛於內且脉不足；而形體反盛於外，則是形氣相反，故主死也。

〔3〕形瘦脉大，胸中多氣者死　《類經》卷六第二十五注：“形體消瘦而脉反大，胸中反多氣者，陰不足而陽有餘也。陰形既敗，孤陽無獨留之理，故死。”此言多氣，非正常多氣，與上文“少氣不足以息”爲對文，指呼吸粗壯。

〔4〕形氣相得者生　者，明抄本無。相得，謂彼此契合也。《文選·王褒頌》：“聚精會神，相得益彰。”《類經》卷六第二十五注：“體貌爲形，陰也；運行屬氣，陽也。陰主靜，陽無陰不成；陽主動，陰無陽不生。故形以寓氣，氣以運形，陰陽當和，不得相失。如形盛脉大，形瘦脉細，皆爲相得。相得者生，反此者危也。”

〔5〕參伍小調者病　病下《敦煌古醫籍考釋·三部九候論》有“色相得者生，相失者死”九字。參伍，猶錯雜也。《易經·繫辭上傳》：“參伍以變，錯綜其數。”《荀子·成相》：“參伍明，謹施賞刑。”楊倞注：“參伍，猶錯雜也。”《太素》注：“謂其人形氣有時相得，有時不相得，參品伍不得調者，其人有病。”《素問》王冰注：“參謂參校，伍謂類伍。參校類伍而有不調，謂不率其常則病也。”《類經》卷六第二十五注：“凡或大或小，或遲或

疾,往來出入而無常度者,皆病脉也。"諸注當合參。

〔6〕三部九候皆相失者死 《太素》注:"三部九候不得齊一,各各不同,相失故死。"《素問》王冰注:"失謂氣候不相類也。相失之候,診凡有七,七診之狀,如下文云。"《類經》卷六第二十五注:"皆相失者,謂失其常,如下文乍疏乍數、失時、真藏、脱肉、七診之類皆是也,故死。"

〔7〕上下左右之脉相應如參舂者病甚 參,同三。《左傳·隱公元年》:"先王之制,大都不過參國之一。"舂,《説文·臼部》:"擣粟也,持杵臨臼。"如《詩經·大雅·生民》:"誕我祀如何? 或舂或揄。"《素問》王冰注:"三部九候,上下左右凡十八診也。如參舂者,謂大數而鼓,如參舂杵之上下也。《脉要精微論》曰:大則病進。故病甚也。"按馬王堆漢墓帛書《足臂十一脉灸經》:"足卷(厥)陰温(脉)……掐温(脉)如三人參舂。"亦同此義。其所以謂之參者,三舂也。又《史記·扁鵲倉公傳》:"故切之時不平而代。不平者,血不居其處。代者,時參擊並至,乍躁乍大也。"此亦可証參舂者,三人爲舂,時三擊並至,而間有更代之象。凡此等脉,病情必甚。

〔8〕上下左右相失不可數者死 《太素》注:"上下左右脉動各無次第,數動脉不可得者,脉亂故死。"《素問》王冰注:"不可數者,謂一息十至已上也。《脉法》曰:人一呼而脉再至,一吸脉亦再至,曰平;三至曰離經,四至曰脱精,五至曰死,六至曰命盡。今相失而不可數者,是過十至之外也。至五尚死,況至十者乎?"二注當合參。

〔9〕中部之候雖獨調,與衆藏相失者死 《太素》注:"肺心胸中以爲中部,診手太陰、手陽明、手少陰,呼吸三脉調和,與上下部諸藏之脉不相得者,爲死。"

〔10〕中部之候相減者死 減,《素問》王冰注:"謂偏少也。"《類經》卷六第二十五注:"若中部之脉減於上下二部者,中氣大衰也,亦死。"

〔11〕目内陷者死 《太素》注:"五藏之精皆在於目,故五藏敗者,爲目先陷,爲死。"

曰:何以知病之所在? 曰:察[1]九候獨[2]小者病,獨大者病,獨疾者病,獨遲者病,獨熱者病,獨寒者病[3],獨陷下者病[4]。以左手足上去踝五寸而按之[5],以右手當踝而彈之,其[6]應過五寸已上,蠕蠕然者不病[7]。其應疾,中手渾渾然者病[8]。中手徐徐然者病[9]。其應上不能至五寸,彈之不應者死[10]。脱肉身不去者死[11]。中部乍疏乍數者死[12]。代脉而鈎者,病在絡脉[13]。九候之相應也,上下若一,不得相失。一候後則病[14],二候後則病甚,三候後則病危[15]。所謂後者,應不俱也[16]。察其府藏[17],以知死生之期[18]。必先知經脉[19],而後[20]知病脉。真藏脉見者,邪勝,死也[21]。《素問》無死字[22]。足太陽之氣絶者,其足不可以屈伸,死必戴眼[23]。

〔1〕察　此下《太素》有"其"字。義較順。

〔2〕獨　《太素》注:"九候之脉,上下左右,均調若一,故偏獨者爲病也。"

〔3〕獨熱者病,獨寒者病　獨熱、獨寒,若言脉則義甚難明。《素問識》:"簡按:諸家不注。蓋熱乃滑之謂,寒乃緊之謂。"《素問集註》張志聰注:"寒熱者,三部皮膚之寒熱也。……《鍼經》曰:上下左右,知其寒温,何經所在,審皮膚之寒温滑濇,知其所苦。"丹波氏所云,以寒熱代滑緊二脉,例難尋,張注義可取。

〔4〕獨陷下者病　《太素》作"脉獨陷者病"。《敦煌古醫籍考釋・三部九候論》亦作"獨陷",義同《太素》。《素問吳註・決死生論》注:"陷下,沈伏也。"《素問集註》張志聰注:"陷下者,沈陷而不起也。"今兩義並存。

〔5〕以左手足上去踝五寸而按之　足,原作"於左足",《素問》作"足上",《太素》無此三字。《素問》林億等按:"《甲乙經》及全元起注本並云:以左手足上去踝五寸而按之,右手當踝而彈之。全元起注云:内踝之上,陰交之出,通於膀胱,係於腎,腎爲命門,是以取之,以明吉凶。……當從全元起注舊本及《甲乙經》爲正。"本文《敦煌古醫籍考釋・三部九候論》作"以左手去踝上五寸,指微按之"。按今文與林校義殊。若作爲診法,豈可只限於左足,當以林校引文爲是,且有敦煌舊籍可証,故據改。又踝下明抄本有"音胯,又音棵"五小字音注。《太素》注:"人當内踝之上,足太陰脉見,上行至内踝上八寸,交出厥陰之後,其脉行胃氣於五藏,故於踝上五寸以左手按之。"

〔6〕其　此下《敦煌古醫籍考釋・三部九候論》有"脉中氣動"四字,義明。

〔7〕蠕蠕然者不病　蠕蠕然,《太素》作"需然"。《敦煌古醫籍考

釋·三部九候論》作"需需",注:"需需者,來有力。"按需,需之俗字。《龍
龕手鏡·而部》:"需,俗;需,正。"需,又汝朱切,與蠕音同,是爲蠕之同音
假借。《荀子·勸學篇》:"端而言,蠕而動。"楊倞注:"蠕,微動也。"《太
素》注:"需需,動不盛也。"彈足内踝,其應在五寸以上,且微動夾滑,則爲
氣和之象,故不病也。

〔8〕其應疾,中手渾渾然者病 渾渾下明抄本有"音忳"二小字音注。
疾,速也。應疾者,反應快速也。渾渾,《敦煌古醫籍考釋·三部九候論》
作"惲惲",義同,此亦義存乎聲也。注:"惲惲者,來無力也。"義非是。《素
問》王冰注:"渾渾,亂也。"按王注義亦不妥。渾渾,言大也。如"無刺渾渾
之脉"者,乃大脉也。《廣雅·釋訓》:"渾渾,大也。"以手彈足内踝,其動
應手渾渾然,則爲氣盛太過之象,故爲病也。

〔9〕中手徐徐然者病 《素問》王冰注:"徐徐,緩也。"《敦煌古醫籍
考釋·三部九候論》注:"徐徐者,似有似無也。"按此義可從。以手彈足内
踝,其動應手徐徐然,則爲氣虛之象,故亦爲病也。

〔10〕彈之不應者死 《素問》王冰注:"氣絶故不應也。"

〔11〕脱肉身不去者死 脱上《素問》有"是以"二字。《敦煌古醫籍
考釋·三部九候論》作"其肌肉身充,氣不去來者,亦死"。注:"不去來者,
彈之全無。"《素問》王冰注:"穀氣外衰則肉如脱盡,天真内竭故身不能行,
真穀並衰,故死之至矣。去,猶行去也。"《類經》卷六第二十五注:"脾胃竭
則肌肉消,肝腎敗則筋骨憊,肉脱身重,死期至矣。不去者,不能動摇來去
也。"二注當合參。詳本文言"身不去",與"彈之"之義甚不相協,雖王、張
二注勉爲其解,亦隨文而釋,終不若《敦煌古醫籍考釋》義切,然該文"身
充"二字亦有疑焉,豈有肌肉充身氣不去來而死者,故疑"身充"二字,係
"脱"字先誤作"月兑",後誤爲"身充"者。

〔12〕中部乍疏乍數者死 死,《敦煌古醫籍考釋·三部九候論》作
"經亂矣,亦死者也"。中部,《太素》注:"謂手太陰、手陽明、手少陰。"乍,
忽也。疏,遲也。乍疏乍數,謂脉來忽遲忽數,快慢不一也。《素問》王冰
注:"乍疏乍數,氣之衰亂也,故死。"

〔13〕代脉而鈎者,病在絡脉 代脉,《素問》、《太素》均作"其脉代"。
《敦煌古醫籍考釋·三部九候論》作"其上部脉來代",律之上句,似此文義
勝。《素問》王冰注:"鈎爲夏脉,又夏氣在絡,故病在絡脉也。絡脉受邪,
則經脉滯濇,故代止也。"

〔14〕一候後則病 《太素》注："九候上下動脉,相應若一,不得相失,忽然八候相應俱動,一候在後,即有一失,故病。"下二候、三候仿此。

〔15〕病危 明抄本作"病死",此下有"《素問》作病危"五字校文。《素問》、《太素》同本經。《敦煌古醫籍考釋·三部九候論》作"厄",疑爲"危"之誤。

〔16〕應不俱也 應前《敦煌古醫籍考釋·三部九候論》有"上、中、下"三字。《素問》王冰注："俱,猶同也,一也。"《類經》卷六第二十五注:"應不俱者,脉失常度,逆順無倫也。"

〔17〕府藏 明抄本作"藏府"。《太素》、《敦煌古醫籍考釋·三部九候論》作"病藏"。義雖均通,然本篇文不言腑,詳上下文言九臟、衆臟、真臟等義,此或作"病藏"爲是。

〔18〕以知死生之期 生之,《敦煌古醫籍考·三部九候論》無此二字。《素問》王冰注："夫病入府則愈,入藏則死。故死生期準,察以知之矣。"《類經》卷六第二十五注:"死生之期,察其克賊生王而可知也。"兩注當合參。

〔19〕經脉 經,《集韻·青韻》:"一曰常也。"《左傳·宣公十二年》:"政有經矣。"杜預注："經,常也。"《素問吳註》注："經脉,經常不病之脉。"《素問》王冰注："經脉,四時五藏之脉。"此當指四時五臟之正常脉象。

〔20〕而後 《素問》、《太素》、《敦煌古醫籍考釋·三部九候論》均作"然後"。義同。

〔21〕真藏脉見者,邪勝,死也 也,明抄本無。《太素》作"真藏脉見勝者死"。邪勝死也,《素問》作"勝死",《敦煌古醫籍考釋·三部九候論》作"死也"。均不若本經義勝。王冰注："真藏脉者,真肝脉至,中外急,如循刀刃責責然,如按琴瑟絃;真心脉至,堅而搏,如循薏苡子累累然;真脾脉至,弱而乍數乍疏;真肺脉至,大而虚,如毛羽中人膚;真腎脉至,搏而絕,如指彈石辟辟然。凡此五者,皆謂得真藏脉而無胃氣也。"按真臟脉爲胃氣敗而邪氣勝,故死也。

〔22〕《素問》無死字 今本《素問》仍有"死"字,無"邪"字,疑明抄本校誤,或所據校本不同。

〔23〕死必戴眼 戴眼,目上視也。《素問·診要經終論》云:"太陽之脉,其終也,戴眼反折瘈瘲。"王冰注："戴眼,目上視也。"《太素》注:"足太陽脉,從目胳頭至足,故其脉絕,脚不屈伸,戴目而死。"《素問》新校正云:

"按《診要經終論》載三陽三陰脉絡之証,此獨犯足太陽氣絶一証,餘應闕文也。"所言似是。然本論三部九候之脉,與氣絶經終並無大涉,或係錯簡亦未可知。

曰:冬陰夏陽奈何? 曰:九候之脉皆沈細懸絶者爲陰[1],主冬,故以夜半死[2]。盛躁喘數者爲陽[3],主夏,故以日中死[4]。寒熱病者[5],以平旦死[6]。熱中及熱病者,以日中死[7]。病風者,以日夕死[8]。病水者,以夜半死[9]。其脉乍數乍疏[10],乍遲乍疾者,以日乘四季死[11]。形肉已脱,九候雖調者猶死[12]。七診[13]雖見,九候皆順[14]者不死。所言不死者,風氣之病及經月之病[15],似七診之病而非也,故言不死。若有七診之病,其脉候亦敗者死矣,必發噦噫[16]。必審問其所始病[17],與今之所方病,而後[18]《素問》下[19]有各字。切循其脉,視其經絡浮沈,以上下逆從[20]循之[21],其脉[22]疾者不[23]病,其脉遲者病,不往不來者[24]死,《素問》作不往來者[25]。皮膚著者死[26]。

〔1〕九候之脉皆沈細懸絶者爲陰 《太素》注:"深按得之曰沈,動猶引線曰細,來如斷繩故曰懸絶。九候之脉皆如此者,陰氣勝。"按懸絶,當指懸浮無根而時有絶止。

〔2〕主冬,故以夜半死 故,明抄本無;冬下有"《素問》下有故字"六小字校文,與今本《素問》合。脉沈細懸絶爲陰盛,陰極於冬,故主冬。夜半者,一日之冬也,陰盡陽生,故至夜半陰極而死。

〔3〕盛躁喘數者爲陽 《太素》注:"其氣洪大曰盛,去來動疾曰躁,因喘數而疾故曰喘數。九候皆如此者,皆陽氣勝。"按喘,通揣,動也。

〔4〕主夏,故以日中死 故,明抄本無;夏下有"《素問》下有故字"六小字校文。脉盛躁喘數爲陽盛,陽極於夏,故主夏。日中者,一日之夏也,陽盡陰生,故至日中陽極而死。

〔5〕寒熱病者 寒上明抄本有"《素問》作是故"五小字校文,按作當爲"有"字。《素問》、《太素》均有"是故"二字。又病,《太素》無,非是。《素問》王冰注:"《生氣通天論》曰:因於露風,乃生寒熱。由此則寒熱之病,風薄所爲也。"王冰雖有此解,然寒熱之病非必爲風也,若少陽病者,亦有寒熱也。

〔6〕以平旦死 《素問吳註》注:"蓋平旦之際,昏明始判之時,陰陽交會之期也,故寒熱交作之病以斯時死。"

〔7〕熱中及熱病者,以日中死 熱中者,病發於臟而內熱也;熱病者,病起於表而外熱也,即傷寒之類。二者均爲陽盛之病。日中爲陽極之時,故患陽盛熱病者,至其時則陰不勝陽而死矣。

〔8〕病風者,以日夕死 《太素》注:"風爲肝病,酉爲金時,金尅於木,故日夕死。"

〔9〕病水者,以夜半死 《太素》注:"水病,陰病也。夜半子時,陰極死也。"

〔10〕乍數乍疏 明抄本、《素問》、《太素》、《敦煌古醫籍考釋·三部九候論》均作"乍疏乍數",義同。

〔11〕以日乘四季死 以下明抄本有"《素問》無以字"五小字校文。今本《素問》同明抄本校文。日乘四季,辰戌丑未也。《素問集註》張志聰注:"其脈乍疏乍數,乍疾乍遲,乃土氣敗而不能灌溉四藏,故死於辰戌丑未之時也。"

〔12〕形肉已脫,九候雖調者猶死 九候雖調者猶死,明抄本無此七字,疑脫。《素問吳註》注:"脾主形肉,而爲五藏之母,若形肉已脫,是母氣大壞,即使九候雖調,猶死也。"此與上文"脫肉身不去者死"義同。

〔13〕七診 明抄本作"九候",當係"七診"之誤;《敦煌古醫籍考釋·三部九候論》作"七候"。按七診之説有二:《太素》以脈沈細懸絕爲一診,盛躁喘數爲二診,寒熱爲三診,熱中及熱病爲四診,風病爲五診,病水爲六診,形肉已脫爲七診。《素問集註》張志聰注與此略同。王冰則以上文九候獨小、獨大、獨疾、獨遲、獨熱,獨寒、獨陷下爲七診。《素問吳註》、《類經》卷五第六注仍王義。按經文順序,當以楊注爲是。

〔14〕九候皆順 順下明抄本有"《素問》作從"四小字校文。今本《素問》同明抄本校文。王冰注:"但九候順四時之令,雖七診互見亦生矣。從,謂順從也。"

〔15〕風氣之病及經月之病 經月,《太素》、《敦煌古醫籍考釋·三部九候論》均作"經閒",楊上善注謂"經脈閒"。經月之病亦有二説。一指爲月經病,《素問》王冰注:"風病之脈診大而數,月經之病脈小以微,雖候與七診之狀略同,而死生之証乃異,故不死也。"又張介賓則指爲常期之病,《類經》卷六第二十五注:"經月者,長期也。故適值去血,則陰分之脈

607

或小或遲，或爲陷下。此皆似七診之脉而實非也，皆不可以言死。"按楊注"經脉間"、張注"常期之病"說，於文理醫理均覺欠妥。王注"月經之病"，古醫籍中亦未有"月經"之稱，故亦乏文獻根據。詳間，亦可作"癇"之假借，如《五十二病方》"嬰兒病間方"之"間"，即"癇"之假借。間，古書作"閒"，是"經月"之"月"，當爲"閒"之壞文；經，疑爲"痙"之假借，如《五十二病方》傷痙一目中所謂"傷而頸者"、"傷脛者"，其頸、脛二字，以及《武威漢代醫簡》中"治金創內痙"之"痙"，皆"痙"之假借。故疑"經月"當以《太素》等作"經間"爲是，經間乃"痙癇"之假借。

〔16〕必發噦噫　噦噫下明抄本分別有"音□"、"音受（疑當作愛）"四小字音注。《說文·口部》："噦，氣牾也。"段玉裁注："牾，逆也。通俗文曰：氣逆曰噦。"《說文·口部》："噫，飽出息也。"《素問》王冰注："胃精內竭，神不守心，故死之時發斯噦噫。宣明五氣篇曰：心爲噫，胃爲噦也。"

〔17〕所始病　《太素》作"故所始所病"，不若本經義勝。

〔18〕必審問其所始病……而後　《敦煌古醫籍考釋·三部九候論》作"必須審諦，問其所始，若所始之病與今所痛異者，乃定吉凶"。

〔19〕下　明抄本無。

〔20〕從　明抄本、《太素》、《敦煌古醫籍考釋·三部九候論》均作"順"，按從，係避南朝梁武帝蕭衍父順之諱改字。

〔21〕切循其脉……上下逆從循之　《敦煌古醫籍考釋·三部九候論》作"循其脉，視其經，浮沈上下逆順循之"。切循，切按循摸也。《淮南子·俶真訓》："可切循把握而有數量。"高誘注："切，摩也。"《說文通訓定聲·屯部》："循……（假借）又爲揗，《漢書·李陵傳》：數數自循其刀環。注：謂摩順也。循之，尋求也。《莊子·秋水》："請循其本。"成玄英疏："循，猶尋也。"

〔22〕脉　原作"病"，乃傳寫之誤，據明抄本、嘉靖本、四庫本、京師醫局本及《素問》、《太素》改。

〔23〕不　《素問釋義》云："不字衍。"

〔24〕不往不來者　下一不字下明抄本有"《素問》無不"四小字校文。今本《素問》、《太素》、《敦煌古醫籍考釋·三部九候論》均作"脉不往來者"，文義較順。

〔25〕《素問》作不往來者　明抄本作"《素問》作不"，且在上文"往不"之下。見上注。

〔26〕皮膚著者死　著，《一切經音義·三》："著，相附著也。"《素問吳註》注："著，着同，乾槁而皮膚着於骨也。是血液盡亡，營衛不足，故死。"

曰：其可治者奈何？曰：經病者治其經，絡病者治其絡[1]，《素問》二絡[2]上有孫字。身有痛者[3]治其經絡。其病者在奇邪[4]，奇邪之脉則繆刺之[5]。留瘦不移，節而刺之[6]。上實下虛，切而順之[7]，索其結絡脉[8]，刺出[9]其血，以通其氣[10]。瞳子高者[11]，太陽不足；戴眼者，太陽已絕[12]。此決死生之要，不可不察也。

〔1〕絡病者治其絡　二絡字上《素問》、《太素》均有"孫"字，《素問》下"絡"字下並有"血"字。

〔2〕絡　此下明抄本有"字"字。

〔3〕身有痛者　痛，明抄本作"病"，此下並有"《素問》此上有血病字"八小字校文。今本《素問》、《太素》"身"上均有"血病"二字。

〔4〕其病者在奇邪　其，《太素》作"真"。奇邪，指邪中於絡而不入於經者。《素問》王冰注："奇，謂奇繆不偶之氣，而與經脉繆處也。"《類經》卷六第二十五注："奇邪者，不入於經而病於絡也。"

〔5〕奇邪之脉則繆刺之　繆刺，《素問》王冰注："繆刺者，刺絡脉，左取右，右取左也。"詳本經卷五第三。《素問集註》張志聰注："夫邪客大絡者，左注右，右注左，上下左右與經相干，而布於四末。其氣無常處，不入於經俞，故宜繆刺之。"

〔6〕留瘦不移，節而刺之　有二說。一指病邪久留，形體消瘦之人，當節量而刺之。《太素》注："留，久也。久瘦有病之人，不可頓刺，可節量刺之。"《素問》王冰注："病氣淹留，形容減瘦，証不移易，則消息節級，養而刺之。"二指病邪留久日深，必結聚於四肢八溪之間，當刺骨節交會之處。《類經》卷六第二十五注："留，病留滯也。瘦，形消瘦也。不移，不遷動也。凡病邪久留不移者，必於四肢八溪之間有所結聚，故當於節之會處，索而刺之，斯可平也。"按若據《靈樞·刺節真邪》之義，當以楊、王之說爲是。

〔7〕上實下虛，切而順之　順下明抄本有"《素問》作從"四小字校文。今本《素問》同明抄本校文。而，《太素》無。《類經》卷六第二十五注："上實下虛，有所隔也。故當切其脉以求之，從其經以取之。"

〔8〕索其結絡脉　結，《太素》作"經"，疑誤。《素問》王冰注："結謂血結於絡中也。"索其結絡脉者，言求其絡脉之有瘀血結滯者。

〔9〕出　明抄本無。

〔10〕以通其氣　氣下明抄本有"也"字，也下並有"《素問》作以見通之"七小字校文。今本《素問》同明抄本校文。《太素》作"以通之"。按本經與《太素》其義較明，《素問》"見"字難釋，疑衍。此言於結絡之處刺出其血，則氣機得以通暢，而上實下虛之証得以痊愈也。

〔11〕瞳子高者　《太素》注："太陽之脉爲目上網，故太陽脉足，則目本視也。其氣不足，急引其精，故瞳子高也。其脉若絶，瞼精痿下，故戴目也。"《類經》卷六第二十五注："瞳子高者，目上視也。戴眼者，上視之甚而定直不動也。"

〔12〕太陽已絶　已，《太素》無。按自"瞳子高者"至此十五字，似與上文無涉，當係前節"足太陽之氣絶者"條錯簡。《素問吳註》將此與下文"此決死生之要，不可不察也"十一字，移於前節"足太陽之氣絶……死必戴眼"條下，可參。

鍼灸禁忌第一上

本篇自"黄帝問曰"至"氣穴爲寶"、"又曰:春取經,血脉分肉之間"、自"又曰:夏取盛經"至"絶皮膚"、"秋取經俞,邪在府,取之於合"、"又曰:冬取井滎",見《靈樞·四時氣》、《太素·雜刺》。自"故春刺絡脉"至"間者淺刺之"、自"夏取諸俞"至"皮膚之上"、"秋刺諸合,餘如春法"、"冬取井諸俞之分,欲深而留之",見《靈樞·本輸》、《太素·本輸》。"《素問》曰:夏刺絡俞,見血而止"、"《素問》:秋刺皮膚循理,上下同法"、自"《素問》曰:冬取俞竅"至"間者散下"、自"春刺夏分"至"令人善渴"、"刺中膈爲傷中,其病雖愈,不過一歲必死",見《素問·診要經終論》。自"《素問》:春者木始治"至"分肉之間"、自"又曰:夏者火始治"至"盛經者,陽脉也"、自"又曰:秋者金始治"至"故取於合"、自"又曰:冬者水始治"至"春不鼽衄",見《素問·水熱穴論》、《太素·變輸》。"《九卷》曰:春刺滎"、"夏刺俞"、"長夏刺經"、"《九卷》又曰:秋刺合"、"又曰:冬刺井",見《靈樞·順氣一日分爲四時》、《太素·變輸》。"春取絡脉治皮膚"、"又曰:夏取分腠治肌肉"、"《九卷》又曰:秋取氣口治筋脉"、"又曰:冬取經俞治骨髓五藏",見《靈樞·寒熱病》、《太素·寒熱雜説》。"又曰:春氣在經脉"、"又曰:夏氣在孫絡,長夏氣在肌肉"、"又曰:秋氣在皮膚"、"又曰:冬氣在骨髓",見《素問·四時刺逆從論》。自"足三陽者"至"無刺左足之陰",見《靈樞·陰陽繫日月》、《太素·陰陽合》。自"刺法曰:無刺熇熇之熱"至"不治已病",見《靈樞·逆順》、《太素·量順刺》。自"大寒無刺"至"月郭空無治",見《素問·八正神明論》、《太素·補瀉》。自"新内無刺"至"是謂失氣也",見《靈樞·終始》。自"曰:願聞刺深淺之分"至"此之謂反也",見《素問·刺齊論》。自"刺中心一日死"至"其動爲噦"、自"刺跗上中大脉"至"不得屈伸",見《素問·刺禁論》。

提要:本篇重在論述鍼灸之禁,故以此名篇。其主要内容有:春夏秋冬四時刺法及刺逆四時引起的變証;鍼刺前後之禁忌及違禁誤刺所致病變;施鍼應注意深淺適度;誤刺某些臟器、經脉、部位、俞穴等所致病變等。

黄帝問曰:夫[1]四時之氣,各不同形[2],百病之起,皆有所生[3]。灸刺之道,何者爲寶[4]?岐伯對[5]曰:四時之氣,各有所在[6]。灸刺之道,氣穴爲寶[7]。故春刺絡脉[8]諸滎大經分肉之間[9],甚者深取之[10],間者淺取之[11]。《素問》曰:春刺散俞及與分理[12],血出而止。又曰:春者木始治,肝氣始[13]生,肝氣急[14],其風疾[15],經脉常深,其氣少,不能深入,故取絡脉分肉之間[16]。《九卷》云:春刺滎[17]。二者正同,於義爲是[18]。又曰:春取絡脉治皮膚[19]。又曰:春取經[20]與脉分肉之間[21]。二者義亦略同[22]。又曰:春氣在經脉[23]。

〔1〕夫 原脱,據明抄本、《靈樞》、《太素》補。

〔2〕各不同形 謂四時之氣象,各有不同的表現。《廣雅·釋詁三》:"形,見也。"見,現也。

〔3〕百病之起,皆有所生 此言四時百病之起,皆有其發生者。起、生,義通。《玉篇·生部》:"生,起也。"《正字通·生部》:"生,凡事所從來曰生。"

〔4〕何者爲寶 寶,《靈樞》作"定",原校云:"一作寶"。爲寶,《太素》作"可寶"。按似作"定"是,與上文"形"、"生"皆耕韻。楊上善注:"一則四氣不同,二則生病有異,灸刺總而要之,何者爲貴。"

〔5〕對 《靈樞》作"荅"。義同。對亦答也。

〔6〕在 按此前黄帝問語爲韻文,隔句相押,岐伯對文前四句亦爲韻文,然"在"字失韻,疑係"生"之形近誤,若此,與後文"氣穴爲寶"校正爲"得氣爲定"正相押。

〔7〕氣穴爲寶 氣上《靈樞》、《太素》均有"得"字。寶,《靈樞》作"定",當是。楊上善注:"灸刺所貴,以得於四時之氣也。"是則楊所據本,似無"穴"字。詳《靈樞·四時氣》此下文義,指四時之刺,當以人氣所在深淺爲則,故此言氣,乃指人氣或經脉之氣爲是。且經文中有多處强調鍼刺得氣之重要意義亦可爲証。據此則本文似當以作"得氣爲定"義勝,"穴"

字疑衍。

〔8〕春刺絡脉　刺，《靈樞》、《太素》均作"取"即取而刺之也，義同。楊上善注："春時陽氣始生微弱，未能深至經中，故取絡脉。"《靈樞發微》注："絡脉者，十二經皆有絡穴，如手太陰肺經列缺、手陽明大腸經偏歷之類。"按楊注本於下文"春者木始治……其氣少，不能深入，故取絡脉分肉之間"文義，且文中明言"絡脉"，似亦與"絡穴"有別，故此絡脉，似當指浮而淺之絡脉言。

〔9〕大經分肉之間　《太素》注："故取胳脉及取諸滎，並大經分肉之間也。"《靈樞發微》注："大經者，十二經皆有經穴，如肺經經渠、大腸經陽谿之類。春則取此絡脉、諸滎、大經之分肉。"《類經》卷二十第十八注："故刺之在絡在滎，皆中取於大經分肉之間。"按此大經，大經脉也，馬注非是。

〔10〕之　《太素》無。

〔11〕間者淺取之　病輕微者，所在未深，故淺取即可。間，病小愈也。

〔12〕春刺散俞及與分理　《素問》王冰注："散俞謂間穴。分理謂肌肉分理。"新校正云："按《四時刺逆從論》云：春氣在經脉。此散俞即經脉之俞也。"《素問發微》注："春氣在經脉。此散俞者，即經俞也。以義推之，春之經脉，當在肝膽經也。分理者，以肝膽經之分理也。分理者，紋理也。肝之經穴在中封穴，膽之經穴在陽輔穴。"《類經》卷二十第十九注："此散俞者，即諸經之散穴也。"《素問紹識》："先兄云：按散俞對本輸而言。譬若太陰肺經，除少商、魚際、太淵、經渠、尺澤之外，共爲間散之穴，謂之散俞。……蓋春氣始生之際，邪氣入淺，故其刺亦不欲深，故刺間散之穴也。"按新校正與張介賓說，不甚明了，而馬注似屬臆斷。詳經文言四時，多有取本腧即後世言五腧穴中穴位，故王冰及丹波氏指此散俞爲間穴，當是。間穴之說，見於本經卷三第二十四："所出爲井，所溜爲滎，所注爲俞，所過爲原，所行爲經，所入爲合。別而言之，則所注爲俞；總而言之，則手太陰井也、滎也、原也、經也、合也，皆爲之俞。非此六者謂之間。"此即所謂間穴之義。與，介詞，與"於"同。又按此前云"春刺絡脉諸滎大經分肉之間"，此後云"取絡脉分肉之間"，又云"春取經血脉分肉之間"，故疑此言"分理"，亦或爲"分肉"之誤。

〔13〕始　《太素》無。

〔14〕肝氣急　急亦疾也。肝爲將軍，陰中之少陽，善動不居，故其氣

急疾。

〔15〕其風疾　春應木,其氣爲風,風性善行而動,故云急疾。

〔16〕取絡脉分肉之間　之,《素問》、《太素》均無。間下《太素》有"也"字,明抄本有"義亦略同"四字。楊上善注:"胳脉浮淺,經脉常深,春時邪在胳脉分肉間,故取之也。"《素問發微》注:"此言春時行刺法者,所以必取絡脉分肉之義。……故刺之者,必取此所也,如列缺爲肺之絡脉,其手腕側後爲列缺分肉也。"據前後諸說文義,當以楊注爲是。分肉,肌肉分理也。《素問・長刺節》王冰注:"分謂肉分。"《類經》卷四第二十八注:"肉有分理,故云肉分。"

〔17〕春刺榮　《太素》注:"春時萬物初生鮮華,故五色主春。榮,火也。火,夏也。夏時萬物榮長,如水流溢。春時萬物始生,未榮而刺之者,亦刺榮微也。"《靈樞發微》注:"色生於春,故凡病在於色者,必取五藏之榮,如肝取行間,心取少府之類。"按本文又見於本經卷一第二,乃詳言五臟應五色、五時、五音、五味、五日、五腧之義。是該篇言五時刺者,以本腧五穴,應五時也,與別篇言四時刺法有別。餘刺仿此。

〔18〕二者正同,於義爲是　二,原脫,據此下文例補。"者"字連上句,非是,據文例改。此文原作大字正文。按此非經文,當係後人注語,故參照卷一、卷六等篇之體例,改作小字注文,後仿此。

〔19〕春取絡脉治皮膚　《太素》注:"春時肝氣始生,風疾氣急,經氣尚深,故取胳脉分肉之間,療人皮膚之中病也。"《靈樞發微》注:"如肝經蠡溝爲絡之類。"《類經》卷二十第十八注:"絡脉浮淺,故治皮膚。"據下文"夏取分腠治肌肉"之義,馬注非是,此蓋指浮淺之絡脉言,非絡穴也。

〔20〕春取經　《太素》注:"春時人氣在脉,謂在經胳之脉,分肉之間。故春取經,血脉分肉之間。"《靈樞發微》注:"春取經,當是取絡,春取絡之血脉分肉間。"《類經》卷二十第十八注:"春取經,即前篇大絡分肉之間也。"按本文雖與下文"春氣在經脉"義同,然該文乃出於《素問・四時刺逆從》,其五時刺法之義,與本文四時刺法有別,故難爲據。詳本文原出《靈樞・四時氣》,與《靈樞・本輸》之四時刺,除春刺外,餘者基本一致。該文言"春取絡脉諸榮大經分肉之間",於義爲是,故疑本文"經"字,或爲"絡"之誤。馬注云"春取經,當是取絡",義本可參,然其釋"絡"爲絡穴,則不可取。

〔21〕與脉分肉之間　與脉,《靈樞》、《太素》均作"血脉",似於義爲

順,然亦竊爲疑焉。詳本文與《素問·水熱穴論》言四時刺法當爲一體。且水熱穴論實係對四時氣文之注釋。該文春刺法云"春取絡脉分肉間",於義爲是。故疑"與"字爲剩文,與,古與"与"通,或與字原作"与",又誤改作"血"。若删"與"字,上下文相連爲"春取經(疑當作絡)脉分肉之間",則與水熱穴論文同。然否,待考。

〔22〕二者義亦略同　原作大字正文,今改爲小字注文。又自前文"《九卷》云"以下至此,明抄本在前文"間者淺刺之"之下。

〔23〕春氣在經脉　《素問》本文下岐伯答曰:"春者,天氣始開,地氣始泄,凍解冰釋,水行經通,故人氣在脉。"《類經》卷二十第十九注:"春時天地氣動,水泉流行,故人氣在經脉。"按本篇所言五時刺法,與別篇四時刺法有別,當出自另外學術體係。餘仿此。

夏取諸俞孫絡[1],肌肉皮膚之上[2]。又[3]曰:夏刺俞[4]。二者正同,於義爲是[5]。長夏刺經[6]。又曰:夏取盛經孫絡[7],取分間[8],絶皮膚[9]。又曰:夏取分腠治肌肉[10]。義亦略同[11]。《素問》曰:夏刺絡俞[12],見血而止。又曰:夏者火始治,心氣始長,脉瘦氣弱[13],陽氣[14]流[15]一作留[16]。溢,血温於腠[17],内至於經。故取盛經分腠,絶膚[18]而病去者,邪居淺也。所謂盛經者,陽脉[19]也。義亦略同[20]。又曰:夏氣在孫絡[21]。長夏氣在肌肉[22]。

〔1〕夏取諸俞孫絡　《太素》注:"陽氣始長,熱薰腠理,内至於經,然猶脉瘦氣弱,故取諸輸孫胳之分。"《靈樞發微》注:"十二經皆有俞穴,如肺經太淵、大腸經三間之類。孫絡者,大絡之小絡也。夏則取此諸俞孫絡於肌肉皮膚之上。"

〔2〕皮膚之上　諸家注文皆順釋,然似與後文不合。詳後文一言"絶皮膚",一言"絶膚",皆越過皮膚之義,而此云"皮膚之上",疑有誤。且皮膚之上,已當體表,復取於何處,理亦難通。考上下二字,古形近,或相誤。似當作"皮膚之下"爲是。

〔3〕又　此前明抄本有《九卷》二字。

〔4〕夏刺俞　夏,原作"春",據《靈樞》、《太素》改。楊上善注:"夏時萬物榮華,四時之勝,故五時主夏。輸,土也。土,長夏也。長夏之時,萬物盛極,如水致聚。夏時榮未盛極而刺之者,亦刺輸微也。"《靈樞發微》

注:"時主於夏,故凡病時間時甚者,必取五藏之輸,如肝取太衝、心取神門之類。"

〔5〕二者正同,於義爲是　原作大字正文,據文義與文體當作小字注文,今改。

〔6〕長夏刺經　《太素》注:"長夏萬物榮盛,音律和四時之序,故五音主於長夏。經,金也。金,秋也。秋時萬物將衰。長夏之時,萬物盛而未衰而刺之者,亦刺經微也。"《靈樞發微》注:"音主於長夏,故凡病在於音者,必取五藏之經,如肝取中封、心取靈道之類。"

〔7〕夏取盛經孫絡　夏、孫二字原脱,據《靈樞》、《太素》補。楊上善注:"夏時人氣,經滿氣溢,孫絡受血,皮膚充實,故夏取盛經孫胳。"《靈樞發微》注:"所謂盛經者,陽經也。則止取手足六陽經之經穴耳。"《類經》卷二十第十八注:"盛經孫絡皆陽分也。"

〔8〕取分間　《太素》注:"又取分腠以絶皮膚也。"是則楊所據本原或亦作"分腠"。又詳下文一云"夏取分腠"。一云"血温於腠",於腠,《靈樞》、《太素》均作"分腠"。一云"取盛經分腠"。故疑分間爲"分腠"之誤。

〔9〕絶皮膚　越過皮膚。絶,穿越、越過也。《吕氏春秋·悔過》:"又絶諸候之地以襲國。"高誘注:"絶,過也。"

〔10〕夏取分腠治肌肉　《太素》注:"夏時心氣始長,脉瘦氣弱,陽氣流於經隧溝洫,薰熱分腠,内至於經,故取分腠以去肌肉之病也。"《靈樞發微》注:"夏取分腠者,以分腠治肌肉也。如夏取心與小腸分肉腠理之類。"

〔11〕義亦略同　原作大字正文,據文義與文體當作小字注文,今改。

〔12〕夏刺絡俞　《素問》新校正云:"按《四時刺逆從論》云:夏氣在孫絡,此絡俞即孫絡之俞也。"《素問發微》注:"夏刺絡俞,以義推之,當在心與小腸之絡穴也。"《類經》卷二十第十九注:"絡俞,謂諸經浮絡之穴,以夏氣在孫絡也。"此兩説不同,今並存之。

〔13〕脉瘦氣弱　詳下文"陽氣流溢,血温於腠,内至於經",故取盛經陽脉之治者,以夏氣盛於陽經絡脉也。既盛於陽脉,則陰脉必弱,故此脉瘦氣弱,當指陰脉而言。又《素問·平人氣象論》:"脉有逆從四時,未有藏形,春夏而脉瘦,秋冬而脉浮大,命曰逆四時也。"脉瘦,楊上善釋瘦小,王冰釋爲沉細、義均通。該文言"脉瘦",雖與本義不盡同,然其理則一也。

〔14〕氣　明抄本無。

〔15〕流　《素問》作"留",新校正云:"按别本留一作流。"按留與

流通。

〔16〕一作留　明抄本無此校文。

〔17〕血溫於腠　《素問》作"熱熏分腠"。《太素》作"薰熱分腠"。薰爲熏之假借。此以《素問》、《太素》義勝。

〔18〕絶膚　與前文"絶皮膚"義同。

〔19〕陽脉　《太素》注："三陽,盛經也。"《類經》卷二十第十八注："謂手足三陽及十二經之經穴,如手太陰經渠之類。凡夏氣所在者,即陽脉也。"按張注謂手足三陽之脉爲陽脉則是,而云"十二經之經穴"爲陽脉,詳經文夏季無刺經穴者,故此説似不合經旨。

〔20〕義亦略同　原作大字正文,據文義與文體當作小字注文,今改。

〔21〕夏氣在孫絡　《素問》此下有岐伯答云："夏者,經氣滿溢入,孫絡受血,皮膚充實。"《類經》卷二十第十九注："夏時氣盛,故溢入孫絡而充皮膚,所以人氣在孫絡。"

〔22〕長夏氣在肌肉　此下《素問》有岐伯答云："長夏者,經絡皆盛,內溢肌中。"《類經》卷二十第十九注："六月建未,是爲長夏,土勝之時,經絡皆盛,所以人氣在肌中。"

秋刺諸合[1],餘如春法[2]。又曰[3]:秋取經俞[4]。邪氣在府,取之於合[5]。《素問》曰:秋刺皮膚[6]循理[7],上下同法[8]。又曰:秋者金始治,肺將收殺[9],金將勝火[10],陽氣在合[11],陰氣[12]初勝,濕氣及體[13]。陰氣未盛,未能深入[14]。故取俞以瀉陰邪[15],取合以虛陽邪[16]。陽氣始衰,故取於合[17]。是謂始秋之治變也[18]。《九卷》又曰:秋刺合。二者正同,於義爲是[19]。又曰:秋取氣口治筋脉。於義不同[20]。又曰:秋氣在膚[21]。閉腠者是也[22]。

〔1〕秋刺諸合　《太素》注："陰氣始殺,猶未能盛,故取於輸及以合也。"《靈樞發微》："諸合者,十二經皆有合穴,如肺經尺澤、大腸經曲池之類。"按本文未言及俞,故楊注"取於輸"之義,疑非是。

〔2〕餘如春法　《太素》注："春時陰氣衰少爲弱,陽氣初生爲微。秋時陽氣衰少爲弱,陰氣初生爲微。病間故如春法,取胳滎大經分間,亦隨病間甚,淺深爲度也。"《類經》卷二十第十八注："秋以少陰之令,將降未降,氣亦在中,故餘如春法。謂亦宜中取於大經分肉之間,而可淺可

深也。"

〔3〕又曰　原脱，據明抄本及前後文例補。

〔4〕秋取經俞　《太素》注："秋時天氣始收，腠理閉塞，皮膚引急，故秋取藏相之輸，以瀉陰邪。"

〔5〕邪氣在府，取之於合　《太素》注："取府經之合，以瀉陽邪也。"《靈樞發微》注："《水熱穴論》曰：取合以虛陽邪，則知是六陽經之合穴也。"《類經》卷二十第十八注："邪在府，謂秋陰未盛，陽邪猶在陽分也。"

〔6〕秋刺皮膚　《素問發微》注："秋刺皮膚，《四時刺逆從論》云：秋氣在皮膚。《水熱穴論》云：取俞以瀉陰邪，取合以虛陽邪。詳《素問》本文曰："春刺散俞"、"夏刺絡俞"、"秋刺皮膚"、"冬刺俞竅"者，義在據四時人氣在肌膚之深淺度以爲刺，非指本俞穴位言，"秋刺皮膚"者，刺當淺也。故馬注恐非是。

〔7〕循理　《素問》王冰注："循理，謂循肌肉之分理也。"《素問發微》注："循其皮膚之分理。"《類經》卷二十第十九注："循理，循分肉之理也。"諸説小有差，其義則同。又按本文通則通矣，然《素問》本文春曰"刺散俞及與分理"，冬曰"刺俞竅於分理"。故此亦或係"秋刺皮膚分理"之訛，待考。

〔8〕上下同法　法下《素問》、《太素》均有"神變而止"四字。詳此文春曰"血出而止"、夏曰"見血而止"、冬曰"甚者直下，間者散下"。是"神變而止"，乃與餘者爲對文，故疑本經有脱文。《素問》王冰注："上謂手脉，下謂足脉。"《類經》卷二十第十九注："上言手經，下言足經，刺皆同法。"又孫鼎宜曰："上下，猶言淺深。同法，同春夏見出血而止也。"按秋刺皮膚，義在刺淺，似不得言深。故孫説似不可從。神變而止者，與出血而止相應。

〔9〕肺將收殺　收，《太素》作"初"，疑誤。《素問直解》注："時之秋者，五行之金氣始治，五藏之肺氣將收殺。收，收斂。殺，蕭殺。"收殺，秋氣之用。如《素問・氣交變大論》云："歲木不及，燥迺大行。……白露早降，收殺氣行。"此始秋之治，肺金之氣尚未盛，故曰"肺將"。將者，欲爲之義。

〔10〕金將勝火　《素問》王冰注："金王火衰，故云金將勝火。"金氣清涼蕭殺，待其盛時，必勝火也。

〔11〕陽氣在合　《素問發微》注："火氣方在陽經之合穴。"《類經》卷

二十第十八注：“陽氣尚在諸經之合。”《素問集註》張志聰注：“陽氣始降，而在所合之腑。”按下文云：“取合以虛陽邪。”則此“陽氣”，應指陽邪之氣。

〔12〕氣　原脱，據《素問》、《太素》補。

〔13〕濕氣及體　及，原作“反”，據《素問》、《太素》改。王冰注：“以漸於雨濕霧露，故云濕氣及體。”又《素問・生氣通天論》云：“秋傷於濕，上逆而欬。”亦言秋濕，與本文義亦對應。

〔14〕陰氣未盛，未能深入　《素問直解》注：“陰氣初勝，則陰氣未盛。濕氣及體，則未能深入。”

〔15〕取俞以瀉陰邪　《太素》注：“秋病在輸者，故取其輸以瀉陰邪。”《素問發微》注：“取陰經之俞穴，以瀉陰經之火邪。”《類經》卷二十第十八注：“陰氣未深，猶在陽分，故取經俞以瀉陰邪。”諸説有差，然馬注解“陰邪”爲“陰經之火邪”，似未切經義。張注義屬公允。

〔16〕取合以虛陽邪　《太素》注：“陽衰在合，故取於合以虛陽邪也。”《素問發微》注：“取陽經之合穴，以瀉陽經之火邪。”《類經》卷二十第十八注：“陽氣始衰，邪將收斂，故取合穴，以虛陽邪也。”前言“陽氣在合”者，指邪氣也，故取其合，以瀉陽邪。

〔17〕陽氣始衰，故取於合　此承上文“取合以虛陽邪”而言。陽氣始衰者，陽邪定當衰，故取於合穴。陽氣，邪氣也。

〔18〕是謂始秋之治變也　原作大字正文，今改作小字注文。《素問》新校正引本文無“也”字。

〔19〕又曰：秋刺合。二者正同，於義爲是　原脱，據明抄本補。此本《靈樞・順氣一日分爲四時》文，原只具春夏冬三時刺，獨缺乎秋。補後則文全。同，明抄本誤作“通”，今據文例改。《太素》注：“秋時萬物皆熟，衆味並盛，故五味主秋也。合，水也。水，冬也。冬時萬物收藏，如水之入海。秋時萬物收而未藏而刺之者，亦刺合微也。”《靈樞發微》注：“味主於秋，故凡病在於胃及飲食不節得病者，必取五藏之合。如肝取曲泉，心取少海之類。”

〔20〕又曰：秋取氣口治筋脉。於義不同　本文原在後文“閉膜者是也”之下。而明抄本則連同此前“《九卷》又曰”至“於義爲是”一段，均在前文“餘如春法”之下，均與春夏冬三時排列《素問》、《靈樞》經文篇次順序不合，今參考前後文例移此。“於義不同”四字，原作大字正文，今改作小字注文。《太素》注：“秋時肺氣將斂，陽氣在合，陰氣初勝，濕氣及體，陰

氣未盛,故取氣口,以療筋脉之病。氣口即合也。"《靈樞發微》注:"秋取氣口者,氣口治筋脉也。秋屬肺金,故取之。"《類經》卷二十第十八注:"秋取氣口者,手太陰肺經,應秋金也。……氣口者,脉之大會,故治筋脉。"詳秋刺諸法共七文,其中三言合,兩言皮膚,一言經俞,一言氣口,即本文。且刺取氣口,經文中唯此一處。然對"氣口治筋脉"之義,諸家雖有所釋,亦頗與他文異,俟再考。

〔21〕秋氣在膚 《素問》此下有岐伯答曰:"秋者,天氣始收,腠理閉塞,皮膚引急。"王冰注:"引謂牽引,以縮急也。"《類經》卷二十第十九注:"秋氣始收,腠理始閉,所以人氣在皮膚。"

〔22〕閉腠者是也 是,明抄本無。此文原作大字正文,今改作小字注文。

冬取諸井諸俞之分[1],欲深而留之。又曰:冬取井滎[2]。《素問》曰:冬取俞竅及於分理[3],甚者直下,間者散下[4]。俞竅與諸俞之分,義亦略同[5]。又曰:冬者,水始治,腎方閉,陽氣衰少,陰氣堅盛,巨陽伏沈[6],陽脉乃去[7]。故取井以下陰逆[8],取滎以實陽氣[9]。故曰:冬取井滎,春不鼽衄[10]。是謂末冬之治變也[11]。《九卷》[12]又曰:冬刺井[13]。病在藏者取之井[14]。二者正同,於義爲是[15]。又曰:冬取經俞治骨髓五藏[16]。五藏則同,經俞有疑[17]。又曰:冬氣在骨髓[18]。

〔1〕冬取諸井諸俞之分 諸井之"諸",原脱,據《靈樞》、《太素》補。《太素》注:"冬時足少陰氣急緊,足太陽伏沈。故取諸井以下陰氣,取滎以實陽氣,皆深爲之者也。"楊氏此解,原諸下文水熱穴論文義,似與本文不合。《靈樞發微》注:"諸井者,十二經皆有井穴,如肺經少商、大腸經商陽之類。諸俞者,即前太淵、三間之類。冬則取此諸井諸俞之分,但比他時所刺則深而留之,以冬氣入藏也。"《類經》卷二十第十八注:"諸井者,十二經之井穴。……諸腧者,藏府之腧,如肺腧、心腧之類是也。非上文五腧之謂。諸井諸藏皆主冬氣。"俞之義,馬、張二注,說解不同,按四時刺法,經文各篇,雖說法不一,然凡言及井、滎、俞、經、合者,似皆指本腧穴位,故介賓此解,恐未盡義。又諸家對"分"字,均未解,義或"諸井"、"諸俞"即"分"也。若是,則"之分"二字,似爲多文。若據下文"冬取俞竅及於分理"之義,或"分"下脱"理"字也。

〔2〕冬取井滎 《太素》注:"冬時蓋藏,血氣在中,内著骨髓,通於五藏,故取井以下陰氣逆,取滎以實陽氣也。"

〔3〕冬取俞竅及於分理 《素問》取作"刺",義同,無"及"字。新校正云:按《四時刺逆從論》云:冬氣在骨髓,此俞竅即骨髓之俞竅。"《素問發微》注:"冬刺俞竅與分理,蓋腎與膀胱之俞竅分理也。《四時刺逆從論》云:冬氣在骨髓,正以腎主骨也。"《類經》卷二十第十九注:"孔穴之深者曰竅。冬氣在骨髓中,故當深取俞竅於分理間也。"按《素問》本文前有云:"十一月十二月,冰復地氣合,人氣在腎。"馬注乃本於此義也。新校正言"骨髓之俞竅",義猶不詳。

〔4〕甚者直下,間者散下 《素問》王冰注:"直下謂直爾下之,散下謂散布下之。"《類經》卷二十第十九注:"甚者直下,察邪所在而直取其深處也。間者散下,或左右上下散布其鍼而稍宜緩也。"

〔5〕俞竅與諸俞之分,義亦略同 原作大字正文,據文義與文體當作小字注文,今改。

〔6〕巨陽伏沈 巨,明抄本作"太",義同。《太素》注:"巨陽,足太陽氣。伏沈,在骨也。"

〔7〕陽脉乃去 脉,明抄本無。《素問》王冰注:"去謂下去。"《類經》卷二十第十八注:"水王於冬,其氣閉塞也。少陰,腎也。巨陽,膀胱也。二經表裏,陰氣方盛,所以陽脉衰去。"去,藏也。《左傳·閔公二年》:"衛候不去其旗。"陸德明釋文:"去,藏也。"王注訓"下去",亦伏藏也。據"巨陽伏沈文義",較張注訓"衰去"義勝。

〔8〕故取井以下陰逆 故,原脱,據《素問》、《太素》及春、夏、秋刺文例補。《太素》注:"井,木也。滎,火也。冬合之時取井滎者,冬陰氣盛,逆取其春井,寫陰邪也。"《素問發微》注:"取陰經之井穴,以陰邪之欲下逆故也。"《類經》卷二十第十八注:"取井以下陰逆,抑有餘也。"此以冬令少陰之氣堅盛,逆而為患,則陽氣益衰,故取井穴以瀉其陰逆之氣。下,瀉之義。

〔9〕取滎以實陽氣 以實陽氣,原作"以通氣",原校云:"一云:以實陽氣。"《素問》、《太素》均同原校。《素問》新校正云:"按全元起本實作遣。《甲乙經》、《千金方》作通。"按據上文"陽氣衰"義,當以作"實"為是,實有補之義。又"以實陽氣"與上句"以下陰逆"相對為文,於文理醫理皆順,故據改,並刪原校。《太素》注:"逆取其夏滎,補其陽也。"《素問發微》

注:"取陽經之滎穴,以實其陽氣,不使陰邪下逆故也。"《類經》卷二十第十八注:"取滎以實陽氣,扶不足也。"

〔10〕故曰:冬取井滎,春不鼽衄 故曰,原作"又曰"。此文與上文相承接,不應作"又曰",據《素問》、《太素》改。楊上善注:"冬無傷寒,春不鼽衄也。"《素問集註》注:"蓋冬令閉藏,以奉春生之氣,故冬取井滎助藏太陽少陰之氣,至春時陽氣外出,衛固於表,不使風邪有傷膚腠絡脈,故春不鼽衄。"

〔11〕是謂末冬之治變也 原作大字正文,據文義與文體當作小字注文,今改。

〔12〕《九卷》 原脱,據明抄本及文例補。

〔13〕冬刺井 《太素》注:"冬時萬物收藏,故五藏主冬也。井爲木也。木,春也。春時萬物始生,如井中泉水。冬時萬物始萌,如井水深,未出而刺之者,刺井微也。"《類經》卷二十第十七注:"五藏主藏,其氣應冬,井之氣深,亦應乎冬。故凡病之在藏者,當取各經之井穴也。"

〔14〕病在藏者取之井 者,原脱,據《靈樞》、《太素》補。按此前引《靈樞》"春刺滎"、"夏刺俞","長夏刺經"、"秋刺合"下,均不曾續録別文,獨此"冬刺井"下復出此句,故疑爲後人抄補。

〔15〕二者正同,於義爲是 原作大字正文,據文義與文體當作小字注文,今改。

〔16〕冬取經俞治骨髓五藏 《靈樞發微》注:"冬取經輸者,以經輸治骨髓也。如腎經太谿爲輸,復溜爲經之類。"《類經》卷二十第十八無"五藏"二字,注:"經輸連藏,故治骨髓,按此言經輸者,總言經穴也,非上文經俞之謂。蓋彼以五輸言,故云秋取經俞,冬取井滎。此以内外言,故云絡脈治皮膚,經俞治骨髓也。當解其義。"按經俞之解,馬、張義殊。張注言"上文",指《素問·水熱穴論》文,與本文非一家言,固自不同。前者言經俞,爲秋刺,而本文則係冬刺,究屬何義,尚待考。

〔17〕五藏則同,經俞有疑 原作大字正文,今改作小字注文。又按本文連同此上"《九卷》又曰"至"骨髓五藏"一段,原在"冬氣在骨髓"之後,明抄本則在前文"欲深而留之"下,今參考此前引《素問》、《靈樞》經文篇次排列順序移此。

〔18〕冬氣在骨髓 《素問》此下有岐伯答曰:"冬者蓋藏,血氣在中,内著骨髓,通於五藏。"《類經》卷二十第十九注:"冬氣伏藏,内通五藏,所

以人氣在骨髓中。"

按:以上所言量時刺法,乃撰集《靈樞·本輸》、《靈樞·四時氣》、《靈樞·寒熱病》、《靈樞·順氣一日分爲四時》、《素問·診要經終論》、《素問·水熱穴論》、《素問·四時刺逆從論》等篇有關内容。取材較多,義亦不同。從配時方面看,可分爲兩大類型:一爲四時刺,計有《本輸》、《四時氣》、《寒熱病》、《診要經終論》、《水熱穴論》五篇。而諸篇言四時刺法,亦不盡同。簡言之,《四時氣》與《水熱穴論》基本一致,且《水熱穴論》内容,實則爲《四時氣》刺法之解文。主要説明由於四時氣候影響,人氣在體之深淺不同,故四時分別爲刺。餘三篇内容,雖亦取義於此,然所言刺法,皆與《四時氣》等不盡相同,並互有牴牾、且義亦難解。故謹取諸家之注,以資參考。另一類爲五時刺:一爲《順氣一日分爲四時》,命曰"刺有五變",以五藏、五色、五音、十干日(合而爲五)、五味與五時相配,乃據病之所在及其所屬,分別爲刺。有關此篇内容,本經卷一第二中,載文較詳,當合看。一爲《四時刺逆從論》,論中自有解文,雖亦言五時氣候不同,人氣所在有别,但重在論及逆四時之刺所致病變。本文與《順氣一日分爲四時》所論亦有别。有關量時刺法之所以具此諸多歧義,一則反映了古代醫家由於對這一問題的不同見解而形成的不同學術流派。又如《難經·七十四難》所論五時刺法爲春刺井(邪在肝)、夏刺滎(邪在心)、季夏刺俞(邪在脾)、秋刺經(邪在肺)、冬刺合(邪在腎),恰與《順氣一日分爲四時》順差一季,可進一步証明此又别成體係也。一則由於立論角度不同,故刺法亦異,反映量時刺法的靈活多樣。故楊玄操云:"理極精奇,特在留意,不可固守以一概之法也。"從總體方面看,量時刺法主要反映了人與天地相參的整體觀,説明四時氣候影響不同,鍼刺方法亦當有别,理固如是。另外,其取穴則大多以本腧穴爲主,亦可進一步説明五腧穴在治療方面的重要意義。至於其具體内容的差異,尚有由於傳抄翻刻歷久致誤的問題,有待進一步考証;學術問題,有待進一步研討。故諸多歧義,暫難定論。

春刺夏分[1]，脉亂氣微[2]，入淫[3]骨髓，病不得愈[4]，令人不嗜食，又且少氣[5]。春刺秋分[6]，筋攣逆氣[7]，環[8]爲欬嗽，病不愈，令人時驚，又且哭[9]。春刺冬分[10]，邪氣着藏[11]，令人腹脹[12]，病不愈，又且欲言語[13]。

〔1〕夏分　即前文"夏刺絡俞，見血而止"之刺法。分，去聲，制度或法則也。《荀子·榮辱》："詩書禮樂之分乎?"楊倞注："分，制也。"後同。

〔2〕脉亂氣微　《素問》王冰注："心主脉，故脉亂氣微。"心在時爲夏，春刺夏分者，不應刺而刺，傷心氣也。

〔3〕淫　《說文·水部》："淫，浸淫隨理也。"段玉裁注："浸淫者，以漸而入也。"

〔4〕不得愈　愈，明抄本作"已"。按愈與已義雖同，然作"已"者，或係避唐代宗李豫嫌名改字。又得，《素問》作"能"，律以下文均作"不愈"字樣，則作"得""能"者，均疑衍。

〔5〕不嗜食，又且少氣　《素問》王冰注："心火微則胃土不足，故不嗜食而少氣也。"又《素問·四時刺逆從論》云："春刺絡脉，血氣外溢，令人少氣。"與本文義亦同。

〔6〕秋分　即前文"秋刺皮膚循理，上下同法"之刺法。後同。

〔7〕筋攣逆氣　《素問》王冰注："木受氣於秋，肝主筋，故刺秋分則筋攣也。"《類經》卷二十第十九注："逆氣者，肝氣上逆也。"

〔8〕環　《素問》王冰注："環周則爲欬嗽。"《類經》卷二十第十九注："環，周也。秋應肺，故氣周及肺。"按環與還古通，如馬王堆漢墓帛書《經法》姓爭云："天道環于人。"兵爭云："環受其央。"三禁云："環自服之。"諸"環"字，皆"還"也。還有旋疾之義，《史記·天官書》："殃還至。"司馬貞索隱云："還，旋疾也。"《漢書·董仲舒傳》："此皆可以還至而有效者也。"顏師古注："還讀曰旋。旋，速也。"是環在此爲迅速之義。與《素問·診要經終論》所謂"中心者，環死"之"環"气義亦同，該篇言"中脾者五日死，中腎者七日死，中肺者五日死"，唯"中心者環死"，可証中心者之死，較他藏爲速也。王、張二注作"環周"解，似非是。

〔9〕哭　原作"笑"，原校云："一作哭。"《素問》亦作"哭"。按本經卷一第一云"《素問》曰:心在聲爲笑。……肺在聲爲哭。"此指《素問·陰陽應象大論》文。本文言春刺秋分，傷肺氣也。故當以作"哭"爲是，今據改，並刪原校。

〔10〕冬分　即前文"冬取俞竅及於分理,甚者直下,間者散下"之刺法。後同。

〔11〕着藏　《素問》王冰注:"冬主陽氣伏藏,故邪氣著藏。"按春刺冬分者,傷腎氣也。本卷第四云"腎治於裏"。臟位於裏,故邪氣着臟。着,《素問》作"著",着係著之俗體。著,通佇,滯留也。《韓非子·十過》:"兵之著於晉陽三年。"陳奇猷集釋:"著即佇字,滯留也。"是"着藏"者,邪氣滯留於內臟也。

〔12〕腹脹　腹,《素問》無。按《素問·四時刺逆從論》云:"春刺筋骨,血氣內著,令人腹脹。"與本文義亦同。故當以本經爲是。王冰注:"腎實則脹,故刺冬分,則令人脹也。"

〔13〕欲言語　《素問》王冰注:"火受氣於冬,心主言,故欲言語也。"欲,願也。

夏刺春分[1],病不愈[2],令人解墮[3]。夏刺秋分,病不愈,令人心中悶[4]無言,惕惕如人將捕之[5]。夏刺冬分,病不愈,令人少氣[6]時欲怒。

〔1〕春分　即前文"春刺散俞及與分理,血出而止"之刺法。後同。

〔2〕愈　明抄本作"已",義同。下同。

〔3〕解墮　墮下明抄本有"音惰"二小字音注。解通懈。墮通惰,《韓非子·顯學》:"非侈則墮也。"陳奇猷集釋:"惰,墮同。"《素問》王冰注:"肝養筋,肝氣不足,故筋力解墮。"又《素問·四時刺逆從論》云:"夏刺經脉,血氣乃竭,令人解㑊。"按解㑊,《素問·診要經終論》新校正引作"解墮",當是。此文言刺法有別,其言病義亦同。

〔4〕悶　《素問》作"欲"。新校正引本經作"悶",義勝。

〔5〕惕惕如人將捕之　惕惕,原作"惕惕"。《說文·心部》:"惕,放也。"在此義不合。惕,恐懼也。《書·盤庚》:"不惕予一人。"孔安國傳:"但不畏懼我耳。"是惕爲"惕"之誤,今改。《素問吳註》注:"惕惕如人將捕之者,恐也。恐爲腎志,肺金受傷,腎失其母,虛而自恐也。"

〔6〕少氣　《素問》王冰注:"夏傷於腎,肝肺敦之,志內不足,故令人少氣。"《素問吳註》注:"腎主收入,刺冬分而傷腎,則不能吸,故令人少氣。"《類經》卷二十第十九注:"夏傷其腎,則精虛不能化氣,故令人少氣。"按諸說不一,又按《素問·四時刺逆從論》云:"夏刺筋骨,血氣上逆,令人善怒。"與本文義有別,疑"少氣"二字有誤。

秋刺春分,病不愈[1],令人惕然[2],欲有所爲,起而忘之[3]。秋刺夏分,病不愈,令人益嗜臥[4],又且善夢[5]。謂立秋之後[6]。秋刺冬分,病不愈,令人悽悽時寒[7]。

〔1〕愈 明抄本、《素問》均作"已",義同。後同。

〔2〕惕然 惕,原作"惕",今改。惕然,恐懼貌。

〔3〕欲有所爲,起而忘之 《素問吳註》注:"刺春分而傷肝木,則火失其母,心液不足,故欲有所爲而即忘之。"《類經》卷二十第十九注同此義,惟言"神有不足",與吳注爲異。又《素問·四時刺逆從論》云:"秋刺經脉,血氣上逆,令人善忘。"此亦秋刺春分也,然刺法有別而病有同者。

〔4〕益嗜臥 《素問》王冰注:"心氣少則脾氣孤,故令嗜臥。"益,副詞,有更加、逐漸二義。如《禮記·坊記》:"故亂益亡。"孔穎達疏:"益,漸也。"此嗜臥乃因刺所致,非原有之症,故不得言更加,當爲逐漸也。又《素問·四時刺逆從論》云:"秋刺絡脉,氣不外行,令人臥不欲動。"與本文義亦同。

〔5〕善夢 夢,《素問》作"寢"。《說文·寢部》:"寢,寐而覺者也。"段玉裁注:"今字叚夢爲之,夢行而寢廢矣。"王冰注:"心主寢,神爲之,故令善寢。"

〔6〕謂立秋之後 明抄本"謂"誤作"謁","之"作"以"。原作大字,今改作小字注文。

〔7〕悽悽時寒 悽悽,《素問》作"洒洒"。按悽悽、凄凄、洒洒,經文互通,皆惡寒貌。王冰注:"陰氣上干,故時寒也。洒洒,寒貌。"又《素問·四時刺逆從論》云:"秋刺筋骨,血氣內散,令人寒慄。"與本文義亦同。

冬刺春分,病不愈[1],令人欲臥不能眠,眠而有見[2]。謂十二月中旬以前[3]。冬刺夏分,病不愈[4],令人氣上發,爲諸痹[5]。冬刺秋分,病不愈[1],令人善渴[6]。

〔1〕愈 明抄本、《素問》均作"已",義同。

〔2〕欲臥不能眠,眠而有見 《素問》王冰注:"肝氣少,故令欲臥不能眠。肝主目,故眠如而見有物之形狀也。"《類經》卷二十第十九注:"肝藏魂,肝氣受傷則神魂散亂,故令人欲臥不能眠,或眠而有見,謂怪異等物也。"又《素問·四時刺逆從論》云:"冬刺經脉,血氣皆脫,令人目不明。"與本文義不盡同。

〔3〕謂十二月中旬以前　原作大字,然此非經文,據文義與文體當作小字注文,今改。

〔4〕病不愈　明抄本作"病人不已"。律以前後文例,"人"字衍。

〔5〕令人氣上發,爲諸痹　明抄本無"發,爲"二字。《素問》無"令人"二字。均不如本文義勝。《類經》卷二十第十九注:"心應夏,其主血脉,脉傷則邪氣乘虛客之,故發爲諸痹。"又《素問·四時刺逆從論》云:"冬刺絡脉,内氣外泄,留爲大痹。"與本文義亦同。

〔6〕善渴　《素問》王冰注:"肺氣不足,故發渴。"《素問吴註》注:"刺秋分而傷肺金,則腎水失其母,腎主五液,故善渴。"又《素問》新校正引四時刺逆從論云:"冬刺肌肉,陽氣竭絶,令人善渴。"而今本《素問·四時刺逆從論》渴作"忘"。是則兩文義有別矣。

按:以上所論逆四時刺法所致病變,乃係《素問·診要經終論》之内容。又《素問·四時刺逆從論》亦有所謂"逆四時刺而生亂氣"一段,本經不曾收録。二篇所論大同而小異,故可互參。所謂逆四時刺,作爲鍼刺之禁忌原則,無疑是正確的,説明鍼刺治病,必須注意四時之氣對人體的影響,不可違反。但由於經文對四時刺法有不同學派的差別,故在理解和運用這些原則時,尤當具體分析,靈活掌握,不得拘於一家之言。

足之陽者,陰中之少陽也[1]。足之陰者,陰中之太陰也[2]。手之陽者,陽中之太陽也[3]。手之陰者,陽中之少陰也[4]。

〔1〕足之陽者,陰中之少陽　《太素》注:"足爲陰也,足之有陽,陰中少也。"《靈樞發微》注:"夫由足之十二經脉應十二月之十二支者觀之,則正月左足少陽,二月左足太陽,三月左足陽明,四月右足陽明,五月右足太陽,六月右足少陽,則是足之屬陽經者。正以足本爲陰,而陽經屬焉,乃陰中之少陽也。"

〔2〕足之陰中,陰中之太陰也　《太素》注:"足之有陰,陰中大也。"《靈樞發微》注:"七月右足少陰,八月右足太陰,九月右足厥陰,十月左足厥陰,十一月左足太陰,十二月左足少陰,則是足之屬陰經者,正以足本爲陰,而陰經屬然,乃陰中之太陰也。"

〔3〕手之陽者,陽中之太陽也　《太素》注:"手之六陽,乃是腰以上

陽中之陽,故曰太陽。"《靈樞發微》注:"由上文手之十指應十日之十干者觀之,則甲主左手之少陽,己主右手之少陽,乙主左手之太陽,戊主右手之太陽,丙主左手之陽明,丁主右手之陽明,則是手之屬陽經者。正以手本爲陽,而陽經屬焉,乃陽中之太陽也。"

〔4〕手之陰者,陽中之少陰也 《太素》注:"手之六陰,乃是腰以上陽中之陰,陽大陰少,故曰少陰。"《靈樞發微》注:"庚主右手之少陰,癸主左手之少陰,辛主右手之太陰,壬主左手之太陰,則是手之屬陰經者。正以手本爲陽,而陰經屬焉,乃陽中之少陰也。"按據《靈樞·陰陽繫日月》文,十天干應十日,配手十指,其於手陰經脉中,無手厥陰脉,故手之陰者,左右僅有四脉,楊上善注言"手之六陰",疑誤。

按:本文原以"腰以上應天,腰以下應地。故天爲陽,地爲陰。故足之十二經脉,以應十二月。月生於水,故在下者爲陰。手之十指,以應十日,日主火,故在上者爲陽"之説爲指導,概括手足經脉之屬性。以手足而論,則足居腰以上爲陰,手居腰以上爲陽。以陰陽經脉而論,居手者有陰脉,居足者有陽脉,故有陰陽太少之别。《類經》卷九第三十四注云:"此即兩儀四象之道,陰中無太陽,陽中無太陰。故足爲陰,而陰中之陽惟少陽耳,陰中之陰則太陰也。手爲陽,陽中之陰惟少陰耳,陽中之陽則太陽也。故以腰之上下分陰陽,而手配十干,足配十二支,而三陰三陽各有屬焉。可見腰以上者,陽中有陰,腰以下者,陰中亦有陽也。"此論以陰陽之理析之,於義甚是。又《靈樞》本篇以十干配手十指經脉,獨無手厥陰一脉,楊上善以爲"心主厥陰之脉,非正心脉,於十幹外,無所主也。"此説疑非是。據近年出土古醫書《陰陽十一脉灸經》、《足臂十一脉灸經》及《脉書》所載,皆十一脉,亦可証此或係十一脉之早期經脉體係也。

正月二月三月,人氣在左[1],無刺左足之陽[2]。四月五月六月,人氣在右[3],無刺右足之陽[4]。七月八月九月,人氣在右[5],無刺右足之陰[6]。十月十一月十二月,人氣在左[7],無刺左足之陰[8]。

〔1〕正月二月三月,人氣在左 《靈樞》云:寅者,正月之生陽也,主左

足之少陽。卯者,二月,主左足之太陽。辰者,三月,主左足之陽明。此係以三陰三陽分屬十二月份之數,故云此三月,人氣在左。人氣一詞,含有多義,或指陽氣,或指正氣,或指衛氣,或指經氣。此指經氣而言。

〔2〕無刺左足之陽 《太素》注:"春之三月,人三陽氣在左足王處,故不可刺也。"《類經》卷九第三十四注:"人氣所在,不可以刺,恐傷其王氣也。"

〔3〕四月五月六月,人氣在右 《靈樞》云:巳者,四月,主右足之陽明。午者,五月,主右足之太陽。未者,六月,主右足之少陽。故云此三月,人氣在右。

〔4〕無刺右足之陽 《太素》注:"夏之三月,人三陽氣在右足王處,故不可刺也。"

〔5〕七月八月九月,人氣在右 《靈樞》云:申者,七月之生陰也,主右足之少陰。酉者,八月,主右足之太陰。戌者,九月,主右足之厥陰。故云此三月,人氣在右。

〔6〕無刺右足之陰 《太素》注:"秋之三月,人三陰氣在右足王處,故不可刺也。"

〔7〕十月十一月十二月,人氣在左 《靈樞》云:亥者,十月,主左足之厥陰。子者,十一月,主左足之太陰。丑者,十二月,主左足之少陰。故云此三月,人氣在左。

〔8〕無刺左足之陰 《太素》注:"冬之三月,人三陰氣在左足王處,故不可刺也。"

按:有關經脉三陰三陽與十二辰十二月相應的問題,楊上善根據天地陰陽衰旺情況,結合經脉陰陽氣之多少,作了具體闡明,有助進一步加深理解本文,今摘引如下:"從寅至未六辰爲陽,從申至丑六辰爲陰。十一月一陽生,十二月二陽生,正月三陽生。三陽已生,能令萬物生起,故曰生陽。生物陽氣,正月未大,故曰少陽;六月陽氣已少,故曰少陽。二月陽氣已大,故曰太陽;五月陽氣猶大,故曰太陽;三月四月二陽合明,故曰陽明也。五月一陰生,六月二陰生,七月三陰生。三陰已生,能令萬物始衰,故曰生陰。生物七月陰氣尚少,故曰少陰;十二月陰氣已衰,故曰少陰;八月陰氣已大,故曰太陰;十一月陰氣猶大,故曰太

陰。九月十月二陰交盡，故曰厥陰。厥，盡也。"又《靈樞·陰陽
繫日月》尚有十干配手陰陽脉之制，但不言刺忌，張介賓曾謂
"本篇但言人氣在足之刺忌，而不言手者，蓋言足之十二支，則
手之十干可類推矣。"此言甚是。有關此者，可見《靈樞》。詳
《靈樞》此論，當係古代根據一年四季人氣所在按月索經的一種
鍼刺方法，與後世子午流注根據氣血流注所在按時索穴的方法，
在理論上有共同意義。惟此法除本文外，已別無所考。故所謂
"無刺"之說，疑乃運用此法時當禁忌者，亦如子午流注非其時
不得開其穴之禁也。因此，所謂"無刺"，似不得與一般鍼刺取
穴之禁忌同。

刺法[1]曰：無刺熇熇之熱[2]，無刺漉漉之汗[3]，無刺渾渾
音魂之脉[4]，無刺病與脉相逆者[5]。上工[6]刺其未生者也，
其次刺其未成[7]者也，其次刺其已衰者也。下工[8]刺其方
襲[9]者也[10]，與其形之盛者也[11]，與其病之與脉相逆者也。
故曰[12]：方其盛也，勿敢毁傷[13]，刺其已衰，事必大昌[14]。
故曰：上工治未病[15]，不治已病。

〔1〕刺法 《素問·瘧論》、《太素·三瘧》、本經卷七第五均作"經"。
按"刺法"，當係古醫籍名。以其又入古醫經中，故亦云"經"。

〔2〕無刺熇熇(xiāo xiāo 哮哮)之熱 《集韻·宵韻》："熇，炎氣也。"
《文選·左思·魏都賦》："宅土熇暑。"李善注："《坤蒼》曰：熇，熱貌。"《太
素》注："邪氣盛者，消息按摩，折其大氣，然後刺之，故曰無刺熇熇熱也。"
《素問·瘧論》王冰注："熇熇，盛熱也。"

〔3〕無刺漉漉之汗 《太素》注："漉漉者，血氣洩甚大虛，故不可刺
也。"《素問·瘧論》王冰注："漉漉，言汗大出也。"漉本滲漏義，今汗出如
滲漏狀，故言漉漉爲大汗也。

〔4〕無刺渾渾之脉 《太素》注："渾渾，濁亂也。凡候脉濁亂者，莫知
其病，故不可刺也。"《素問·瘧論》王冰注："渾渾，言無端緒也。"渾渾，楊
訓濁亂，王訓無端緒，語異而義同，後者如馬蒔、張介賓均從此義，然律之
此上文義，言熇熇者，大熱也。漉漉者，大汗也。則此言渾渾者，當屬大
脉，詳見卷四第一中注。本經卷四第一中云"渾渾革革至如涌泉，病進而

危",卷四第二下云"其應疾,中手渾渾然者病"。亦皆言脉大也。脉大者,邪氣方盛,故不可刺。與後文"方其盛時,勿敢毀傷",義亦合。

〔5〕無刺病與脉相逆者　《太素》注:"形病脉不病,脉病形不病,名曰相反。逆,反也。"《類經》卷二十二第五十七注:"病與脉相逆,陰陽不合也,是皆未可刺者也。"

〔6〕上工　指醫術高明者,亦稱工。

〔7〕成　《靈樞》、《太素》均作"盛"。成與盛通。《吕氏春秋·先已》:"松柏成,而塗之人已蔭矣。"高誘注:"成,盛。"

〔8〕下工　指醫術低劣者,亦稱粗或粗工。

〔9〕刺其方襲　《太素》注:"方,正方。襲,重也。正病重疊。"《類經》卷二十二第五十七注:"刺其方襲者,不避來鋭也。"《靈樞集註》余伯榮注:"刺其方襲者,謂病之方襲於脉中也。"按楊注訓襲爲重,似欠妥。《靈樞》此文前引兵法曰:"無迎逢逢之氣,無擊堂堂之陣。"是以兵法喻治病。兵家掩其不備曰襲。如《左傳·襄公二十三年》:"齊侯襲莒。"杜預注:"輕行掩其不備曰襲。"此言襲者,邪氣乘虚襲人也。又襲,入也。如《國語·晉語二》:"使晷襲於爾門。"韋昭注:"襲,入也。"又及也,及猶至也。如《楚辭·九歌·少司命》:"芳菲菲兮襲予。"王逸注:"襲,及也。"義均通。

〔10〕也　原脱,據《靈樞》、《太素》及前後文例補。

〔11〕也　原脱,據明抄本、《靈樞》、《太素》及前後文例補。

〔12〕故曰　《素問·瘧論》、《太素·三瘧》均作"故經言曰"。本經卷七第五作"故經曰"。

〔13〕方其盛也,勿敢毀傷　《素問·瘧論》作"方其盛時必毀"。本經卷七第五同《素問》,惟脱"時"字。《太素·三瘧》作"方其盛時,勿敢必毀"。語雖稍異,義亦不殊。《類經》卷二十二第五十七注:"盛邪當寫,何懼毀傷?正恐邪之所湊,其氣必虚,攻邪未去,正氣先奪耳。故曰方其盛也,勿敢毀傷。"

〔14〕刺其已衰,事必大昌　刺其已衰,《素問·瘧論》、《太素·三瘧》及本經卷七第五均作"因其衰也"。《類經》卷二十二第五十七注:"病既已衰,可無刺矣。不知邪氣似平,病本方固,乘勢拔之,易爲力也。故曰刺其已衰,事必大昌。"此説是,此言衰者,非邪氣真衰,乃指病氣鋭勢稍減耳。昌,當也。《書·大禹謨》:"禹拜昌言。"孔安國傳:"昌,當也。"

〔15〕未病　《太素》作"不病"。楊上善注："不病,未病之病也。"義同。

天寒無刺[1],天温無疑[2],月生無寫[3],月滿無補[4],月郭空無治[5]。

〔1〕天寒無刺　天,原作"大",《素問》《太素》均作"天",詳《素問》此前有云："凡刺之法,必候日月星辰,四時八正之氣,氣定乃刺之……天寒日陰,則人血凝泣而衛氣沈。"正與本文相合爲義,故據改。此言以人血凝濇,衛氣沈滯,故不可刺也。

〔2〕天温無疑　天,原作"大",《素問》《太素》均作"天",詳《素問》此前有云："天温日明,則人血淖液而衛氣浮,故血易寫。"正與本文相合爲義,故據改。疑,原作"凝",《素問》《太素》均作"疑"。楊上善注："天温血氣淖澤,故可刺之,不須疑也。"是作"疑"爲是,故據改。

〔3〕月生無寫　《素問》云："月始生則血氣始精,衛氣始行。……故曰月生而寫,是謂藏虛。"《太素》注："血氣者,經脉及胳中血氣者。衛氣者,謂是脉外循經行氣也。精者,謂是月初血氣隨月新生,故曰精也。但衛氣常行而曰始行者,亦隨月生,稱曰始行也。……月生,血氣始精,微弱,刺之虛虛,故不可刺。"

〔4〕月滿無補　《素問》云："月郭滿則血氣實,肌肉堅。……月滿而補,血氣揚溢,絡有留血,命曰重實。"《太素》注："脉中血氣及肉,皆隨月堅盛也。……月滿,人氣皆盛,刺之實實,故不可補。"

〔5〕月郭空無治　治,《太素》作"療",乃避唐高宗李治諱改字。《素問》云："月郭空則肌肉減,經絡虛,衛氣去,形獨居。……月郭空而治,是謂亂經,陰陽相錯,真邪不別,沈以留止,外虛內亂,淫邪乃起。"楊上善注："月郭空者,天光盡也。肌肉並經胳及衛氣陰陽皆盡,真邪氣交錯,相似不能別,若刺之則邪氣沈留,胳脉外虛,經脉內亂,於是淫邪得起也。"郭通廓,月郭,月四周之郭。月郭空者,正當晦日也。

按:本文主要內容,即經文所謂用鍼之事,"法天則地,合以天光","因天時以調血氣也"。也是《內經》人與天地相參説的具體體現。在此基礎上,並提出方圓補寫的鍼刺方法,爲鍼刺學一重要學説。有關日月對人體的影響,經文多有論及。如本經卷五第三"以月生死爲數"之刺,乃以月生死爲取治之法;卷六第一論月滿月空,乃言人體生理隨月之變化。皆與本文有關,故需合參,進一步領悟其精神實質。

新內[1]無[2]刺,已刺勿內。大怒[3]無刺,已刺勿怒。大勞無刺,已刺勿勞。大醉[4]無刺,已刺勿醉。大飽無刺,已刺勿飽。大饑[5]無刺,已刺勿饑。大渴[6]無刺,已刺勿渴。乘車來者,臥而休之,如食頃[7],乃刺之。步[8]行來者,坐而休之,如行十里頃,乃刺之。大驚大恐,必定其氣,乃刺之[9]。

凡[10]禁者,脉[11]亂氣散,逆其榮衛,經氣不次,因而刺之,則陽病入於陰[12],陰病出爲陽,則邪氣[13]復生,粗工不[14]察,是謂伐[15]形,身[16]體淫濼[17],反消腦髓[18],津液不化,脫其五味,是謂失氣也[19]。

〔1〕內 泛指女色。《左傳·襄公二十八年》:"則以其內實遷於盧蒲嫳氏。"杜預注:"內實,寶物、妻妾也。"又《僖公十七年》:"齊候好內。"因又指男女房事。

〔2〕無 《靈樞》作"勿"。無、勿,均爲副詞,表示否定。《廣韻·物韻》:"勿,無也。"是二字通。故此下諸無、勿字,明抄本、《靈樞》與本經多互易,義亦同,不復出。

〔3〕大怒 《靈樞》作"新怒"。《素問·刺禁論》新校正引《靈樞》、《千金》卷二十九第三均作"大怒",爲是。

〔4〕大醉 《靈樞》作"已醉"。《素問·刺禁論》新校正引《靈樞》、《千金》卷二十九第三均作"大醉",爲是。

〔5〕大饑 《靈樞》作"已饑"。明抄本、《素問·刺禁論》新校正引《靈樞》、《千金》卷二十九第三均作"大飢",爲是。饑與飢通。

〔6〕大渴 原作"已渴",《靈樞》同。明抄本、《素問·刺禁論》新校正引《靈樞》、《千金》卷二十九第三均作"大渴",爲是。

〔7〕食頃 一食之頃,俗言吃一頓飯時間,言時之短也。如《史記·孟嘗君傳》:"出如食頃,秦追果至關。"

〔8〕步 《靈樞》作"出"。《千金》卷二十九第三同本經,爲是。

〔9〕大驚大恐,必定其氣,乃刺之 恐,原作"怒",《靈樞》、《千金》卷二十九第三均作"恐"。按作"大怒",與上文"大怒無刺"義重,作"大恐"是,據改。本文《靈樞》在前文"大渴無刺,已刺勿渴"之下。《千金》與本

經同。

〔10〕凡　此下《靈樞》有"此十二"三字。

〔11〕脉　此上《靈樞》有"其"字。

〔12〕陽病入於陰　明抄本作"陽入爲陰"。按本文與下句"陰病出爲陽",似屬對文,若律以下句,參之明抄本,似應作"陽病入爲陰"。

〔13〕邪氣　原作"邪",《靈樞》作"邪氣",句式完整,故據補。

〔14〕不　《靈樞》作"勿",義同。

〔15〕伐　敗壞、損壞也。《説文・人部》:"伐,敗也。"

〔16〕形、身　此二字《靈樞》倒。

〔17〕淫濼　《靈樞》作"淫泆",按史崧音釋出"淫濼"二字,可証《靈樞》原亦作"淫濼"。《素問・骨空論》:"淫濼脛痠。"王冰注:"淫濼,謂似酸痛而無力也。"

〔18〕腦髓　原作"骨髓",據明抄本、《靈樞》改。

〔19〕脱其五味,是謂失氣也　《靈樞集註》張志聰注:"五味入口,藏於腸胃,味有所藏,以養五氣,氣和而生,津液相成,神乃自生。鍼刺之道,貴在得神致氣,犯此禁者,則脱其五味所生之神氣,是謂失氣也。"

按:上文所論鍼刺禁忌及鍼刺前後注意事項,實屬經驗之談。凡邪盛正虚,或氣機逆亂,營衛失和,或病情危重,診斷不明時,均宜慎審從事。否則,或不宜得氣,或加重病情,甚或造成鍼刺意外。但對有的禁忌的提法,則要領會其精神實質,臨病時應具體分析,靈活掌握,不可拘泥。

曰:願聞刺淺深之分[1]。曰:刺骨者無傷筋,刺筋者無傷肉,刺肉者無傷脉,刺脉者無傷皮,刺皮者無傷肉,刺肉者無傷筋,刺筋者無傷骨。

曰:余不知所謂,願聞其解[2]。曰:刺骨無傷筋者,鍼至筋而去,不及骨也[3]。刺筋無傷肉者,至肉而去,不及筋也。刺肉無傷脉者,至脉而去,不及肉也。刺脉無傷皮者,至皮而去,不及脉也[4]。所謂[5]刺皮無傷肉者,病在皮中[6],鍼入皮[7],無中[8]肉也。刺肉無傷筋者,過肉中筋[9]。刺筋無傷骨者,過筋中骨。此之謂反也[10]。

〔1〕淺深之分 《素問》王冰注:"謂皮肉筋脉骨之分位也。"

〔2〕解 原作"詳",明抄本、《素問》均作"解"。詳下文均係對上文之解,故作"解"義勝,亦如《素問·鍼解》云:"願聞九鍼之解。"故據改。

〔3〕刺骨無傷筋者,鍼至筋而去,不及骨也 《類經》卷二十二第六十三注:"病在骨者,直當刺骨,勿傷其筋。若鍼至筋分,索氣而去,不及於骨,則病不在肝,攻非其過,是傷筋也。"此言當刺骨者,不可至筋而去,如是則失之於淺。後同此義。

〔4〕不及脉也 《素問》新校正云:"詳此謂刺淺,不至所當刺之處也。下文則誠其太深也。"《類經》卷二十二第六十三注:"以上四節,言當深不深之爲害也。"

〔5〕所謂 原脱,明抄本及《素問》均有此二字。按以下所論,另起義矣,故當有此二字爲發起語,今據補。

〔6〕病在皮中 此言層次分位,言"皮中",義不甚安,疑"中"字衍。本經卷六第六云:"曰:何以知其皮肉血氣筋骨之病也? 曰:色起兩眉間薄澤者,病在皮",此下之"病在肌肉"、"病在血氣"、"病在筋"、"病在骨"等,均無"中"字,亦可証。

〔7〕皮 此下《素問》有"中"字,疑衍。

〔8〕中 讀去聲,與"傷"義同。《淮南子·原道》:"未嘗不中。"高誘注:"中,傷也。"

〔9〕過肉中筋 越過肉分而傷及於筋。過,越也。下"過筋中骨"義同。

〔10〕此之謂反也 《素問》新校正云:"按全元起云:刺如此者,是謂傷。此皆過,過必損其血氣,是謂逆也,邪必因而入也。"《類經》卷二十二第六十三注:"以上三節,言不當深而深者之害。是皆所謂反也。"

刺中心,一日死[1],其動爲噫[2]。刺中肺,三日[3]死,其動爲欬。刺中肝,五日死,其動爲欠[4]。《素問》作語。刺中脾,十五日[5]死,其動爲吞[6]。《素問》作十日,一作五日[7]。刺中腎,三日[8]死,其動爲嚏[9]。《素問》作六日,一作七日[10]。刺中膽,一日半死,其動爲嘔[11]。刺中膈,爲傷中,其病雖愈,不過一歲必死[12]。

〔1〕一日死 《素問·診要經終論》作"環死"。王冰注:"氣行如環

之一周則死矣。"按環與還通,還又通旋,旋,迅疾也,故言"一日死"或"環死",皆言死之速也。《類經》卷二十二第六十四注:"心爲五藏六府之主,故中之者,不出一日死,其死最速。"王氏解環爲"一周",疑非是。

〔2〕其動爲噫 《素問·宣明五氣》云:"五氣爲病,心爲噫。"又痺論云:"心痺者,嗌乾善噫。"是皆言心之病爲噫者。然噫有二義,一者飽出氣也,即後世言噯氣。如《靈樞·口問》言噫,即屬乎此。一者歎息傷痛之聲也,凡噫出於心者,當屬乎此也。詳見卷一第一注。動,變動也。

〔3〕三日 《素問·診要經終論》作"五日"。王冰注:"一云三日死,亦字誤也。"然今《刺禁論》及《四時刺逆從論》均作"三日",《千金》卷二十九第三亦作"三日"。姑從此説。

〔4〕欠 原作"穴",據《素問》新校正引全元起本並本經、《素問·四時刺逆從論》新校正引本經、《醫心方》卷二第三改。又《素問·刺禁論》及《素問·四時刺逆從論》、《千金》卷二十九第三均作"語"。詳《素問·宣明五氣》云:"肝爲語……腎爲欠爲嚏。"《靈樞·九鍼論》及《太素·藏府氣液》均作"肝主語"、"腎主欠"。據此,則肝之動,似當以作"語"爲是。本經作"欠"者,疑誤。

〔5〕十五日 《素問》新校正引全元起本及本經同今文。《素問·四時刺逆從論》作"十日",王冰注:"《診要經終論》曰:中脾五日死。《刺禁論》曰:中脾十日死,其動爲吞。然此三論,皆岐伯之言,而死日動變不同,傳之誤也。"據王冰諸注,義在五日。而《千金》卷二十九第三、《醫心方》卷二第三亦均作"十五日"。足証《素問》、《甲乙》各有所傳,且其誤已久矣。今詳《素問》三篇中言五臟死期,均不出十日,且《刺禁論》與《四時刺逆從論》二篇均作"十日",亦或十日爲是也。

〔6〕吞 《素問·宣明五氣》云:"脾爲吞。"王冰注:"象土包容,物歸於内,衆如皆受,故爲吞也。"《素問集註》張志聰注:"脾主爲胃行其津液,脾氣病而不能灌溉於四藏,則津液反溢於脾竅之口,故爲吞嚥之證。"

〔7〕作十日,一作五日 《刺禁論》與《四時刺逆從論》作"十日",《診要經終論》作"五日"。

〔8〕三日 《千金》卷二十九第三、《醫心方》卷二第三均同本經。

〔9〕嚏 《素問·四時刺逆從論》作"嚏欠"。詳《素問·宣明五氣》云:"腎爲欠爲嚏。"故此説義較勝。

〔10〕作六日,一作七日 《刺禁論》與《四時刺逆從論》作"六日"。

《診要經終論》作"七日"。

〔11〕一日半死,其動爲嘔 《類經》卷二十二第六十四注:"膽屬少陽,乃生氣所在,爲六府之一,然藏而不寫,又類乎藏。凡十一藏者,皆取決於膽,是爲中正之官,奇恒之府。傷之者,其危極速,故本篇不及六府,獨言膽也。嘔出於胃,而膽證忌之,木邪犯土,見則死矣。"

〔12〕刺中鬲,爲傷中,其病雖愈,不過一歲必死 刺中鬲,爲傷中,《素問》作"中鬲者,皆爲傷中"。《千金》卷二十九第三、《醫心方》卷二第三均同本經,惟無"其病雖愈"四字。《類經》卷二十第十九注:"鬲膜,前齊鳩尾,後齊十一椎,心肺居於鬲上,肝腎居於鬲下,脾居在下,近於鬲間。鬲者,所以鬲清濁,分上下而限五藏也。五藏之氣,分主四季,若傷其鬲,則藏氣陰陽相亂,是爲傷中,故不出一年死。"

刺跗上,中大脉,血出不止死[1]。刺陰股,中大脉,血出不止死[2]。刺面,中流脉,不幸爲盲[3]。刺客主人,内陷中脉,爲内漏[4]爲聾。刺頭[5],中腦户,入腦立死。刺膝髕,出液爲跛[6]。刺舌下,中脉太過,出血不止爲瘖[7]。刺臂,中太陰脉,出血多立死[8]。刺足下布絡[9],中脉,血不出爲腫。刺足少陰脉,重虛出血,爲舌難以言[10]。刺郄,中大脉[11],令人仆[12],脱色[13]。刺膺中,陷脉[14],《素問》作[15]刺膺中陷中肺。爲喘逆仰息。刺氣街,中脉,血不出爲腫鼠鼷[16]。音卜。刺肘中,内陷,氣歸之[17],爲不屈伸。刺脊間,中髓爲傴[18]。刺陰股下三寸[19],内陷,令人遺溺[20]。刺乳上,中乳房爲腫根蝕[21]。刺腋下脇間[22],内陷,令人欬[23]。刺缺盆中,内陷氣泄[24],令人喘欬逆。刺少腹,中膀胱溺出,令人少腹[25]滿。刺手魚腹[26],内陷爲腫。刺腨腸[27],内陷爲腫。刺匡上[28],陷骨中脉,爲漏爲盲[29]。刺關節中,液出,不得屈伸[30]。

〔1〕刺跗上,中大脉,血出不止死 跗下明抄本有"音夫"二小字音注。《千金》卷二十九第三、《醫心方》卷二第三跗作"趺",義同。《素問》王冰注:"跗爲足跗大脉動而不止者,則胃之大經也。胃爲水穀之海,然血出不止,則胃氣將傾,海竭氣亡故也。"《醫心方》:"趺上大脉,動脉也。"按本經卷三第三十三:"衝陽……在足趺上五寸,骨間動脉上。"合當指此。

又《素問識》:"簡案:大脉,蓋謂衝脉之別。《靈樞·動輸篇》云:衝脉,並少陰之經,下入内踝之後,入足下;其別者,邪入踝,出屬跗上,入大指之間,注諸絡,以温足脛。又《逆順肥瘦篇》云:其前者,伏行出跗屬,下循跗,入大指間,滲諸絡而温肌肉。其已如此,今刺而中傷之,則所以致死也。中,去聲。"此説亦通。

〔2〕刺陰股,中大脉,血出不止死 《素問》自此條以下,每相間一條,復相連兩條與本經順序不同。《素問》新校正云:"按刺陰股中大脉條,皇甫士安移在前刺跗上中大脉下相續,自後至篇末,逐條與前條相間也。"按今本經與新校正所云同。又《千金》卷二十九第三、《醫心方》卷二第三刺禁諸條排列順序,與本經同。當是本經別有所本也。王冰注:"陰股之中,脾之脉也。脾者,中央孤藏,以灌四傍。今血出不止,脾氣將竭,故死。"

〔3〕刺面,中流脉,不幸爲盲 流,《素問》作"溜",義同。王冰注:"面中溜脉者,手太陽、任脉之交會。手太陽脉自顴而斜行至目内眥,任脉自鼻齆兩傍上行至瞳子下,故刺面中溜脉,不幸爲盲。"《素問發微》注:"溜脉者,凡脉與目流通者是也。《靈樞·大惑論》云:五藏六府之精,皆上注於目而爲之精。《論疾診尺篇》云:赤脉從上下者,太陽病;從下上者,陽明病;從外走内者,少陽病。此皆溜脉之義也。不知其脉與目通而刺面部者,誤中溜脉,則不幸而目當爲盲也。然溜脉不止小腸、任脉兩經也。"後説義勝。

〔4〕内陷中脉,爲内漏 内漏,原作漏,據《素問》、《千金》卷二十九第三、《醫心方》卷二第三補。《素問》王冰注:"陷脉,言刺大深也。刺太深則交脉破決,故爲耳内之漏。"陷,刺入也。如《韓非子·難一》:"吾楯之堅,物莫能陷也。"《素問吴註》:"内漏,脉氣他泄而漏也。"《類經》卷二十二第六十四注:"膿生耳底,是爲内漏。"内漏者,刺入耳内傷脉而爲漏膿血也。

〔5〕頭 《醫心方》卷二第三作"項",非是。

〔6〕刺膝臏,出液爲跛 跛,明抄本作"跂",按跂,脛也。《集韻·爻韻》:"骹,《説文》:脛也。或作跂。"故明抄本非是。《素問》王冰注:"膝爲筋府,筋會於中,液出筋乾故跛。"

〔7〕刺舌下……出血不止爲瘖 《素問》王冰注:"舌下脉,脾之脉也。脾脉者,俠咽連舌本,散舌下,血出不止,則脾氣不能營運於舌,故瘖不能言語。"《素問發微》注:"舌下者,廉泉穴也。屬任脉經。任脉爲陰脉

之海,今刺廉泉而中其脉氣至於太過,則必血出不止而爲瘖矣。"《類經》卷二十二第六十四注:"舌下脉者,任脉之廉泉穴,足少陰之標也。中脉太過,血出不止則傷腎,腎虛則無氣,故令人瘖。"按廉泉穴,本經卷三第十二云在舌本下。此穴固與任脉、足少陰脉相連屬。然足太陰脉與足厥陰脉亦皆與舌本、舌下相關。故刺舌下傷及其相關脉者,皆可使舌失營運而致瘖。

〔8〕刺臂,中太陰脉,出血多立死　臂,原作"腎",據《素問》、《千金》卷二十九第三、《醫心方》卷二第三改。又《素問》、《千金》、《醫心方》均無"中"字,"太陰脉"三字連上句讀。《素問發微》注:"臂太陰即手太陰肺經之脉。《靈樞·寒熱病篇》亦有臂太陰。以其脉行於臂,故既曰手,又曰臂也。"此釋"臂太陰脉",義固如是,《五十二病方·足臂十一脉灸經》亦可証,當係早期經脉稱謂。然本經言"刺臂,中太陰脉",義亦勝,故仍其舊。王冰注:"臂太陰者,肺脉也。肺者主行營衛陰陽,治節由之。血出多則營衛絕,故立死也。"按臂爲手太陰脉行處,乃較大動輸所在,若刺傷其脉,血出多則心、肺氣絕,故立死,亦言其危重也。

〔9〕足下布絡　《素問》王冰注:"布絡,謂當内踝前足下空處,布散之絡,正當然谷穴分也。絡中脉,則衝脉也。"王氏釋"布絡"之義則是,然拘於然谷之分,則限矣。特其言"絡中脉",破句下讀,於義非也。《素問吴註》注:"布絡,浮淺散見之絡。"《醫心方》卷二第三:"布胳,是足少陰脉皮部胳也。"

〔10〕重虛出血,爲舌難以言　《素問發微》注:"足少陰,腎經之脉,循喉嚨,俠舌本。故腎既虛而刺之出血,則爲重虛,其舌必難以言也。"

〔11〕刺郄,中大脉　《素問》王冰注:"尋此經郄中主治,與《中誥流注經》委中穴正同。應郄中者,以經穴爲名。"按此文疑脱"中"字重文符號,遂僅存一"中"字。如《素問·刺腰痛》:"足太陽之脉令人腰痛……刺其郄中。"王冰注:"郄中,委中也。在膝後屈處,膕中央約文中動脉。"中,傷也。中大脉者,傷郄中足太陽大脉也。

〔12〕仆　此下明抄本有"音付"二小字音注。

〔13〕脱色　面無血色。爲氣血脱失之徵。

〔14〕刺膺中,陷脉　《素問》、《千金》卷二十九第三、《醫心方》卷二第三均作"刺膺中,陷中肺"。陷脉,刺入脉中。此言誤刺傷脉也。

〔15〕作　明抄本作"曰"。

〔16〕鼠瘻　《素問》作"鼠僕"，王冰注："刺之而血不出，則血脉氣并聚於中，故內結爲腫，如伏鼠之形也。"新校正云："按別本僕一作鸓。"按本文當作"鼠僕"爲是。僕，隱也，言腫處如鼠之隱伏。詳見本經卷三第二十一注。

〔17〕氣歸之　《素問》王冰注："惡氣歸之，氣固關節。"《類經》卷二十二第六十四注："氣泄於此，則氣歸之。"王、張釋"歸"，義均欠安。歸，歸依也。氣歸依於肘則不行，氣不行則血必滯，故不爲屈伸。

〔18〕刺脊間，中髓爲傴　《素問》王冰注："傴謂傴僂，身踡屈也。脊間，謂脊骨節間也。刺中髓則骨精氣泄，故傴僂也。"

〔19〕刺陰股下三寸　原作"刺陰股中陰三寸"，義難通，據《素問》、《千金》卷二十九第三改。《醫心方》作"刺陰股下陰三寸"，疑衍下"陰"字，其下文曰："陰股下三寸，當足太陰五里穴也。"可証。

〔20〕內陷，令人遺溺　《素問》王冰注："陰股下三寸，腎之絡也，衝脉與少陰之絡，皆出於腎，下出於氣街，並循於陰股，其上行者，出胞中。故刺陷脉，則令人遺溺也。"《素問發微》注："陰股下三寸，腎經無穴，肝經有陰包穴，治遺溺，在膝上四寸，則正當股下三寸之處。又按脾經有箕門穴，亦治遺溺。其穴在魚腹上，越筋間，陰股內動脉應手，則當在肝脾兩經，又以肝經爲長也。刺之而內陷其脉，則溺反不止矣。"按此當指傷其脉而言，若索之於穴，則箕門、陰包，似皆不合陰股三寸之數，故不得拘於穴也。

〔21〕中乳房爲腫根蝕　蝕下明抄本有"音夭，又食"四小字音注。《素問》王冰注："乳之上下，皆足陽明之脉也。乳房之中，乳液滲泄，胸中氣血，皆外湊之。然刺中乳房，則氣更交湊，故爲大腫。中有膿根，內蝕肌膚，化爲膿水而久不愈。"

〔22〕腋下脇間　《類經》卷二十二第六十四注："腋下脇間，肺所居也。"《醫心方》卷二第三："當淵掖穴也。"按此亦當指其部區，不必限於穴位。

〔23〕欬　此下明抄本有"音凱，又音咳"五小字音注。

〔24〕刺缺盆中，內陷氣泄　《素問》王冰注："五藏者，肺爲之蓋，缺盆爲之道。肺藏氣而主息，又在氣爲欬。刺缺盆中內陷，則肺氣外泄，故令人喘欬逆也。"

〔25〕少腹　《千金》卷二十九第三作"小腹"，義同。

〔26〕手魚腹　《素問集註》張志聰注："魚腹，在手大指下，如魚腹之圓壯。"

〔27〕腨腸　腨下明抄本有"音喘,又善"四小字音注。《素問發微》注:"腨腸者,足魚腹中承筋穴,俗云腿肚。"

〔28〕匡上　匡,原作"𡇈",係避宋太祖趙匡胤諱缺筆,今回改。《千金》卷二十九第三、《醫心方》卷二第三均作"目匡上",義同。

〔29〕陷骨中脉,爲漏爲盲　《素問》王冰注:"匡,目匡也。骨中,謂目匡骨中也。匡骨中脉,目之系,肝之脉也。刺内陷則眼系絶,故爲目漏、目盲。"王注言"骨中"之義欠安,陷骨中脉者,刺骨傷脉也。《類經》卷二十二第六十四注:"中其目系之脉,則流淚不止而爲漏,視無所見而爲盲也。"此當以張注爲是。又《病源》卷二十八有"目膿漏候",是病久膿成爲漏者,可証"漏"之爲病。

〔30〕刺關節中,液出,不得屈伸　《素問》王冰注:"諸筋者,皆屬於節,津液滲潤之。液出則筋膜乾,故不得屈伸也。"詳經文云:"液脱者,骨屬屈伸不利。"與本文義亦同。

按:前文論述鍼刺禁忌,概言之,有兩個方面:一者指出刺傷重要臟器的危險性。此與《素問·診要經終論》所謂"凡刺胸腹者,必避五藏"的道理是一致的,務需多加注意。至其所言死亡日期及變動症狀,亦在舉例略而言之,故當靈活看待,不可拘泥。一者指出對某些鍼刺不當所致之病變,皆係古人經驗總結,應引以爲戒。對某些重要部位,鍼刺時,必當慎重,不可草率從事,以免引起不必要的傷害。

鍼灸禁忌第一下

本篇自"黃帝問曰"至"體解㑊然不去矣",見《素問·刺要論》。自"凡刺之道"至"以順爲逆也",見《靈樞·邪氣藏府病形》、《太素·府病合輸》。自"補瀉無過其度"至"此皆不可瀉也",見《靈樞·五禁》。自"曰:鍼能殺生人"至"以爲刺禁",見《靈樞·玉版》。

提要:本篇重在論述鍼刺之要,在於"各至其理,無過其道";指出禁刺、禁灸諸穴及禁瀉之五奪證等。

黃帝問曰:願聞刺要[1]。岐伯對曰:病有浮沈[2],刺有淺深,各至其理[3],無過其道[4]。過之則内傷[5],不及則生外壅[6],壅則邪從之。淺深不及[7],反爲大賊[8],内傷五藏[9],後生大病。故曰:病有在毫毛腠理[10]者,有在皮膚者,有在肌肉者,有在脉者,有在筋者,有在骨者,有在髓者。是故刺毫毛腠理無傷皮,皮傷則内動肺[11],肺動則秋病温瘧熱厥[12],淅然[13]寒慄。刺皮無傷肉,肉傷則内動脾,脾動則七十二日四季之月[14]病腹脹煩滿[15]不嗜食。刺肉無傷脉,脉傷則内動心,心動則夏病心痛。刺脉無傷筋,筋傷則内動肝,肝動則春病熱而筋弛[16]。刺筋無傷骨,骨傷則内動腎,腎動則冬病脹[17]腰痛。刺骨無傷髓,髓傷則消爍[18]胻痠[19],體解㑊然不去[20]矣。

〔1〕刺要 《素問發微》注:"刺要者,刺鍼之要法。"《素問吴註》注:"要,至約之理也。"義並通。

〔2〕浮沈 此指内外或表裏而言。下文所謂"病有在毫毛腠理者,有在皮膚者,有在肌肉者,有在脉者,有在筋者,有在骨者,有在髓者"。即病之浮沈也。

〔3〕各至其理 理,分理也。《禮記·禮器》:"地理有宜也。"孔穎達正義:"地之分理,自然各有所宜。"各至其理言鍼刺深淺,當各至其所宜之分理也。如上篇云:"曰:願聞刺淺深之分。曰:刺骨者無傷筋,刺筋者無傷肉,刺肉者無傷脉……"即屬此義。

〔4〕無過其道 《素問》王冰注:"道,謂氣所行之道也。"《類經》卷二十二第六十三注:"應淺不淺,應深不深,皆過其道也。"本經卷六第三云:"曰:實者何道從來? 虛者何道從去? 曰:夫陰與陽,皆有輸會。……"此亦言氣血運行之道,故刺不得過其道,過其道則失其分也。

〔5〕過之則内傷 過之則内傷五臟也。下文刺毫毛腠理傷皮内動肺,刺皮傷肉内動脾等,即屬此義。

〔6〕不及則生外壅 此與上句爲對文,故"生"字疑衍。《素問》王冰注:"不及外壅,以妄益他分之氣也。"《類經》卷二十二第六十三注:"失於淺則致氣於外,故爲壅腫而邪反從之。"張注"致氣於外"則是,而釋"壅"爲"壅腫"則欠安。壅,滯塞也。如《淮南子·主術》:"業貫萬世而不壅。"高誘注:"壅,塞也。"

〔7〕淺深不及 不及，《素問》作"不得"，義均通。及，宜也。《尚書·呂刑》："何度弗及。"孔安國傳："當何所度，非惟及世輕重所宜乎。"淺深不及，即淺深不宜，亦猶淺深不當。

〔8〕賊 害也。《玉篇·戈部》："賊，傷害人也。"

〔9〕内傷五藏 傷，《素問》作"動"。此即後文内動肺、内動脾、内動心、内動肝、内動腎者。

〔10〕毫毛腠理 《素問》王冰注："毛之長者曰毫。皮之紋理曰腠理。二者皆皮之可見者也。"

〔11〕皮傷則内動肺 《素問》王冰注："《鍼經》曰：凡刺有五，以應五藏。一曰半刺，半刺者，淺内而疾發鍼。今鍼傷多如拔髮狀，以取皮氣，此肺之應也。然此其淺以應於肺。腠理毫毛，猶應更淺，當取髮根淺深之半爾。肺之合皮，王於秋氣，故肺動則秋病温瘧，泝泝然寒慄也。"《類經》卷二十二第六十三注："刺毫毛腠理者，最淺者也。皮則稍深矣。"按此下内動脾等亦同此理。

〔12〕熱厥 《素問》無此二字。

〔13〕淅然 《素問》作"泝泝然"，義同，均惡寒貌。

〔14〕七十二日四季之月 脾王時有兩説，此其一也，又脾主長夏。《素問》王冰注："七十二日四季月者，謂三月、六月、九月、十二月，各十二日後，土寄王十八日也。"此指春、夏、秋、冬四季中，每季最後一月之後十八日，爲脾土寄旺之時。四季合有七十二日，故謂"四季之月"。

〔15〕煩滿 滿，《素問》無。本經義勝。煩滿，煩懣也，亦猶煩悶。

〔16〕弛 明抄本作"紽"。《素問》作"弨"。弛，弛或體。《集韻·紙韻》："弛，或作弨。"紽，弛之假借義。《廣韻·支韻》："紽，同移。"《集韻·支韻》："移，或作紽。"移與施通。《詩·周南·葛覃》；"葛之覃兮，施於中谷。"鄭玄正義："施，移也。"施與弛通。《後漢書·光武帝紀》："遣驃騎大將軍杜茂將衆郡施刑屯北邊。"李賢注："施，讀曰弛。弛，解也。"是則弛、弨、紽，皆縱緩不收也。

〔17〕腎動則冬病脹 《素問》王冰注："腎之脉直行者，從腎上貫肝鬲，故脹也。"此言脹者，腎脹也。本經卷八第五云："腎脹者，腹滿引背，怏怏然腰髀痛。"

〔18〕消灤 《素問》作"銷鑠"，王冰注："銷鑠，謂髓腦銷鑠。……腦髓銷鑠，骨空之所致也。"按消灤、銷鑠、消爍、銷爍，義均同。如《素問·瘧

論》："腦髓爍，肌肉消……令人消爍脫肉。"王冰注："故腦髓銷爍，銷爍則熱氣外薄，故肌肉滅削。"而本經卷七第五則作"消爍脫肉"，《太素·三瘧》則作"銷鑠脫肉"。《素問·氣交變大論》又云："南方生熱，熱生火……其變銷爍。"消與銷，音同義通。爍與鑠通。《周禮·考工記序》："爍金以爲刃。"陸德明釋文："爍，義當作鑠。"皆消熔也。《素問·逆調論》："其人當肉爍也。"王冰注："爍言消也。"《太素·脉論》："五藏消鑠。"楊上善注："鑠，式藥反。銷也。"爍爲爍、鑠之假借。故義均同。

〔19〕胻痠　胻下明抄本有"音行，又髖"四小字注文。痠，此下明抄本有"音酸"二小字音注。《素問》作"酸"，義同。

〔20〕體解㑊然不去　《素問》王冰注："解，謂强不强，弱不弱，熱不熱，寒不寒，解解㑊㑊然，不可名之也。"《太素·四時脉形》注："解，音懈。㑊，相傳音亦。謂怠惰運動難也。"《素問吳註》："不去，不能行步也。"按解㑊，楊注爲是，即懈惰也。亦作"解亦"，詳見卷四第一上注。

按：本文所論鍼刺深淺，乃以病之所在爲據，宜深則深，宜淺則淺，此爲刺法一基本原則。如果違背此一原則，過深過淺，特別是無原則地盲目深刺，常可給患者造成不應有的損害或嚴重後果，故務需注意。本文與上篇"刺深淺之分"一節，均係論述鍼刺法度，雖提法略有出入，然其理則一也。兩者合參，於義更明。

神庭禁不可刺。上關刺不可深[1]。深則令人耳無所聞。顱息刺不可多出血。左角刺不可久留[2]。人迎刺過深殺人。雲門刺不可深。深則[3]使人逆息不能食[4]。臍中禁不可刺。伏菟禁不可刺[5]。本穴云：刺入五分[6]。三陽絡禁不可刺。復溜刺無多見血[7]。承筋禁不可刺。然谷刺無多見血。乳中禁不可刺。鳩尾禁不可刺。

右刺禁。

〔1〕刺不可深　原作"禁不可深刺"。據明抄本、《千金》卷二十九第三、《醫心方》卷二第三、《醫學綱目》卷九刺禁引本經改。

〔2〕左角刺不可久留　左角，非穴名，乃指部位而言，左額角也。如《靈樞·經筋》手太陽之筋"上頜，結於角"，手少陽之筋"上乘頜，結於角"，手陽明之筋"上出太陽之前，上左角，絡頭，下右頜"。義應屬此。按

本文與禁刺諸穴，甚不合體。詳《素問·氣府論》王冰注引《中誥孔穴圖經》頷厭、懸釐二穴，均云"刺深令人耳無聞"。此二穴亦近在角部，以此推知，角部當有其特殊作用，刺深則有損於人，故刺不可久留。然何只言"左角"，義不解。亦或左下脱"右"字，待考。

〔3〕深則　《醫學綱目》卷九刺禁引本經無此二字。

〔4〕不能食　本經卷三第十七無此三字。

〔5〕伏菟禁不可刺　本經卷三第三十三伏菟穴不禁刺。然《千金》卷二十九第三、《醫學綱目》卷九刺禁亦均載此穴，今仍依其舊。

〔6〕本穴云：刺入五分　《醫學綱目》卷九引本經作"刺五分"。按此指本經卷三第三十三文而言。

〔7〕復溜刺無多見血　復溜，《千金》卷二十九第三作"伏留"，宋刊《千金》作"復留"。義均同。詳見卷三第三十二"復溜"注。

按：本文所列禁刺諸穴，與本經卷三及《千金》、《醫心方》、《醫學綱目》引本經等，互有出入。卷三多缺盆、五里、石門三穴，缺伏菟、復溜二穴。《千金》卷二十九第三多缺盆、五里二穴，缺人迎一穴；而宋刊本又缺乳中、鳩尾二穴。《醫心方》卷二第三及《醫學綱目》卷九引本經均多缺盆、五里二穴。詳其所以互異者，疑係久經傳抄翻刻，互有錯落也。至《醫學綱目》引本經文，或本經確係脱此二穴，然本經現存諸本，皆如本文，故暫仍依其舊。又所謂刺禁，亦係古人經驗之總結，其義有三，一者絕不可刺，一者禁深刺，一者禁多出血。另有些禁刺穴，由於後世對鍼具的不斷改進，造成鍼傷的可能性減少，加以慎審從事，亦可酌情施鍼。總之，對禁刺諸穴，尚當進一步觀察研究，探討其機理及實踐意義。

頭維禁不可灸。承光禁不可灸。腦戶禁不可灸。風府禁不可灸。瘖門禁不可灸。下關耳中有乾擿抵[1]，禁不可灸[2]。耳門耳中有膿[3]，禁不可灸[4]。人迎禁不可灸。絲竹空禁不可灸[5]。灸之不幸，使[6]人目小及盲[7]。承泣禁不可灸。脊中禁不可灸。灸之使人僂。白環俞禁不可灸。乳中禁不可灸。石門女子禁不可灸[8]。氣街[9]禁不可灸[10]。灸之不幸[11]

不得息。淵腋[12]禁不可灸[13]。灸之不幸，生腫蝕[14]。經渠禁不可灸。傷人神明[15]。鳩尾禁不可灸。陰市禁不可灸。陽關禁不可灸。天府禁不可灸。使人逆息[16]。伏菟禁不可灸。地五會禁不可灸。使[17]人瘦。瘈脉禁不可灸。

〔1〕擿抵　原作"糴"，此後灸下原校云："一作擿。"卷十二第五亦作"擿"，故據改，並删原校。"抵"字原脱，據卷三第十一及卷十二補。擿抵，《千金》卷二十九第三作"適低"。擿，《集韻·錫部》他歷切。適，《廣韻·錫部》都歷切。二字雙聲。抵與低，音同。是擿抵、適低，皆耵聹之假借也。

〔2〕禁不可灸　禁，《醫學綱目》卷九灸禁無。《千金》卷二十九第三作"無灸"。

〔3〕朣　此下《千金》卷二十九第三有"及適低"三字。《醫心方》卷二第三有"及通抵"三字，"通抵"乃"適抵"之誤。

〔4〕禁不可灸　禁，明抄本無。《千金》卷二十九第三、《醫心方》卷二第三均作"無灸"。按此穴本經卷三第十一不言禁灸。

〔5〕禁不可灸　《千金》卷二十九第三、《醫心方》卷二第三均無此四字，此下小字注文作大字正文。

〔6〕使　原作"令"，據明抄本、《千金》卷二十九第三、《醫心方》卷二第三、《醫學綱目》卷九灸禁及此下文例改。

〔7〕及盲　原作"或昏"，據本經卷三第十、明抄本、《千金》卷二十九第三、《醫心方》卷二第三、《醫學綱目》卷九灸禁改。

〔8〕女子禁不可灸　本經卷三第十九云："女子禁不可刺灸中央，不幸使人絶子。"

〔9〕氣街　《千金》卷二十九第三作"氣衝"。氣衝亦名氣街。詳見卷三第二十一。

〔10〕禁不可灸　明抄本、《千金方》卷二十九第三、《醫心方》卷二第三、《醫學綱目》卷九灸禁均無此四字。此下注文作大字正文。

〔11〕不幸　此下卷三第二十一有"使人"二字。《醫學綱目》卷九灸禁無此二字。

〔12〕淵腋　《千金》卷二十九第三作"泉腋"，乃避唐高祖李淵諱改字。

〔13〕禁不可灸　《千金》卷二十九第三、《醫心方》卷二第三均無此四字，此下小字注文作大字正文。

〔14〕腫蝕　卷三第十八同。《千金》卷二十九第三作"膿蝕"。《醫心方》卷二第三作"腫脹"。

〔15〕明　原脱,據卷三第二十四、《明堂》補。

〔16〕使人逆息　卷三第二十四、《明堂》均作"令人逆氣"。義均通。

〔17〕使　明抄本、卷三第三十四均作"令",據文例當作"使"。

按:本文所列禁灸二十四穴,與《千金》及《醫學綱目》均同。然與卷三各篇腧穴所載及《醫心方》則互有出入,卷三多五處、心俞、素窌三穴,缺耳門、瘈脉二穴。《醫心方》卷二第三引陳延之及曹氏說只十八穴,其中無下關、白環俞、鳩尾、陰市、陽關、瘈脉六穴。其與《醫心方》異者,以該書所引出於後人之說也。而與卷三異者,一則本經所據《明堂》選材,腧穴內容與本文所列禁灸諸穴,或原自有別;一則二者原自相同,疑傳抄既久,互有錯落。究係何因,今已難考。又所謂灸禁,指直接灸而言,其義有三,一者頭面部穴位,恐誤損美容;二者臨近重要臟器及大血管等,恐誤爲內傷;三者個別穴位,可引起功能改變,如石門女子禁灸等。推而論之,凡與上述三者有關之腧穴,直接施灸時,均當注意。如必須施灸者,後世有非直接灸法,如隔物間接灸,或用艾卷相隔一定距離之灸法等,均可變通施用。總之,對禁灸之說,亦係古人經驗總結,尚需進一步研究其機理,探討其實踐意義。

凡刺之道,必中氣穴,無中肉節[1],中氣穴則鍼游於巷[2],中肉節則皮[3]膚痛。補寫反則病益篤[4]。中筋則筋緩,邪氣不出,與真相薄[5],亂而不去,反還內著[6]。用鍼不審,以順爲逆也。

〔1〕肉節　《太素》注:"中於肉者,不著分肉之間。中於節者,不鍼骨穴之內。"《類經》卷二十二第二十四注:"肉有節界,是謂肉節。"楊注肉爲分肉,節爲骨節,張訓節爲界,當以楊注義勝。

〔2〕鍼游於巷　游,《靈樞》作"染",注:"一作遊"。《太素》作"遊"。按游與遊通,作"染"非。楊上善注:"巷謂街巷,空穴之處也。"《靈樞發微》注:"蓋中氣穴則鍼遊於巷,而氣脉相通。即《素問·氣穴論》遊鍼之居

也。"按楊訓巷爲街巷,於義爲是,街巷皆通道也。如氣街,即氣之通道。《説文·邑部》:"䢅,里中道也。"段玉裁注:"里中之道曰巷,古文作䢅。"遊,行也。鍼游於巷者,言鍼行於氣穴之通道。

〔3〕皮 《太素》作"肉"。

〔4〕補寫反則病益篤 《太素》注:"虚而寫之,實而補之,故曰反也。"篤,病重。如《史記·蔡澤傳》:"遂病稱篤。"

〔5〕與真相薄 《靈樞》作"與其真相搏"。《太素》真下有"氣"字,義較勝。薄與搏通。

〔6〕反還内著 邪氣不去,反還而附著於内,著,附也。《一切經音義》卷十二引《桂苑珠叢》:"著,附也。"

凡刺之理,補寫無過其度[1],病與脉逆者,無刺[2]。形肉已奪[3],是一奪也;大奪血之後,是二奪也;大奪汗[4]之後,是三奪也;大泄之後,是四奪也;新産及大下血[5],是五奪也。此皆不可瀉[6]也。

〔1〕補寫無過其度 度下明抄本有"焉"字。《類經》卷二十二第五十八注:"補之過度,資其邪氣,寫之過度,竭其正氣。"度,法度也。

〔2〕凡刺之理……無刺 按此一段係本經節引《靈樞·五禁》文,故文多異,且本經行文頗有增删,今不煩校。

〔3〕奪 脱也。《説文·奞部》:"奪,手持隹失之也。"段玉裁注:"引伸爲凡失去物之偁。凡手中遺落物當作此字。今乃用脱爲之。而用奪字争歘字,相承久矣。脱,消肉臞也。徒活切。鄭康成説《禮記》曰:編簡爛脱,脱音奪。"詳此用奪字,義在於此。

〔4〕大奪汗 《靈樞》作"大汗出"。

〔5〕大下血 《靈樞》作"大血之後"。

〔6〕此皆不可瀉 《類經》卷二十二第五十八注:"此五奪者,皆元氣之大虚也,若再寫之,必置於殆,不惟用鍼,用藥亦然。"《靈樞集註》余伯榮注:"形肉血氣已虚脱,雖有實邪,皆不可瀉。"按此上言五奪者,非一般虚證,乃形肉氣血津液之奪,係危殆之脱証,故雖有邪,亦絶不可瀉。

曰:鍼能殺生人[1],不[2]能起死人[3]乎?曰:能殺生人,不能[4]起死人[5]者,是[6]人之所生[7],受氣於穀[8],穀之所注[9]者,胃也。胃者,水穀[10]氣血之海也。海之所行雲雨者,天下也[11]。胃之所出氣血者,經隧也。經隧者,五藏六府之大絡也。逆[12]而奪之而已矣。迎之五里,中道而止[13],五至[14]而已,五往[15]一作注。而藏之,氣盡矣。故五五二十五而竭其俞矣。此所謂奪其天氣者也[16]。故曰闔門而刺之者，死於家，入門而刺之者，死於堂[17]。帝曰：請傳之後世，以爲刺禁。

〔1〕生人　猶活人也。如《莊子·至樂》："視子所言，皆生人之累也，死則無此矣。"

〔2〕不　此上《醫學綱目》卷九引本經有"豈"字。

〔3〕起死人　使死人復活也。《國語·吳語》："君王之於越也，繄起死人而肉白骨也。"《史記·扁鵲倉公列傳》："扁鵲曰：越人非能生死人也，此自當生者，越人能使之起耳。"

〔4〕能　原脱，據《靈樞》、《醫學綱目》卷九引本經補。

〔5〕人　原作"生"，《靈樞》無，於文義均不安。據《醫學綱目》卷九引本經改。改後則與上文合。

〔6〕是　《靈樞》作"也"字，與上句連讀。《醫學綱目》卷九引本經與本文同，於義亦順，今仍其舊。

〔7〕人之所生　原作"人之所"三字連下句讀。詳"生"字，原竄於上句"起死"之後，遂使"人之所"三字連下文。今據《醫學綱目》卷九引本經改正。

〔8〕受氣於穀　於，原脱。《靈樞》作"受氣者穀也"。《醫學綱目》卷九引本經作"受氣於穀"，今據改。穀，明抄本又作"槀"。槀同穀。《齊民要術》五槀篇、《敦煌變文集·佛說阿彌陀經講經文》："五槀豐登。"槀即穀字。

〔9〕注　注入也。《詩·大雅·泂酌》："挹彼注茲。"孔穎達疏："挹彼大器之水注之此小器之中。"

〔10〕穀　此下《醫學綱目》卷九引本經有"之府"二字。

〔11〕海之所行雲雨者，天下也　雨，《靈樞》作"氣"。《靈樞發微》注："試觀海之行雲氣者，本於地氣上爲雲，而後雲氣行於天下也。"

〔12〕逆　《靈樞》、《醫學綱目》引本經均作"迎"，義同。

〔13〕止　《素問·氣穴論》王冰注引《鍼經》作"上"。

〔14〕五至　原作"五里"，據《靈樞》、《素問·氣穴論》王冰注引《鍼經》、《醫學綱目》卷九引本經均作"五至"。作"五里"者，係涉上而誤，故據改。

〔15〕往　《靈樞》同。《素問·氣穴論》王冰注引《鍼經》作"注"，與此下校文同。

〔16〕迎之五里……奪其天氣者也　《靈樞發微》注:"此即五里穴,以奪其氣,約至中道而止鍼,候其氣之來者,五至而已。鍼凡五往以奪之,而此藏之氣盡矣。及奪之二十五次,而五藏輸穴之氣皆已竭矣。此乃奪其天氣,非由命之自絶,壽之自傾,實所以殺此生人也。"《類經》卷二十二第六十一注:"五里,手陽明經穴,此節指手之五里,即經隧之要害,若迎而奪之,則藏氣敗絶,必致中道而止。且一藏之氣,大約五至而已,鍼凡五往以迎之,則五藏之氣已盡。若奪至二十五至,則五藏之輸氣皆竭,乃殺生人。此所謂奪其天真之氣也。《氣穴論》曰:大禁二十五,在天府下五寸。即此之謂。"按本文義不甚明了,故馬、張兩家,亦皆串講而已,姑引二説,以資參考。

〔17〕闚門而刺之者,死於家……死於堂　《靈樞》及《醫學綱目》卷九引本經家下有"中"字,堂下有"上"字。義均通。《靈樞發微》注:"吾闚門而見其刺,其人當死於家中。吾入門而見其刺,其人當死於堂上。死之最易,又如是耶。"《類經》卷二十二第六十一注:"門,即《生氣通天論》等所謂氣門之門也。闚門而刺,言猶淺也,淺者害遲,故死於家中。入門而刺,言其深也,深則害速,故死於堂上。"《靈樞集註》張志聰注:"闚門、窺視其所出也。門者,《衛氣篇》之所謂契紹之門户。乃氣血從孫絡而出於皮膚之門也。故俟其氣之出門而刺之者,稍緩而死於家中。入門而逆刺於絡内者,即死於醫之堂上也。"按本文言刺有不當,其死也速,於義爲是。然言"闚門"、"入門"者,義亦難明,故諸家説解,亦自不同。今並存其説,以待考焉。

九鍼九變十二節五刺五邪第二　　本篇自"黄帝問曰"至"大氣之不能過機關者也",見《靈樞·九鍼十二原》、《靈樞·九鍼論》、《靈樞·官鍼》及《太素·九鍼所象》、《太素·九鍼所主》。自"凡刺之要"至"請言其所施",見《靈樞·官鍼》、《太素·九鍼所主》。自"凡刺有九"至"燔鍼取痹氣也",見《靈樞·官鍼》、《太素·九刺》。自"凡刺有十二節"至"此治癰腫者也",見《靈樞·官鍼》、《太素·十二刺》。自"脉之所居"至"不可以爲工矣",見《靈樞·官鍼》、《太素·三刺》。自"凡刺有五"至"此腎之應也",見《靈樞·官鍼》、《太素·五刺》。自"曰:刺有五邪"至"虛實得調真氣存",見《靈樞·刺節真邪》、《太素·五邪刺》。

提要:本篇主要論述九鍼之所法、形狀、適應病變及用法;九刺、十二刺、五刺、五邪刺之理論根據、適應証及刺法。故以此名篇。

黄帝問曰：九鍼安[1]生？岐伯對曰：九鍼者，天地之數也[2]，天地之數[3]，始於一終於九[4]。故[5]一以法天[6]，二以法地[7]，三以法人[8]，四以法四時[9]，五以法五音[10]，六以法六律[11]，七以法七星[12]，八以法八風[13]，九以法九野[14]。

〔1〕安　《靈樞》、《太素》均作“焉”。安、焉古音同屬“之”韻義互通。在此爲代詞，表疑問。

〔2〕天地之數也　數也，《靈樞》作“大數也”，《太素》作“大數”。義均通。此言天地自然之數理也。

〔3〕天地之數　《靈樞》、《太素》均無此四字。

〔4〕始於一終於九　一下《靈樞》、《太素》均有“而”字，義勝。《類經》卷十九第二注：“自一至九，九九八十一而黄鐘之數起焉。黄鐘爲萬事之本，故鍼數亦應之，而用變無窮也。”又卷五第五注：“數始於一而終於九，天地自然之數也。如《易》有太極，是生兩儀，兩儀生四象，四象生八卦，而太極運行其中，陽九之數也。……以人而言事，則黄鐘之數起於九，九而九之，則九九八十一分，以爲萬事之本，是人事之九也。九數之外是爲十，十則復變爲一矣。故曰天地之至數，始於一終於九焉。”《淮南子・天文訓》云：“道曰規，始於一。一而不生，故分而爲陰陽，陰陽合和而萬物生。故曰一生二，二生三，三生萬物。……以三參物，三三如九，故黄鐘之律九寸而宮音調。因而九之，九九八十一，故黄鐘之數立焉。”按始於一終於九者，數之演化基數也，此中既含定律，亦富哲理，故合黄鐘之數。九鍼之應，義猶此也。

〔5〕故　此下《靈樞》、《太素》均有“曰”字。

〔6〕一以法天　《類經》卷十九第二注：“一者法天，法於陽也。”按《素問・鍼解》云：“一天……人皮應天。”王冰注：“覆蓋於物，天之象也。”與本文義合。法天者，象天也。法，象也。《吕氏春秋・情欲》：“必法天地也。”高誘注：“法，象也。”

〔7〕二以法地　《素問・鍼解》云：“二地……人肉應地。”王冰注：“柔厚安静，地之象也。”蓋地亦陰之類，故二以法地，亦應手陰也。

〔8〕三以法人　《素問・鍼解》云：“三人……人脉應人。”《類經》卷

十九第三注:"動静有期,盛衰有變,位於天地之中,人之象也。"又《類經》卷五第五注:"三者,參也。故應人。故曰天開於子,地闢於丑,人生於寅,所謂三才也。"按此一法天,二法地,三法人者,亦寓此義。

〔9〕四以法四時 《靈樞》作"四以法時"。詳《素問·鍼解》云:"四時……人筋應時。"後文亦云"四者時也"。律以此前例,疑下"四"字衍。時者,春夏秋冬四季也。

〔10〕五以法五音 《靈樞》作"五以法音"。詳《素問·鍼解》及後文文例,疑下一"五"字衍。五音者,角徵宫商羽,古音名。

〔11〕六以法六律 《靈樞》作"六以法律"。詳《素問·鍼解》及後文文例,疑下一"六"字衍。律者,古代正音之管也,成奇數者名律,即黄鐘、太簇、姑洗、蕤賓、夷則、無射爲陽六律。成偶數者名吕,即林鐘、南吕、應鐘、大吕、夾鐘、仲吕爲陰吕。渾稱之爲律。《禮記·月令》:"律中太簇。"蔡邕章句:"律,絶竹爲管謂之律。律者,清濁之率法也。聲之清濁以律長短爲制。"

〔12〕七以法七星 《靈樞》作"七以法星",詳《素問·鍼解》及後文文例,疑下一"七"字衍。七星者,北斗七星也。《史記·天官書》:"北斗七星,所謂璇璣玉衡,以齊七政。"七星爲天樞、璇、璣、權、衡、開陽、摇光。古人於天文學中特别重視北斗七星在測位測時方面的作用,故七以法星。

〔13〕八以法八風 《靈樞》作"八以法風",詳《素問·鍼解》及後文文例,疑下一"八"字衍。八風,詳見本經卷六第一。

〔14〕九以法九野 《靈樞》作"九以法野",詳《素問·鍼解》及後文文例,疑下一"九"字衍。九野者,九州之地也。《後漢書·馮衍傳下》:"疆理九野。"李賢注:"九野,謂九州之野。"

曰:以鍼應九之數奈何? 曰:一者天也[1],天者陽也。五藏之應天者,肺也[2],肺者,五藏六府之蓋也[3]。皮者[4],肺之合也,人之陽也。故爲之治鑱鍼[5]。鑱鍼者,取法於布—作巾。鍼[6],去末半寸卒兑之[7],長一寸六分,大其頭而兑其末[8]。令無得深入而陽氣出[9],主熱在頭身者[10]。故曰:病在皮膚無常處者,取[11]之鑱鍼於病所。膚白勿取[12]。

〔1〕也 原脱,據《靈樞》、《太素》及此後文例補。

〔2〕五藏之應天者,肺也 《類經》卷十九第二注:"人之五藏,惟肺最高,而覆於藏府之上,其象應天。"

〔3〕肺者,五藏六府之蓋也 本經卷一第三有云:"五藏者,肺爲之蓋。"義亦同。蓋,覆蓋於器物之上的東西。如《禮記·少儀》:"器則執蓋。"以肺覆居諸臟腑之上,故以此名之。

〔4〕皮者 《素問·欬論》及本經卷九第三又作"皮毛者"。此言"皮者"省文。

〔5〕鑱鍼 鑱下明抄本有"音讒"二小字音注。《説文·金部》:"鑱,銳也。"《廣雅·釋器》:"鑱謂之鈹。"王念孫疏證:"鈹之言破也。《説文》:鈹,大鍼也。"《史記·扁鵲倉公列傳》:"鑱石撟引。"司馬貞索隱:"鑱謂石鍼也。"是古代之大鍼、石鍼皆謂之鑱。又《廣韻·銜韻》:"鑱,吳人云犁鐵。"郝懿行《證俗文》卷三:"今東齊呼耜下鐵葉爲犁,犁下鐵刺土者爲鑱。"詳此物末尖而後闊,亦如箭頭狀,故《素問識》云:"即今之箭頭鍼。"據下文言其狀,似當此義。

〔6〕布鍼 《靈樞》、《醫學綱目》卷七引本經均作"巾鍼",與原校同。按布鍼、巾鍼,義不詳。詳古有布刀者,如《漢書·循吏傳·文翁》:"買刀布蜀物。"顏師古注引晉灼云:"布刀,謂婦人割裂財物刀也。"九鍼諸形,皆象諸器物,是則布鍼或巾鍼,亦古日用鐵屬者也。

〔7〕去末半寸率兌之 半寸,《靈樞》作"寸半",非是。以鍼長一寸六分,豈能寸半卒兌之。兌同銳。末者,鍼之尖端也。率,猝然。此言鍼體於去尖端半寸處猝然尖銳之。

〔8〕大其頭而兌其末 《靈樞》、《太素》又云"頭大末銳",義亦同。蓋此鍼頂端大而末端卒銳。

〔9〕陽氣出 《類經》卷十九第二注:"蓋所用在淺,但欲出其陽邪耳。"詳後文云:"先淺刺絶皮以出陽邪。"與此義同。此亦令鍼不得深入,僅過皮下以出陽邪。《靈樞·九鍼十二原》言"去寫陽氣",與此義亦同。

〔10〕者 原脱,據《醫學綱目》引本經補。《靈樞》、《太素》均作"也",亦通。

〔11〕取 明抄本作"得求"二字。

〔12〕膚白勿取 《類經》卷十九第四注:"用鑱鍼者,主寫陽氣也。膚白則無火可知,故不宜刺。"

二者地也[1],地者土也[2]。人之所以應土者,肉也[3]。

故爲之治員鍼[4]。員鍼者,取法於絮鍼[5],箭其身而員其末[6],其鋒如卵[7],長一寸六分。以寫肉分之氣[8],令不傷肌肉,則邪氣得竭[9]。故曰:病在分肉間,取以員鍼[10]。

〔1〕也　原脱,據《靈樞》、《太素》及此後文例補。

〔2〕地者土也　《靈樞》無此四字,非是。

〔3〕人之所以應土者,肉也　脾在五行屬土,脾主肌肉,故人之應土者,肉也。

〔4〕員鍼　即圓鍼,圓古作"員"。《孟子・離婁下》:"規矩,方員之至也。"

〔5〕絮鍼　《集韻・御韻》:"絮,冒絮,頭上巾也。"《續方言疏證》卷上:"巴蜀名頭上巾爲冒絮。"《史記・絳侯周勃世家》:"文帝朝,太后以冒絮提文帝。"或絮鍼者,鍼之用於絮巾者。

〔6〕箭其身而員其末　箭前《靈樞》有"必"字。《太素》箭作"筒",此前亦有"必"字。筒與箭通。《説文・竹部》:"箭・斷竹也。"《一切經音義》卷十九:"木箭,徒東反。郭璞注云:竹管也。《説文》:斷竹也。有作筒字。"按此鍼身作箭狀,其末端呈卵圓形。

〔7〕其鋒如卵　《靈樞》作"鍼如卵形"。《太素》作"鋒如卵形"。按《靈樞》作"鍼"者,不若本經及《太素》義勝。

〔8〕以寫肉分之氣　寫,明抄本作"爲",非是。《靈樞》、《太素》均作"主治分間氣"。《靈樞》《太素》又云:"揩摩分間。"按揩摩猶按摩也。是此鍼以其圓鈍如卵,非爲刺用,以爲按摩者,故言寫、言主治,皆非刺義。

〔9〕令不傷肌肉,則邪氣得竭　《靈樞》作"令無得傷肉分,傷則氣得竭"。《太素》作"令無傷肉分,傷則氣竭"。按《靈樞》與《太素》義同,惟《靈樞》下"得"字疑衍,皆言傷肉分則氣竭,是氣指正氣,而本經言不傷肌肉則邪氣得竭。二者義異,並存之。

〔10〕鍼　此下《靈樞》、《太素》均有"於病所"三字,律以前文云"取之鑱鍼於病所",疑本經脱"於病所"三字。

三者人也,人之所以成生者,血脉也[1]。故爲之治鍉音兑。鍼[2]。鍉鍼者,取法於黍粟[3],大其身而員其末[4],如[5]黍粟之兑,長三寸五分,令可以按脉勿陷[6],以致其氣,令邪氣獨出[7]。故曰:病在脉,少氣[8]當補之者[9],取[10]以鍉鍼[11]於井滎[12]分俞[13]。

〔1〕人之所以成生者，血脉也　此言人之生命之所以得成者，賴血脉之流通。《靈樞‧經脉》云：“人始生，先成精……榖入於胃，脉道以通，血氣乃行。”亦言血脉對生命活動的重要意義。生，生命也。如《荀子‧王制》：“水火有氣而無生。”

〔2〕鍉（dī滌）鍼　鍉與鏑通。《漢書‧項籍傳》：“銷鋒鍉。”顏師古注：“鍉與鏑同，即箭鏃也。”《集韻‧錫韻》：“鏑，《說文》：矢鏠也。通作鍉。”蓋此鍼形似箭鏃狀，故以是名。

〔3〕取法於黍粟　粟下《靈樞》、《太素》均有“之銳”二字。《類經》卷十九第二注：“黍粟之銳，圓而微尖也。”按此鍼既名曰鍉，又曰取法於黍粟者，兩形有別，義難解，姑存舊注。

〔4〕大其身而員其末　此言鍼形，必廣大而末端微圓，與鍼身細長而末端鋒利者不同。

〔5〕如　明抄本無。此上《靈樞》、《太素》均有“鋒”字。

〔6〕按脉勿陷　《類經》卷十九卷二注：“用在按脉致氣，以出其邪，而不欲其過深，陷於血脉之分也。”按此既云按脉，則非刺可知。故所謂勿陷者，勿傷之也。陷亦訓傷。是此鍼當與圓鍼功用相似，唯彼在分肉，此在脉耳。

〔7〕令邪氣獨出　原作“使邪獨出”。《醫學綱目》卷七引本經作“使邪氣獨出”。《靈樞》、《太素》均作“令邪氣獨出”。按“使”，前後文此等字樣均作“令”，今據改，並據補“氣”字。

〔8〕少氣　《醫學綱目》卷七引本經作“氣少”。

〔9〕者　原脫，據《醫學綱目》卷七引本經、《靈樞》、《太素》補。

〔10〕取　原脫，據《靈樞》、《太素》及前後諸文例補。

〔11〕鍼　原重出作“鍼鍼”。按上文本言“按脉”，非言鍼也，此再言鍼，則義不合，故據《靈樞》、《太素》刪一“鍼”字。

〔12〕滎　原作“營”，按營、滎二字雖通，然作爲本腧穴名，當求一致。據明抄本、《醫學綱目》卷七引本經及《靈樞》、《太素》改作“滎”。

〔13〕分俞　《類經》卷十九第四注：“分輸，言各經也。”

四者時也，時者，人於[1]四時八正之風[2]客於經絡之中，爲痛病[3]者也。故爲之治[4]鋒鍼[5]。鋒鍼者，取法於絮鍼[6]、筩其身而鋒其末[7]，其刃三隅[8]，長一寸六分。令可以寫熱出血[9]，發泄痼病[10]。故曰：病在五藏固居[11]者，取以鋒鍼，寫於井滎分俞，取以四時也[12]。

〔1〕人於　明抄本作"於人之"。《靈樞》、《太素》及《醫學綱目》卷七引本經均無此二字，疑衍。

〔2〕八正之風　《靈樞》、《太素》及《醫學綱目》卷七引本經均作"八風之"，義勝。

〔3〕痼病　《靈樞》、《醫學綱目》卷七引本經均作"瘤病"。按下文亦言"瘤病"，作"瘤病"非。痼病，久治不愈之病也，古多作"固"。《說文·疒部》："痼，久病也。"段玉裁注："多叚固爲之。月令：十二月行春令，則國多固疾。注曰：生不充其性，有久疾。"

〔4〕治　此下明抄本有"以"字。

〔5〕鋒鍼　鋒，古作鏠。《說文·金部》："鏠，兵耑也。"兵，兵器也。《釋名·釋兵》："刀，其末曰鋒。"此鍼末端有鋒，故名。

〔6〕取法於絮鍼　按前員鍼篗其身而員其末，言取法於絮鍼，而此鍼篗其身而鋒其末，亦言取法於絮鍼者，是二者同在身而異在末，蓋絮鍼當爲篗其身也。

〔7〕鋒其末　末端有鋒，非若員鍼之末端呈卵形也。

〔8〕其刃三隅　其，《靈樞》、《太素》及《醫學綱目》卷七引本經均無，疑衍。刃，刀口也《說文·刀部》："刃，刀堅也。"王筠句讀："刀堅者，刀堅利之處也。"隅，角也。《玉篇·阜部》："隅，角也。"蓋此鍼有鋒刃呈角狀。《靈樞識》："即今日之三棱鍼也。"

〔9〕令可以寫熱出血　《靈樞》、《太素》又云："主癰熱出血。"按此鍼可刺血，故熱盛血滯者可刺出血，癰熱亦可刺出血。文雖異，功用同。

〔10〕發泄痼病　《靈樞》、《太素》均作"以發痼疾"，又云："痼病竭。"義均同。

〔11〕病在五藏固居　病在，明抄本無，疑脫。固居，久居也。固，久也。《國語·晉語六》："臣固聞之。"韋昭注："固，久也。"以病在五臟久居，故得成痼病。

〔12〕病在五藏居固者……取以四時也　也，《靈樞》、《太素》均無。又云："病在經絡痼痺者，取以鋒鍼。"此說與上文所謂"四時八正之風客於經之中爲痼病"之義甚合。而此云"病在五藏固居者"，亦互相發明也。

五者音也，音者，冬夏之分，分於子午[1]，陰與陽別，寒與熱爭[2]，兩氣相薄[3]，合爲癰膿[4]者也[5]。故爲之治鈹鍼[6]。鈹鍼者，取法於劍[7]，令[8]末如劍鋒。廣二分半，長四寸。可以取大膿出血[9]。故曰：病爲大膿血[10]，取以鈹鍼。

〔1〕冬夏之分，分於子午　子午位在北南二方，子應冬至，陰盡陽生之時，午應夏至，陽盡陰生之時。故子午爲冬夏之分。

〔2〕寒與熱爭　《說文·爪部》：“爭，引也。”段玉裁注：“凡言爭者，皆謂引之使歸於己。”陽盡之時，陰欲引之而歸於寒，陰盡之時，陽欲引之而歸於熱也。

〔3〕薄　《靈樞》及《醫學綱目》卷七引本經均作“搏”，義通。

〔4〕膿　原作“腫”，《靈樞》、《太素》及《醫學綱目》卷七引本經均作“膿”，又下文兩言治大膿，當以作“膿”爲是，據改。

〔5〕也　原脫，據《靈樞》、《太素》及《醫學綱目》卷七引本經補。

〔6〕鈹鍼　鈹，此下明抄本有“音披”二小字音注，《太素》作“錍”，下同。《說文·金部》：“鈹，大鍼也。从金，皮聲。一曰：劍如刀裝者。”段玉裁注：“劍兩刃，刀一刃，而裝不同，實劍而用削裹之，是曰鈹。《左傳》曰：夾之以鈹。”此鍼似鈹，故名之。錍爲鈹之假，如《素問·血氣形志》：“治之以鍼石。”王冰注：“石謂石鍼，則砭石也，今亦以錍鍼代之。”

〔7〕取法於劍　劍，明抄本作“刺”，亦通。刺，矛之鋒刃。《淮南子·氾論》：“槽矛無擊，修戟無刺。”高誘注：“刺，鋒也。”劍下，《靈樞》有“鋒”字，疑涉下衍。取法於劍者，身扁而長，與箭其身者不同。

〔8〕令　此下《靈樞》及《醫學綱目》卷七引本經均有“其”字。

〔9〕可以取大膿出血　出血，《靈樞》、《太素》均無。又云：“主大癰膿，兩熱爭者也。”義同。

〔10〕血　《靈樞》、《太素》均作“者”。

六者律也。律者，調陰陽四時[1]，合十二經脉。虛邪客於經絡，而爲暴痺者也。故爲之治員利鍼[2]。員利鍼者，取法於氂鍼[3]，且員且兌[4]，中身[5]微大，長一寸六分。以取癰腫暴痺[6]。一曰[7]：尖如氂[8]，微大其末，反小其身[9]。令可深內[10]也。故曰：病[11]痺氣暴發者，取以員利鍼。

〔1〕時　此下《靈樞》、《太素》及《醫學綱目》卷七引本經均有“而”字。

〔2〕員利鍼　此鍼身圓而末端鋒利,故以此名。

〔3〕氂鍼　明抄本作"牦鍼",下同。氂與牦同,釐與牦通。《説文·牦部》:"氂,犛牛尾也。"《漢書·岑彭傳》:"足下生氂。"顔師古注:"氂,長毛也。"按犛牛尾,亦長毛也。是此鍼取其細長,故名。

〔4〕且員且兌　且,連詞,又也。圓者,言其體,鋭者,言其末也。

〔5〕中身　原作"身中",據《靈樞》、《太素》乙正,中身,鍼身之中段也。

〔6〕以取癰腫暴痹　《靈樞》、《太素》均作"以取暴氣",又云:"主取暴痹者也。"

〔7〕一曰　《醫學綱目》卷七引本經無此二字,另作"令",連下句讀。按《靈樞·九鍼論》文,對九鍼之論述,均前後兩言其形及主治病症。此條言鍼形文,即如是。故"一曰"二字,似屬剩文,且別條亦無云者,疑衍。

〔8〕尖如氂　《靈樞》、《太素》均在上文"且員且兌"之前。

〔9〕微大其末,反小其身　身,《太素》作"本"。按此與前文言"且員且兌,中身微大"之義有差,或係源於不同學説也。

〔10〕内　此下明抄本有"故"字。

〔11〕病　原脱,據《靈樞》、《太素》、《醫學綱目》卷七引本經及前後文例補。

七者星也,星者,人之七竅[1],邪之所客於經[2],舍於絡[3],而爲痛痹者也。故爲之治毫鍼[4]。毫鍼者,取法於毫毛[5],長一寸六分[6],令尖如蚊虻喙[7]。静以徐往,微以久留[8],正氣因之[9],真邪俱往[10],出鍼而養[11]。主以治[12]痛痹在絡[13]也。故曰:病痹氣,痛而不去者[14],取之毫鍼。

〔1〕七竅　《素問·鍼解》云:"人齒面目應星。"王冰注:"人面應七星者,所謂面有七孔應之也。"新校正云:"詳此注乃全元起之辭也。"按鍼解篇文多殘缺,其文亦頗疑焉,然王注七孔,即七竅也。七竅者,耳目口鼻共有七孔,以象七星之高照。

〔2〕邪之所客於經　經下明抄本有"而"字。之所,《太素》無。

〔3〕舍於絡　《靈樞》、《太素》均作"舍於經絡",在下句"痛痹"下,似不若本經文安。

〔4〕毫鍼　《集韻·豪韻》:"毫,長鋭毛也。"此鍼身長而末鋭,故以

此名。

　〔5〕毫毛　毫與豪通，豪古作"豪"。《説文·希部》："豪，豕鬣如筆管者。"段玉裁注："按本是豕名，因其鬣如筆管者，遂以名其鬣。凡言豪俊、毫毛，又皆引伸之義也。俗乃別豪俊字從豕，毫毛字從毛。"是此鍼直長如毫之毛，故曰取法於毫毛。

　〔6〕一寸六分　《靈樞·九鍼十二原》作"三寸六分"，疑誤。

　〔7〕蚊䖟喙　蚊，《靈樞·九鍼十二原》作"蟁"，《説文·蚰部》："蟁，齧人飛蟲。蚊，俗蟁。"喙，明抄本作"啄"，下有"音卓"二小字音注。啄亦可訓嘴。䖟與蝱、虻並同。《玉篇·蚰部》："蝱，俗作䖟。"《類篇·虫部》："虻，齧人飛蟲。"

　〔8〕靜以徐往，微以久留　《類經》卷十九第二注："蓋用在微細徐緩，漸散其邪。"按此言行鍼之術也，靜本安和，此引申爲徐緩意。微者，隱而不顯，此指行鍼之輕微。義爲進鍼時當徐緩，行鍼時當輕微，留鍼時間宜久。

　〔9〕正氣因之　因，連詞。之，往也，與下文"俱往"義相應。此言正氣因而往也。

　〔10〕真邪俱往　往猶行也。《國語·晉語二》："吾言既往矣。"韋昭注："往，行也。"真邪俱行者，真氣得以暢通，而無留滯之患，邪氣得以疏散，而無痹痛之疾矣。

　〔11〕養　此下《靈樞》、《太素》均有"者也"二字。養，養護也。

　〔12〕主以治　《靈樞》作"主寒熱"，義勝。《太素》作"主寒"。

　〔13〕絡　此下《靈樞》、《太素》均有"者"字，義勝。

　〔14〕痛而不去者　原作"補而去之者"，據《靈樞》、《太素》改。《醫學綱目》卷七引本經作"通而不去者"，是痛誤作"通"。

　　八者風也，風者，人之股肱八節也[1]，八正之虛風[2]。八風[3]傷人，內舍於骨解[4]腰脊節腠[5]之間，爲深痹[6]者也。故爲之治長鍼[7]。長鍼者，取法於綦鍼[8]，長七寸，其身薄而鋒其末[9]，令[10]可以取深邪遠痹[11]。故曰：病在中[12]者，取以長鍼。

　〔1〕人之股肱八節者也　肱下明抄本有"音古"二小字音注。股肱者，該上下肢也。八節，亦稱八虛，本經卷十第三所謂兩腋、兩肘、兩髀、兩

膕者是也，即肩、肘、髖、膝八大關節。以其易於感風，故以應八風。

〔2〕八正之虛風　據文義，此五字似應在上文“風者”之下，疑係傳抄致誤。八正之虛風，詳見本經卷六第一。

〔3〕八風　原脱，據《靈樞》、《太素》補。

〔4〕骨解　骨之分解處，即骨關節也。解，分也。

〔5〕節腠　腠下《靈樞》有“理”字，疑係“腠”之注脚誤入。按節腠亦作節湊。《素問・氣穴論》：“留於節湊。”王冰注：“留於骨節之間，津液所湊之處。”《太素・氣穴》作“節腠”，楊上善注：“留於骨節，聚於腠理。”《素問集註》張志聰注：“節湊，筋骨相連之處。”按楊、王二注均非，張注是。湊，會聚也。《説文・水部》：“湊，水上人所會也。”段玉裁注：“引伸爲凡聚集之偁。”湊又與輳通。《廣韻・候韻》：“輳，輻輳。亦作湊。”輳亦聚也。如《漢書・叔孫通傳》：“四方輻腠。”顔師古注：“輳，聚也。言如車輻之聚於轂也。”是節腠即節湊，亦即節輳，爲骨關節會聚處。如衆掌骨皆會於腕關節者，即節湊也。

〔6〕深痺　此邪之舍於骨解腰脊節湊等處所致之痺，較之皮肉者爲深，故爲深痺。

〔7〕長鍼　九鍼之中，唯此鍼最長，故名之。

〔8〕綦(qí 岐)鍼　《説文・金部》：“鉥，綦鍼也。”《管子・輕重乙》：“一女必有一刀一錐一箴一鉥。”房玄齡注：“時橘切，長鍼也。”是綦鍼者，日用之長鍼也。

〔9〕其身薄而鋒其末　鋒下明抄本有“利”字，疑衍。《靈樞》、《太素》均作“長其身鋒其末”。又《靈樞》云：“鋒利身薄。”本經則兩合其義。

〔10〕令　《靈樞》、《太素》均無。

〔11〕遠痺　猶深痺也。遠，深也。《易經・繫辭下傳》：“其旨遠。”孔穎達正義：“是其旨意深遠。”

〔12〕病在中　《類經》卷十九第五注：“中者，言其遠也。”按病在內者，病則深遠也。

九者野也，野者，人之節解[1]皮膚[2]之間也。淫邪流溢[3]於身，如風水之狀，不[4]能過於機關[5]大節者也。故爲之治大鍼[6]。大鍼者，取法於鋒鍼[7]，一作鍉鍼。其[8]鋒微員，長四寸。以寫機關之水[9]，大氣之不能過關節者也[10]，故曰：病[11]水腫不能過[12]關節者，取以大鍼。

　〔1〕節解　原作“骨解”，與上長針條義重，《靈樞》、《太素》及《醫學綱目》卷七引本經均作“節解”，據改。此下原有“虛風傷人，内舍於骨解”九字，係涉上長鍼文衍，據《靈樞》、《太素》及《醫學綱目》引本經删。節解，關節分解處。

　〔2〕膚　《太素》作“膜”。

　〔3〕溢　《太素》作“洫”。按洫與溢通。《莊子·齊物論》：“以言其老洫也。”陸德明釋文：“洫，本亦作溢。”

　〔4〕不　此前《靈樞》、《醫學綱目》卷七引本經均有“而溜”二字，《太素》作“而留”，留與溜亦通。

　〔5〕機關　本經卷十第三云：“凡此八虛者，此機關之室也。”八虛，即兩腋、兩肘、兩髀、兩膕八大關節。此言機關，即關節也。

　〔6〕大鍼　以此鍼體大，故名之。

　〔7〕鋒鍼　上文言鋒鍼“箭其身而鋒其末”，然大鍼則言“其鋒微員”，是二者末端不同。詳原校云：“一作鍉鍼。”上文言鍉鍼爲“大其身而員其末”，是二者末端相似。故作“鋒鍼”，或誤。

　〔8〕其　此前《靈樞》、《太素》均有“令尖如梃”四字，疑脱。

　〔9〕之水　原作“内外”，義難通，《靈樞》、《太素》均作“之水”，且上文亦言治“如風水之狀不能過於機關大節者”，故據改。

　〔10〕大氣之不能過關節者也　《靈樞》作“大氣不出關節者也”，《太素》同，惟無“也”字。

　〔11〕病　此下《太素》有“爲”字。

　〔12〕過　此下明抄本有“於”字。

　按：上文主要述九鍼之法象、形狀、功用及主治。詳鍼之爲數九者，本源於數理，亦在明“天地之大數”，與人之相應，反映“人與天地相參”的指導思想。諸鍼之制，則取法於日見之物，如布（巾）鍼、絮鍼、黍粟、劍、鈹鍼、毫毛、綦鍼等，是取其象而仿其形也，因取物之殊形，而得鍼之異狀，故成九鍼焉。形既不同，則功用各異。如《素問·鍼解》云：“一鍼皮、二鍼肉、三鍼脉、四鍼筋、五鍼骨、六鍼調陰陽、七鍼益精、八鍼除風、九鍼通九竅，除三百六十五節氣。”即是對九鍼功用的概括。雖其所言與本文主治亦有不同處，是以可以互補。總之，上文充分説明我國古代之鍼術,無論在理論上或技術上,均已達到相當高的水平。後世醫家對九鍼的應用,又有許多新的發展。故九鍼的主治,已不限於古經之所論矣。

凡刺之要,官鍼[1]最妙。九鍼之宜,各有所爲。長短大小,各有所施[2]。不得其用,病不能移[3]。疾[4]淺鍼深,内傷良肉,皮膚爲癰。疾[4]深鍼淺,病氣不寫,反爲大膿。病小鍼大,氣寫大甚[5],後必爲害[6]。病大鍼小,大氣不寫[7],亦爲後敗[8]。夫鍼之宜[9],大者大寫,小者不移[10],以言其過[11],請言其所施[12]。

〔1〕官鍼 《太素》注:"官者,謂用鍼時,邪着於鍼也。"《靈樞發微》注:"官者,任也。官鍼者,任九鍼之所宜也。"《類經》卷十九第四注:"官,法也,公也。製有法,而公於人。故曰官鍼。"按前文言九鍼合天地之數,故云法天法地法人法時法音法律法星法風法野,是九鍼之製,皆有所取法。有所取法,則鍼有法度。故官者,訓法爲得。若《靈樞·官能》所謂"知官九鍼",猶知法九鍼也。

〔2〕施 用也。《禮記·禮器》:"施則行。"孔穎達疏:"施,用也。"

〔3〕移 去也,除也。《楚辭·大招》:"思怨移只。"王逸注:"移,去也。"

〔4〕疾 《太素》作"病"。按此前後文均言"病",似當以作"病"爲是。

〔5〕大甚 原作"大甚疾",《靈樞》同,惟"疾"字連下爲文。《太素》作"大疾"。按"大甚疾",義難通,參之《太素》文義,刪"疾"字。

〔6〕後必爲害 後,《靈樞》無。《太素》作"必後爲害"。《聖濟總録》卷一百九十二九鍼統論作"必爲後害"。律以下文,有"後"是。

〔7〕大氣不寫 寫下原有"泄"字,據明抄本、《太素》刪。《靈樞》作"氣不泄寫"。

〔8〕亦爲後敗 《靈樞》、《太素》均作"亦後爲敗"。

〔9〕夫鍼之宜 《靈樞》作"失鍼之宜",《太素》同本經。律以前"九鍼之宜"文,疑夫、失均爲"九"之誤。

〔10〕大者大寫,小者不移 大寫《靈樞》無"大"字。《類經》卷十九第四注:"當小而大,則寫正氣;當大而小,則病不能移。皆失鍼之宜也。"

〔11〕以言其過　以，《靈樞》、《太素》均作"已"。以與已通。按上文已言用鍼不當之過也。

〔12〕請言其所施　按本段爲四字句韻文，律以前"各有所施"文，疑"其"字衍。

凡刺有九，以應九變[1]：一曰腧刺[2]，腧刺者，刺諸經榮俞、藏俞[3]也。二曰遠刺[4]，遠刺者，病在上取之下[5]，刺府俞也[6]。三曰經刺[7]，經刺者，刺大經之結絡經分[8]也。四曰絡刺[9]，絡刺者，刺小絡之血脉[10]也。五曰分刺[11]，分刺者，刺分肉之間也。六曰大刺[12]，大刺者，刺大膿以鈹鍼[13]也。七曰毛刺[14]，毛刺者，刺浮痺[15]於[16]皮膚也。八曰巨刺[17]，巨刺者，左取右，右取左也。九曰焠刺[18]，焠刺者，燔鍼[19]取痺氣[20]也。

〔1〕九變　九變者，人體異於常態的九種變化。此言九者，以應於九種刺法，非言變者唯九。

〔2〕腧刺　《太素》注："取五藏經榮輸之輸，故曰輸刺。"按此指刺腧穴之法，故名腧刺。

〔3〕諸經榮俞、藏俞　榮，原作"滎"，據《靈樞》、《太素》改。《靈樞發微》注："刺諸經之滎穴、俞穴及背間之心俞、肺俞、脾俞、肝俞、腎俞也。"《類經》卷十九第五注："諸經榮輸，凡井滎經合之類，皆腧也。藏腧，背間之藏府腧也。"按此乃概言腧刺之法，非專指治某病之腧穴，故當以張注義勝。

〔4〕遠刺　原作"道刺"，《靈樞》、《太素》均作"遠道刺"。詳本節言九刺，皆二字成文，故當以作"遠刺"爲是，故改。下句"遠刺"同。《太素》注："足三陽從頭至足，故足三陽頭之有病，取足三陽府經之輸，故曰遠道也。"按此以遠距離取穴爲治，故名遠刺。

〔5〕病在上取之下　《靈樞發微》注："凡病在上，反取穴於下，所以刺足三陽經也。"

〔6〕刺府俞也　足三陽脉，屬胃膽膀胱三腑，是刺腑俞者，刺三腑脉之俞，非背部之腑俞也。

〔7〕經刺　《太素》注："大經分間，經之結絡，故曰經刺。非正經刺也。"按經刺者，乃刺大經之分，與刺經之俞穴者有別，故曰經刺。

663

〔8〕刺大經之結絡經分　《靈樞發微》注：“刺大經之結絡於經穴之分也。”《類經》卷十九第五注：“刺結絡者，因其結聚而直取之，所謂解結也。”《靈樞集註》張志聰注：“大經者，五藏六府之大絡也。邪客於皮毛，入舍於孫絡，留而不去，閉結不通，則留溢於大經之分，而生奇病，故刺大經之結絡以通之。”按大經之名，經文中多次言及，如《素問·痿論》云：“大經空虛，發爲肌痺。”王冰注：“大經謂大經脉也。”此説當是，經分，亦大經之分，非經穴之分也。

〔9〕絡刺　《太素》注：“刺孫胳也。”孫絡，亦小絡也。

〔10〕脉　明抄本作“絡”。

〔11〕分刺　以刺在分肉之間，故名。

〔12〕大刺　原作“大瀉刺”，原校云：“一作太刺”，《太素》作“大刺”，與本經原校同。律之餘刺以二字爲名之義，當作“大刺”是，據改。并删原校。下句“大刺”同。此法以刺破大膿者，故名。

〔13〕鈹鍼　《太素》作“鈲鍼”。義見前注。

〔14〕毛刺　《太素》注：“刺於皮膚淺☒（按此下一字不清）傷，比之拔毛。”《靈樞集註》張志聰注：“毛刺者，邪閉於皮毛之間，浮淺取之，所謂刺毫毛無傷皮，刺皮無傷肉也。”按上文刺分肉之間者，謂之分刺，則此刺當在皮毛淺處，故名毛刺。楊注“比之拔毛”，似非是。

〔15〕浮痺　浮，引申爲淺表。浮痺者，淺表之痺也。

〔16〕於　《靈樞》無。

〔17〕巨刺　巨刺亦左病刺右，右病刺左之法，乃刺其經，非刺絡，故與繆刺別。詳見後繆刺篇。

〔18〕焠刺　《太素》注：“火焰燔鍼曰焠也。”《類經》卷十九第五注：“謂燒鍼而刺也。即後世火鍼之屬，取寒痺者用之。”

〔19〕燔鍼　燔下明抄本有“音煩”二小字音注。燔鍼，以火燒鍼也。

〔20〕取痺氣　《靈樞》作“則取痺”。《太素》作“即取痺”。

按：以上言九刺者，刺法也，是根據九種不同病變而採用的不同刺法，非別有九鍼而爲此九刺。至於以何鍼施用。自當酌情取之。文中言“刺大膿以鈹鍼”者，亦在舉例而已。

凡刺有十二節[1]，以應十二經[2]：一曰偶刺[3]，偶刺者，以手直心若背[4]，直痛所[5]，一刺前，一刺後[6]，以治[7]心痺。

刺此者,傍鍼之也[8]。二曰報刺[9],報刺者,刺痛無常處,上下行者[10],直內[11],無[12]拔鍼,以左手隨病所按之,乃出鍼復刺之也。三曰恢刺[13],恢刺者,直刺傍之[14],舉之前後[15],恢筋急,以治筋痺也[16]。四曰齊刺[17],齊刺者,直入一,傍入二[18],以治寒[19]氣小深[20]者。或曰參刺,參刺者[21],治痺氣小深者也。五曰陽刺[22],陽刺者,正內一,傍內四而浮之[23],以治寒氣[24]之博大者也。六曰直鍼刺[25],直鍼刺者,引皮乃刺之[26],以治寒氣之淺者也。七曰腧刺[27],腧刺者,直入直出[28],稀發鍼而深之[29],以治氣[30]盛而熱者也。八曰短刺[31],短刺者,刺骨痺[32],稍搖而深之[33],致鍼骨所,以上下摩骨[34]也。九曰浮刺[35],浮刺者,傍入而浮之,此治肌急而寒者也。十曰陰刺[36],陰刺者,左右卒[37]刺之,此治寒厥中寒者[38],取[39]踝後少陰[40]也。十一曰傍刺[41],傍刺者,直刺傍刺各一,此治留痺久居者也。十二曰贊刺[42],贊刺者,直入直出,數發鍼而淺之[43],出血,此治[44]癰腫者[45]也。

〔1〕十二節　此言刺有法度者十二焉。節,法度也。《禮記·曲禮》:"不踰節。"鄭玄注:"不踰越節度。"又《樂記》:"好惡無節於內。"鄭玄注:"節,法度。"

〔2〕以應十二經　此言應者,僅以十二節以應十二經之數,非某法與某經準相對應。

〔3〕偶刺　《靈樞發微》注:"前後各用一鍼,有陰陽配合之義,故曰偶刺也。"

〔4〕以手直心若背　背,《太素》作"脊"。《靈樞發微》注:"以一手直其前心,以一手直其後背。"《類經》卷十九第五注:"直,當也.以手直心若背,謂前心後心。"若,及也。《經傳釋詞》卷七:"若,猶及也;與也。《書·召誥》曰:旅王若公。《周官·罪隸》曰:凡封國若家。"

〔5〕直痛所　當其痛處也。

〔6〕一刺前,一刺後　《靈樞發微》注:"遂用一鍼以刺其胸前,用一鍼以刺其後背。"

〔7〕治　原作"刺"，據《靈樞》、《太素》及此下文例改。

〔8〕傍鍼之也　也，明抄本無。《太素》注："傍刺者，惡傷心也。"《靈樞發微》注："不可以正取，須斜鍼以傍刺之，恐中心者，一日死也。"

〔9〕報刺　《太素》注："刺痛無常處之病，出鍼復刺，故曰報也。"《廣雅·釋言》："報，復也。"

〔10〕上下行者　以痛無常處，故時行於上，時行於下。

〔11〕直內　直鍼刺入，與傍刺別。內同納，納，進鍼也。

〔12〕無　原脱，據《靈樞》、《太素》補。

〔13〕恢刺　《太素》注："恢，寬也。筋痹病者，以鍼直刺傍舉之前後，以寬筋急之病，故曰恢刺也。"恢，郭大也，有寬廣之義，楊注是。《説文·心部》："恢，大也。"《公羊傳·文公十五年》："恢郭也。"何休注："恢，大也。"

〔14〕直刺傍之　《靈樞發微》注："以鍼直刺其旁。"《類經》卷十九第五注："筋急者，不刺筋而刺其傍。"

〔15〕舉之前後　《靈樞發微》注："復舉其鍼，前後恢蕩其筋之急者。"《類經》卷十九第五注："必數舉其鍼，或前或後，以恢其氣，則筋痹可舒也。"按此指直刺進鍼得氣之後，乃提鍼於前後廣而刺之，以擴大其氣之法。

〔16〕筋痹也　明抄本無"也"字，"痹"下有"恢，音灰"三小字音注。《太素》作"筋痹者也"，律以此後文例，當是。

〔17〕齊刺　《太素》注："寒氣病者，刺之直一傍二，深淺齊同，故曰齊刺。"《類經》卷十九第五注："齊者，三鍼齊用也。故又曰三刺。"孫鼎宜《內經章句》云："齊當作參，形誤。"按孫氏此説甚是。詳下文"或曰"以下所言，與上齊刺文，基本相同。又且下文正作"參刺"，參與齊，古文形相近，故易誤。因疑楊、馬等"齊刺"之訓，特臆斷耳。參，三也。

〔18〕直入一，傍入二　《類經》卷十九第五注："以一鍼直入其中，二鍼夾入其傍。"

〔19〕寒　此下原有"熱"字，據《靈樞》、《太素》刪。

〔20〕小深　稍深。言寒氣未至大深也。

〔21〕參刺，參刺者　參，《靈樞》均作"三"。參刺者，《聖濟總錄》卷一百九十二刺節統論無。

〔22〕陽刺　原作"揚刺"，《靈樞》同。按揚與陽雖通，然明抄本、《素

問·長刺節》新校正引本經及《太素》均作"陽刺",是本經原作"陽刺"也,故據改。下同。《太素》注:"內鍼浮而留之使溫,故曰陽刺。"

〔23〕正內一,傍內四而浮之　正中刺一鍼,四傍刺四鍼,皆淺刺之。浮,淺表也。

〔24〕寒氣　原作"寒熱",《靈樞》作"寒氣",《太素》作"寒氣氣"。又此前齊刺言"治寒氣小深者",此後直刺言"治寒氣之淺者也",亦可証此當爲"治寒氣之博大者也",故據改。

〔25〕直鍼刺　《太素》注:"下鍼時直,故曰直刺也。"詳楊注,《太素》原似作"直刺"。疑"鍼"字衍。

〔26〕引皮乃刺之　《靈樞發微》注:"先用鍼以引起其皮而後入刺之。"

〔27〕腧刺　《靈樞》、《太素》均作"輸刺"。楊上善注:"希發於鍼,以刺於輸,故曰輸刺也。"《類經》卷十九第五注:"輸,委輸也。言能輸寫其邪,非上文滎輸之謂。"按楊注以輸穴之義爲訓,與前九刺之"腧刺"義重。張注取"委輸"之義,猶瀉也。《廣雅·釋言》:"輸,寫也。"然則"腧刺"字,當作"輸刺"爲得。

〔28〕直入直出　《類經》卷十九第五注:"直入直出,用其銳也。"按直入直出者,言進鍼出鍼時,不恢郭,不轉搖,取其疾速也。

〔29〕稀發鍼而深之　此與下文贊刺"數發鍼而淺之"爲相對之法。言少行鍼而深刺之。稀,少也。

〔30〕氣　明抄本無。

〔31〕短刺　《類經》卷十九第五注:"短者,入之漸也。"《靈樞集註》張志聰注:"短刺者,用短鍼深入而至骨所。"《靈樞經校釋》注:"短字疑誤,似應作豎。豎古作豈,隸作豆,短或作挺,俱從豆聲,音形易誤。"此説可參。

〔32〕刺骨痹　刺,明抄本無。痹,明抄本、《太素》均作"痛",義均通。

〔33〕稍搖而深之　輕微地搖動鍼身而深入之,使鍼既至骨處而又不得傷骨。

〔34〕上下摩骨　鍼至骨處,遂上下提插以摩擦其骨,導氣至骨也。

〔35〕浮刺　《靈樞發微》注:"傍入其鍼而浮舉之。"《靈樞集註》張志聰注:"浮刺者,旁入而浮淺也。"

〔36〕陰刺 《太素》注："少陰踝後,足少陰脉也。病寒厥者,卒刺於陰,故曰陰刺也。"《靈樞發微》注："名陰刺者,以其刺陰經也。"

〔37〕卒 原作"率",據明抄本、《太素》、《素問·長刺節論》新校正引本經改。

〔38〕中寒者 者,《靈樞》、《太素》均作"厥"。《聖濟總錄》卷一百九十二刺節統論無此三字。

〔39〕取 此下《靈樞》有"足"字,疑下文"少陰"或作"足少陰",而誤將"足"字錯簡於上。

〔40〕少陰 《太素》注："少陰,踝後足少陰脉也。"

〔41〕傍刺 《靈樞》、《太素》均作"傍鍼刺"。按諸刺多以二字爲名,當以本經爲是。下同。楊上善注："直一刺之,傍更一刺,故曰傍刺也。"《類經》卷十九第五注："傍鍼刺者,一正一傍也。正者刺其經,傍者刺其絡。"

〔42〕贊刺 《太素》注："數發於鍼,出血調助,以愈於病,故曰贊刺。贊,助也。"張介賓、張志聰均同此說,疑非是。按贊,導引也。《管子·小問》："有贊水者曰:從左右涉。"尹知章注;"謂贊引渡水者。"此法治癰腫,可導引其膿血外出,故曰贊刺。

〔43〕數發鍼而淺之 此與上文"稀發鍼而深之"相對爲義,言宜多行鍼而淺刺之。數,多次也。

〔44〕此治 《靈樞》作"是謂"。

〔45〕者 《靈樞》、《太素》均無。

脉之[1]所居,深不見者,刺之微內鍼而久留之[2],致其空脉氣[3]。脉之淺者勿刺[4],按絕其脉乃刺之[5],無令精出[6],獨出其邪氣耳。所謂三刺[7]之[8]則穀氣出者,先淺刺絕皮[9]以出陽邪[10];再刺則陰邪出[11]者,少益深[12],絕皮致肌肉[13],未入分肉之間[14];後刺深之[15],已[16]入分肉之間,則穀氣出矣[17]。故刺法[18]曰:始刺淺之,以逐陽邪之氣[19];後[20]刺深之,以致[21]陰邪之氣[22];最後刺極深之,以下穀氣[23]。此之謂也。此[24]文解乃後鍼道終始篇三刺至穀氣[25]之文也。故用鍼者,不知年之所加[26],氣之盛衰,虛實之所起,不可以爲工矣[27]。

〔1〕之 《太素》、《聖濟總錄》卷一百九十二刺節統論均無。

〔2〕微内鍼而久留之 《類經》卷十九第六注：“刺深脉者，亦必微内其鍼，蓋恐太過，反傷正氣，故但久留而引致之。”

〔3〕致其空脉氣 其下原有“脉”字，係下文脉字錯簡於此，據《靈樞》、《太素》改。《靈樞》、《太素》“致”前均有“以”字。又《靈樞》氣下有“也”字。楊上善注：“久留於鍼，以致空穴脉氣，然後出鍼也。”《靈樞發微》注：“所以致其空中之脉氣上行也。”按本文“空”字，諸注雖按孔穴爲釋，然其語義及語句，仍似不安。詳下文云“獨出其邪氣”，本文似當作“以致其脉氣”爲是。

〔4〕脉之淺者勿刺 之，《靈樞》、《太素》均無，義勝。《靈樞發微》注：“脉之所居淺者，初時勿即刺之。”

〔5〕按絕其脉乃刺之 乃，原脱，據《靈樞》、《太素》補。《類經》卷十九第六注：“脉淺者，最易泄氣，必先按絕其脉而後入鍼，則精氣無所傷。”

〔6〕無令精出 勿使精氣外泄也。

〔7〕三刺 《太素・三刺》注：“三刺者，陽刺邪（按當係陽邪刺之誤）、陰邪刺、穀氣刺也。”《靈樞發微》注：“此言一刺之中而有三刺之法也。”按三刺者，乃一刺之中，別具深淺不同的三個層次的不同效應，非三次爲刺也。下文及本卷鍼道終始第五均有“三刺”之解文。

〔8〕之 《靈樞》、《太素》均無，義勝。

〔9〕淺刺絕皮 《類經》卷十九第六注：“絕，透也。淺刺皮膚，故出陽邪。”按此一刺也，透過皮膚即可。絕，度也、過也。《荀子・勸學》：“絕江河。”楊倞注：“絕，過。”

〔10〕以出陽邪 《靈樞集註》張志聰注：“陰邪、陽邪者，謂邪在陰陽之氣分也。”陽邪，邪在表淺者也。故淺刺絕皮，則陽邪得出。

〔11〕再刺則陰邪出 按此前後文例，皆先言刺法，後言功效，故“則陰邪出”四字，似應在下文“未入分肉之間”下。再刺者，二刺也。陰邪，邪在深部者也。故刺益深則陰邪得出。

〔12〕少益深 爲二刺較之一刺稍深，但不及三刺之極深也。

〔13〕絕皮致肌肉 致，《聖濟總錄》卷一百九十二刺節統論作“至”。致猶至也。此刺爲透過皮膚而至肌肉之分。

〔14〕未入分肉之間 分肉之間，《靈樞》作“分肉間也”。《太素》作“分間也”。《靈樞發微》注：“再刺之……比絕皮稍益深之，至肌肉，未入

分肉間也。肌肉分肉之辨,肌肉在皮内肉上,而分肉則近於骨者也。"《類經》卷十九第六注:"大肉深處,各有分理,是謂分肉間也。"

〔15〕後刺深之 《靈樞》、《太素》均無此四字。按若無此四字,則三刺之義不明矣。前言先淺刺絶皮者,一刺也;再刺,少益深者,二刺也;此言後刺深之者,三刺也。疑《靈樞》、《太素》均脱。又"後刺深之",與下引刺法言"最後刺極深之"義亦同。

〔16〕已 明抄本作"以",已、以古通。

〔17〕穀氣出 矣,《靈樞》、《太素》均無。《太素》注:"穀氣者,正氣也。故後刺極深,以致正氣也。"《類經》卷十九第六注:"穀氣即正氣,亦曰神氣。出,至也。《終始篇》曰:所謂穀氣至者,已補而實,已寫而虚。故以知穀氣至也。"《靈樞集注》張志聰注:"穀氣者,通會於肌腠之元真,脾胃之所主也。故曰穀氣。"按穀氣、正氣、神氣、真氣、胃氣等,稱謂雖别,實則同類。以其源於水穀之氣,故曰穀氣;以其對邪氣而言,故曰正氣、真氣;以其功神用無方,故曰神氣;以其由脾胃化成,故曰胃氣。出,馬、張二注訓至,與《終始篇》義合。蓋出者,自内而外。又現也。亦可引申爲至。

〔18〕刺法 古醫籍名,其内容或存於《素問》已佚之《刺法論》中。

〔19〕陽邪之氣 《靈樞》、《太素》均作"邪氣",氣下並有"而來血氣"四字。按"陽邪之氣"與下"陰邪之氣"相對爲文,義爲勝。

〔20〕後 《聖濟總録》卷一百九十二刺節統論引作"復"。按復,再也。如《論語·述而》:"吾不復夢見周公。"《韓非子·五蠹》:"冀復得兔。"皆言再也。又《素問·腹中論》:"其時有復發者?"王冰注:"復發,謂再發。"詳此前二刺曰再刺,後鍼道終始第五亦云:"一刺陽邪出,再刺陰邪出。"本文若作"後",則無再義,且與上文"三刺"之義重。故疑後爲"復"之誤。

〔21〕致 運轉、運行也。《詩·大雅·皇矣》:"是致是附。"孔穎達正義:"致者,運轉之辭。"此引申爲運行之義。言使陰邪之氣行,則不至留滯爲患矣。

〔22〕陰邪之氣 《靈樞》、《太素》均作"陰氣之邪"。

〔23〕以下穀氣 《太素》注:"下,穀氣不下,引之令下也。"《類經》卷十九第六注:"三刺最深,及於分肉之間,則穀氣始下,下言見也。"按下猶出也。《後漢書·和熹鄧皇后紀》:"輒下意難問。"李賢注:"下意,猶出意也。"是下穀氣者,出穀氣,猶穀氣至也。

〔24〕此　原作"此",據明抄本、四庫本改。

〔25〕至穀氣　原作"及至穀邪",據鍼道終始篇改。

〔26〕年之所加　《太素》注:"人之大忌,七歲已上,次第加九,至一百六,名曰年加也。"《靈樞發微》注:"《素問·六元正紀大論》言,每年所加,各有太過不及,自初氣以至終氣,有主有客,有勝有負,其天時民病不同,中間盛衰虛實,悉考而知,始足以爲工也。加者,即至真要大論加臨之加。"《類經》卷十九第六注:"年之所加,如《天元紀》、《至真要》等論是也。"按楊注本於《靈樞》,馬、張等注則本於《素問》運氣諸論。詳《靈樞·陰陽二十五人》云:"黃帝曰:其形色相勝之時,年加可知乎?岐伯曰:凡年忌上下之人,大忌常加七歲,十六歲、二十五歲、三十四歲、四十三歲、五十二歲、六十一歲,皆人之大忌,不可不自安也。"是《靈樞》所言"年加",即本文"年之所加"也,且運氣諸大論並非《素問》原有,醫家早有所辨,又論中亦無"年加"之語,當以楊注爲是。

〔27〕矣　《靈樞》、《太素》均作"也"字。

凡刺有五,以應五藏[1]:一曰半刺[2],半刺者,淺內而疾發鍼,無鍼傷肉[3],如拔髮一作毛。狀[4],以取皮氣。此肺之應也。二曰豹文刺[5],豹文刺者,左右前後鍼之,中脉爲故[6],以取經絡之血者[7],此心之應也。三曰關刺[8],關刺者,直刺左右[9],盡筋上[10],以取筋痹,慎無出血。此肝之應也。四曰合谷刺[11],或曰淵刺,又曰豈刺[12]。合谷刺者,左右鷄足[13],鍼於分肉之間,以取肌痹。此脾之應也。五曰腧刺[14],腧刺者,直入直出,深內之至骨,以取骨痹。此腎之應也。

〔1〕以應五藏　此下言五刺者,取皮、取脉、取筋、取肌、取骨之刺法,皮、脉等五體應於五臟也。

〔2〕半刺　《太素》注:"凡刺不減一分,今言半刺,當是半分。"《靈樞發微》注:"似非全刺,故曰半刺。"

〔3〕無鍼傷肉　《靈樞》同。《素問·刺要論》王冰注引《鍼經》及《太素》均作"令鍼傷多"。按"無鍼傷肉"者,以此刺取皮,猶後文關刺取筋慎無出血也。又詳《素問·刺要論》云:"刺皮無傷肉。"與本文義亦同。故《太素》等文非是。又析此句文,疑無下脫"令"字。

〔4〕如拔髮狀　髮，《靈樞》作"毛"，與原校同。然《素問·刺要論》王冰注引《鍼經》文亦作"髮"。此言出鍼之速如拔髮，得無傷肉也。

〔5〕豹文刺　《太素》注："左右前後鍼痏，狀若豹文，故曰豹文刺也。"《靈樞發微》注："因其多鍼，左右前後刺之，故曰豹文。"當以楊注爲是，文，紋也。

〔6〕中脉爲故　此言以鍼入脉絡爲法。脉者，絡脉，非大經脉也。故，法也。《吕氏春秋·知度》："非晉國之故。"高誘注："故，法。"

〔7〕經絡之血者　者，《聖濟總録》卷一百九十二刺節統論無，義勝。此言刺脉當取經絡之血也。

〔8〕關刺　《太素》作"開刺"，下同。楊上善注："或曰開刺也。"按開爲關之假借。開與開形相近，故誤開爲開。《類經》卷十九第六注："關，關節也。"按此刺取筋，關節，皆筋之結聚處，故名關刺。又如《靈樞·九鍼十二原》："十二原出於四關。"關，亦指關節。

〔9〕直刺左右　《靈樞發微》注："直刺左右手足。"左右，左右側，此指四肢之左右側也。

〔10〕盡筋上　《靈樞發微》注："盡筋之上，正關節之所在。"《類經》卷十九第六注："盡筋，即關節之處也。"按盡筋，筋脉終結之處，多在關節。盡，終結也。上，表範圍之詞。

〔11〕合谷刺　《太素》作"合刺"。下同。楊上善注："刺身左右分肉之間，痏如鷄足之跡，以合分肉間之氣，故曰合刺也。"《類經》卷十九第六注："合谷刺者，言三四攢合如鷄足也。"按本刺究爲合刺？抑或合谷刺？尚待考。然若作合谷刺，合谷者，非合谷穴之義。詳《素問·氣穴論》云："肉之大會爲谷，肉之小會爲谿。肉分之間，谿谷之會，以行榮衛，以會大氣。"本刺法"鍼於分肉之間"，合當谷處，故合谷刺之義，或本於此。

〔12〕或曰淵刺，又曰豈刺　此八字《靈樞》、《太素》均在前文"此肝之應也"下。

〔13〕左右鷄足　《靈樞發微》注："左右用鍼如鷄足。"此言刺如鷄足之爪，歧分而著地之形，故曰鷄足。

〔14〕腧刺　見前"刺有十二節"中腧刺注。

曰：刺有五邪，何謂五邪？曰：病有持癰[1]者，有大[2]者，有小[3]者，有熱者，有寒者，是謂五邪。

凡刺癰邪用鈹鍼[4]無迎隴[5]，易俗移性不得膿[6]，越道更行去其鄉[7]，不安處所乃散亡[8]。諸陰陽過癰所者，取之其俞，寫之[9]。

〔1〕持癰　明抄本作"待癰"，《太素》作"時癰"。按時與待、持並通。持、待、時，古皆之韻，同聲相假也。《說文通訓定聲·頤部》時："叚借又爲待。《易·歸妹》：遲歸有時。象傳正作有待。"《素問·藏氣法時論》諸"持於"之"持"，《病源》卷十五五藏六府病諸候均作"待"。又據下文言"刺癰邪"義，"持"字疑衍。

〔2〕大　《靈樞》、《太素》均作"容大"。按下文云"刺大邪"，是大者，大邪也。"容"字疑衍。

〔3〕小　《靈樞》、《太素》均作"狹小"。按下文云"刺小邪"，是小者，小邪也。"狹"字疑衍。

〔4〕用鈹鍼　原作大字正文。《靈樞》、《太素》均無此三字。按本文及此下諸邪刺，皆七字句韻文，此三字若夾於句中，則不合矣。故疑此三字係作者或後人，據《靈樞》本篇後文言五邪刺諸鍼，而爲之增注。今爲回復原七字句文，將三字改作小字注文。後諸邪刺"用鋒鍼"、"用員鍼"、"用鑱鍼"、"用毫鍼"等，均同此例。

〔5〕無迎隴　《太素》注："隴，大盛也。癰之大盛，將有膿，不可迎而寫之也。"《靈樞發微》注："凡刺癰邪，無迎其氣之來隆，所謂避其來銳者是也。"《類經》卷二十一第三十四注："隴，盛也。營衛生會篇曰：日中而陽隴。生氣通天論作隆。盖隆隴通用也。"

〔6〕易俗移性不得膿　《太素》注："易其常行法度之俗，移其先爲寒溫之性。"《靈樞發微》注："如易風俗，如移性情，相似須緩以待之。"按本文乃承上文"無迎隴"而來。易俗，易平凡者亦即庸工之所行，迎隴而刺也。俗，平凡也。《呂氏春秋·情欲》："俗主虧情。"高誘注："俗主，凡君也。"移性，改移患者之情欲，急欲去膿。性，情欲也。不得膿，不取膿也。《呂氏春秋·報更》："臣弗得也。"高誘注："得，取也。"此言癰氣正盛，邪氣方銳者，當易俗移性，不得立爲取膿也。

〔7〕越道更行去其鄉　越，《靈樞》作"脆"，《太素》作"詭"。脆爲脃之俗體，爲詭之誤。詭，差異也。《淮南子·說林》："尺寸雖齊必有詭。"高誘注："詭，不同也。"按詭道之義，不若越道爲勝。"越道更行"，即下文所謂"過癰所"也。即越過癰處改行其道而爲之刺也。更，改也。"去其鄉"，《太素》注："更量膿之所在，上下正傍，以得爲限，故曰去其鄉。"此言去其

癰處也,與下文"過癰所者"義亦同。鄉,處所也。《詩·小雅.采芑》:"于此中鄉。"毛亨傳:"鄉,所也。"陳奐傳疏:"所,猶處也。"

〔8〕不安處所乃散亡　處所前明抄本、《太素》均有"其"字。按"處所"二字義重,疑原或作"其所"二字,處爲所之注,後人誤入正文。《太素》注:"不安於處一(按處一二字疑倒),病乃散亡也。"《類經》卷二十一第三十四注:"不使安留處所,乃自消散也。"按楊注義明。安,止也。

〔9〕諸陰陽過癰所者,取之共俞,寫之　此十三字爲散文,與前四句七字韻文不合體,然《靈樞》、《太素》皆具,當是原作者對前文的釋文,故仍依其舊。後刺大邪、刺小邪亦同此例。過,原作"遇",據《靈樞》、《太素》改。所,《靈樞》無。之,《太素》無,義勝。寫之,原作"寫也",據《靈樞》、《太素》改。楊上善注:"諸陰陽之脉過癰所者,可取癰之所由脉輸,寫之也。"

凡刺大邪[1]用鋒鍼[2]。曰以小[3],泄其有餘[4]乃益虛[5]摽其道[6],鍼其邪於[7]肌肉親[8],視其無有反其真[9]。刺諸陽分肉之[10]間。

〔1〕大邪　《太素》注:"大邪者,實邪也。"

〔2〕用鋒鍼　《靈樞》、《太素》均無此三字,原作大字正文,今改作小字注文。

〔3〕曰以小　曰,《靈樞》、《太素》均作"日"。按曰、日古抄手書多易混,本文當以作"曰"爲是。曰,助詞,無義。《詞詮》卷八:"曰":"語首助詞。"如《詩·豳風·七月》:"曰爲改歲。"小,原作"少",據《靈樞》、《太素》改,與大、小相對爲文。《太素》注:"行寫爲易,故小洩之益虛,取和也。"按大者,邪氣實也。曰以小者,使之虛也。小,引申爲虛。

〔4〕泄其有餘　泄下原有"奪"字,疑爲泄之釋文。又証之"刺小邪"曰"益其不足"與"泄其有餘",亦相對爲文,故刪"奪"字。《太素》作"泄奪有餘",不若本經義勝。

〔5〕乃益虛　原作大字正文。此不合七字句式,當爲小字注文,今改。

〔6〕摽其道　摽下明抄本有"音票"二小字音注,《靈樞》作"剽",《太素》作"慄"。道,《靈樞》作"通"。按小,古宵韻。道,古幽韻。二韻可互押,若作"通",韻不叶矣。《太素》注:"於鍼之道,戰慄謹肅。"《類經》卷二十一第三十四注:"剽,砭刺也。通病氣所由之道之。"按楊注非是。蓋摽,

剟之假也。《説文·刀部》：“剟，砭刺也。”剟其道，刺其脉道，使之通也。

〔7〕鍼其邪於　於，《靈樞》無。《太素》作“鍼於其邪”。

〔8〕肌肉親　親，原脱，據《靈樞》、《太素》補。《太素》注：“使邪氣得去，肌肉相附也。親，附也。”又馬蒔、張介賓等均與下文“視之”連讀。按諸注似未爲得。肌肉親，猶肌肉間也，與下文“刺諸陽分肉之間”義亦合。親，接近也，猶比也。比與毕通，相接也。《一切經音義》卷四十六引《蒼頡篇》：“親，近也。”《吕氏春秋·貴信》：“不能相親。”高誘注：“親，比也。”《漢書·諸侯王表》：“諸侯比境。”顔師古注：“比，謂相接次也。”是肌肉親者，肌肉相接相近處，亦即肌肉間也。

〔9〕視之無有反其真　反其真，原作“乃自直道”，義不安，韻亦不叶，據《靈樞》、《太素》改。楊上善注：“視邪氣無有，反其真氣乃止也。”

〔10〕之　《靈樞》、《太素》均無。

凡刺小邪[1]用員鍼[2]。曰以大[3]，補其不足乃無害[4]，視其所在迎之界[5]，遠近盡至不得外[6]，侵而行之乃自貴[7]。一作費。刺分肉之[8]間[9]。

〔1〕小邪　《太素》注：“小邪，虛邪也。”按此所謂虛邪，與卷六“八正八虛八風大論”言風從衝後來者爲虛邪之義不同，此指正氣之虛者。

〔2〕用員鍼　《靈樞》、《太素》均無此三字，原作大字正文，據文義當作小字注文，今改。

〔3〕曰以大　《太素》注：“行補爲難也，故曰大，補使其實也。”小者，正氣不足也。曰以大者，使之實也。大，引申爲實。

〔4〕補其不足乃無害　補下原有“益”字，當係“補”之釋文，《靈樞》、《太素》均無，故删。《類經》卷二十一第三十四注：“不足而補，乃可無害。若寫其虛，斯不免矣。此釋上文小者益陽也。”按害與上句大字，古皆月韻，故相押。

〔5〕視其所在迎之界　《太素》注：“界，畔際也。視虛邪畔界。”《類經》卷二十一第三十四注：“迎之界者，迎其氣行之所也。”

〔6〕遠近盡至不得外　《太素》注：“量真氣遠近，須引至虛中令實，不得外而不至也。”按馬蒔、張介賓等均以“外”字與下文“侵”字連讀，非是。遠近，經脉之遠近也。如本經卷一第七云：“夫經水之應經脉也，其遠近之深淺，水血之多少，各不同。”外，除也。《淮南子·精神訓》：“外此，其餘無足利矣。”高誘注：“外，猶除也。”

〔7〕侵而行之乃自貴　貴,《靈樞》、《太素》均作"費",與原校同。楊上善注:"侵,過也。補須實,知即止。補過即損正氣。費,損也。"按楊注似未爲得。侵而行之者,言補其不足,需漸而行之,非一刺之功也。侵,本作儳。《説文·人部》:"儳,漸進也。"自貴,自重、自愛也。《國語·晉語七》:"貴貨易土。"韋昭注:"貴,重也。"《荀子·正論》:"下安則貴上。"楊倞注:"貴,猶愛也。"

〔8〕之　《靈樞》無。

〔9〕間　此下《太素》有"也"字。

凡刺熱邪用鑱鍼[1]越而滄[2],出游不歸乃無病[3],爲開道乎闢門户[4],使邪得出病乃已。

〔1〕用鑱鍼　《靈樞》、《太素》均無此三字。原作大字正文,據文義當作小字注文,今改。

〔2〕越而滄　滄,《靈樞》作"蒼"。滄與蒼通,《書·禹貢》:"東爲滄浪之水。"《史記·夏紀》作"蒼浪"。《説文·水部》:"滄,寒也。"《太素》注:"刺熱之道,寫越熱氣,便覺滄然。"按楊注非是。越而滄,猶曰以滄也,與後文刺寒邪"曰以温"相對爲文。越與"曰"通,語首助詞,無義。《漢書·揚雄傳上》:"越不可載已。"顔師古注:"越,曰也。"而與"以"通。

〔3〕出游不歸乃無病　出,明抄本無。《太素》注:"熱氣不歸,病則愈也。"《類經》卷二十一第三十四注:"出遊,行散也。歸,還也。凡刺熱邪者,貴於速散,散而不復,乃無病矣。"按病與上句滄,古皆陽韻,故相押。

〔4〕爲開道乎闢門户　道,《靈樞》、《太素》均作"通"。道亦通也。《左傳·襄公三十一年》:"不如小決使道。"杜預注:"道,通也。"《類經》卷二十一第三十四注:"開通壅滯,辟其門户,以熱邪之宜寫也。"辟通闢。

凡刺寒邪用毫鍼[1]曰以温[2],徐往疾去致其神[3],門户已閉[4]氣不分[5],虚實得調[6]真氣存[7]。

〔1〕用毫鍼　《靈樞》、《太素》均無此三字,原作大字正文,據文義當作小字注文,今改。

〔2〕温　《類經》卷二十一第三十四注:"温者,温其正氣也。"

〔3〕徐往疾去致其神　疾去,《靈樞》作"徐來"。按《靈樞·小鍼解》云:"徐而疾則實者,言徐内而疾出也。"與本文義亦同,可証作"徐來"非是。《太素》注:"徐往内人,得温氣已。去,疾而出鍼,以致神氣爲意也。"

〔4〕門户已閉　出鍼之後,閉其孔穴,使氣不外出也。如本卷第四

云："氣下而疾出之,推其皮,蓋其外門,真氣乃存。"即屬此義。

〔5〕氣不分　氣不散也。分,散也。《列子·黃帝》:"用志不分。"張湛注:"分,散也。"

〔6〕虛實得調　正邪之虛實得以調和。寒者,邪之實也。邪之所湊,其氣必虛。虛者,陽氣不足也。

〔7〕真氣存　《靈樞》作"其氣存也"。

按:本篇詳論九鍼及刺法等有關問題。九鍼部分,具體説明了九鍼之法象、形體、長度、功用等,充分反映了古代在鍼刺技術、理論水平及製鍼工藝等方面,均已達到相當高的水平,爲後世鍼刺技術的發展,奠定了穩固的基礎。在刺法方面,提出了九刺、十二節刺、三刺、五刺、五邪刺等諸多刺法,廣泛論述了九鍼的運用。如九刺之法,主要説明根據不同部位,采用不同刺法。十二節刺則是説明十二種不同刺法的功用及主治。三刺則是説明同一穴位之不同層次,因生理功能不同,而鍼刺效應亦異。五刺則是取與五臟相應的五體之氣的刺法,説明刺法與五臟的關係。五邪刺則是以五邪爲例,説明不同之邪,需采用不同刺法。如此等等,充分説明,鍼雖爲九,而其具體刺法則靈活多樣,應用於治療,則廣泛無邊。正如《靈樞·外揣》云:"夫九鍼者,小之則無内,大之則無外,深不可爲下,高不可爲蓋,恍惚無窮,流溢無極,余知其合於天道人事四時之變也。"以上雖是古人實踐經驗的概括和總結,但仍不失其承前啟後之價值,亦爲今日研討鍼刺技術之寶貴文獻。

又按本篇後節刺五邪之答文,係以七字句韻文爲主,間有少數散文。而歷來注家,由於未識韻文,斷句有誤,故其訓釋,亦多訛誤。近人劉衡如先生校《靈樞》、《甲乙》時,獨具慧眼,識破真義,始得正焉。本文即在此基礎上,根據拙見,作了個別文字的調整,亦或見仁見智也。

繆刺第三　本篇全文見《素問·繆刺論》、《太素·量繆刺》。

提要:本篇重在論述左病刺右、右病刺左的繆刺法,故以此名篇。其主要内容有：説明外邪入客，由皮毛而至於内臟之次；繆刺與巨刺的區別；邪客於各經之絡脉所致病証及刺法；邪客於五臟之間及手足少陰太陰足陽明五絡之刺法；經刺與繆刺諸病之診視等。

黄帝問曰：何謂繆刺[1]？岐伯對曰：夫邪之客於形[2]也，必先舍[3]於皮毛，留而不去，入舍於孫脉[4]，留而不去，入舍於絡脉，留而不去，入舍於經脉，内連五藏，散於腸胃[5]。陰陽俱感[6]，五藏乃傷，此[7]邪之從皮毛而入，極於五藏之次[8]也。如此則治其經[9]焉。

〔1〕繆（jiū 糾）刺　《素問》王冰注："繆刺，言所刺之穴，應用如紕繆綱紀也。"《素問識》："簡案：繆，《廣韻》：靡幼切。《禮·大傳》注：紕繆，猶錯也。王註從之。蓋左病刺右，右病刺左。交錯其處，故曰繆刺。"按繆，交錯也。又如《後漢書·輿服志上》："金薄繆龍。"李賢注引徐廣曰："繆，交錯之形也。"

〔2〕形　身形也。如《靈樞·百病始生》："必因虚邪之風，與其身形，兩虚相得，乃客其形。"

〔3〕舍　《外臺》卷三十九明堂引《素問》作"入"。律以此下文例，似應作"入舍"二字。

〔4〕留而不去，入舍於孫脉　原脱，據《素問》、《太素》補。又《外臺》卷三十九明堂引《素問》"孫脉"作"孫絡"，然無下文"留而不去，入舍於絡脉"之文，當是合孫脉與絡脉二條爲一，或引自別本也。

〔5〕散於腸胃　此與本經卷八第二所謂"留而不去，傳舍於腸胃"之義亦同。

〔6〕陰陽俱感　俱感，《太素》作"更盛"，疑形近訛。此言陰經與陽經之脉，均可受邪。

〔7〕此　此下原有"乃"字，據明抄本、《素問》、《太素》删。

〔8〕極於五藏之次　此言邪氣自皮毛而入，循經而内至於五藏之次第。極，至也。《爾雅·釋詁上》："至，極也。"

〔9〕治其經　《素問發微》注："必治其經穴焉，夫是之謂正邪也。"《類經》卷二十第三十注："治經者，十二經穴之正刺也，尚非繆刺之謂。"

按：本文所言"邪之從皮毛而入，極於五藏之次"，乃是對外邪侵入人體，自淺而深之傳變途徑的概説，詳見本經卷八第二。它反映了《內經》有關邪傳的基本觀點，如邪自皮毛而入，循經絡相傳，自淺而深，內至臟腑等。故諸文當互參。

今邪客於皮毛，入舍於孫脉[1]，留而不去，閉塞不通，不得入經[2]，溢[3]於大絡[4]，而生奇病[5]焉。夫邪客大絡者，左注右，右注左[6]，上下左右，與經相干[7]，而布於四末[8]，其氣無常處，不及於經俞[9]，名曰繆刺。

〔1〕孫脉 《素問》、《太素》、《外臺》卷三十九明堂引《素問》均作"孫絡"。按前文孫脉與絡脉析言之，故作孫脉，而此則孫脉與絡脉渾言之，似當以作"孫絡"爲是。

〔2〕入經 《素問》、《太素》均作"入於經"。律之後文所謂"不及於經俞"之義，似應作"入於經俞"。

〔3〕溢 此前《素問》、《太素》均有"流"字。《外臺》卷三十九明堂引《素問》同本經。

〔4〕大絡 《素問》新校正引全元起云："大絡，十五絡也。"《素問吳註》注："大絡者，十二經支注之大絡，《難經》所謂絡脉十五是也。"按本經卷十第一上云："必先切循其上下之大經……及大絡之血結而不通者。"與本文義亦同。蓋十五絡，乃一身之大絡脉，若諸浮絡者，小絡也。

〔5〕奇病 《素問》王冰注："病在血絡，是謂奇邪(按疑"病"、"邪"二字倒)。"《類經》卷二十第三十注："病在支絡，行不由經，故曰奇邪。"《素問集註》張志聰注："奇病者，謂病氣在左，而證見於右，病氣在右，而證見於左。蓋大絡乃經脉之別，陽走陰而陰走陽者也。"按奇病與奇邪，義有別。若奇病者，《素問·奇病論》、《素問·大奇論》等，專言奇病。義猶《素問·病能論》所謂"奇恒者，言奇病也。所謂奇者，使奇病不得以四時死也。"是奇者，謂異於常法者也。本文言奇病，當如張注，奇猶奇偶之奇，言病在一側也。

〔6〕左注右，右注左 《素問集註》張志聰注："所謂左注右而右注左者，因大絡之左右互交，邪隨絡脉之氣而流注也。"

〔7〕上下左右，與經相干 左右，《太素》無。楊上善注："左右相注，與經相干。"《素問發微》注："上下左右，與經雖相干，其實不得入於經，而止布於四末。"按干猶預也。《晉書·王衍傳》："干預人事。"預猶及也。

《一切經音義》卷二十二引《珠叢》："凡事相及爲預也。"此言邪客於大絡，上下左右雖與經脉相及，但不在經中，故下文曰"不及於經俞"。

〔8〕而布於四末　而，《太素》無。此言布列於四肢。四末，四肢也。

〔9〕不及於經俞　及，《素問》、《太素》均作"入"。均通。此進一步明繆刺之義，以邪不及於經俞也。

曰：以左取右，以右取左，其與巨刺[1]，何以別之？曰：邪客於經也[2]，左盛[3]則右病，右盛則左病，病易且移者[4]，左痛[5]未已而右脉先病[6]，如此者，必巨刺之。必中其經[7]，非絡脉也。故絡病者，其痛與經脉繆處[8]，故[9]曰繆刺。巨刺者，刺其經。繆刺者，刺其絡。

〔1〕巨刺　《太素》注："以刺左右大經，故曰巨刺。巨，大也。"《素問吳註》注："巨刺，大經之刺也。"《類經》卷二十第三十注："繆刺之法，以左取右，以右取左，巨刺亦然。但巨刺者，刺大經者也，故曰巨刺。"據上篇九刺云："八曰巨刺，巨刺者，左取右，右取左也。"是可証巨刺，亦左右交錯之刺法也。其與繆刺之別，亦如後注所云，一在刺經，一在刺絡。按巨刺者，互刺也。巨與互，古韻皆魚部，故可相假。如《周禮·天官·司會》："以參互攷曰成。"鄭玄注："故書互爲巨，杜子春讀爲參互。"又《周禮·秋官·修閭氏》："掌比國中宿互㯱者。"鄭玄注："故書互爲巨，鄭司農曰：巨，當爲互。"互，交互，交錯也，與此文義正合。

〔2〕也　明抄本無。

〔3〕盛　《太素》注："邪氣有盛。"據下文"左痛未已而右脉先病"之義，疑盛爲"痛"字之誤。下同。

〔4〕病易且移者　原作"亦有易且移者"。明抄本無"亦有"二字，《素問》無"且"字，新校正云："按《甲乙經》作病易且移。"《太素》作"病亦有易且移者"。今據新校正引文改。易、移，義同。

〔5〕痛　《太素》作"病"。

〔6〕先病　明抄本作"先痛"。《太素》注："今左箱病之未已，即右箱病起，故曰先病。"《素問》王冰注："先病者，謂彼病未止，而此先病以承之。"

〔7〕必中其經　《素問吳註》注："病由邪客於經，故刺必中其經。"

〔8〕其痛與經脉繆處　《太素》注："痛病在於左右大胳，異於經脉，故名繆。繆，異也。"《素問吳註》注："繆處者，與經脉常行之處差繆也。"按諸注義似未盡。此正言繆刺之義也。蓋邪中於絡，左注於右，右注於

左,此所以與經脉繆處也,故得以繆刺治之。

〔9〕故 此下《素問》有"命"字,《太素》有"名"字。

曰:繆刺取之何如? 曰:邪客於足少陰之絡,令人卒心痛、暴脹、胸脇支滿[1],無積者,刺然骨之前出血[2],如食頃[3]而已。左[4]取右。右取左,病新發者,五[5]日已。

〔1〕卒心痛、暴脹、胸脇支滿 支,原作"反",據《素問》、《太素》改。楊上善注:"足少陰直脉,從腎上入肺中,支者,從肝出胳心,注胸中,故卒心痛也。從腎而上,故暴脹也。注於胸中,胸脇支滿也。以足少陰大鍾之胳,傍經而上,故少陰脉行處,胳爲病也。"

〔2〕無積者,刺然骨之前出血 骨,原作"谷",據《素問》、《太素》及後文"人有所墮墜"條改。楊上善注:"聚,陽病也。積,陰病也。其所發之病,未積之時,刺然骨前出血也。然骨在足內踝下大骨,刺此大骨之前胳脉也。"按外邪中人,傳舍於內,稽留不去,息而成積者,本經卷八第二論之甚詳,並出治則。本文言無積者,特示以病尚在絡,適以繆刺之法。楊注別出積聚分陰陽之義,似非經義。

〔3〕如食頃 《類經》卷二十第三十注:"食頃,一飯頃也。後放此。"

〔4〕左 此前《素問》有"不已"二字。律以後文之例,似當有"不已"二字爲勝。

〔5〕五 此前《素問》有"取"字。

邪客於手少陽[1]之絡,令人喉痹舌卷,口乾心煩,臂外廉痛,手不及頭[2],刺手小指次指[3]爪甲上去端如韭葉,各一痏[4]音悔[5]壯者立已,老者有頃[6]已。左取右,右取左。此新病數日[7]已。

〔1〕手少陽 原作"手少陰",此下原校云:"一作陽",《素問》、《太素》均作"手少陽"。又本經卷九第二云:"喉痹舌卷,口乾心煩,心痛,臂表痛,不可及頭,取關衝,在手小指次指爪甲去端如韭葉。"按此文原出《靈樞·熱病》、《太素·喉痹嗌乾》並載,雖與本經文小異,然所言手少陽則同,又《外臺》卷三關衝穴主治,亦收此文,並特言"在左取右,右取左"。以上諸文所載,與本條義盡同,猶可証作"手少陰"者誤,故據改,並刪原校。

〔2〕喉痹舌卷……手不及頭 《太素》注:"手少陽外關之胳,從外關上繞臂內廉,上注胸,合心主之脉。胸中之氣上薰,故喉痹舌卷,口乾心

煩，臂內廉痛，手不上頭也。”按“臂外廉”，《太素》作“臂內廉”，與《靈樞·熱病》等文雖合，然本經卷九第二、《外臺》卷三十九關衝穴主治則均作“臂表”，與“臂外廉”義同。是則古經已兩歧矣。今並存之。

〔3〕小指次指　小指，原作“中指”，此下原校云：“當作小指。”按下文描述部位，當屬關衝，且“中指次指”，經無此名，故據《太素》及本經卷九第二、《靈樞·熱病》、《太素·喉痹嗌乾》、《外臺》卷三十九改，並刪原校。

〔4〕各一痏　《素問》王冰注：“左右手皆刺之，故言各一痏。痏，瘡也。”按痏本鍼刺瘡痕，此引申爲一穴或一次也。

〔5〕悔　此下明抄本有“又洧”二小字音注。

〔6〕有頃　時間不久。《戰國策·秦策一》：“苙政有頃。”高誘注：“有頃，言不久。”

〔7〕日　此下《太素》有“者”字。

邪客於足厥陰之絡，令人卒疝暴痛[1]，刺足大指爪甲上與肉交者[2]各一痏。男子立已，女子有頃已[3]。左取右，右取左。

〔1〕卒疝暴痛　《素問》王冰注：“以其絡去內踝上同身寸之五寸，別走少陽，其支別者，循脛上睾，結於莖，故令人卒疝暴痛。”

〔2〕爪甲上與肉交者　指爪甲之上與肉相交處。

〔3〕男子立已，女子有頃已　頃下《太素》有“乃”字。楊上善注：“疝痛者，陰之病也。女子陰氣不勝於陽，故有頃已也。”《素問吳註》注：“男子以陽用事，故已速。女子以陰用事，故已稍遲。”

邪客於足太陽之絡，令人頭項痛，肩痛[1]，刺足小指爪甲上與肉交者各一痏，立已。不已，刺外踝[2]下[3]三痏。左取右，右取左，如食頃已[4]。

〔1〕頭項痛，肩痛　頭項痛，《素問》無“痛”字。王冰注：“以其經之正者，從膊出，別下項；支別者，從髆內左右別下；又其絡，自足上行，循背上頭，故項頭肩痛也。”

〔2〕踝　此下明抄本有“音胯，又魯”四小字音注。

〔3〕下　原作“上”，據《素問》、《太素》改。

〔4〕如食頃已　《太素》無此四字。

邪客於手陽明之絡，令人氣滿胸中，喘息而支胠，胸中熱[1]，刺手大指次指爪甲上，去端如韭葉各一痏。左取右，右取左，如食頃已。

〔1〕氣滿胸中，喘息而支胠，胸中熱　息，原作"急"，據《素問》、《太素》、《外臺》卷三十九商陽穴主治改。胠，此下明抄本有"音祛"二小字音注，《外臺》作"脇"，義勝。楊上善注："手陽明偏歷之胳，其支者，上臂乘肩髃，上曲頰，不言至於胸胠，而言胸胠痛者，手陽明之正，膺乳別上，入柱骨下，走大腸屬於肺，故胸滿喘息支胠胸熱也。以此推之，正別脉者，皆爲胳。"按楊氏所言正別脉，別者，經別之所謂，正者，經脉之所謂也。

邪客於臂掌之間，不得屈[1]，刺其踝後[2]，先以指按之痛，乃刺之[3]。以月死生爲數[4]，月生一日一痏[5]，二日二痏[6]；十五日十五痏[7]，十六日十四痏[8]。

〔1〕邪客於臂掌之間，不得屈　不下《素問》、《太素》均有"可"字。楊上善注："腕前爲掌，腕後爲臂，手外踝後，是手陽明脉所行之處，有脉見者，是手陽明胳，臂掌不得屈者，取此胳也。"《素問發微》注："乃手厥陰心包絡受邪也。"張介賓、張志聰、高世栻等皆宗馬注。按本文不言邪在何絡者，是病位不定也。然據下文言刺在踝後，當係陽部之絡，故馬注似不若楊注義近。

〔2〕踝後　踝下明抄本有"音胯，又魯"四小字音注。按踝後，馬蒔指爲通里，張介賓等指爲內關，若按下文"先以指按之痛，乃刺之"之義，則非是穴處，故馬、張等注，義未得。

〔3〕先以指按之痛，乃刺之　《素問吳註》注："此以應痛爲痏，不拘穴法。"此即所謂以痛爲腧法也。

〔4〕以月死生爲數　爲下《太素》有"痏"字，義勝。《素問》王冰注："隨日數也。月半已前，謂之生；月半以後，謂之死。虧滿異也。"《類經》卷二十第三十注："月之死生，隨日盈縮以爲數也。故自初一至十五，月日以盈，爲之生數，當一日一痏，一痏即一刺也，至十五日，漸增至十五痏矣；自十六日至三十，月日以縮，爲之死數，當日減一刺，故十六日止十四痏，減至月終，惟一刺矣。蓋每日一刺，以朔望爲進止也。"按此法是根據月圓缺對人體影響而提出的刺法，惜久已失傳，故其施用之具體部位和方法，已無知者。至於圓缺與人體關係，《內經》有多處論及，又後世《黃帝蝦蟇經》所言月圓缺逐日發病情況及刺灸方法，亦與此類同，可供進一步研究

探討。

〔5〕痏　此下明抄本有"音洧,又悔"四小字音注。

〔6〕痏　詳後邪客於手陽明之絡條此下有"漸多之"三字,於義爲順,疑此或脱。

〔7〕十五日十五痏　《太素》無此六字,証之後文,本經是。

〔8〕痏　詳後邪客於手陽明之絡條此下有"漸少之"三字,於義爲順,疑此或脱。

邪客於陽蹻[1]之脉[2],令人目痛從内眥始[3],刺外踝之下半寸所[4],各二痏。左取[5]右,右取左。如行十里頃[6]而已。

〔1〕陽蹻　此前原有"足"字,明抄本、《太素》均無,且陽蹻脉無手足之分,據删。

〔2〕之脉　《太素》無此二字。按邪客諸經皆稱"絡",惟此言"脉",詳經文不言蹻脉之絡,然既爲繆刺,亦當在絡,故楊上善云:"刺足外踝之下申脉所生胳之也。"又本經卷三第三十五云:"申脉,陽蹻之所生也。"楊注義當屬此。

〔3〕目痛從内眥始　眥下明抄本有"音際"二小字音注。《素問》王冰注:"以其脉起於足上,行至頭而屬目内眥,故病令人目痛從内眥始也。"

〔4〕外踝之下半寸所　《素問》王冰注:"謂申脉穴,陽蹻之所生也。在外踝下陷者中。"所,處也。此當在該處刺其絡也。

〔5〕取　《素問》、《太素》均作"刺",義同。下句"取"字亦同。

〔6〕如行十里頃　如行十里路相近之時。頃,近。《一切經音義》卷十三:"頃,近也。"

人有所墮墜[1],惡血留於[2]内,腹中脹滿[3],不得前後[4],先飲利藥[5]。此上傷厥陰之脉,下傷少陰之絡[6],刺足内踝之下,然骨之前[7],血脉出血[8];刺跗上動脉[9];不已,刺三毛上[10],各一痏[11],見血立已。左取右,右取[12]左。善驚善悲不樂,刺如右方[13]。

〔1〕墮墜　墮下明抄本有"音惰"二小字音注。墮墜者,跌扑等外傷之病。

〔2〕留於　《素問》無"於"字。《太素》作"在"。

〔3〕脹滿 《素問》、《太素》作“滿脹”。

〔4〕不得前後 《太素》注：“不得大小便者。”

〔5〕先飲利藥 《太素》注：“可飲破血之湯,利而出之。”《素問吳註》注：“先飲利藥者,先宜飲利瘀血藥也。”

〔6〕上傷厥陰之脉,下傷少陰之絡 《類經》卷二十第三十注：“凡墮墜者,必病在筋骨。故上傷厥陰之脉,肝主筋也,下傷少陰之絡,腎主骨也。”

〔7〕足内踝之下,然骨之前 《素問》王冰注：“此少陰之絡也。”馬蒔指爲然谷穴,張志聰又別指足内踝前之中封穴,義則限矣。此亦當刺該處血絡,不得限於腧穴。

〔8〕血脉出血 《素問》新校正云：“詳血脉出血,脉字疑是絡字。”此說可參,經中凡言可出血者,皆絡脉也。

〔9〕刺跗上動脉 跗上《素問》、《太素》均有“足”字。此下明抄本有“音夫”二小字音注。《素問》王冰注；“謂衝陽穴,胃之原也。……以腹脹滿,故爾取之。”

〔10〕三毛上 《素問》王冰注：“謂大敦穴,厥陰之井也。”

〔11〕痏 此下明抄本有“音洧”二小字音注。

〔12〕取 《素問》、《太素》均作“刺”,義同。下句“取”字亦同。

〔13〕善驚善悲不樂,刺如右方 善驚善悲,《素問》作“善悲驚”,《太素》作“善悲善驚”。《類經》卷二十第三十注：“墮跌傷陰,神氣散失,故善悲驚不樂。”《素問集註》張志聰注：“悲驚不樂,傷五臟内藏之神志,皆當以鍼調之。”

邪客於手陽明之絡,令人耳聾,時不聞[1],刺手大指次指爪甲上去[2]端如韭葉,各一痏,立聞。不已,刺中指爪甲上與肉交者[3],立聞。其不時聞者,不可刺也[4]。耳中生風者[5],亦刺之,如此數[6]。左取右,右取左[7]。

〔1〕耳聾,時不聞 聞下原有“音”字,據《太素》及《外臺》卷三十九商陽穴主治及此後文例刪。楊上善注：“手陽明偏歷之胳,別者入耳,會於宗脉,故邪客令人耳聾也。”時聞,有時尚聞也,時,有時也。如《漢書·高帝紀》：“時飲醉臥。”亦言其有時也。時不聞者,有時不聞也。

〔2〕去 原脫,據《素問》、《太素》及此前文例補。

〔3〕刺中指爪甲上與肉交者 《素問》王冰注：“古經脫簡,無絡可尋

之。恐是刺小指爪甲上與肉交者也。何以言之？下文云：手少陰絡會於耳中也。”新校正云：“按王氏云：恐是小指爪甲上少衝穴。按《甲乙經》手心主之正，上循喉嚨，出耳後，合少陽完骨之下。如是則安得不刺中衝，而疑爲少衝也。”新校正說亦是，今從原義。

〔4〕其不時聞者，不可刺也　《太素》注：“不時聞者，病成不可療。”《素問》王冰注：“不時聞者，絡氣已絕，故不可刺。”

〔5〕耳中生風者　《類經》卷二十第三十注：“耳中如風聲者，雖聾猶有所聞。”

〔6〕如此數　亦如此法也。數、法，法則也。

〔7〕左取右，右取左　原作“右取左，左取右”，《素問》、《太素》均作“左刺右，右刺左”。按前後文例，均先言左，後言右，故將二字互易。

凡痺行往來無常處者[1]，在分肉間，痛而刺之[2]，以月死生[3]爲數。用鍼者，隨氣盛衰，以爲痏數[4]。鍼過其日數則脱氣，不及其日數則氣不寫[5]。左刺右，右刺左。病如故[6]，復刺之如法[7]。以月死生爲數[8]，月生一日一痏，二日二痏，漸多之，十五日十五痏，十六日十四痏，漸少之[9]。

〔1〕凡痺行往來無常處者　凡，《太素》無。“行往來”，《素問》、《太素》均作“往來行”。《素問直解》注：“此言往來行痺，不涉經脉，但當繆刺其絡脉，不必刺其俞穴也。凡痺往來，謂之行痺，其行無常處者，邪在分肉之間，不涉經脉也。”

〔2〕痛而刺之　《素問發微》注：“即其所痛在何經之絡，分肉之間刺之。”此亦以痛爲腧之義。

〔3〕死生　原作“生死”，據《素問》及前後文例乙正。

〔4〕用鍼者，隨氣盛衰，以爲痏數　《素問吳註》注：“舊作大文，僭改爲細注。”按此文與餘條言“以月死生爲數”之體例不合，故吳氏改作“細注”，義猶可參。

〔5〕鍼過其日數則脱氣，不及其日數則氣不寫　日，《太素》作“月”，疑誤。楊上善注：“用鍼之數，隨氣盛衰，盛則益數，增則減數，輒過其數，必即脱氣，不增其數，邪氣不寫。”《素問發微》注：“月之死生，乃氣之盛衰所係也。若鍼數過其日數，則脱氣。鍼數不及日數，則邪氣不瀉。比所以必如月之死生爲數也。”按《素問·八正神明論》云：“月始生則血氣始精，

衛氣始行。月郭滿則血氣實,肌肉堅。月郭空則肌肉減,經絡空,衛氣去,形獨居。是以因天時而調血氣也。"此正言月死生之人氣盛衰之況也,本文特在進一步強調嚴守"以月死生爲數"之法。若十五日而爲十四痏者,不及日數也,故氣不瀉。若十六日而爲十七痏者,過其日數也,故氣則脱。

〔6〕病如故 《素問》、《太素》均作"已止,不已",義勝。

〔7〕復刺之如法 之,《太素》無。此言病不愈者,復刺仍如前法。

〔8〕以月死生爲數 《素問》、《太素》均無此六字。按此前已云"復刺之如法",如法者,如"以月死生爲數"之法,此復言之,贅也。故疑係注文而混作正文。

〔9〕月生一日一痏……漸少之 漸多之、漸少之,《太素》無此六字。按此後兩出"以月死生爲數"之法,皆無此文。蓋本篇首見時已詳言,故此復出者,亦疑係後人之注而混作正文。

邪客於足陽明之絡[1],《素問》作經。王冰云,以其脉左右交於面部,故舉經脉之病,以明繆刺之類。令人鼽衄上齒寒[2],刺足中指[3]《素問》註云:刺大指次指。爪甲上與肉交者,各一痏。左取[4]右,右取左。

〔1〕絡 《素問》作"經",新校正云:"按全元起本與《甲乙經》陽明之經作陽明之絡。《太素》亦作"胳",蕭延平按:"繆刺乃刺絡所生病,故上文經云:絡病者,其痛與經脉繆處,故名曰繆刺。王氏以足陽明之絡作經,……是直以絡病爲經病矣。"按蕭説甚是,作"經"非。

〔2〕鼽衄上齒寒 鼽衄 下,明抄本分別有"音求""音衄"四小字音注。上齒,《素問》同,王冰注:"以其脉起於鼻,交頞中,下循鼻外,入上齒中……故病令人鼽衄上齒寒也。復以其脉左右交於面部,故舉經脉之病,以明繆處之類。"《太素》作"下齒",楊上善注:"足陽明豐隆之胳,別者,七胳頸,合諸經之氣,下胳喉嗌,故從鼽入於下齒,所以邪客令人鼽衄下齒冷也。手陽明經入下齒中,足陽明經入上齒中,不入下齒。今言齒(按此上疑脱下字)寒者,足陽明胳入下齒也。又尋胳之生病處,不是大胳行處者,乃是大胳支分小胳發病者也。"又詳經脉行處,足陽明脉自上而下,故入上齒中,手陽明自下而上,故入下齒中。若之,則足陽明之絡,亦自下而上,似亦當入下齒中。故《太素》文及楊注亦或是。今並存兩説。

〔3〕刺足中指 中指下《素問》有"次指"二字。王冰注:"中當爲大,亦傳寫中大之誤也。據《靈樞經》、《孔穴圖經》中指次指爪甲上無穴,當言

刺大指次指爪甲上,乃屬兑穴,陽明之井。"新校正云:"按《甲乙經》云:刺足中指爪甲上,無次指二字,蓋以大指次指爲中指,義與王注同。下文云:足陽明中指爪甲上,亦謂此穴也。"《太素》與本經同,楊注不言其穴,然後文刺足中指爪甲上,亦謂屬兑穴。《素問吳註》注:"足陽明之脉,有入中指內間者,有入中指外間者,有入大指間者。此言刺中指次指,乃中指及次指也。次指是屬兑穴,中指則不必穴也。"《類經》卷二十第三十注:"中指、次指,皆陽明所出之經,即屬兑穴次也。"《素問識》:"考《本輸》篇:胃出於屬兑,屬兑者,足大指內,次指之端也。本篇下文則云:足陽明中指爪甲上一痏。明是足以第二指爲中指,而與手之中指不同。"詳後文曾兩言刺足陽明於中指爪甲上,《素問》、《太素》均同,則中指者,,自是中指,《素問識》"足以第二指爲中指"之義,恐未允。又詳足陽明脉,其支者,既入中指間,又入大指間,則屬兑可刺,中指爪甲上亦未嘗不可刺,且諸繆刺者,刺絡也,不必盡求腧穴。故本刺或即刺中指爪甲上也。

〔4〕取 《素問》、《太素》均作"刺"。下句"取"亦同。

邪客於足少陽之絡,令人脇痛,不得息,欬逆汗出[1],刺足小指次指[2]爪甲上與肉交者,各一痏。不得息立已,汗出立止。欬者,溫衣飲食[3]一日已。左刺右,右刺左,病立已。不已,復刺[4]如法。

〔1〕脇痛,不得息,欬逆汗出 不得息,《太素》無,據後文云:"不得息立已。"本經是。欬逆,原作"欬而",詳本經卷七第一下及《外臺》卷三十九竅陰穴主治均作"欬逆",據改。楊上善注:"又足少陽光明之胳,去足踝五寸,別走厥陰,下胳足跗,不至於脇。足少陽正別者,入季脇之間,循胸裏屬膽,散之上肝貫心,上挾咽,故脇痛也。貫心上肺,故欬也。貫心,故汗出也。"

〔2〕小指次指 次指,原脫,原校云:"《素》有次指二字。"《素問》、《太素》均有"次指"二字。又詳足少陽之經與絡,無至小指者,故據補,並刪原校。

〔3〕欬者,溫衣飲食 《太素》注:"肺以惡寒,故刺出血已,須溫衣暖飲食之也。"按"溫"字需與衣及飲食相貫,即溫衣、溫飲食也。

〔4〕刺 此下《太素》有"之"字。

邪客於足少陰之絡,令人咽痛,不可内食,無故善怒,氣上走賁上[1]。刺足下中央之絡[2]，各三痏，凡六刺，立已。左刺右，右刺左。

〔1〕咽痛，不可内食，無故善怒，氣上走賁上　咽，《素問》作"嗌"，義同。《太素》注："足少陰大鍾之胳，別者傍經上走心包，故咽痛，不能内食也。少陰正經，直者，上貫肝膈。胳既傍經而上，故善怒氣走賁上也。賁，膈也。"《素問》新校正云："按《難經》胃爲賁門。楊玄操云：賁，鬲也。是氣上走鬲上也。"内同納，不可内食，不能進食也。

〔2〕足下中央之絡　下原脱，據明抄本、《素問》、《太素》補。絡下明抄本有"一作脉"三小字校文，《素問》、《太素》正作"脉"。楊上善注："足下中央有湧泉穴，少陰脉也。"據繆刺刺絡之義，作"絡"是。位當湧泉之次，亦刺其絡，非直刺其穴。

邪客於足太陰之絡，令人腰痛引少腹控䏚[1]，不可以俛仰[2]。刺其腰尻之解[3]，兩胂之上[4]。是腰俞[5]。以月死生爲痏數，發鍼立已。左刺右，右刺左。

〔1〕腰痛引少腹控䏚　䏚下明抄本有"音苗，上聲"四小字音注。《太素》注："足太陰公孫之胳，別者，入胳腸胃。足太陰別，上至髀，合於陽明，與別俱行……此胳既言至髀上行，則貫腰入少腹過䏚，所以腰痛引少腹控䏚者之也。"

〔2〕俛仰　原作"仰息"，《素問·刺腰痛》、《太素·腰痛》及本經卷九第八均作"仰"。《素問》新校正云："按《甲乙經》作不可以俛仰。"又《千金》卷三十第八、《外臺》卷三十九腰俞主治引文均作"俛仰"。按"仰息"者，仰面喘息，多指肺氣不暢，呼吸困難者，如《素問·刺禁論》云："中肺爲喘逆仰息。"《靈樞·本神》云："(肺)實則喘喝，胸盈仰息。"又詳腰痛諸病，多言不可俛仰。本文與肺無關，當作"俛仰"爲是，故據改。

〔3〕腰尻之解　《素問·刺腰痛》、《太素·腰痛》、《千金》卷三十第八均作"腰尻交者"。王冰注："腰尻交者，謂髁下尻骨兩傍四骨空，左右八穴，俗呼此骨爲八髎骨也。……足太陰厥陰少陽三脉，左右交結於中，故曰腰尻交者也。"又云："腰尻骨間曰解。"按腰尻之解與腰尻之交者，義當同。交者，腰尻相交接之處，解者，腰尻分解之處，是交處亦即解處，解處亦即交處也。名雖不同，位當一處。

〔4〕兩胂之上　胂下明抄本有"音申"二小字注。《素問·刺腰痛》、

本經卷九第八均作"兩髁腫上"。《太素·腰痛》、《千金》卷三十第八均作"兩腫上"。義皆同。均指腰尻交處,兩傍腫肉之上。

〔5〕是腰俞 《素問》同。又《素問·刺腰痛》、《太素·腰痛》及本經卷九第八均無此三字。按腰俞穴,本經卷三第七在背中央,屬督脉。既在中央,則與"左刺右,右刺左"之義不合。然《外臺》卷三十九及敦煌古醫籍殘本《黃帝明堂經》乙卷下窌穴之主治皆有是証。《外臺》腰俞穴主治亦有是証。是古經已有此三字,今仍存其舊,待考。

邪客於足太陽之絡,令人拘攣背急,引脇而痛,内引心而痛[1],刺之,從項始,數脊椎俠脊疾按之[2],應手而[3]痛,刺入[4]傍三痏,立已。

〔1〕拘攣背急,引脇而痛,内引心而痛 内引心而痛,《素問》無。《太素》注:"足太陽飛陽之胳,去踝七寸,别走少陽(按陽當是陰之誤),不至腰膕。足太陽正别,入膕中,其一道下尻五寸,别入於肛,屬於膀胱,散之腎,從膂當心入散,直者從膂上於項,復屬太陽,故邪客拘攣背急,引脇引心痛。"

〔2〕數脊椎俠脊疾按之 俠脊,《太素》作"俠背"。此言從項開始,向下數脊椎節,並於其兩傍以手速按之,痛應手者則刺之。

〔3〕而 《素問》作"如",如與而通。

〔4〕入 《素問》、《太素》均作"之"。

邪客於足少陽之絡,令人留於[1]髀樞中痛,不可舉[2],刺樞中[3]以毫鍼,寒則留鍼[4]。以月死生[5]為痏數,立已。

〔1〕留於 《素問》、《太素》同。《千金》卷三十第八、《外臺》卷三十九、《資生經》卷五足雜病等引文均無此二字。按此二字與别條殊異,且義亦不安,疑衍。

〔2〕髀樞中痛,不可舉 原作"樞中痛,髀不得氣",此下原校云:"一作髀不可舉。"髀下明抄本有"音箄,又彼"四小字音注。《素問》作"髀樞中痛,不可舉"。《太素》、《外臺》卷三十九環跳主治均作"樞中痛,不可舉"。《千金》卷三十第八、《資生經》卷五足雜病引文均作"髀樞中痛,不可舉"。據諸文義,原係"髀"字誤錯落於下,又將"可舉"誤爲"得氣"。故據改,並刪原校。楊上善注:"又足少陽光明之胳,去踝五寸,别走少(按當是厥之誤)陰,不至樞中,足少陽正别,繞髀入毛際,合厥陰。别者,入季脇

間。故髀樞中久痛及髀不舉也。"

〔3〕樞中　似當作"髀樞中"。本經卷三第三十四:"環跳,在髀樞中。"即指此也。

〔4〕寒則留鍼　《素問》、《太素》均作"寒則久留針"。《千金》卷三十第八、《資生經》卷五足雜病引均作"寒而留之"。

〔5〕死生　原作"生死",據《素問》、《太素》改,使前後文一律。

諸[1]經刺之,所過者不病,則繆刺之[2]。

耳聾,刺手陽明[3]。不已,刺其過脉出耳前者[4]。

齒齲[5],刺手陽明[6]立已[7]。不已,刺其脉入齒中者[8],立已。

〔1〕諸　此前《素問》、《太素》均有"治"字。

〔2〕所過者不病,則繆刺　病,《太素》作"痛",楊上善注:"刺十二經所過之處不痛者,病在於胳,故繆刺也。"《素問》王冰注:"經不病則邪在絡,故繆刺之。若經所過有病,是則經病,不當繆刺矣。"

〔3〕刺手陽明　《太素》注:"巨刺手陽明井商陽等穴。"《素問》王冰注:"手陽明謂前手大指次指去端如韭葉者也。是謂商陽。"

〔4〕刺其過脉出耳前者　過,《素問》、《太素》均作"通"。按前文言"所過",當以作"過"爲是。《太素》注:"不已,巨刺手太陽出走耳聽會之穴也。"《素問》王冰注:"耳前通脉,手陽明脉,正當聽會之分。"按聽會,本經卷三第十一云"手少陽脉氣所發。"楊、王之説,不知何據,《銅人》之後,皆歸足少陽矣。

〔5〕齲　此下明抄本有"音去"二小字音注。

〔6〕刺手陽明　《太素》注:"刺手陽明輸三間等穴。"《素問》王冰注:"據《甲乙》、《流注圖經》手陽明脉中商陽、二間、三間、合谷、陽谿、偏歷、温留七穴,並主齒痛。"《素問發微》注:"此言齒病者,當刺大腸經之商陽穴。"詳諸刺多取肢端之處,故此亦當取商陽爲是。

〔7〕立已　《素問》、《太素》均無此二字。

〔8〕刺其脉入齒中者　《太素》注:"不已,刺手陽明兑端穴。"《素問》王冰注:"手陽明脉貫頰入下齒中,足陽明脉循鼻外入上齒中也。"據文義,入齒之脉皆可考慮擇用,不必限於何穴,然據本篇諸刺,似仍以四肢遠端穴爲是。

邪客於五藏之間[1],其病也,脉引而痛[2],時來時止。視其病脉[3],繆刺之於手足爪甲上[4],視其脉,出其血[5]。間日一刺[6],不已,五刺已[7]。

〔1〕邪客於五藏之間　《素問吳註》注:"五藏之間,謂五藏絡也。"《素問集註》張志聰注:"此邪客於五藏之間,而病及於經別也。"據後文"邪客於手足少陰太陰、足陽明之絡"之義。又且本篇皆言絡病,故疑"間"或爲"絡"之誤。

〔2〕脉引而痛　《素問集註》張志聰注:"蓋十二經別,內散通於五藏,外交絡於形身,故邪在五藏之間,其爲病也,引脉而痛。"

〔3〕脉　《素問》無。

〔4〕繆刺之於手足爪甲上　《太素》注:"手足爪甲上,十二經脉井之胳脉,故取之也。亦是取經井以療胳病之也。"《素問》王冰注:"各刺其井,左取右,右取左。"按此亦如後刺五絡之法,隨所病藏之絡而繆刺於手足爪甲也。

〔5〕視其脉,出其血　《素問集註》張志聰注:"視其脉者,視其皮部有血絡者,即瀉出之。"

〔6〕間日一刺　《素問集註》張志聰注:"間日一刺者,邪客之深也。"

〔7〕五刺已　《素問集註》張志聰注:"五刺已者,五藏之氣平也。"

繆傳引上齒[1],齒唇寒痛[2],視其手背脉血者[3]去之,刺[4]足陽明中指爪甲上[5]一痏,手大指次指爪甲上各一痏,立已。左取右,右取左。

〔1〕繆傳引上齒　引,《太素》作"刺",楊上善注:"足陽明胳,左病右痛,右病左痛,可刺上齒足陽明胳。"《素問》王冰注:"若病謬傳而引上齒。"《素問吳註》:"繆傳者,病本在下齒,今繆傳於上齒也。"《素問集註》張志聰注:"繆傳者,謂手陽明之邪,繆傳於足陽明之脉也。"按吳、張二注,文雖異,義則同。本文義不甚明,今兩説並存之。

〔2〕痛　原脱,原校云:"《素》多一痛字。"據《素問》、《太素》補,並刪原校。

〔3〕手背脉血者　《太素》注:"手陽明脉入下齒中,還出俠口交人中,足陽明脉入上齒中,還出俠口環唇,下交承漿。故取手陽明血胳,以去齒唇痛也。"《素問集註》張志聰注:"當先視其手背之脉,有留血者去之。"此言當手背處,視手陽明之皮部,絡中有血者,則刺去之。

〔4〕刺 《素問》、《太素》均無。

〔5〕足陽明中指爪甲上 《太素》注:"足中指爪甲上,足陽明胳,故亦取之。"

嗌中腫[1],不能内唾[2],時[3]不能出唾者,繆[4]刺然骨之前[5]出血,立已。左取[6]右,右取左。自嗌腫至此二十九字,《素問》王冰註原在邪客足少陰絡之下。今移在此[7]。

〔1〕嗌中腫 《太素》注:"足少陰經,出然骨而上肺中,循喉嚨,俠舌本,故嗌中腫。"按本經卷二第一下云:"足少陰之正,至膕中,別走太陽而合,上至腎,當十四椎,出屬帶脉。直者,系舌本,復出於項,合於太陽。"此脉既系舌本,復出於項,焉有不過乎嗌者,故亦屬於絡病,在繆刺之例。

〔2〕不能内唾 内同納。不能内唾者,不能吞嚥唾液也。

〔3〕時 原脱,此條末校注言本段二十九字,今文正缺一字,據《素問》補。

〔4〕繆 《素問》無。

〔5〕然骨之前 《太素》注:"刺然骨前胳脉之也。"

〔6〕取 《素問》、《太素》均作"刺"。下句"取"字亦同。

〔7〕自嗌腫至此二十九字……今移在此 明抄本作"嗌中腫至此二十九字,《素問》王冰注遷在邪客於足太陰之絡前"。又詳《素問》王冰注云:"此二十九字,本錯簡在邪客手足少陰太陰、足陽明之絡前,今遷於此。"今兩本校文均與《素問》王冰注所言相符。是則説明《素問》此文原在後,由王冰移至前;而本經此文原在前,由校者移至後。兩書何以有此錯落,今已難明。又本經兩本校記,文字差異較大,恐非一般傳抄訛誤所致。究係出於何人之手?亦難定論。亦或可証,本經小字注文,似非盡出林億等人之手。諸多疑問,暫難言明,待考。

邪客於手足[1]少陰太陰[2]一作陽。足陽明之絡,此五絡者,皆會於耳中[3],上絡左角[4],五絡俱竭[5],令人身脉皆動,而形無知也[6],其狀若尸,或曰尸厥[7]。刺[8]足大指内側爪甲上去端如韭葉,後刺足心,後刺足中指爪甲上[9],各一痏[10],後刺手大指内側爪甲上去[11]端如韭葉,後刺手[12]少陰兑骨之端,各一痏[13],立已。《素問》又云:後刺手心主者,非也[14]。不已,以竹筒吹其兩耳中[15]。剔其左角之髮[16]方寸[17]，燔冶[18]，飲以美酒[19]一杯，不能飲者，灌之立已。

〔1〕足　明抄本無，非是，若無足則不及五絡。

〔2〕太陰　明抄本作"太陽"，與原校同。據此下刺治之處，當是"太陰"，作"陽"非是。

〔3〕此五絡者，皆會於耳中　者，《素問》《太素》無，《千金》卷三十第四、《資生經》卷五同本經。楊上善注："此五經脈，手少陰通里，入心中，繫舌本，孫胳至耳中；足少陰經至舌本，皮部胳入耳也；手太陰正別，從喉嚨，亦孫胳入耳中；足太陰經，連舌本，散舌下，亦皮部胳入耳中；足陽明經，上耳前，過客主人前，亦皮部胳入耳中。"

〔4〕上絡左角　《太素》注："此之五胳，入於耳中，相會通已，上胳於左角，左角，陽也。"王冰注："此五絡者，皆會於耳中，而出絡左額角也。"《素問集註》張志聰注："絡左角者，肝主血而居左，其氣直上於巔頂也。"按五脈之氣，何以獨絡於左角，義不詳，姑引三家注供參。

〔5〕五絡俱竭　此言五絡皆阻遏不通。竭，遏也。《淮南子·原道》："凝竭而不流。"王念孫雜志："竭之言遏也。《爾雅》遏，止也。"

〔6〕身脉皆動，而形無知也　《千金》卷三十第四、《資生經》卷五尸厥均作"脉動如故，其形無所知。"

〔7〕其狀若尸，或曰尸厥　《太素》作"其狀若尸厥"。楊上善注："形不知人，與尸厥死之相似，非尸厥之也。"《千金》卷三十第四、《資生經》卷五尸厥均無"或曰尸厥"四字。《素問》王冰注："言其卒冒悶而如死尸，身脉猶如常人而動也，然陰氣盛於上，則下氣熏上而邪氣逆，邪氣逆則陽氣亂，陽氣亂則五絡閉結而不通，故其狀若尸也。以其從厥而生，故或曰尸厥。"《病源》卷二十三尸厥候："尸厥者，陰陽逆也。此由陽脉卒下墜，陰脉卒上升，陰陽離居，榮衛不通，真氣厥亂，客邪乘之，其狀如此，猶微有息而不恒，脉尚動而形無知也。聽其耳內，循循有如嘯之聲，而股間暖是也。耳內雖無嘯聲，而脉動者，故當以尸厥治之。"按楊注言似尸厥，王注以尸厥論。今據本文從王說。

〔8〕刺　此下《素問》有"其"字。

〔9〕足中指爪甲上　楊上善、王冰均指足陽明之井屬兌穴。馬蒔、張介賓等均同此說。《素問吳註》注："足陽明支脉之所出也。"按吳注與前文言"刺足中指爪甲上"、"刺足陽明中指爪甲上"義亦合，若作屬兌則兩相悖也。

〔10〕各一痏 按刺五脉之絡,此前僅三刺,贅以"各一痏",不合體例,此後述五絡畢,言"各一痏"者,該五絡刺也。故此三字疑衍。

〔11〕去 原脱,據《素問》、《太素》補。

〔12〕手 《太素》無。《素問》、《千金》卷三十第四、《資生經》卷五尸厥均作"手心主"。王冰注指爲中衝穴。《素問》新校正云:"按《甲乙經》不刺手心主。詳此五絡之數,亦不及手心主,而此刺之,是有六絡。未會王冰相隨注之,不爲明辨之旨也。"按新校正説是。蓋經文手少陰病,多有取手心主者,故疑手心主爲少陰之注文,混作正文。

〔13〕各一痏 五絡各刺一痏也。

〔14〕《素問》又云:後刺手心主者,非也 明抄本在上文"手大指内側爪甲上去端"下。

〔15〕以竹筒吹其兩耳中 竹筒,《素問》作"竹管",竹,《千金》卷三十第四、《資生經》卷五尸厥均無。中,《素問》、《太素》均無。《千金》、《資生經》中下均有"立已,不已"四字,疑本經脱,無此四字,與下文不相屬矣。王冰注:"言使氣入耳中,内助五絡,令氣復通也。當内管入耳,以手密擫之,勿令氣泄,而極吹之,氣壓然從絡脉通也。"又《肘後方》卷一第二云:"以管吹其左耳中極三度,復吹其右耳三度,活。"又云:"須更三四,以管吹耳中,令三四人更互吹之。"按此亦古法,故《千金》卷二十五卒死、《外臺》卷二十八尸厥方並收吹耳之法。

〔16〕剔其左角之髮 剔,《素問》、《太素》均作"鬀"。鬀與剔通。《詩·大雅·皇矣》:"攘之剔。"釋文:"剔,或作鬀,同。"《千金》卷三十第四、《資生經》卷五尸厥均作"拔"。楊上善注:"左角,五胳胳處也。"王冰注:"左角之髮,是五絡血之餘,故鬀之。"

〔17〕方寸 《素問》作"方一寸"。《肘後方》卷一第二作"方二寸"。

〔18〕燔治 原作"燔冶",《素問》、《太素》等均同。《金匱》卷下第二十三、《肘後方》卷一第二均作"燒末"。按《説文·火部》:"燔,褻也。""褻,燒也。"是燔即燒也。詳馬王堆漢墓帛書《五十二病方》、《武威漢代醫簡》所載方需爲末者,均謂之"冶",燒後爲末者,謂之燔冶。如《五十二病方》令金傷毋痛方"取彘魚,燔而冶。"《武威漢代醫簡》第八十七簡:"治狗嚙人創恩方,煩狼毒,冶以傅之。"煩爲燔之假,此亦燒而爲末者。是冶者,爲末之謂。本文"燔冶",即"燔冶"之誤,《金匱》等作"燒末"與"燔冶"義同,故據改。

〔19〕美酒 《千金》卷三十第四、《資生方》卷五尸厥方均作“醇酒”。

凡刺之數，先視其經脈，切而循之[1]，審其虛實而調之[2]。不調者，經刺之[3]。有痛而經不病者，繆刺之[4]。因[5]視其皮部有血絡者，盡取之。此繆刺之數也[6]。

〔1〕切而循之 循，《素問》作“從”，《太素》作“順”。按循，疑原作“順”，作循、從者，當係避梁武帝父蕭順之諱改字。此言順其經脈，切而按之。

〔2〕審其虛實而調之 《素問發微》注：“審其虛實而調之，調之者，如湯藥按摩，百計調之。”按虛補實瀉，亦調之也。

〔3〕不調者，經刺之 《太素》注：“不調者，偏有虛實也。偏有虛實者，可從經穴調其氣也。”《素問發微》注：“但調之而不調，則刺其經脈，所謂巨刺者是也。”按前篇九刺云：“三曰經刺，經刺者，刺大經之結絡，經分也。”是此言經刺，非左取右，右取左者之法。而本文是與繆刺並論，亦當在左取右，右取左之例，再言經刺，則與前篇經刺名同。故疑經刺或爲巨刺之誤。

〔4〕有痛而經不病者，繆刺之 《太素》注：“循經候之，不見有病，仍有痛者，此病有異處，故左痛刺右等，名曰繆刺。”

〔5〕因 原作“目”，《素問》、《太素》均作“因”，因，副詞，義是，據改。

〔6〕此繆刺之數也 《太素》注：“繆刺之處皮部胳邪血，皆刺去之，名曰繆刺之法。數，法之也。”

按：本篇重在論繆刺。所謂繆刺，據經文所言，原有二義：一云：“邪客大絡者，左注右，右注左。……其氣無常處，不及於經俞，名曰繆刺。”又云：“故絡病者，其病與經脈繆處，故曰繆刺。”所謂“左注右，右注左”者，説明大絡之左右交注。所謂“不及於經俞”、“與經脈繆處”者，説明絡病與經病異位。故其刺也，皆左病刺右，右病刺左。然左刺右右刺左之法，又有巨刺繆刺之別，巨刺者，病在經，故刺亦在經。繆刺者，病在絡，故刺亦在絡。此巨刺與繆刺之別也。詳而言之，其鍼刺之法，大致有以下幾種：一者以指按之，痛乃刺也，此即所謂“以痛爲腧”之法；一者“視其皮部有血絡者盡取之”，此刺血之法；另有“以月死生爲痏數”法，失傳已久，今已不詳。其鍼刺部位，則大多以四肢末端或近末端處行刺。此繆刺之大略也。

又詳本文論邪客之病，十二經中，獨立成論者八焉。惟缺手太陰、手厥陰、手太陽、手少陽四經，豈四經之絡，邪不能客，或四經之中，無繆刺之病？似無是理。故疑本篇或有闕文。

鍼道第四

本篇自"夫鍼之要"至"鍼害畢矣"、自"凡刺之而氣不至"至"致氣則生爲癰疽"，見《靈樞·九鍼十二原》、《太素·九鍼要道》。自"用鍼之理"至"鍼論畢矣"、自"寫必用方"至"無忘養神"，見《靈樞·官能》、《太素·知官能》。自"凡刺虛者實之"至"神無營於眾物"，見《素問·寶命全形論》、《太素·知鍼石》。自"黃帝問曰"至"逆之有咎"，見《素問·刺禁論》、《太素·知鍼石》。自"寫者以氣方盛"至"九鍼之論不必存"，見《素問·八正神明論》、《太素·本神論》。自"刺鍼必肅"至"此刺之道也"，見《素問·診要經終論》。自"刺諸熱者"至"如人不欲行"、自"病高而內者"至"不下復始矣"，見《靈樞·九鍼十二原》、《太素·諸原所生》。"刺虛者，刺其去；刺實者，刺其來"，見《靈樞·寒熱病》、《太素·寒熱雜說》，又見《靈樞·衛氣行》、《太素·衛五十周》。自"刺上關者"至"伸不能屈"，見《靈樞·本輸》、《太素·本輸》。

提要：本篇重在論行鍼之道，故以此名篇。其主要內容有：神的重要意義及"守神"、"養神"的方法；鍼刺氣至的情況及意義；虛實補瀉的施術方法及注意事項；鍼刺的某些禁忌；鍼刺大寒大熱的方法及刺諸寒熱的原則等。

夫[1]鍼之要，易陳而難入[2]，粗守形[3]，工守神[4]，神乎神，客在門[5]，未覩其疾，惡知其原[6]。刺之微，在速遲[7]。粗守關，工守機[8]。機之動，不離其空[9]。空中之機，清靜以微[10]。其來不可逢，其往不可追[11]，知機道者，不可掛以髮[12]，不知機者，叩之不發[13]知其往來，要與之期[14]。粗之闇乎[15]，妙哉工獨有之也[16]。往者爲逆，來者爲順[17]。明知逆順，正行無問[18]。迎而奪之[19]，惡得無虛。追而濟之[20]，惡得無實。迎而隨之，以意和之[21]，鍼道畢矣。

〔1〕夫　此下明抄本有“《九墟》及《太素》並作小”八小字校文。今《靈樞》、《太素》均作“小”。按《靈樞》有專篇名“小鍼解”，其所解經文，大部分與此下經文相契合，故疑該篇原係取起首二字“小鍼”爲題，遂有“小鍼解”之名。若之，則作“小”爲是，然尚待再考。

〔2〕易陳而難入　《靈樞·小鍼解》云：“所謂易陳者，易言也。難入者，難著於人也。”《太素·九鍼要解》注：“言者甚易，行之難著。”陳，說也。《文選·古詩十九首》：“歡樂難具陳。”李善注：“陳，猶說也。”言亦說也。《荀子·法相》：“然而不好言，不樂言。”楊倞注：“言，講說也。”故以言訓陳。入，古訓著入，義不明。入猶受也，受猶用也。《國語·吳語》：“其臣箴諫以不入。”韋昭注：“入，受也。”又《呂氏春秋·贊能》：“而舜受之。”高誘注：“受，用也。”此言鍼之要，講說容易，使用則難。

〔3〕粗守形　《靈樞·小鍼解》云：“粗守形者，守刺法也。”《太素·九鍼要解》注：“守刺規矩之形，故粗。”《靈樞發微》注：“粗工者，下工也。下工泥於形迹，徒守刺法。”按粗者，醫而不精，技屬乎下。形，形象之謂，諸如刺法之形，穴位之形，皆有形可見，有象可循，故粗者守之，守形易也。

〔4〕工守神　工，原作“上”，明抄本、《太素》均作“工”。工與上文粗爲對文，精巧也。《廣雅·釋詁三》：“工，巧也。”此言醫之精巧者，故據改。《靈樞·小鍼解》云：“上守神者，守人之血氣有餘不足，可補寫也。”《太素》注：“守血氣中神明，故工也。”按後文曰：“用鍼之要，無忘養神。”《素問·八正神明論》曰：“故養神者，必知形之肥瘦，榮衞血氣之盛衰。血氣者，人之神，不可不謹養。”此正可明工者守神之義也。

〔5〕神乎神，客在門　據《靈樞·小鍼解》云：“神客者，正邪共會也。神者，正氣也。客者，邪氣也。”似當作“神乎，神客在門”。然據後文復有“形乎形，目暝暝”、“神乎神，耳不聞”句義，則此亦當作“神乎神”爲是。《太素·九鍼要解》注：“神者，玄之所生，神明者也。神在身中以爲正氣，所以身中以神爲主，故邪爲客也。邪來乘於正，故爲會也。門者，腠理也。循正氣在腠理出入也。”《靈樞發微》注：“所謂神者，人之正氣也。神乎哉，此正氣不可不守也。邪氣之所感有時，如客之往來有期，名之曰客。客在門者，邪客於各經之門戶也。”《類經》卷十九第一注：“神乎神，言正氣盛衰，當辨於疑似也。客在門，言邪之往來，當識其出入也。”

〔6〕未覩其疾，惡知其原　疾，原作“病”，據《靈樞》、《太素》改。原，

《太素》作"源"，義同。《靈樞·小鍼解》云："未覩其疾者，先知邪正何經之疾也。惡知其原者，先知何經之病，所取之處也。"《靈樞發微》注："若未能先覩何經之疾，則惡知其病源所在，自有所治之處哉。"惡，疑問代詞，表反詰，怎麼也。

〔7〕刺之微，在速遲　速，《太素》作"數"，又據《靈樞·小鍼解》文，似本作"數"。《靈樞·小鍼解》云："刺之微在數遲者，徐疾之義也。"《太素·九鍼要解》："刺之微妙之機，在於徐疾也。數，疾也。"

〔8〕粗守關，工守機　工，原作"上"，據《太素》及《靈樞·小鍼解》改，與前文一致。《靈樞·小鍼解》云："粗守關者，守四肢，而不知血氣正邪之往來也。上守機者，知守氣也。"《太素·九鍼要解》注："五藏六府，出於四支，粗守四支藏府之輸，不知營衞正之與邪往來虛實，故爲粗也。機，弩牙也，主射之者。司於機也，知司補寫者，守神氣也。"《類經》卷十九第一注："粗守關，守四肢之關節也。上守機，察氣至之動靜也。"按本經卷一第六云："五藏有六府，六府有十二原，十二原者，出於四關。四關主治五藏。"粗守關者，徒知守此四關，而不解察氣之往來動靜，待時而動也。《說文·木部》："機，主發謂之機。"段玉裁注："機之主用於發，故凡主發者，皆謂之機。"此以射者守弩之機，以喻刺者守氣之機，以示其要也。

〔9〕機之動，不離其空　之下原有"不"字，據《靈樞》、《太素》刪。其，《太素》無。《靈樞·小鍼解》云："機之動，不離其空中（按中字疑衍）者，知氣之虛實，用鍼之徐疾也。"《太素·九鍼要解》注："以因於空，所以機動由於孔穴，知神氣虛實，得行徐疾補寫也。"按空同孔。

〔10〕空中之機，清静以微　静，明抄本作"淨"，淨與静通。以，《靈樞》作"而"，義同。《靈樞·小鍼解》云："空中之機，清静以微者，鍼已得氣，密意守氣勿失也。"《太素·九鍼要解》注："神在孔穴，鍼頭候得氣已，神清志静，密意守氣，行於補寫，不令有失，故爲微也。"此言機在孔中，清静而不亂，微妙而有序，故氣之至，機之動，必密守而勿失。清，静也。《淮南子·本經訓》："太清之始也。"高誘注："清，静也。"微，妙也。

〔11〕其來不可逢，其往不可追　逢，《太素》作"迎"，逢與迎通。《說文·辵部》："迎，逢也。"《方言》卷一："逢、逆，迎也。自關而東曰逆，自關而西或曰迎，或曰逢。"《靈樞·小鍼解》云："其來不可逢者，氣盛不可補也。其往不可追者，氣虛不可寫也。"《太素·九鍼要解》注："氣盛不可補之，補之實實也。氣往而虛，不可寫之，寫之虛虛也。"又《素問·離合真邪

論》云:"方其來也,必按而止之,止而取之,無逢其衝而寫之。……故曰其來不可逢。此之謂也。故曰:候邪不審,大氣已過,寫之則真氣脱,脱則不復,邪氣復至而病益蓄。故曰其往不可追。此之謂也。"《靈樞集註》張志聰注:"如其氣方來,乃邪氣正盛,邪氣盛則正氣大虛,不可乘其氣即迎而補之。當避其邪氣之來鋭。其氣已往,則邪氣已衰,而正氣將復,不可乘其氣往,追而瀉之,恐傷其正氣。"此文言"小鍼解"若據下文言往來及迎追之義,似相悖矣。來者氣盛爲實,豈有其氣來實而不可迎而奪之者?往者氣少爲虛,豈有其氣往虛而不可追而濟之者?然"其來不可逢"者,非不可奪,避其鋭氣也。"其往不可追"者,非不可濟,隨之已不及也。此正所以見上文所謂"工守神"、"工守機"及下文所謂"知機道者,不可掛以髮"之妙用。

〔12〕知機道者,不可掛以髮　《靈樞·小鍼解》云:"不可掛以髮者,言氣易失也。"《太素·九鍼要解》注:"利機掛以絲髮,其機即發,神氣如機,微邪之氣如髮,微邪來觸神氣之謂之掛也。微邪來至,神智即知,名曰智機。不知即失,故曰易也。"《素問·離合真邪論》:"不可掛以髮者,待邪之至時而發鍼寫矣。"王冰注:"言輕微而有,尚且知之。"此言知機道者之發機,不需用掛髮之微者,機已發矣。喻刺者知應氣之速,立即發鍼也。可猶用也。《素問·離合真邪論》又云:"知其可取如發機。"義猶同。

〔13〕不知機者,叩之不發　者,《靈樞》作"道"。叩,《太素》作"扻",當爲"扣"之誤,扣與叩通。《素問·離合真邪論》作"扣",可証。《靈樞·小鍼解》云:"扣之不發者,不知補寫之意也,血氣已盡而氣不下也。"《太素·九鍼要解》注:"不知機者,謂鈍機也。鈍機也,叩之不發。謂無智之人,行於補寫,邪氣至而不知有害,血氣皆盡而疾不愈。下,愈也。"按叩,發動也。《論語·子罕》:"我叩其兩端而竭焉。"何晏注:"叩,發動也。"又《素問·離合真邪論》云:"不知其取如扣椎。"蓋知機道者如發機,弩之機,不需掛髮之微即可發。不知機者如扣椎,椎無機,雖若扣椎之甚亦不發也。

〔14〕知其往來,要與之期　《靈樞·小鍼解》云:"知其往來者,知氣之逆順盛虛也。要與之期者,知氣之可取之時也。"《太素·九針要解》注:"知虛實可取之時,爲知往來要期也。"

〔15〕粗之闇乎　《靈樞·小鍼解》云:"麤之闇者,冥冥不知氣之微密也。"

〔16〕妙哉工獨有之也　妙,《太素》作"眇",眇與妙通。《漢書·律

曆志》:"究其微眇。"顏師古注:"眇讀曰妙。"工,原作"上",據明抄本、《靈樞》《太素》改。也,《靈樞》《太素》無。《靈樞·小鍼解》:"妙哉工獨有之者,盡知鍼意也。"按工獨有之者,亦如前言守神、守機等之義也。

〔17〕往者爲逆,來者爲順 《靈樞·小鍼解》云:"往者爲逆者,言氣之虛而小。小者,逆也。來者爲順者,言形氣之平。平者,順也。"《太素·九鍼要解》注:"往者氣散,故少氣逆也。來者氣集,故氣實順也。"

〔18〕明知逆順,正行無問 知,明抄本作"之"。《靈樞·小鍼解》云:"明知逆順,正行無問者,知所取之處也。"《太素·九鍼要解》注:"明知氣之逆順,即行補寫,更亦不須問者,謂善知處也。"按明者,洞察無遺也。正行者,逕行無疑也。無問者,勿更訊訪也。

〔19〕迎而奪之 《靈樞·小鍼解》云:"迎而奪之者,寫也。"《類經》卷十九第一注:"逆其氣至而奪之,寫其實也。"

〔20〕追而濟之 《靈樞·小鍼解》云:"追而濟之者,補也。"《類經》卷十九第一注:"隨其氣去而濟之,補其虛也。"

〔21〕以意和之 此言明知逆順者,意猶定矣。善用迎隨之法,以調其虛實。和猶調也。

凡用鍼者,虛則實之[1],滿則泄之[2],菀陳則除之[3],邪勝則虛之[4]。大要[5]曰:徐而疾則實[6],疾而徐則虛[7]。言實與虛,若有若無[8]。察後與先,若亡若存[9]。爲虛與實,若得若失[10]。虛實之要,九鍼最妙[11]。補寫之時[12],以鍼爲之[13]。

〔1〕虛則實之 《靈樞·小鍼解》云:"所謂虛則實之者,氣口虛而當補之也。"《太素·九鍼要解》注:"診寸口脉虛當補所由之經也。"又《素問·鍼解》云:"刺虛則實之者,鍼下熱也。氣實乃熱也。"按虛則實之,爲治之大法,實之者,補之也。《小鍼解》言氣口脉虛者,據脉診以言虛也。《鍼解》言鍼下熱者,據鍼感以言實也。此皆以例解文者。

〔2〕滿則泄之 《靈樞·小鍼解》云:"滿則泄之者,氣口盛而當寫之也。"《太素·九鍼要解》云:"診寸口脉實當寫所由之經也。"《素問·鍼解》云:"滿而泄之者,鍼下寒也。氣虛乃寒也。"按滿則泄之,爲治實之大法,泄之者,寫也。滿者,盛也,盛即實也。

〔3〕菀陳則除之 菀下明抄本有"音苑,又鬱"四小字音注。《靈

樞》、《太素》均作"宛"。菀、苑、宛均通,蘊鬱也。《靈樞·小鍼解》云:"宛
陳者則除之者,去血脈也。"《太素·九鍼要解》注:"宛陳謂是經及胳脉聚
惡血也。"《素問·鍼解》云:"菀陳則除之者,出惡血也。"王冰注:"菀,積
也。陳,久也。除,去也。言絡脉之中血積而久者,鍼刺而除去之也。"按
楊、王注是,菀陳者,經絡中有惡血蘊結也。除之者,鍼刺出其惡血也。

〔4〕邪勝則虛之 《靈樞·小鍼解》云:"邪勝則虛之者,言諸經有盛
者,皆寫其邪也。"《素問·鍼解》云:"邪勝則虛之者,出鍼勿按。"王冰注:
"邪者,不正之目,非本經氣,是則謂邪,非言鬼毒精邪之所勝也。出鍼勿
按,穴俞且開,故得經虛,邪氣發泄也。"按《小鍼解》釋經文義,《鍼解》言
施鍼之法,文雖異,義則同。

〔5〕大要 古醫籍名,《內經》曾多次言之。如《素問·五常政大論》
云:"大要曰:無代化,無違時,必養必和,待其來復。"

〔6〕徐而疾則實 《靈樞·小鍼解》云:"徐而疾則實者,言徐內而疾
出也。"《素問·鍼解》云:"徐而疾則實者,徐出鍼而疾按之。"王冰注:"徐
出謂得經氣已久乃出之。疾按謂鍼出穴已,速疾按之。則真氣不泄,經脉
氣全。故徐而疾乃實也。"按本文與下文"疾而徐則虛",即後世所謂徐疾
補瀉之法。然其具體施術之法,《小鍼解》與《鍼解》之說解,已不盡同,是
則古法已有差異矣,今兩存其說。

〔7〕疾而徐則虛 《靈樞·小鍼解》云:"疾而徐則虛者,言疾內而徐
出也。"《素問·鍼解》云:"疾而徐則虛者,疾出鍼而徐按之。"王冰注:"疾
出鍼謂鍼入穴已至於經脉,即疾出之。徐按謂鍼出穴已,徐緩按之。則邪
氣得泄,精氣復固。故疾而徐乃虛也。"

〔8〕言實與虛,若有若無 言下原有"其"字,據《靈樞》、《太素》刪。
《靈樞·小鍼解》云:"言實與虛,若有若無者,言實者有氣,虛者無氣也。"
《素問·鍼解》云:"言實與虛者,寒溫氣多少也。若無若有者,疾不可知
也。"王冰注:"寒溫謂經脉陰陽之氣也。言其冥昧,不可疾而知也。夫不
可即知,故若無。慧然神悟,故若有也。"《太素·知鍼石》注:"言寒溫二
氣,偏有多少,爲虛實也。言病若有若無,故難知也。"按《小鍼解》與《鍼
解》說解不盡同。並存二說。

〔9〕察後與先,若亡若存 若亡若存,原作"若存若亡"。此前後韻
文,皆兩句相押。此文失韻,非是,故據《太素》改。先、存,古文韻。《靈
樞·小鍼解》云:"察後與先,若亡若存者,言氣之虛實,補寫之先後也。察

其氣之已下與常存也。"《太素·九鍼要解》注:"若先實者,寫而已之,令後虛也。若先虛者,補而存之,便後實也。"《素問·鍼解》云:"察後與先者,知病先後也。"《類經》卷十九第七注:"察後與先,求病所急而治分先後也。若存若亡,察氣之行與不行,以爲鍼之去留也。"諸解不已,並存供參,張注似勝。

〔10〕爲虛與實,若得若失 與,原作"爲",據《靈樞》、《太素》及此上文例改。《靈樞·小鍼解》云:"爲虛與實,若得若失者,言補者佖然若有得也。寫者怳然若有失也。"《太素·九鍼要解》注:"補之,得於神氣,故佖然也。佖,文一反,色儀和也。寫,失於邪氣,故怳然也。"《素問·鍼解》云:"爲虛與實者,工勿失其法。若得若失者,離其法也。"新校正云:"詳自篇首至此,與《太素·九鍼解篇》經同而解異,二經互相發明也。"按新校正言極是,故當並存供參。其所言《太素·九鍼解篇》,今作《九鍼要解》,即《靈樞·小鍼解》文。其不言《靈樞》者,以所見《靈樞》不全,疑缺此篇也。

〔11〕虛實之要,九鍼最妙 要,原作"妙",據《靈樞》、《太素》改。《素問·鍼解》云:"虛實之要,九鍼最妙者,爲其各有所宜也。"

〔12〕補寫之時 《素問·鍼解》云:"補寫之時者,與氣開闔相合也。"王冰注:"《鍼經》曰:謹候其氣之所在而刺之,是謂逢時。此所謂補寫之時也。"

〔13〕之 此下《千金翼》卷二十八第九有"重則爲補,輕則爲寫。雖有分寸,得氣即止"十六字。按此前諸文,皆上下兩句押韻,而本文無韻。又《內經》刺法無言輕重者,故當係後人語。

寫曰迎之,迎之意[1],必持而內之[2],放而出之[3],排揚出鍼[4],疾[5]氣得泄。按而引鍼,是謂內温[6],血不得[7]散,氣不得出。補曰隨之[8],隨之意,若忘之[9],若行若按[10],如蚊蝱止[11],如留如環[12],去如絶絃[13],令左屬右[14],其氣故止[15],外門以閉[16],中氣乃實[17]。必無留血,急取誅之[18]。

〔1〕迎之,迎之意 《靈樞》、《太素》均無。按本文與後文"隨之,隨之意"爲對文,故本經是。

〔2〕必持而內之 而,《靈樞》無。持者,亦如後文所謂"持鍼之道,堅者爲寶"之義。《類經》卷十九第七注:"凡用寫者,必持內之,謂持之堅而入之銳也。"內同納。

〔3〕放而出之　放者開也。此言開放孔穴而出鍼,使氣可以外出也。

〔4〕排揚出鍼　揚,《靈樞》、《太素》均作"陽"。出,《靈樞》作"得",非是。《太素》注:"出鍼必放之,搖大其穴,排陽邪而出鍼。"《靈樞發微》注:"排陽氣以得鍼,則邪氣自得泄矣。"《類經》卷十九第七注:"排開陽道以泄邪氣。"按諸注從"陽"釋義,均非。陽與"揚"通。《易經·夬》:"揚于王庭。"漢帛書本作"陽"。孫鼎宜《內經章句》:"排陽猶推揚,謂轉鍼也。"按此説當近是,排,引申爲推動,擺動之義,《廣雅·釋詁三》:"排,推也。"《素問·八正神明論》:"復以吸排鍼也。"《太素·本神論》注:"排,推也。候其吸而推運其鍼也。"排古又與擺義通。揚,搖動也。《呂氏春秋·必已》:"盡揚播入於海。"高誘注:"揚,動也。"是排揚出鍼者,搖動其鍼,擴大其孔,然後出之。

〔5〕疾　《靈樞》作"邪"。

〔6〕按而引鍼,是謂內溫　《太素》注:"以手按其所,鍼引之後,煖氣內聚以心,持鍼不令營血得散,外閉其門,令衛氣不得洩出,謂之補也。"《靈樞發微》注:"其補者,按而引鍼以入之,是謂內溫。使血不得散,氣不得出,此則所以補之也。"《靈樞識》:"簡案:連下二句言補法。若病當用瀉法,而反按而引鍼以補之,是謂內溫。引鍼謂退其鍼。溫,蘊同。乃《素問》溫血之溫。謂血氣蘊畜於內,而不得散泄也。諸注并接下文補曰爲釋,恐誤。"按本文與下二句以補法爲釋固非,故丹波氏加"反"詞爲訓當是,蓋前言"放而出之。排揚出鍼",不當按之。今按而引鍼,則血不得散,氣不得出,是謂內溫也。據此,溫從蘊義爲是。

〔7〕得　明抄本無,疑脱。

〔8〕隨之　之,《太素》無。《靈樞集註》張志聰:"隨之者,追而濟之也。"按隨、追義同,亦順也,此言順隨其氣而行鍼,補法也。

〔9〕若忘之　忘,《靈樞》作"妄"。《太素》注:"隨氣呼吸,而微動鍼之也。"《靈樞發微》注:"若人之意,妄有所之。"《類經》卷十九第七注:"妄,虛妄也。意若妄之,言意會於有無之間也。"《靈樞集註》張志聰注:"之,往也。若妄之者,雖追之而若無所往。"按楊注不明,張介賓連上句"意"字爲訓,非。張志聰訓"妄"爲無有近是,然"之"字係語末助詞,不必訓往。蓋妄與忘古通,《老子·十六章》:"不知常忘作,凶。"朱歉之校釋:"忘妄古通。"妄忘又與亡通。《詩·大雅·假樂》:"不愆不忘。"《説苑·建本》作"不愆不亡"。亡,無也。若忘之,若亡之也。後文"形乎形,目瞑

瞑……慧然在前,按之弗得",亦若無之義。此言鍼下微妙,似有似無者也。

〔10〕若行若按　行,明抄本作"得之"。按,《太素》作"悔"。楊上善注:"欲去欲作,爲行悔也。"《靈樞發微》注:"若人之出,妄有所行,若人之指,妄有所按。"《類經》卷十九第七注:"若行若按,言行其氣按其處也。"據明抄本文義,似當作"若得之,若按之",與上文"若忘之"并列。言虛者之氣微,故其刺也,若無若得若按。按,止也。與後文義亦合。

〔11〕如蚊虻止　蚊,《靈樞》作"蝱"。按蚊爲蝱之俗體。《太素》注:"鍼在皮膚之中,去來微動,如彼蚊虻止。又皮膚微覺有之也。"蝱同虻。

〔12〕如留如環　"環",《靈樞》、《太素》均作"還"。環與還古通。《說文通訓定聲·乾部》:"環,叚借爲還。"楊上善注:"鍼在皮膚之中,若似留停,人(按疑爲又之誤)如還去。此皆言其候氣者也。"《靈樞發微》注:"如有所留而復有所還。"此言虛者氣微難復,或留或返,氣尚未壯也。

〔13〕去如絶絃　《太素》注:"即疾出鍼,如絃絶者,言其速也。"《靈樞發微》注:"及鍼將去時,如弦之絶。即始徐而終疾者也。"

〔14〕令左屬右　《太素》注:"左手按穴,右手行鍼,內氣已補,右手出鍼,左手閉門,使氣相續不減也。屬,續也。"《靈樞發微》注:"右手出鍼,而左手閉其門,乃令左屬右之法。"按令、屬,表左右手之連續動作,楊注言使氣相續不減,義欠安。

〔15〕其氣故止　《靈樞集註》張志聰注:"其正氣故得止於內。"此以閉其穴門,故與瀉法之氣外出者不同。

〔16〕外門以閉　以,《靈樞》、《太素》均作"已",以已古通。楊上善注:"痏孔爲外門也。"出鍼按穴,故外門已閉。

〔17〕中氣乃實　《太素》注:"補已不洩,故內氣得實也。"中氣,義如楊注,非後世中氣之謂。

〔18〕必無留血,急取誅之　《太素》注:"補者,留其氣也,不可留於客邪血也。邪血留者,可刺去之。故曰急誅之也。"《靈樞發微》注:"如有留血,當急取以責之。但此補法,必無留血者也。"《靈樞識》:"簡案:以理推之,此間恐有遺脫。"按本文似與上下文義難屬,馬注特加"但"詞,予以轉述。故丹波氏"恐有遺脫"之說,可參。

持鍼之道,堅者爲寶[1]。正指直刺[2],無鍼左右[3]。神在秋毫[4],屬意病者[5]。審視血脉,刺之無殆[6]。方刺之時,必在懸陽及與兩衡[7]。一作衝。神屬勿去,知病存亡[8]。取血脉者,在俞橫居[9]。視之獨滿,切之獨堅[10]。

〔1〕堅者爲實　實,原作"寶",原校云:"《素問》作實。"今《素問·鍼解》新校正引本經作"實"。《靈樞》亦作"實"。按作"實"是,實與上句道字,古韻皆幽韻,故相押。今據改,並删原校。《太素》注:"持鍼不堅,則氣散不從鍼。"《靈樞集註》:"堅者,手如握虎也。"《素問·鍼解》云:"手如握虎者,欲其壯也。"王冰注:"壯謂持鍼堅定也。"是堅與壯,義亦同。實,貴也。

〔2〕正指直刺　《類經》卷十九第七注:"正而無斜,則必中氣穴。"又《素問·鍼解》云:"義無邪下者,欲端以正也。"與此義同。

〔3〕無鍼左右　《太素》作"鍼無左右",義勝。楊上善注:"若鍼入左右不當於穴,其病不愈也。"此言正鍼直刺,不得刺左右也。

〔4〕神在秋毫　毫,《太素》作"豪"毫與豪古通。《禮記·經解》:"差若豪氂。"釋文:"豪,依字作毫。"楊上善注:"秋豪謂秋時兔新生豪毛,其端鋭微也。謂怡神在鍼端調氣,故曰神在秋豪也。"按秋毫,喻細末也。《孟子·梁惠王上》:"明足以察秋毫之末。"俞樾注:"鳥獸夏時毛羽脱落,至秋更生,新生之毛,其細可知。故人言細,必稱秋毫。"在,察也。《爾雅·釋詁》:"在,察也。"是神在秋毫者,言醫之所察,細末可見。若限於鍼端,則與後文"屬意病者"及"必在懸陽及與兩衡"相抵牾。

〔5〕屬意病者　注意病者之神情及變化。屬,注也。《國語·晉語五》:"恐國人之屬耳目於我也。"韋昭注:"屬,猶注也。"

〔6〕審視血脉,刺之無殆　《太素》注:"審視十二經脉及諸絡虛實,刺之無殆也。殆,危也。"

〔7〕必在懸陽及與兩衡　必,原作"心",據明抄本、《靈樞》、《太素》改。衡,《靈樞》作"衝",馬蒔、張介賓、張志聰等從衛氣作解,非是。《太素》注:"以所言方刺之時,先觀氣色者也。懸陽,鼻也,懸於衡下也。鼻爲明堂,五藏六府氣色,皆見明堂及與眉上兩衡之中。"按衡,眉上也。《漢書·王莽傳》:"盱衡厲色。"顏師古注:"孟康曰:眉上曰衡。盱衡,舉眉揚目也。"如本經卷一第十六及《靈樞·論勇》"長衡直揚"之衡,皆同此義。楊注"懸陽,鼻也"説,不知何據。陽,古與揚通。揚,眉上下也。《詩·鄘風·君子偕老》:"揚且之皙。"毛亨傳:"揚,眉上廣。"孔穎達正義:"眉之上,眉之下,皆曰揚。"按揚與陽通,故懸陽,義當懸揚。

〔8〕神屬勿去,知病存亡 《太素》注:"故將鍼者,先觀氣色,知死生之候,然後刺也。"《靈樞發微》注:"使吾之神氣,屬意於病者而勿去,則病之存亡可得而知也。"

〔9〕取血脉者,在俞橫居 取血脉者,《靈樞》無"取"字,《太素》作"血所"。楊上善注:"血脉,胳脉也。有脉橫居輸穴之中。"《靈樞集註》張志聰注:"腧,經腧也。《刺節真邪篇》曰:六經調者,謂之不病,一經上實下虛而不通者,此必有橫絡盛加於大經,令之不通,視而瀉之,此所謂解結也。"是此言在腧有橫居之血絡而爲惡血者,當取其血脉也。

〔10〕視之獨滿,切之獨堅 《太素》注:"視之滿實,切之獨堅者,是橫居胳脉也。"

夫氣之在脉也,邪氣在上[1],濁氣在中[2],清氣在下[3]。故鍼陷脉則邪氣出[4],鍼中脉則濁氣出[5],鍼太深則邪氣反沈[6],病益甚。故曰:皮肉筋脉,各有所處[7],病各有所舍[8],鍼各有所宜[9],各不同形,各以任其所宜[10],無實實虛虛,損不足,益有餘[11]。是爲重病[12],病益甚。取五脉者死[13],取三脉者恇[14]。奪陰者死[15],奪陽者狂[16]。鍼害[17]畢矣。

〔1〕邪氣在上 《靈樞·小鍼解》云:"邪氣在上者,言邪氣之中人也高,故邪氣在上也。"《太素·九鍼要解》注:"高在頭,風熱邪氣多中人頭也,故曰在上也。"此邪氣者,天之輕清之邪,多中上部。

〔2〕濁氣在中 《靈樞·小鍼解》云:"濁氣在中者,言水穀皆入於胃,其精氣上注於肺,濁溜於腸胃,言寒溫不適,飲食不節,而病生於腸胃。故命曰濁氣在中也。"《太素·九鍼要解》注:"穀入於胃,化爲二氣,清而精者,上注於肺,以成呼吸,行諸經隧。其濁者,留於腸胃之間,因於飲食不調爲病。故曰在中也。"此濁氣者,飲食之濁氣也。中者,中焦腸胃也。

〔3〕清氣在下 清與清通。《集韻·勁韻》:"清,寒也。或作凊。"《靈樞·小鍼解》云:"清氣在下者,言清濕地氣之中人也,必從足始。故曰清氣在下也。"《太素·九鍼要解》注:"清,寒氣也。寒濕之氣,多從足上,故在下也。"此清氣者,地之寒濕之邪,多中下部。

〔4〕鍼陷脉則邪氣出 《靈樞·小鍼解》云:"鍼陷脉則邪氣出者,取之上。"《太素·九鍼要解》注:"上謂上脉,頭及皮膚也。"《類經》卷二十二卷五十九注:"諸經孔穴,多在陷者之中,如《刺禁論》所謂刺缺盆中內陷之

類是也。故凡欲去寒邪，須刺各經陷脈，則經氣行而邪氣出。乃所以取陽邪之在上者。"《靈樞集註》注："陷脈，額顱之脈，顯陷於骨中。故鍼陷脈，則陽之表邪去矣。"按陷脈之義，《小鍼解》亦只言"取之上"，是以上文"邪氣在上"爲據也。然則陷脈究指何處，疑古已不詳矣。詳《靈樞·邪氣藏府病形》言六腑病中有脈陷一症，如膽病者，"亦視其脈之陷下者，灸之"，則陷脈亦或指脈之陷下者。是邪氣在上者，當視上部脈之陷下者刺之，則邪氣出矣。

〔5〕鍼中脈則濁氣出　《靈樞·小鍼解》云："刺中脈則濁氣出者，取之陽明合也。"《太素·九鍼要解》注："中者，中脈，謂之陽明，是胃脈也。陽明之合者，胃足陽明合三里。至巨虛上廉與大腸合，至巨虛下廉與小腸合也。"

〔6〕鍼太深則邪氣反沈　氣，原脫，據《靈樞》、《太素》補。《靈樞·小鍼解》云："鍼大深則邪氣反沈者，言淺浮之病，不欲深刺也。深則邪氣從之入，故曰反沈也。"《太素·九鍼要解》注："鍼過其分，邪從鍼入，病更益深，故曰反沈也。"按本文與前文在上、在中、在下三病，似不相屬，而清氣在下者，又不言鍼，故疑此間或有脫文。

〔7〕皮肉筋脈，各有所處　《靈樞·小鍼解》云："皮肉筋脈各有所處者，言經絡各有所主也。"《太素·九鍼要解》注："言經在筋肉，胳在皮膚也。"此言皮肉筋脈，處所不同，深淺有別。刺皮刺肉刺筋刺脈，各有其宜，不可不辨。如本卷第一言"刺深淺之分"者，義在此也。

〔8〕病各有所舍　此言病各有其處所。舍，處所也。邪之所湊，其氣必虛。故氣之虛處，即邪易舍處。上文言"邪氣在上，濁氣在中，清氣在下"，亦病各有所舍也。

〔9〕鍼各有所宜　本卷第一言九鍼主治皆有別者，即鍼各有所宜也。又言諸刺法之主治不同者，亦各有所宜也。

〔10〕各以任其所宜　律之後文"各任其所爲"，疑"以"字衍，宜爲"爲"之誤。

〔11〕無實實虛虛，損不足，益有餘　《靈樞》作"無實無虛，損不足而益有餘"。《太素》作"無實實，無虛虛，無損不之(按之爲足之誤)而益有餘"。《靈》《太》不若本經義勝。"無"字統領下文。按此言無犯"實實虛虛"之誡。《難經·八十一難》云："實實虛虛，損不足而益有餘，此皆中工之所害也。"楊注："上工治未病，知其虛實之原，故補瀉而得其宜。中工未

審傳病之本,所治反增其害也。"

〔12〕重病 《靈樞》作"甚病"。重病者,本自有病,而又增鍼害也。重,去聲。《類經》卷二十二第五十九注:"無實者,無實實也。無虛者,無虛虛也。反而爲之,不惟不治病,適所以增病。"

〔13〕取五脉者死 《靈樞·小鍼解》云:"取五脉者死,言病在中,氣不足,但用鍼盡大寫其諸陰之脉也。"《太素·九鍼要解》注:"五藏中虛,用鍼者,大寫五藏之脉,陰絶故死也。"按《小鍼解》言"諸陰之脉",楊注言"五藏之脉",名異而實同,五臟者,陰也。五臟之經脉,陰經也。

〔14〕取三脉者恇 恇,原缺末筆,系避宋太祖趙匡胤諱所致,今正。《靈樞·小鍼解》云:"取三陽之脉者,唯言盡寫三陽之氣,令病人恇然不復也。"《說文·心部》:"恇,怯然。"又如《素問·通評虛實論》:"尺虛者,行步恇然。"皆怯弱也。

〔15〕奪陰者死 死,原作"厥",據《靈樞》、《太素》改。《靈樞·小鍼解》云:"奪陰者死,言取尺之五里五往者也。"《太素·九鍼要解》注:"五里在肘上,不在尺中,而言尺之五里者,寸爲陽,尺爲陰。陰尺動脉,動於五里,故曰取尺五里也。五往者,五寫也。"按楊注言"五里在肘上,不在尺中"者非。《靈樞·論疾診尺》有黄帝"無視色持脉,獨調其尺"之問,下文有曰"肘前獨熱者,膺前熱;肘後獨熱者,肩背熱。臂中獨熱者,腰腹熱;肘後麤以下三四寸熱者,腸中有蟲"。是渾言之,肘前後,亦當尺也。詳《小鍼解》"五里五往"之說,亦見於《靈樞·玉版》,見載於本卷第一下,故馬蒔、張志聰等亦以此文爲釋,今姑從之。

〔16〕奪陽者狂 《靈樞·小鍼解》云:"奪陽者狂,正言也。"《太素·九鍼要解》注:"奪陽陽虛,故狂。此爲禁之正言。"《靈樞發微》注:"取三陽之脉而奪之已盡,故曰奪陽者狂也。"按《小鍼解》文義不明,楊注亦未得其義。又《靈樞·通天》言太陽之人,"無脱其陰而寫其陽,陽重脱者,易狂"。與本文理亦同。

〔17〕鍼害 《太素》注:"鍼害者,言前所禁甚也。"此前乃言鍼刺之當禁忌者,故曰鍼害。害,忌也。《戰國策·楚策一》:"秦之所害於天下莫如楚。"郭希汾輯注:"害,忌也。"

　　用鍼之理,必知形氣之所在[1]。左右上下[2],陰陽表裏[3]。血氣多少[4],行之逆順[5]。出入之合[6],誅伐有過[7]。知解結[8],知補虛寫實[9],上下之氣[10]。明通於四海[11],審其所在。寒熱淋露[12]，滎腧異處[13]。審於調氣，明於經隧[14]。左右支絡[15]，盡知其會[16]。寒與熱爭，能合而調之[17]；虛與實鄰，知決而通之[18]；左右不調，把而行之[19]；明於逆順，乃知可治。陰陽不奇，故知起時[20]。審於本末，察其寒熱，得邪所在[21]。萬刺不殆[22]，知官九鍼[23]，刺道畢矣[24]。

〔1〕必知形氣之所在 《太素》注：“形之所在肥瘦，氣之所在虛實。”按形者，有象可見，氣者，有應可知。渾言之，人之一身，唯形氣耳。故欲明鍼理，必知形氣所在。詳此下諸文，皆四字句韻文，故疑此或當作“形氣所在”四字。

〔2〕左右上下 《太素》注：“肝生於左，肺藏於右，心部於表，腎居其裏。男左女右，陰陽上下，並得知之。”

〔3〕陰陽表裏 《太素》注：“五藏爲陰居裏，六府爲陽居表。”按楊注舉其一端言之。蓋人一身，若以性屬言之，陰陽而已，若以形層言之，表裏而已。

〔4〕血氣多少 《太素》注：“三陰三陽之脉，知其血氣之多少。”按知血氣之多少者，以明刺之或出氣惡血，或出血惡氣也。三陰三陽脉血氣之多少，詳見本經卷一第七。

〔5〕行之逆順 《太素》注：“營氣順脉，衛氣逆行。”《類經》卷十九第十注：“陰氣從足上行至頭，而下行循臂。陽氣從手上行至頭，而下行至足。故陽病者，上行極而下，陰病者，下行極而上。反者皆謂之逆。”按營衛氣血之行，或循經，或不循經，皆有逆順也。又經脉之屈折出入，亦順逆也。如本經卷三第二十四言手太陰脉“順行逆數之屈折”，即其例也。又按“順”字，與上下句韻皆不叶，故疑當作“行之順逆”。逆，古鐸韻，與下文“誅伐有過”句可相押也。

〔6〕出入之合 合，史崧音釋：“一本作會。”《銅人》卷三引亦作“會”。按會與合義通。《爾雅·釋詁上》：“會，合也。”《靈樞集註》張志聰注：“出入之合者，經脉外內之氣血，有本標之出入，有離而有合也。”詳經中經脉、根結、經別諸文，皆言經脉之出入離合者。

〔7〕誅伐有過 誅，原作“謀”，據《太素》、《銅人》卷三改。楊上善注：“誅伐邪氣惡血。”按誅伐，翦除攻伐者也。此引申爲攻瀉之法。如刺

其惡血爲誅伐有過;瀉其實邪,亦誅伐有過。諸刺其癰膿,決其停水,皆誅
伐有過也。

〔8〕知解結　《銅人》卷三作"雪汙解結"。按此文原當係四字句韻
文,故當以《銅人》引文爲是。又此下疑脱一韻句。

〔9〕知補虛寫實　按諸論皆鍼刺需知,非"補虛寫實"一端耳,故
"知"字無義,剩文也。

〔10〕上下之氣　原作"上下氣門",據《太素》改。氣,古物韻,上句
"實"字,古質韻,氣、實旁轉相押。若作"氣門",則失韻,故删"門"字。

〔11〕明通於四海　明,《太素》無。通,《銅人》卷三無。律之後文
"明於經隧"例,疑"通"字衍。《靈樞·海論》云:"經水者,注於海,海有東
西南北,命曰四海。……人有髓海,有血海,有氣海,有水穀之海。此四
者,以應四海也。"此所以必明於四海者也。

〔12〕寒熱淋露　《太素》注:"因於露風,生於寒熱,故曰寒熱淋露。"
按楊注從本字訓解非是。《研經言》卷二釋露:"《本草》、《靈》、《素》屢言
淋露寒熱,《靈樞》又以歲露名篇。露字人皆不曉。泉案:淋露即羸露,古
者以爲疲困之稱。《左·昭元年傳》:勿使有所壅閉湫底,以露其體。注:
露,羸也。《韓非子·亡徵》:好疲露百姓。《風俗通義》:怪神大用羸露。
皆此義也。"此說甚是。又淋露亦作淋瀝。《肘後方》卷一治尸注鬼注方:
"大略使人寒熱淋瀝。"《醫説》卷四勞疰引作"淋露"。淋、羸古皆來紐,
露、瀝古亦來紐,皆雙聲假借也。

〔13〕榮腧異處　榮原作"以",據《太素》、《銅人》卷三改。楊上善
注:"五行榮輸有異。"

〔14〕經隧　《太素》注:"經,正經、奇經也。隧,諸胳也。"按楊注非
是。經隧者,經脉運行之道路也。隧,道路也。《詩·大雅·桑柔》:"大風
有隧。"毛亨傳:"隧,道也。"

〔15〕支絡　支原作"肢",據《太素》、《銅人》卷三改。脉之支而橫
者,其支别者,皆支絡也。

〔16〕盡知其會　《靈樞集註》張志聰注:"盡知其會者,左注右而右注
左,左右上下,與經相干,布於四肢,出於絡脉,與脉外之氣血相會於皮膚
分肉間也。"按此所言會,亦當指絡脉與經脉交會處。如手太陰之絡列缺,
散入於魚際,别走陽明,是與本經及表裏經皆有交會處。

〔17〕能合而調之　能,律之本文四字句式,疑衍。合而調之,調合之

711

也。寒與熱争,亦陰陽不和也,故當調和之。合與和古通。

〔18〕虛與實鄰,知決而通之 《類經》卷十九第十註:"鄰,近也。近則易疑,疑則以似爲是,冰炭相反矣,故當知決而通之。"《靈樞集註》張志聰註:"虛與實鄰者,血與氣之不和也,故知決而通之。"按本文義不明,二張註亦似未盡。詳《素問·鍼解》云:"言實與虛者,寒温氣多少也。"王冰註:"寒温,謂經脉陰陽之氣也。"則此所謂虛實,亦當寓有此義。鄰有堅義。《讀書雜志·管子·水地》:"夫玉鄰以理者,知也。引之曰:鄰,堅貌也。《聘義》曰:縝密以栗,知也。鄭註:栗,堅貌。《荀子·法行篇》曰:縝栗而理,知也。鄰與栗,一聲之轉耳。本書五行篇:五穀鄰熟。尹彼註曰:鄰,緊貌。《爾雅》釋竹類曰:鄰堅中。郭註曰:其中實。義與此並相近也。"是"虛與實鄰"者,寒温之氣堅緊不通。又氣之性而言堅者,如《素問·腹中論》:"夫芳草之氣美,石藥之氣悍,二者其氣,急疾堅勁。"亦可証此言氣堅之義。氣堅則不通,故當決而通之。又,律之四字句式,"知"字疑衍。

〔19〕左右不調,把而行之 把而行之,《靈樞》史崧音釋:"一本作犯而行之。"《銅人》卷三引亦作"犯"。《太素》註:"把,持也。人身左右脉不調者,可持左右寸口人迎,診而行之,了知氣之逆順,乃可療之。"《類經》卷十九第十註:"邪客大絡者,左注右,右注左,把而行之,即繆刺也。"按楊註以寸口人迎分左右者,似非古義。張註從繆刺作解,義或近。然把似不若"犯"猶切。犯有違逆之義。左病刺右,右病刺左,亦違逆其病所也。

〔20〕陰陽不奇,故知起時 《太素》註:"奇,分也。陰陽之脉相并,渾而不分,候之知病起之時。"《類經》卷十九第十註:"奇,不遇也。不奇則和矣,故知起時。"又按,奇,猶虧也《儀禮·鄉射禮》:"一算爲奇。"鄭玄註:"奇,猶虧也。"若陰陽無虧虛之象者,病將愈矣,故知起時。起,病愈也。義亦通。

〔21〕得邪所在 詳此上下文,皆隔句押韻,上文"時",下文"殆",古皆"之"韻。故本文似應在上文"審於本末"之下。

〔22〕萬刺不殆 此言刺雖多,亦無危殆。萬刺,言其多也。

〔23〕知官九鍼 《類經》卷十九第十註:"官,任也。九鍼不同,各有所宜。"

〔24〕刺道畢矣 詳此等文,多係單句,爲結語。如前文"鍼道畢矣"、"鍼害畢矣",後文"鍼論畢矣",皆是,故疑此上脱一韻句。

按:本段經文原無。今據《靈樞·官能》補。詳見下段按語。

明於五腧,徐疾所在[1]。屈伸出入,皆有條理[2]。言陰與陽[3],合於五行。五藏六府,亦有所藏[4]。四時八風[5],盡有陰陽,各得其位,合於明堂[6]。各處色部,五藏六府[7]。察其所痛,左右上下。知其寒溫,何經所在。審之尺膚,寒溫滑澀[8]。知其所苦[9],鬲有上下,知氣所在[10]。先得其道,布而㴑之[11]。《太素》作希而疏之。稍深而留之[12],故能徐入之[13]。大熱在上,推而下之[14]。從下上者,引而去之[15]。視前痛者,常先取之[16]。大寒在外,留而補之[17]。入於中者,從合寫之[18]。鍼所不爲,火之所宜[19]。上氣不足,推而揚之[20]。下氣不足,積而從之[21]。陰陽皆虛,火自當之[22]。厥而寒甚,骨廉陷下[23]。寒過於膝,下陵三里[24]。陰絡所過,得之留止[25]。寒入於中,推而行之[26]。經陷下者,即火當之[27]。結絡堅緊,火所治之[28]。不知所苦,兩蹻之下[29]。男陽女陰,良工所禁[30]。鍼論畢矣。

〔1〕明於五腧,徐疾所在 《太素》注:"明藏府之經,各有五輸。輸中補寫,徐疾所在,並須知之。"《靈樞發微》注:"五藏有井滎俞經合之五俞,六府有井滎俞原經合之六俞。然六府之原并於俞,則皆可稱爲五輸也。徐疾者,鍼法也。"五腧,詳見本經卷三。

〔2〕屈伸出入,皆有條理 《太素》注:"行鍼之時,須屈須伸,鍼之入出條數,並具知之。"《靈樞發微》注:"屈伸出入者,經脉往來也。"按馬注當是。如本經卷三第二十四言手太陰脉有外屈有內屈,有出有入,皆有條理。即此義也。

〔3〕陽 原作"五",據《太素》改。

〔4〕五藏六府,亦有所藏 《太素》注:"五藏藏五神,六府藏五穀。"

〔5〕八風 四時八方之風也。詳見本經卷六第一。

〔6〕各得其位,合於明堂 《靈樞·五色》云:"五色獨決於明堂乎?……明堂者,鼻也。闕者,眉間也。庭者,顏也。蕃者,頰側也。蔽者,耳門也。"此下並詳言明堂與臟腑之關係及各臟腑之具體部位,此即各

得其位也。詳見本經卷一第十五。

〔7〕各處色部,五藏六府　此言五臟六腑色診在面部之部位。詳見本經卷一第十六。

〔8〕審之尺膚,寒温滑濇　原作"審皮膚之寒温滑濇",《太素》作"審尺之寒温滑濇"。據《太素》文義,皮膚爲尺膚之誤,又本經卷四第二上論尺膚診,亦詳言尺膚之寒熱滑濇,可証,故據改皮爲"足"。又按本文當爲兩四字句,故移"之"於"審"下。

〔9〕知其所苦　按本句與上下文義似不相屬,且又係單句,故疑此前或後,當脱一四字句。

〔10〕鬲有上下,知氣所在　知氣所在,原作"知其氣之所",據《太素》改。明抄本作"知其氣之所在",《靈樞》作"知其氣所在"。楊上善注:"穀入於胃,清氣上肺,故在鬲上;濁氣留入胃中,在於鬲下。"

〔11〕布而涿之　《靈樞》作"稀而疏之",與原校《太素》同。《靈樞發微》注:"稀者,鍼而少也。疏者,鍼之闊也。"《類經》卷十九第十注:"稀而疏之,貴精少也。"《靈樞集註》張志聰注:"稀而疏之,以導氣也。"按本文諸注不一,據前後文義,定係一鍼刺原則或技法。本經作"布而涿之"者,涿,古與琢通,《説文通訓定聲·需部》:"涿,叚借爲琢。"琢本治玉,可引申爲治,又琢摩之也,義亦通。今並存之。

〔12〕稍深而留之　"稍"字疑衍。

〔13〕故能徐入之　律諸句式,當作"徐而入之",故疑脱一"而"字,又衍"故能"二字。

〔14〕大熱在上,推而下之　上下原有"者"字,據《靈樞》、《太素》及後"大寒在外"例删。《靈樞發微》注:"大熱在上,則當推鍼而使之下,所謂高者抑之也。"

〔15〕從下上者,引而去之　《靈樞發微》注:"熱從下而上,則當引鍼而去其邪,所謂外者發之也。"《靈樞集註》。張志聰注:"從下上者,熱厥也。熱厥之爲熱也,起於足而上,故當引行於上而去之。"按經所言者,大法也。馬、張二注,運用也。言雖別而義則同。

〔16〕視前痛者,常先取之　痛,《太素》作"病",義通。《靈樞發微》注:"視先痛者,常先取穴以刺之,所謂凡病必先治其本也。"按前痛者,先病也。故當治其先病之本也。

〔17〕大寒在外,留而補之　《太素》注:"寒在皮膚,留鍼使鍼下熱,寒

入骨髓,亦可留鍼使熱。"按與臟腑相較,寒在皮肉筋骨者,均爲在外。寒者,陽氣不足也,故當留鍼以補之。

〔18〕入於中者,從合寫之 《靈樞發微》注:"大寒入中,從合穴以寫之。"《靈樞集註》張志聰注:"如寒邪上入於中者,從合以寫之。夫合治內府,使寒邪從腸胃以寫出之也。"按當以張注義勝。詳前卷四第二下云:"滎腧治外經,合治內府。"此合指六腑下合穴。蓋寒邪自外而內者,多傷六腑,故當指此下合穴。

〔19〕鍼所不爲,火之所宜 火,原作"灸",據《太素》及此下三言"火"之文例改。火該灸也。楊上善注:"脉之陷下,是灸所宜,不可鍼也。"按卷二第一上及卷四第一上論經脉,曾數言陷下者灸之,故楊氏引以爲訓,固是。然本文當不限於此,凡大寒之病,不宜用鍼者,宜用灸法。爲,猶用也。

〔20〕上氣不足,推而揚之 《太素》注:"上氣不足,謂膻中氣少,可推補令盛。揚,盛也。"《類經》卷十九第十注:"推而揚之,引致其氣,以補上也。"按上氣不足,氣不行也,故當推進其鍼,激動經氣,使之上行。揚,激動,激揚也。

〔21〕下氣不足,積而從之 《太素》注:"下氣不足,謂腎間動氣少者,可補氣聚。積,聚也。從,順也。"《類經》卷十九第十注:"積而從之,留鍼隨氣,以實下也。"按張注義勝。蓋《內經》無"腎間動氣"說,此謂"下氣"渾言下部之氣也。積,久也。《漢書·嚴助傳》:"非一日之積也。"顏師古注:"積,久也。"久者,留鍼也。從者,順也,隨而濟之也。

〔22〕陰陽皆虛,火自當之 《太素》注:"火氣强盛,能補二虛。"《靈樞發微》注:"若陰陽皆虛,而鍼所難用,則用火以灸之。"按此言陰陽皆虛者,當指陽虛而及陰者,如因大寒而致陽氣大虛,使血不運化者,固當以火治之。若陰虛而及於陽者,恐非火之所宜也。

〔23〕骨廉陷下 馬蒔從諸証以訓,謂"或骨廉下陷"。張志聰從病機以訓,謂"起於骨廉下之陷中"。似均欠妥。據下文"寒過於膝,下陵三里"之義推比,此當指治療部位。義謂厥而寒甚者,當在骨廉陷下處,以火治之也。

〔24〕下陵三里 胃足陽明經足三里穴。《靈樞·本輸》:"胃……入於下陵,膝下三寸,腑骭外三里也,爲合。"

〔25〕陰絡所過,得之留止 《靈樞發微》注:"又爲陰絡所過,爲寒留

止。"詳本經卷二第一下云:"陰絡之色應其經,陽絡之色變無常。"卷八第
二云:"陽絡傷則血外溢,溢則衄血;陰絡傷則血內溢,溢則便血。"此言陰
絡者,陰經之絡也。

〔26〕寒入於中,推而行之 《類經》卷十九第十注:"寒留於絡而入於
經,當用鍼推散而行之。"按推而行之者,持鍼推入,行鍼以散其寒。

〔27〕經陷下者,即火當之 即火,《靈樞》作"則火",《太素》作"火
即"義同。此即本經卷二第一上諸經脉病"陷下則灸之"之法。

〔28〕結絡堅緊,火所治之 火所治之,原作"火之所治",據《靈樞》、
《太素》及此上文例改。楊上善注:"胳脉結而堅緊,血寒,故火攻療。"按寒
則血凝澀,絡脉結而堅緊,故以火治之。

〔29〕不知所苦,兩蹻之下 《太素》注:"有病不知所痛,可取陰陽二
蹻之下。"《類經》卷十九第十注:"寒邪在肌肉血脉之間,有不痛不仁不知
所苦者,當灸兩蹻之下,即足太陽申脉,足少陰照海二穴也。"本經卷六第
三云:"病不知所痛,兩蹻爲上。"與本文義同。

〔30〕男陽女陰,良工所禁 《太素》同,楊上善注:"二蹻之下,男可取
陰,女可取陽,是療不知所痛之病。男陽女陰,二蹻之脉,不可取之。"《靈
樞》作"男陰女陽,良工所禁",《靈樞發微》注:"倘不知病之所苦,及男子
以陽蹻爲經,陰蹻爲絡,女子以陰蹻爲經,陽蹻爲絡。故男子忌取陰蹻,女
子忌取陽蹻,乃良工所禁。"按兩文相左,義尚未明。詳此上言"陰絡所
過"、"結絡堅緊",皆言病在絡,推而論之,此亦或係絡病,絡病治當取絡。
詳本經卷二第二論陰陽蹻脉分經與絡云:"男子數其陽,女子數其陰。當
數者爲經,不當數者爲絡也。"是男子以陽蹻爲經,陰蹻爲絡。女子以陰蹻
爲經,陽蹻爲絡。故男取陽,女取陰,乃取之於經,非絡也。是爲良工所
禁。又本文上下兩句押韻,陰與禁,古侵韻。若陽與禁,則失韻矣。故從
本經。

按:本段自"知其所苦"之前諸文及其前一段原無。詳考
《靈樞·官能》本文,爲一完整韻文,若殘缺之,則義不全矣。故
必係本經在傳抄中脱失。顧觀光《內經·靈樞校勘記》錢熙祚
跋亦云:"且今《甲乙經》亦多脱誤。如鍼道篇知其所苦上脱去
三百餘字,而《靈樞·官能篇》具有之。"此言極是。故今據《靈
樞》並參之《太素》校補。然錢氏所謂"脱去三百餘字"者,乃自
《官能》篇起首計之。詳其內容,乃有黄帝與岐伯問答一段浮泛

之詞,並無重要意義,故本次乃據皇甫謐自序所謂"刪其浮辭"的原則,將"用鍼之理"上八十字略去。又詳本文,原係四字句韻文,然今《靈樞》、《太素》及本經所具,已有較多非四字句及少數失韻處,疑係後人傳抄時隨意增文明義,或不識古韻而時有致誤,今為慎重起見,除個別據《靈樞》、《太素》等確斷無疑者予以刪削外,餘者,仍依其舊。惟於校勘記中予以説明。

本文前段言刺道,後段言鍼論,涉及鍼灸基本理論、原則、方法、宜忌等許多重要問題,都有簡賅的論述。醫經中似此等文,觀其體勢,定係古代傳習鍼灸必讀之重要文獻,收載於《內經》,復被《甲乙》摘引。故其對研究鍼灸之學術淵源及臨床應用,均有重要文獻價值。

凡刺[1]虛者實之,滿者泄之。此皆衆工之所共知也[2]。若夫法天則地,隨應而動[3],和之若響,隨之若影[4],道無鬼神[5],獨來獨往[6]。

〔1〕凡刺 《素問》、《太素》均作"今末世之刺",據後文言"法天則地"等義,《素》、《太》義勝,末世之刺者,言粗者之所守也。

〔2〕此皆衆工之所共知也 之、也,《素問》、《太素》均無。楊上善注:"粗工守形,實者寫之,虛者補之,斯乃衆人所知,不以爲貴也。"

〔3〕法天則地,隨應而動 動下《素問》、《太素》均有"者"字。《類經》卷十九第九注:"法天則地,超乎凡矣。隨應而動,通乎變矣。"按《素問》此前有云:"夫人生於地,懸命於天,天地合氣,命之曰人。"此治鍼者之所以需"法天則地",斯爲上工之義。

〔4〕和之若響,隨之若影 《素問》、《太素》二"之"字下均有"者"字。楊上善注:"若響應聲,如影隨形,得其妙,得其機,應虛實而行補寫也。"此以聲響與形影之相應,以喻人道與天道之相應也。

〔5〕道無鬼神 《太素》注:"應天地之動者,謂之道也。有道之者,其鬼不神,故與道往來,無假於鬼神也。"《素問》王冰注:"夫如影之隨形,響之應聲,豈復有鬼神之召遣耶!蓋由隨應而動之自得爾。"此言道者存乎天地,影響隨物而動。天地者,大物。形聲者,小物。物存道在,物毀道廢。鍼者法此,是爲上工。若拘拘於鬼神者,不可與言至巧矣。

〔6〕獨來獨往 《太素》作"獨往獨來",義同。《類經》卷十九第十

注:"神在吾道,無謂鬼神。既無鬼神,則其來其往,獨惟我耳。"《素問識》:"簡按:《莊子》云:獨往獨來,謂之獨有。蓋獨有刺之真者也。"

凡刺之真[1],必先治神[2]。五藏已定[3],九候已明[4],後乃存鍼[5]。衆脉所《素》作不。見,衆凶所《素》作弗。聞[6]。外內相得,無以形先[7]。可玩往來,乃施於人[8]。虛實之要[9],五虛勿近,五實勿遠[10]。至其當發,間不容瞚[11]。手動若務[12],鍼耀而勻[13]。静意視義,觀適之變[14]。是謂冥冥,莫知其形[15]。見其烏烏,見其稷稷[16],從見其飛[17],不知其誰[18]。伏如横弩[19],起若發機[20]。刺虛者,須其實,刺實者,須其虛[21]。經氣已至,慎守勿失[22]。深淺在志[23],遠近若一[24]。如臨深淵[25],手如握虎[26],神無營於衆物[27]。

〔1〕真　淳正而精善者,真之謂也。如《莊子·漁父》:"真者,精誠之至也。"

〔2〕必先治神　《素問》王冰注:"專其精神,寂無動亂,刺之真要,其在斯焉。"《太素》注:"凡得真意者,必先自理五神。"《類經》卷十九第九注:"此以病者之神爲言。神者,正氣也。得神者昌,失神者亡。故刺之真要,必先以正氣爲主。"詳《素問》此前原言"鍼有懸布天下者五……一曰治神"。王冰注:"專精其心,不妄動亂。所以云:手如握虎,神無營於衆物。蓋欲調治精神,專其心也。"觀乎此義,張注非是。

〔3〕五藏已定　《素問》注:"先定五藏之脉。"《太素》注:"五藏血氣安定。"《素問發微》注:"病人五藏,吾乃定之,或虛或實,無不明也。"此言鍼者,必先定五臟之盛衰,然後可以行補瀉之法也。

〔4〕九候已明　明,《素問》、《太素》均作"備"。並通。此言九候之診,已了然於心中。

〔5〕後乃存鍼　《太素》作"酒緩存鍼",楊上善注:"乃可存心鍼道,補瀉虛實。"《素問》王冰注:"然後乃存意於用鍼之法。"按存鍼,當即進鍼。存猶進也。《説文通訓定聲·屯部》:"《禮記·祭義》:存諸長老。按:猶進也。"

〔6〕衆脉所見,衆凶所聞　兩"所"字,《太素》均作"弗",與原校《素問》同。楊上善注:"病人衆病候不見於內,諸病聲候不聞於外。"《類經》卷十九第九注:"衆脉衆凶,言其多也。泛求其多,則不得其要。故見

衆脉者，不見脉之真。聞衆凶者，弗聞凶之本。"按諸從"不見""弗聞"爲訓，義頗迂曲，與下文"外内相得"之義亦難合。故當以本經爲是。

〔7〕外内相得，無以形先　《素問集註》張志聰注："藏府在内，皮膚筋脉在外，外内之相應者，貴在得神，而無以形先。蓋以上守神粗守形也。"詳《素問·徵四失論》云："夫經脉十二，絡脉三百六十五，此皆人之所明知，工之所循用也。所以不十全者，精神不專，志意不理，外内相失，故時疑殆。"此言所以外内相失，正可反証此言外内相得之義。蓋人之臟腑經脉，内外相通，病則内外相應。故可以司内以揣外，司外以揣内，因得病之情也。

〔8〕可玩往來，乃施於人　玩，《太素》作"梲"。楊上善注："梲，五骨反，動也。"按楊注不知本於何。梲，疑爲杬之誤，杬與玩音同，義通。《素問》王冰注："玩謂玩弄，言精熟也。"《素問發微》注："此法必熟玩於心，夫然後可以施鍼也。"玩，習也，通曉熟悉之義。《列子·黃帝》："玩其文也久矣。"陸德明釋文："玩，習也。"《戰國策·秦策五》："不習於誦。"高誘注："習，曉。"往來者，氣之往來也。如前言"往者爲逆，來者爲順，明知逆順，正行無問"。正可以明此義。

〔9〕虛實之要　《素問》、《太素》均作"人有虛實"。

〔10〕五虛勿近，五實勿遠　《素問發微》注："人有五虛，五藏皆當至於既實，而後可以去鍼。人有五實，五藏皆當至於既虛，而後可以去鍼。但五虛勿可以近速，恐實邪之尚留。五實勿可以遲遠，恐正虛之難復。"《素問吳註》注："鍼道難補而易寫。故五藏天真已虛，戒人勿近；五邪相乘而實，戒人勿遠。"按五虛五實，詳見本經卷四第一下。遠近之義，從馬、吳之說。蓋虛者氣難復，故不可近取，實者氣易至，故不可遠攻。

〔11〕至其當發，間不容瞚　瞚《素問》作"瞚"，新校正云："按《甲乙經》瞚作瞚，全元起本及《太素》作眴。"今《太素》同新校正。按瞚、瞚乃瞚、瞚字，目旁誤爲日旁。瞚與眴、瞚同。《說文·目部》："瞚，開闔目數搖也。"《廣韻·稕韻》："瞚，目自動也。瞚、眴，並上同。"瞚，一瞚間也。楊上善注："至其氣至機發，不容於眴目也。容於眴目即失機，不得虛實之中。"

〔12〕手動若務　《太素》注："手轉鍼時，專心一務。"《素問》王冰注："手動用鍼，心如專務於一事也。"

〔13〕鍼耀而勻　勻，《太素》作"眴"，非是。《素問》王冰注："鍼耀而勻，謂形先淨而上下勻平。"《素問懸解》注："耀與躍同。"按上文言手動，

此當是鍼動,耀爲躍之假借,躍,引爲動。此言鍼動均勻不亂也。

〔14〕靜意視義,觀適之變 適,明抄本作"過"。《太素》注:"可以靜意,無勞於衆物也。視其義利,觀其適當,知氣之行變動者也。"《素問吳註》注:"適,鍼氣所至也。變,形氣改易也。"按楊注似欠妥。適訓至爲是,與明抄本作"過"義亦近。義與儀通。儀,儀容也。此言靜心觀察病人的儀容神色,以知其鍼人氣至後的變化。

〔15〕是謂冥冥,莫知其形 《太素》注:"此機微者,乃是窈冥衆妙之道,淺識不知也。"

〔16〕見其烏烏,見其稷稷 《太素》:"烏烏稷稷,鳳凰雌雄聲也。"《素問》王冰注:"烏烏,嘆其氣至,稷稷,嗟其已應。"《素問發微》:"及其氣之至也,如烏之集;其氣之盛也,如稷之盛。"《素問懸解》注:"烏,烏鳴聲。漢明帝起居注:帝東巡過亭障,有烏飛鳴聖輿上,亭長祝曰:烏烏啞啞又歌聲。《史·李斯傳》:歌呼烏烏。稷稷,疾也。《詩·小雅》:既齊既稷。注:齊,整。稷,疾。烏烏稷稷,喻鍼之妙捷,若飛烏也。"據下文"從見其飛"之義,似以黃注爲是。

〔17〕從見其飛 《香草續校書·內經素問》:"俞案:從字蓋徒字形近之誤。徒見其飛,故曰不知其誰也。不知與徒見,意義鍼合。徒誤爲從,便失旨矣。王注云:如從空中見飛鳥之往來。以如從解從,繆甚。"此說良是。

〔18〕誰 《太素》作"雜",非是。誰與上句飛押韻,古皆微韻。

〔19〕伏如橫弩 弩,原作"努",據明抄本、《素問》、《太素》改。《素問》王冰注:"血氣之末應,鍼則伏如橫弩之安靜。"《素問識》:"簡按:杜思敬《拔萃方》引經文作彉弩。《孫子·兵勢篇》:勢如彉弩。《説文》:彉,弩滿也。知是橫彉通用。吳云:橫,不正也。誤。"按丹波氏説是,此言鍼之未發時,伺機之勢,如張滿之弩,一觸即發。《説文·人部》:"伏,司也。"段玉裁注:"司,今之伺字。"

〔20〕起若發機 《素問》王冰注:"其應鍼也,則起如機發之迅疾。"按此與前言"至其當發,間不容瞚"、"知機道者,不可掛以髮",亦互文見義。言發鍼亦如發機,伺之已準,不得失之毫釐矣。又按,據上文結構,皆四句爲一段,此下似脱兩句。其內容當言虛實,以領下文。

〔21〕刺虛者,須其實,刺實者,須其虛 此二句《素問·鍼解》互易,當是。"實"字與後文失、一兩字韻相押,古皆質韻。《鍼解》云:"刺實須

其虚者，留鍼陰氣隆至，乃去鍼也。刺虚須其實者，陽氣隆至，鍼下熱乃去鍼也。”

〔22〕經氣已至，慎守勿失　《素問・鍼解》：“經氣已至，慎失勿失者，勿變更也。”王冰注：“變謂變易，更謂改更。皆變法也。言得氣至，必宜謹守，無變其法，反招損也。”

〔23〕深淺在志　《素問・鍼解》云：“深淺在志者，知病之内外也。”王冰注：“志，一爲意。志意皆行鍼之用也。”《太素・知鍼石》注：“下鍼淺深得氣，即知病在藏、府也。”此言鍼之深淺，必據病情，在於意中，而不妄施也。

〔24〕遠近若一　《素問・鍼解》云：“近遠如一者，深淺其候等也。”王冰注：“言氣雖近遠不同，然其測候，皆以氣至而有効也。”《類經》卷十九第七注：“深者取氣遠，淺者取氣近。遠近雖不同，以得氣爲候，則如一也。”《素問吳註》注：“穴在四肢者爲遠，穴在腹背者爲近，取氣一也。”按諸注遠近雖有別，義均通。

〔25〕如臨深淵　《素問・鍼解》云：“如臨深淵者，不敢墮也。”王冰注：“言氣候補寫，如臨深淵，不敢墮慢，失補寫之法也。”按墮與惰通。此言操鍼當警而勿懈也。如《詩・小雅・小旻》：“戰戰競競，如臨深淵，如履薄冰。”義猶此也。

〔26〕手如握虎　《素問・鍼解》云：“手如握虎者，欲其壯也。”王冰注：“壯謂持鍼堅定也。”《鍼經》曰：持鍼之道，堅者爲實，則其義也。”握，執持也。《説文・手部》：“握，搤持也。”

〔27〕神無營於衆物　《素問・鍼解》：“神無營於衆物者，靜志觀病人，無左右視也。”王冰注：“目絶妄視，心專一務，則用之必中，無惑誤也。”按《鍼解》此下又云：“必正其神者，欲瞻病人，目制其神，令氣易行也。”與前文所言，一在醫者，一在病者，亦兩相得也。

按：本節亦係古鍼灸歌訣，故所言諸事，甚爲賅括。自“刺虚者，須其實”以下，《素問・鍼解》有解文。又詳《鍼解》此下尚有解文數句，其正文，今《素問》、《靈樞》、《太素》及本經均不載。是知古已失之，故今文必不全，現已難考。

黄帝問曰：願聞禁數[1]。岐伯對曰：藏有要害[2]，不可不察。肝生於左[3]，肺藏於右[4]，心部於表[5]，腎治於裏[6]，脾爲之使^[7]，胃爲之市^[8]。膈肓之上，中有父母^[9]。七節之傍，中有志心^[10]。《素》作小心。順之有福，逆之有咎^[11]。

〔1〕禁數　《素問集註》張志聰注："數，幾也。言所當禁刺之處有幾也。"

〔2〕藏有要害　《類經》卷二十二第六十四注："要害，言各有所要，亦各有所害。當詳察也。"《素問集註》張志聰注："五藏有緊要爲害之處，不可不細察焉。"要害，指有害於生命的緊要之處。如《後漢書·來歙傳》："爲何人所賊傷，中臣要害。"

〔3〕肝生於左　《太素》注："肝者爲木在春，故氣生左。"《素問》王冰注："肝象木，王於春，春陽發生，故生於左也。"按此言其氣，而非言其形也。

〔4〕肺藏於右　《太素》注："肺者爲金在秋，故氣藏右也。肝爲少陽，陽長之始，故曰生也。肺爲少陰，陰藏之初，故曰藏也。"《素問》王冰注："肺象金，王於秋，秋陰收殺，故藏於右也。"按楊注解生、藏之別，甚得。所言肺爲少陰者，指陰氣多少，非言經也。

〔5〕心部於表　《太素》注："心爲火在夏，居於大陽，最上，故爲表。"《素問》王冰注："陽氣主外，心象火也。"

〔6〕腎治於裏　《太素》注："腎者爲水在冬，居於大陰。最下，故爲裏也。心爲五藏部主，故得稱部。腎間動氣，內理五藏，故曰裏(《素問》新校正引作"治"爲是)也。"

〔7〕脾爲之使　《太素》注："脾者爲土，王四季，脾行穀氣以資四藏，故爲之使也。"《素問》王冰注："營動不已，糟粕水穀，故使者也。"按脾主爲胃行其津液，亦使者之義。

〔8〕胃爲之市　《太素》注："胃爲脾府也。胃貯五穀，授氣與脾，故爲市也。"《素問》王冰注："水穀所歸，五味皆入，如市雜，故爲市也。"

〔9〕膈肓之上，中有父母　肓，原作"肓"，據明抄本、《素問》、《太素》改。楊上善注："心下鬲上爲肓。心爲陽，父也。肺爲陰，母也。肺主於氣，心主於血，共營衛於身，故爲父母也。"《素問》王冰注："鬲肓之上，氣海居中，氣者，生之原也。生者，命之主。故氣海爲人之父母也。"按楊注是。《説文·肉部》："肓，心下鬲上也。"詳《素問·陰陽應象大論》言陰陽爲"變化之父母"，又陰陽類論言"三陽爲父"，"三陰爲母"。皆以陰陽爲父母。心肺居膈上，分屬陰陽，故得爲父母。

〔10〕七節之傍,中有志心 《太素》注:"脊有三七二十一節,腎在下七節之傍。腎神曰志。五藏之靈,皆名爲神。神之所以任物,得名爲心。故志心者,腎之神也。"《素問》作"小心",與原校同。王冰注:"小心謂真心,神靈之宮室。"又馬蒔以爲心在五椎之下,心包裹心,可垂至第七節。張志聰以爲七節爲鬲俞之間,心氣極微極細,出其間,故曰小心。吳崑、張介賓皆以爲自下而數之第七節,爲腎之相火,相火爲小心。按志心小心,經文不一,諸家解說各異。詳背部據椎定腧穴,古說不一,如《靈樞·背輸》與《素問·血氣形志》度背部五臟腧之位,即不一致。又如《醫心方》卷二第二引《扁鵲鍼灸經》及《華佗鍼灸經》均曰第六椎名心輸。引僧匡則曰心輸在第七節。是心腧古原有在七節傍者。又本節原是韻文,如上文右、裏、市、母古皆之韻。而本文心字失韻,若志字在句末,亦爲之韻,則協矣。故疑本文或當作"七節之傍,中有心志"。俟再考。

〔11〕順之有福,逆之有咎 按本節原係韻文,然本文失韻,若將兩句互易,福字古職韻,可與上文右、裏、市、母等之韻字相押矣。王冰注:"八者,人之所以生,形之所以成。故順之則福延,逆之則咎至。"

按:以上所言八者:皆臟腑之要害,故列爲禁數。若誤而鍼之,輕者致病,重者致死,故需鍼此處者,務需慎審從事。其誤刺諸候,詳見本卷第一上。

寫必用方[1],《太素》作員。切而轉之[2],其氣乃行,疾入徐出[3],邪氣乃出[4],伸而迎之[5],搖[6]大其穴,氣出乃疾[7]。補必用員[8],《太素》作方。外引其皮[9],令當其門[10],左引其樞[11],右推其膚[12],微旋而推之[13],必端以[14]正,安以静,堅心無解[15],欲微以留[16],氣下[17]而疾出之,推其皮,蓋其外門,真氣乃存。用鍼之要,無忘養神[18]。

寫者[19],以氣方盛[20],以月方滿[21],以日方温[22],以身方定[23],以息方吸而內鍼[24],乃復候其方吸而轉鍼[25],乃復候其方呼而徐引鍼[26]。補者[27],行也。行者,移也[28]。刺必中其榮[29],復以吸排鍼也[30]。必[31]知形之肥瘦,榮衛血氣之衰盛[32]。血氣者,人之神[33],不可不謹養[34]。

〔1〕方 《靈樞》、《太素》均作"員"。《素問》與本經同。

〔2〕切而轉之　轉,《太素》作"傳"。傳與轉通,《吕氏春秋・必已》："人倫之傳則不然。"高誘注:"傳,轉也。"此言以左手切按穴處,以右手捻轉鍼體。轉,回環旋轉也。《説文・車部》:"轉,還也。"段玉裁注:"還,即今環字。"《玉篇・車部》:"轉,迴也,旋也。"後文言"微旋"、"轉鍼",義亦同。

〔3〕疾入徐出　入,《靈樞》作"而"。此言快速進鍼而緩慢出鍼。

〔4〕出　此下明抄本有"上"字。

〔5〕伸而迎之　此言擴展其孔,迎其氣而刺之。伸,擴展也。《廣雅・釋詁三》:"伸,展也。"

〔6〕摇　《靈樞》作"遥",遥與摇通。《詩・國風・清人》:"河上乎逍遥。"陸德明釋文:"本,又作摇。"

〔7〕氣出乃疾　此言邪氣之出也迅速。氣出,即上文"邪氣乃出"之義。

〔8〕員　《靈樞》、《太素》均作"方"。《素問》與本經同。員與圓通。

〔9〕外引其皮　此言由穴之外周向内引致之,則皮可疊積,以擋穴門。

〔10〕令當其門　引皮以蔽穴門者,不欲氣外出也。當,猶擋也,蔽也。

〔11〕左引其樞　《太素》注:"樞,謂鍼動也。"《靈樞發微》注:"左手則引其樞。"按楊注似未妥。樞,本也。《淮南子・原道訓》:"經營四方,還反於樞。"高誘注:"樞,本也。"是鍼之尖端爲末,頂端即鍼柄爲本。又以捻轉鍼柄,則鍼即旋轉,是鍼柄亦主運轉者,故得稱樞,義亦通。

〔12〕右推其膚　《靈樞發微》注:"右手則推其膚。"按推其膚者,導引之也,以助氣之運行。

〔13〕微旋而推之　此言輕微捻轉並推進其鍼。旋,與下支轉鍼義同。

〔14〕以　明抄本作"其"。

〔15〕堅心無解　此言欲行鍼法,心必堅之而不得懈也。解與懈通。

〔16〕欲微以留　此言鍼動也微,且留鍼以待氣之實也。

〔17〕氣下　正氣已發出。下,發也,出也。

〔18〕養神　《靈樞》作"其神"。

〔19〕寫者　《素問》、《太素》均作"寫必用方,方者"。

〔20〕氣方盛　盛下《素問》、《太素》均有"也"字，後滿、溫、定、吸下均同此。又《素問・生氣通天論》云："平旦人氣生，日中而陽氣隆。"即言氣方盛之時也。

〔21〕月方滿　《素問》又云："月始生則血氣始精，衛氣始行，月郭滿則血氣實，肌肉堅。月郭空則肌肉減，經絡虛，衛氣去，形獨居。"義正言此。月方滿，月正圓時。

〔22〕日方溫　《素問》又云："天溫日明，則人血淖液，故血易寫，氣易行。"義正言此。

〔23〕身方定　《素問集註》張志聰注："身方定，陰陽不相錯也。"按身方定，亦當氣血之安定也。若大醉、大飽、大怒、大勞等，則身不定也，補亦不可。

〔24〕息方吸而內鍼　息者，一呼一吸之謂也。吸而納鍼者，順其氣入而行之。本經卷十第二上云："吸則內鍼，無令氣忤。"義在此耳。

〔25〕方吸而轉鍼　又本經卷十第二上云："吸則轉鍼，以得氣爲故。"此所以待吸時轉鍼者，氣易得也。

〔26〕方呼而徐引鍼　本經卷十第二上云："候呼引鍼，呼盡乃去。"正可釋此。引鍼，出鍼也。

〔27〕補者　《素問》作"補必用員，員者"。《太素》作"補者必用其員者"。

〔28〕行者，移也　《素問》王冰注："行謂宜不行之氣，令必宣行。移謂移未復之脉，俾其平復。"《類經》卷十九第十三注："員，員活也。行者，行其氣。移者，導其滯。凡正氣不足，則營衛不行，血氣留滯，故必用員以行之補之。"

〔29〕刺必中其榮　榮，《太素》作"營"，義同。《素問》王冰注："鍼入至血，謂之中榮。"刺中榮者，中於營血之分。本經卷十第一上云："刺營者出血。"可証此言雖不出血，然必至血分也。

〔30〕復以吸排鍼也　也下《素問》有"故員與方，非鍼也"六字。吸下《太素》有"也，故員與方也"六字。《類經》卷十九第十三注："排，除去也。即候吸引鍼之謂。"詳本經卷十第二上言補瀉之法俱詳，本節言瀉法亦詳，唯言補法則簡，"上下文義，幾不相屬，故諸家說解，亦多歧義。因疑此文上下或有脫文。

〔31〕必　此上《素問》有"故養神者"四字，《太素》有"養神者"三字。

〔32〕衰盛 《太素》作"盛衰"。

〔33〕血氣者,人之神 神機妙用之謂神,變幻莫測之謂神,非但精神之神。神以血氣爲根本,血氣能生神,亦能養神,故曰血氣者,人之神也。

〔34〕不可不謹養 養下《太素》有"也"字。《素問》王冰注:"神安則壽延,神去則形弊,故不可不謹養也。"《類經》卷十九第十三注:"形者,神之體,神者,形之用。無伸則形不可活,無形則神無以生。故形之肥瘦,營衛血氣之盛衰,皆人神之所賴也。故欲養神者,不可不謹養其形。"

按:本節重在論鍼刺補瀉之法,然詳察《内經》、《太素》及《甲乙》間載文,則有所不同。如方圓之與補瀉,本經諸文皆同,而《素問》與《靈樞》及《太素》載該文,則兩者適相左。即《素問》言瀉爲方而補爲圓,《靈樞》則以瀉爲圓補爲方。諸家訓解,多欲圓通其説。如王冰云:"所言方圓者,非謂鍼形,正謂行移之義也。"楊上善解瀉必用圓、補必用方時云:"員謂之規,法天而動,寫氣者也。方謂之矩,法地而靜,補氣者也。……寫必用員,補必用方,彼出《素問》,此是《九卷》,方員之法,神明之中,調氣變不同故爾。"又解瀉必用方補必用圓時云:"員之與方,行鍼之法,皆推排鍼補寫之。"張介賓則以爲"詳求其意,各有發明,不可謂其誤而忽也。"唯馬蒔則以爲《靈樞》此節之方員誤"。考諸《内經》論説,同一命題,由於出於不同學派,而義相左者,固爲有之,然久經傳抄,訛奪竄改者,亦不鮮見。故方圓之義,竊有疑焉。詳瀉必用方説,經文明確提出"以氣方盛,以月方滿,以日方温,以身方定,以息方吸而内鍼,乃復候其方吸而轉鍼,乃復候其方吸而徐引鍼。"此文説明兩個問題:一者瀉法取"方"之義。這與《素問·八正神明論》又所云:"天寒無刺,天温無疑;月生無瀉,月滿無補,月廓空無治"的原則,完全對應。二者納鍼與轉鍼、引鍼等,均在吸時。這與《素問·離合真邪論》所謂"吸則内鍼,無令氣忤,靜以久留,無令邪布,吸則轉鍼,以得氣爲故,故候呼引鍼……故命曰寫"的方法,也基本相同。從而説明,"寫必用方",似無疑義。詳補必用圓説,經文未如"寫必用方"説陳述之詳盡,特如"補者,行也。行者,移也"之文,似與補法難合。蓋補爲虛証,虛者不足,而此曰"行"、曰"移",理似難通。按行與移,據經文自訓,行猶移也。又詳《素問·調經論》刺神之微云:"按摩勿釋,著鍼勿斥,移氣於不足,神氣乃得復。"據此文義,則所謂移者,移氣於不足也。蓋刺法乃借鍼之作用於人體,誘其自身之氣,得移行於不足之處,使之平復。故曰"補者,行也。行者,移也。"是補而言"行"、言"移",義當屬此。

形乎形[1],目瞑瞑[2]捫其所痛[3],《素》作問其所痛[4]。索之於經[5],慧然在前[6],按之弗得,不知其情[7]。故曰形。神乎神[8],耳不聞[9],目明心開而志先[10],慧然獨覺[11],口弗能言[12],俱視獨見,象若昏[13],昭然獨明,若風吹雲[14],故曰神。三部九候爲之原[15],九鍼之論不必存[16]。

〔1〕形乎形 《太素》注:"形乎形者,言唯知病之形與形。"《素問》王冰注:"形謂形診可觀。"形乎形者,加重語氣以論形。

〔2〕目瞑瞑 《素問》、《太素》均作"目冥冥",瞑,本爲合目,引申爲昏暗,與冥通。楊上善注:"不見其妙,故曰冥冥也。"王冰注:"外隱其無形,故目冥冥,而不見内藏其有象。"按《素問》又云:"觀於冥冥者,言形氣榮衛之不形於外,而工獨知之。……視之無形,嘗之無味,故謂冥冥。"是此言不見於外之形,故曰目瞑瞑。

〔3〕捫其所痛 《素問》、《太素》均作"問其所病",並通。

〔4〕痛 今《素問》作"病"。

〔5〕索之於經 《素問》王冰注:"故以診而可索於經也。"《素問發微》注:"索病之所在者何經。"

〔6〕慧然在前 慧,《太素》作"惡",疑誤。《素問吳註》注:"由是慧然開悟,若病形昭於目前。"此與下文"慧然獨覺"義同。正可以明其所以爲上工也。按此後皆隔句有韻之文,故疑此下脱一韻句。

〔7〕按之弗得,不知其情 《素問》王冰注:"按之不得,言三部九候之中,卒然逢之,不可爲之期準也。《離合真邪論》曰:在陰與陽,不可爲度,從而察之,三部九候,卒然逢之,早遏其路。此其義也。"

〔8〕神乎神 原作"乎神神",據明抄本、《素問》、《太素》乙正。楊上善注:"能知心神之妙,故曰神乎神也。"王冰注:"神謂神智通悟。"神乎神

727

者,加重語氣以論神。

〔9〕耳不聞 《素問》王冰注:"耳不聞,言神用之微密也。"

〔10〕目明心開而志先 先,原作"光",此前後係韻文,作光則失韻,爲形近誤,據《素問》、《太素》改,與此後言、昏、雲,古皆文韻。楊上善注:"神知則既非耳目所得,唯是心眼開於志意之先耳。"王冰注:"目明心開而志先者,言心之通,如昏昧開卷,目之見,如氛翳闢明。神雖內融,志已先往矣。"

〔11〕覺 《素問》、《太素》均作"悟",並通。

〔12〕口弗能言 《太素》注:"神得內明,言名之所不能及也。"《素問》王冰注:"慧然獨悟,口弗能言者,謂心中清爽而了達,口不能宣吐以寫心也。"《素問吳註》注:"此神解也,妙不可以言傳也。"此正所謂可以意會,不可以言傳也。

〔13〕俱視獨見,象若昏 象,《素問》、《太素》均作"適",疑原與"象若昏"共爲四字句,則上下文一體,今各爲三字句者,或各脱一字。王冰注:"俱視獨見,適若昏者,歎見之異遠也,言與衆俱視,我忽獨見,適猶若昏昧爾。"此言象若昏者,非真昏也,亦在疑似之間,故衆視不見,而我獨見者,此所以謂之神也。

〔14〕昭然獨明,若風吹雲 《素問》王冰注:"既獨見了,心眼昭然,獨能明察,若雲隨風卷,日麗天明。至哉神乎,妙用如是,不可得而言也。"

〔15〕三部九候爲之原 《素問》王冰注:"以三部九候經脉爲之本原,則可通神悟之妙用。"按此與上文"凡刺之真,必先治神,五藏已定,九候已明,後乃存鍼"之義亦近矣,俱言以診爲本。

〔16〕九鍼之論不必存 《素問》王冰注:"若以九鍼之論僉議,則其旨惟博,其知彌遠。"《類經》卷十九第十三注:"以三部九候爲之本原,則神悟可得矣。九鍼之論,特其形迹耳。既得其神,奚藉於迹,雖不存之,亦無不可。"按存,察也。此言三部九候之診既明,則九鍼之論不必察也。蓋診以察實,論以明理。恍惚之際,疑似之間,務得以診爲本,不得以論推之。

凡[1]刺之而氣不至,無間其數[2],刺之而[3]氣至乃去之,勿復鍼[4]。鍼各有所宜,各不同形,各任其所爲[5]。刺之要,氣至而效[6],效之信[7],若風[8]吹雲,昭然於天[9],凡[10]刺之道畢矣。

〔1〕凡 《靈樞》、《太素》均無。

〔2〕無問其數 《太素》注：“鍼入不得其氣，無由補寫，故轉鍼以待氣，不問其數也。”《靈樞發微》注：“凡刺之而氣尚未至，當無問其數以守之，所謂如待貴人不知日暮者是也。”按數者，呼吸之數也。以刺有待呼或吸時行鍼者。

〔3〕而 明抄本、《太素》無。律之上文，非是。

〔4〕氣至乃去之，勿復鍼 《太素》注：“得氣行，補寫已，即便出鍼，其病愈速。”《類經》卷十九第十六注：“氣至勿復鍼，恐其真氣脱也。”按勿復鍼者，日內勿再鍼，雖病不愈亦不得再鍼。復，再也，重也。

〔5〕各任其所爲 九鍼各不同形，各具有不同的作用。爲，用也。《經傳釋詞》卷二：“爲，猶用也。桓六年《左傳》曰：在我而已，大國何爲。言大國何用也。”

〔6〕效 《靈樞》、《太素》均作“効”，下同。《玉篇·力部》：“効，俗效字。”

〔7〕效之信 信，《太素》作“候”，並通。信，驗也。《老子·二十一章》：“其中有信。”王弼注：“信，信驗也。”驗，徵兆、證驗也。《玉篇·馬部》：“驗，徵也，證也。”

〔8〕風 此下《靈樞》、《太素》均有“之”字。

〔9〕昭然於天 《靈樞》作“明乎若見蒼天”，《太素》作“照乎若見蒼天”。義均同。

〔10〕凡 《靈樞》、《太素》均無。

節之交[1]，凡[2]三百六十五會[3]。知其要者，一言而終，不知其要者[4]，流散無窮[5]。所言節者，神氣[6]之所遊行出入也，非皮肉筋骨也。

〔1〕節之交 節者，氣穴之謂也。交，會合也。氣穴乃氣血會合之處，故曰節之交。

〔2〕凡 《靈樞》、《太素》均無。

〔3〕三百六十五會 十下明抄本有“有”字。《靈樞·小鍼解》云：“節之交，三百六十五會者，絡脉之滲灌諸節者也。”《太素·九鍼要解》注：“數人骨節，無三百六十五，此名神氣遊行出入之處爲節，非皮肉筋也。故胳脉滲灌三百六十五空穴，以爲節會也。”

〔4〕者 《靈樞》、《太素》均無，疑衍。

〔5〕知其要者……流散無窮 《靈樞發微》注：“此言節之所交，正神

之所出入,此其爲要之當知也。"《類經》卷八第十四注:"人身氣節之交,雖有三百六十五會,而其要則在乎五腧而已。故知其要則可一言而終,否則流散無窮,而莫得其緒矣。"按本文似與上下難屬。詳此上"節之交"前,《靈樞》原有言五腧文云:"所出爲井,所溜爲滎,所注爲腧,所行爲經,所入爲合。二十七氣所行,皆在五腧也。"今本經在卷三第二十四,文亦小異。是本文所謂"知其要者,一言而終"云云,當指此也。故本文,當與前文合看,其義自明。

〔6〕神氣　血氣運行之神機也。

　　覘[1]其色[2],察其目,知其散復,一其形,聽其動靜[3],知其邪正[4]。右主推之,左持而禦之[5]。氣至而去之[6]。凡將用鍼,必先視脉氣之劇易[7],乃可以治病[8]。五藏之氣已絕於內[9],而用鍼者反實其外[10],是謂重竭[11]。重竭則必死,其死也靜[12]。治之者,輒反其氣,取腋與膺[13]。五藏之氣已絕於外[14],而用鍼者反實其內[15],是謂逆厥[16]。逆厥則必死,其死也躁[17]。治之者,反取四末[18]。刺之害,中而不去則精泄[19],不中而去則致氣[20]。精泄則病甚而恇[21],致氣則生爲癰瘍[22]。

〔1〕覘　此下明抄本有"音堵"二小字音注。

〔2〕色　此下明抄本有"一作象"三小字校文。

〔3〕覘其色……聽其動靜　《靈樞·小鍼解》云:"覘其色,察其目,知其散復,一其形,聽其動靜者,言上工知相五色於目,有知調尺寸小大緩急滑濇,以言所病也。"《太素·九鍼要解》注:"覘其明堂五色,察其目之形色,則病之聚散可知也。復,聚也。相五色於目,謂壹其形也。相目之形,有五色別,以知一形也。調尺寸之脉六變,謂聽其動靜也。聽動靜者,謂神思脉意也。"又《靈樞·四時氣》云:"覘其色,察其目(按原脫目字,據《太素·雜刺》補),以知其散復者,視其目色,以知病之存亡也。一其形,聽其動靜者,持氣口人迎,以視其脉堅且盛且滑者,病益進;脉軟者,病將下;諸經實者,病三日已。氣口候陰,人迎候陽也。"散復者,言色之或散或聚,與《靈樞·五色》所謂"察其散搏",義同,搏,聚也。按本文古之解者,義不盡同,今並存其說,以資參考。

〔4〕知其邪正　《靈樞·小鍼解》云:"知其邪正者,知論虛邪與正邪

之風也。"《太素·九鍼要解》注:"正邪者,謂人因飢虛用力汗出,腠理開發,逢風入者,名曰正邪也。虛邪者,謂八正虛邪氣也。"

〔5〕右主推之,左持而禦之 禦,《靈樞》、《太素》均作"御",御與禦通。《左傳·文公七年》:"華御事司寇。"陸德明釋文:"御,本作禦。"《靈樞·小鍼解》云:"右主推之,左持而御之者,言持鍼而出入也。"《太素·九鍼要解》注:"右手推鍼出入,左手持而御也。"此言右手推鍼而出入,左手扶助右手而運用之。持,扶助也。《荀子·禮論》:"所以持平奉吉也。"楊倞注:"持,扶助也。"御,用也。

〔6〕氣至而去之 《靈樞·小鍼解》云:"氣至而去之者,言補寫氣調而去之也。"《太素·九鍼要解》注:"氣若不至,久而待之。氣若至者,依數行補寫,去其虛實也。"按此下《靈樞·小鍼解》尚有"調氣在於終始一者,持心也"十一字,《太素·九鍼要解》同,唯無"也"字。疑古經原脫"調氣在於終始一也"一句。

〔7〕必先視脉氣之劇易 《靈樞》、《太素》均作"必先診脉,視氣之劇易"。劇易,猶間甚、重輕也。《玉篇·刀部》:"劇,甚也。"

〔8〕治病 病,《靈樞》作"也",疑均衍。治與上文"易"字爲韻文。

〔9〕五藏之氣已絕於内 《靈樞·小鍼解》云:"所謂五藏之氣已絕於内者,脉口氣内絕不至。"又《難經·十二難》云:"五藏脉已絕於内者,腎肝氣已絕於内也。"按此兩解不同,古經自異,今並存其説。

〔10〕而用鍼者反實其外 反,《太素》作"又",當係"反"之壞文,九鍼要解作"反"可証。下"反實其内"亦同。《靈樞·小鍼解》云:"反取其外之病處,與陽經之合。"《難經·十二難》云:"用鍼者反實其外……而醫反補其心肺。"按此解與《靈樞·小鍼解》異,今並存其説。

〔11〕是謂重竭 《靈樞·小鍼解》云:"有留鍼以致陽氣,陽氣至則内重竭。"《類經》卷二十二第六十注:"藏氣已絕於内,陰虛也。反實其外,誤益陽也。益陽則愈損其陰,是重竭也。"

〔12〕重竭則必死,其死也静 則,原脫,據《太素》及後文"逆厥則必死"例補。《靈樞·小鍼解》云:"其死也,無氣以動,故静。"

〔13〕輒反其氣,取腋與膺 《靈樞發微》注:"所謂反實其外者,即輒反其氣,取腋與膺。腋與膺者,諸藏穴之標也、外也。"

〔14〕五藏之氣已絕於外 《靈樞·小鍼解》云:"所謂五藏之氣已絕於外者,脉口氣外絕不至。"《難經·十二難》云:"五藏脉已絕於外者,心肺

氣已絕於外也。"按此兩解不同,古經自異,今並存其說。

〔15〕而用鍼者反實其内 《靈樞·小鍼解》云:"反取其四末之輸。"《難經·十二難》云:"用鍼者反實其内……而醫反補其腎肝。"按此解與《靈樞·小鍼解》異,今並存其說。

〔16〕是謂逆厥 《靈樞·小鍼解》云:"有留鍼以致其陰氣,陰氣至則陽氣反入。入則逆。"《類經》卷二十二第六十注:"藏氣已絕於外,陽虛也。反實其内,誤補陰也。助陰則陽氣愈竭,故致四逆而厥。"

〔17〕其死也躁 《靈樞·小鍼解》云:其死也,陰氣有餘,故躁。"按卷六陰陽大論言"陰静陽躁",言其常也。本文言"其死也静","其死也躁",言其病也。病故反常。

〔18〕反取四末 《類經》卷二十二第六十注:"四末爲諸陽之本,氣絕於外而取其本,則陰氣至而陽愈陷矣。"

〔19〕中而不去則精泄 精泄,明抄本作"泄精"。《太素·寒熱雜說》注:"刺中於病,補寫不以時去鍼,則洩人精氣。"《類經》卷二十二第六十注:"害中而不去,去鍼太遲也。"

〔20〕不中而去則致氣 不,原作"害"涉上而誤,據《太素》、《靈樞·寒熱病》及《太素·寒熱雜說》改。楊上善注:"刺之不中於病,即便去鍼,以傷良肉,故致氣聚。"《類經》卷二十二第六十注:"不中而去,去鍼太蚤也。"

〔21〕精泄則病甚而恇 恇,原缺末筆,避宋帝趙匡胤諱所致,今正。《太素·寒熱雜說》注:"精洩益虛,故病甚虛恇。恇,怯也。"

〔22〕致氣則生爲癰瘍 瘍,《靈樞·寒熱病》作"疽",非是。瘍與上句恇,皆陽韻相押。《太素·寒熱雜說》注:"氣聚不散,爲癰爲瘍也。"按癰瘍,析言之,癰,腫也,瘍,頭瘡也。此爲渾言,皆瘡也。

刺鍼必肅[1],刺腫搖鍼[2],經刺勿搖[3]。此刺之道也。

刺諸熱者,如手探湯[4],刺寒清者,如人不欲行[5]。刺虛者,刺其去,刺實者,刺其來[6]。

刺上關者,欨不能欠[7],刺下關者,欠不能欨[8]。刺犢鼻者,屈不能伸[9],刺内關者,伸不能屈[10]。病高而内者,取之陰陵泉[11]。病高而外者,取之陽陵泉[12]。陰有陽疾者,取之下陵三里[13]。正往無殆[14],氣下乃止,不下復始矣[15]。

〔1〕刺鍼必肅 《素問》王冰注:"肅謂静肅,所以候氣之存亡。"

〔2〕刺腫搖鍼 《素問》王冰注:"以出大膿血故。"腫,癰腫也。

〔3〕經刺勿搖 《素問》王冰注:"經氣不欲泄故。"本卷第二云:"經刺者,刺大經之結絡,經分也。"此言鍼刺在經,故不可搖大鍼孔。

〔4〕刺諸熱者,如手探湯 如下《靈樞》有"以"字。《太素》注:"刺熱者,決寫熱氣,不久停鍼,徐引鍼,使病氣疾出。故如手探湯,言其疾也。"湯,熱水。《説文·水部》:"湯,熱水也。"

〔5〕刺寒清者,如人不欲行 《太素》注:"刺寒者,久留於鍼,使溫氣集補。故如人行遲,若不行,待氣故也。"清與清通,寒也。

〔6〕刺虛者,刺其去,刺實者,刺其來 去、來下《靈樞》、《太素》均有"也"字。楊上善注:"謂營衛氣已過之處爲去,故去者虛也。補之令實。謂營衛氣所至之處爲來,故來者爲實,寫之使虛也。"按《靈樞·衛氣行》云:"謹候其時,病可與期。失時反候者,百病不治。故曰:刺實者,刺其來也,刺虛者,刺其去也。此言氣存亡之時,以候虛實而刺之。是故謹候氣之所在而刺之,是謂逢時。"本文所言,義亦在此。

〔7〕刺上關者,攻不能欠 攻,《靈樞》、《太素》作"呿"。攻、呿義同。《玉篇·口部》:"呿,張口皃。"又欠部:"攻,張口也。"《説文·欠部》:"欠,張口氣悟也。"按攻與欠,均爲張口,此云"攻不能欠",義難通。詳本經卷三第十一上關穴云:"開口有孔。"故疑攻爲欲之誤。欲,合也。《太玄經·告》:"下欲上欲。"范望注:"欲,猶合也。"是本文似當作"欠不能欲"。

〔8〕刺下關者,欠不能攻 詳本經卷三第十一下關穴云:"合口有孔。"故疑本文似當作"欲不能欠"。攻爲欲之誤,見上注。

〔9〕刺犢鼻者,屈不能伸 犢下明抄本有"音獨"二小字音注。《靈樞發微》注:"形如牛鼻,故名。………刺犢鼻者,必屈足以取之,故屈而不能伸也。"

〔10〕刺内關者,伸不能屈 内,《靈樞》作"兩",非是,《太素》與本經同,可証。凡刺内關,需伸臂取之,故不能屈也。

〔11〕病高而内者,取之陰陵泉 病,《靈樞》、《太素》均作"疾",義同;陰下均有"之"字。楊上善注:"所病在頭等爲高,根原在脾,足太陰内者,故取太陰第三輸陰陵泉也。"《類經》卷二十二第五十三注:"疾高者,在上者也。當下取之,然高而内者,屬藏,故當取足太陰之陰陵泉。"張注義勝。

〔12〕病高而外者,取之陽陵泉　病,《靈樞》、《太素》均作“疾”,義同;陽下均有“之”字。楊上善注:“所病在頭爲高,其原在膽,足少陽外。故取足少陽第三輸陽陵泉也。”《類經》卷二十二第五十三注:“高而外者屬府,故當取足少陽之陽陵泉也。”張注義勝。

〔13〕陰有陽疾者,取之下陵三里　《靈樞發微》注:“陰經有陽病者,當取之下陵三里。”《類經》卷二十二第五十三注:“陰有陽疾者,熱在陽分也,下陵即三里。”《靈樞集註》張志聰注:“陰有陽疾者,邪入於內也。”按諸説雖異,亦互相發明也。

〔14〕正往無殆　正行無疑也。往,行也。《國語·晉語二》:“吾言既往矣。”韋昭注:“往,行也。”殆,疑也。按此與前文“正行無問”義亦同。

〔15〕氣下乃止,不下復始矣　氣下,原作“下氣”,《靈樞》、《太素》均作“氣下”,據下文“不下”義,作“氣下”是,故爲乙正。《靈樞發微》注:“候其氣至,乃止鍼。如不下,當復始也。”《類經》卷二十二第五十三注:“氣下,邪氣退也。如不退,當復刺之。”今從張注。下亦去也。病氣去,勿再刺。不去,復刺而治之。始爲“治”之假。《説文通訓定聲·頤部》:“始,叚借爲治。”

按:此上上關、下關、犢鼻、内關四穴取穴法文,各取相反姿勢對比法説明如何取穴,頗有實際意義,諒古經中當有較多這方面的内容。然今文僅四穴,且原在《靈樞·本輸》,與上下文亦難相屬,故疑係殘存錯簡文也。

鍼道終始第五　本篇全文見《靈樞·終始》。自“凡刺之道”至“取之其經”.見《太素·人迎脉口診》。自“凡刺之屬”至“是謂得氣”,見《太素·三刺》。

提要:本文重在論述臟腑經脉之終始,脉口人迎之盛衰等基本規律及鍼刺的某些法則,故以此名篇。其主要内容有:脉口人迎盛、躁與經脉主病及鍼刺補瀉的關係;三刺穀氣至的重要意義;陰陽虚實、病氣所在,四氣發病、形氣盛衰等鍼刺法則。

凡刺之道,畢於終始[1]。明知終始[2],五藏爲紀[3],陰陽定矣。陰者主藏,陽者主府[4]。陽受氣於四肢,陰受氣於五藏[5]，故寫者迎之，補者隨之[6]，知迎知隨，氣可令和[7]，和氣之方，必通陰陽，五藏爲陰，六府爲陽。謹奉天道[8]，請言終始。終始者，經脉爲紀[9]，持其脉口人迎[10]，以知陰陽有餘不足，平與不平，天道畢矣[11]。

〔1〕終始　《靈樞發微》注：“終始，本古經篇名，而伯乃述之，故名篇。”《類經》卷二第二十八注：“終始，本篇名，詳載陰陽鍼刺之道。”按終始者，當是古醫籍名，載經脉終始及鍼刺之道等有關問題，《靈樞·終始》及《内經》他篇有關終始之文，當源於此。

〔2〕明知終始　《内經章句》：“終始，古經篇名，亡。明知終始，則謂經脉之起止也。既載於《終始篇》中，故必明知，以便補瀉也。”按終始者，以古書命名之義度之，僅以首文幾字取名耳，非止言經脉之起止。以其廣論鍼刺之道，故必明知之。

〔3〕五藏爲紀　《太素》注：“人之陰陽氣終始者，必本五藏以爲綱紀，以五藏藏神居身，故爲陰陽氣之綱紀。”按本文與後文言“經脉爲紀”之義不合。詳後文諸論，多言及經脉，似當以“經脉爲紀”義是。又本文係韻文，此下皆隔句有韻，或句句有韻。而此上下三句，下兩句連用韻，似亦不合。故疑此四字衍。

〔4〕陰者主藏，陽者主府　《先秦韻讀·靈樞》：“二句據韻互易，當作陽者主府，陰者主藏。”按此説是。

〔5〕陽受氣於四肢，陰受氣於五藏　肢，《靈樞》、《太素》均作“末”，義同。《太素》注：“清陽實於四支，濁陰者走於六府，故陽受氣於四末也。清陰起於五藏，濁陽者營於四支，故陰受氣於五藏也。”《類經》卷二十第二十八注：“陽主外，故受氣於四末。陰主内，故受氣於五藏。”

〔6〕寫者迎之，補者隨之　迎隨補瀉之法，詳見前篇。

〔7〕知迎知隨，氣可令和　《太素》注：“故補寫之道，陰陽之氣，實而來者，迎而寫之。虛而去者，隨而補之。人能知此隨迎補寫之要，則陰陽氣和，有疾可愈也。”

〔8〕天道　天地間之自然法則也。

〔9〕經脉爲紀　《類經》卷二十第二十八注：“天道陰陽，有十二辰次爲之紀。人身血氣，有十二經脉爲之紀。循環無端，終而復始，故曰終始。”

〔10〕脉口人迎　《類經》卷二十第二十八注：“脉口在手，太陰脉也，

可候五藏之陰。人迎在頸,陽明脈也,可候六府之陽。"

〔11〕天道畢矣 《類經》卷二十第二十八注:"人之血氣經脉,所以應天地陰陽之盛衰者,畢露於此,故曰天道畢矣。"畢,竟也,盡也。

所謂[1]平人者,不病也[2]。不病者,脉口人迎應四時也[3],上下相應而俱往來也[4],六經之脉不結動也[5],本末之寒溫相守司也[6],形肉血氣必相稱也[7]。是謂平人。若[8]少氣者,脉口人迎俱少而不稱尺寸[9]。如是者,則陰陽俱不足,補陽則陰竭,寫陰則陽脱[10]。如是者,可將以甘藥[11],不可飲以至劑[12]如此[13]者,弗灸[14],不已者[15],因而寫之,則五藏氣壞矣[16]。

〔1〕謂 明抄本作"以爲"。

〔2〕也 《靈樞》、《太素》無。

〔3〕脉口人迎應四時也 《太素》注:"春夏人迎微大寸口,秋冬寸口微大人迎,即應四時也。"按楊注義本於《靈樞·禁服》,本經在卷四第一上。

〔4〕上下相應而俱往來也 《太素》本篇前文"人迎主外"楊上善注引《九卷》作"應四時者,七下相應,俱往俱來也",義勝。又楊上善注:"人迎在結喉兩傍,故爲上也。寸口在兩手關上,故爲下也。上下雖別,皆因呼吸而動,故俱往來也。往謂陽出,來謂陰入也。往來雖別異,同時而動,故曰俱也。"按本經卷四第一上云:"寸口主内,人迎主外,兩者相應,俱往俱來,若引繩大小齊等。"與本文義亦同。

〔5〕六經之脉不結動也 《太素》注:"陰陽之脉俱往來者,即三陰三陽經脉動而不結。"《靈樞發微》注:"手足各有六經,無結脉,無動脉。"《類經》卷二十第二十八注:"結濇則不足,動疾則有餘,皆非平脉也。"按以上下文義析之,當以楊注爲是,"不結動"者,"動不結"也,此亦古文倒例。馬、張二注,似與平人之義悖。結,止也。

〔6〕本末之寒溫相守司也 末,原作"未",此下並有"相遇"二字,義難通,據《靈樞》、《太素》改删。又據補"之""也"二字。楊上善注:"春夏是陽用事,時溫,人迎爲本也。秋冬是陰用事,時寒,脉口爲本也。其二脉不來相乘,復共保守其位,故曰相守司也。"《類經》卷二十第二十八注:"藏氣爲本,肌體爲末。表裏寒溫司守,不致相失。"詳上文以人迎脉口爲上下

而對言,下文以形肉血氣對言,據此,楊注以人迎脉口爲本末,似不若張注義勝。

〔7〕形肉血氣必相稱也 《類經》卷二十第二十八注:"外之形肉,內之血氣,皆相稱者,謂之平人。"

〔8〕若 《靈樞》無。

〔9〕脉口人迎俱少而不稱尺寸 《太素》注:"脉口,寸口也。寸部有九分之動,尺部有一寸之動。今秋冬寸口反小於人迎,即寸口不稱尺寸也。春夏人迎反小於寸口,即人迎不稱尺寸也。"《類經》卷二十第二十八注:"少氣者,元氣虛也。兼陰陽而言,故上之人迎,下之脉口,必皆衰少無力,而兩手之尺寸,亦不相稱也。"《內經章句》:"寸即脉,疑此寸字衍。文句當作而尺不稱也。謂脉口人迎既見小脉,而尺之皮膚又失其常候,如下文曰陰陽俱不足。"按本文諸注多歧,楊注似失之迂,張注兩手分尺寸意,經無明訓,孫氏疑衍説,尚無確証。尺寸之義,或又有尺膚寸口之解,然與本文言脉口人迎不稱尺寸之義亦難合。詳經中言"尺寸",亦有不言脉處,如《素問·徵四失論》云:"是亦世人之語者,馳千里之外,不明尺寸之論,診無人事。"是以千里與尺寸爲對文。而本文之尺寸,當有法度、標準之義,言脉口人迎俱少,與法度不相稱也。

〔10〕補陽則陰竭,寫陰則陽脱 《太素》注:"夫陽實陰虛,可寫陽補陰。陰實陽虛,可寫陰補陽。今陰陽俱虛,補陽,其陰益以竭;寫陰之虛,陽無所依,故陽脱。"

〔11〕可將以甘藥 《太素》注:"可以甘善湯液將扶補之。"《靈樞發微》注:"僅可將理以甘和之藥。"《類經》卷二十第二十八注:"甘藥之謂,最有深意,蓋欲補虛羸,非甘純不可也。"按甘藥與下文至劑爲對文。甘者,緩也。《莊子·天道》:"徐則甘而不固。"釋文:"甘者,緩也。"張注甘純之義,欠妥。

〔12〕不可飲以至劑 《太素》不下有"愈"字,劑作"齊",齊與劑古通。《靈樞發微》注:"不可飲以至補至瀉之劑。"《類經》卷二十第二十八注:"至劑,剛毒之劑也。正氣衰者不可攻,故不宜用也。"按至者,極也。《易經·坤》:"至哉坤元。"孔穎達正義:"至,謂至極也。"《玉篇·至部》:"至,極也。"極與急古通。《淮南子·精神訓》:"而安之不極。"高誘注:"極,急也。"至劑,急劑,與上文甘藥者緩藥爲對文。

〔13〕此 據上文兩言"如是者","此"亦當作"是"。

〔14〕弗灸 《靈樞》灸作"炙",形近而誤。《太素》與下文"不已"連讀,楊上善注:"如此二皆是虛,可以湯液補者,日漸方愈,故曰不久不已。……爲不灸,於義不順,灸當爲久也。"《類經》卷二十第二十八注:"非惟不可攻,而灸之亦不可,以火能傷陰也。"按楊注以"灸當爲久",非是,詳後文言"五藏內傷,如此者,因而灸之,則變易爲他病矣"。前後互應,義猶明。此言陰陽俱不足者,非但不可飲以至劑,即灸、刺諸法,亦不可用。

〔15〕者 《太素》無。

〔16〕因而寫之,則五藏氣壞矣 《太素》注:"若不如此,即用鍼寫,必壞五藏之氣也。"《靈樞發微》注:"倘病有未已,而鍼灸誤寫,則五藏之氣益壞矣。"按灸對鍼言,則爲補,馬氏鍼灸並言寫,似未當。

人迎一盛[1],病在足少陽;一盛而躁[2],在手少陽[3]。人迎二盛,病在足太陽;二盛而躁,在手太陽。人迎三盛,病在足陽明;三盛而躁,在手陽明。人迎四盛,且大且數[4],名曰溢陽[5],溢陽爲外格[6]。脉口一盛,病在足厥陰;一盛而躁,在手心主[7]。脉口二盛,病在足少陰,二盛而躁,在手少陰[8]。脉口三盛,病[9]在足太陰;三盛而躁,在手太陰。脉口四盛,且大且數[10],名曰溢陰[11],溢陰爲內關[12],不通者,死不治[13]。人迎與[14]脉口俱盛,四倍已上[15],名曰關格[16]。關格者,與之短期[17]。

〔1〕人迎一盛 本經卷四第一上云:"人迎大一倍於寸口。"是即一盛之義。下文"二盛"、"三盛"、"四盛"者,即再倍、三倍、四倍也。

〔2〕躁 《廣雅·釋詁三》:"躁,擾也。"《廣韻·號韻》:"躁,動也。"是躁者,擾動不安也。

〔3〕在手少陽 在上《靈樞》有"病"字,下"在手太陽"、"在手陽明"同。陽下明抄本有"也"字,此後諸文均同。《類經》卷二十第二十八注:"人迎,足陽明脉也。一盛二盛,謂大於氣口一倍二倍也。陽明主表而行氣於三陽。故人迎一盛,病在足經之少陽,若大一倍而加以躁動,則爲陽中之陽,而上在手經之少陽矣。凡二盛三盛,病皆在足,而躁則皆在手也。下倣此。"

〔4〕且大且數 數下《太素》有"者"字。且,連詞,示并列。此言又大又數。

〔5〕溢陽 《太素》注："人迎盛至四倍,大而動數,陽氣盈溢在外。"《類經》卷二十第二十八注："人迎盛至四倍,且大且數者,乃六陽偏盛之極,盈溢於府。"又《素問·六節藏象論》作"格陽",王冰注："四倍已上,陽盛之極,故格拒而食不得入也。《正理論》曰:格則吐逆。"溢陽、格陽名雖不同,義則無異,王注據《正理論》言食不得入者,亦其一端也。

〔6〕溢陽爲外格 《太素》注："格拒陰氣不得出外,故曰外格也。"《類經》卷二十第二十八注："格拒六陰,是爲外格。按下文曰:溢陰爲內關,內關不通死不治。則此外格者,亦死無疑。"按據後"內關"下諸文義,疑此下有脫文,又《靈樞·禁服》此下有"死不治"三字,亦可証。

〔7〕在手心主 《素問·六節藏象論》王冰注引《靈樞》作"在手厥陰"。《類經》卷二十第二十八注："脉口,手太陰脉也。太陰主裏而行氣三陰,故脉口一盛,病在足經之厥陰。若加以躁,則爲陰中之陽,而上在手厥陰心主矣。凡二盛三盛,皆在足,而躁則皆在手也。"

〔8〕少陰 原作"小陰",據《靈樞》、《太素》及《靈樞·禁服》改。

〔9〕病 原脫,據明抄本、《靈樞》、《太素》及前後文例補。

〔10〕數 此下《靈樞》、《太素》均有"者"字。

〔11〕溢陰 《太素》注："陰氣四盛於陽,脉口大而且數,陰氣盈溢在內。"《類經》卷二十第二十八注："脉口四盛,且大且數者,六陰偏盛,盈溢於藏。"又《素問·六節藏象論》作"關陰",王冰注："四倍已上,陰盛之極,故關閉而溲不得通也。《正理論》曰:閉則不得溺。"按溢陰、關陰,名異而實同,王注據《正理論》言溲不得通,亦其一端也。

〔12〕溢陰爲內關 《太素》注："關閉陽氣不得復入,名曰內關。"《類經》卷二十第二十八注："表裏隔絕,是爲內關。"

〔13〕不通者,死不治 不通者,《靈樞》、《太素》均作"內關不通"。前言"六經之脉不結動"者,爲平人。今人迎脉口,盛衰特甚,陰陽之氣,關格不通,是爲獨陽孤陰,故爲不治之死証。

〔14〕與 此下原有"太陰"二字,剩文無義,據《素問·六節藏象論》刪。

〔15〕上 此下《太素》有"者"字。

〔16〕關格 《類經》卷二十第二十八注："人迎主陽,脉口主陰。若俱盛至四倍以上,則各盛其盛,陰陽不交,故曰關格。"

〔17〕與之短期 此言可預知其死期。與與預古通。《史記·屈原賈

生列傳》:"天不可與慮兮。"司馬貞索隱:"與,音預也。"《文選·賈誼〈鵩鳥賦〉》正作"預"。短期,引申爲死期。《書·洪範》:"一曰凶短折。"孔安國傳:"短,未六十。"又未冠而死及兄喪弟皆曰短。此言短者,凡病死之謂也。

按:本文人迎脉口對比診法,爲《內經》中診法之又一特點。文中特就人迎脉口四盛,且大且數者,提出外格、內關及關格之說。此說《內經》有多處論及,見載於本經者凡三:即卷一第四、卷四第一上及本篇。由於經論僅及於脉診、病機及治法,不曾詳言証候,故歷來注家說解不一。《太素》楊注皆從病機方面訓釋,《素問》王冰注,一則爲病機性注釋,一則於《六節藏象論》中,據《正理論》說,指出具體証候。後世注家如馬蒔、張介賓等,亦皆從病機方面有所闡發。且張介賓並特辨《內經》論關格與仲景論關格之別。詳關格之說,除《內經》之外,古醫籍中,亦多有論及者。如《難經·三難》有"外關內格""內關外格"之名,《史記·扁鵲倉公列傳》倉公診齊侍御史成病則曰:"此病疽也。內發於腸胃之間,後五日當癰腫,後八日嘔膿死……此內關之病也。"《傷寒論·平脉法》則曰:"寸口脉浮而大,浮爲虛,大爲實。在尺爲關,在寸爲格,關則不得小便,格則吐逆。"是則可知,古醫籍言關格之義,不盡相同。《內經》與《難經》雖皆言脉,然診法有別。《傷寒》診法雖與《難經》同,然又專指吐逆與不得小便之病,後世醫家多宗是說,或以吐逆與小便不通爲關格,或以大小便不通爲關格。又若據倉公所言"內關"病,則古之言內關外格者,似又不限於此。是則可知古言關格,在病機方面爲格拒不通之義則同,於診法與主病方面,則亦有所別。故張石頑於《醫通·關格》按曰:"故釋《內經》之關格,但當言是表裏陰陽否絕之候,不當與上吐下閉之關格混用立論則可,若言上吐下閉當稱隔食癃閉,不得稱關格則不可;或言關格證,其脉來未必皆然則可,若言關格之脉必無在尺在寸之分則不可。"張公此論極是。說明對關格之義,既當識其同,亦當辨其異也。

人迎一盛,寫足少陽而補足厥陰[1],二寫一補[2],日一取之[3],必切而驗之[4];躁,取之上[5],氣和乃止[6]。人迎二盛,寫足太陽而補足少陰[7],二寫一補,二日一取之,必切而驗之;躁,取之上,氣和乃止。人迎三盛,寫足陽明而補足太陰[8],二寫一補,日二[9]取之,必切而驗之;躁,取之上,氣和乃止。脉口一盛,寫足厥陰而補足少陽[10],二補一寫,日一取之,必切而驗之;氣和乃止,躁,取之上[11]。脉口二盛,寫足少陰而補足太陽[12],二補一寫[13],二日一取之,必切而驗之,氣和乃止,躁,取之上。脉口三盛,寫足太陰而補足陽明[14],二補一寫[15],日二取之,必切而驗之;氣和乃止,躁,取之上。所以日二取之者,太陰主胃,大當於穀氣[16],故可日二取之也[17]。人迎脉口俱盛四倍[18]以上,《靈樞》作三倍[19]。名曰陰陽俱溢[20]。如是者不開[21],則血脉閉塞,氣無所行,流淫於中[22],五藏内傷。如此者,因而灸之,則變易而爲他病矣[23]。

凡刺之道,氣和乃止[24],補陰寫陽,音聲益彰[25],耳目聰明,反此者[26],血氣不行。

〔1〕寫足少陽而補足厥陰 《太素》注:"人迎一倍大於脉口,即知少陽一倍大於厥陰,故寫足少陽,補足厥陰。餘皆準此也。"《類經》卷二十第二十八注:"人迎主府,故其一盛,病在膽經,肝膽相爲表裏,陽實而陰虛,故當寫足少陽之府,補足厥陰之藏也。"

〔2〕二寫一補 《太素》注:"其補寫法:陽盛陰虛,二寫於陽,一補於陰。陰盛陽虛,一寫於陰,二補於陽。然則陽盛得二寫,陽虛得二補。陰盛得一寫,陰虛得一補。療陽得多,療陰得少者何也? 陰氣遲緩,故補寫在漸,陽氣疾急,故補寫在頓。倍於療陽也。餘放(按原作"故",據蕭延平刊本改)此也。"

〔3〕日一取之 《太素》注:"一取,一度補寫也。足太陽盛,足少陰虛,足少陰盛,足太陽虛,此二經者,氣血最少,故二日一補寫也。足少陽盛,足厥陰虛,足厥陰盛,足少陽虛,此二經者,血氣次多,故日一補寫也。足陽明盛,足太陰虛,足太陰盛,足陽明虛,此二經者,血氣最富,故日二補

寫,以爲例准。”

〔4〕必切而驗之 《太素》注:“必須切診人迎脉口,以取驗也。”

〔5〕躁,取之上 躁,原作“疏”,《太素》作“躁”。《靈樞集註》張志聰注:“疏,當作躁,謂一盛而躁,二盛而躁,當取手之陰陽也。”按作“躁”是,與前文“一盛而躁”等義合,據改,後並同,不復出。上,《類經》卷二十第二十八與下“氣”字連讀,注:“上氣,言氣之至也。”非是。楊上善注:“人迎躁而上行,皆在手經,故曰取上。取者,取於此經所發穴也之。”

〔6〕氣和乃止 《太素》注:“寫實補虛,令陰陽氣和乃止。亦爲例也。”

〔7〕寫足太陽而補足少陰 《類經》卷二十第二十八注:“人迎二盛,病在膀胱經,膀胱與腎爲表裏,表實而裏虛,故當寫足太陽補足少陰也。”

〔8〕寫足陽明而補足太陰 《類經》卷二十第二十八注:“人迎三盛,病在胃經,胃與脾爲表裏,胃實脾虛,故當寫足陽明補足太陰。”

〔9〕二 原作“一”,據《靈樞》、《太素》及後文“所以曰二取之者”例改。

〔10〕寫足厥陰而補足少陽 《類經》卷二十第二十八注:“脉口主藏,故其一盛,病在肝經,肝實膽虛,當寫足厥陰補足少陽也。”

〔11〕躁,取之上 上,原脱,據《靈樞》、《太素》補。又本文《靈樞》、《太素》均在上文“氣和而止”前,與前人迎一盛、二盛、三盛文例同,義勝。後同此例,不復出。

〔12〕寫足少陰而補足太陽 《類經》卷二十第二十八注:“脉口二盛,病在腎經,腎經實,膀胱虛,故當寫足少陰補足太陽也。”

〔13〕二補一寫 原作“二寫一補”,據《靈樞》、《太素》及前後文例改。

〔14〕寫足太陰而補足陽明 《類經》卷二十第二十八注:“脉口三盛,病在脾經,脾實胃虛,故當寫太陰補陽明也。”

〔15〕二補一寫 《類經》卷二十第二十八注:“按上文人迎之治,治三陽也,皆曰二寫一補。氣口之治,治三陰也,皆曰二補一寫。蓋以三陽主表,病在表者,宜寫倍於補也。三陰在裏,病在裏者,宜補倍於寫也。皆以藏氣爲重,惟恐其或傷耳。”按此與前“二寫一補”楊上善注,亦互相發明也。

〔16〕氣 原脱,據《靈樞》、《太素》補。

〔17〕故可日二取之也　也,明抄本、《太素》均無。楊上善注:"釋此二經多取所由也。"此言脾胃二經之穀氣大富,故可日二取之。

〔18〕四倍　《靈樞》、《太素》均作"三倍",按律之前文人迎、脉口四盛之義,本經是。

〔19〕《靈樞》作三倍　明抄本在上文"四倍"下,樞下有"經"字。

〔20〕陰陽俱溢　《類經》卷二十第二十八注:"陰陽俱溢,即溢陰溢陽也。"

〔21〕不開　《類經》卷二十第二十八注:"不開,即外關内格也。"開,通達也。不開,閉塞不通。

〔22〕流淫於中　流行淫泆於内也。

〔23〕變易而爲他病矣　而,原脱,據《靈樞》、《太素》補。他,明抄本無。《類經》卷二十第二十八注:"如此者,血氣閉塞無所行,五藏真陰傷於内,刺之已不可,灸之則愈亡其陰,而變生他病,必至不能治也。"

〔24〕氣和乃止　《靈樞》、《太素》均作"氣調而止",義並同,若律之前文,似本經爲是。

〔25〕音聲益彰　《太素》作"音氣並章",章與彰通。

〔26〕反此者　明抄本作"又此反者"。原或亦作四字句。

所謂氣至而有效者[1],寫則益[2]虛,虛者,脉大如其故而不堅也,大如故而堅者[3],適[4]雖言快[5],病未去也[6]。補則益實,實者,脉大如其故而益堅也。大如故而不堅者,適雖言快,病未去也[7]。故補則實,寫則虛。病雖不隨鍼減,病必衰去矣[8]。必先通十二經之所生病,而後可傳於終始矣[9]。陰陽不相移,虛實不相傾,取之其經[10]。

〔1〕所謂氣至而有效者　《太素》注:"鍼入膚肉,轉而待氣,氣至行補寫而得驗者,謂有效也。"

〔2〕益　原作"脉",據明抄本、《靈樞》、《太素》及後文"補則益實"例改。益,逐漸也。《禮記·坊記》:"故亂益亡。"鄭玄注:"益,漸也。"

〔3〕大如故而堅者　而下原有"益"字,義不安,《靈樞》、《太素》均作"堅如其故者",証之後文"大如故而不堅者"例,據文義删"益"字。

〔4〕適　《詞詮》卷五:"時間副詞,與屬同。今言剛纔。"

〔5〕快　原作"故",據明抄本、《太素》及此後文例改。快,舒暢也。

〔6〕寫則益虛……病未去也 《太素》注："以其有實，所以須寫。寫者，益虛損實。其實損者，其脉大如故而脉中不堅，即爲損實也。若寫已脉大如故，脉中仍堅者，去鍼適雖以損稱快，病未除也。"

〔7〕補則益實……病未去也 《太素》注："以其有虛，所以須補。補者，補虛益實者也。其得實者，脉大如故而脉中堅，即爲得實。若補已脉大如故，脉不中堅，去鍼適雖快，病未愈也。"

〔8〕病雖不隨鍼減，病必衰去矣 上"病"字，《靈樞》、《太素》均作"痛"，按痛與病古通，此非疼痛義。減，《靈樞》、《太素》均無，蓋脱文也，《太素》三刺載本文有"減"字可証。楊上善注："故補則補虛令實，寫則寫實令虛，補寫未盡其工，去鍼適雖言差，病未除也。若補寫窮理，其痛雖不隨鍼去，病必衰去也。"

〔9〕必先通十二經之所生病，而後可傳於終始矣 《靈樞》、《太素》經下均有"脉"字，"可"下均有"得"字。矣，原脱，據明抄本、《靈樞》、《太素》補。楊上善注："十二經病所由通之者，知諸邪氣得之初始，亦知萬病所差之終，是以可得傳於終始，貽諸後代也。"《靈樞發微》注："必先通於十二經脉之所生病，或虛或實，當補當寫，而後可傳以終始篇之大義矣。"按楊注似欠妥。

〔10〕陰陽不相移，虛實不相傾，取之其經 《太素》注："是故學者須知陰陽虛實不相傾移者，可取十二經脉行補寫也。"《類經》卷十九第十六注："移，移易也。傾，相傷也。或陰或陽，無所改易，不相移也。虛者自虛，實者自實，不相傾也。此則無所從生，而各病其病，但求其經而取之。"

凡刺之屬[1]，三刺至穀氣[2]，邪僻妄合[3]，陰陽移居[4]，逆順相反[5]，沈浮異處[6]，四時不相得[7]，稽留淫泆，須鍼而去。一刺則陽邪出[8]，再刺則陰邪出[9]，三刺則穀氣至[10]而止。所謂穀氣至者，已補而實，已寫而虛，故以[11]知穀氣至也。邪氣獨去者[12]，陰與陽未能調而病知愈也[13]。故曰：補則實，寫則虛，病[14]雖不隨鍼減，病必衰去矣。此文似解前第二篇中[15]。

〔1〕凡刺之屬 《靈樞發微》注："凡刺法之所屬。"按屬者，類別也。凡刺法甚多，如本卷第二之九刺、十二刺、五刺、五邪刺等，皆刺之屬。故此下言三刺，亦刺之屬。

〔2〕三刺至穀氣　此言三刺則穀氣至。三刺者,一刺絕皮,二刺致肌肉,三刺入分肉之間。

〔3〕邪僻妄合　僻,原作"澼",據《靈樞》、《太素》改。楊上善注:"陰陽二邪,妄與正氣相合。"

〔4〕陰陽移居　移,《靈樞》、《太素》均作"易",易與移通。《呂氏春秋·蕩兵》:"而工者不能移。"高誘注:"移,易也。"楊上善注:"府藏一氣相乘,名曰易居。"

〔5〕逆順相反　《太素》注:"營氣逆肺(按疑爲脉之誤),衛氣順脉,以爲相反。"

〔6〕沈浮異處　沈浮,原作"浮沈",據明抄本、《靈樞》、《太素》乙正。楊上善注:"春脉或沈,冬脉或浮,故曰異處。"

〔7〕四時不相得　相,《靈樞》、《太素》均無,疑衍。《太素》注:"謂四時脉不相順。"按脉之春弦夏鈎秋毛冬石者,得四時也。反之,不得四時也。

〔8〕一刺則陽邪出　則,原脫,據《靈樞》、《太素》及下文"三刺則穀氣至"例補。《類經》卷十九第十六注:"初刺之在於淺近,故可出陽分之邪。"

〔9〕再刺則陰邪出　則,原脫,據《靈樞》、《太素》及下文"三刺則穀氣至"例補。《類經》卷十九第十六注:"再刺之在於深遠,故可出陰分之邪。"

〔10〕三刺則穀氣至　穀氣至,《靈樞》、《太素》重,連下讀。楊上善注:"穀氣者,正氣也,故後刺極深,以致正氣也。"

〔11〕以　原脫,據明抄本、《靈樞》、《太素》改。

〔12〕邪氣獨去者　邪氣之至也,必因陰陽之失調。今刺而穀氣雖至,陰陽未能頓復,故曰邪氣獨去。

〔13〕陰與陽未能調而病知愈也　也,明抄本無。《類經》卷十九第十六注:"穀氣至者,知邪氣之去也。雖陰陽經氣未見即調,而病則已愈。"知愈,同義複詞,知亦愈也。《方言》卷三:"知,愈也。南楚病愈者,或謂之知。"

〔14〕病　《靈樞》、《太素》均作"痛"。

〔15〕此文似解前第二篇中　二,原作"三",據前第二篇改。按此注似應在上文"故知穀氣至也"下。

陽盛而陰虛[1]，先補其陰，後寫其陽[2]而和之[3]。陰盛而陽虛[4]，先補其陽[5]，後寫其陰而和之。

〔1〕陽虛而陰盛　《靈樞發微》注："此承上文而言陰經陽經之補寫，其法當有先後也。……人迎盛而六陽爲病，是陽經盛而陰經虛也。"《類經》卷十九第八注："此以脉口人迎言陰陽也。……人迎盛者，陽經盛而陰經虛也。"

〔2〕先補其陰，後寫其陽　陰下明抄本有"而"字。《太素》注："重實寫之爲易，重虛補之爲難，故先補後寫也。"《類經》卷十九第八注："以治病者，宜先顧正氣，後治邪氣，蓋攻實無難，伐虛當畏，於此節之義可見用鍼用藥，其道皆然。"按下文"陰虛而陽盛"之治，亦同此義。

〔3〕而和之　先補其虛，後寫其實，虛實得調，陰陽以平，是爲和之。

〔4〕陰盛而陽虛　《靈樞發微》注："夫脉口盛而六陰爲病，是陰經盛而陽經虛也。"《類經》卷十九第八注："脉口盛者，陰經盛而陽經虛也。"

〔5〕陽　此下明抄本有"而"字。

三脉動於足大指之間[1]，必審其虛實[2]。虛而寫之，是謂重虛，重虛病益甚。凡刺此者，以指按之，脉動而實且疾者，則寫之[3]。虛而徐者，則補之。反此者，病益[4]甚。三脉動—作重。於足大指者[5]，謂陽明在上，厥陰在中，少陰在下[6]。

〔1〕三脉動於足大指之間　動，明抄本、《太素》均作"重"，明抄本此下並有"《靈樞》作動"四字校文。按重爲動之假借。如馬王堆漢墓帛書《老子·道經》甲、乙本："女以重之。"今本作"安以動之"於，明抄本作"手"，疑爲"于"之誤，《太素》無。《類經》卷十九第八注："三脉動者，陽明起於大指次指之間，自屬兑以至衝陽皆是也。厥陰起於大指之間，自大敦以至太衝皆是也。少陰起於足心，自湧泉以上太谿皆是也。三者皆在大指之後，故曰動於足大指之間也。"

〔2〕虛實　《靈樞》、《太素》均作"實虛"。

〔3〕疾者，則寫之　疾，《太素》作"病"。則，《靈樞》、《太素》均作"疾"。"之"下明抄本有"虛之"二字，非是。

〔4〕益　明抄本無。

〔5〕三脉動於足大指者　動，明抄本作"重"，無此下校文。足，原脱，

據明抄本及此前文例補。《靈樞》作"其動也",《太素》作"其重也"。按義雖同,然不若本經文要義明。

〔6〕謂陽明在上,厥陰在中,少陰在下　謂,《靈樞》、《太素》均無。少陰,《太素》作"太陰"。按本經卷三第三十載足太陰經在足上之隱白、大都、太白、公孫、商丘五穴,均無動脉,疑《太素》非是。《靈樞發微》注:"且視其脉之所動者,陽明則在於足之上,厥陰則在於二經之中,少陰則在於足之下耳。"

　　膺腧中膺[1],背腧中背[2],肩髆虛者取之上[3]。重舌刺舌柱以鈹鍼也[4]。手屈而不伸者,其病在筋[5],伸而不屈者,其病在骨[6]。在骨守骨,在筋守筋[7]。

〔1〕膺腧中膺　《靈樞發微》注:"胸之兩旁謂之膺。故膺內有腧,如胃經氣戶、庫房、屋翳、膺窗,腎經腧府、彧中、神藏、靈墟之類。凡刺膺腧者,當中其膺可也。"

〔2〕背腧中背　《靈樞發微》注:"背內有腧,如督脉經諸穴,居脊之中,膀胱經諸穴,居背之中行之類。凡刺背腧者,當中其背。"

〔3〕肩髆虛者取之上　髆,原作"髀",此下明抄本有"音博"二小字音注,可証原非作"髀",據《太素》改。《靈樞》作"膊",亦同。《太素》注:"補肩髃、肩井等穴,故曰取之上。"按"取之上"者,取穴於肩髆之上也,非上下義。馬蒔以"上"字連下句讀,以"肩髆虛者取之",與上文膺腧、背腧連釋,極誤。

〔4〕重舌刺舌柱以鈹鍼也　《太素》注:"重舌,謂舌下重肉生也。舌柱,舌下柱。以緋鍼刺去血。"緋鍼即鈹鍼。《病源·重舌候》:"舌,心之候也。脾之脉起於足大指,入連於舌本。心脾有熱,熱氣隨脉衝於舌本,血脉脹起,變生如舌之狀,在於舌之下,謂之重舌。"

〔5〕手屈而不伸者,其病在筋　《靈樞發微》注:"凡手雖能屈而實不能伸者,正以筋甚拘攣,故屈易而伸難。"

〔6〕伸而不屈者,其病在骨　不下原有"可"字,據《靈樞》、《太素》及上文"不伸者"例刪。《類經》卷二十二第五十一注:"伸而不屈者,骨之廢弛也。"

〔7〕在骨守骨,在筋守筋　《太素》注:"腎足少陰脉主骨,可守足少陰脉發會之穴,以行補寫。肝足厥陰脉主筋,可守足厥陰脉發會之穴,以行補寫也。"按楊注以肝主筋腎主骨立論,理固如是,然治筋治骨之法,亦

不限於二經也。守者,守其法也,病在筋者,守治筋之法,不可誤治於骨。病在骨者,守治骨之法,不可誤治於筋也。

按:本節經文,注家大都據實而釋,諸文間似無理論上的聯係,惟張志聰云:"夫皮肉筋骨,五藏之外合,脉外之氣分也。此三節皆承上文而言五行之氣,從足上行,如有虛者取之。取者,謂迎其氣之外出也。胃腧在膺中,脾腧在膺旁,肺腧在肩背,心之竅在舌,肝之氣在筋,腎之氣在骨。是五藏之氣虛者,各隨其所在而取之。"張氏此論,頗爲迂誕,失之遠矣。詳本節經文,不惟相互間無甚聯係,且與前後文,義亦難屬,疑是別篇之文,錯簡於此耳。

補寫[1]須一方實,深取之[2],稀按其痏,以極出其邪氣[3]。一方虛,淺刺之,以養其脉[4],疾按其痏,無使邪氣得入[5]。邪氣之來也,緊而疾。穀氣之來也,徐而和[6]。脉實者,深刺之,以泄其氣。脉虛者,淺刺之,使精氣無得出,以養其脉,獨出其邪氣。刺諸痛者,深刺之[7]。諸痛者,其脉皆實[8]。

〔1〕補寫 寫,原脱《太素》注:"量此補下脱一寫字。"今據明抄本補。補瀉,正所以領下文之"一方實""一方虛"也。

〔2〕一方實,深取之 《太素》注:"方,處也。欲行寫者,須其寫處是實,然後得爲寫也。深取之者,令其出氣多也。"按"一方實"者,馬蒔云:"方,猶俗云才方也。"張介賓云:"一者因其方實。"似皆不及楊注義安。

〔3〕稀按其痏,以極出其邪氣 稀,《太素》作"希",亦同。痏下明抄本有"音悔"二小字音注。楊上善:"希,遲也。按其痏者,遲按鍼傷之處,使氣洩也。""稀按其痏",馬蒔云:"少按其痏。"張介賓云:"勿按其痏。"均非,楊注是。稀,疏也。《廣雅·釋詁》:"疏,遲也。"稀按與下文疾按爲對文。極出其邪氣者,盡出其邪氣也。極,盡也。

〔4〕淺刺之,以養其脉 《太素》注:"淺刺者,惡其洩氣,所以不深也。以養其脉者,留鍼養其所取之經也。"

〔5〕疾按其痏,無使邪氣得入 《太素》注:"按其痏者,按鍼傷之處,疾關其門,使邪氣不入,正氣不出也。"

〔6〕邪氣之來也,緊而疾。……徐而和 之,《靈樞》、《太素》均無。

緊,《太素》作"堅",楊上善注:"鍼下得氣堅疾者,邪氣也。徐和者,穀氣也。"按緊與堅,義雖並通,然緊與徐對舉,義猶勝。《類經》卷十九第八注:"此雖以鍼下之氣爲言,然脉氣之至,亦如此。"按張注惺得此義,亦是。

〔7〕刺諸痛者,深刺之　此言邪氣之人也,壅滯不通而致諸痛者,故當深刺之,多出氣也。

〔8〕諸痛者,其脉皆實　凡脉之實者,正所以知諸痛者之爲邪氣實也。

從腰以上者,手太陰陽明主之[1];從腰以下者,足太陰陽明主之[2];病在下者高取之,病在上者下取之[3],病在頭者取之足[4],病在腰者取之膕[5]。病生於頭者頭重[6],生於手者臂重,生於足者足重。治病者,先刺其病所從生者也[7]。

〔1〕從腰以上者,手太陰陽明主之　從上,《靈樞》有"故曰"二字。主上,《靈樞》《太素》均有"皆"字。楊上善注:"腰以上爲天,肺主天氣,故手太陰、手陽明主之也。"《靈樞發微》注:"《陰陽繫日月篇》曰:腰以上爲天,腰以下爲地。故曰從腰以上手太陰肺經、手陽明大腸經主之。蓋肺經自胸行手,大腸經自手行頭也。"

〔2〕從腰以下者,足太陰陽明主之　主上,《靈樞》《太素》均有"皆"字。楊上善注:"腰以下爲地,脾主地土,故足太陰、足陽明主之也。"《靈樞發微》注:"從腰以下足太陰脾經、足陽明胃經主之。蓋脾經自足入腹,胃經自足上面也"。

〔3〕病在下者高取之,病在上者下取之　《靈樞》《太素》此二句互易。楊上善注:"手太陰下接手陽明,手陽明下接足陽明,足陽明下接足太陰,以其上下相接,故手太陰、陽明之上有病,宜療足太陰、陽明,故曰下取之;足太陰、陽明之下有病,宜療手太陰、陽明,故曰高取之也。"《靈樞發微》注:"此言治病在遠取之法也。有病雖在上,其脉與下通,當取之下;病雖在下,其脉與上通,當取之高。"按此以經脉上下相通,故經有上病下取、下病上取之法,楊氏特以太陰、陽明爲例而釋之。高,上也。

〔4〕病在頭者取之足　《太素》注:"足之三陰三陽之脉,從頭至足,故病在頭取之足也。"

〔5〕病在腰者取之膕　腰,《靈樞》作"足",又元刻本,周刻本等並作"腰",與本經及《太素》同。楊上善注:"足太陽脉循腰入膕,故病在腰以取膕也。"

〔6〕病生於頭者頭重　重,輕之對。輕者,便揵也。重者不便揵也。此示人以病在頭的一般感覺,並非僅病在頭者頭重也。下臂重、足重義同。

〔7〕先刺其病所從生者也　《太素》注:"各審其病生所由,以行補寫也。"《靈樞發微》注:"即先求其本之義也。"從,介詞,因也,由也。

春氣在毫毛[1],夏氣在皮膚[2],秋氣在分肉,冬氣在筋骨。刺此病者,各以其時爲齊[3]。刺肥人者,以秋冬爲之齊[4]。刺瘦人者,以春夏爲之齊[5]。

〔1〕毫毛　毫,《靈樞》無。律之下文"分肉""筋骨"例,本經是。

〔2〕皮膚　皮,《太素》無。律之下文"分肉""筋骨"例,本經是。

〔3〕各以其時爲齊　《靈樞發微》注:"凡刺此病者,春夏則取之毫毛皮膚,而淺其鍼。秋冬則取之分肉筋骨,而深其鍼。所謂隨時以爲劑也。"齊與劑古通。如《素問・刺齊論》,論刺劑也。下齊字同。

〔4〕刺肥人者,以秋冬爲之齊　刺上《靈樞》、《太素》均有"故"字,又無"爲"字。《類經》卷二十第十八注:"此又於四時之中,而言肥瘦之異也。肥人肉厚,淺之則不及,故宜秋冬之齊。"

〔5〕刺瘦人者,以春夏爲之齊　爲,《靈樞》、《太素》無。《類經》卷二十第十八注:"瘦人肉薄,深之則太過,故宜春夏之齊也。"

按:四時人氣所在及四時刺法,本卷第一上言之甚詳,當合看。本文特以肥人瘦人之刺,取四時之劑爲喻,以明刺法當因人因時而宜也。

病痛者,陰也[1],痛而以手按之不得者,亦陰也[2],深刺之。癢者陽也,淺刺之[3]。病在上者,陽也;在[4]下者,陰也。病先起於陰者,先治其陰而後治其陽;病先起於陽者,先治其陽而後治其陰[5]。久病者,邪氣入深,刺此[6]病者,深內而久留之[7],間日復刺之[8]。必先調其左右,去其血脉[9],刺道畢矣。

〔1〕病痛者,陰也　病,原作"刺之",據《靈樞》、《太素》改。《類經》卷二十二第五十三注:"凡病痛者,多由寒邪滯逆於經,及深居筋骨之間,凝聚不散,故病痛者爲陰也。"

〔2〕痛而以手按之不得者,亦陰也　亦,《靈樞》、《太素》均無。《類

經》卷二十二第五十三注："按之不得者,隱藏深處也。是爲陰邪。故刺亦宜深。然則痛在浮淺者,有屬陽邪可知也,但諸痛屬陰者多耳。"

〔3〕癢者陽也,淺刺之 《靈樞》、《太素》均在下文"在下者陰也"下,按此與上文"病痛者,陰也",爲對舉之文,故《靈》《太》非是。楊上善注："衛氣行皮膚之中,壅遏作癢,故淺刺之也。"

〔4〕在 此上《靈樞》有"病"字。

〔5〕病先起於陰者……而後治其陰 此下明抄本有"也"字。《太素》注："皆療其本也。"《類經》卷二十二第五十三注："此以經絡部位言陰陽也。病之在陰在陽,起有先後。先者病之本,後者病之標。治必先其本,即上文所謂其病所從生之義。"按此言治當取本之義甚得,然非但經絡之陰陽先後者是,即臟腑氣血等陰陽先後,亦當若是。

〔6〕此 《太素》作"久"。

〔7〕深內而久留之 《太素》注："病久益深,物理之恒,故非深取久留,不可去之。"《類經》卷二十二第五十二注："久遠之疾,其氣必深。鍼不深則隱伏之病不能及,留不久則固結之邪不得散也。"

〔8〕間日復刺之 日下《靈樞》、《太素》均有"而"字。楊上善注："邪氣不能速出,故須間日而取。"《類經》卷二十二第五十二注："一刺未盡,故當間日復刺之。再刺未盡,故再間日而又刺之,必至病除而後已。"又《靈樞集註》張志聰注："病久者,邪氣入深,邠與正爭,則氣留於陰,間日而後出於陽,是以間日復刺之者,俟氣至而取之也。"按間日一刺之法,經中非此一用,志聰此論,不知然否,姑存其説。

〔9〕必先調其左右,去其血脉 必,《太素》無。楊上善注："取之氣,調左右血胳,刺而去之。"《類經》卷二十二第五十二注："然當先察其在經在絡,在經者,直刺其經,在絡者,繆刺其絡,是謂調其左右,去其血脉也。"

凡刺之法,必察其形氣。形肉[1]未脱,少氣而脉又躁,躁厥者[2],一作疾字。必爲繆刺之。散氣可收,聚氣可布[3]。深居静處,與神往來[4]。閉户塞牖,魂魄不散。專意一神,精氣不分[5]。無聞人聲,以收其精。必一其神,令志在鍼[6]。淺而留之,微而浮之,以移其神[7]。氣至乃休[8],男女内外[9],堅拒[10]勿出,謹守勿内,是謂得氣[11]。

〔1〕肉 原作"氣",涉上而誤,據《靈樞》、《太素》改。

〔2〕躁厥者　《靈樞識》:"簡案:躁厥,作躁疾是。"詳此上言"凡刺之法,必察形氣",不曾言病証,丹波氏説與原校合,當是。

〔3〕聚氣可布　布,《太素》作"希"。此下爲韻文,布,魚韻,與下文"與神往來"之"來"合韻,較合韻例,故疑希爲布之形近誤。《靈樞發微》注:"邪氣之聚者,可以散之。"

〔4〕與神往來　與,原作"占",與古與"与"同,与占形近故誤,據《太素》、《靈樞略·六氣論篇》改。楊上善注:"去妄心,隨作動。"此言人之形,當隨神往來,不可妄動。

〔5〕精氣不分　不,原作"之",據《太素》、《靈樞略·六氣論篇》改。楊上善注:"去異思,守精神。"此言精氣不得分散。分,散也。《列子·黃帝》:"用志不分。"張湛注:"分,猶散也。"

〔6〕令志在鍼　志,《太素》作"之"。按之與志古通。《讀書雜志·墨子·天志中》:"是故子墨子之有天之意也。念孫案:天之意,本作天之。天之即天志,本篇之名也。"此言專心致志,務在於鍼也。

〔7〕淺而留之,微而浮之,以移其神　《類經》卷二十二第六十二注:"上文言少氣者,氣之虛也。以氣虛邪實之病,而欲用鍼,故宜淺而留之,貴從緩也,微而浮之,懼傷内也。但欲從容,以移其神耳。"

〔8〕氣至乃休　《太素》注:"休,平和也。"《靈樞發微》注:"候其真氣已至,而乃止鍼也。"詳《靈樞》本篇後文曰"乘車來者,卧而休之","出行來者,坐而休之"義,此當爲休止也。

〔9〕男女内外　《靈樞》、《太素》均作"男内女外",楊上善注:"男者在家,故爲内也。女者出家,故爲外也。是男爲内氣,女爲外氣。"《靈樞發微》注:"此言病人善養與醫人善鍼者爲得氣,而反此者,爲失氣也。氣,真氣也。病人善守禁忌,男子則忌内,而謹守勿内,女人則忌外,而堅拒勿出。"《靈樞集註》張志聰注:"男爲陽,女爲陰。陽在外,故使之内。陰在内,故引之外。謂和調外内陰陽之氣也。"又《難經·七十八難》云:"得氣因推而内之,是謂補。動而伸之,是謂瀉。不得氣,乃與男外女内。"楊注:"若久留鍼而待氣不至,則於衛中留鍼,待氣久不得,又内人於榮中。……衛爲陽,陽爲外,故云男外。榮爲陰,陰爲内,故云女内也。"按本文諸書所載不一,注家説解,頗多歧義。楊注"男爲外氣,女爲内氣"説,不知何據。馬注男女禁忌説,後人如張介賓等,亦皆宗之。然細推本文上下文義,似皆言鍼法者,故《難經》文義,或屬乎此。又詳上下韻句,若作"男外女内",

則與下文出、内、氣三字物韻，可通押。是否，待考。

〔10〕拒　《太素》作“巨”，爲拒之假借。

〔11〕氣　此下明抄本有“也”字。

鍼道自然逆順第六（按：此下原有“前係逆順肥瘦，後係根結文”十二字，與諸篇文例不合，今刪）　本篇自“黄帝問曰”至“則經可通也”，見《靈樞・逆順肥瘦》。自“曰：逆順五體經絡之數”至“而後取之也”，見《靈樞・根結》。本篇全文見《太素・刺法》。

提要：本篇重在論述鍼道需順其自然之勢及根據脉行逆順與形氣逆順調其陰陽的道理，故以此名篇。其主要内容有：肥人、瘦人、常人、壯士、嬰兒及布衣與大人、形氣有餘與不足等的生理特點及刺法；刺不知逆順及鍼不知調之危害等。

黄帝問曰：願聞鍼道自然[1]。岐伯對曰：用自然者[2]，臨深決水[3]，不用功力，而水可竭也。循掘決衝[4]，不顧堅密[5]，而經[6]可通也。此言氣之滑濇[7]，血之清濁[8]，行之逆順[9]也。

〔1〕鍼道自然　《靈樞》、《太素》均作“自然奈何”。楊上善注：“夫自然者，非爲，自能與也。”此言鍼道當順乎自然。凡出乎天然，而不假以人爲者，自然之謂也。

〔2〕用自然者　《靈樞》、《太素》均無此四字。

〔3〕臨深決水　此言至深河決通水道，以喻順其自然，行之爲易。臨猶莅也、至也。決，疏通也。《説文・水部》：“決，行水也。”是水之不行者，通而行之之義。

〔4〕循掘決衝　沿着窟穴決通通道。循，順沿也。《説文・彳部》：“循，行順也。”掘與窟古通。《淮南子・主術訓》：“民有掘穴狹廬所以託身者。”《群書治要》及《太平御覽・木部七》引均作“窟”。衝，通道也。

〔5〕不顧堅密　密，明抄本作“蜜”，義同密，如《故明户部尚書原任廣東布政使司左部政使姜公墓碑銘》：“見事敏而慮事蜜。”《靈樞》、《太素》均無此四字。按此四字與上文“不用功力”爲對文，《靈》《太》無者，奪也。不顧堅密者，不必顧忌堅固緊密也。亦喻易行也。

〔6〕經　徑路也。《廣雅·釋言》：“經，徑也。”

〔7〕氣之滑濇　此言氣之運行，有滑利者，有滯濇者，如後文言壯士，重則氣濇，勁則氣滑。

〔8〕血之清濁　此言人之血質有清濁之不同，如後文言肥人之血濁，瘦人之血清。

〔9〕行之逆順　此言手足陰陽脉之循行，有順行逆行之別。《靈樞》本篇原有“脉行逆順”之文，見載本經卷二第二。

曰：人之黑白肥瘦少[1]長，各有數[2]乎？曰：年質[3]壯大，血氣充盛[4]，皮膚[5]堅固，因加以邪[6]，刺此者，深而留之。此肥人也[7]，廣肩腋，項肉薄[8]，厚皮而黑色，唇臨臨然者[9]，其血黑以濁，其氣濇以遲[10]，其爲人也[11]，貪於取予[12]。刺此者，深而留之，多益其數[13]。

〔1〕少　《靈樞》作“小”，義同。

〔2〕數　詳《靈樞》本篇此前謂“聖人之爲道，上合於天，下合於地，中合於人事，必有明法，以起度數”文義，數，係量的概念。此當言反映某些方面量的標志。

〔3〕年質　年齡形質也。質，形質也。《玉篇·貝部》：“質，形也。”《素問·厥論》：“此人者質壯。”王冰注：“質謂形質也。”

〔4〕盛　《靈樞》、《太素》均作“盈”。義同。盛，疑係避漢惠帝劉盈諱改字。

〔5〕皮膚　《靈樞》、《太素》均作“膚革”。

〔6〕加以邪　邪氣加陵於人也。

〔7〕此肥人也　《太素》無此四字。楊上善於上文下注云：“此爲肥人。”《類經》卷二十第二十亦將此四字連上文而注云：“年大者，氣血正盛，故與肥壯之人同其法。”若之則下文刺肥人無提示語矣，與後文刺瘦人、刺常人等文例亦不合。故疑此四字似當作“肥人者”三字。又此前既有年質壯大者之刺，故疑其後或脱年質弱小者之刺。

〔8〕廣肩腋，項肉薄　本文有作“廣肩腋項，肉薄”者。詳廣者，寬闊也，言廣肩廣腋則可，若言廣項則不通矣。然“項肉薄”之義，似亦欠安，即肉薄之義，亦與肥人不相稱，故疑“項肉薄”三字有誤。

〔9〕臨臨然者　者，《靈樞》、《太素》均無，疑衍。《類經》卷二十第二

十注："臨臨，下垂貌。脣厚質濁之謂。"又本經卷一第十六云："太陰之人……臨臨然長大。"據此則此爲言脣之長大者。

〔10〕其氣濇以遲　以遲，《太素》無非是。此與上文"其血黑以濁"句並列爲文也。

〔11〕爲人也　原脱，據《靈樞》補，明抄本、《太素》均作"爲人"，並脱"也"字。

〔12〕予　《靈樞》、《太素》均作"與"，予與"與"通。

〔13〕多益其數　數下《靈樞》有"也"字。《類經》卷二十第二注："多益其數，即久留也。"按張注似不妥，此當言可增多鍼刺次數也。

曰：刺瘦人奈何？曰：瘦[1]人者，皮薄色少[2]，肉廉廉然[3]，薄脣輕言[4]，其血清，其[5]氣滑，易脱於氣，易損於血。刺此者，淺而疾之。

〔1〕瘦　此上《太素》有"刺"字，涉上衍。

〔2〕色少　膚色淡而少榮華也。

〔3〕肉廉廉然　《靈樞發微》注："廉，薄也。"《靈樞集註》張志聰注："廉廉，瘦潔貌。"《靈樞識》："簡案：廉廉然，瘦臒而見骨骼。廉，棱也。"詳卷一第十六云：金形之人"身清廉"，太商之人"廉廉然"，此當言肌肉清瘦貌。

〔4〕輕言　語聲小也。輕，小也。《淮南子·氾論訓》："有輕罪者。"高誘注："輕，小也。"

〔5〕其　《靈樞》、《太素》均無。

曰：刺常人[1]奈何？曰：視其黑白，各爲調之[2]。端正純厚者[3]，其血氣和調。刺此者，無失其常數[4]。

〔1〕常人　《太素》注："常，謂平和不肥瘦人。"《靈樞發微》注："常人者，不肥不瘦之人。"

〔2〕視其黑白，各爲調之　《靈樞發微》注："視其人之白者，當調以瘦人之數；黑者，則用肥人之數。"

〔3〕端正純厚者　端上《靈樞》、《太素》均有"其"字。純，《靈樞》作"敦"，《太素》作"長"，按疑本作"敦"，作"純"、作"長"者，或係避宋光宗趙惇嫌名敦惇改字。端猶正，敦猶厚也。《靈樞發微》注："有等端正敦厚，與上貪於取與之人異。"詳馬蒔注義，則言性，非言形也。若如是，此前仿

755

上文例，似當有"其爲人也"字樣，《靈》《太》但具"其"字，或有脱文。

〔4〕其常數　其，《靈樞》、《太素》均無。數下《靈樞》有"也"字，《太素》有"之"字。楊上善注："刺之依於深淺常數，不深之不淺之也。"《類經》卷二十第二十注以爲《靈樞·經水》所言手足三陰三陽脉鍼刺深度及留鍼呼數，"即常數之謂，而用當酌其宜也"。此説可參。詳見本經卷一第七。

曰：刺壯士真骨者[1]奈何？曰：刺壯士[2]，真骨[3]堅肉緩節[4]，監監然[5]。此人重[6]則氣濇血濁，刺此者，深而留之，多益其數；勁[7]則氣滑血清，刺此者，淺而疾之也[8]。

〔1〕壯士真骨者　真骨者，此與前後文不合，當是涉下而衍，諸家説解，多曲就其義，疑非是。壯士，猶壯人。士，人也。《詩·鄭風·褰裳》："豈無他士"。鄭玄箋："他士，猶他人也。"此指體力健壯之人。

〔2〕刺壯士　律之前後文例，當作"壯士者"。

〔3〕真骨　《類經》卷二十第二十注："壯士之骨多堅剛，故曰真骨。"《靈樞集註》張志聰注："先天之真元藏於腎，而腎主骨。"據下文"堅肉緩節"例，堅肉即肉堅，緩節即節緩。是真骨者，骨真也。骨真，骨精淳也，義固可通。然猶疑真爲直之誤，骨直，骨堅固强毅也。《周禮·考工記·弓人》："骨直以立。"鄭玄注："骨直，謂强毅。"

〔4〕緩節　《太素》作"縱節"，義同，縱亦緩也。緩節者，關節緩弛而不拘急也。

〔5〕監監然　監監，原作"驗驗"，原校云："一作監監。"《靈樞》、《太素》均同原校，據改，並删原校。《靈樞發微》注："監監然，其勢難動。"《靈樞集註》張志聰注"監監者，卓立而不倚也。"又本經卷一第十六云："陽明之上監監然。"此當言堅强卓立貌。

〔6〕重　馬蒔解作"體重"，張介賓謂"不好動而安重者"。二注均非。按重與憧通。大戴《禮記·主言》女憧，《淮南子·氾論訓》作"女重"。憧，凶頑也。《廣韻·絳韻》："憧，戇憧，凶頑兒。"

〔7〕勁　馬蒔解作"體輕"，張介賓謂"勁急宜發者"。按此與上文"重"爲對文。馬蒔注言形也，張介賓注言性也。若以前文肥人曰"貪於取予"，常人曰"端正純厚"等義度之，似張注義勝。

〔8〕也　《靈樞》、《太素》均無。

曰：刺嬰兒[1]奈何？曰：嬰兒者，其肉脆血少氣弱。刺此者,以毫鍼[2],淺刺而疾發鍼,日再可也[3]。

〔1〕嬰兒　析言之則女曰嬰男曰兒,此渾言之,指幼少兒也,非乳嬰。如《戰國策·秦策一》:"今秦婦人嬰兒,皆言商君之法。"此亦與前言"少長"之"少"相應。

〔2〕毫鍼　《太素》作"豪鍼",義同。詳見本卷第二。

〔3〕日再可也　《靈樞發微》注:"寧一日之內,復再刺之,不可久留其鍼也。"

曰:臨深決水奈何? 曰:血清氣滑[1],疾寫之,則氣竭矣[2]。曰:循掘決衝奈何? 曰:血濁氣濇,疾寫之,則經[3]可通也。

〔1〕滑　原作"濁",《太素》作"滑",按此當與下文"氣濇"爲對文,故據改。

〔2〕疾寫之,則氣竭矣　矣,《靈樞》、《太素》均作"焉"。楊上善注:"自有血清氣滑,刺之如臨深決水,不可行也。"《類經》卷二十第二十注:"血清氣滑,猶臨深決水,泄之最易,宜從緩治可也。若疾寫之,必致真氣竭矣。"《靈樞發微》注:"所謂臨深決水,正以比人之血清氣滑者,疾寫之而邪氣遂竭,猶之臨深淵以決放其水,不用功力而水可竭也。"據前後文義,均當謂順其勢則事易行,似馬注爲是。又律之後文"經可通"例,氣下疑脫"可"字。

〔3〕經　原作"氣",據《靈樞》、《太素》及此前文例改。

曰:逆順五體[1],經絡之數,此皆布衣匹夫之士[2]也。血食者[3],《九墟》作血食之君。身體柔脆[4],膚肉[5]臾[6]弱,血氣慓悍滑利。刺之,豈可同乎? 曰:夫[7]膏粱菽藿之味[8],何可同也。氣滑則出疾,氣濇則出遲[9],氣悍則鍼小而入淺,氣濇則鍼大而入深。深則欲留,淺則欲疾。故[10]刺布衣者,深以留[11]。刺王公[12]大人者,微以徐[13]。此皆因其氣之慓悍滑利者[14]也。

〔1〕逆順五體　《靈樞發微》注:"五體者,即《陰陽二十五人篇》有五形之人也。"《內經章句》:"疑逆順五體是舌經篇名。"《靈樞》劉衡如校云:"逆順五體,乃本書第三十八篇篇名,今本作逆順肥瘦。"詳《靈樞》本篇原云:"逆順五體者,言人骨節之大小,肉之堅脆,皮之厚薄,血之清濁,氣之

滑澀,脉之長短,血之多少,經絡之數,余已知之矣。"然今《靈樞》,不論陰陽二十五人,或逆順肥瘦之内容,均無如此之多,故馬注及劉校似未確。細推所謂"逆順五體者,言……"文義,孫氏《章句》説當是,疑係古醫籍名,其具體内容,或散見《内經》各有關篇中。

〔2〕布衣匹夫之士 布衣、匹夫,庶民也。《荀子·大略》:"古之賢人,賤爲布人,貧爲匹夫。"《吕氏春秋·行論》:"人主之行,與布衣異。"高誘注:"布衣,匹夫。"此指封建社會下層人士。

〔3〕血食者 《靈樞》、《太素》均作"夫王公大人,血食之君"。按"王公大人"與上文"布衣匹夫"相對爲文,又與後文"王公大人"相呼應,當以有此爲是。王公大人,析言之,則指國君重臣;渾言之,則泛指高官貴人。"血食",原作"食血",據《靈樞》、《太素》改。血食,指吃魚肉類葷腥食物者。《梁書·諸夷傳·扶南國》:"王常樓居,不血食,不事鬼神。"血食者,泛指上層人物,非素食者。

〔4〕柔脆 原空缺,明抄本、四庫本、嘉靖本及《靈樞》、《太素》均作"柔脆",據補。存存軒本作"空虚",非是。

〔5〕膚肉 《靈樞》、《太素》均作"肌肉",義勝。

〔6〕耎 此下明抄本有"音軟,又芮"四小字音注。《靈樞》作"軟",音義同。

〔7〕夫 《靈樞》無。

〔8〕膏粱菽藿之味 膏粱之味,精美之食也,以喻高貴者。《國語·晉語七》:"夫膏粱之性難正也。"韋昭注:"膏,肉之肥者;粱,食之精者。"菽藿之味,粗陋之食,菽藿,豆及其葉之類,以喻卑賤者。《韓非子·喻老》:"象箸玉杯,必不羹菽藿。"

〔9〕氣滑則出疾,氣澀則出遲 《靈樞發微》注:"凡氣滑者,則疾出其鍼。氣澀者,則遲出其鍼。"

〔10〕故 《靈樞》、《太素》均作"以此觀之"。

〔11〕留 此下《靈樞》有"之"字,義勝。

〔12〕王公 《靈樞》、《太素》均無此二字。按上文"刺布衣者",不言"匹夫",省文也,是此亦當省此二字。

〔13〕徐 此下《靈樞》有"之","字,義勝。

〔14〕其氣之慓悍滑利者 其、之二字,《靈樞》、《太素》均無。慓悍下,明抄本分别有"音票"、"音旱"四小字音注。者,《靈樞》無。

曰:形氣[1]之逆順奈何?曰:形氣不足,病氣有餘,是邪勝也,急寫之[2]。形氣有餘,病氣不足,急補之[3]。形氣不足,病氣不足,此陰陽俱不足[4],不可刺之[5]。刺之則重不足[6],重不足則陰陽俱竭,血氣皆盡,五藏空虛,筋骨髓枯,老者絕滅[7],壯者不復矣[8]。形氣有餘,病氣有餘者[9],此謂陰陽俱[10]有餘也,急寫其邪,調其虛實[11]。故曰有餘者寫之,不足者補之。此之謂也。

〔1〕形氣　形者,有形質之可見。氣者,有氣象之可察。

〔2〕是邪勝也,急寫之　《太素》注:"急寫邪氣,補形氣也。"《類經》卷二十二第五十六注:"貌雖不足,而神氣病氣皆有餘,此外似虛而內則實,邪氣勝也,當急寫之。"

〔3〕急補之　若據上文"是邪勝也"及下文"此陰陽俱不足"例,疑此上有脫文。《太素》注:"急以正氣補之,氣實則病除也。"《類經》卷二十二第五十六注:"形雖壯偉,而病氣神氣則不足,此外似實而內則虛,正氣衰也,當急補之。"

〔4〕此陰陽俱不足　陽下,《靈樞》、《太素》均有"氣"字,足下均有"也"字。若據下文"陰陽俱竭"例,無"氣"爲是。楊上善注:"形氣爲陽,病氣爲陰。"《類經》卷二十二第五十六注:"陽主外,陰主內。若形氣病氣俱不足,此表裏陰陽俱虛也。"兩説雖均通,楊注似更切。

〔5〕不可刺之　可下原有"復"字,據明抄本、《靈樞》、《太素》删。楊上善注:"俱不足者,不可行刺,宜以湯藥調也。"按下文曰"有餘者寫之,不足者補之",固爲常法。又云"刺不知逆順,真邪相薄",則又明禁忌。詳此陰陽俱不足,而曰不可刺者,觀下文刺之重不足所現病變,則此所謂陰陽俱不足者,定係虛羸已極之危象,或至虛猶有盛候等逆証,故曰不可刺之。

〔6〕重不足　更不足也。重,再也。再猶更也。

〔7〕老者絕滅　此言老者因氣血臟腑竭盡,正氣不支,則死亡矣。絕滅,本指事物絕盡,如《漢書·劉歆傳》:"絕滅微學。"此引申爲死亡也。

〔8〕壯者不復矣　壯者不復,極言陰陽俱不足者,不可刺,刺則重虛甚也。

〔9〕者　《靈樞》無。據此前文例,疑衍。

〔10〕俱　明抄本作"重"。

〔11〕急寫其邪,調其虛實　邪,原作"虛",據明抄本、《靈樞》、《太素》改。楊上善注:"可以寫邪氣,以調形氣使和也。"《靈樞發微》注:"急寫其邪,而後調其正氣之虛實。"

故曰刺不知逆順,真邪相薄[1],實而補之,則陰陽血氣皆溢[2],腸胃充郭[3],肺肝內脹[4],陰陽相錯[5]。虛而寫之,則經脉[6]空虛,血氣枯竭,腸胃懾辟[7],皮膚薄著[8],毛腠夭焦[9],予之死期[10]。故曰用鍼之要,在於知調[11]。調陰與陽,精氣乃光[12]。合形與氣[13],使神內藏[14]。故曰上工平氣[15],中工亂經[16],下工絕氣危生[17]。不[18]可不慎也。必察其五藏之變化[19],五脉之相應[20],經脉之虛實[21],皮膚[22]之柔麤[23],而後取之也[24]。

〔1〕刺不知逆順,真邪相薄　薄,《靈樞》作"搏",義同。《類經》卷二十二第五十六注:"補寫反施,乃謂之逆。不知逆順,則真氣與邪氣相搏,病必甚也。"

〔2〕則陰陽血氣皆溢　《靈樞》、《太素》均作"則陰陽四溢",按本文係韻文,此句諸書皆失韻,疑當作"則陰陽相錯。血氣皆溢",如是則"錯"與上文"薄"皆鐸韻通押。今"陰陽相錯"四字錯落於後,本句又衍"陰陽"二字,遂失韻矣。血氣皆溢者,血氣不得循脉而溢之於外也。

〔3〕腸胃充郭　腸胃充滿張大。郭同廓。《方言》卷一:"張小使大,謂之廓。"

〔4〕肺肝內脹　脹,《靈樞》、《太素》均作"䐜",䐜亦脹也。按此句似當與上句"腸胃克郭"互易,以合韻句。

〔5〕陰陽相錯　疑本文當在前文"血氣皆溢"之上,或錯落於此。

〔6〕脉　明抄本作"氣"。

〔7〕腸胃懾辟　懾下明抄本有"音儠"二小字音注,《靈樞》作"僻",《太素》作"攝"。《類經》卷二十二第五十六注:"懾,畏怯也。辟,邪僻不正也。"張注非是。此言腸胃縐縮疊積也。又詳見本經卷六第三"虛者攝辟"注。

〔8〕薄著　著,明抄本作"者"。《類經》卷二十二第五十六注:"薄著,瘦而濇也。"

〔9〕焦　此下明抄本有"音焦,以然待火也"七字注文,據音注原文似

本不作"焦",或作"憔"。《靈樞》作"膲"。焦,憔也。

〔10〕予之死期　預知其死期。予與預通。

〔11〕調　此下《靈樞》有"陰與陽"三字,涉下而衍。調與上文"要"韻通押。

〔12〕光　原作"充",《靈樞》、《太素》均作"光",光與上文"陽"、下文"藏"通押爲是,據改。光,《太素》注:"章盛兒。"

〔13〕合形與氣　比言形氣之和合,無有偏頗。

〔14〕使神內藏　《太素》注:"神內藏者,五神守藏也。"

〔15〕平氣　《太素》注:"平氣,致氣和也。"

〔16〕中工亂經　經,《靈樞》作"脉"。《類經》卷二十二第五十六注:"中工無的確之見,故每多淆亂經脉。"

〔17〕下工絕氣危生　《類經》卷二十二第五十六注:"下工以假作真,以非爲是,故絕人之氣,危人之生也。"按本卷第四云:"上守神,粗守形。"此云"上工平氣"者,知守神也。下工絕氣危生者,亦徒知守形,蓋形愈損則氣愈絕,故危生也。

〔18〕不　此前《靈樞》有"故曰下工"四字,《太素》有"故下工"三字。

〔19〕察其五藏之變化　《靈樞》作"審五藏變化之病",《太素》作"審其五藏變化之病"。

〔20〕五脉之相應　相,《靈樞》、《太素》均無。楊上善注:"五脉,五時之脉也。"《類經》卷二十二第五十六注:"五脉,五藏之脉應也。"詳前言五臟之變化,則此當以五臟脉爲是。

〔21〕經脉之虛實　《靈樞》、《太素》均作"經絡之實虛",義同。

〔22〕膚　《靈樞》無。

〔23〕柔臛　楊上善注:"柔臛,謂尺之皮膚柔弱臛强也。"按經文不言尺,當泛指皮膚而言。

〔24〕也　《太素》無。

按:本文所謂上工中工問題,《內經》中有多處論及,然所言級數及標準,均不一致。有以二級論者,如所謂"粗守形,上守神",又如"上工救其萌芽……下工救其已成"。有以三級論者,如本文,又如《靈樞·邪氣藏府病形》云:"能參而合之,可以爲上工,上工十全九;行二者爲中工,中工十全七;行一者爲下工,下工十全六。"《難經·十三難》與此説同。有以四級論者,如

《靈樞·逆順》云:上工刺其未生者也,其次刺其未成者也,其次刺其已衰者也,下工刺其方襲者也。"這與《周禮·天官·醫師》所謂"十全爲上,十失一次之,十失二次之,十失三次之,十失四爲下"的分級數雖相等,但内容不同。《周禮》所言,是對醫師的一項法定的醫級制,當時定有具體的考核方法與標準。而《内經》所言者,則因各篇立論角度不同,敘述内容有别,故各篇所言,既無統一級數,又無嚴格標準。以本文言上中下三工與《靈樞·逆順》所言上中下三工爲例。雖則均以三級爲準,但差别較大,彼者下工十尚可全六,此則下工絶氣危生。故《内經》所言醫工問題,並非一項統一的醫事制度標準,而是對醫工技術差别的一般評説。故各篇所言,不得强求一致。

鍼道外揣縱舍第七
本篇自"黄帝問曰"至"天地之蓋",見《靈樞·外揣》、《太素·知要道》。自"曰:持鍼縱舍奈何"至"邪氣得去也",見《靈樞·邪客》、《太素·刺法》。

提要:本篇重在論述司外揣内與司内揣外的診斷方法及持鍼之道,縱放與舍止的重要意義,故以此名篇。其主要内容有:根據外部病情以揣度内病,或根據内部病情以揣度外病的診斷方法;施鍼技術的基本原理、診察原則及施鍼縱放或留止的基本要求等。

黄帝問曰:夫九鍼者[1],少則無内,大則無外[2],恍惚無窮,流溢無極[3]。余知其合於天道[4]人事四時之變也。余願[5]渾束爲一[6]可乎?岐伯對曰:夫唯道焉[7]。非道何可大小淺深,雜合爲一[8]乎哉。故遠者司外揣内,近者司内揣外[9]。是謂陰陽之極[10],天地之蓋[11]。

〔1〕九鍼者　者,原脱,據《靈樞》、《太素》補。者,係一指代性結構助詞,置九鍼後,使之具有名詞性。

〔2〕少則無内,大則無外　少,《靈樞》、《太素》均作"小",並大下均

有"之"字。少與小古通,此與大爲對文。楊上善注:"九鍼之道,小之有內,則內者爲小,鍼道非小也。故知鍼道小者,小之窮也。鍼道之大,有外者爲大,鍼道非大也。故知鍼道大者,大之極也。"按"小則無內,大則無外",在先秦文籍中,本以言道,如《管子·心術上》:"道在天地之間也,其大無外,其小無內。"房玄齡注:"所謂大無不包,細無不入也。"本文借言鍼道,非言鍼形也。謂鍼雖細物,然其功用,大之則無邊,小之則無窮也。又按此前《靈樞》有"深不可下,高不可爲蓋"九字,《太素》同,惟"下"上亦有"爲"字。據上下文義,似當有"深不可下,高不可蓋"八字,與下文"大小淺深"及"天地之蓋"義,亦可互應,本文無者,疑脫。

〔3〕恍惚無窮,流溢無極 無極,《太素》作"亡極",亡與無古通。楊上善注:"窮之更妙,故不可窮也。極之愈巧,故亡極也。"恍惚者,似有似無,言微妙也。《老子·二十一章》:"道之爲物,唯恍惟忽。忽恍中有象,恍忽中有物。"又《素問·靈蘭秘典論》:"恍惚之數,生於毫氂。"王冰注:"恍惚者,謂似有似無也。……《老子》曰:恍恍惚惚,其中有物,此之謂也。"

〔4〕天道 自然界的變化規律。《莊子·庚桑楚》:"天道已行矣。"郭象注:"皆得自然之道,故不爲也。"

〔5〕余願 《靈樞》作"然余願雜之毫毛",《太素》作"然余願聞雜之毫毛"。疑本經有脫文。

〔6〕渾束爲一 束,原作"求",據《靈樞》、《太素》改。楊上善注:"余知真理與道,變似萬端,而願參之同毫氂之細,渾之若衆妙之一也。"《類經》卷十九第十二注:"始於一終於九者,盡天地之大數也,鍼敷應之。故小則無內,大則無外,深則無下,高則無上。其於天道人事四時之變,無所不合,故散之則雜如毫毛,約之則渾束爲一。一者,欲得其要也。"渾束,齊同、統一、概要也。渾與混古通。《老子·十四章》:"故混而爲一。"河上公注:"混,合也。"《戰國策·楚策一》:"混一諸侯。"《文選·史岑·出師頌》:"渾一區宇。"義均同。束,約也。《玉篇·木部》:"束,約束。"約亦要也。是渾束爲一者,猶今言概括之義。

〔7〕夫唯道焉 《類經》卷十九第十二注:"至大至小,至淺至深,無不有道存焉。故治國有道,治鍼有道,必知乎道,乃可合萬變而爲一矣。"

〔8〕雜合爲一 原作"離合爲一",《靈樞》、《太素》均作"雜合而爲一",據改"離"爲"雜"。此與前"渾束爲一"文雖異義則通。雜亦合也。

《國語·鄭語》:"故先王以土與金木水火雜,以成百物。"韋昭注:"雜,合也。"

〔9〕遠者司外揣內,近者司內揣外 上"揣"下明抄本有"音喘"二小字音注。《太素》注:"遠者所司在外,以感於內,近者所司在內,以應於外,故曰揣也。揣,度也。"《靈樞發微》注:"人身之音與色,是之謂遠,可以言外也,而即外可以揣五藏之在內者。人身之五藏,是之謂近,可以言內也,而即內可以揣音與色之在外者。"《類經》卷十九第十二注:"揣,推測也。司,主也。遠者主外,近者主內。察其遠,能知其近,察其內,能知其遠。病變雖多,莫能蔽之明矣。"按馬注據《靈樞》本文以音、色爲外,以五藏爲內固是。楊、張二注,概而言之,義尤深。然張注訓"司"爲"主",不若訓"察"爲得。此以形見於外者爲遠,以藏伏於內者爲近。故言察外可以揣測其內,察內可以揣測其外。

〔10〕陰陽之極 《太素》注:"是爲陰內陽外感應之極理。"《類經》卷十九第十二注:"內外遠近,無所不知,以其明之至也,陰陽之道盡於此矣。"

〔11〕天地之蓋 《太素》注:"以是天地之蓋,無外之大。"此言天地之至理,可以蓋於其中。

按:本文論述內容,雖較簡單,但却提出了兩個很重要的命題,一則爲"渾束爲一",一則爲"遠則司外揣內,近則司內揣外"。作爲鍼道理論研究,本是個很複雜的問題,涉及天道人事四時變化等,在其他有關篇章中,均有較詳細的論述,故欲從中探索其規律,概括爲理論,必以分析歸納法,進行研究,才有可能揭示問題的本質。本文所謂"渾束爲一",意在此也。人之生也,內外本自一體,故不論在生理或病理方面,均可反映內外相應的整體觀。古人所謂"有諸內必形諸外",此之謂也。本文所謂"司外揣內,司內揣外",正是根據這一原則提出的,這對認識與診斷疾病,具有十分重要的意義。因此,這兩個命題,從方法論的角度講,均有很高的學術價值。

曰:持鍼縱舍[1]奈何?曰:必先明知十二經之本末[2],皮膚之寒熱[3],脉之盛衰滑濇[4]。其脉滑而盛者,病日進;虛而細者,久以[5]持;大以濇者,爲痛痹[6];陰陽如一[7]者,病[8]難治;察[9]其本末上下有熱者[10],病常[11]在;其熱已[12]衰者,其[13]病亦去矣。因[14]持其尺[15],察其肉之堅脆、大小[16]、滑濇、寒熱、燥濕[17];因[18]視目之五色,以知五藏而決死生;視其血脉,察其五色[19],以知[20]寒熱痛痹[21]。

〔1〕縱舍 《靈樞發微》注:"或縱鍼而不必持,或捨鍼而不復用。"《類經》卷二十第二十三注:"縱言從緩,舍言弗用也。"按縱舍者,古籍多係同義複詞,如《漢書·朱博傳》:"敢誅殺,亦縱舍。"又酷吏嚴延年傳:"敞治雖嚴,然尚頗有縱舍。"《莊子·胠篋》:"掊擊聖人,縱舍盜賊。"皆縱放捨棄之義。馬、張二注,義同此。然"縱"訓放或發等,義均同。舍則有留止與捨棄等反義。如《呂氏春秋·必已》:"舍故人之家。"高誘注:"舍,止也。"《禮記·月令》:"耕者少舍。"鄭玄注:"舍,止也。"《漢書·谷永傳》:"舍昭昭之白過。"顏師古注:"舍謂留也。"又《素問·氣穴論》:"積寒留舍。"舍亦留止也。是則縱舍者,亦可釋爲放縱與留舍二義,言持鍼去、留法,似於義猶切。

〔2〕十二經之本末 經下《靈樞》、《太素》均有"脉"字。楊上善注:"起處爲本,止處爲末。"《靈樞集註》張志聰注:"本末者,十二經脉之本標。"

〔3〕皮膚之寒熱 皮,《太素》無,楊上善注:"皮膚熱即血氣通,寒即脉氣壅也。"據楊注,似《太素》亦有"皮"字。

〔4〕滑濇 《太素》注:"陽氣盛而微熱謂之滑也,多血少氣微寒謂之濇脉。"

〔5〕以 《太素》作"而",以、而古通。

〔6〕大以濇者,爲痛痹 《太素》注:"多氣少血爲大,多血少氣爲濇,故爲痛痹也。"

〔7〕陰陽如一 《太素》注:"陰陽之脉不可辨,故如一也。"《靈樞發微》注:"如人迎氣口若一,則脉爲關格,病當難治。"《類經》卷二十第二十三注:"表裏俱傷,血氣皆敗者,是爲陰陽如一。"《靈樞集註》張志聰注:"如左右之陰陽如一者,病難治。"按本文不曾明指,故諸家説解不一。據此前文義,言脉無疑,然脉分陰陽,所在非一,本節不曾言及人迎氣口及表裏等,故馬、張等注疑非是。詳此所言諸脉如盛衰、滑濇、虛細、大濇等,皆指其體勢,則此所謂陰陽,當指脉之體勢也。若脉之陰陽如一者,則寒熱難辨,虛實夾雜,正邪交織,故其病難治。

〔8〕病 《太素》作"瘤",非是。

〔9〕察 《靈樞》、《太素》均無。

〔10〕上下有熱者 《靈樞》作"尚熱者",《太素》作"上熱者",按尚與上古通。當以本經爲是,上下與本末之義相應。

〔11〕常 《靈樞》、《太素》均作"尚"。按常與尚通。《史記·蕭相國世家》:"君常復孳孳得民和。"《漢書·蕭何傳》作"尚"。

〔12〕已 《靈樞》、《太素》均作"以",已與以古通。

〔13〕其 律之上文"病常在"例,疑此字衍。

〔14〕因 《靈樞》無。

〔15〕持其尺 《太素》注:"持尺皮膚,決死生也。"尺,尺膚也。

〔16〕大小 明抄本、《太素》均作"小大"。

〔17〕濕 此下《太素》有"也"字。

〔18〕因 按上文因持其尺之"因"字,可統領後文,故後文"視其血脉"上無"因"字。此因字疑涉上衍。

〔19〕五色 五,《靈樞》無。詳《靈樞·五色》專論五色之診,如所謂"青黑爲痛,黃赤爲熱,白爲寒"等,故當以本經爲是。

〔20〕知 此下《靈樞》、《太素》均有"其"字。

〔21〕痛痹 原作"痹痛",據《靈樞》、《太素》及前文"大以濇者,爲痛痹"例乙正。

曰:持鍼縱舍,余未得其意也。曰:持鍼之道,欲端以正[1],安以靜[2],先知虛實而行疾徐[3],左手執骨[4],右手循之[5],無與肉裹[6]。寫欲端正[7],補必閉膚[8],轉鍼導氣[9],邪氣不得淫泆[10],真氣以居[11]。

〔1〕端以正 以,明抄本作"而",義通。《太素》注:"持鍼當穴,故端正。"按端猶正也、直也。《説文·立部》:"端,直也。"《廣雅·釋詁一》:"端,正也。"此言發鍼端正而直刺也。本卷第四所言"正指直刺,無鍼左右"。此之謂也。

〔2〕安以靜 明抄本作"安之",非是。《太素》注:"以志不亂,故安靜也。"按安猶靜也。此言刺鍼之時,當專心致志,以安其神也。本卷第四所言"必端以正,安以靜,堅心無解",此之謂也。

〔3〕先知虛實而行疾徐 《太素》注:"補寫所由也。"按《靈樞·邪客》又云:"皆因其氣之虛實,疾徐以取之。"與本文義同。蓋徐者言補,疾

者言瀉。詳見本卷第四。

〔4〕左手執骨　手，《太素》、《靈樞》周本、《靈樞發微》均作"指"。執，明抄本作"熱"。馬蒔注："始用左指按其病人之骨。"按本文義頗難解詳此前一曰"持鍼縱舍"，一曰"持鍼之道"，是本文重在論持鍼之法。又詳《靈樞·小鍼解》云："左持而御之者，言持鍼而入也。"且本文下句曰"右手循之"，乃循其穴處，則左手必當持鍼，故疑本文當作"左手執鍼"，於義爲順。

〔5〕右手循之　《靈樞發微》注："右手循穴，以施其鍼。"按循又摩順也。《漢書·李陵傳》："數數自循其刀環。"顏師古注："循，謂摩順之。"義並通。

〔6〕無與肉裹　裹，明抄本、《靈樞》、《太素》均作"果"，果與裹古通。《説文·衣部》："裹，纏也。"此言不可與肉裹纏，以免滯鍼。

〔7〕寫欲端正　端下《靈樞》、《太素》均有"以"字。楊上善注："寫欲直入直出，故曰端正。"

〔8〕補必閉膚　本卷第四言補法云："氣下而疾出之，推其皮，蓋其外門，真氣乃存。"即閉膚也。

〔9〕轉鍼導氣　轉，《靈樞》作"輔"。此言納鍼之後，當搖轉其鍼，以誘導經氣，使其行也。本卷第四云："切而轉之，其氣乃行。"義同此。

〔10〕邪氣不得淫泆　《靈樞》、《太素》均作"邪得淫泆"。《靈樞發微》注："斯邪氣可淫泆而散。"按淫泆者，浸淫蔓延也。馬注"淫泆而散"，曲就經文，均欠通。本文雖可通，然詳下文"真氣以居"，似與本文爲對文，故本文當作"邪氣得泆"爲得。邪氣得泆者，邪氣得泄也。《廣雅·釋言》："泄，泆也。"是泆有泄義。如是則文安理順。

〔11〕真氣以居　以，《靈樞》、《太素》均作"得"。此言邪氣得瀉，則真復得以據之。《廣雅·釋言》："居，據也。"

曰：扞皮[1]開腠理柰何？曰：因[2]其分肉，在別其膚[3]，微內而徐端之[4]，適神不散[5]，邪氣得去也。

〔1〕扞(hàn 翰)皮　《太素》注："扞，寒半反，衝也。謂衝皮也。"《類經》卷二十第二十三注："扞，《説文》：忮也。謂恐刺傷其皮而開腠理。"按楊、張二注皆非。扞皮者，引皮也。扞，引也。《呂氏春秋·壅塞》："射者扞之。"高誘注："扞，引也。"《韓非子·説林下》："弱子扞弓。"王先謙集解："扞弓，引弓也。"此有引皮之間，故下有別膚之苔，正相應也。

〔2〕因　明抄本無。

〔3〕在別其膚　在，原作"左"，形誤，據《太素》改。楊上善注："膚，皮也。以手按得分肉之穴，當穴皮上下鍼，故曰在別其膚之也。"按：在，助詞，無義。《助字辨略》卷四："《孟子》：惡在其民父母也。李義山詩：好在青鸚鵡。此在字，語助辭，今蜀人語猶爾也。"別其膚者，使膚與肉分別，即扦皮之義。

〔4〕微内而徐端之　輕微進鍼而徐緩動鍼。内，同納，進鍼也。端與喘通，喘與揣通，動也。《荀子・勸學》："端而言，蝡而動。"楊倞注："端，讀爲喘。"又臣道篇正作"喘而言，臑而動"。《内經》傳文，喘揣二字，亦互用。如《素問・大奇論》："脉至如喘，名曰暴厥。"本經卷四第一下、《太素・五藏脉診》、《脈經》卷五第五"喘"均作"揣"。《廣雅・釋詁下》："揣，動也。"凡此形況之詞，義在聲也，故端、喘、揣等，義均通。

〔5〕適神不散　合神不散。適，恰合也。蓋神者，正氣也。如本卷第四云："血氣者，人之神，不可不謹養。"此之所以"微内而徐端之"者，使神不散，則邪氣得去也。